Bernhard Widder

Michael Görtler

Doppler- und Duplexsonographie der hirnversorgenden Arterien

6., erweiterte und vollständig bearbeitete Auflage

Springer

Berlin
Heidelberg
New York
Hongkong
London
Mailand
Paris
Tokio

Bernhard Widder
Michael Görtler

Doppler- und Duplexsonographie der hirnversorgenden Arterien

6., erweiterte und vollständig bearbeitete Auflage

Mit 331 meist farbigen Abbildungen in 542 Teilabbildungen,
29 Fallbeispielen mit 53 Abbildungen und 87 Tabellen

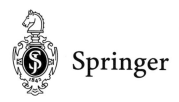
Springer

Prof. Dr. med. Dr. Dipl. Ing. Bernhard Widder
Klinik für Neurologie und Neurologische Rehabilitation
Bezirkskrankenhaus Günzburg
Ludwig-Heilmeyer-Straße 2
89312 Günzburg

Priv.-Doz. Dr. med. Michael Görtler
Klinik für Neurologie, Otto-von-Guericke-Universität
Leipziger Straße 44
39120 Magdeburg

ISBN 3-540-02236-8 6. Auflage Springer-Verlag Berlin Heidelberg New York
ISBN 3-540-65275-2 5. Auflage Springer-Verlag Berlin Heidelberg New York

Bibliografische Information Der Deutschen Bibliothek
Die Deutsche Bibliothek verzeichnet diese Publikation in der Deutschen
Nationalbibliografie; detaillierte bibliografische Daten sind im Internet
über ⟨⟨http://dnb.ddb.de⟩⟩ abrufbar.

Springer-Verlag ist ein Unternehmen von Springer Science+Business Media
springer.de

© Springer-Verlag Berlin Heidelberg 1985, 1989, 1991, 1995, 1999, 2004
Printed in Germany

Planung: Renate Scheddin, Heidelberg
Desk Editing: Gisela Zech-Willenbacher, Heidelberg
Lektorat: Albrecht Mugdan, Bad Endorf
Einbandgestaltung: deblik Berlin
Layout: deblik Berlin
Satz: Fotosatz-Service Köhler GmbH, Würzburg

Gedruckt auf säurefreiem Papier   26/3160 SM – 5 4 3 2

Vorwort zur 6. Auflage

In den annähernd 20 Jahren seit Erscheinen der ersten Auflage hat das Buch bereits mehrfach sowohl seinen Inhalt als auch sein Erscheinungsbild geändert. In der jetzigen 6. Auflage erschien erneut eine vollständige Neubearbeitung erforderlich, um weiterhin dem Anspruch zu genügen, einen möglichst umfassenden Überblick über das gesamte Gebiet der sonographischen Gefäßdiagnostik an den hirnversorgenden Arterien einschließlich der damit verbundenen klinischen Aspekte zu geben.

Die aktuelle Auflage wurde erstmals von 2 Autoren verfasst. Beide haben über viele Jahre wissenschaftlich und bei Fortbildungsseminaren eng zusammengearbeitet. Auf die Hinzunahme weiterer Autoren wurde bewusst verzichtet, um den Text weiterhin didaktisch homogen zu halten.

Völlig neu ist auch die äußere Gestaltung des Buches. Bereits bei den letzten Auflagen wurde die Beschränkung auf einen kurzen Anhang mit farbkodierten Abbildungen angesichts der inzwischen allgemein verbreiteten Farbduplexsonographie von den Lesern zunehmend moniert. Der Verlag entschloss sich daher, diesem Wunsch Rechnung zu tragen und das Buch durchgehend vierfarbig zu gestalten. Da aufgrund des weiter zugenommenen Wissensstoffes auch das bislang benutzte Taschenbuchformat verlassen werden musste, ergab sich für uns damit die Möglichkeit, das gesamte Buch didaktisch neu aufzubereiten. Wir hoffen, dass es uns hierdurch gelungen ist, die Handhabung des Buches weiter zu verbessern.

Beibehalten wurde der bewährte modulare Aufbau des Buches mit in sich geschlossenen Teilen, die unschwer anhand der Markierung am seitlichen Rand der Buchseiten auseinander zu halten sind. Das Buch eignet sich damit sowohl für den Anfänger, der sich anhand der methodischen Teile schnell in die Systematik der Doppler- und Duplexsonographie einarbeiten will, als auch für den Erfahrenen, der seine sonographischen Befunde in den klinischen Kontext zerebrovaskulärer Erkrankungen einbetten möchte. Insbesondere dieser Bezug erscheint uns von wesentlicher Bedeutung, soll die Ultraschalldiagnostik doch keine abgehobene Spezialistenmethode, sondern ein möglichst breit eingesetztes Hilfsmittel in der Patientenversorgung sein.

Nicht zustande gekommen wäre diese aktuelle Auflage ohne die beständige Unterstützung und das große Verständnis unserer Familien, für die wir uns an dieser Stelle bei Barbara, Sabine und Tobias von ganzem Herzen bedanken. Danken möchten wir aber auch Frau Scheddin, Frau Seeker und Frau Zech-Willenbacher vom Springer-Verlag für die angenehme Zusammenarbeit und dafür, dass sie für unsere zahlreichen Änderungswünsche stets ein offenes Ohr hatten.

B. Widder, M. Görtler
Günzburg/Magdeburg, im Frühjahr 2004

Sektionsverzeichnis

Inhaltsverzeichnis

Doppler-/Duplexbefunde bei Stenosen und Verschlüssen

Befundkonstellationen bei speziellen Fragestellungen

Anhang

Grundlagen

1 Anatomische Grundlagen

In diesem Kapitel werden die anatomischen Gegebenheiten der Hirngefäße dargestellt, soweit deren Kenntnis für sonographische Untersuchungen von Bedeutung ist. Besonderer Wert wird dabei auf die Beschreibung von Normwerten und anatomischen Varianten gelegt. Entsprechend der sonographischen Untersuchungstechnik folgt die nachfolgende Einteilung nicht einzelnen Gefäßen, sondern beschreibt Gefäßregionen.

1.1 Segmenteinteilung der supraaortalen Arterien

Aufgrund des angiographischen Erscheinungsbildes der hirnversorgenden Arterien im seitlichen und a.p.-Strahlengang hat sich eine Einteilung in Segmente eingebürgert (Abb. 1.1, Tabelle 1.1), die in den vergangenen Jahren auch in der Ultraschalldiagnostik Eingang gefunden hat. Sie weist allerdings einige Mängel auf, die den praktischen Nutzen limitieren:
- Die Numerierung verläuft für die A. carotis interna und A. vertebralis gegenläufig von kranial nach kaudal bzw. umgekehrt.
- Die Segmenteinteilung der A. carotis interna betrifft lediglich den intrakraniellen Abschnitt und macht funktionell keinen Sinn.
- Die Segmente der Halswirbelsäule werden in der medizinischen Literatur gleichermaßen mit C1–C7 bezeichnet, sodass Verwechslungen möglich sind.

Aufgrund dieser Probleme werden im folgenden Text lediglich die Vertebralarterien sowie die Hirnbasisarterien nach diesem Segmentmuster bezeichnet, während für die A. carotis interna primär eine funktionelle Beschreibung gewählt wurde. Zusätzlich findet sich in Tabelle 1.2 eine Übersicht über die wichtigsten in der neurologischen Gefäßdiagnostik verwendeten Jargonbegriffe.

1.2 Aortenbogenabgänge

1.2.1 Normale Anatomie

Von der linken Herzkammer kommend, steigt der Aortenbogen zunächst zur rechten Seite hin auf, um dann nach hinten auf die linke Körperseite zu drehen. Erstes und kaliberstärkstes Abgangsgefäß ist der Truncus brachiocephalicus, zweites die linke A. carotis communis, drittes die linke A. subclavia (Abb. 1.2). Die rechte A. carotis communis besitzt keinen direkten Abgang aus dem Aortenbogen, sondern stammt aus dem Truncus brachiocephalicus, der seinerseits auch in die rechte A. subclavia mündet. Diese Asymmetrie hat klinische Bedeutung, da sich aortennahe Verschlussprozesse rechts anders auswirken können als links.

> **Merke**
>
> Da die ersten Gefäßäste des Aortenbogens zum Gehirn führen, streuen von kardial kommende Emboli bevorzugt nach kranial.

Sonographisch beachtenswert ist auch der wenige mm distal der A. vertebralis aus der A. subclavia abgehende Truncus thyrocervicalis. Sein Hauptast, die A. thyroidea inferior, kann recht kaliberstark sein (Tabelle 1.3) und verläuft zunächst über eine Stecke von meist 3–4 cm neben der A. vertebralis nach kranial, bis sie in einem Bogen nach kaudal zum unteren Pol der Schilddrüse hin verläuft. Die übrigen Gefäße des Truncus thyrocervicalis und der ebenfalls aus der A. subclavia abgehende Truncus costocervicalis sind demgegenüber zumindest im Normalfall so dünn, dass sie sonographisch nicht über eine längere Strecke zu verfolgen sind.

Tabelle 1.1. Segmenteinteilung der hirnversorgenden Arterien

A. carotis interna	– – C4/3 C2/1	Zervikaler Abschnitt bis zur Schädelbasis Petröser Abschnitt durch das Felsenbein Kavernöser Abschnitt durch den Sinus cavernosus (*Karotissiphon*) Subarachnoidaler (zerebraler) Abschnitt unmittelbar vor dem »*Karotis-T*«
A. vertebralis	V0 V1 V2 V3 V4	Abgangsbereich des Gefäßes Verlauf bis zum Eintritt in die Transversalforamina Verlauf zwischen den Transversalforamina bis HWK2 Atlasschlinge Intrakranieller Abschnitt mit Abgang der A. cerebelli inferior posterior
A. cerebri media	M1 M2	Hauptstamm mit Abgang der lentikulostriatalen Gefäße Hauptäste nach der Teilung im Inselbereich
A. cerebri anterior	A1 A2	»Präkommunikaler« Abschnitt bis zum R. communicans anterior »Postkommunikaler«, nach kranial verlaufender Abschnitt
A. cerebri posterior	P1 P2	»Präkommunikaler« Abschnitt bis zum R. communicans posterior »Postkommunikaler« Verlauf um den Hirnschenkel

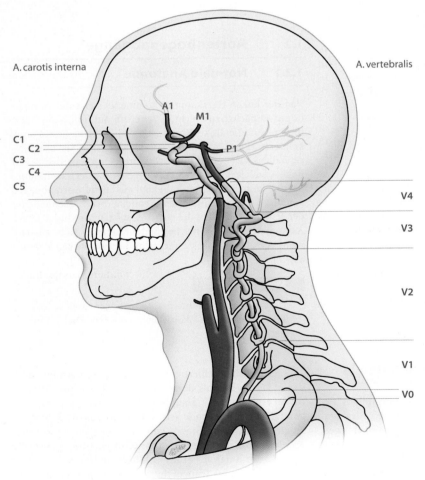

Abb. 1.1. Segmenteinteilung der hirnversorgenden Arterien (weitere Details ► s. Tabelle 1.1)

Tabelle 1.2. Wichtige Jargonbegriffe der supraaortalen Gefäßanatomie	
Begriff	**Bedeutung**
Karotisbulbus	Dilatation der A. carotis interna am Abgang aus der A. carotis communis
Karotissiphon	Nach vorn konvexer Bogen der A. carotis interna nach Durchtritt durch die Schädelbasis
Karotis-T	Aufzweigungsstelle der A. carotis interna in die A. cerebri media und anterior
Atlasschlinge	Subokzipitale Elongation der A. vertebralis zur Ermöglichung von Nick- und Rotationsbewegungen
Basilariskopf	Aufzweigung der A. basilaris in die Aa. cerebri posteriores

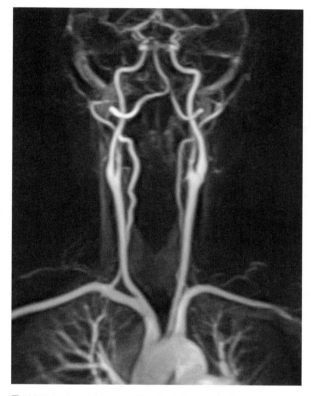
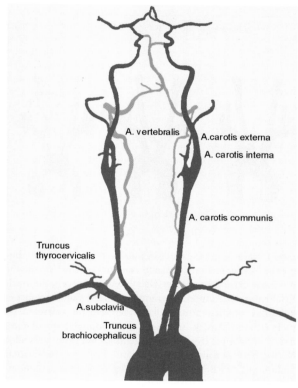

Abb. 1.2. Aortenbogen und zervikale Arterien in der MRA (*links*) und als Schemazeichnung (*rechts*) (Dr. M. Palmbach, Ulm)

Praktische Hinweise

Bei kräftiger Ausbildung kann der Anfangsabschnitt der A. thyroidea inferior sonographisch mit dem Abgang der A. vertebralis verwechselt werden. Entscheidend für die Differenzierung ist die Verfolgbarkeit der A. vertebralis nach weiter kranial.

1.2.2 Anatomische Varianten

Abgangsvarianten

Anatomische Varianten im Bereich der Aortenbogenabgänge sind im Vergleich zu den intrakraniell gelegenen Gefäßabschnitten relativ selten und finden sich »nur« in 25–30% aller Fälle (Lang 1991; Lippert 1969). Die wichtigsten sind (Abb. 1.3):

— Ursprung der linken A. carotis communis aus dem Truncus brachiocephalicus (25%),

— Ursprung der linken A. carotis communis aus der linken A. subclavia (7%),

— Ursprung der linken A. vertebralis aus der Aorta (5%),

— Ursprung der A. vertebralis aus dem Truncus thyrocervicalis (1–2%).

Andere Varietäten wie z. B. ein Truncus bicaroticus oder der direkte Abgang der rechten A. carotis communis aus dem Aortenbogen liegen im Bereich von weniger als 1%.

Merke

Die Häufigkeit anatomischer Varianten an den hirnversorgenden Arterien nimmt nach kranial hin zu.

Knick- und Schlingenbildungen

Elongationen der A. carotis communis zählen zu den Seltenheiten und werden dann meist von den Betroffenen selbst be-

■ **Tabelle 1.3.** Normwerte (Mittelwert und Schwankungsbreite) des Durchmessers und der Länge der proximalen zervikalen Arterien im anatomischen Präparat. (Nach Lang 1991)

	Durchmesser in mm	Länge in mm
Truncus brachiocephalicus	15 (10–22)	45 (20–74)
A. subclavia (bis Vertebralisabgang)	10,5 (7–15)	Rechts 20 (0–48) Links 35 (16–50)
A. carotis communis	9 (6–12)	Rechts 100 Links 120
A. thyroidea inferior (Abgangsabschnitt)	3,5 (2,0–4,7)	32 (10–58)

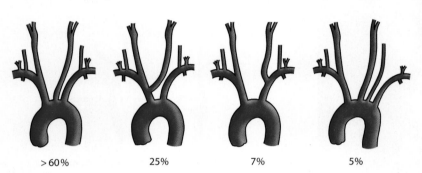

■ **Abb. 1.3.** Anatomische Varianten im Bereich des Aortenbogens

>60%   25%   7%   5%

merkt, wenn sich langsam ein pulsierender »Tumor« – bevorzugt an der rechten Halsseite – entwickelt. Die Ursache für die Entwicklung derartiger Gefäßveränderungen, die nach Erfahrung der Autoren überzufällig oft im Gefolge von Erkältungskrankheiten mit anhaltendem Husten auftreten, ist nicht bekannt. Knick- und Schlingenbildungen am Abgang der A. vertebralis treten dem gegenüber bei rund 50% aller Normalpersonen auf und stellen damit keinen grundsätzlich pathologischen Befund dar (Trattnig et al. 1993). Angaben zu den Durchmesservarietäten der A. vertebralis finden sich in Kap. 21.3.

Zusammenfassung

Die ersten Gefäßabgänge aus der Aorta führen zum Gehirn. Sie sind im Regelfall asymmetrisch angelegt (rechtsseitig »vorgeschalteter« Truncus brachiocephalicus). Anatomische Varianten der Aortenbogenabgänge finden sich in 20–30% der Fälle.

1.3 Zervikaler Verlauf der A. carotis interna und externa

1.3.1 Normale Anatomie

Die A. carotis communis läuft seitlich der Luftröhre kranialwärts und teilt sich etwa in Höhe des Schildknorpels in die A. carotis interna und externa. Die Höhe der Gabelungsstelle unterliegt im Einzelfall erheblichen individuellen Schwankungen. Insbesondere beim Jugendlichen findet sich eine

noch sehr weit kranial gelegene, sonographisch unter dem Kieferwinkel kaum mehr ableitbare Bifurkation, während sie beim älteren Menschen meist deutlich kaudaler liegt. Bezogen auf die Halswirbelsäule liegt die Teilungsstelle in annähernd 70% aller Fälle auf Höhe des Wirbelkörpers C4, in 20% bei C3 sowie in rund 10% bei C5 (Lang 1991). Der Abgang der A. carotis interna zeigt regelmäßig eine deutliche Dilatation des Gefäßlumens, die im deutschen Sprachraum meist als **Karotisbulbus**, in angloamerikanischen Publikationen als carotid sinus bezeichnet wird (■ Abb. 1.4).

ℹ️ **Praktische Hinweise**

Die Lokalisation der Karotisbifurkation – üblicherweise in der Mitte des 4. Halswirbels – kann als grobe »Leitschiene« für die Zuordnung der zervikalen Transversalfortsätze bei der Untersuchung der A. vertebralis dienen.

Im Normalfall zieht die A. carotis interna weitgehend geradlinig, ohne wesentliche Äste abzugeben, zur Schädelbasis, während sich die A. carotis externa bereits kurz nach ihrem Abgang in verschiedene größere Äste aufzweigt. Erster Ast ist dabei regelmäßig die A. thyroidea superior, die auf ihrem Weg zur Schilddrüse meist ventral der A. carotis communis ein Stück weit entgegen deren Strömungsrichtung verläuft (■ Abb. 1.5, Tabelle 1.4).

ℹ️ **Praktische Hinweise**

Bei Hyperthyreosen und Strumen kann die Durchblutung der A. thyroidea superior deutlich gesteigert oder sogar tur-
▼

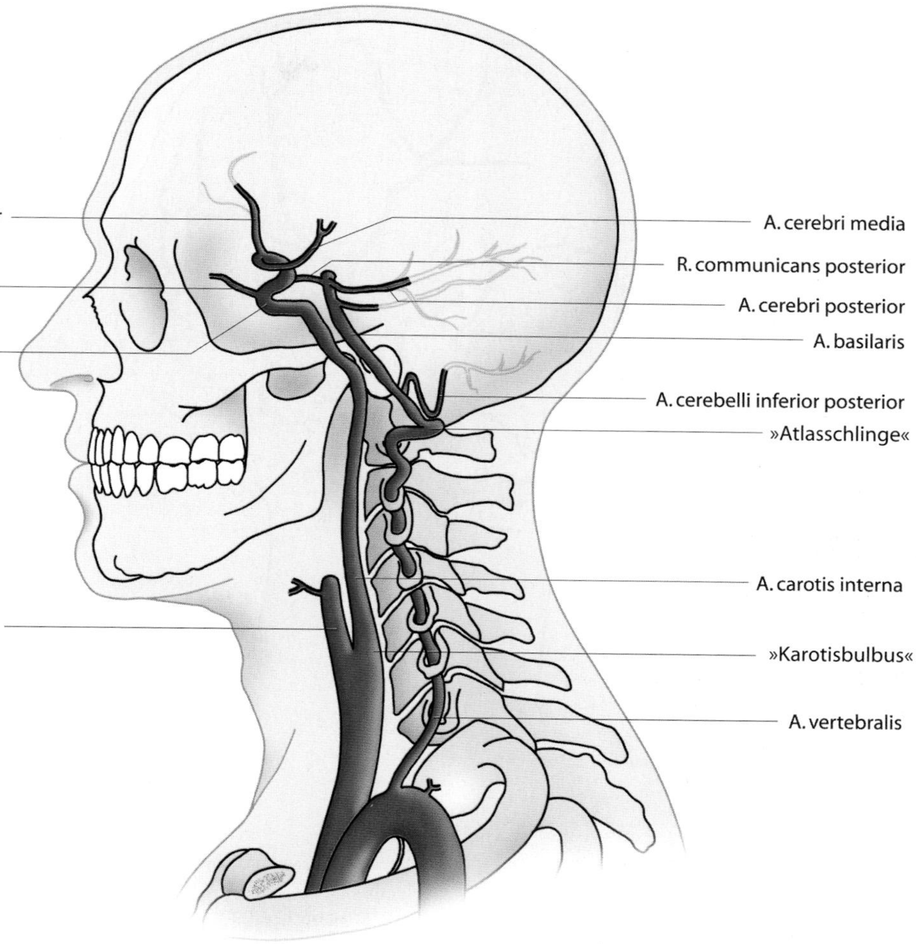
A. cerebri anterior
A. ophthalmica
»Karotissiphon«
A. carotis externa
A. cerebri media
R. communicans posterior
A. cerebri posterior
A. basilaris
A. cerebelli inferior posterior
»Atlasschlinge«
A. carotis interna
»Karotisbulbus«
A. vertebralis

Abb. 1.4. Verlauf der großen hirnversorgenden Arterien im Bereich des Halses und der Schädelbasis bei seitlicher Ansicht

bulent sein, sodass hierdurch bei Verwendung der einfachen cw-Dopplersonde ohne Bildgebung Verwechslungen mit der A. carotis communis möglich sind (Strömungsrichtung beachten!).

Weitere wichtige Äste sind die A. occipitalis, die A. facialis und die A. temporalis superficialis, die alle 3 die Kopfhaut und -muskulatur mit Blut versorgen, die A. maxillaris, die Äste zum Ober- und Unterkiefer und zu den Hirnhäuten abgibt, sowie die A. pharyngea ascendens. Der Durchmesser der großen Externaäste liegt im Normalfall in der Größenordnung von 1,5–2 mm, kann jedoch auch bis annähernd 3 mm betragen (Lang 1991). Als kleinerer Ast zu nennen ist die A. auricularis posterior, welche die Schädelbasis im Bereich des Mastoids versorgt und bei duralen arteriovenösen Malformationen beträchtlich hyperperfundiert sein kann.

1.3.2 Anatomische Varianten

A. carotis interna

Im Bereich der Karotisbifurkation sowie im Verlauf der A. carotis interna finden sich zahlreiche anatomische Varianten, die zu Unsicherheiten bei der sonographischen Abklärung führen können. Aufgrund der wesentlichen Bedeutung der A. carotis interna in der Gefäßdiagnostik sollten diese jedem Untersucher geläufig sein.

Abgangsvarianten. In nahezu 90% aller Fälle (Prendes et al. 1980) findet sich die A. carotis interna dorsal des Abgangs der A. carotis externa, davon allerdings in knapp 20% dorsomedial bei nach lateral vorgelagerter A. carotis externa (Abb. 1.6). In fast 10% der Fälle liegen A. carotis interna und externa in seitlicher Sicht vollständig übereinander, wobei sowohl die A. carotis interna als auch externa das oberflächlichere Gefäß sein kann. In seltenen Fällen kann auch ein rostraler Abgang der A. carotis interna gefunden werden.

Varianten des Karotisbulbus. Bei der duplexsonographischen Differenzierung der Karotisäste können im Einzelfall Varianten des bereits genannten Karotisbulbus für Verwirrung sorgen. Zwar zeigt sich in der überwiegenden Zahl der Fälle die typische Lumenerweiterung am Abgang der A. carotis interna, es können jedoch auch eine isolierte Abgangserweiterung der A. carotis externa oder ein völlig fehlender »Bulbus« vorliegen (Abb. 1.7, Tabelle 1.5).

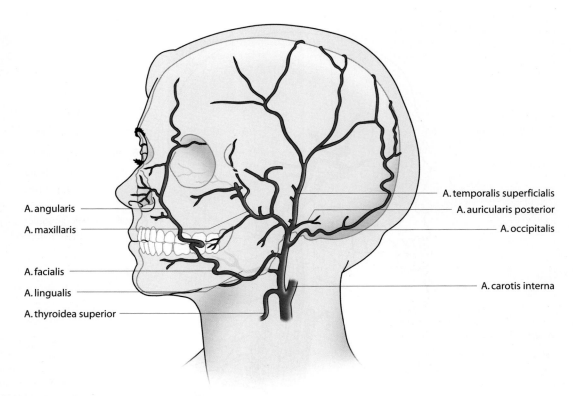

A. angularis

A. maxillaris

A. facialis

A. lingualis

A. thyroidea superior

A. temporalis superficialis

A. auricularis posterior

A. occipitalis

A. carotis interna

◨ **Abb. 1.5.** Äste der A. carotis externa in seitlicher Sicht

◨ **Tabelle 1.4.** Äste der A. carotis externa

	Verlauf	**Besonderheiten**
A. thyroidea superior	Vor der A. carotis communis nach kaudal bis zum oberen Pol der Schilddrüse ziehend	Häufig Abgang bereits aus der A. carotis communis, jedoch auf der Seite der A. carotis externa
A. pharyngea ascendens	Zwischen A. carotis interna und Pharynx zur Schädelbasis ziehend	Stammt in 5% der Fälle aus der A. carotis interna bzw. direkt aus der Karotisbifurkation
A. lingualis	Mit stark geschlängeltem Verlauf unter dem Unterkiefer nach kraniomedial bis zur Zunge ziehend	Sonographisch üblicherweise nur punktförmig darstellbar
A. occipitalis	Nach kraniodorsal hinter das Mastoid ziehend, überquert dabei im Bereich des Kieferwinkels zusammen mit dem N. hypoglosssus die A. carotis interna	Kann bei Hyperperfusion z. B. aufgrund einer AV-Fistel dopplersonographisch mit einer Stenose der A. carotis interna verwechselt werden (▶ s. Abb. 21.11)
A. auricularis posterior	Im Kieferwinkel hinter das Mastoid ziehend	Sonographisch normalerweise nicht ableitbar, kann jedoch aufgrund einer AV-Fistel hyperperfundiert sein
A. facialis	Schlingt sich um den Unterkieferknochen nach kranial zur Wangenmuskulatur	Am Umschlag um den Unterkiefer sonographisch ableitbar
A. maxillaris	Von der Parotis nach vorn in die tiefe Gesichtsregion ziehend	Sonographisch nicht ableitbar
A. temporalis superficialis	Vom Kieferwinkel aus nach kranial ziehend	Vor dem Ohr auf einer Strecke von 1–2 cm sonographisch ableitbar

◘ Abb. 1.6. Lagevarianten der A. carotis interna *(ICA)* bei seitlichem Blick auf die rechte Karotisbifurkation. (Nach Prendes et al. 1980)

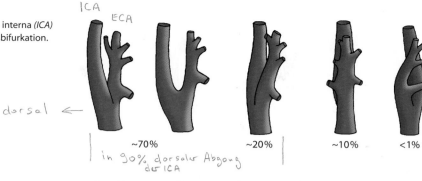

~70%　　~20%　　~10%　　<1%

◘ Abb. 1.7. Häufigkeit der verschiedenen Bulbusvarianten im Bereich der Karotisbifurkation. (Nach Terwey 1983)

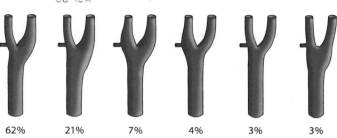

62%　　21%　　7%　　4%　　3%　　3%

◘ Tabelle 1.5. Normwerte (Mittelwert und Schwankungsbreite) des Durchmessers der großen zervikalen Arterien im anatomischen Präparat	
	Durchmesser in mm
A. carotis communis	9 (6–12)
A. carotis interna (Karotisbulbus)	9 (4–11)
A. carotis interna (Verlauf)	5 (3,5–7)
A. carotis externa	5 (3–7)
A. vertebralis	3,5 (0–5,5)

Als Ursache der in höherem Lebensalter verstärkt auftretenden Elongationen und Knickbildungen sind 3 Faktoren zu vermuten: So kommt es physiologischerweise im Laufe es Lebens, v. a. bedingt durch die Höhenminderung der Bandscheiben, zu einer Verminderung der Körpergröße, tritt eine wahrscheinlich hypertonieassoziierte Kranialverlagerung des Aortenbogens ein und zeigen die Gefäße selbst – wahrscheinlich ebenfalls bedingt durch die kontinuierliche Blutdruckbelastung – eine zunehmende Dilatation.

ⓘ Praktische Hinweise

Abknickende Gefäßverläufe können bei Verwendung der einfachen Dopplerstiftsonde ohne Schnittbildkontrolle aufgrund der gegenüber Standardwerten erhöhten oder erniedrigten Dopplerfrequenzen Anlass zu Fehlbefunden geben (► s. Kap. 5.2.2).

Zusätzliche Gefäßabgänge. Immerhin in ca. 5% der Fälle gehen aus dem zervikalen Abschnitt der A. carotis interna

ⓘ Praktische Hinweise

Ein fehlender Karotisbulbus findet sich v. a. im Zusammenhang mit proximal, meist nur 1–2 cm distal der Bifurkation gelegenen Elongationen und Knickbildungen der A. carotis interna.

Knick- und Schlingenbildungen. In 2/3 aller Fälle verläuft die A. carotis interna in direkter Verlängerung der A. carotis communis, im übrigen Drittel finden sich mehr oder weniger stark geknickte Verläufe. Zur Hautoberfläche (»laterale«) und nach innen (»mediale«) gehende Abbiegungen kommen dabei etwa gleich häufig vor (◘ Abb. 1.8). In ca. 15% der Fälle beträgt der Winkel 30° und mehr. Im Zusammenhang mit einem abknickenden Abgang der A. carotis interna, jedoch auch unabhängig davon, können im Verlauf des Gefäßes bis zur Schädelbasis weitere Knick- und Schlingenbildungen auftreten. Bei jungen Menschen sind diese noch relativ selten, nehmen aber beim Älteren deutlich an Häufigkeit zu (◘ Abb. 1.9). Häufig sind derartige Gefäßverläufe dann beidseits erkennbar. Aufgrund ihrer Form zu unterscheiden sind Elongationen, Knick- und Schlingenbildungen (► s. Kap. 21.1).

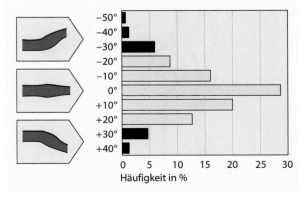

◘ Abb. 1.8. Häufigkeit »lateraler« *(oben)* und »medialer« *(unten)* Abbiegungen der A. carotis interna an ihrem Abgang aus der A. carotis communis

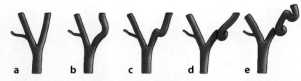

	0 – 20 Jahre	21 – 50 Jahre	51 – 74 Jahre
geradlinig **a**	86%	72%	34%
gekrümmt **b**	8%	12%	29%
geknickt **c**	4%	10%	22%
Schleife **d**	2%	5%	13%
Doppelschleife **e**	—	1%	2%

◪ **Abb. 1.9.** Häufigkeit von Knick- und Schlingenbildungen der A. carotis interna. (Nach Huber et al. 1979)

Gefäßäste ab. Hierzu gehören v. a. die A. pharyngea ascendens, jedoch auch die A. occipitalis. Weiterhin können aus der Embryonalzeit persistierende, »primitive« Verbindungen zwischen der A. carotis interna und dem vertebrobasilären Gefäßsystem bestehen bleiben (◪ Abb. 1.10).

ⓘⓘ **Praktische Hinweise**

> Zervikale Gefäßabgänge können bei einem intrakraniell gelegenen Verschluss der A. carotis interna das Bild einer teilrekanalisierten Dissektion mit scheinbar typischem **string sign** vortäuschen (▶ s. Kap. 20.1.2), wenn bei offenem Anfangsabschnitt der A. carotis interna ein dünnes Gefäß nach kranial verläuft.

Varianten der Gefäßweite. Die Weite der A. carotis ist bereits physiologischerweise erheblichen Schwankungen unterworfen (▶ s. Tabelle 1.5) und hängt von der Körpergröße, jedoch auch von der allgemeinen Konstitution ab. Eine klare Abgrenzung zu pathologischen Phänomenen wie einer dilatativen Arteriopathie auf der einen bzw. einer Engstellung der Gefäße bei langjährigem Nikotinabusus oder bei Gefäßdysplasien auf der anderen Seite ist daher nur bei eindeutig die

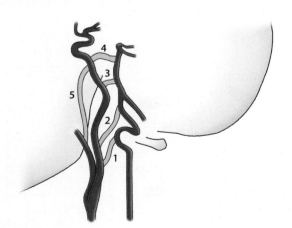

◪ **Abb. 1.10.** Persistierende primitive Verbindungen der A. carotis interna mit dem vertebrobasilären Gefäßsystem und der A. carotis externa. *1* A. proatlantica, *2* A. hypoglossica primitiva, *3* A. acustica primitiva, *4* A. trigemina primitiva, *5* A. pharyngea ascendens. (Nach Siqueira et al. 1993)

Normgrenzen unter- oder überschreitenden Messwerten möglich.

A. carotis externa

Die Äste der A. carotis externa zeigen in hohem Maße Varietäten. So sind nichtangelegte oder doppelt vorhandene Gefäße sowie aus einer anderen Arterie abgehende Gefäße eher die Regel als die Ausnahme. Sonographisch ist v. a. zu beachten, dass die A. thyroidea superior nur in etwas mehr als der Hälfte aller Fälle aus der A. carotis externa abgeht (Hüls et al. 1983), ansonsten findet sich ihr Abgang bereits an der Karotisgabel – dann jedoch so gut wie immer auf der Seite der A. carotis externa.

> **Zusammenfassung**
>
> Die A. carotis communis teilt sich üblicherweise auf Höhe von HWK4 in die A. carotis interna und externa. Die A. carotis interna gibt nur selten zervikale Äste ab, während sich die A. carotis externa meist in 8 Äste aufteilt. Elongationen und Knickbildungen der A. carotis interna sind mit zunehmendem Alter häufiger zu finden.

1.4 Zervikaler Verlauf der A. vertebralis

1.4.1 Normale Anatomie

Von ihrem Abgang kommend, tritt die A. vertebralis üblicherweise erstmals beim 6. Halswirbel in einen Transversalfortsatz ein und zieht dann weitgehend gestreckt zusammen mit der V. vertebralis – genauer einem Geflecht aus mehreren Venen – durch die Foramina der Querfortsätze nach kranial. Um die Kopfrotation von ca. 15–20° nach beiden Seiten zwischen Axis und Atlas zu gewährleisten, findet sich im zervikalen Segment C1/C2 eine leichte Schleifenbildung nach dorsolateral. Nach Durchtritt durch den Atlas biegt die A. vertebralis im Segment C0/C1 zunächst fast rechtwinklig nach hinten um und verläuft ca. 1 cm nahezu horizontal nach dorsal, um dann nach medial in Richtung des Formamen magnum umzubiegen. Diese sog. **Atlasschlinge** ermöglicht v. a. die Nickbewegung des Kopfes um 20–30° im Atlantookzipitalgelenk (◪ Abb. 1.11).

ⓘⓘ **Praktische Hinweise**

> Sonographisch wird üblicherweise die Schleife der A. vertebralis im Segment C1/C2 abgeleitet. Obwohl formal nicht ganz korrekt, hat sich auch hier eingebürgert, von der **Atlasschlinge** zu sprechen.

1.4.2 Anatomische Varianten

Im Bereich der Vertebralarterien sind 3 anatomische Varianten von sonographischer Bedeutung.

Abgangsvarianten. Der Abgang der A. vertebralis aus der A. subclavia verläuft häufig nicht gestreckt, sondern zeigt eine

◘ Abb. 1.11. Vertebrobasilärer Übergangsbereich bei Blick von hinten

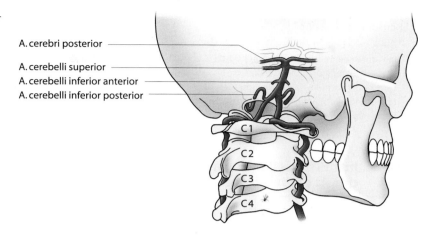

A. cerebri posterior

A. cerebelli superior

A. cerebelli inferior anterior

A. cerebelli inferior posterior

12 – 15%   6 – 24%   21%

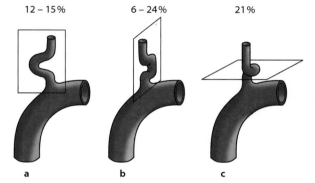

a   b   c

◘ Abb. 1.12a–c. Häufigkeit von Knick- und Schlingenbildungen am
Abgang der A. vertebralis. **a** Laterale Elongation, **b** sagittale Elongation, **c** horizontales Kinking. (Nach Trattnig et al. 1993)

mehr oder weniger deutliche Elongation (◘ Abb. 1.12). Auch
Knick- und Schleifenbildungen sind dabei nicht selten, die
– vergleichbar der A. carotis interna – mit steigendem Lebensalter zunehmen.

Eintrittsvarianten. Bei 12% aller Menschen tritt die A. vertebralis nicht bei C6 in die Transversalforamina ein, im Einzelfall ist sogar ein extraforaminaler Verlauf bis C4 möglich
(◘ Tabelle 1.6).

Varianten der Gefäßweite. Kaliberasymmetrien der A. vertebralis sind eher die Regel als die Ausnahme, wobei selbst
ausgeprägtere Hypoplasien nach eigenen Untersuchungen
in immerhin 9% der Fälle zu erwarten sind (► s. Kap. 21.3).
Meist liegt dann jedoch eine kompensatorische Hyperplasie

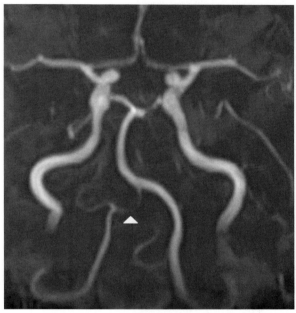

◘ Abb. 1.13. MR-Angiographie bei Hypoplasie der rechten
A. vertebralis und nahezu fehlendem Anschluss an die A. basilaris (▲)
(Dr. M. Palmbach, Ulm)

der kontralateralen A. vertebralis vor. Stark hypoplastische
Vertebralarterien zeigen häufig keinen oder nur einen insuffizienten Anschluss an die A. basilaris und enden in der
A. cerebelli inferior posterior oder möglicherweise lediglich
in einem zur Nackenmuskulatur führenden Ast (◘ Abb. 1.13).
Sind beide Vertebralarterien hypoplastisch (2%), erfolgt
die Versorgung der A. cerebri posterior (und der distalen
A. basilaris) über den Circulus Willisii vom vorderen Hirnkreislauf, im Einzelfall auch über eine aus der A. carotis
externa stammende A. postoccipitalis oder eine A. primitiva
hypoglossica (Lang 1991).

◘ Tabelle 1.6. Eintritt der A. vertebralis in die Transversal-foramina der Halswirbelsäule. (Nach Huber et al. 1982)	
C4	0,5%
C5	7%
C6	88%
C7	5%

Grundlagen

Zusammenfassung

Die A. vertebralis beginnt üblicherweise bei C6 ihren Verlauf durch die Transversalforamina. Bei C1/2 und C0/1 finden sich Elongationen des Gefäßes, die als »Atlasschlinge« bezeichnet werden. Kaliberasymmetrien der Vertebralarterien sind häufig, im Einzelfall können Hypoplasien auch beidseitig auftreten.

1.5 Intrakranieller Verlauf der A. carotis interna

1.5.1 Normale Anatomie

Nach Eintritt in die Schädelbasis verläuft die A. carotis interna zunächst im 25–35 mm langen Canalis caroticus des Felsenbeins nach medioventral (**petröser Abschnitt**). Danach tritt das Gefäß in den Sinus cavernosus ein (**kavernöser Abschnitt**) und zeigt, eng an das Keilbein anliegend, einen scharfen, nach vorn konvexen Bogen. Dieser Bogen wird auch als **Karotissiphon** bezeichnet (◘ Abb. 1.14). Der Durchmesser des Gefäßes in diesem Bereich liegt bei durchschnittlich ca. 3 mm (◘ Tabelle 1.7).

Bei Eintritt in den kavernösen Abschnitt gehen mehrere kleine Gefäßäste ab, die v. a. zum Tentorium sowie zu den benachbarten Hirnnerven führen. Als 1. größerer Ast findet sich im vorderen Abschnitt des Karotissiphons der Abgang der A. ophthalmica (Durchmesser 1–1,5 mm), die das Auge, den größten Teil der Orbitahöhle sowie auch den medialen, supraorbitalen Teil der Stirnhaut über ihre Endäste mit Blut versorgt.

Nach Austritt aus dem Sinus cavernosus wendet sich die A. carotis interna über 10–20 mm nach kraniolateral. Dieser Teil wird als **subarachnoidaler** oder auch **zerebraler Abschnitt** bezeichnet und ist sonographisch direkt beurteilbar. Hier findet sich zunächst als 2. größerer Gefäßabgang der A. carotis interna der R. communicans posterior. Unmittelbar darüber (2–4 mm) geht als 3. wesentlicher Gefäßast die A. choroidea anterior ab, die Teile der Sehbahn und den dorsalen Schenkel der Capsula interna versorgt (◘ Abb. 1.15). Im Durchschnitt 5 mm weiter kranial teilt sich die A. carotis interna in ihre beiden Hauptäste, die A. cerebri media und die A. cerebri anterior, die für die Durchblutung des größten Teils

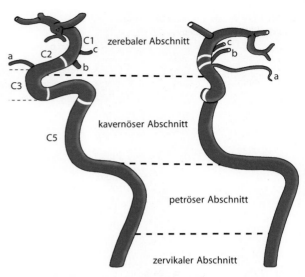

◘ **Abb. 1.14.** Verlauf der A. carotis interna im Bereich der Schädelbasis in seitlicher und a.p.-Sicht. **a** A. ophthalmica, **b** R. communicans posterior, **c** A. choroidea anterior. (Nach Huber et al. 1982)

des Gehirns zuständig sind. Die Teilungsstelle wird üblicherweise als **Karotis-T** bezeichnet.

ⓘⓘ Praktische Hinweise

> Da kurzstreckige Verschlüsse nur das Segment zwischen 2 Gefäßabgängen betreffen können, ist die Kenntnis der Abfolge der Gefäßabgänge und deren anatomischer Varianten von großer klinischer Bedeutung.

1.5.2 Anatomische Varianten

Vergleichbar der extrakraniellen A. carotis interna finden sich beim älteren Menschen auch im Karotissiphon Elongationen. Ausgeprägte Kinkings sind jedoch mit ca. 4% relativ selten (Huber et al. 1979). Sonographisch von Bedeutung ist, dass in ca. 4% der Fälle damit gerechnet werden muss, dass die A. ophthalmica nicht aus dem Karotissiphon, sondern aus der A. meningea media entspringt. Zu den zahlreichen Varietäten des R. communicans posterior ► s. Kap. 1.7.2.

◘ **Tabelle 1.7.** Normwerte (Mittelwert und Schwankungsbreite) des Durchmessers der wichtigsten intrakraniellen Arterien im anatomischen Präparat. (Nach Lanz u. Wachsmuth 1955; Riggs u. Rupp 1963)

	Durchmesser in mm	Länge in mm
Distale A. carotis interna (C1)	3 (1,6–3,8)	13 (8–18)
A. ophthalmica	1–1,5	–
A. choroidea anterior	ca. 0,5	–
A. cerebri media (M1)	2,7 (1,5–3,5)	16 (5–24)
A. cerebri anterior (A1)	2,1 (0,5–4)	13 (8–18)
A. cerebri posterior (P1)	2,1 (0,7–3)	6 (3–9)
R. communicans anterior	2–2,5 (häufig als Plexus)	2,5 (0,3–7)
R. communicans posterior	1,2 (0,5–3)	14 (8–18)
A. basilaris	3 (2–4)	32 (15–40)

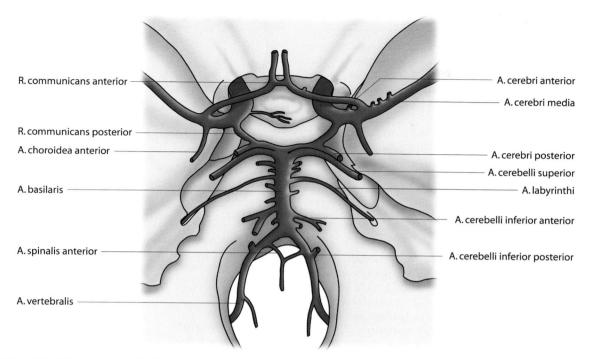

R. communicans anterior

R. communicans posterior

A. choroidea anterior

A. basilaris

A. spinalis anterior

A. vertebralis

A. cerebri anterior

A. cerebri media

A. cerebri posterior

A. cerebelli superior

A. labyrinthi

A. cerebelli inferior anterior

A. cerebelli inferior posterior

Abb. 1.15. Blick von oben auf die Hirnbasisarterien. (Nach Huber et al. 1982)

Praktische Hinweise

Bei einer aus der A. meningea media (Ast der A. carotis externa) abgehenden A. ophthalmica versagt die indirekte Dopplersonographie der A. supratrochlearis, die auf der Beurteilung des Druckgleichgewichts zwischen der A. carotis interna und externa beruht.

Zusammenfassung

Nach Durchtritt durch den knöchernen Schädel verläuft die A. carotis in einem nach vorn konvexen Bogen, dem »Karotissiphon«. Kranial davon wird sie auf einer kurzen Strecke sonographisch ableitbar und gibt hier den R. communicans posterior und die A. choroidea anterior ab. Anatomische Varianten finden sich hier nur selten.

1.6 Vertebrobasilärer Übergang

1.6.1 Normale Anatomie

Die A. vertebralis gelangt zusammen mit dem Hirnstamm durch das Foramen magnum in das Innere des Schädels und gibt hier im Regelfall ca. 15 mm unterhalb der Vereinigungsstelle der Gefäße an deren Außenseite die A. cerebelli inferior posterior (angloamerikanisch als PICA abgekürzt) ab, deren Versorgungsgebiet die dorsolaterale Medulla oblongata und kaudale Kleinhirnanteile sind (▶ s. Abb. 1.15). Die A. cerebelli inferior posterior zeigt meist in ihrem Verlauf eine ausgeprägte, nach kaudal gerichtete Schleife, was ihre sonographische Identifizierung erleichtert. Zusätzlich geht medial

wenige mm vor der Vereinigung zur A. basilaris die – allerdings sehr dünne und sonographisch im allgemeinen nicht erfassbare – A. spinalis anterior ab.

Am Unterrand des Pons vereinigen sich die beiden Aa. vertebrales zur unpaarig verlaufenden A. basilaris. Diese gibt in ihrem Verlauf zahlreiche kleine, paramediane Gefäße sowie, als größere Äste, die A. cerebelli inferior anterior, die A. labyrinthi sowie die A. cerebelli superior ab. Am Oberrand der Brücke teilt sich die A. basilaris in ihre beiden Endäste, die Aa. cerebri posteriores (neuroradiologisch als Basilariskopf bezeichnet). Diese versorgen im Normalfall den dorsalen, mediobasalen Teil des Gehirns.

1.6.2 Anatomische Varianten

Der intrakranielle Abschnitt der A. vertebralis und der A. basilaris zeigt regelmäßig eine Vielzahl anatomischer Varianten, die bei der sonographischen Untersuchung zu Unsicherheiten führen können.

A. vertebralis

Während sich bei jungen Menschen überwiegend ein »lehrbuchmäßiger«, gestreckter Verlauf der Vertebralarterien findet, zeigen ältere Menschen in weniger als 20% der Fälle »normale« Verhältnisse (Lanz u. Wachsmuth 1955). Bei ca. der Hälfte der Fälle bestehen Elongationen beider Aa. vertebrales der unterschiedlichsten Art. Bei ca. 1/3 zeigt nur eine A. vertebralis eine mehr oder weniger starke Elongation, während das andere Gefäß gestreckt verläuft. Die A. basilaris liegt an ihrem Beginn dann ebenfalls seitenverschoben in Richtung auf die kaliberschwächere Vertebralis.

Grundlagen

ⓘ Praktische Hinweise

Bei asymmetrisch angelegten Vertebralarterien betreffen Elongationen regelmäßig v. a. das kaliberstärkere Gefäß. Dies kann bei der sono- und angiographischen Differenzierung von Verschlüssen gegenüber ausgeprägten Hypoplasien hilfreich sein.

Der wichtigste Ast der A. vertebralis, die A. cerebelli inferior posterior, ist bei ca. 20% aller Menschen nicht angelegt (Huber et al. 1982). Bei rund 10% entspringt sie aus der A. basilaris. Im Einzelfall geht sie bereits im Bereich der Atlasschlinge aus der A. vertebralis ab. Ihr Durchmesser liegt üblicherweise bei 1–1,5 mm, was für die duplexsonographische Darstellung gerade ausreichend ist.

A. basilaris

◻ Abbildung 1.16 gibt einen Überblick über die häufigsten Varietäten im Bereich der A. basilaris. Diese reichen von aneurysmatischen Erweiterungen (»Ektasie«) bis hin zu ausgeprägten Hypoplasien, in seltenen Fällen auch zu einem völligen oder fast völligen Fehlen der A. basilaris mit bis weit kranial getrennt verlaufenden Vertebralarterien.

Zusammenfassung

Die A. vertebralis tritt zusammen mit dem Hirnstamm durch das Foramen magnum und vereinigt sich an variabler Stelle zur A. basilaris. Wichtigster Abgangsast der A. vertebralis ist die A. cerebelli inferior posterior (»PICA«). Bei der überwiegenden Zahl der älteren Menschen zeigen die Vertebralarterien einen elongierten Verlauf. Anatomische Varianten im vertebrobasilären Übergangsbereich sind sehr häufig.

1.7 Arterien der Hirnbasis

1.7.1 Normale Anatomie

A. cerebri media

Die A. cerebri media ist mit einem Durchmesser von durchschnittlich 2,5–3 mm der größte intrakranielle Gefäßast. Nach ihrem Ursprung aus der distalen A. carotis interna im Bereich des Karotis-T setzt sie im Abgangsbereich zunächst die Verlaufsrichtung dieses Gefäßes fort, was ihre Bedeutung als zerebrales Hauptgefäß unterstreicht (◻ Abb. 1.17). Das als Mediahauptstamm bezeichnete 1. Segment (M1) ist im Durchschnitt 10–20 mm lang und verläuft im Subarachnoidalraum der Hirnbasis weitgehend horizontal nach außen. Einzige Gefäßabgänge sind hier die senkrecht nach kranial abgehenden lentikulostriatalen Äste, die sonographisch nicht erkennbar sind.

Nach ihrer Teilung in üblicherweise 2–5 sog. »Hauptäste« beginnt das M2-Segment. Hier verlaufen die Gefäßäste zunächst noch über eine mehr oder weniger lange Strecke weiter in der Verlaufsrichtung des Mediastammes, weswegen sie sonographisch meist noch dargestellt werden können. Im Inselbereich biegen sie nahezu rechtwinklig nach kranial ab und versorgen den überwiegenden Teil der Hirnrinde.

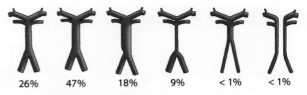

26% 47% 18% 9% < 1% < 1%

◻ **Abb. 1.16.** Anatomische Varianten der A. basilaris. (Nach Huber et al. 1982)

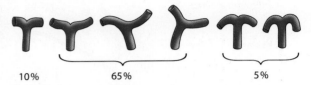

10% 65% 5%

◻ **Abb. 1.17.** Anatomische Varianten des Karotis-T mit den Abgängen der A. cerebri media und anterior im Blick von vorn (a.p.-Sicht), entsprechend der sonographischen Darstellung im Längsschnitt. (Nach Huber 1982)

A. cerebri anterior

Die A. cerebri anterior entspringt ebenfalls im Bereich des Karotis-T in einem kurzen medialen Bogen und verläuft dann zunächst annähernd horizontal über eine Strecke von durchschnittlich 10–15 mm nach medial (A1). Nach Abgang des R. communicans anterior beginnt das A2-Segment, und das Gefäß zieht im Interhemisphärenspalt nach kranial, wo es mediale und frontale Hirnstrukturen versorgt.

A. cerebri posterior

Die A. cerebri posterior geht im Bereich des Basilariskopfes aus der A. basilaris hervor und schlingt sich in einem Bogen knapp oberhalb des Pons um den Hirnschenkel (Pedunculus cerebri). Der 1. Abschnitt (P1) reicht bis zum R. communicans posterior, der üblicherweise nach 5–10 mm erreicht wird. Die A. cerebri posterior versorgt Teile der Hirnbasis einschließlich der Temporallappenbasis sowie die Okzipitalregion.

R. communicans anterior

In der Mittellinie über dem Chiasma opticum findet sich der R. communicans anterior als Verbindung zwischen beiden Aa. cerebri anteriores. Der R. communicans anterior stellt den vorderen Teil des Circulus Willisii dar und ist die wichtigste Anastomose bei einseitigen Verschlussprozessen der A. carotis interna. Seine Länge beträgt im Durchschnitt 2,5 mm, sein Durchmesser ist dem der großen Hirnbasisarterien vergleichbar (▶ s. Tabelle 1.7).

R. communicans posterior

Der R. communicans posterior stellt die Verbindung zwischen der distalen A. carotis interna und der proximalen A. cerebri posterior her und bildet den hinteren Teil des Circulus Willisii. Im Vergleich zum R. communicans anterior ist er wesentlich länger (Durchschnitt 14 mm) und meist auch weniger kaliberstark, weswegen er bei Gefäßverschlüssen hämodynamisch häufig nur von untergeordneter Bedeutung ist.

□ Tabelle 1.8. Hypo- und Aplasien der großen Hirnbasisarterien. (Nach Hoksbergen et al. 2000; Lanz u. Wachsmuth 1955; Riggs u. Rupp 1963)

	Hypoplasie	Aplasie
A. cerebri media (M1)	0,3%	–
A. cerebri anterior (A1)	1–9%	1–2%
A. cerebri posterior (P1)	9–22%	»Fetale« Ausbildung in 17% (10–36%)
R. communicans anterior	9% (1–40%)	1%
R. communicans posterior	22% (16–40%)	2–12%

1.7.2 Anatomische Varianten

A. cerebri media

Der Hauptstamm der A. cerebri media ist das einzige intrakranielle Gefäß, das so gut wie immer »lehrbuchmäßig« angelegt ist. Eine nicht vorhandene A. cerebri media findet sich gemäß Literatur nur in 0,3% aller untersuchten Fälle (□ Tabelle 1.8). Allerdings ist sie in 0,2–3% der Fälle doppelt angelegt, was bei der Ultraschalluntersuchung zu Verwirrung führen kann (Lanz u. Wachsmuth 1955). Während beim jüngeren Menschen der Hauptstamm der A. cerebri media weitgehend horizontal oder leicht nach oben gewendet verläuft, führt das Gefäß beim älteren regelmäßig in einem Winkel bis zu ca. 30° nach unten. Auch die Strecke bis zur Aufteilung in ihre Äste ist relativ konstant. Nur in 2% der Fälle findet sich bereits weniger als 10 mm nach ihrem Ursprung eine Verzweigung (□ Abb. 1.18).

A. cerebri anterior

Dieses Gefäß zeigt dem gegenüber in erheblichem Umfang anatomische Varianten. Nur in ca. 2/3 aller Fälle liegt eine symmetrische Ausbildung des Anfangsabschnitts vor. In allen übrigen Fällen muss mit Hypoplasien unterschiedlicher Ausprägung gerechnet werden (□ Abb. 1.19). In seltenen Fällen (1–2%) bestehen eine komplette Aplasie des proximalen A1-Abschnitts und eine vollständige Versorgung der distalen A. cerebri anterior über die kontralaterale Seite.

A. cerebri posterior

Die meisten intrakraniellen Varietäten zeigt die A. cerebri posterior. Dies hängt damit zusammen, dass das Gefäß in der Fetalzeit zunächst aus der A. carotis interna abgeht. Erst mit

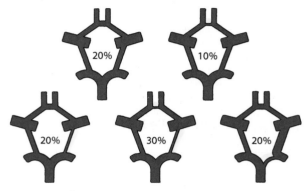

□ Abb. 1.19. Übersicht über die wichtigsten anatomischen Varianten des Circulus Willisii. (Nach Riggs u. Rupp 1963)

der späteren »Degeneration« dieser Gefäßverbindung zum R. communicans posterior werden die Aa. cerebri posteriores an die A. basilaris angeschlossen. Damit ergeben sich 2 klinisch wichtige Versorgungsvarianten:

— Fetaler Versorgungstyp in 10–36% der Fälle mit (nahezu) ausschließlicher Versorgung der A. cerebri posterior über die A. carotis interna. Häufig finden sich bei dieser Konstellation extrakraniell englumige Vertebralarterien (► s. Kap. 21.3). Diese Situation kann ein- und beidseitig auftreten.
— Gemischter Versorgungstyp in 8–15% der Fälle mit Versorgung der A. cerebri posterior sowohl über die A. carotis interna als auch über die A. basilaris.

ⓘⓘ Praktische Hinweise

Aufgrund der häufigen Versorgung der A. cerebri posterior über den vorderen Hirnkreislauf muss bei okzipitalen Hirninfarkten an eine mögliche Verursachung durch Verschlussprozesse im Bereich der Karotiden gedacht werden.

R. communicans anterior

Der R. communicans anterior als vorderer Teil des Circulus Willisii ist in immerhin ca. 3/4 aller Fälle »lehrbuchmäßig« angelegt. Ausgeprägtere Hypoplasien liegen im Schnitt lediglich in knapp 10% vor. Zu berücksichtigen ist allerdings, dass es sich beim R. communicans anterior nicht immer um ein einzelnes Gefäß, sondern relativ häufig um mehrere kleine Gefäße oder sogar um ein Netz von Gefäßen handelt (Huber et al. 1982).

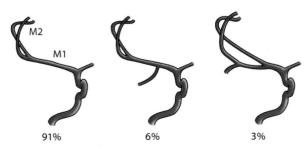

□ Abb. 1.18. Aufteilungsvarianten der A. cerebri media. (Nach Huber et al. 1982)

R. communicans posterior

Die zahlreichen Varietäten des R. communicans posterior rühren aus dessen embryonaler Entwicklung. Zu Details ▶ s. oben.

Zusammenfassung

Die 3 großen Hirnarterien A. cerebri media, anterior und posterior sind über den R. communicans anterior und die beiden Rr. communicantes posteriores untereinander vernetzt (Circulus Willisii). Während der R. communicans anterior nur relativ selten hypoplastisch oder nicht angelegt ist, zeigt der R. communicans posterior zahlreiche Varianten. In ca. 1/4 der Fälle ist die A. cerebri posterior sogar ausschließlich vom vorderen Kreislauf versorgt (»fetaler Versorgungstyp«).

1.8 Supraaortale Kollateral-verbindungen

1.8.1 Extrakranielle Kollateralen zum vorderen Hirnkreislauf

Die wichtigsten Anastomosen zwischen der A. carotis interna und externa verlaufen über die A. ophthalmica, die mit beiden Gefäßen in regelhafter Verbindung steht. Aufgrund des dickeren Kalibers der A. carotis interna bis zum Karotissiphon ist der Perfusionsdruck jedoch intrakraniell höher, sodass die A. ophthalmica im Normalfall von innen nach außen durchströmt ist. Bei Verschlussprozessen der A. carotis interna kann sich jedoch die Strömung in der A. ophthalmica umdrehen und die Kollateralen über die A. carotis externa einen relevanten Beitrag zur Durchblutung des vorderen Stromgebietes liefern. Zu nennen sind dabei 3 sog. **Ophthalmikakol-**

lateralen zwischen der A. carotis externa und interna (◻ Abb. 1.20):

- A. facialis → A. angularis → A. supratrochlearis → A. ophthalmica,
- A. temporalis superficialis → A. supratrochlearis (u. -orbitalis) → A. ophthalmica,
- A. maxillaris → Aa. ethmoidales → A. ophthalmica.

ℹ️ Praktische Hinweise

Für die Ultraschalluntersuchung ist von Bedeutung, dass sowohl die A. facialis als auch die A. temporalis superficialis in wesentlichen Abschnitten außerhalb des Schädelknochens verlaufen und damit sowohl tast- als auch komprimierbar sind, während dies bei der im Inneren der Kieferhöhle liegenden A. maxillaris nicht möglich ist.

Beim Verschluss der A. carotis communis kommt es nicht selten zu einem Offenbleiben der A. carotis interna mit Füllung des Gefäßes über die A. carotis externa, die ihrerseits retrograd von der Gegenseite oder vom ipsilateralen Truncus thyrocervicalis versorgt wird (▶ s. Kap. 15.5.2). Eine relativ seltene Kollaterale ist eine in die distale A. carotis interna mündende *A. pharyngea ascendens* (▶ s. Abb. 1.10). Diese kann für Verwirrung bei der sonographischen Untersuchung sorgen, wenn sie beim proximalen Verschluss der A. carotis interna mit dieser verwechselt wird. Da in einem solchen Fall die distale A. carotis interna noch gering perfundiert sein kann, können sich hierin Thromben bilden und insbesondere zu ophthalmischen Ischämien führen (Brückmann et al. 1987). Auch andere Externaäste wie die *A. occipitalis* oder die *A. meningea media* können im Einzelfall Anastomosen zur A. carotis interna bilden bzw. aus dieser abgehen. Letztlich zu nennen sind auch Kollateralen zwischen den beiden Aa. ophthalmicae über die *A. dorsalis nasii*, die bei Hypoplasie des R. communicans anterior »einspringen« kann (▶ s. Kap. 9.3.3).

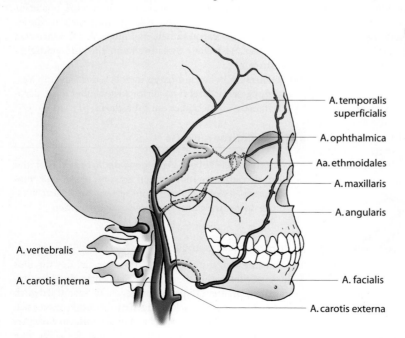

◻ **Abb. 1.20.** Wichtigste Kollateralverbindungen zwischen der A. carotis externa und interna

A. temporalis superficialis

A. ophthalmica

Aa. ethmoidales

A. maxillaris

A. angularis

A. vertebralis

A. carotis interna

A. facialis

A. carotis externa

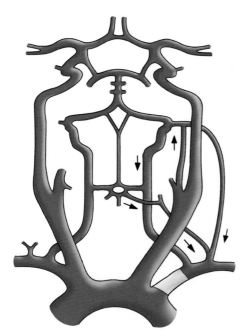

Abb. 1.21. Kollateralen bei Verschluss der proximalen A. subclavia

1.8.2 Extrakranielle Kollateralen zum hinteren Hirnkreislauf

Bei Verschlussprozessen der proximalen A. vertebralis sind vor allem 3 Kollateralverbindungen relevant, die eine Perfusion des Gefäßes in den distalen Abschnitten gewährleisten können (**Abb. 1.21**):

- Truncus thyrocervicalis → A. cervicalis ascendens → A. vertebralis (V3-Segment),
- kontralaterale A. vertebralis → Spinalarterien → ipsilaterale A. vertebralis (V2-Segment),
- A. carotis externa → A. occipitalis → A. vertebralis (V3-Segment).

Von besonderer Bedeutung sind auch die Spinalarterien, die häufig sehr kaliberstark, jedoch nur selten in allen Segmenten angelegt sind und in der farbkodierten Duplexsonographie dann meist eindrucksvoll sichtbar werden.

> Kollateralen zwischen der proximalen A. carotis interna und dem vertebrobasilären Gefäßsystem sind zwar sehr selten (<1%), können aber zu erheblicher Verwirrung führen (Gasecki et al. 1994; Siqueira et al. 1993). Es handelt sich hierbei um persistierende primitive Gefäße der Embryonalzeit, die auf verschiedenen Höhen die A. carotis interna mit der distalen A. vertebralis und A. basilaris verbinden (► s. Abb. 1.10). Bei Stenosen der A. carotis interna kann es auf diese Weise zu paradoxen embolischen Insulten im vertebrobasilären Gefäßsystem kommen.

1.8.3 Intrakranielle Kollateralverbindungen

Circulus Willisii

Wichtigste intrakranielle Kollateralverbindung ist der an der Schädelbasis gelegene Circulus arteriosus cerebri, nach seinem Entdecker auch Circulus Willisii genannt, der in einem Ringschluss sowohl beide Hemisphären untereinander über den R. communicans anterior als auch die Hemisphären mit dem vertebrobasilären Kreislauf über die Rr. communicantes posteriores verbindet. Zu beachten ist allerdings, dass der Circulus Willisii nur bei ca. 1/5 aller Menschen »lehrbuchmäßig« angelegt ist. In allen anderen Fällen finden sich mehr oder weniger ausgeprägte Hypoplasien und/oder der bereits vorgenannte »fetale« Abgang der A. cerebri posterior aus dem vorderen Hirnkreislauf (► s. Abb. 1.19).

Leptomeningeale Anastomosen

Zweitwichtigste Kollateralverbindung ist das Netz über die Gefäße der Hirnkonvexität. Hierbei finden sich Verbindungen zwischen Endästen der A. cerebri anterior, media als auch posterior, in geringerem Umfang auch von den Meningealgefäßen, die von der A. carotis externa versorgt werden. Bei akuten Gefäßverschlüssen reichen diese Anastomosen jedoch im Allgemeinen nicht aus, um eine suffiziente Kollateralversorgung zu gewährleisten.

ℹ️ **Praktische Hinweise**

> Eine sonographische Beurteilung der leptomeningealen Anastomosen ist nur indirekt anhand der Strömungserhöhung in den übrigen großen Hirnbasisarterien möglich (► s. Kap. 13.3.3).

Seltene Anastomosen

Für den Ultraschalluntersucher sind im Einzelfall auch seltenere Kollateralverbindungen von Bedeutung, da sie insbesondere bei langsam sich entwickelnden Verschlussprozessen relevante Gefäßdurchmesser >1 mm entwickeln können und damit – zumindest bei guten Untersuchungsbedingungen – mit der transkraniellen farbkodierten Duplexsonographie erkennbar werden.

Die 3 wichtigsten sind:

- Die so genannte Heubner-Arterie (A. recurrens Heubneri) entspringt aus dem A1-Segment der A. cerebri anterior und verläuft von dort »rückwärts« zum Mediastromgebiet. Bei einem Verschluss der A. cerebri media kann sie zur Kollateralversorgung beitragen und bei entsprechend weitem Lumen ein offenes Gefäß vortäuschen.
- Choroidale Anastomosen verlaufen zwischen der distalen A. carotis interna und der A. cerebri posterior an der Schädelbasis, im Einzelfall auch quer von einer Seite zur anderen, was im Ultraschallbild zu verwirrenden Bildern führen kann.
- Bei sich langsam entwickelnden (oder bereits länger bestehenden) Verschlussprozessen im Karotis-T-Bereich finden sich häufig kleine Gefäßanastomosen, die angiographisch als Moya-Moya-Netzwerk bezeichnet werden und im Einzelfall auch duplexsonographisch zu erkennen sind (► s. Kap. 20.3).

1.8.4 Kollateralen bei Verschluss der A. subclavia

Beim Ausfall der proximalen A. subclavia ist die A. vertebralis häufig retrograd durchströmt und trägt zur Blutversorgung des betroffenen Armes bei (▶ s. Abb. 1.21). Diese Situation bezeichnen wir als vertebrovertebralen Überlauf, geläufiger ist jedoch der angloamerikanische Begriff **subclavian steal effect**. Eine weitere Verbindung zur A. subclavia verläuft über den Truncus thyrocervicalis, der mit Schilddrüsenästen sowie über die Hautgefäße des Halses mit der A. carotis externa anastomosiert.

> **Zusammenfassung**
>
> Kollateralverbindungen spielen bei zerebralen Durchblutungsstörungen eine wesentliche Rolle. Die wichtigste extrakranielle Kollaterale zum vorderen Hirnkreislauf verläuft von Ästen der A. carotis externa über die A. ophthalmica (Ophthalmikakollaterale). Zum hinteren Kreislauf führen nahezu alle dorsal gelegenen zervikalen Gefäße. Für die intrakranielle Kollateralversorgung sind v. a. der Circulus Willisii und leptomeningeale Anastomosen verantwortlich.

1.9 Zerebrale Gefäßversorgungsgebiete

Da sonographische Untersuchungen nie isoliert, sondern stets im Kontext mit dem klinischen Bild zu bewerten sind, soll im Folgenden kurz auf die Versorgungsgebiete der beschriebenen Arterien und deren Varianten eingegangen

werden, soweit sie in der täglichen Routine von Bedeutung sind.

1.9.1 Normale Anatomie

Bezug für die Differenzierung der Versorgungsgebiete der 3 großen Hirnbasisarterien ist das Ventrikelsystem. Im Regelfall verläuft die Grenzlinie sowohl zwischen A. cerebri media und anterior als auch zwischen der A. cerebri media und posterior jeweils in Verlängerung des Vorder- bzw. Hinterhorns (■ Abb. 1.22). Auf den höheren Schichten ist diese

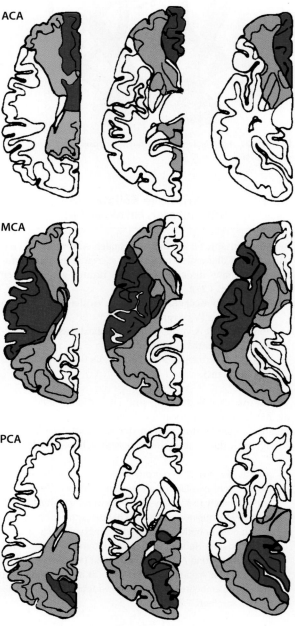

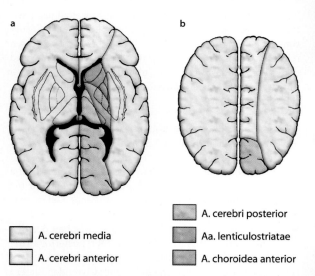

■ **Abb. 1.22a,b.** Topographische Zuordnung der Versorgungsgebiete der großen Hirnarterien auf 2 charakteristischen axialen Schnitten durch das Gehirn. Schnitt auf Höhe der Capsula interna (**a**), hier sind sowohl das Vorder- als auch das Hinterhorn der Seitenventrikel dargestellt. Schnitt wenige cm unterhalb des Scheitels (Centrum semiovale, **b**). Beachte hier insbesondere die paramedian von vorn nach hinten verlaufende Grenzlinie zwischen der A. cerebri media und den anderen beiden großen Hirnarterien

Legende:
- A. cerebri media
- A. cerebri anterior
- A. cerebri posterior
- Aa. lenticulostriatae
- A. choroidea anterior

■ **Abb. 1.23.** Wichtigste Varietäten der zerebralen Gefäßversorgungsgebiete (nach van der Zwan et al. 1992). *Dunkelrot* minimales Versorgungsgebiet, *hellrot* maximal mögliches Versorgungsgebiet; *ACA* A. cerebri anterior, *MCA* A. cerebri media, *PCA* A. cerebri posterior

Grenzlinie paramedian angeordnet, wobei der überwiegende Teil der Mittellinienstrukturen von der A. cerebri anterior versorgt wird.

Spezielle Bedeutung kommt dem Versorgungsgebiet der A. choroidea anterior zu, da sie im Normalfall das einzige größere Hirngefäß ist, das noch vor der intrakraniellen Gefäßgabelung direkt aus der A. carotis interna entspringt. Läsionen in diesem Versorgungsgebiet ergeben daher wichtige Hinweise auf einen Verschlussprozess im Bereich des oberen Abschnitts der A. carotis interna. Insulte unter Einbeziehung des Versorgungsgebietes der

Aa. lenticulostriatae deuten demgegenüber auf einen Prozess im Bereich des Hauptstammes der A. cerebri media hin.

1.9.2   Anatomische Varianten

Nicht zuletzt bedingt durch die bereits oben genannten »fetalen Versorgungsmuster« finden sich relativ häufig Abweichungen vom oben genannten Versorgungsmuster. ☐ Abbildung 1.23 gibt hierüber einen Überblick.

2 Physiologische Grundlagen

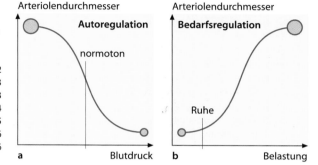

Abb. 2.1a, b. Verhalten der Widerstandsgefäße bei Auto- und Bedarfsregulation. Autoregulation mit mittlerer Dilatationsstellung der Arteriolen bei »normalen« Blutdruckwerten (**a**); enggestellte Widerstandsgefäße in Ruhe bei Bedarfsregulation mit der Möglichkeit zur Dilatation bei erhöhtem Blutbedarf (**b**)

2.1 Regulation der arteriellen Durchblutung

Der überwiegende Teil der im menschlichen Körper vorhandenen Organe verfügt über die Möglichkeit zur aktiven Regulation der Durchblutungsmenge. Die Steuerung erfolgt v. a. durch Variation der Gefäßweite der Arteriolen und Kapillaren (sog. Widerstandsgefäße), die Reaktionszeit liegt im Bereich weniger Sekunden. Demgegenüber tragen die größeren Arterien nur relativ wenig in Form langsamer Tonusschwankungen zur Durchblutungssteuerung bei.

2.1.1 Bedarfsregulation

Die einfachste Form der Durchblutungsregelung findet sich in Muskeln. Hier herrscht in Ruhe nur ein geringer Blutbedarf. Entsprechend sind die Widerstandsgefäße weitgehend enggestellt (hoher peripherer Widerstand). Im Rahmen körperlicher Belastung kann der Blutbedarf jedoch auf ein Vielfaches ansteigen. Dies wird durch eine dem aktuellen Bedarf angepasste Dilatation der Widerstandsgefäße erreicht (Abb. 2.1).

2.1.2 Autoregulation

Wesentlich komplexer funktioniert die Durchblutungsregelung im Gehirn, jedoch auch in verschiedenen anderen Organen wie z. B. der Niere. Zwar führt hier ein veränderter Blutbedarf – z. B. im Rahmen erhöhter Gehirnaktivierung – ebenfalls zu einer Durchblutungssteigerung, diese liegt jedoch nur in der Größenordnung von maximal 30–40%. Hauptaufgabe der sog. Autoregulation ist die weitgehende Konstanthaltung der Durchblutungsmenge unabhängig vom jeweils herrschenden Systemblutdruck. Um dabei Blutdruck-

änderungen sowohl nach oben als auch nach unten ausgleichen zu können, sind die Widerstandsgefäße bei »normalen« Systemblutdruckwerten mittelweit gestellt (s. Abb. 2.1). Man spricht in diesem Fall von einem bereits in Ruhe (relativ) niedrigen peripheren Widerstand.

> **Zusammenfassung**
>
> Die Regulation der Durchblutung in den verschiedenen Organen erfolgt durch Änderung des Durchmessers der Arteriolen und Kapillaren. Zu unterscheiden sind die Autoregulation mit dem Ziel einer weitgehenden Konstanthaltung der Perfusion und die an den aktuellen Verbrauch angepasste Bedarfsregulation.

2.2 Kenngrößen der zerebralen Durchblutung

2.2.1 Zerebrale Blutversorgung

Aufgrund der geringen Toleranz des Gehirns gegenüber hypoxischen Zuständen ist dessen Blutversorgung anlagebedingt in bemerkenswerter Weise gesichert bzw. sogar »überdimensioniert«. So reicht unter der Voraussetzung intakter Kollateralverbindungen jede einzelne der 4 großen hirnversorgenden Arterien aus, um die gesamte Blutversorgung des Gehirn mit einem Volumen von 600–800 ml/min aufrecht zu erhalten (Tabelle 2.1). Entsprechend wird der Ausfall einer oder mehrerer hirnversorgender Arterien meist ohne neurologische Ausfälle toleriert.

◘ Tabelle 2.1. Strömungsvolumina in den großen hirnversorgenden Arterien und in Kollateralverbindungen

Strömungsvolumina beim Gesunden (pro Seite)

A. carotis interna	200–300 ml/min
A. vertebralis	50–150 ml/min

Strömungsvolumina in Kollateralverbindungen

A. ophthalmica	50–100 ml/min
R. communicans anterior	150–200 ml/min
R. communicans posterior	100–150 ml/min

Geht man von einem »üblichen« Gefäßdurchmesser der A. carotis interna von 5 mm und der A. vertebralis von 3,5 mm auf jeder Seite aus, ergibt sich ein Gesamtquerschnitt der hirnversorgenden Arterien von ca. 60 mm², durch die beim Gesunden im Durchschnitt insgesamt 700 ml/min Blut fließen. Die mittlere Strömungsgeschwindigkeit liegt dabei üblicherweise in der Größenordnung von 50 cm/s. Berücksichtigt man eine aus hämodynamischer Sicht noch tolerierbare Erhöhung der mittleren Strömungsgeschwindigkeit in den großen Halsgefäßen auf wenigstens 120–150 cm/s ohne Auftreten relevanter Turbulenzen, ergibt sich für die gesamte Hirndurchblutung ein erforderlicher Gefäßquerschnitt von ca. 20 mm², was dem normalen Durchmesser einer einzigen A. carotis interna entspricht. Hierbei noch nicht berücksichtigt sind die zahlreichen Kollateralen über die A. carotis externa, über die nochmals insgesamt 100–150 ml/min Blut zum Gehirn fließen können. Entsprechend erscheint bei intakten Kollateralen eine etwas kräftiger ausgelegte A. vertebralis bei Ausfall der übrigen 3 hirnversorgenden Gefäße rechnerisch ausreichend, um eine ausreichende Hirndurchblutung zu gewährleisten.

Merke

Bei suffizienter Ausbildung des Circulus Willisii genügt eine der 4 großen hirnversorgenden Arterien, um die Hirndurchblutung aufrechtzuerhalten.

2.2.2   Regulation der zerebralen Durchblutung

Über die Versorgung mit 4 großen Arterien hinaus verfügt das Gehirn über 2 Schutzmechanismen, um den zerebralen Metabolismus aufrechtzuerhalten.

Autoregulation

Wie bereits im Abschnitt 2.1.2 erwähnt, vermag das Gehirn seine Durchblutung mit Hilfe der Autoregulation (weitgehend) unabhängig von Schwankungen des zerebralen Perfusionsdrucks zu halten. Sinkt dieser ab, kommt es zu einer kompensatorischen Dilatation, im gegenteiligen Fall zu einer Konstriktion der Widerstandsgefäße (◘ Abb. 2.2). Erwartungsgemäß findet das System der Autoregulation seine Grenze bei maximaler Weit- bzw. maximaler Engstellung der Arteriolen, wobei der Umfang der Gefäßweitenregulierung bei zerebralen Mikroangiopathien eingeschränkt sein kann (► s. Kap. 23.2).

Ein bemerkenswerter Sonderfall ergibt sich bei maximaler Konstriktion der Widerstandsgefäße. Kommt es hier zu einer weiteren Erhöhung des Perfusionsdrucks, können sich einzelne oder auch alle Arteriolen wieder maximal weit stellen, was dann zu einer mehr oder weniger ausgeprägten zerebralen Hyperperfusion mit einem erhöhten Risiko zerebraler Blutungen führt. Diese Situation findet sich bei der so genannten hypertensiven Krise.

Sauerstoffextraktionsrate

Sind die intrazerebralen Arteriolen bereits maximal dilatiert (aufgehobene zerebrovaskuläre Reservekapazität, ► s. Kap. 14 und 23), kommt es zwar bei einem (weiteren) Abfall des Perfusionsdrucks zu einem proportionalen Abfall der Hirndurchblutung, der Zellmetabolismus kann jedoch noch über einen weiten Bereich durch Erhöhung der Sauerstoffextraktionsrate aus dem Blut aufrechterhalten werden (► s. Abb. 2.2). So ist nach Untersuchungen von Strandgaard (1976) bei gerade maximaler Dilatation der intrazerebralen Arteriolen noch ein Blutdruckabfall um immerhin 40–50% des Ausgangswertes möglich, bevor neurologische Ausfallerscheinungen auftreten.

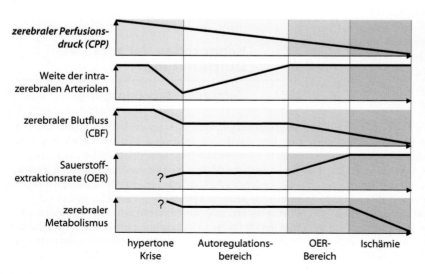

◘ **Abb. 2.2.** Regulationsgrößen der zerebralen Durchblutung. Zusammenhang zwischen dem zerebralen Perfusionsdruck, der Weite der intrazerebralen Arteriolen, der Hirndurchblutung, der Sauerstoffextraktionsrate (OER) und dem zerebralen Metabolismus. (Mod. nach Powers u. Raichle 1985)

Zerebraler Blutfluss (CBF) in ml/100 g/min

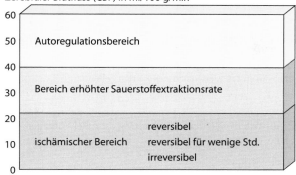

Abb. 2.3. Die 3 Bereiche der zerebralen Durchblutung. *Autoregulationsbereich:* Normalbereich mit relativ geringen, dem jeweiligen Bedarf angepassten Schwankungen der Hirndurchblutung; *Bereich erhöhter Sauerstoffextraktion:* Aufrechterhaltung der Zellfunktion durch Erhöhung der O$_2$-Ausschöpfung aus dem Blut; *ischämischer Bereich:* Verlust des Funktionsstoffwechsels der Hirnzellen, in Abhängigkeit von der Restdurchblutung jedoch Aufrechterhaltung des Zellstoffwechsels für einen mehr oder weniger langen Zeitraum

> **Merke**
>
> Selbst bei weitgehend aufgehobener Autoregulation toleriert das Gehirn noch Blutdruckabfälle um 40–50% ohne neurologische Ausfälle durch Erhöhung der Sauerstoffextraktion aus dem Blut.

Sinkt die Hirndurchblutung unter 20–22 ml/100 g/min, was bei einem Hirngewicht von 1400–1500 g einer Gesamtdurchblutung von ca. 300 ml/min entspricht, kommt es schließlich zu neurologischen Ausfällen (Abb. 2.3). Diese sind zunächst völlig reversibel, da zwar der Funktionsstoffwechsel der Nervenzellen nicht mehr gewährleistet ist, die Durchblutung jedoch ausreicht, um den Zellstoffwechsel zu erhalten. Bei einem weiteren Abfall auf Werte unter ca. 16 ml/100 g/min ist die Reversibilität der Ausfälle nur noch bedingt für einen Zeitraum von wenigen Stunden gewährleistet. Erst wenn die Durchblutung bereits initial unter 8–10 ml/100 g/min sinkt, ist innerhalb weniger Minuten mit einem irreversiblen Zelltod zu rechnen.

2.2.3　Zerebraler Perfusionsdruck

Der in den verschiedenen Versorgungsregionen des Gehirns herrschende zerebrale Perfusionsdruck (üblicherweise angloamerikanisch mit »CPP« abgekürzt) darf nicht mit dem systemischen arteriellen Blutdruck im Bereich des übrigen Körpers gleich gesetzt werden. Zwar bestehen beim Gesunden annähernd identische Werte, im pathologischen Fall sind jedoch 2 wesentliche Fälle zu berücksichtigen, die den regionalen zerebralen Perfusionsdruck vermindern:

- Vorgeschaltete Strömungshindernisse in Form von Stenosen oder Verschlüssen der hirnversorgenden Arterien. Der verbliebene Perfusionsdruck ist in diesem Fall durch den Stenosierungsgrad und/oder durch die »Qualität« der vorhandenen Kollateralen determiniert.

- Erhöhung des intrakraniellen Drucks z. B. aufgrund eines Hirnödems oder einer zerebralen Raumforderung. Der CPP errechnet sich in diesem Fall als

$$CPP = ABP - ICP$$

mit
CPP　zerebraler Perfusionsdruck
ABP　arterieller Blutdruck
ICP　intrakranieller Druck

> **Zusammenfassung**
>
> Zur Vermeidung von Hypoxien besitzt das Gehirn 2 Schutzmechanismen: die zerebrale Autoregulation sowie die Möglichkeit zur Erhöhung der Sauerstoffextraktion aus dem strömenden Blut. Sinkt die Hirndurchblutung unter kritische Werte, sind die resultierenden neurologischen Ausfälle in Abhängigkeit von der verbliebenen Restperfusion zunächst noch reversibel.

2.3　Strömung in Gefäßen

Die Strömung in Gefäßen gehorcht im Wesentlichen 3 physikalischen Gesetzen.

Ohmsches Gesetz für Strömungen

Das Ohmsche Gesetz ist v. a. aus der Elektrotechnik geläufig, wo mit der Formel U = R × I der Zusammenhang zwischen Stromspannung U, Stromwiderstand R und Stromstärke I definiert ist. Mit geringen Modifikationen lässt sich diese Beziehung auf die zerebrale Durchblutung übertragen:

$$\Delta p = R \cdot I$$

bzw.

$$I = \frac{\Delta p}{R}$$

mit
I　Stromstärke (Flussvolumen)
Δp　Druckgradient
R　Strömungswiderstand

Die Stromspannung wird dabei durch den Druckgradienten ersetzt, der – auf das gesamte Gehirn bezogen – dem zerebralen Perfusionsdruck entspricht. Der Stromwiderstand heißt jetzt Strömungswiderstand und die Stromstärke wird in der klinischen Routine **Strömungsvolumen** oder **Flussvolumen** genannt und in ml/min gemessen.

Wie bereits oben beschrieben, ist es das Ziel der zerebralen Autoregulation, die Gesamtmenge der Durchblutung unabhängig von Blutdruckschwankungen und letztlich auch unabhängig von Stenosen weitgehend konstant zu halten. In stark vereinfachter Form lässt sich damit die zerebrale Durchblutung als eine Hintereinanderschaltung von 2 Strömungswiderständen ansehen, zum einen dem Widerstand der großen hirnversorgenden Arterien, zum anderen dem variabel den Bedürfnissen angepassten Widerstand der intrazerebralen Arteriolen. Im nichtpathologischen Fall wird der Strömungswiderstand v. a. durch den so genannten **peripheren Widerstand** der zerebralen Widerstandsgefäße geprägt, bei Ausbildung von Gefäßstenosen kann jedoch auch der Widerstand in den großen Gefäßen dominant werden.

Gesetz von Hagen-Poiseuille

Das etwas komplexere Gesetz von Hagen-Poiseuille ist v. a. dann von Relevanz, wenn es gilt, den Einfluss von Stenosen auf den Strömungswiderstand näher zu erfassen. Zwar gilt dieses Gesetz im Prinzip lediglich für starre Röhren mit laminarer Strömung, in grober Annäherung kann es jedoch auch für Blutgefäße verwendet werden. Unter der Annahme einer konstanten Blutviskosität ergibt sich der Strömungswiderstand einer Stenose als

$$R \sim \frac{l}{d^4}$$

mit

l   Länge der Stenose
R   Strömungswiderstand der Stenose
d   Gefäßdurchmesser

Er wird umso höher, je kleiner das Restlumen ist, wobei sich Durchmesseränderungen mit der 4. Potenz bemerkbar machen. In vergleichsweise geringem – »lediglich« linearem – Umfang trägt auch die Länge einer Stenose zum Strömungswiderstand bei. Hieraus ergeben sich 2 praktische Konsequenzen:

- Erst sehr hochgradige Stenosen führen aufgrund des dann »explosionsartig« ansteigenden Strömungswiderstandes zu hämodynamischen Effekten. So steigt der Strömungswiderstand im Vergleich zu einer 50%igen Stenose bei einer 70%igen Stenose auf das 8fache, bei 80% Stenosierungsgrad auf das 40fache, bei 90% jedoch auf das 600fache an.
- Der Strömungswiderstand langstreckiger Stenosen ist höher als der kurzstreckiger Gefäßeinengungen. Gemäß dem Ohmschen Gesetz führt dies dazu, dass in kurzstreckigen Stenosen eine höhere Stromstärke und damit auch Strömungsgeschwindigkeit erreicht wird als z. B. in langstreckigen Dissektionen (▸ s. Abb. 15.10).

Kontinuitätsgesetz

Eine weitere wichtige Beziehung ergibt sich aus der bereits genannten Vorgabe, dass die Gesamtmenge der Durchblutung (Stromstärke) unabhängig vom Vorliegen einer Stenose möglichst konstant gehalten werden soll. In Stenosen ist diese Vorgabe nur dadurch zu erreichen, dass kompensatorisch die Strömungsgeschwindigkeit ansteigt, mit der das Blut durch einen verengten Querschnitt geführt wird. Aufgrund des bekannten mathematischen Zusammenhangs zwischen der Stromstärke, dem Gefäßquerschnitt und der Strömungsgeschwindigkeit

$$I = F \cdot v = \pi/4 \; d^2 \cdot v$$

mit

I   Stromstärke (Flussvolumen)
F   Querschnittsfläche
v   Strömungsgeschwindigkeit
d   Gefäßdurchmesser

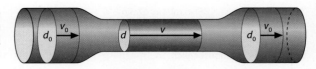

☐ **Abb. 2.4.** Prinzip des Kontinuitätsgesetzes mit konstanter Stromstärke im unstenosierten und stenosierten Gefäß

ergibt sich gemäß dem Kontinuitätsgesetz bei Vorliegen von Stenosen (☐ Abb. 2.4):

$$I \sim d_0^2 \cdot v_0 = d^2 \cdot v = \text{konstant}$$

Setzt man die Strömungsgeschwindigkeit v_0 und den Durchmesser d_0 im unstenosierten Gefäß als konstant ein, ergibt sich für die Strömungsgeschwindigkeit innerhalb einer Stenose die Proportionalität

$$v \sim 1/d^2$$

Die (maximale) Strömungsgeschwindigkeit (**Jet-Strömung**) in einer Stenose ist demnach invers proportional dem Quadrat des verbliebenen Restdurchmessers. Dieser Zusammenhang hat praktische Bedeutung für die dopplersonographische Erkennung von Stenosen (▸ s. Abb. 5.4). Er gilt allerdings nur solange, wie der Strömungswiderstand der Stenose durch zunehmende Weitstellung der zerebralen Arteriolen kompensiert werden kann, was üblicherweise bis zu einem Stenosierungsgrad von maximal 80% der Fall ist. Bei höheren Stenosierungsgraden steigt die Strömungsgeschwindigkeit – nicht zuletzt auch in Abhängigkeit der Länge der Stenose – nur noch mäßig an und zeigt schließlich sogar einen Abfall.

Zusammenfassung

Die Strömung in Gefäßen ist im Wesentlichen durch 3 Beziehungen charakterisiert: Das Ohmsche Gesetz kennzeichnet den Zusammenhang zwischen Druckgradient, Strömungswiderstand und Stromstärke. Das Gesetz von Hagen-Poiseuille definiert die Einflussgrößen auf den Gefäßwiderstand – insbesondere des Gefäßdurchmessers. Das Kontinuitätsgesetz beschreibt den quadratischen Zusammenhang zwischen Stenosierungsgrad und Strömungsgeschwindigkeit in einer Stenose.

2.4 Strömungsstörungen

In Arterien ist das Verhalten der Blutströmung im nichtpathologischen Fall durch 2 Faktoren gekennzeichnet: Zum einen fließen sämtliche Blutpartikel in Richtung Peripherie, zum anderen fließt das Blut in der Mitte des Gefäßes wesentlich schneller als am Rand. Ursache dafür sind Reibungsverluste an der Grenzschicht zur Gefäßwand. Hieraus resultiert ein rotationssymmetrisches Strömungsprofil, das an eine Parabel erinnert (☐ Abb. 2.5). Diese Art der Strömung wird üblicherweise als laminar bezeichnet.

Im Gegensatz hierzu stehen Strömungsstörungen, die dann auftreten, wenn nicht mehr alle Blutpartikel (sog. Strö-

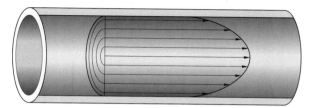

Abb. 2.5. Laminare Strömung in einem Gefäß mit annähernd parabolischer, rotationssymmetrischer Verteilung der Strömungsgeschwindigkeitsanteile (*Strömungsfäden*) und parallel gerichteter Strömungsrichtung

mungsfäden) auf kürzestem Weg zur Peripherie hin streben und/oder das rotationssymmetrische Strömungsprofil verzerrt ist. Strömungsmechanisch zu unterscheiden sind dabei Turbulenzen und Ablösungsphänomene (■ Tabelle 2.2).

2.4.1 Turbulenzen

Wie bereits oben erwähnt, ist die Geschwindigkeit am Rand eines Gefäßes aufgrund von Reibungsverlusten relativ niedrig. Kommt es aus irgendeinem Grund zu einer Zunahme der Strömungsgeschwindigkeit, resultiert hieraus auch ein Anstieg der Geschwindigkeit der Strömungsfäden in den Randbezirken. Damit nimmt jedoch gleichzeitig die Reibung an der Gefäßwand zu. Überschreitet die Geschwindigkeit in den Randbezirken einen bestimmten Grenzwert, der physikalisch durch die sog. **Reynolds-Zahl** definiert ist, kommt es hier zum Auftreten von Verwirbelungen, die sich bei zunehmender Strömungsgeschwindigkeit immer weiter zur Gefäßmitte hin ausdehnen (■ Abb. 2.6). Gemäß physikalischer Definition handelt es sich bei dieser Art von Strömungsstörung um **Turbulenzen**. Sofern keine höchstgradige Stenosierung vorliegt, verbleibt in der Mitte des Gefäßes eine laminare »Reststömung«, die aufgrund der dort herrschenden hohen Strömungsgeschwindigkeit im Jargon als **Jet-Strömung** bezeichnet wird.

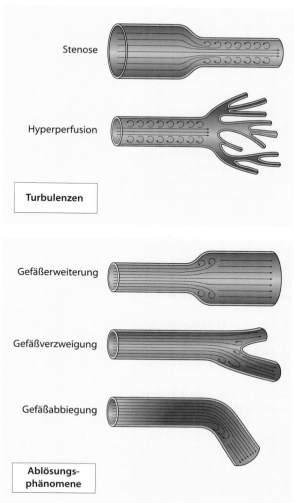

Stenose

Hyperperfusion

Turbulenzen

Gefäßerweiterung

Gefäßverzweigung

Gefäßabbiegung

Ablösungsphänomene

Abb. 2.6. Auftreten von Strömungsstörungen. Turbulenzen aufgrund des Überschreitens der Reynolds-Zahl bei Stenosen und Hyperperfusion; Ablösungsphänomene bei Gefäßerweiterungen, Gefäßverzweigungen und gebogenem Gefäßverlauf

Tabelle 2.2. Arten von Strömungsstörungen und deren Ursache

Typ	Definition	Ursache
Turbulenzen	Strömungsstörung bei Überschreiten der Reynolds-Zahl	Stenose Hyperperfusion Ausgeprägte Anämie
Ablösungsphänomene	Strömungsstörung durch Ablenkung der Strömungsfäden aus ihrem geradlinig zur Peripherie hin gerichteten Verlauf	Gefäßbiegung Gefäßabzweigung (Poststenotische) Gefäßerweiterung Aneurysma

Reynolds-Zahl

$$\text{Re} \sim \frac{d \cdot v}{\eta}$$

mit
d   Gefäßdurchmesser
v   Strömungsgeschwindigkeit
η   Blutviskosität

Im Einzelfall kommt auch der Blutviskosität Bedeutung zu. So kann es bei ausgeprägten Anämien aufgrund der verminderten Blutviskosität auch ohne Stenosen oder Hyperperfusion zu einem Überschreiten der Reynolds-Zahl und damit zum Auftreten von Turbulenzen kommen.

2.4.2 Ablösungsphänomene

Obwohl es sich hierbei ebenfalls um Strömungsstörungen handelt, besitzen Ablösungsphänomene eine grundsätzlich andere Ursache als die bereits erwähnten Turbulenzen. Sie sind immer dann anzutreffen, wenn die Gefäßwand ihren (weitgehend) geradlinigen Verlauf abrupt ändert. Hierbei kann es sich sowohl um Gefäßbiegungen und -erweiterungen als auch um Gefäßverzweigungen handeln (► s. Abb. 2.6). In allen genannten Fällen benötigen die »Strömungsfäden« eine gewisse Wegstrecke, um sich an die geänderten Bedingungen anzupassen und wieder geradlinig und rotationssymmetrisch zur Peripherie hin zu verlaufen.

ⓘ Praktische Hinweise

In höhergradigen Gefäßstenosen finden sich regelmäßig beide Arten von Strömungsstörungen. Während im Stenosemaximum (neben der verbliebenen »Jet-Strömung«) Turbulenzen vorherrschen, kommt es poststenotisch aufgrund des Kalibersprungs vom stenosierten zum unstenosierten Lumen zu Ablösungsphänomenen (◘ Abb. 2.7). Erwartungsgemäß sind diese umso ausgeprägter, je hochgradiger und je kurzstreckiger die Stenose ist.

Zusammenfassung

Störungen der normalerweise laminaren Blutströmung können durch Turbulenzen sowie durch Ablösungsphänomene verursacht werden. Erstere treten bei hohen Strömungsgeschwindigkeiten im Zusammenhang mit der sog. »Jet-Strömung« auf, letztere finden sich bei abrupten Änderungen der Gefäßweite oder des Gefäßverlaufs.

2.5 Pulsatile Strömung in Arterien

Alle bisher gemachten Angaben gingen von einer kontinuierlichen Strömung aus. Tatsächlich liegt aber in Arterien eine pulsatile Strömung vor. Diese ist durch den schnellen Anstieg des Blutdrucks p während der systolischen Austreibungsphase und den anschließenden Abfall während der Diastole bedingt (◘ Abb. 2.8). Aufgrund der Windkesselfunk-

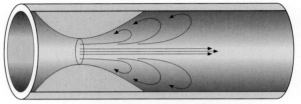

◘ **Abb. 2.7.** Strömungsphänomene im Umfeld von Stenosen. Im Stenosemaximum findet sich mittig die schnelle »Jet-Strömung«, die von Turbulenzen umgeben ist. Im poststenotischen Verlauf zeigen sich demgegenüber Ablösungsphänomene

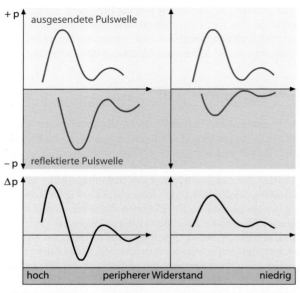

◘ **Abb. 2.8.** Entstehungsmechanismus der Strömungspulskurven in Gefäßen mit hohem (links) und niedrigem (rechts) peripherem Widerstand. Subtraktion der ursprünglichen (oben, oberhalb der Nulllinie) und reflektierten Druckpulskurven (oben, unterhalb der Nulllinie) ergibt den Druckgradienten Δp (unten), welcher gemäß dem Ohmschen Gesetz direkt proportional zur Strömungsgeschwindigkeit ist

tion des Aortenbogens wird der Druck allerdings – zumindest beim Gefäßgesunden – auch während der Diastole nie Null.

Gemäß dem oben genannten Ohmschen Gesetz ist für die Ausbildung der Stromstärke und damit auch für die Strömungsgeschwindigkeit nicht der Blutdruck am Herzen, sondern in jedem Gefäßabschnitt der jeweilige Druckgradient Δp entscheidend. Dieser ist bei pulsatilen Strömungen jedoch zusätzlich durch Reflektionsphänomene der Pulswelle determiniert.

Die Reflexion der Pulswelle ist dabei von der Höhe des peripheren Widerstandes abhängig. Bei eng gestellten Arteriolen (hoher peripherer Widerstand) ist die reflektierte Pulswelle mit der ursprünglichen, vom Herzen kommenden Pulswelle im Wesentlichen identisch, da nur ein geringer Teil des Blutes durch die eng gestellten Arteriolen abfließt. Treffen die beiden Pulswellen mit der durch die Reflektion an der Peripherie bedingten zeitlichen Verzögerung aufeinander, kommt es zu einer teilweisen Auslöschung durch Subtraktion. Die re-

■ Tabelle 2.3. Zusammenhang zwischen dem peripheren Widerstand und Parametern der (dopplersonographischen) Strömungspulskurve

Peripherer Widerstand	Pulsatiliät	Diastolische Strömung
Hoch	Hoch	Niedrig
Niedrig	Niedrig	Hoch

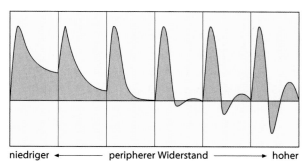

niedriger ◄——— peripherer Widerstand ———► hoher

■ Abb. 2.9. Typische Strömungspulskurven bei unterschiedlichen peripheren Widerständen

sultierende Druckgradienten- oder **Strömungspulskurve** zeigt einen steilen systolischen Anstieg und einen ebenso steilen **frühdiastolischen Abfall (frühdiastolische Rückströmung)**, der die Nulllinie unterschreitet. Man spricht in diesem Fall auch von einer **hohen Pulsatilität**.

Bei niedrigem peripherem Widerstand ist die reflektierte Pulswelle hingegen deutlich amplitudenreduziert. Überlagert man diese Welle mit der ursprünglichen Druckpulskurve, erhält man zwar ebenfalls einen schnellen systolischen Anstieg des Druckgradienten und damit der Strömungsgeschwindigkeit, während der Diastole erreicht die Strömungspulskurve jedoch nie die Nulllinie (niedrige Pulsatilität) (■ Tabelle 2.3).

Da der periphere Widerstand in allen Gefäßtypen schwankend sein kann, finden sich in Arterien nicht nur die in ► Abb. 2.8 gezeigten Extremformen, sondern fließende Übergänge zwischen hoher und niedriger diastolischer Strömungsgeschwindigkeit (■ Abb. 2.9).

ℹℹ Praktische Hinweise

Die Beurteilung der Pulsatilität von Strömungskurven ist in der sonographischen Gefäßdiagnostik von hoher Bedeutung, da sie eines der wichtigsten dopplersonographischen Kriterien ist und nicht nur Auskunft über den Gefäßtyp, sondern auch über vor- und nachgeschaltete Strömungshindernisse gibt (► s. Kap. 5.2.4).

Zusammenfassung

In Abhängigkeit vom peripheren Widerstand zeigen arterielle Pulskurven einen unterschiedlichen systolisch-diastolischen Verlauf, der als Pulsatilität bezeichnet wird. Ein hoher peripherer Widerstand geht mit einer hohen Pulsatilität, ein niedriger peripherer Widerstand mit einer niedrigen Pulsatilität einher.

3 Grundlagen der Ultraschalltechnik

▣ **Tabelle 3.1.** Wellenlänge im Körpergewebe bei verschiedenen Ultraschallfrequenzen. Die Wellenlänge entspricht gleichzeitig etwa der maximal erreichbaren axialen Auflösung (▶ s. Kap. 3.3.2)

Frequenz in MHz	Wellenlänge in mm
1	1,50
2	0,75
5	0,30
10	0,15

3.1 Grundbegriffe des diagnostischen Ultraschalls

3.1.1 Ultraschallfrequenzen

Bereits ab 16–18 kHz, der oberen Grenze des vom Menschen hörbaren Frequenzbereichs, wird von Ultraschall gesprochen. Die im diagnostischen Ultraschall eingesetzten Frequenzen liegen jedoch weit höher bei 1–15 MHz, bei speziellen dermatologischen Fragestellungen sogar bis 50 MHz. Die Wahl der hohen Schallfrequenzen ist dadurch begründet, dass andernfalls keine ausreichende räumliche Auflösung zu erzielen wäre. Diese ist eng an die Wellenlänge des Ultraschalls gekoppelt (▶ s. Kap. 3.3.2), die angesichts der relativ »langsamen« Schallausbreitung im Gewebe von ca. 1500 m/s bei den genannten Ultraschall-

frequenzen in der Größenordnung von 0,1–1 mm liegt (▣ Tabelle 3.1)

$$\lambda = \frac{c}{f}$$

mit
c Schallausbreitungsgeschwindigkeit
λ Wellenlänge der Ultraschallschwingung
f Ultraschallfrequenz

3.1.2 Methoden der Schallsendung

Alle diagnostischen Ultraschallverfahren beruhen auf dem Prinzip, dass Ultraschall in das Gewebe über einen »Lautsprecher« eingestrahlt wird und die von Gewebestrukturen zurückgeworfenen Schallanteile mit einem »Mikrofon« aufgenommen und elektronisch verarbeitet werden. Zu unterscheiden sind dabei 2 grundlegend unterschiedliche Techniken.

Continuous-wave-Verfahren

Technisch am einfachsten ist das sog. Continuous-wave- oder cw-Verfahren (▣ Abb. 3.1). Hierbei finden sich in jeder Schallsonde 2 piezokeramische Wandler, von denen der eine

▣ **Abb. 3.1.** Kontinuierliche (cw) (*oben*) und gepulste Schallemission (Impuls-Echo-Verfahren) (*unten*) mit zugehörigen Wellenparametern

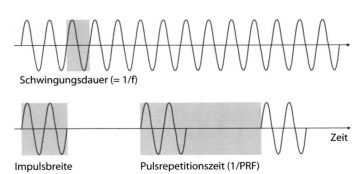

Schwingungsdauer (= 1/f)

Impulsbreite   Pulsrepetitionszeit (1/PRF)   Zeit

◻ Tabelle 3.2. Ausbreitungsgeschwindigkeit von Ultraschall und Schalldämpfung in verschiedenen Medien

Medium	Geschwindigkeit in m/s	ungefähre Dämpfung in dB/MHz × cm
Luft	340	0
Fett	1480	0,5
Wasser	1500	0,5
Blut	1510	0,5
Gehirn	1520	0,5
Muskulatur	1580	1
Knochen	3400	5–10

dauernd eine sinusförmige Ultraschallwelle konstanter Frequenz aussendet, der andere dauernd empfängt. Da aus allen Tiefen des Gewebes rückgestrahlter Schall empfangen wird, eignet sich dieses Verfahren lediglich zur Anwendung in einfachen Dopplergeräten mit Stiftsonde, bei denen das gesamte rückgestreute Signal auf das Vorliegen von Dopplerfrequenzverschiebungen hin analysiert wird (► s. Kap. 4.1.3).

Impuls-Echo-Verfahren

Der überwiegende Teil der heute zur Verfügung stehenden Ultraschallgeräte arbeitet nach dem Impuls-Echo-Verfahren, das im klinischen Jargon auch als gepulster Ultraschall bezeichnet wird. Bei dieser Technik findet sich jeweils nur ein Schallwandler, der alternierend als Sender und als Empfänger benutzt wird. Die Laufzeit zwischen Schallsendung und Empfang eines Echos gibt Informationen darüber, aus welcher Tiefe im Gewebe das Echo stammt. Ermöglicht wird dies dadurch, dass die Schallgeschwindigkeit in den Weichteilgeweben des menschlichen Körpers hinreichend konstant ist und um weniger als 10% schwankt (◻ Tabelle 3.2).

3.1.3   Schallsonden

Piezoelektrischer Effekt

Als »Mikrofon« bzw. als »Lautsprecher« werden Keramikscheiben definierter Dicke verwendet, deren piezoelektrischer Effekt ausgenutzt wird. Dieser besagt, dass bestimmte Materialien die Fähigkeit besitzen, ihre Form zu ändern, wenn an ihnen eine Spannung angelegt wird. Die Formänderung kann bei Anlegen einer Wechselspannung zum Aussenden von Schallwellen verwendet werden. Umgekehrt erzeugen derartige Scheiben zwischen den mit einer dünnen leitenden Schicht überzogenen Oberflächen eine elektrische Spannung, wenn sie durch ankommende Schallwellen mechanisch deformiert werden. Es versteht sich dabei von selbst, dass sich diese Formänderungen im Bereich von wenigen μm abspielen.

Eindimensionale Schallsonden

Schallsonden mit einem einzelnen bzw. geteilten Ultraschallwandler finden zur Messung von Blutströmung in extra- und transkraniellen Dopplergeräten ohne Bildgebung Anwendung. Aufgrund der typischen Bauform mit hinten angesetztem Kabel hat sich hierfür der Begriff Stiftsonde oder auch einfach Dopplersonde durchgesetzt. Die Schallausbreitung des eindimensionalen Schallstrahls erfolgt dabei in Richtung der Längsachse der Sonde.

Zweidimensionale Schallsonden

Werden mehrere piezokeramische Schallwandler nebeneinander angeordnet und nacheinander elektrisch angesteuert, ergibt sich ein zweidimensionales Beschallungsfeld aus zahlreichen einzelnen Schallstrahlen, die auch als Ultraschalllinien oder Scanlinien bezeichnet werden (◻ Abb. 3.2). In diesem Feld können sowohl Darstellungen anatomischer Strukturen im Rahmen der Schnittbildsonographie als auch punktförmige (konventionelle Duplexsonographie) und flächige (farbkodierte Duplexsonographie) Beurteilungen von Blutströmung erfolgen. Weiteres ► s. Kap. 3.1.4.

Für diagnostische Ultraschallanwendungen finden heute überwiegend 3 zweidimensional arbeitende Schallsondentypen Anwendung (◻ Abb. 3.3):

— **Linear-array-Schallsonden** mit linearer Anordnung von üblicherweise 64–256 getrennt ansteuerbaren piezokeramischen Schallwandlern. Das Schallfeld hat hierbei rechteckigen Charakter. Linear-array-Schallköpfe finden v. a. zur Darstellung oberflächlich gelegener Strukturen wie der extrakraniellen Halsgefäße und der Schilddrüse Anwendung.

— **Curved-array-Schallsonden** mit auf einem Kreisabschnitt platzierten Schallwandlern, die ein trapezförmiges Schallfeld ergeben. Derartige Sonden werden derzeit v. a. im abdominellen Bereich eingesetzt.

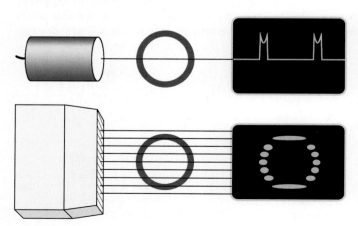

◻ Abb. 3.2. Prinzip der A- und B-Mode-Technik. Während bei ersterer die Reflexionsamplituden des eindimensionalen Schallstrahls unmittelbar als Amplitudenwerte auf der y-Achse des Bildschirms sichtbar werden (A für »Amplitude«), sind diese beim zweidimensionalen B-Bild mit seinen zahlreichen Scanlinien als Lichtpunkte unterschiedlicher Helligkeit (B für »Brightness«) dargestellt (*unten*)

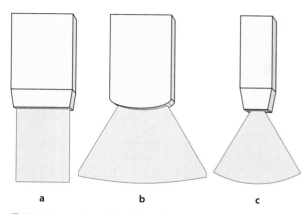

◘ Abb. 3.3a–c. Unterschiedliche Schallwandlertypen. **a** Linear array, **b** curved array, **c** phased array

▬ **Phased-array-Schallsonden** mit linear eng nebeneinander liegenden Schallwandlern, die aufgrund der speziellen elektronischen Ansteuerung ein sektorförmiges Schallfeld ergeben. Aufgrund der geringen Auflagefläche finden diese Sonden v. a. dann Anwendung, wenn für die sonographische Ankoppelung nur wenig Platz zur Verfügung steht. Diese Situation ergibt sich bei der transkraniellen Duplexsonographie durch das häufig sehr kleine temporale Schallfenster (► s. Kap. 11.3.1) sowie in der Kardiologie bei Beschallung durch die Zwischenrippenräume. Nachteilig ist die gegenüber den anderen Schallkopftypen deutlich reduzierte Auflösung aufgrund der geringen Schallwandlerfläche (► s. Kap. 3.3.2).

Im Gegensatz zu den genannten »elektronischen« Schallköpfen mit verschieden geformten Schallwandler-Arrays werden von verschiedenen Geräteherstellern auch so genannte »mechanische« Schallköpfe angeboten. Diese bestehen üblicherweise aus 1–3 einzelnen Schallwandlern, die in einem Ölbad oszillieren oder rotieren. Die elektronische Ansteuerung mechanischer Schallköpfe ist zwar erheblich einfacher, weswegen sie in preisgünstigen Duplexgeräten nach wie vor zu finden sind. Sie haben jedoch den gravierenden Nachteil, dass sie aufgrund der extrem langsamen Bildaufbaurate für die farbkodierte Duplexsonographie letztlich nicht sinnvoll einsetzbar sind.

3.1.4   Ultraschallverfahren

Die im diagnostischen Ultraschall eingesetzten Verfahren sind nach 2 grundlegend unterschiedlichen Zielsetzungen mit bislang allerdings wenig einheitlicher Terminologie (◘ Tabelle 3.3) zu unterscheiden.

Beurteilung anatomischer Strukturen

Wird ein Array nebeneinander liegender Schallwandler nach dem Impuls-Echo-Verfahren angesteuert, kann bei korrekter Berücksichtigung der Laufzeiten im Gewebe auf diese Weise eine annähernd anatomisch richtige Abbildung der in der Beschallungsebene liegenden Gewebestrukturen erreicht werden (Schnittbildsonographie). Da hierbei die Amplituden der empfangenen Ultraschallechos durch Lichtpunkte unterschiedlicher Helligkeit auf dem Bildschirm sichtbar gemacht werden, wird dieses Verfahren aus historischen Gründen auch als B-Mode-Sonographie (B für »Brightness«) bzw. als B-Bild bezeichnet (► s. Abb. 3.2).

Neben dem B-Mode sind in der Ultraschalltechnik noch weitere »Modes« bekannt. So wird die »Urform« der inzwischen wieder in das Blickfeld rückenden sonographischen Darstellung von Hirngewebe (► s. Kap. 12.3), die sog. »Echoenzephalographie«, auch als A-Mode-Sonographie (A für »Amplitude«) bezeichnet. Ähnlich der transkraniellen Dopplersonographie handelte es sich hierbei um einen einzelnen Ultraschallstrahl, dessen Reflexionsamplituden (y-Achse) über der Eindringtiefe (x-Achse) auf dem Bildschirm dargestellt werden (► s. Abb. 3.2). In der Kardiologie auch heute noch verbreitet ist die sog. M-Mode-Sonographie (M wie »Motion«), bei der die Amplituden eines eindimensionalen Schallstrahls helligkeitskodiert über der Zeit dargestellt werden. Im Bereich der extrakraniellen Gefäße können auf diese Weise Gefäßwandpulsationen dargestellt werden (► s. Abb. 5.25).

Beurteilung von Blutströmungen

Wird Blutströmung ein- oder zweidimensional detektiert, erfolgt dies überwiegend nach dem Dopplerprinzip (► s. Kap. 4.1). In etwas willkürlicher Weise wird dabei im Allgemeinen die punktförmige Dopplerströmungsmessung mit einem Dopplerschallstrahl innerhalb eines zweidimensionalen

◘ Tabelle 3.3. Sonographische Untersuchungstechniken und hierfür in der Literatur verwendete Begriffe

Bildgebende Techniken	Zweidimensionale Darstellung von Gewebe	Schnittbildsonographie B-Mode-Sonographie B-Bild-Sonographie
	Wie oben, jedoch zusätzlich mit eindimensionalem Dopplerschallstrahl	(Konventionelle) Duplexsonographie Doppler
	Wie oben, jedoch zusätzlich mit farbkodierter Strömungsinformation	Farbkodierte Duplexsonographie Farbduplex Farbdoppler Triplexsonographie
Nicht bildgebende Techniken	Eindimensionaler Dopplerschallstrahl	Dopplersonographie Doppler

Schnittbildes als (konventionelle) **Duplexsonographie**, die zusätzliche Kombination mit einer farbkodierten zwei-dimensionalen Strömungsdetektion als **farbkodierte Duplexsonographie** bezeichnet. Vom eigentlich nahe liegenden Begriff der **Triplexsonographie** oder dem **Triplexmode** wird meist nur dann gesprochen, wenn gleichzeitig alle 3 Darstellungstechniken auf dem Bildschirm des Ultraschallgerätes »online« sind. Darüber hinaus finden sich hierfür in der Literatur jedoch auch Kurzbegriffe wie **Farbduplex** oder **Farbdoppler**.

> Der Begriff »Doppler« wird, z. T. auch in Lehrbüchern, sehr verwirrend verwendet. So kennzeichnet er im neurologischen Sprachgebrauch die eindimensionale Dopplersonographie mit der Stiftsonde, im internistischen Sprachgebrauch wird er jedoch nicht selten auch für die Duplexsonographie eingesetzt.

Zusammenfassung

Diagnostischer Ultraschall mit Frequenzen von üblicherweise 1–15 MHz basiert auf dem Prinzip von Reflexion und Streuung an verschiedenen Gewebestrukturen im Körper. Die verwendeten Techniken unterscheiden sich v. a. nach 3 Kategorien:
- kontinuierliche (cw) und diskontinuierliche (Impuls-Echo-Verfahren) Schallsendung,
- bildgebende (Schnittbild-, Duplexsonographie) und nicht bildgebende (Dopplersonographie) Verfahren,
- Verfahren zur Beurteilung anatomischer Strukturen (Schnittbildsonographie) oder von Blutströmung (Dopplersonographie) oder von beidem (Duplexsonographie).

3.2 Biologische Parameter des Ultraschalls

Die biologischen Effekte des Ultraschalls sind im Wesentlichen durch 3 Parameter gekennzeichnet, die untereinander in Zusammenhang stehen, und die auch für die in Kap. 3.6 genannten Sicherheitsaspekte von Bedeutung sind.

3.2.1 Reflexion

Jede Struktur des menschlichen Körpers besitzt einen typischen Schallwiderstand, der physikalisch als **Impedanz** bezeichnet wird. Analog den optischen Gesetzen von Reflexion und Brechung kommt es auch bei Durchschallung von Körpergewebe an Grenzflächen zwischen 2 Impedanzen in Abhängigkeit von der Größe des Impedanzsprunges sowohl zu einer teilweisen Reflexion der Wellen als auch zu einer Ablenkung durch Brechung des Schallstrahls (◘ Abb. 3.4).

Für die Ultraschallanwendung kann Reflexion nur dann maßgeblich sein, wenn die Grenzfläche (weitgehend) senkrecht zum Schallstrahl liegt. Andernfalls erreicht der reflektierte Strahl nicht mehr den Schallwandler. Außerdem tritt Reflexion lediglich dann auf, wenn die Ausdehnung der betreffenden Struktur wenigstens der Wellenlänge des Ultraschallstrahls entspricht (üblicherweise 0,2–1 mm). Reflexion

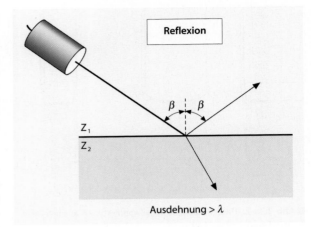

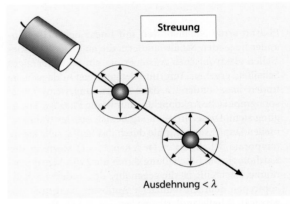

◘ **Abb. 3.4.** Reflexion und Streuung von Ultraschallwellen an Strukturen unterschiedlicher Größe in Bezug auf die Ultraschallwellenlänge λ

ist von besonderer praktischer Bedeutung bei der Darstellung der Intima-Media-Dicke (► s. Kap. 18.1.1).

3.2.2 Streuung

Da senkrecht zum Schallstrahl stehende Strukturen relativ selten im Körper vorkommen, basiert der überwiegende Teil der zurückgestrahlten Ultraschallenergie auf einem anderen Effekt. Hierbei handelt es sich um eine diffuse, nach allen Seiten gerichtete Streuung an Gewebezellverbänden, die jedoch nur geringe Schallenergie besitzt. Entsprechend erscheinen senkrecht zum Schallstrahl stehende Strukturen trotz gleicher Impedanz aufgrund von Reflexion wesentlich signalintensiver als schräg verlaufende Strukturen, die lediglich zu diffuser Rückstreuung führen. Dies zeigt sich v. a. eindrucksvoll bei Transversalschnitten durch Gefäße, bei denen die seitlichen Strukturen nur relativ schlecht zur Darstellung kommen (◘ Abb. 3.5).

ⓘ Praktische Hinweise

In der klinischen Praxis wird der Einfachheit halber bei allen Arten von rückgestrahlten Ultraschallsignalen meist von »Reflexion« gesprochen, obwohl dies aus den oben genannten Gründen nur z. T. physikalisch korrekt ist.

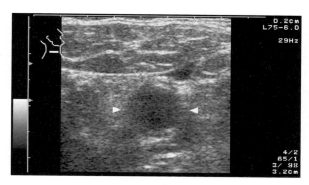

Abb. 3.5. Transversalschnitt durch ein Gefäß. Beachte die detaillierte Darstellung der senkrecht zur Schallausbreitung stehenden Gefäßwandanteile (Reflexion), während die seitlichen Anteile (▶) nur diffus erkennbar sind (Streuung)

Tabelle 3.4. Anteil der vom Schallwandler wieder aufgenommenen Signalleistung nach vollständiger Reflexion in verschiedenen Tiefen in Weichteilgewebe

Sendefrequenz in MHz	Zurückgestrahlte Ultraschalleistung [%] nach Totalreflektion in einer Tiefe von	
	1 cm	5 cm
2	40	1
5	10	0,001
7	4	0,00001
10	1	0,00000001

3.2.3 Dämpfung

Ultraschallsignale werden mit zunehmender Eindringtiefe im Gewebe abgeschwächt. Diese durch Reflexions-, Streuungs- und Reibungsverluste bedingte Abschwächung wird als Dämpfung bezeichnet und ist gewebespezifisch (▶ s. Tabelle 3.2). Für Fett- und Hirngewebe liegt sie in der Größenordnung um 0,5 dB/MHz × cm und steigt bis auf 10 dB/MHz × cm für Knochen an. Wie bereits aus der Dimensionierung erkennbar, nimmt sie gleichzeitig auch exponentiell (Definition des dB s. unten) mit der Eindringtiefe sowie der Ultraschallsendefrequenz zu. Dies führt dazu, dass bei Verwendung höherer Frequenzen von 7–10 MHz aus Gewebetiefen, die 4–5 cm überschreiten, selbst bei Totalreflexion so gut wie nichts mehr an der Schallsonde ankommt (■ Tabelle 3.4). In der Praxis stellt die Dämpfung daher das wichtigste Hindernis gegen den Einsatz höherer Ultraschallfrequenzen dar, und die Auswahl der Ultraschallfrequenz muss sich an der erforderlichen Eindringtiefe des Ultraschalls im Gewebe orientieren.

> **Merke**
>
> Je größer die erforderliche Eindringtiefe des Ultraschalls im Gewebe sein soll, umso niedriger muss die verwendete Ultraschallsendefrequenz sein.

Im Fall der transkraniellen Untersuchung muss zusätzlich der knöcherne Schädel durchschallt werden, der aufgrund seiner Impedanz für höhere Ultraschallfrequenzen so gut wie undurchlässig ist und im Allgemeinen nur bei Sendefrequenzen bis ca. 3 MHz in praktisch verwertbarem Umfang Untersuchungen intrakranieller Strukturen ermöglicht. Aber auch bei einer Sendefrequenz von 2 MHz gehen beim einmaligen Durchtritt durch den Schädel bereits ca. 80% der Schallenergie verloren (Aaslid 1986).

Das Dezibel (dB) ist ein in der Physik häufig verwendeter Parameter, um das relative Verhältnis zweier Signalintensitäten zueinander zu charakterisieren. Die logarithmische Beziehung macht v. a. dann Sinn, wenn die zu erwartenden Signalintensitäten eine sehr große Spannbreite besitzen, aber auch noch kleinere Intensitätsunterschiede von Relevanz sind und erfasst werden sollen. Jeweils 10 dB mehr bedeuten eine Verzehnfachung des ursprünglichen Signals (■ Tabelle 3.5). Ein sog. Signal-Rausch-Abstand von z. B. 30 dB ist als ein Verstärkungsunterschied von 1:1000 zwischen dem Rauschen und dem möglichen Nutzsignal definiert.

Zusammenfassung

Zurückgestrahlte Ultraschallsignale werden überwiegend durch diffuse Streuung an Zellverbänden verursacht. Reflexion findet sich nur an größeren, senkrecht zum Schallstrahl stehenden Strukturen. Die Schallabschwächung im Gewebe (Dämpfung) nimmt mit ansteigender Ultraschallsendefrequenz weit überproportional (exponentiell) zu. Die von der Sendefrequenz abhängige Auflösung und die maximal mögliche Eindringtiefe sind gegenläufige Größen. Die Wahl der jeweiligen Sendefrequenz ergibt sich daher zwangsläufig aus der gewünschten Untersuchungstiefe.

3.3 Technische Parameter des Ultraschalls

3.3.1 Parameter der Impuls-Echo-Technik

Der Einsatz des Impuls-Echo-Verfahrens ist mit einigen technischen Parametern verknüpft, die bei der praktischen Anwendung von Ultraschallgeräten einschließlich der Frage nach der biologischen Sicherheit des Ultraschalls von Bedeutung sind.

Tabelle 3.5. Verhältnis zweier Signalintensitäten P_1 und P_2 (z. B. Signal-Rausch-Abstand) bei Angabe von dB-Werten

dB-Wert	2	3	10	20	30
P_1:P_2	1:1,7	1:2	1:10	1:100	1:1000

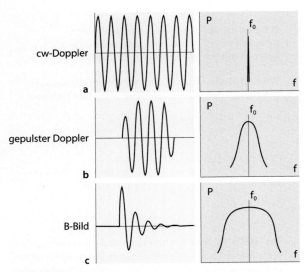

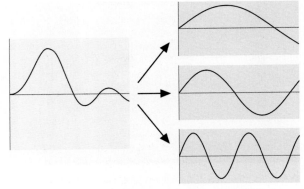

Abb. 3.7. Zerlegung einer komplexen Kurvenfunktion (*links*) in 3 sinusförmige Einzelschwingungen mit Hilfe der Fourier-Analyse (*rechts*)

Abb. 3.6a–c. Verschiedene Techniken der Ultraschallsendung (*links*) mit der jeweiligen Bandbreite der im Ultraschallsignal enthaltenen Frequenzanteile (*rechts*). Dauerschall (»continuous wave, cw«) mit singulärer Sendefrequenz (**a**); Impulsschall mit relativ langem Sendeimpuls für gepulste Doppleranwendungen (**b**); Impulsschall für die Ultraschallschnittbildtechnik mit möglichst kurzem Sendeimpuls und hieraus resultierender großer Bandbreite der Frequenzanteile (**c**). P Schallenergie (»Power«), f_0 Zentralfrequenz

Impulsbreite

Die Länge des verwendeten Ultraschallimpulses ist jeweils abhängig von der Anwendung. Soll eine möglichst gute lokalisatorische Auflösung (z. B. bei der Schnittbilddarstellung) erzielt werden, muss ein sehr kurzer Impuls eingesetzt werden (◻ Abb. 3.6). Bei Doppleranwendungen hingegen muss der Schallimpuls mehrere Zyklen einer Sinusschwingung umfassen, da andernfalls Frequenzdifferenzen zwischen dem ausgesendeten und dem rückgestrahlten Signal nicht berechnet werden können.

Bandbreite

Je kürzer der Schallimpuls, um so größer ist die so genannte Bandbreite. Dieser aus der Physik stammende Begriff bezieht sich auf die Tatsache, dass jede beliebige Kurve in eine mehr oder weniger große Zahl von Sinuseinzelschwingungen (harmonische Fourier-Analyse) zerlegt werden kann (◻ Abb. 3.7). Je kürzer ein solcher Impuls sein soll, um so mehr Einzelschwingungen mit unterschiedlicher Frequenz müssen sich überlagern, um ihn innerhalb kurzer Zeit zum Abklingen zu bringen. Man spricht in diesem Fall von einer »großen Bandbreite« der Ultraschallfrequenzanteile. Im Gegensatz hierzu liegt bei der cw-Doppleranwendung mit kontinuierlicher Schallabstrahlung nur eine einzelne Frequenzkomponente vor (Bandbreite = 0). Eine wesentliche Rolle kommt der Bandbreite des Ultraschallsignals auch bei Multifrequenzschallwandlern (▸ s. Kap. 3.3.3) zu.

Pulsrepetitionsfrequenz (PRF)

Charakteristischerweise wird bei der Impuls-Echo-Technik ein Schallimpuls ausgesendet und danach die Schallsonde auf den Empfang von reflektierten Schallwellen umgeschaltet. Die Häufigkeit des Aussendens der Schallimpulse wird als Pulsrepetitionsfrequenz (PRF) bezeichnet. Sie ist v. a. bei Doppleranwendungen von wesentlicher Bedeutung für die maximal darstellbaren Dopplerfrequenzen (▸ s. Kap. 5.3.4).

Puls-Pausen-Verhältnis

Insbesondere für die Beurteilung thermischer Ultraschalleffekte (▸ s. Kap. 3.6.1) ist das Verhältnis zwischen der Zeit für die Aussendung eines Ultraschallimpulses und der nachfolgenden Empfangzeit von Bedeutung. Bei den üblichen diagnostischen Anwendungen liegt das Puls-Pausen-Verhältnis deutlich unter 1%.

Akustische Leistung

Die akustische Leistung von Ultraschallgeräten liegt für die schwarzweiße Schnittbildsonographie üblicherweise im Bereich unter 1 W/cm². Bei der farbkodierten Duplexsonographie und insbesondere bei gepulsten Doppleranwendungen wurden jedoch lokal Spitzenintensitäten bis zu 8 W/cm² gemessen. Dabei werden in der besonders kritischen »Sogphase« der Ultraschallwelle kurzfristig negative Schalldrücke bis zu 5 MPa erreicht (Jenne 2001). 1 MPa entspricht dabei dem vom Reifendruck beim Auto besser geläufigen Wert von ca. 10 Atmosphären. Hieraus können sowohl thermische als auch nichtthermische (Kavitation) biologische Effekte mit möglichem Gefährdungspotenzial resultieren (▸ s. Kap. 3.6). Als Maß für die akustische Leistung hat sich dabei in den letzten Jahren in zunehmendem Maße die Verwendung des mechanischen Index (MI) eingebürgert.

Mechanischer Index (MI)

Über seine ursprüngliche Bedeutung als Maß für die Wahrscheinlichkeit des Auftretens von Kavitationen (▸ s. Kap. 3.6.2) hinaus wird der MI als »normierter« Wert für die akustische Leistung angesehen. Er errechnet sich als Quotient aus dem negativen Spitzendruck und der ausgesendeten Ultraschallfrequenz:

Mechanischer Index (MI)

$$MI = \frac{P_-}{\sqrt{f}}$$

mit
P_ negativer Spitzendruck
f Ultraschallfrequenz

◻ Tabelle 3.6. Bewertung der Schallenergie anhand des Mechanischen Index (MI)

MI <0,1	Niedrige Schallenergie
MI 0,1–0,5	Mittlere Schallenergie
MI >1,0	Hohe Schallenergie

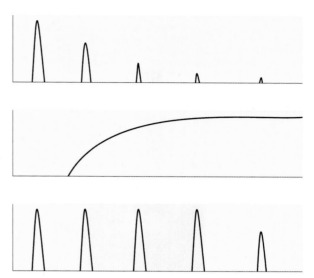

◻ Abb. 3.8. Prinzip der laufzeitabhängigen Verstärkung (TGC). Aufgrund einer mit zunehmender Laufzeit des Schallimpulses ansteigenden Verstärkung (*Mitte*) werden schwache Reflexionen aus tieferen Gewebeschichten überproportional verstärkt

Bei neueren Geräten wird der aktuelle MI jeweils »online« auf dem Bildschirm angezeigt. Je niedriger der MI, umso niedriger ist auch die ausgesendete Schallenergie (◻ Tabelle 3.6).

Zentralfrequenz

Die bei den meisten Ultraschallgeräten auf dem Bildschirm gemachte Frequenzangabe gaukelt eine einzelne, klar definierte Sendefrequenz vor. Wie bereits oben erwähnt, handelt es sich bei Impuls-Echo-Anwendungen jedoch stets um ein mehr oder weniger breitbandiges Frequenzspektrum, und die am Gerät angezeigte Sendefrequenz entspricht lediglich der Mitten- oder Zentralfrequenz f_0 (► s. Abb. 3.6).

Bildaufbaurate

Von den bisher genannten Frequenzwerten grundlegend zu unterscheiden ist die Bildaufbaufrequenz oder -rate (angloamerikanisch frame rate). Diese definiert, wie oft auf dem Bildschirm des Ultraschallgerätes ein neues Bild mit verändertem Inhalt aufgebaut wird und gibt damit Informationen darüber, ob die Ultraschalldarstellung tatsächlich in »realtime« erfolgt. Bei reinen Schnittbildanwendungen und Verwendung nicht allzu vieler Fokuspunkte (► s. Abb. 3.14) liegt die Bildaufbaurate über der für das menschliche Auge bekannten Bildverschmelzungsrate von 16 Hz. Bei farbkodierten Darstellungen können jedoch auch deutlich langsamere Bildaufbauraten – im Einzelfall, v. a. bei Low-cost-Geräten, bis unter 3–4 Hz – gefunden werden, die sich bei der Untersuchung v. a. unruhiger Patienten als erheblich störend bemerkbar machen.

Time gain compensation (TGC)

Durch Einsatz einer laufzeitabhängigen Verstärkung, der sog. time gain compensation (TGC), wird versucht, bei Ultraschallgeräten den Effekt der in Kap. 3.2 genannten Dämpfung auszugleichen, sodass gleiche Strukturen aus unterschiedlichen Tiefen zumindest in der Theorie zu gleichen Echoamplituden führen (◻ Abb. 3.8). Der Grund für die begrenzte Eindringtiefe liegt darin, dass mit zunehmender elektronischer Verstärkung der Signale auch gleichzeitig die Rauschartefakte zunehmen und damit der elektronischen Verstärkung Grenzen gesetzt sind. Der Umfang der möglichen Verstärkung bis zum Auftreten von Rauschen wird als Dynamik bezeichnet und in Dezibel (dB) angegeben. Ultraschallgeräte besitzen heute einen Dynamikumfang von 90–100 dB.

3.3.2 Auflösung

Unter dem Auflösungsvermögen versteht man die Diskriminationsfähigkeit zweier Strukturen im untersuchten Gewebe.

Grundsätzlich zu unterscheiden sind dabei die axiale und die laterale Auflösung.

Axiale Auflösung

Die in Schallrichtung bestehende Auflösung ist ausschließlich von der Länge des ausgesendeten Schallimpulses abhängig. Da die Schallimpulse zumindest bei der Schnittbildsonographie im wesentlichen nur aus 1–2 sinusförmigen Schwingungen bestehen (► s. Abb. 3.6), ist im Idealfall eine axiale Auflösung in der Größenordnung der Wellenlänge zu erreichen (◻ Abb. 3.9). Je nach verwendeter Sendefrequenz liegt diese daher bei 0,2–1 mm (► s. Tabelle 3.1).

Laterale Auflösung

Wesentlich komplexer ist hingegen die laterale Auflösung, d. h. die Möglichkeit zur Diskriminierung zweier Punkte senkrecht zur Schallausbreitung (◻ Abb. 3.10). Zwar hängt diese ebenfalls von der Sendefrequenz bzw. der hieraus resultierenden Wellenlänge des Schalls ab. Zusätzlich spielen jedoch 2 weitere Einflussfaktoren eine wesentliche Rolle.

— Abhängigkeit vom Fokusbereich. Der Schallstrahl erreicht nur in einem eng umschriebenen Bereich, dem sog. Fokus, seine maximale Empfindlichkeit und damit auch maximale laterale Auflösung. Im davor- und dahinterliegenden Nah- und Fernfeld ist die Auflösung wesentlich schlechter (◻ Abb. 3.11). Außerdem spielen im Nahfeld sog. »Nebenkeulen« eine Rolle. Hierbei handelt sich um seitlich gelegene Empfindlichkeitsspitzen des Schallwandlers, die zu erheblichen Artefakten führen können. »High-end-Geräte« versuchen diese mit oft erheblichem technischem Aufwand zu unterdrücken.

— Abhängigkeit von der Schallwandlerfläche. Je größer die geometrische Fläche des Schallwandlers, umso besser ist die laterale Auflösung im Fokuspunkt, um so weiter rückt dieser allerdings vom Schallwandler weg in die Tiefe.

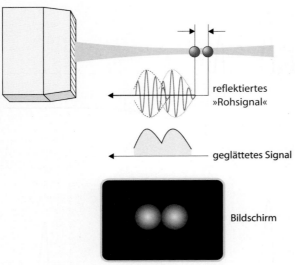

reflektiertes »Rohsignal«

geglättetes Signal

Bildschirm

Abb. 3.9. Definition der axialen Auflösung. Eine Diskrimination von 2 in Schallausbreitungsrichtung gelegenen Strukturen ist dann möglich, wenn nach elektronischer Verarbeitung (»Glättung«) der beiden zeitlich hintereinander eintreffenden, reflektierten Schallsignale diese ausreichend auseinander gehalten werden können

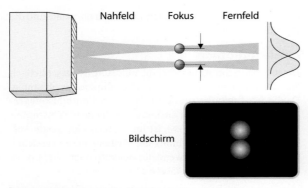

Nahfeld Fokus Fernfeld

Bildschirm

Abb. 3.10. Definition der lateralen Auflösung. Eine Diskrimination von 2 quer zur Schallausbreitungsrichtung gelegenen Strukturen ist mit hinreichender Auflösung nur im Fokusbereich des Schallfelds möglich

ⓘⓘ Praktische Hinweise

Aufgrund des engen Zusammenhangs zwischen Schallwandlerfläche und lateraler Auflösung haben Schallköpfe mit kleiner Auflagefläche (z. B. Phased-array-Schallköpfe) aus physikalischen Gründen immer eine schlechtere Auflösung als z. B. große Linear- oder Curved-array-Schallköpfe.

3.3.3 Maßnahmen zur Verbesserung der Bildqualität

Breitbandwandler

Entsprechend den bereits gemachten Angaben zur Bandbreite wird diese größer, je kürzer der ausgesendete Ultraschallimpuls ist. In den letzten Jahren ist es durch Verwendung spezieller piezoelektrischer Materialien (▶ s. Kap. 3.1.3) gelungen, sehr kurze Ultraschallimpulse mit einem entsprechend brei-

Nebenkeulen

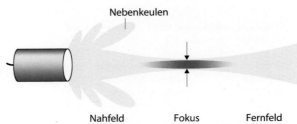

Nahfeld Fokus Fernfeld

Abb. 3.11. Unterschiedliche Empfindlichkeit des Ultraschallwandlers im Nah- und Fernfeld sowie im Fokusbereich. Im Nahbereich ist die Auflösung zusätzlich durch »Nebenkeulen« verschlechtert

ten Spektrum darin enthaltener Frequenzanteile zu erzeugen. Dadurch rückt die oben genannte Mitten- oder Zentralfrequenz eines Ultraschallwandlers zunehmend in den Hintergrund und es gelingt durch entsprechende elektronische Ansteuerung, innerhalb der Bandbreite des Ultraschallimpulses bestimmte Schallfrequenzen bevorzugt zu verarbeiten (▶ s. u.). Breitbandwandler haben den Vorteil, dass damit aufgrund der hohen Frequenzanteile die Auflösung im Nahbereich verbessert wird. Bei tieferen Strukturen werden diese aufgrund der vermehrten Dämpfung im Gewebe zwar nicht mehr in ausreichendem Umfang zurückgestrahlt. Hier kommen jedoch die im Breitbandspektrum enthaltenen niederfrequenten Anteile zum Tragen, mit denen auch tieferliegende Strukturen – allerdings mit verminderter Auflösung – noch dargestellt werden können.

Multifrequenztechnik

Die Entwicklung breitbandiger Ultraschallwandler hat in den letzten Jahren dazu geführt, dass bei vielen Duplexgeräten eine variable Gewichtung der Sendefrequenz möglich geworden ist. Damit kann z. B. bei einem 7,5-MHz-Schallkopf der Schwerpunkt der ausgesendeten Frequenzen zwischen 5 und 10 MHz verschoben werden. In begrenztem Umfang lässt sich auf diese Weise bei Anwahl des unteren Frequenzbereichs die maximale Eindringtiefe – allerdings bei Reduktion der Auflösung – verbessern, während bei Umstellen auf den höheren Frequenzbereich dicht unter der Hautoberfläche liegende Strukturen mit verbesserter Auflösung erkennbar werden.

Der Einsatz der **Multifrequenztechnik** ist allerdings nur ein mäßig tauglicher Kompromiss, um mit einer einzelnen Schallsonde mehrere Anwendungsgebiete abzudecken. Tatsächlich ist die Leistungsfähigkeit eines Schallwandlers stets im Bereich seiner physikalisch vorgegebenen Resonanzfrequenz am besten, sodass z. B. ein »echter« 5-MHz-Schallkopf sowohl bzgl. der Eindringtiefe als auch der Auflösung ein besseres Ergebnis liefert als ein auf 5 MHz »getunter« 7,5-MHz-Schallkopf.

Ansteuerung mehrerer Schallwandler

Werden, wie in ▶ Abb. 3.10 gezeigt, zur Erzeugung eines Ultraschallschnittbildes Schallwandler-Arrays benutzt, ist grundsätzlich aufgrund der nur kleinen Fläche jedes einzelnen Schallwandlers eine schlechte laterale Auflösung zu erwarten (▶ s. Kap. 3.2.2). Dieser Nachteil kann dadurch ausgeglichen werden, dass von der Geräteelektronik jeweils nicht nur ein Schallwandler, sondern gleichzeitig immer mehrere angesteuert werden und dieses »Schallwandlerpaket« kontinu-

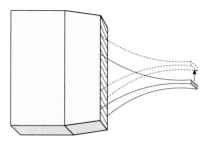

Abb. 3.12. Verbesserung der lateralen Auflösung eines Linear-array-Schallkopfes in der langen Achse durch gemeinsame Ansteue-rung mehrerer Schallwandler und daraus resultierender Vergröße-rung der Schallwandlerfläche. Beachte die an der Schmalseite des Schallkopfes unverändert schlechte Auflösung

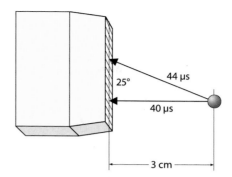

Abb. 3.13. Laufzeitunterschiede des Ultraschalls am Beispiel eines Reflektors in einer Tiefe von 3 cm. Bei Ansteuerung verschie-dener Schallwandler ergeben sich unterschiedliche Laufzeiten in der Größenordnung bis zu ca. 10%

ierlich jeweils um einen Schallwandler weiter verschoben wird (Abb. 3.12). Damit ist zumindest in der Längsachse der Schallwandler eine gute Auflösung zu erzielen, während diese allerdings auf der Schmalseite des Schallkopfes wenig befriedigend bleibt.

In jüngster Zeit wird zumindest bei »High-end-Geräten« ver-sucht, diesen Mangel dadurch auszugleichen, dass auch an der Schmalseite die Schallwandler unterteilt und elektronisch getrennt angesteuert werden. Nach dem Prinzip der unten ge-nannten dynamischen Fokussierung lässt sich auf diese Weise die laterale Auflösung in dieser Ebene wesentlich verbessern. Bei fächerförmiger Ansteuerung im Sinne eines »Phased-array-Schallwandlers« kann auf diese Weise auch eine 3D-Rekonstruktion ermöglicht werden (▶ s. Kap. 3.4).

Dynamische Fokussierung

Reflexionen insbesondere von oberflächlichen Gewebestruk-turen treffen aufgrund der unterschiedlichen Wegstrecken zu etwas unterschiedlichen Zeiten bei den Schallwandlern des oben genannten »Schallwandlerpaketes« ein (Abb. 3.13). Diese Tatsache kann dazu benutzt werden, um – unabhängig vom in Kap. 3.3.2 genannten »natürlichen« Fokus – durch ge-zielte Verzögerungen bei der Ansteuerung der einzelnen Schallwandler eine zusätzliche Fokussierung zu erreichen.

Werden bei jeder Ansteuerung des Schallkopfes andere Verzögerungen gewählt, können damit – zumindest in der Theorie – vom Untersucher beliebig viele Fokuspunkte hintereinander angesteuert werden. Dieses Verfahren wird als dynamische Fokussierung bezeichnet und findet heute in den meisten Ultraschallgeräten Anwendung (Abb. 3.14). Die verschiedenen Fokuspunkte sind dabei meist am Rand der

zweidimensionalen B-Bild-Darstellung durch einen Punkt oder einen Pfeil vermerkt. Bei »High-end-Geräten« erfolgt diese Art der Fokussierung sowohl beim Senden als auch beim Empfang der Ultraschallsignale.

ℹℹ Praktische Hinweise

Aufgrund der durch dynamische Fokussierung zu erzielen-den Verbesserung der Auflösung erscheint es grundsätzlich naheliegend, möglichst viele Fokuspunkte am Gerät ein-zustellen, um damit im gesamten Abbildungsbereich eine optimale Auflösung zu erzielen. Die einzelnen Fokuspunkte werden jedoch zeitlich hintereinander »abgearbeitet«, so-dass es mit zunehmend größerer Zahl dieser Punkte gleich-zeitig auch zu einer störenden Verlangsamung der Bildauf-baurate kommt. Da sich die Verlangsamung erst unterhalb einer Frequenz von ca. 10 Hz wesentlich bemerkbar macht, stellt die Verwendung von 3–4 Fokuspunkten bei der Schnitt-bildsonographie üblicherweise einen guten Kompromiss dar. Bei der farbkodierten Duplexsonographie sind aufgrund der ohnehin langsamen Bildaufbauraten die Möglichkeiten hierzu allerdings sehr beschränkt (▶ s. Kap. 6.2.4).

Zusammenfassung

Die Auflösung in Schallausbreitungsrichtung (axiale Auf-lösung) liegt bei Ultraschallgeräten frequenzabhängig in der Größenordnung der jeweiligen Wellenlänge. Die quer
▼

Abb. 3.14. Prinzip der elektronischen Fokussierung durch zeitlich verzögerte Ansteuerung (τ_0, τ_1 ...) der zur Mitte hin gelegenen Schallwandler. Werden die Ver-zögerungszeiten variabel gehalten, können auf diese Weise beliebige Fokuspunkte F_1, F_2... eingestellt werden

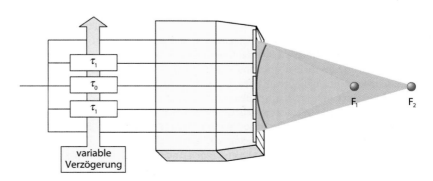

zur Schallrichtung verlaufende laterale Auflösung ist im Bereich des Fokuspunktes am besten. Insgesamt ist sie jedoch stets schlechter als die axiale Auflösung und insbesondere von der physikalischen Größe des Schallwandlers abhängig. Zusätzlich zur natürlichen Fokussierung des Schallwandlers kann durch zeitlich verzögerte Ansteuerung nebeneinanderliegender Wandler die Auflösung des Schnittbildes verbessert werden (»dynamische Fokussierung«).

3.4 3D-Ultraschall

Angesichts der bei der CT- und MR-Technik üblichen volumenbasierten Datensätze mit der Möglichkeit zur dreidimensionalen (3D-)Bildrekonstruktion wird in den letzten Jahren auch bei den Anwendungen des diagnostischen Ultraschalls der Wunsch nach einer 3D-Darstellung von Ultraschallbildern geäußert. Im Vergleich zu den anderen bildgebenden Verfahren besitzt der Ultraschall jedoch die Besonderheit, dass hier letztlich bereits seit Einführung der Realtime-Sonographie mit bewegten Schnittbildern vor annähernd 30 Jahren eine dreidimensionale Bildrekonstruktion erfolgt. Das dreidimensionale Zusammensetzen der Bilder erfolgt allerdings nicht durch den Rechner, sondern im Gehirn des Untersuchers. Die hierbei erzielbare Schnelligkeit ist auch den heutigen Rechnersystemen bei Weitem überlegen. Auf der anderen Seite erfordert dieses Verfahren allerdings ein hohes Maß an Erfahrung und Übung des Untersuchers. Außerdem erscheint die sonographische Bilddokumentation im Vergleich mit anderen bildgebenden Verfahren deutlich schlechter, was angesichts der eindrucksvollen CT- und MR-Bilder als erheblicher Mangel angesehen wird.

Für die sonographische Erfassung von 3D-Daten werden im Wesentlichen 3 Techniken eingesetzt.

3D-Schallsonden mit Positionsübertragung

Die technisch einfachste Lösung besteht darin, herkömmliche Schnittbildsonden in ein mechanisches Gestell einzuspannen, das Linear- oder Kippbewegungen der Schallsonde ermöglicht. Diese werden dann über elektronische Weg- oder Winkelaufnehmer quantifiziert und im Rechner des Gerätes zusammen mit den zugehörigen Schnittbildern zu 3D-Datensätzen verarbeitet. »Elegantere« Varianten dieses technischen Prinzips benötigen keine mechanischen Fixationsgestelle, sondern erfassen die Position der Schallsonde mittels berührungsloser Detektoren bzw. den Kippwinkel mit einem elektronischen Neigungsaufnehmer.

Mechanische 3D-Schallsonden

Linear- und Kippbewegungen von Schallsonden sind stets mit Ankoppelungsproblemen an der Hautoberfläche verbunden und können im Allgemeinen nur unter Einsatz großer Mengen Ultraschallgels hinlänglich realisiert werden. Wesentlich sinnvoller erscheint es daher, Schallsonden in einem mit Öl gefüllten Gehäuse hin und her zu bewegen. Über eine schalldurchlässige Kappe wird dieses Gehäuse während der Datenaufnahme fest an die Hautoberfläche gekoppelt. Insbesondere für geburtshilfliche und urologische Anwendungen sind derartige Schallsonden inzwischen kommerziell im Handel.

Elektronische 3D-Schallsonden

Bei dieser auf längere Sicht einzig erfolgversprechenden Technik findet sich ein zweidimensionales, gitterförmiges Array von Ultraschallwandlern, das in beliebigen Kombinationen linear oder sektorförmig angesteuert werden kann und auf diese Weise ohne Verzögerungen durch mechanisches Hin- und Herbewegen von Bauteilen ein dreidimensionales Ultraschallfeld erzeugt. Da die Entwicklung und Herstellung derartiger 3D-Ultraschall-Arrays sehr aufwändig ist, hat dieses Verfahren bislang noch keine Serienreife erlangt.

> Trotz einer Reihe von Publikationen verschiedener Arbeitsgruppen (Delcker u. Tegeler 1998; Griewing et al. 1997; Palombo et al. 1998) hat die 3D-Technik an den hirnversorgenden Arterien den experimentellen Bereich bislang nicht verlassen. Der Hauptgrund dürfte darin liegen, dass der zu erwartende Informationsgewinn angesichts des Aufwands nur relativ gering ist, und dass es durch feine Schallkopfbewegungen im zweidimensionalen »Online-Schnittbild« nach wie vor besser möglich ist, geringe Veränderungen herauszuarbeiten, als durch die statische Rekonstruktion eines dreidimensionalen Datensatzes am Bildschirm.

Zusammenfassung

Die dreidimensionale Rekonstruktion von Ultraschallbildern erlaubt v. a. eine bessere Dokumentation. Der Aufwand hierfür ist jedoch angesichts des eher bescheidenen Informationsgewinns sehr hoch.

3.5 Neue Ultraschalltechniken

In den letzten Jahren wurden verschiedene neue Ultraschalltechniken mit dem Ziel entwickelt, zum einen die bildliche Darstellung von Gewebestrukturen zu verbessern, zum anderen jedoch auch spezielle Fragestellungen wie z. B. nach der Gewebeperfusion zu beantworten. Dabei sind 2 grundlegend verschiedene Techniken zu unterscheiden.

3.5.1 Tissue harmonic imaging (THI)

Harmonische Frequenzen, auch »Oberwellen« genannt, sind aus der Musik wohl bekannt, und sind für den Klangcharakter der verschiedenen Musikinstrumente verantwortlich. Sie stellen ganzzahlige Vielfache der Grundfrequenz dar (z. B. 880, 1320, 1760 Hz usw. bei einer Grundfrequenz von 440 Hz). In der medizinischen Ultraschalltechnik kommt demgegenüber aufgrund der starken Dämpfung höherer Ultraschallfrequenzen in Körpergewebe nur der ersten Oberwelle (second harmonic) praktische Bedeutung zu.

> Hinsichtlich der Terminologie von Oberwellen besteht eine beachtliche Verwirrung, da die gemäß deutschem Sprachgebrauch erste harmonische Oberwelle einer Schwingung im angloamerikanischen Sprachraum als second harmonic bezeichnet wird.

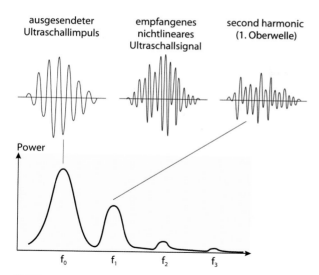

ausgesendeter
Ultraschallimpuls

empfangenes
nichtlineares
Ultraschallsignal

second harmonic
(1. Oberwelle)

Power

f_0 f_1 f_2 f_3

Abb. 3.15. Das zurückgestrahlte Ultraschallsignal enthält harmonische Oberwellen, die elektronisch durch Vergleich mit dem ausgesendeten Impuls analysiert werden können

Während ihrer Ausbreitung im Gewebe werden Ultraschallimpulse zunehmend deformiert (**Abb. 3.15**). Die Verzerrung der Kurvenform des Sendeimpulses führt dazu, dass die vom Schallwandler wieder aufgenommenen Signale nicht nur das ausgesendete Frequenzspektrum, sondern zusätzlich auch deren harmonische Oberwellen enthalten. Diese können mit Hilfe verschiedener Techniken heraus gefiltert und zur Schnittbilddarstellung von Gewebe (tissue harmonic imaging) verwendet werden. Die verwendeten Verfahren (z. B. Hochpassfilter, Phasen-Inversions-Technik) sind je nach Gerätehersteller unterschiedlich und besitzen alle ihre spezifischen Vor- und Nachteile.

Der Sinn des Verfahrens beruht auf 2 physikalischen Effekten:

– Das Auftreten harmonischer Oberwellen steht in quadratischem Zusammenhang zur Schallintensität. In der Praxis bedeutet dies, dass starke Ultraschallsignale zusätzlich verstärkt werden, während ohnehin schwache Signale zunehmend »untergehen«. Da die Ultraschallenergie definitionsgemäß im Fokusbereich des Schallfeldes am stärksten ist, können auf diese Weise eine zusätzliche Fokussierung erreicht und sog. Nebenkeulen des Schallfeldes (▶ s. Abb. 3.11) unterdrückt werden.

– Harmonische Oberwellen treten erst bei längerer Passage des Ultraschalls durch Gewebe auf. Entsprechend können auf diese Weise aus dem Nahfeld des Ultraschallsignals stammende Artefaktsignale, z. B. Reverberationen von der Hautoberfläche, deutlich reduziert werden. Umgekehrt bedeutet dies allerdings, dass bei schlanken Patienten mit bereits idealen Untersuchungsbedingungen mit der »konventionellen« Technik der Einsatz des tissue harmonic imaging eher zu einer Verschlechterung der Bildqualität führt.

ⓘⓘ Praktische Hinweise

Der Einsatz von »tissue harmonic imaging« führt bei primär ungünstigen Untersuchungsbedingungen im schwarzweißen Ultraschallschnittbild zu einer Verbesserung der lateralen Auflösung und des Bildkontrastes sowie einer Reduktion von Bildartefakten (z. B. Reverberationen und »Geisterbildern«) (▶ s. Kap. 10.5.1).

Tissue harmonic imaging findet v. a. in der kardialen und abdominellen Sonographie Anwendung. Im Bereich der extrakraniellen hirnversorgenden Arterien ist das Verfahren derzeit nur von untergeordneter Bedeutung, da die Diagnostik überwiegend auf der farbkodierten Strömungsdarstellung beruht. Eine zuverlässige Beurteilung der Plaquemorphologie im schwarzweißen Schnittbild scheint mit Ausnahmen kaum möglich zu sein (▶ s. Kap. 18.2.3). Bei der transkraniellen Anwendung stellt die Undurchlässigkeit des Schädelknochens für höhere Ultraschallfrequenzen ein grundsätzliches Problem dar, und eine Detektion harmonischer Oberwellen ist nur bei Sendefrequenzen bis maximal 1,5 MHz (harmonische Oberwelle 3 MHz) sinnvoll einsetzbar. Derartige niederfrequente Schallsonden werden jedoch derzeit nur von einzelnen Herstellern angeboten.

3.5.2   Contrast (harmonic) imaging

Zumindest z. T. ebenfalls auf der Basis harmonischer Oberwellen bzw. nichtlinearer Ultraschallrückstreuung, jedoch auf einem völlig anderen technischen Prinzip, beruht das contrast imaging unter Einsatz lungengängiger Ultraschallkontrastmittel (▶ s. Kap. 7.2.2). In Abhängigkeit der eingestrahlten Ultraschallenergie kommt es nach Gabe gashaltiger Ultraschallkontrastmittel in Blutgefäßen und blutdurchströmtem Gewebe zu folgenden Effekten (**Abb. 3.16**).

»Konventionelle« Signalverstärkung

Bei niedrigen Schallintensitäten führt der Einsatz von Ultraschallkontrastmitteln zu einer verstärkten Signalgebung von blutdurchströmten Gefäßen im farbkodierten Duplexsonogramm, bedingt durch die starke Rückstreuung von Ultraschallwellen an der Grenzfläche zwischen Blut und den gasgefüllten Kontrastmittelbläschen (▶ s. Kap. 7.2.1).

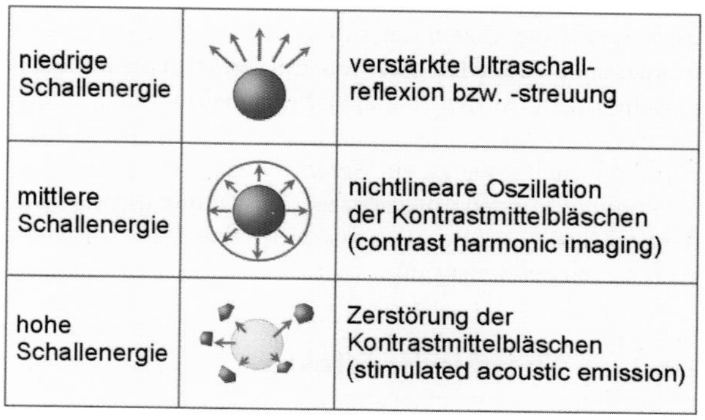

niedrige Schallenergie		verstärkte Ultraschall-reflexion bzw. -streuung
mittlere Schallenergie		nichtlineare Oszillation der Kontrastmittelbläschen (contrast harmonic imaging)
hohe Schallenergie		Zerstörung der Kontrastmittelbläschen (stimulated acoustic emission)

Abb. 3.16. Methoden des contrast imaging bei Beschallung gashaltiger Kontrastmittelbläschen mit Ultraschall unterschiedlicher Schallenergie. Weitere Erklärungen im Text

Contrast harmonic imaging (CHI)

Mittlere Schallenergien führen zu einem Schwingen der Kontrastmittelbläschen und damit zum Auftreten harmonischer Oberwellen. Die möglichst selektive Darstellung der Oberwellen im Schnittbildsonogramm ermöglicht es, v. a. langsame Blutströmung in Gewebekapillaren zu identifizieren und eine bessere Ortsauflösung von Blutströmung in kleinen Gefäßen zu erreichen.

Stimulated acoustic emission (SAE)

Bei (kurzzeitigen) hohen Schallenergien mit einem mechanischen Index (MI) >1,0 (▶ s. Kap. 3.3.1) kommt es zu einer Zerstörung der Kontrastmittelbläschen und dabei zu einer kurz dauernden kräftigen Signalanhebung im schwarzweißen Schnittbild. Dieses Verfahren kann gleichermaßen dazu verwendet werden, langsame Strömungen bzw. Gewebeperfusion darzustellen.

> Sowohl »contrast harmonic imaging« als auch »stimulated acoustic emission« werden derzeit in noch experimentellen Ansätzen dazu verwendet, Hirnperfusion darzustellen bzw. bei akuten Hirninfarkten das Ausmaß von Perfusionsdefiziten sichtbar zu machen. Hauptproblem ist dabei die schlechte Durchgängigkeit des Schädelknochens für höhere Ultraschallfrequenzen. Eine abschließende Aussage über den routinemäßigen Nutzen der Techniken ist bislang noch nicht möglich (▶ s. Kap. 7.3.2).

> **Zusammenfassung**
> Tissue harmonic imaging (THI) benutzt die bei der Reflexion im Körpergewebe auftretende nichtlineare Verzerrung der Ultraschallsignale, um anhand der Detektion der ersten Oberwelle (second harmonic) Bildartefakte zu unterdrücken. Contrast imaging erfordert den Einsatz lungengängiger Ultraschallkontrastmittel. Je nach eingesetzter Ultraschallenergie können damit Blutgefäße besser kontrastiert oder – nach Zerstörung der Kontrastmittelbläschen – Aussagen über die Gewebeperfusion gemacht werden.

3.6 Sicherheitsaspekte der Ultraschalldiagnostik

Als wesentlicher Vorteil der Ultraschalldiagnostik gilt seine weitgehende Gefahrlosigkeit v. a. im Vergleich zu Röntgenanwendungen. In den letzten Jahren mehren sich jedoch die Hinweise, dass sonographische Anwendungen unter bestimmten Bedingungen ein Gefährdungspotenzial beinhalten könnten. Für den Anwender erscheint daher die Kenntnis der wichtigsten Kenngrößen und Bioeffekte des Ultraschalls von essentieller Bedeutung.

3.6.1 Thermische Effekte

Bereits seit langem geläufig ist die Erwärmung des Gewebes bei Ultraschallanwendungen, wobei allerdings die Gewebeperfusion zu einer laufenden Wärmeabfuhr beiträgt. Von technischer Seite führen neben hohen akustischen Sendeleistungen v. a. gepulste Doppleranwendungen aufgrund ihrer engen Fokussierung auf das Messvolumen zu lokalen Temperaturspitzen, während bei der Schnittbildsonographie thermische Effekte vernachlässigbar sind. Die farbkodierte Duplexsonographie liegt bzgl. der thermischen Probleme zwischen diesen beiden Anwendungen. Einen Überblick über Risikofaktoren für das Auftreten thermischer Effekte gibt die folgende Übersicht:

> **Technisch bedingte Risikofaktoren**
> – Gepulste Doppleranwendung
> – Lange Untersuchungszeiten
> – Hohe Schallenergie (akustische Leistung)

Zur Einschätzung des thermischen Risikos hat sich in Nordamerika die Definition des Thermischen Index (TI) durchgesetzt, der die Bedingungen für eine zu erwartende – noch als ungefährlich einzuschätzende Temperaturerhöhung von 1°C definiert. Bei den dort im Handel stehenden Geräten wird der TI laufend angezeigt, z. T. gilt dies auch für in Europa eingesetzte Geräte.

Grundsätzlich kann als Regel gelten, dass bis zu einem TI von 1 keine wesentliche thermische Gefährdung zu erwarten ist, es sei denn, es handelt sich um schlecht durchblutetes Gewebe wie die Augenlinse, spezifisch wärmeempfindliches Gewebe wie beim Feten, oder eine bereits vorbestehende Temperaturerhöhung bei fieberhaften Erkrankungen (▶ s. nachstehende Übersicht).

> **Biologisch bedingte Risikofaktoren**
> – Gewebe mit hoher Ultraschallabsorption (Knochen 10- bis 20-mal stärker als Weichteilgewebe)
> – Schlecht durchblutetes Gewebe (z. B. Linse und Hornhaut des Auges)
> – Spezifisch wärmeempfindliches Gewebe (z. B. Fetus)
> – Bereits vorbestehende hohe Körpertemperatur (Fieber)

Außerdem ist zu berücksichtigen, dass Temperaturerhöhungen auch in Gewebe mit hoher Schallabsorption, wie dies bei Knochen der Fall ist, auftreten. Das TI-Konzept versucht dieser Situation dadurch Rechnung zu tragen, dass verschiedene TI-Werte für unterschiedliche Konstellationen angegeben werden (◻ Tabelle 3.7).

Aufgrund einer Reihe von Unsicherheiten bei der Berechnung des TI und der daraus resultierenden Einschätzung wird in Europa gemäß IEC-Norm eine Einteilung in 2 Gefährdungsklassen favorisiert. Zu unterscheiden sind dabei:

– **Geräte der Klasse A** ohne wesentliches Gefährdungspotenzial, sofern die Beschallungsdauer 15 min nicht übersteigt, eine normale Körpertemperatur besteht und kein Kontrastmittel verwendet wird.
– **Geräte der Klasse B** mit möglicher thermischer Gefährdung, bei denen eine Risiko-Nutzen-Abwägung erfolgen und die Beschallungszeiten möglichst kurz gehalten werden sollten.

◻ Tabelle 3.7. Definition des Thermischen Index (TI) für verschiedene Konstellationen

TIB	»Bone«	Knochen im Fokuspunkt des Ultraschallfeldes
TIS	»Soft Tissue«	Weichteilgewebe im Ultraschallfeld
TIC	»Cranial«	Transmission des Schädelknochens an der Oberfläche

ⓘⓘ Praktische Hinweise

Bei extrakraniellen Doppler- und Duplexanwendungen ist im Allgemeinen, nicht zuletzt durch die hohe Abfuhr von Wärmeenergie in den Gefäßen, mit keiner relevanten thermischen Belastung zu rechnen. Allerdings sollte als grundsätzliche Regel gelten, die Untersuchungszeiten v. a. im gepulsten Dopplermodus möglichst kurz zu halten (»so wenig wie möglich, so viel wie nötig«). Etwas problematischer ist die Situation bei der transkraniellen Ultraschalldiagnostik, wo v. a. die Erwärmung des Schädelknochens im Vordergrund steht. Sowohl mit Doppler- als auch mit Duplexgeräten können relevante Temperaturerhöhungen des Schädels um 3–4°C erreicht werden. Die Dauer der Beschallung spielt dabei eine bemerkenswert geringe Rolle, da gemäß Untersuchungen von Barnett (2001) bereits nach 30 s 75% der bei längerer Insonation maximal auftretenden Temperaturerhöhung erreicht wird. Grundsätzlich sollte daher mit einer möglichst niedrigen Schallsendeenergie (power) gearbeitet und lieber versucht werden, die Verstärkung des Gerätes (gain) so hoch wie möglich einzustellen. Bei der besonders kritischen transorbitalen Beschallung, bei der es zu Schädigungen der Hirnhaut und Augenlinse kommen kann, sollte außerdem versucht werden, die Untersuchungszeit ohne Verrücken der Sonde bzw. ohne Abschalten des Dopplermodus auf deutlich unter 30 s zu halten.

3.6.2   Mechanische Effekte (Kavitation)

Unter Kavitation versteht man die Bildung kleiner Gasbläschen in flüssigen Medien. Tierexperimentell konnte gezeigt werden, dass durch Kavitation Gewebeläsionen und Mikroblutungen entstehen sowie freie Radikale gebildet werden können (Rott 1998). Das Auftreten von Kavitation hängt sowohl von der Charakteristik des Ultraschallimpulses (Frequenz, Pulsdauer und Pulsrepetitionsfrequenz) als auch von den Eigenschaften des flüssigen Mediums (z. B. Dichte, Viskosität, Wärmeleitfähigkeit und Gasgehalt) ab. Bei den üblichen Schalldrücken des diagnostischen Ultraschalls ist die Gefahr des Auftretens von Kavitation minimal. Eine solche kann jedoch bei Verwendung von Ultraschallkontrastmitteln auftreten, die definitionsgemäß kleine Gasbläschen enthalten.

Merke

Der Einsatz von Ultraschallkontrastmitteln erniedrigt die Kavitationsschwelle.

Ein Maß für die Wahrscheinlichkeit des Auftretens von Kavitationseffekten ist der bereits in Kap. 3.3.1 genannte »Mechanische Index« (MI). »Normale« MI liegen unter einem Wert von 1, der für diagnostische Ultraschallgeräte maximal empfohlene MI liegt bei 1,9.

Höhere MI-Werte werden bei der oben genannten **stimulated acoustic emission** eingesetzt, um gezielt Kontrastmittelbläschen zum Platzen zu bringen und damit Perfusionsuntersuchungen realisieren zu können. Mechanische Ultraschalleffekte sind derzeit auch in der Diskussion bei der »ultraschallunterstützten« Thrombolyse nach rt-PA-Gabe bei akuten Hirninfarkten (▶ s. Kap. 27.2). Die Methode überschreitet in diesem Fall allerdings die Schwelle vom diagnostischen Ultraschall zum therapeutischen Einsatz mit entsprechend erforderlicher Nutzen-Risiko-Abwägung. Inwieweit sich hier zukünftige Möglichkeiten ergeben, lässt sich derzeit noch nicht abschätzen.

Zusammenfassung

Risiken durch Ultraschallanwendungen sind aufgrund von 2 Effekten denkbar:

1. Thermische Effekte treten insbesondere bei längerem Einsatz der gepulsten Dopplersonographie auf, und können v. a. in Knochen sowie im Bereich des Auges zu relevanten Temperaturerhöhungen führen.
2. Mechanische Effekte (Kavitation) finden sich v. a. im Zusammenhang mit der Anwendung von Ultraschallkontrastmitteln, was bei deren Einsatz berücksichtigt werden muss.

4 Grundlagen der sonographischen Strömungsdetektion

4.1   Dopplerabhängige Verfahren

4.1.1   Dopplereffekt

Der Dopplereffekt, benannt nach dem Wiener Mathematiker Christian Doppler (1803–1852), beschreibt die Frequenzverschiebung, die bei einer Relativbewegung zwischen dem Sender und dem Empfänger einer Wellenfront – z. B. Licht, Schall – auftritt. Die Richtigkeit der lediglich theoretisch abgeleiteten Beziehung wurde von dem Holländer Buys Ballot 1845 für Schallwellen durch einen praktischen Versuch unter Zuhilfenahme der Eisenbahn nachgewiesen. So erscheint das von einer Lokomotive ausgesendete Pfeifen in seiner Frequenz höher, wenn der Beobachter in Fahrtrichtung steht (◻ Abb. 4.1). Die Wellenfront wird demnach bei Bewegung in Ausbreitungsrichtung des Schalls »zusammengepresst«. Umgekehrt erscheint die Frequenz niedriger, wenn sich die Lokomotive vom Beobachter entfernt. Hier wird die Wellenfront entsprechend »auseinandergezogen«.

Ist, wie im Fall der Lokomotive, die Bewegung des Schallsenders deutlich langsamer als die Ausbreitungsgeschwindigkeit der Wellenfront (340 m/s in Luft), vereinfacht sich der ursprünglich recht komplexe physikalische Zusammenhang wesentlich, da in diesem Fall eine direkt proportionale Beziehung zwischen der Geschwindigkeit v des Schallsenders und der Frequenzverschiebung Δf besteht.

4.1.2   Anwendung des Dopplereffekts an Blutgefäßen

Befindet sich in der Abstrahlrichtung des Schallsenders ein von Blut durchströmtes Gefäß, wird der von den Erythrozyten zurückgestreute Schall gemäß dem oben genannten Beispiel gleichermaßen eine geringfügig andere Frequenz besitzen als die ausgesendeten oder die von unbewegten Strukturen reflektierten Schallwellen. Da die Blutströmungsgeschwindigkeit mit maximal 5 m/s auch in hochgradigen Stenosen deutlich niedriger ist als die Schallgeschwindigkeit

◻ **Abb. 4.1.** Dopplereffekt am Beispiel einer signalgebenden, nach rechts fahrenden Lokomotive. Die Schallwellen werden in Fahrtrichtung »zusammengepresst«, entgegen der Fahrtrichtung »auseinandergezogen«. Entsprechend vernimmt man einen höheren Ton als dies der tatsächlich ausgesendeten Signalfrequenz entspricht, wenn die Lokomotive auf einen zukommt. Bei einer sich entfernenden Lokomotive ist die Frequenz demgegenüber niedriger

im Körper mit rund 1500 m/s, gilt auch hier ein einfacher Zusammenhang in Form der sog. **Dopplergleichung**:

$$\Delta f = 2/c \cdot f_0 \cdot v \cdot \cos \alpha$$

Δf (Doppler-)Frequenzverschiebung
f_0 Schallsendefrequenz
c   Schallgeschwindigkeit im Medium
v   Geschwindigkeit des Schallsenders
α Winkel zwischen Ultraschallstrahl und Gefäß (Beschallungswinkel)

Neben dem Faktor 2, der dadurch bedingt ist, dass im Gegensatz zu dem oben genannten Beispiel mit der Lokomotive der Schall aufgrund der fixierten Schallquelle und dem lediglich sich bewegenden Reflektor den doppelten Weg zurücklegen muss, und der weitgehend invariablen Schallgeschwindigkeit c ergeben sich verschiedene Einflussgrößen, die im Folgenden näher betrachtet werden sollen.

Schallsendefrequenz f_0

Da im diagnostischen Ultraschall für die verschiedenen Untersuchungsbedingungen unterschiedliche Schallfrequenzen verwendet werden müssen, ist zu berücksichtigen, dass für dieselbe Strömungsgeschwindigkeit bei unterschiedlichen Schallfrequenzen auch unterschiedliche Dopplerfrequenzverschiebungen erzeugt werden (◻ Tabelle 4.1).

□ Tabelle 4.1. Dopplerfrequenzverschiebung in kHz bei unterschiedlichen Schallsendefrequenzen in MHz, bezogen auf eine (einzelne) Strömungsgeschwindigkeit von 150 cm/s bei einem Beschallungswinkel von 60°

2 MHz	2 kHz
4 MHz	4 kHz
8 MHz	8 kHz

ⓘ Praktische Hinweise

Bei winkelkorrigierter Anzeige der Strömungsgeschwindigkeit in Duplexgeräten werden unterschiedliche Schallsendefrequenzen automatisch eingerechnet. Die Schallsendefrequenz ist daher v. a. bei der Verwendung von Dopplerstiftsonden von Bedeutung, wenn es aufgrund fehlender Kenntnis des Beschallungswinkels nicht möglich ist, konkrete Strömungsgeschwindigkeiten anzugeben.

Strömungsgeschwindigkeit v

Wie bereits in Kap. 2.4 gezeigt, ist die Geschwindigkeit in Blutgefäßen nicht einheitlich, sondern zumindest bei laminarer Strömung annähernd parabolisch über den Querschnitt verteilt. Damit ist nicht nur eine Strömungsgeschwindigkeit v, sondern ein breites Spektrum unterschiedlicher Strömungsgeschwindigkeiten zu berücksichtigen, das sich zudem über den systolisch-diastolischen Verlauf hin beträchtlich ändert. Entsprechend erhält man bei der Anwendung des Dopplereffekts an Gefäßen nicht nur eine einzelne Frequenzverschiebung, sondern ein ganzes Spektrum verschiedener Frequenzen. Die Darstellung dieses Frequenzgemisches kann auf zweierlei Weise erfolgen.

— *Frequenzzeitspektrum.* Hierbei wird das Spektrum über den Zeitverlauf aufgezeichnet, die Häufigkeit der auftretenden Frequenzen wird in einem relativ groben Raster »farbkodiert« (□ Abb. 4.2) oder mit unterschiedlichen Graustufen belegt. Diese Darstellungsart ist heute im diagnostischen Ultraschall die Standardmethode. Weiteres ▶ s. Kap. 5.2.

— *Frequenzdichtespektrum.* Zusätzlich kann zu jedem Zeitpunkt des systolisch-diastolischen Verlaufs die Häufigkeitsverteilung der verschiedenen Frequenzanteile als Kurve dargestellt werden. Dieses Verfahren besitzt keine praktische Bedeutung, eignet sich jedoch zur Erklärung verschiedener Strömungsphänomene.

Beschallungswinkel α

Bei der transkutanen Beurteilung von Blutströmung nach dem Dopplereffekt liegt in den meisten Fällen die Achse des Schallstrahls nicht in der Strömungsachse des Gefäßes, sondern verläuft schräg dazu. Entsprechend ist die Blutströmungsgeschwindigkeit v in 2 Anteile (Vektoren) zu zerlegen – den in der Schallstrahlachse liegenden Anteil v_{axial}, der für die Dopplerfrequenzverschiebung verantwortlich ist, und den senkrecht dazu verlaufenden Anteil $v_{tangential}$ (□ Abb. 4.3), dem keine Bedeutung für das Dopplerspektrum zukommt. Im Extremfall, bei senkrecht zum Blutgefäß stehender Schallsonde, ist der messbare Anteil v_{axial} voll-

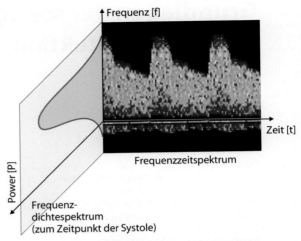

□ Abb. 4.2. Zeitlicher Verlauf der Dopplerfrequenzen im systolisch-diastolischen Verlauf mit farbkodierter Darstellung ihrer Häufigkeit (*Frequenzzeitspektrum*) sowie Häufigkeitsverteilung der verschiedenen Frequenzen (*Frequenzdichtespektrum*) zum Zeitpunkt der Systole

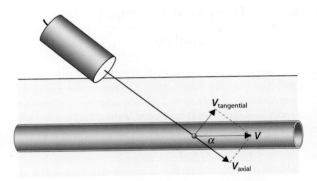

□ Abb. 4.3. Anwendung des Dopplereffekts zur transkutanen Beurteilung der Blutströmungsgeschwindigkeit bei schräg einstrahlendem Ultraschall in die messbare Komponente v_{axial} und in den nicht erfassbaren Anteil $v_{tangential}$

ständig verschwunden, sodass trotz des auf das Blutgefäß gerichteten Schallstrahls keine Dopplerfrequenzverschiebung mehr zu erhalten ist. Mathematisch wird diese Beziehung durch den Kosinus des Winkels α zwischen dem Schallstrahl und dem Blutgefäß beschrieben (□ Abb. 4.4). Dieser hat den Wert 1 bei einem Winkel von 0°, bei 90° erreicht er den Wert 0.

ⓘ Praktische Hinweise

Da beim Einsatz der eindimensionalen Dopplersonde der Winkel zwischen Schallstrahl und Blutgefäß nicht bekannt ist, sind Strömungsgeschwindigkeiten dopplersonographisch nur dann zu messen, wenn gleichzeitig bildgebende Verfahren in Form der Duplexsonographie angewendet werden. Entsprechend sollten die Begriffe **Strömungsgeschwindigkeit** oder **Blutfluss** für die Fälle vorbehalten werden, in denen tatsächliche Messungen erfolgen. Bei Verwendung der einfachen Dopplersonde ist es korrekter, vom **Dopplersignal** oder von der **Dopplerfrequenzverschiebung** (angloamerikanisch **dopplershift**) zu sprechen.

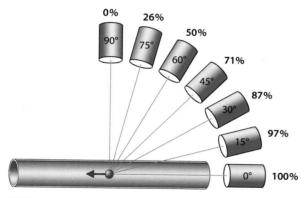

Abb. 4.4. Abhängigkeit der gemessenen Dopplerfrequenzverschiebung vom Kosinus des Winkels zwischen Schallstrahl und Gefäßverlauf (*Beschallungswinkel*)

4.1.3 Dopplerabhängige Ableitetechniken

Wie bereits in Kap. 3.1.4 kurz erwähnt, finden dopplerabhängige Verfahren in verschiedenen Gerätekonstellationen Anwendung. ◻ Abbildung 4.5 gibt einen Überblick über die verschiedenen technischen Varianten.

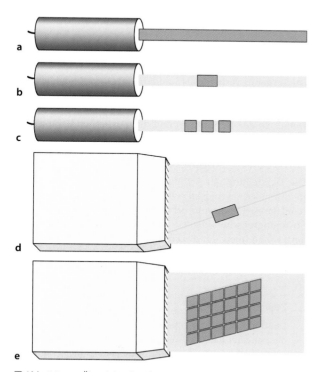

Abb. 4.5a–e. Übersicht über die verschiedenen dopplerabhängigen Techniken. **a** cw-Dopplerstiftsonde mit durchgehendem Messvolumen, **b** gepulste Dopplerstiftsonde mit einem Messvolumen, **c** »Multigatedoppler« mit mehreren Messvolumina entlang eines Dopplerschallstrahls, **d** Duplexsonographie mit einzelnem Messvolumen auf einem »virtuellen« Dopplerschallstrahl, **e** farbkodierte Duplexsonographie mit zahlreichen Messvolumina in einem zweidimensionalen »Farbfenster«

cw-Dopplerstiftsonde

Bei dieser technisch einfachsten Methode wird kontinuierlich Ultraschall einer konstanten Frequenz ausgesendet und das von einem dicht daneben liegenden Ultraschallwandler empfangene Reflexionssignal auf Dopplerfrequenzverschiebungen hin analysiert. Das Verfahren findet heute noch bei der extrakraniellen Dopplersonographie der Halsgefäße Anwendung.

Vorteilhaft ist bei diesem Verfahren die hohe Signalqualität aufgrund eines nur geringen Rauschpegels. Nachteilig ist die in der Methode begründete Tatsache, dass alle in der Ausbreitungsrichtung des Schallstrahls gelegenen Gefäße gemeinsam detektiert werden, sodass Diskriminierungsprobleme auftreten können.

Gepulste Dopplerstiftsonde mit einem Messvolumen

Dieses Verfahren findet v. a. bei der transkraniellen Dopplersonographie Anwendung, da die unterschiedliche Tiefenposition des Messvolumens (► s. Kap. 5.3.1) das wichtigste Kriterium ist, um die verschiedenen Hirnbasisarterien auseinander zu halten. Grundsätzlich kann das Verfahren auch extrakraniell eingesetzt werden, besitzt hier jedoch ohne zusätzliche bildgebende Informationen keine Vorteile gegenüber der oben genannten cw-Dopplerstiftsonde.

Gepulste Dopplerstiftsonde mit Multigatedoppler

Dieses Verfahren findet derzeit ausschließlich bei der transkraniellen Dopplerdetektion von Mikroemboli Anwendung. Entsprechend werden Details des Verfahrens dort besprochen (► s. Kap. 25.1.4).

Duplexsonographie mit einem Dopplermessvolumen

Bei dieser häufig auch als »konventionelle« Duplexsonographie bezeichneten Technik wird durch spezielle Ansteuerungstechniken der Sondenarrays ein »virtueller« Dopplerschallstrahl erzeugt, dessen Position in gewissen Grenzen variabel einstellbar ist. Die Lage dieses Dopplerschallstrahls wird im Ultraschallschnittbild meist als schräg verlaufender Strich oder gepunktete Linie angezeigt. Gleichermaßen verschieblich und in seiner Länge variabel ist das sog. Messvolumen (► s. Kap. 5.3.1). Für die Möglichkeit der winkelkorrigierten Geschwindigkeitsmessung (► s. Kap. 5.3.2) enthält des Messvolumen außerdem eine drehbare Winkelanzeige.

ⓘⓘ Praktische Hinweise

Bei der Duplexsonographie sind die Schallsendefrequenzen für das Ultraschallschnittbild und die Dopplerableitung häufig nicht identisch. Um die Eindringtiefe der Dopplerableitung zu verbessern, wird hierfür bei vielen Geräten eine niedrigere Schallsendefrequenz gewählt. Bei der Bewertung von Dopplerfrequenzverschiebungen ist dies zu berücksichtigen.

Farbkodierte Duplexsonographie mit Multigatedoppler

Hierbei werden üblicherweise 20–40 »virtuelle« Dopplerschallstrahlen erzeugt, auf denen sich zahlreiche, mehr oder weniger punktförmige Messvolumina finden, die vom

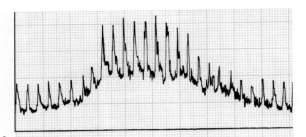

a

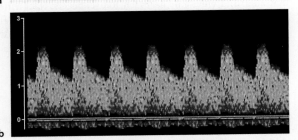

b

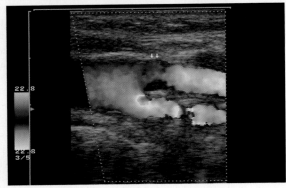

c

□ **Abb. 4.6a–c.** Darstellung dopplerabhängiger Strömungsinformationen. **a** Analogpulskurve, **b** Dopplerfrequenzzeitspektrum, **c** farbkodierte zweidimensionale Strömungsdarstellung

Rechner des Gerätes auf das Vorhandensein von Dopplerfrequenzverschiebungen hin analysiert werden. Das zweidimensionale Messfeld wird als »Farbfenster« bezeichnet und wird gleichermaßen im Ultraschallschnittbild sichtbar gemacht (► s. Kap. 6.1).

4.1.4 Dopplerabhängige Wiedergabetechniken

Die Beurteilung der mit den oben genannten Techniken gewonnenen Strömungsinformationen kann sowohl akustisch als auch graphisch nach verschiedenen Methoden erfolgen (□ Abb. 4.6).

Akustische Spektrumbeurteilung

Da die Dopplerverschiebungsfrequenzen bei medizinischen Ultraschallanwendungen im Bereich bis maximal ca. 20 kHz liegen, ergibt sich neben der graphischen Darstellung die Möglichkeit, das Dopplerspektrum über Lautsprecher hörbar zu machen. Dabei kann auch eine Richtungstrennung in zum Schallstrahl hin und von diesem weg verlaufende Strömun-

gen erfolgen, weswegen die meisten Geräte über stereophone Lautsprecher verfügen.

In der Anfangszeit der Dopplerdiagnostik kam der akustischen Beurteilung des Dopplersignals wesentliche Bedeutung zu, da die Möglichkeiten der graphischen Darstellung seinerzeit nur unzureichend waren. Mit der allgemeinen Verfügbarkeit der Spektrumanalyse hat sich dies geändert. Gegenüber der subjektiven akustischen Beurteilung besitzt die graphische Darstellung des Dopplerspektrums den Vorteil, dass »harte« Messkriterien z. B. der Maximalfrequenz eingesetzt werden können. Außerdem ist das Spektrum einer bildlichen Dokumentation und damit auch einer Nachbefundung zugänglich. Im weiteren Text werden akustische Phänomene daher mit wenigen Ausnahmen (z. B. Möwenschreiphänomen, ► s. Kap. 5.8) nicht weiter beschrieben.

Analogpulskurve

Nur noch von historischem Interesse ist die sog. Analogpulskurve, bei der mit Hilfe eines elektronischen Nulldurchgangszählers (zero crosser) eine pulsatile Strömungskurve dargestellt wird, die ungefähr der intensitätsgewichteten mittleren Dopplerfrequenz entspricht. In der Anfangszeit der Dopplersonographie verfügten so gut wie alle Dopplergeräte lediglich über diese Darstellungsform, da seinerzeit Spektrumanalysen nur mit hohem technischem Aufwand zu realisieren waren. Heute ist dieses Verfahren aufgrund zahlreicher Nachteile weitestgehend verlassen, weswegen es im vorliegenden Buch keine weitere Berücksichtigung mehr findet.

Dopplerfrequenzzeitspektrum

Alle heute zur Verfügung stehenden neueren Doppler- und Duplexgeräte verfügen als Standard über die Möglichkeit der kontinuierlichen Darstellung des Dopplerfrequenzzeitspektrums, im Jargon abgekürzt als Dopplerspektrum bezeichnet. Details zu den technischen und diagnostischen Parametern finden sich in Kap. 5.

Farbkodierte Dopplerdarstellung

Die Darstellung der Strömungsinformationen im zweidimensionalen »Farbfenster« des Farbduplexgerätes erfolgt anhand der Farbkodierung der intensitätsgewichteten mittleren Strömungsgeschwindigkeit (Velocity-Mode) bzw. der rückgestrahlten Intensität der einzelnen Dopplerfrequenzanteile (Power-Mode). Details zu den technischen und diagnostischen Parametern finden sich in Kap. 6.

> **Zusammenfassung**
>
> Der Dopplereffekt beschreibt die Frequenzverschiebung, die bei einer Relativbewegung zwischen einem Schallsender und -empfänger auftritt. Dopplerabhängige Untersuchungstechniken (Doppler- und Duplexsonographie) benutzen diese Frequenzverschiebung, um Aussagen über Parameter der Blutströmung zu machen. Die Dopplerfrequenzverschiebung ist der Blutströmungsgeschwindigkeit direkt proportional, weitere Einflussgrößen sind der Winkel zwischen Schallstrahl und Gefäß sowie die Schallsendefrequenz.

4.2 Dopplerunabhängige Verfahren

In den 90er-Jahren des vergangenen Jahrhunderts wurden verschiedene Techniken zur Strömungsdetektion entwickelt, die nicht auf dem Dopplereffekt beruhen. Alle diese Verfahren haben sich jedoch v. a. aus Kostengründen nicht durchgesetzt. Einzige Ausnahme bildet derzeit die B-Flow-Technik, die auf der Ortsverschiebung bewegter Reflektoren beruht.

4.2.1 B-Flow-Technik

Werden die Reflexionssignale von 2 hintereinander ausgestrahlten Ultraschallimpulsen eines Schallstrahls (Scanlinie) analysiert, sind diese völlig identisch, sofern die Reflexionen von unbewegtem Gewebe stammen. Rückstrahlung von bewegten Gewebestrukturen, z. B. von strömenden Erythrozyten, führt hingegen zu geringfügigen Unterschieden (■ Abb. 4.7), da sich die reflektierenden Strukturen zum Zeitpunkt der 2. Schalleinstrahlung bereits an einem etwas anderen Ort befinden. Werden beide Signale voneinander subtrahiert, führen stationäre Strukturen zu einer gegenseitigen Auslöschung, während Echoimpulse bewegter Strukturen auf diese Weise selektiv heraus gefiltert werden können.

Durch Helligkeitskodierung (B-Flow = Brightness-Flow) der durch bewegtes Blut verursachten Subtraktionssignale können im schwarzweißen Ultraschallschnittbild durch-

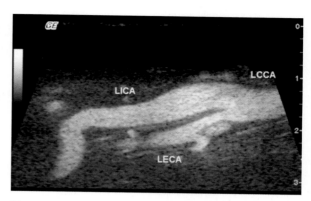

■ Abb. 4.8. Darstellung der Karotisbifurkation mit Hilfe der B-flow-Technik (Dr. H.P. Weskott, Dortmund)

strömte Blutgefäße sichtbar gemacht werden (■ Abb. 4.8). Stationäre Gewebeechos können dabei entweder ganz ausgeblendet oder zur besseren anatomischen Orientierung im Hintergrund mit dargestellt werden.

4.2.2 Einsatzmöglichkeiten der B-Flow-Technik

Gegenüber der »herkömmlichen« farbkodierten Strömungsdarstellung besitzt die B-Flow-Technik den Vorteil einer wesentlich besseren Auflösung bei der Darstellung blutdurchströmter Areale, da sie sich am schwarzweißen Schnittbild mit seiner hohen Auflösung und nicht am Farbfenster mit seiner nur geringen Zahl von Farblinien (► s. Kap. 6.1.2) orientiert. Außerdem ist die Darstellung von Strömung so gut wie nicht vom Winkel zwischen den Scanlinien und dem Gefäß abhängig, sodass auch gebogene Gefäßverläufe zuverlässig dargestellt werden können (► s. folgende Übersicht).

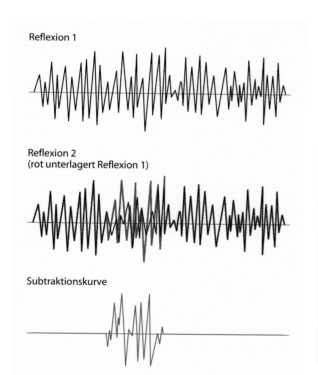

■ Abb. 4.7. Prinzip der B-Flow-Technik. Zeitlich hintereinander gesendete Ultraschallsignale führen nur dann zu identischen Reflexionssignalen, wenn die beschallten Strukturen stationär bleiben (*rot unterlagerte Kurve* in Reflexion 2). Eine im Schallfeld lokalisierte Blutströmung hat dem gegenüber umschriebene Veränderungen des Signalmusters zur Folge, die durch Subtraktion der Reflexionssignale heraus gefiltert werden können

Reflexion 1

Reflexion 2
(rot unterlagert Reflexion 1)

Subtraktionskurve

> **Vor- und Nachteile der B-Flow-Technik an den hirnversorgenden Arterien**
>
> — Vorteile
>   - hohe Ortsauflösung der Strömungsdarstellung
>   - nur minimale Abhängigkeit vom »Beschallungswinkel«
> — Nachteile
>   - nur bei oberflächlich liegenden Gefäßen einsetzbar
>   - keine zuverlässige Erfassung der Strömungsrichtung
>   - keine quantitative Erfassung der Strömungsgeschwindigkeit
>   - nicht an intrakraniellen Gefäßen einsetzbar

Zumindest derzeit beinhaltet die B-Flow-Technik jedoch auch mehrere wesentliche Nachteile, die ihren Einsatz beschränken. Hauptnachteil ist die starke Abhängigkeit der Darstellungsqualität von einem rauscharmen Reflexionssignal. Wie bereits in Kap. 3.2 beschrieben, nimmt jedoch mit zunehmender Eindringtiefe das Signal-Rausch-Verhältnis exponentiell ab. Entsprechend ist die B-Flow-Technik an den

◻ **Tabelle 4.2.** Wertigkeit verschiedener Ultraschallverfahren bei der Beurteilung von Strömungsinformationen

	Stiftsonde	Duplexsonographie		
	Dopplerspektrum	Dopplerspektrum	Farbkodierung	B-Flow
Strömungslokalisation	–	–	+	+
Strömungsrichtung	+	+	(+)	(+)
Strömungsgeschwindigkeit	–	+	(+)	–
Strömungsvolumen	–	+	+	–
Strömungsstörungen	+	+	(+)	–
Strömungscharakteristika	+	+	–	–

extrakraniellen hirnversorgenden Arterien aktuell nur bei schlanken Patienten mit optimalen Untersuchungsbedingungen sinnvoll einsetzbar, während bereits die Darstellung der regelmäßig etwas tiefer gelegenen A. vertebralis zu Problemen führt. Intrakraniell ist das Verfahren bislang nicht brauchbar.

Zusätzliche Einschränkungen ergeben sich dadurch, dass das B-Flow-Verfahren nur anhand indirekter Kriterien Aussagen zur Strömungsrichtung und -geschwindigkeit erlaubt. Die Helligkeit der Strömungspunkte hängt zwar in grober Annäherung von der Zahl und der Geschwindigkeit der sich bewegenden Erythrozyten ab, eine quantitative Beurteilung der Strömungsgeschwindigkeit ist jedoch nicht möglich.

Zusammenfassung

Die B-Flow-Technik ist derzeit das einzige in der klinischen Praxis eingesetzte Verfahren zur Beurteilung von Blutströmung, das nicht auf dem Dopplerprinzip beruht. Dabei wird im schwarzweißen Ultraschallbild bewegtes Blut hell kodiert dargestellt. Das Verfahren besitzt eine sehr hohe Ortsauflösung, vermag Strömungsgeschwindigkeiten jedoch nicht zu quantifizieren und eignet sich derzeit auch nur für oberflächlich gelegene Gefäße.

4.3   Diagnostisch relevante Strömungsparameter

Die dopplersonographische Beurteilung von Strömungsinformationen beschränkt sich bei näherer Betrachtung auf lediglich 6 hämodynamische Kriterien. Neben der Erfassung der Strömungsrichtung und der Lokalisation von Blutströmung gehören hierzu die Strömungsgeschwindigkeit als wichtigster Parameter für die Erkennung von Stenosen, jedoch auch Strömungsstörungen und pulsatile Charakteristika sowie die Bestimmung des Strömungsvolumens als indirekter Hinweis auf Veränderungen der zerebralen Hämodynamik. Details hierzu finden sich in den Kap. 5 und 6 sowie bei den Befunden zu den einzelnen Krankheitsbildern. ◻ Tabelle 4.2 gibt eine zusammenfassende Beurteilung der Wertigkeit der verschiedenen Ultraschallverfahren hinsichtlich der verschiedenen Strömungsinformationen.

5 Strömungsbeurteilung anhand des Dopplerspektrums

von jeweils 50 Hz zerlegt wird. Die »krummen« FFT-Punktwerte von 64, 128, 256, 512 usw. haben dabei einen zwingenden mathematischen Hintergrund, auf den hier nicht näher eingegangen werden muss.

Zusammenfassung

Dopplersignale können mit Hilfe der Spektrumanalyse in ihren einzelnen Frequenzkomponenten analysiert und graphisch über der Zeit (Frequenzzeitspektrum) dargestellt werden. Mathematisch wird hierfür die Fast-Fourier-Transformation (FFT) verwendet.

5.1 Methodik der Spektrumanalyse

Nach der sog. »Demodulation« der zum Schallwandler zurückgestrahlten hochfrequenten Ultraschallwellen verbleiben die niederfrequenten, im akustisch hörbaren Bereich von 1–20 kHz liegenden Dopplerverschiebungsfrequenzen. Dieses »analoge« Frequenzgemisch wird mit Hilfe eines Analog-Digital-(AD-)Wandlers in digitale Signale umgesetzt, und kann danach letztlich in jedem Personalcomputer (PC) weiterverarbeitet werden. Die meisten neueren Dopplergeräte beinhalten – nicht zuletzt aus Kostengründen – handelsübliche PC-Teile.

Die Erkennung der Frequenzkomponenten des Dopplerspektrums erfolgt heute so gut wie ausschließlich nach der Methode der sog. Fast-Fourier-Transformation (FFT). Wie bereits in Kap. 4.1.4 erwähnt, hat sich die Darstellung des Frequenzzeitspektrums, also die Abbildung der einzelnen Frequenzkomponenten auf der y-Achse über der Zeit (x-Achse) als Standard in der Medizin durchgesetzt. Die Häufigkeit des Auftretens der einzelnen Frequenzkomponenten (»Intensität«) kann dabei in vom Untersucher oft variabel einstellbaren Farb- oder Helligkeitsstufen »kodiert« werden.

5.1.1 Fast-Fourier-Transformation (FFT)

Wie in ▶ Abb. 3.7 gezeigt, kann jede komplexe Kurvenfunktion in eine Vielzahl von Sinusschwingungen zerlegt und auf diese Weise in ihren Frequenzkomponenten analysiert werden. Diese Erkenntnis ist mit dem Namen des französischen Mathematikers Jean Baptiste Fourier (1768–1830) verbunden. Die »FFT« ist lediglich eine spezielle Rechenvorschrift zur schnellen Zerlegung der einzelnen Frequenzkomponenten. Die Frequenzauflösung wird dabei üblicherweise in »Punkten« angegeben. Eine 128-Punkte-FFT bedeutet nichts anderes, als dass ein auf dem Bildschirm dargestelltes Frequenzspektrum von z. B. maximal ±3,2 kHz nach beiden Seiten in 64 einzelne Frequenzkomponenten mit einer Auflösung

5.2 Diagnostische Parameter des Dopplerspektrums

Ausgehend von Kap. 4.3 erfolgt in diesem Kapitel eine detaillierte Würdigung der verschiedenen Parameter des Dopplerfrequenzzeitspektrums, wie es sowohl mit der einfachen Stiftsonde als auch mit Duplexgeräten zu erfassen ist. Aus Gründen der Übersichtlichkeit wird dabei lediglich vom Dopplerspektrum gesprochen.

5.2.1 Detektion der Strömungsrichtung

Von allen heute zur Verfügung stehenden »direktionalen« Doppler- und Duplexgeräten wird die Strömungsrichtung auf den Dopplerschallstrahl zu oder von ihm weg automatisch detektiert und auf dem Monitor anhand eines ober- bzw. unterhalb der Nulllinie erkennbaren Frequenzspektrums angezeigt. Bei neueren Dopplergeräten findet sich üblicherweise am Bildschirmrand ein graphisches Symbol (Icon), anhand dessen erkennbar ist, welche Strömungsrichtung ober- und welche unterhalb der Nulllinie angezeigt wird. Probleme bei der Richtungsunterscheidung treten lediglich dann auf, wenn bei gepulsten Doppleranwendungen die Dopplerfrequenzen höher als die Pulsrepetitionsfrequenz sind (Aliaseffekt) (▶ s. Kap. 5.3.4).

ⓘⓘ　Praktische Hinweise

Bei weitgehend senkrecht auf das Gefäß gerichtetem Schallstrahl können im Frequenzspektrum nach beiden Strömungsrichtungen gehende, nahezu seitengleiche Amplituden abgeleitet werden (Spiegelbildung) (◼ Abb. 5.1). Dass derartige Signale überhaupt auftreten, hängt damit zusammen, dass der Dopplerschallstrahl, physikalisch gesehen, kein

▼

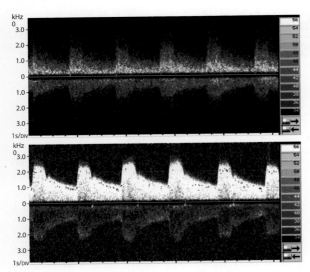

◻ Abb. 5.1. Artefakte durch »Spiegelbildung« bei weitgehend senkrecht auf das Gefäß gerichtetem Schallstrahl (*oben*) sowie »Übersprechen« auf den anderen Kanal des Dopplergerätes bei zu hoch eingestellter Verstärkung (*unten*)

eng umschriebener »Strahl« ist, sondern gemäß Kap. 3.1.1 auch eine seitliche Ausdehnung besitzt. Als technische Artefakte finden sich Spiegelbildungen auch bei unzureichender elektronischer Kanaltrennung des Dopplergerätes bei zu hoch eingestellter Verstärkung.

5.2.2 Detektion der Strömungsgeschwindigkeit

Zunächst gilt festzuhalten, dass anhand des Dopplerspektrums alleine zwar Aussagen über Strömungsgeschwindigkeiten gemacht, diese jedoch nicht gemessen werden können. Die Messung von Strömungsgeschwindigkeiten

erfordert stets das Vorhandensein bildgebender Untersuchungsverfahren, mit deren Hilfe eine Bestimmung des Winkels zwischen Schallstrahl und Gefäß (**Beschallungswinkel**) erfolgt. Zu Details ▶ s. Kap. 5.3.2.

ⓘⓘ Praktische Hinweise

Um Fehlinterpretationen durch den nicht bekannten Winkel zwischen Schallstrahl und Gefäß zu vermeiden, sollte bei Einsatz der Dopplerstiftsonde ohne Duplexbildkontrolle der Begriff der »Strömungsgeschwindigkeit« grundsätzlich vermieden werden – es sei denn, der Beschallungswinkel ist, wie dies bei der transtemporalen Beschallung der A. cerebri media der Fall ist, hinreichend bekannt (▶ s. Kap. 11.4). Statt dessen sollte – ggf. unter Verwendung von Absolutwerten in kHz – von **erhöhten** oder **erniedrigten** Dopplerfrequenzen gesprochen werden.

Bei Verwendung der »einfachen« Dopplerstiftsonde ohne Möglichkeit der Beurteilung des Winkels zwischen Schallstrahl und Gefäß ist stets daran zu denken, dass sowohl Veränderungen der Schallsondenhaltung als auch im Gefäßverlauf auftretende Biegungen Änderungen der Strömungsgeschwindigkeit vortäuschen können (◻ Abb. 5.2). Benutzt man z. B. an der extrakraniellen A. carotis interna eine systolische Maximalfrequenz von 4 kHz als Grenze zwischen »normal« und »pathologisch«, was bei einer Sendefrequenz von 4 MHz und beim üblichen Beschallungswinkel von 60° auch meist zu korrekten Ergebnissen führt, können bei gebogenem Gefäßverlauf in medialer bzw. lateraler Richtung (▶ s. Abb. 1.8) bei gleicher Strömungsgeschwindigkeit völlig andere Dopplerfrequenzen gemessen werden. Bei der Verwendung von Normwerten bzw. pathologischen Grenzwerten sind diese Winkelprobleme daher stets zu berücksichtigen.

Beurteilungsparameter

Die Beschreibung der Frequenzwerte des Dopplerspektrums erfolgt im Allgemeinen anhand von lediglich 3 Parametern (◻ Abb. 5.3).

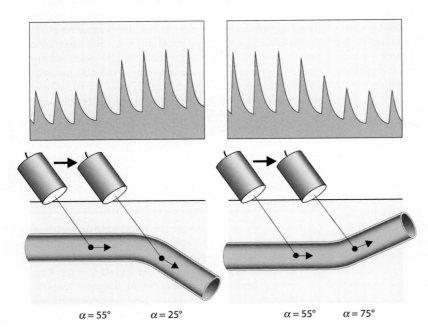

◻ Abb. 5.2. Durch Gefäßbiegungen induzierte Änderungen der Dopplerfrequenzen bei konstantem Gefäßdurchmesser. Mediale Abbiegungen (*links*) führen zu einer scheinbaren »Strömungsbeschleunigung«, ein Bogen nach lateral (*rechts*) ergibt eine scheinbare »Strömungsverminderung«

$\alpha = 55°$ $\alpha = 25°$ $\alpha = 55°$ $\alpha = 75°$

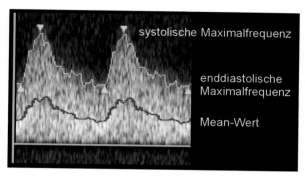

Abb. 5.3. Messparameter des Dopplerfrequenzzeitspektrums

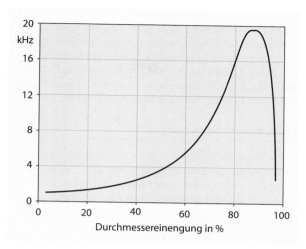

Abb. 5.4. Quadratischer Zusammenhang zwischen dem Stenosierungsgrad und der maximalen systolischen Dopplerfrequenz (*Peakfrequenz*) bei einer Ultraschallsendefrequenz von 5 MHz am Strömungsmodell. (Nach Spencer u. Reid 1979)

Systolische Maximalfrequenz (synonym »Peakfrequenz«). Sie wird im Scheitelpunkt der Systole gemessen und repräsentiert die maximal in einem Gefäß vorkommende Strömungsgeschwindigkeit.

Enddiastolische Maximalfrequenz. Sie wird im Herzzyklus unmittelbar vor Beginn der nächsten Austreibungsphase des Herzens gemessen und ist, in Bezug auf die systolische Maximalfrequenz, ein komplexes Maß für die Elastizität (»Windkesselfunktion«) des Gefäßsystems und für den peripheren Widerstand.

Meanwert. Der »Meanwert« beschreibt den intensitätsgewichteten Mittelwert der Dopplerfrequenzen zu jedem Zeitpunkt des Spektrums. Er korreliert am besten mit der tatsächlichen, durch das Gefäß strömenden Blutmenge.

Diagnostische Bedeutung

Systolische Maximalfrequenz. Aufgrund strömungsphysiologischer Zusammenhänge (▶ s. Kontinuitätsgesetz, Kap. 2.3) besteht ein quadratischer Zusammenhang zwischen dem Stenosierungsgrad und der im Dopplerspektrum meist ohne größere Probleme erkennbaren systolischen Maximalfrequenz (■ Abb. 5.4). Der Anstieg der Strömungsgeschwindigkeit wird jedoch zusätzlich von der Länge der Stenose bestimmt (▶ s. Abb. 15.10). Von besonderer praktischer Bedeutung ist, dass die systolische (und enddiastolische) Maximalfrequenz bei höchstgradigen Stenosen wieder abnimmt. Die Ursache liegt in 2 Gründen: Zum einen nimmt der Strömungswiderstand nach dem Gesetz von Hagen-Poiseuille (▶ s. Kap. 2.3) bei sehr hochgradigen Stenosen drastisch zu und führt zu einer Abnahme der Strömungsgeschwindigkeit. Zum anderen wird mit zunehmendem Stenosierungsgrad aufgrund auftretender Turbulenzen der Anteil der verbliebenen hohen Strömungsanteile zunehmend geringer (▶ s. Abb. 2.7). Deren zurückgestreute Intensität reicht dann nicht mehr aus, um detektiert werden zu können.

Enddiastolische Maximalfrequenz. Ein vergleichbarer Zusammenhang zum Stenosierungsgrad besteht auch für die enddiastolische Maximalfrequenz. Aufgrund der größeren Streubreite dieses Wertes v. a. im Zusammenhang mit zerebralen Mikroangiopathien (▶ s. Kap. 23.2.1) hat er zumindest in Deutschland nie wesentliche Bedeutung für die Diagnostik erlangt. Für die Bemessung der Pulsatilität ist dieser Wert jedoch unverzichtbar (▶ s. Kap. 5.2.4).

Meanwert. Aufgrund seines engen Zusammenhangs mit der durch das Gefäß strömende Gesamtblutmenge ist er v. a. im Zusammenhang mit funktionellen Untersuchungen (▶ s. Kap. 24) sowie für die Bestimmung des Strömungsvolumens (▶ s. Kap. 5.3.3) von Bedeutung.

Fehlermöglichkeiten

Die Detektion der systolischen Maximalfrequenz kann zu Fehlinterpretationen führen, wenn die Leistung (power) bzw. Verstärkung (gain) des Gerätes zu hoch oder zu niedrig eingestellt wird (■ Abb. 5.5). Im 1. Fall werden Geräteartefakte (sog. Übersprechen) noch als scheinbares Strömungs-

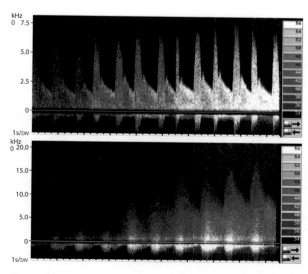

Abb. 5.5. Probleme bei der Beurteilung der systolischen Maximalfrequenz infolge unterschiedlicher Einstellung der Dopplersignalverstärkung. Beispiele bei von links nach rechts kontinuierlich zunehmender Verstärkung. Schwierigkeiten können dabei v. a. bei sehr hochgradigen Stenosen auftreten (*unten*), wenn hochfrequente Strömungsanteile ohnehin nur gering vertreten sind

signal dargestellt, im 2. erreichen höhere, weniger intensitätsreiche Frequenzanteile nicht mehr den Schwellenwert der Spektrumdarstellung und werden »abgeschnitten«. Im Zweifelsfall sollte durch langsames Hoch- bzw. Herunterregeln der Verstärkung versucht werden, die Spektrumdarstellung optimal einzustellen. Dies erfordert einiges an »Fingerspitzengefühl«, feste Regeln lassen sich hierfür nicht geben.

ⓘⓘ Praktische Hinweise

> Bei der optimalen Leistungs- bzw. Verstärkungseinstellung des Dopplergerätes hilft im nichtpathologischen Fall die Beobachtung des **systolischen Fensters** (▶ s. Abb. 5.7). Ist dieses gerade noch gut erkennbar, ist die Regelung meist korrekt.

5.2.3 Strömungsstörungen

Akustisch imponieren Strömungsstörungen im Lautsprecher des Dopplergerätes je nach Ursache und damit verbundener Frequenzhöhe als zischende oder eher blubbernde, je nach Ausprägungsgrad in die Diastole hineinreichende Geräusche, die häufig mit »Schritten im Kies« oder »Schneeballknirschen« verglichen werden.

Beurteilungsparameter

Die Spektrumanalyse ermöglicht eine differenzierte Beurteilung des Grades von Strömungsstörungen anhand der typischen Veränderungen des Dopplerspektrums (◻ Abb. 5.6). Dabei sind 3 Ausprägungsformen und ein Sonderfall zu unterscheiden:

- **Leichtgradige Strömungsstörungen** sind an einem Verschwinden des systolischen Fensters zu erkennen. Als solches wird das durch das Überwiegen höherfrequenter Strömungsanteile im laminaren Strömungsprofil auftretende »leere« Areal unterhalb der systolischen Spitze bezeichnet. Das Verschwinden dieses Fensters ist durch das Auftreten niederfrequenter Dopplerfrequenzen bedingt. Man spricht in diesem Fall auch von einer Spektrumverbreiterung (angloamerikanisch spectral broadening) (◻ Abb. 5.7).
- **Mittelgradige Strömungsstörungen** zeigen ein Überwiegen niederfrequenter Anteile während der Systole.

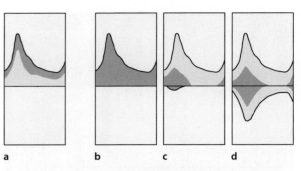

◻ **Abb. 5.6a–d.** Merkmale von Strömungsstörungen im Dopplerspektrum. Normale Pulskurve (**a**), geringgradige Strömungsstörung mit Verschwinden des »systolischen Fensters« (**b**), mittelgradige Strömungsstörung mit Überwiegen niederfrequenter Frequenzanteile (**c**), hochgradige Strömungsstörung mit zusätzlich vorhandenen retrograden Flussanteilen (**d**)

Im Extremfall – dann allerdings meist zusammen mit den Merkmalen einer hochgradigen Strömungsstörung – ist im Dopplerspektrum nur noch der Anteil der Strömungsstörung und nicht mehr die ungestörte hochfrequente Blutströmung erkennbar.

- **Hochgradige Strömungsstörungen** lassen zusätzlich auch retrograd zur Strömungsrichtung verlaufende Flusskomponenten erkennen.
- **Möwenschreiphänomen:** Eine Sonderform hochgradiger Strömungsstörungen sind harmonische Frequenzen, die im Dopplerspektrum als bandförmige Streifen mit (annähernd) einheitlicher Frequenz während der Systole erkennbar sind (◻ Abb. 5.8). Im Lautsprecher des Dopplergerätes imponieren sie als »pfeifende« oder »quietschende« Signale, die oft anschaulich mit dem Schreien von Seemöwen verglichen werden (angloamerikanisch musical murmurs). Über deren Entstehungsmodus besteht bislang keine Einigkeit. Nach eigener Einschätzung werden sie – ähnlich wie bei der Quer- oder Panflöte – dadurch verursacht, dass ein schneller Blutstrom über einen Hohlraum (z. B. Gefäßabgang, Ulkusnische) »hinwegstreicht«. Hierfür spricht insbesondere die Erfahrung, dass derartige Signale gehäuft bei Stenosen der A. carotis externa auftreten, die über zahlreiche Gefäßabgänge verfügt.

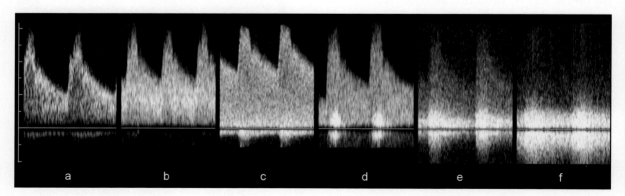

◻ **Abb. 5.7a–f.** Beispiele von Strömungsstörungen. Normales Dopplerfrequenzzeitspektrum mit erkennbarem »systolischem Fenster« (**a**); nicht pathologisch zu bewertende geringgradige Strömungsstörung mit Verlust des »systolischen Fensters« (**b**); Übergang zur mittelgradigen Strömungsstörung mit zunehmenden niederfrequenten Anteilen (**c, d**); hochgradige Strömungsstörung mit noch erkennbaren Maximalfrequenzen (**e**); Maximalfrequenzen nicht mehr sicher erkennbar (**f**)

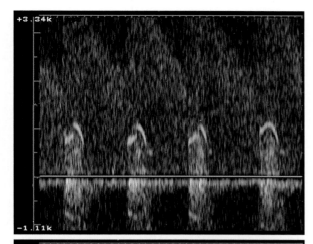

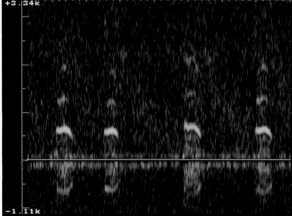

Abb. 5.8. Beispiele harmonischer »Möwenschreiphänomene« im Dopplerspektrum der A. cerebri media bei 2 Patienten mit hochgradigen Stenosen im Mediahauptstamm. Im *oberen Bild* »Möwenschreiphänomen« dem Strömungssignal einer höhergradigen Stenose unterlagert. *Unten* als Besonderheit mehrfache harmonische Oberwellen eines »Möwenschreiphänomens« (Unregelmäßigkeit der Signale durch Herzrhythmusstörungen bedingt)

Diagnostische Bedeutung

Wie bereits unter Kap. 2.4 ausgeführt, sind Strömungsstörungen grundsätzlich ein unspezifisches Phänomen und können sowohl physiologisch bei Gefäßbiegungen, Abzweigungen und Erweiterungen (z. B. Karotisbulbus) als auch im pathologischen Fall bei Stenosen, Hyperperfusion oder Aneurysmen auftreten. Die Unspezifität gilt aber nur für gering- und mittelgradige Strömungsstörungen, während ausgeprägte Strömungsstörungen so gut wie ausschließlich im Umfeld hochgradiger Stenosen vorhanden sind. Damit sind sie als wesentliches diagnostisches Kriterium zu verwenden, wenn die diagnostisch bedeutsamere Strömungsgeschwindigkeit im Stenosemaximum nicht verwertbar bzw. nicht erfassbar ist.

> **Merke**
>
> Hochgradige Strömungsstörungen in einem Gefäß sind immer als pathologisch anzusehen.

Diese Situation ist bei 3 Konstellationen gegeben:

— **Unzureichendes Schallfenster:** Bei der transkraniellen Doppler-/Duplexsonographie liegt nicht selten ein unzureichendes Schallfenster vor, das bei höhergradigen Stenosen energiearme, höhere Dopplerfrequenzen nicht ausreichend passieren lässt (**Abb. 5.9**).

— **Senkrechter Beschallungswinkel:** Wenn, wie z. B. im Bereich des Karotissiphons, der Beschallungswinkel aus anatomischen Gründen regelmäßig mehr als 70° beträgt, kann die systolische Maximalfrequenz nicht mehr als valider Parameter zur Detektion von Stenosen verwendet werden. In diesem Fall muss sich die Diagnostik am Auftreten von Strömungsstörungen orientieren (**Abb. 5.10**).

— **Nicht beurteilbares Stenosemaximum:** Liegen Stenosen in einem sonographisch unzugänglichen Bereich (z. B. beim Durchtritt der A. carotis interna durch die Schädelbasis) oder ist das Stenosemaximum durch einen Schallschatten verdeckt (**Abb. 5.11**), muss sich die Stenoseerkennung indirekt am Auftreten poststenotischer Strömungsstörungen orientieren.

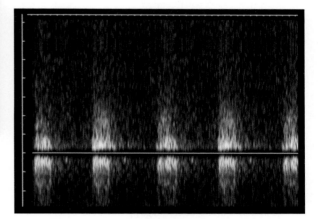

Abb. 5.9. Hochgradige Stenose der A. cerebri media. Bei unzureichendem temporalem Schallfenster ist die maximale systolische Strömungsgeschwindigkeit nicht abgrenzbar, und die Stenosierung ist lediglich anhand der ausgeprägter Strömungsstörung erkennbar

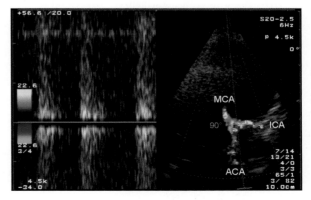

Abb. 5.10. Aufgrund des nahezu 90° betragenden Beschallungswinkels nur anhand der ausgeprägten Strömungsstörung verifizierbare hochgradige Stenose im distalen Verlauf der A. carotis interna unmittelbar vor Aufteilung in die A. cerebri media und anterior

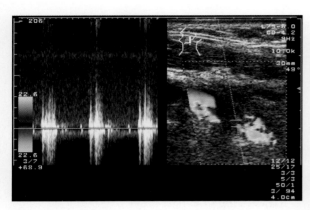

◘ **Abb. 5.11.** Maximum einer höhergradigen Karotisstenose durch Schallschatten verdeckt. Die ausgeprägte poststenotische Strömungsstörung weist jedoch die Stenose nach

Fehlermöglichkeiten

Falsch-negative Ergebnisse treten bei Stenosen nur dann auf, wenn aus irgendeinem Grund die Strömungsgeschwindigkeit in der Stenose niedriger als zu erwarten ist (z. B. bei Tandemstenosen, ► s. Kap. 15.1.3 und 15.1.6). Falsch-positive Fehlinterpretationen sind v. a. in folgenden Fällen möglich:

- **Gefäßüberlagerungen** können zu einer scheinbaren Verbreiterung des Frequenzdichtespektrums führen. Dies ist insbesondere bei der transkraniellen Dopplersonographie von Bedeutung, wo aufgrund des relativ großen Messvolumens häufig mehrere Gefäßabschnitte abgeleitet werden (◘ Abb. 5.12).
- **Gefäßabzweigungen und -biegungen** führen physiologischerweise zu lokal umschriebenen Strömungsstörungen (► s. Abb. 2.6) und sollten nicht als Stenosen fehlinterpretiert werden. Entscheidend für die Abgrenzung zu Stenosen ist die Tatsache, dass physiologische Strömungsstörungen unmittelbar distal der Gefäßabzweigung oder -biegung noch auf einer Strecke von allenfalls dem doppelten Gefäßdurchmesser nachweisbar und danach wieder verschwunden sind, während Strömungsstörungen nach höhergradigen Stenosen regelmäßig über eine längere Strecke persistieren.
- **Hyperperfusion** z. B. bei schlanken Gefäßen im jugendlichen Alter oder bei eng gestellten Arterien infolge chronischen Nikotinkonsums ist häufig mit den Merkmalen einer leichten Strömungsstörung vergesellschaftet. Entscheidend ist dabei jedoch das langstreckige Betroffensein des gesamten Gefäßes.
- **Anämien** führen aufgrund ihres Einflusses auf die Reynolds-Zahl (► s. Kap. 2.4.1) zu Turbulenzen. Typischerweise betreffen diese jedoch alle untersuchten Gefäße, sind allerdings im Bereich von Gefäßabzweigungen und -abbiegungen verstärkt anzutreffen.

5.2.4 Strömungscharakteristika (Pulsatilität)

Wie bereits unter Kap. 2.5 beschrieben, zeigen Haut- und Muskelarterien mit hohem peripherem Widerstand (z. B.

Strömungsstörung   Artefakt

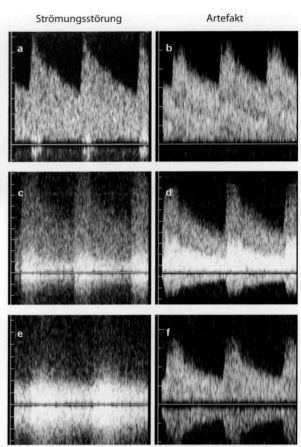

◘ **Abb. 5.12a–f.** Tatsächliche (*links*) und scheinbare (*rechts*) Strömungsstörungen im Dopplerspektrum. Überlagerung von 2 in gleicher Richtung durchströmten Gefäßen (**b, d**) täuscht ein fehlendes »systolisches Fenster« (**a**) bzw. eine ausgeprägte Strömungsstörung vor (**c, e**); gleichzeitige Darstellung zweier gegenläufig durchströmter Gefäße (**f**)

A. subclavia, A. carotis externa) eine niedrige diastolische Blutströmung, während hirnversorgende und zu parenchymatösen Organen (z. B. Schilddrüse) führende Gefäße aufgrund ihres geringen peripheren Widerstandes auch diastolisch einen beträchtlichen Blutfluss aufweisen.

ⓘⓘ Praktische Hinweise

> Das Verhältnis zwischen systolischer und enddiastolischer Strömungsgeschwindigkeit ist nicht nur für die Differenzierung von Gefäßen von Bedeutung, sondern stellt aufgrund der Winkelabhängigkeit der Dopplerfrequenzen bei Benutzung der einfachen Stiftsonde das einzige für den direkten Seitenvergleich geeignete quantitative Kriterium dar.

Beurteilungsparameter

Für die Erfassung des üblicherweise als **Pulsatilität** bezeichneten systolisch-diastolischen Kurvenverlaufs stehen 3 Ansätze zur Verfügung (◘ Tabelle 5.1).

Resistance-Index (RI). Der von Pourcelot (1974) beschriebene und daher auch **Pourcelot-Index** genannte Pulsatilitätsindex ist am einfachsten zu berechnen, da er lediglich die Kenntnis

☐ **Tabelle 5.1.** Möglichkeiten zur Beschreibung der Pulsatilität von Dopplerströmungskurven

Parameter	Berechnung	Normalwerte	
		Hirnversorgendes Gefäß	Muskelgefäß
Resistance-Index (RI)	(Systole-Diastole)/Systole	<0,75	>0,75
Pulsatility-Index (PI)	(Systole-Diastole)/Mean	<1	>1
Diastolischer Strömungsanteil	Diastole/Systole	>1/3	<1/3

des systolischen und des enddiastolischen Maximalwertes (▶ s. Abb. 5.3) vorausgesetzt.

Pulsatility-Index (PI). Der von Gosling u. King (1974) eingeführte, alternativ zu verwendende Index setzt zusätzlich die Kenntnis des Meanwertes voraus, der inzwischen allerdings bei den meisten Geräten automatisch bestimmt wird.

Diastolischer Strömungsanteil. Für den täglichen Gebrauch ist nach eigenen Erfahrungen die qualitative Beurteilung des relativen Anteils der Diastole an der systolischen Amplitude (»diastolischer Strömungsanteil«) der einfachste Richtwert für die Pulsatilität. Setzt man die Systole mit 1/1 an, gilt als Faustregel, dass der diastolische Strömungsanteil bei haut- und muskelversorgenden Gefäßen weniger als 1/3, bei hirnversorgenden Arterien mehr als 1/3 des systolischen Wertes beträgt.

ⓘⓘ Praktische Hinweise

Resistance- (RI) und Pulsatility-Index (PI) werden in Studien leider häufig synonym ohne nähere Definition verwendet, wodurch Missverständnisse entstehen können.

Diagnostische Bedeutung

Die Beurteilung der Pulsatilität ermöglicht nicht nur Aussagen über einen möglicherweise pathologisch veränderten peripheren Gefäßwiderstand (z. B. bei erhöhtem intrakraniellem Druck), sondern gibt auch wichtige indirekte Hinweise bei Verschlussprozessen der hirnversorgenden Arterien. So kommt es vor hochgradigen Stenosen typischerweise zu einer Erhöhung der Pulsatilität, da die weiter distal liegende Stenose letztlich einen erhöhten peripheren Widerstand bedeutet (☐ Abb. 5.13). Umgekehrt liegt hinter hochgradigen Stenosen charakteristischerweise eine verminderte Pulsatilität vor, da es in diesem Fall regelmäßig zu einer Weitstellung der peripheren Gefäße und damit zu einer Erniedrigung des peripheren Widerstandes kommt, um die Blutversorgung aufrechtzuerhalten. Zusammen mit einer erhöhten Strömungsgeschwindigkeit kann eine abnormal verminderte Pulsatilität jedoch auch Hinweise auf eine peripher gelegene arteriovenöse Fistel geben (☐ Tabelle 5.2).

Fehlermöglichkeiten

Fehlinterpretationen der Pulsatilität können auftreten, wenn bei niedrigen Dopplerfrequenzen das Wandfilter des Gerätes mehr als ca. 10% der detektierten systolischen Maximalfrequenz beträgt (☐ Abb. 5.14). Aufgabe des Wandfilters ist es, Artefaktsignale aufgrund systolisch-diastolischer Radialpulsationen der Gefäßwand zu unterdrücken. Hierzu wird ein elektronisches Hochpassfilter verwendet, das niedrige Frequenzanteile im Dopplerspektrum eliminiert und üblicherweise auf 50–200 Hz eingestellt ist.

ⓘⓘ Praktische Hinweise

Bei der Detektion niedriger Dopplerfrequenzen <1 kHz sollte stets darauf geachtet werden, das Wandfilter möglichst niedrig (<100 Hz) einzustellen, um Fehlinterpretationen der Pulsatilität zu vermeiden.

☐ **Abb. 5.13.** Veränderungen der Pulsatilität vor und hinter hochgradigen Gefäßstenosen

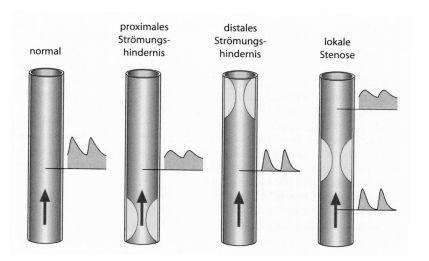

normal   proximales Strömungshindernis   distales Strömungshindernis   lokale Stenose

Grundlagen

◘ **Tabelle 5.2.** Bedeutung pathologisch veränderter Pulsatilitätswerte an den hirnversorgenden Arterien

Pulsatilität im Vergleich zu Normalwerten	Ursache
Verminderte Pulsatilität	Vorgeschaltetes hochgradiges Strömungshindernis Arteriovenöse Malformation im weiteren Gefäßverlauf Hyperperfusion durch andere Ursachen (z. B. nach Ischämie) Aortenstenose
Erhöhte Pulsatilität	Nachgeschaltetes hochgradiges Strömungshindernis Erhöhter intrakranieller Druck Zerebrale Mikroangiopathie Aorteninsuffizienz

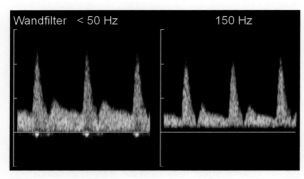

◘ **Abb. 5.14.** Mögliche Fehlinterpretation der Pulsatilität bei hoch eingestelltem Wandfilter (*rechts*)

Sonderfall »systolischer Anstieg«

Ein weiteres im Einzelfall wichtiges Strömungscharakteristikum ist der systolische Anstieg der Pulskurve. Bedingt durch die schnelle Kontraktion der linken Herzkammer erreicht die Pulskurve beim Gesunden bereits nach ca. 0,1 s ihr (weitgehendes) Maximum. Hinter sehr hochgradigen Stenosen, v. a. jedoch auch distal von über Kollateralen versorgten Verschlüssen, findet sich hingegen ein verlangsamter, »weicher« Anstieg, der im Extremfall zum Bild des **Deltasignals** mit nahezu identischem Kurvenanstieg und -abfall führen kann (▶ s. Abb. 15.25). Ein verlangsamter systolischer Anstieg ist allerdings auch bei verminderter Kontraktilität des Herzens und bei einer Aortenstenose zu erwarten. Entsprechend kommt hier dem Seitenvergleich eine entscheidende Bedeutung zu.

Zusammenfassung

Die diagnostische Einschätzung des Dopplerspektrums beruht auf wenigen Parametern: Die gemessenen Frequenzwerte sind der Blutströmungsgeschwindigkeit proportional und stehen in einem quadratischen Zusammenhang mit möglichen Stenosierungsgraden. Strömungsstörungen sind zwar ein unspezifisches Phänomen, ausgeprägte Strömungsstörungen treten jedoch charakteristischerweise nur bei höhergradigen Stenosen auf und sind dann diagnostisch verwertbar. Die Pulsatilität des Dopplerspektrums über den systolisch-diastolischen Ver-

▼

---

lauf ist v. a. durch vor- und nachgeschaltete Strömungswiderstände determiniert. Zur Quantifizierung stehen verschiedene Pulsatilitätsindizes zur Verfügung.

5.3 Besonderheiten der gepulsten Dopplertechnik

Gegenüber der cw-Technik besitzen gepulste Doppleranwendungen, insbesondere auch in ihrer Kombination als Duplexsonographie, einige Besonderheiten, die sich überwiegend vorteilhaft auf die diagnostischen Möglichkeiten auswirken, allerdings auch mit einem Nachteil (**Aliaseffekt**) verbunden sind.

5.3.1 Strömungsbeurteilung in definierten Gewebetiefen

Wie bereits in Kap. 3.1.2 beschrieben, ergibt sich durch den Einsatz der Impuls-Echo-Technik für die Dopplerableitung die Möglichkeit, gezielt in vom Untersucher definierten Gewebetiefen nach dem Vorhandensein von Blutströmung zu fahnden. Diese Möglichkeit wird durch 2 am Gerät einstellbare Parameter definiert.

Messtiefe (depth)

Die **Messtiefe** oder **Untersuchungstiefe** (angloamerikanisch schlicht als **depth** bezeichnet) kann bei Dopplergeräten ohne Bildgebung entweder direkt angewählt werden oder es wird bei Duplexgeräten ein **Messvolumen** meist mit Hilfe eines »Trackballs« an die Stelle im Ultraschallschnittbild platziert, an der die Dopplerableitung stattfinden soll.

Messvolumen (sample volume)

Das **Messvolumen** (angloamerikanisch **sample volume**) charakterisiert die Strecke entlang des Dopplerschallstrahls, innerhalb der eine dopplersonographische Strömungsmessung durchgeführt werden soll. Für die optimale Einstellung des Messvolumens ist die Kenntnis von 2 physikalischen Prinzipien von Bedeutung.

Größe des Messvolumens. Mit abnehmendem Messvolumen sinkt auch die »Gesamtmenge« der für die Dopplerspek-

Tabelle 5.3. Grundregeln für die Einstellung des Messvolumens bei der gepulsten Doppler- und Duplexsonographie		
Messvolumen im Vergleich zum untersuchten Gefäßdurchmesser		
Deutlich größer	**Etwas kleiner**	**Deutlich kleiner**
In der Tiefe verlaufendes Gefäß Unzureichendes Schallfenster bei der transkraniellen Dopplersonographie »Blindes« Suchen von Blutströmung mit dem Duplexgerät Unruhiger Patient	Standardeinstellung	Differenzierung eng nebeneinander liegender Gefäße

Abb. 5.15. Einfluss unterschiedlicher Messvolumina auf das Dopplerspektrum bei transtemporaler Ableitung der A. cerebri media

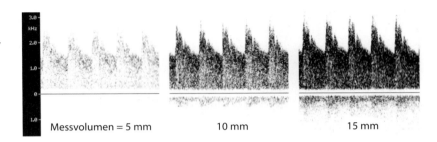

Messvolumen = 5 mm   10 mm   15 mm

trumanalyse zur Verfügung stehenden, vom strömenden Blut zurückgestrahlten Ultraschallsignale (Abb. 5.15), sodass insbesondere bei tiefer liegenden Gefäßen oder bei Transmissionsschwierigkeiten durch den knöchernen Schädel kein ausreichendes Dopplersignal mehr detektierbar sein kann. Außerdem nimmt die Wahrscheinlichkeit zu, bereits bei kleinen Bewegungen der Schallsonde bzw. des Patienten aus dem Gefäß »heraus zu fallen«. Entsprechend sollten bei der Untersuchung tief liegender Gefäße und bei unruhigen Patienten größere Messvolumina bevorzugt werden (Tabelle 5.3).

ⓘ ⓘ Praktische Hinweise

Lässt sich weder im Ultraschallschnittbild noch anhand der Farbkodierung ein Gefäß abgrenzen, kann mit maximal weit gestelltem Messvolumen »blind« versucht werden, ein Strömungssignal im untersuchten Areal zu erhalten. Durch schrittweise Reduktion der Ausdehnung des Messvolumens kann dieses dann zunehmend eingegrenzt und lokalisiert werden.

Begrenzung des Messvolumens. Aufgrund der definierten Anzeige auf dem Gerätebildschirm wird das Messvolumen häufig für ein scharf begrenztes Areal gehalten. Aus physikalischen Gründen bricht die Empfindlichkeit des Messvolumens jedoch entlang der Schallachse nicht scharfkantig nach beiden Seiten hin ab, sondern zeigt einen relativ langsamen Abfall (Abb. 5.16). Außerdem besitzt das Messvolumen, wie bereits der Name sagt, eine dreidimensionale Form und hat entsprechend auch nach lateral hin eine gewisse Ausdehnung. Bei sehr hoch eingestellter Dopplerverstärkung kann es daher vorkommen, dass auch neben dem eigentlichen Messvolumen liegende Gefäße miterfasst werden und insbesondere bei der Differenzierung zwischen Verschluss und offenem Gefäß für Verwirrung sorgen können.

5.3.2 Messung der Strömungsgeschwindigkeit

Da bei der Duplexsonographie aufgrund des gleichzeitig dargestellten Schnittbildes der Winkel zwischen dem Dopplerschallstrahl und dem zu untersuchenden Gefäßsegment bekannt ist, können damit im Gegensatz zum »blinden« Einsatz der Dopplerstiftsonde nicht nur Aussagen über

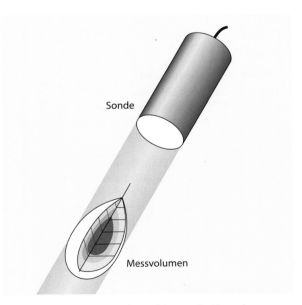

Sonde

Messvolumen

Abb. 5.16. Dreidimensionale Ausdehnung des Messvolumens bei der gepulsten Doppler- und Duplexsonographie mit nach allen Seiten langsam abnehmender Empfindlichkeit. (Nach Reutern et al. 2000)

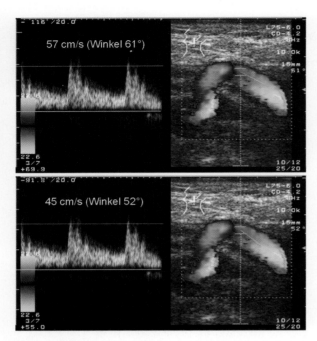

Abb. 5.17. Bestimmung der Strömungsgeschwindigkeit in der A. carotis interna bei verschiedenen Einstellungen der Winkelkorrektur. Beachte die unterschiedlichen Messwerte bereits bei relativ geringen Schwankungen der Winkeleinstellung

Dopplerfrequenzen gemacht werden, sondern es sind auch konkrete Messungen der Strömungsgeschwindigkeit in cm/s bzw. m/s möglich. Voraussetzung hierfür ist die Bestimmung des Winkels zwischen dem Dopplerschallstrahl und der Gefäßachse im Längsschnitt (sog. **Beschallungswinkel**). Jedes heute zur Verfügung stehende Duplexgerät bietet die Möglichkeit, anhand eines drehbaren Balkens diese Winkelkorrektur vorzunehmen (▶ Abb. 5.17). Nach Einstellen des Winkels kann üblicherweise auf dem Monitor die Geschwindigkeit direkt in cm/s oder m/s abgelesen werden.

Diagnostische Bedeutung

Neben der Möglichkeit, anstatt des rein technischen Kriteriums der Dopplerfrequenzverschiebung einen physiologischen Parameter zu erfassen, bietet die winkelkorrigierte Messung der Strömungsgeschwindigkeit weitere wesentliche diagnostische Vorteile:

- Bei medial oder lateral abknickenden Gefäßverläufen können sich ohne Kenntnis des Beschallungswinkels falsch-negative und -positive Befunde ergeben (▶ s. Abb. 5.2).
- Sofern eine hinreichend reproduzierbare Einstellung der Winkelkorrektur technisch möglich ist (▶ s. u.), führt die Bestimmung der Strömungsgeschwindigkeit zu einer zuverlässigeren Einschätzung des Stenosierungsgrades.

> **Merke**
>
> Bei Einsatz der Duplexsonographie sollte, soweit technisch möglich, stets die winkelkorrigierte Strömungsgeschwindigkeit gemessen werden.

Fehlermöglichkeiten

Bei der winkelkorrigierten Messung der Strömungsgeschwindigkeit sind verschiedene Fehlerquellen zu beachten.

»Ungünstiger« Beschallungswinkel. Aufgrund unvermeidbarer Ungenauigkeiten bei der Einstellung der Winkelkorrektur der bereits mehrfach erwähnten Kosinusfunktion (▶ s. Abb. 4.4) in der Dopplergleichung sollten Beschallungswinkel von 70° und mehr vermieden werden, da andernfalls inakzeptable Messfehler auftreten können (▶ Abb. 5.18).

Zu »kurz« dargestelltes Gefäß. Ein auf den ersten Blick nicht ersichtlicher Messfehler kann auftreten, wenn in der Beschallungsebene zwar ein korrekter Winkel eingestellt ist, das Gefäß jedoch quer durch diese Ebene verläuft und dadurch in der zur Schnittbildebene senkrechten Ebene ein Winkelfehler entsteht (▶ Abb. 5.19). Ein solcher ist zu vermeiden, wenn das Gefäß im Bereich der Messstelle wenigstens auf

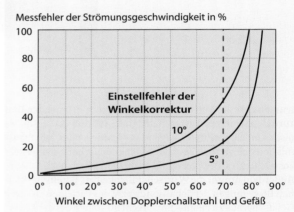

Abb. 5.18. Überproportionale Zunahme des Messfehlers bei Bestimmung der Strömungsgeschwindigkeit aufgrund der Kosinusfunktion in der Dopplerbeziehung. Unvermeidbare Ungenauigkeiten bei der Einstellung der Winkelkorrektur in der Größenordnung von 5–10° machen sich bei geringen Winkelgraden zwischen Schallstrahl und Gefäß nur mäßig bemerkbar, während ab einem Beschallungswinkel von 60–70° ausgeprägte Fehlmessungen zustande kommen

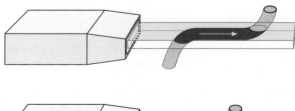

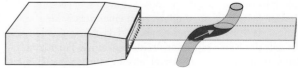

Abb. 5.19. Mögliche Messfehler bei der Bestimmung der Strömungsgeschwindigkeit durch ein quer durch die Schnittbildebene verlaufendes Gefäß. Bei nur kurzer Verfolgbarkeit des Gefäßes im Schnittbild kann hierdurch ein nicht einschätzbarer Winkel zwischen Schall- und Gefäßachse entstehen *(unten)*

einer Strecke, die nach beiden Seiten dem 2fachen Durchmesser des Gefäßes entspricht (z. B. bei der A. carotis interna ± 1 cm), mit klaren Gefäßwandgrenzen »bandförmig« dargestellt werden kann.

> **Merke**
>
> Die zuverlässige Bestimmung der Blutströmungsgeschwindigkeit setzt einen Beschallungswinkel <70° und eine »bandförmige« Darstellung des Gefäßverlaufs auf einer Länge von ± 1 cm proximal und distal der Messstelle voraus.

Poststenotische Strömungsstörungen. Unmittelbar hinter höhergradigen Stenosen finden sich regelmäßig erhebliche Strömungsstörungen, bei kurzstreckigen Stenosen nicht selten kombiniert mit einer schraubenförmig gedrehten Blutströmung (Helixfluss, ► s. Abb. 15.18). Poststenotische Bestimmungen der Strömungsgeschwindigkeit sollten daher stets möglichst weit distal der Stenose erfolgen, um hierdurch bedingte Fehlmessungen zu vermeiden.

> **Merke**
>
> Messungen der poststenotischen Strömungsgeschwindigkeit sollten nicht unmittelbar hinter einer Stenose im Bereich der poststenotischen Strömungsstörungen erfolgen.

Elongationen und Knickbildungen. Nicht zu vermeiden sind Probleme bei Elongationen und Knickbildungen, wenn auf einer kurzen Strecke ein ausgeprägter Richtungswechsel des Gefäßverlaufes vorliegt. Die Einstellung der Winkelkorrektur lässt hier Variationsmöglichkeiten offen, die z. T. mit erheblich unterschiedlichen Messwerten der Geschwindigkeit einhergehen (■ Abb. 5.20).

Exzentrisch verlaufende Stenosen. Ebenfalls nicht zu vermeiden sind Probleme bei der Einstellung des Beschallungswin-

kels im Falle exzentrisch verlaufender Restlumina in Stenosen (■ Abb. 5.21).

ℹ️ Praktische Hinweise

Sind bei Elongationen und exzentrischen Stenosen Messfehler schon nicht zu vermeiden, sollte der Untersucher wenigstens die »Bandbreite« des Messfehlers kennen. Dies kann durch Geschwindigkeitsmessung bei verschiedenen denkbaren Einstellwinkeln erfolgen.

5.3.3 Messung des Strömungsvolumens

Bei Kenntnis der mittleren Strömungsgeschwindigkeit und des Gefäßquerschnitts bietet sich die Duplexsonographie auch als Methode zur Bestimmung des Strömungsvolumens an. Die Berechnung erfolgt dabei nach der Formel

$$I = F \cdot v_m$$

I   Strömungsvolumen
F   Querschnittsfläche ($= \pi/4\ d^2$)
v_m intensitätsgewichtete mittlere Strömungsgeschwindigkeit (Meanwert)

Als Maß der Strömungsgeschwindigkeit ist der intensitätsgewichtete mittlere Meanwert am geeignetsten, da er am besten mit der Gesamtzahl der »Strömungsfäden« im Gefäß korreliert. Voraussetzung für eine korrekte Bestimmung ist allerdings ein ausreichend großes Messvolumen über den gesamten Gefäßquerschnitt (■ Abb. 5.22).

Soweit der Meanwert nicht automatisch vom Gerät ausgegeben wird, was bei den meisten neueren Geräten der Fall ist, kann ersatzweise die arithmetisch gemittelte Strömungs-
▼

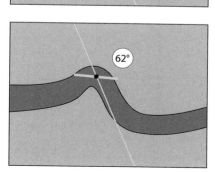

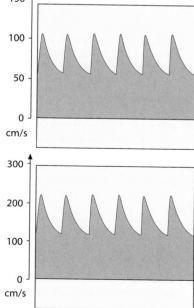

■ **Abb. 5.20.** Problematik der winkelkorrigierten Messung von Strömungsgeschwindigkeiten bei abknickendem Gefäßverlauf. In diesem Fall ergeben sich erhebliche Variationsmöglichkeiten bei der Einstellung der Winkelkorrektur mit beträchtlich schwankenden Messwerten für die Strömungsgeschwindigkeit. Im gezeigten schematischen Beispiel Variabilität der systolischen Maximalgeschwindigkeit von 105 cm/s (Winkel 6°) bis 220 cm/s (Winkel 62°)

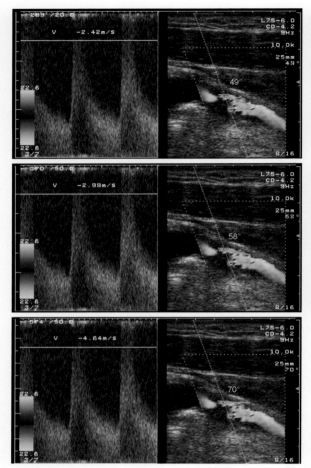

◪ Abb. 5.21. Messung der Strömungsgeschwindigkeit im Maximum einer kurzstreckigen, exzentrischen Abgangsstenose der A. carotis interna bei verschiedenen Einstellungen der Winkelkorrektur. Je nach Positionierung des Winkels resultieren systolische Strömungsgeschwindigkeiten zwischen 240 und 460 cm/s !

geschwindigkeit nach winkelkorrigierter Umrechnung der Dopplerfrequenzen gemäß der Formel

$$v_m = 1/3 \, (v_s + 2v_d)$$

verwendet werden, wobei v_s die maximale systolische Geschwindigkeit, v_d die enddiastolische Geschwindigkeit repräsentiert. Unter Einbeziehung des Gefäßdurchmessers d in mm und der Strömungsgeschwindigkeit v_m in cm/s errechnet sich das Flussvolumen I als

$$I = 0{,}47 \cdot d^2 \cdot v_m \; [\text{ml/min}]$$

ⓘⓘ Praktische Hinweise

In der klinischen Routine genügt es, die mittlere Strömungsgeschwindigkeit durch optische Interpolation des Dopplerspektrums auf dem Bildschirm zu schätzen. Hierbei sollte die Fläche oberhalb des verschiebbaren Messbalkens (Systole) gleich der Fläche unterhalb des Messbalkens (Diastole) sein (◪ Abb. 5.23).

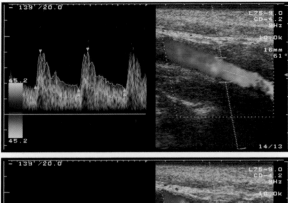

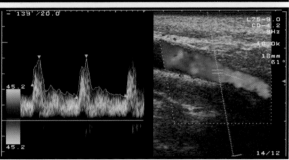

◪ Abb. 5.22. Die Erfassung des Strömungsspektrums in einem Gefäßquerschnitt setzt ein Messvolumen voraus, das wenigstens das gesamte Lumen überdeckt (*oben*) Andernfalls ist der abgeleitete »Meanwert« fehlerhaft und entspricht nicht der intensitätsgewichteten mittleren Strömungsgeschwindigkeit (*unten*)

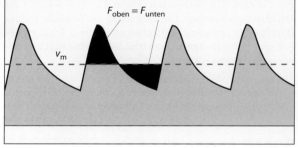

◪ Abb. 5.23. Schätzung der mittleren Strömungsgeschwindigkeit am Bildschirm. Weitere Erläuterungen s. Text

Diagnostische Bedeutung

Die Bestimmung von Strömungsvolumina hat bis vor kurzem nur wenig Interesse gefunden, gewinnt derzeit jedoch zunehmend an Bedeutung. Insbesondere in 2 Situationen erscheint die Methode von Bedeutung.

Alternative zu rCBF-Messungen. Sonographische Bestimmungen des Blutvolumens stellen bei bestimmten Fragestellungen eine preisgünstige, nichtinvasive Alternative zu anderen, z. B. nuklearmedizinischen Messungen des regionalen zerebralen Blutflusses (rCBF) dar. Indikationen hierfür sind z. B. die Abschätzung der kardialen Belastung durch den Shuntfluss bei einer arteriovenösen Fistel, jedoch auch die Beurteilung des Strömungsvolumens in einem extra-intrakraniellen Bypass. Mögliche zukünftige Indikationen könnten die Beurteilung der verbliebenen zerebralen Perfusion bei akuten Hirninfarkten sowie im Rahmen der »Hirntoddiagnostik« sein.

»Abnormale« Gefäßdurchmesser. Die sonographische Gefäßdiagnostik beruht in erheblichem Umfang auf dem Vergleich gemessener Strömungsgeschwindigkeiten mit vorhandenen Referenzwerten und/oder mit den Verhältnissen auf der kontralateralen Seite. Dies ist jedoch nur dann sinnvoll, wenn weitgehend seitengleiche, »normierte« Gefäßdurchmesser vorliegen. Bei angeborenen Hypoplasien oder erworbenen Engstellungen einzelner Gefäße ist dies nicht der Fall, weswegen hierdurch bedingte Fehleinschätzungen möglich sind (z. B. »normale« Strömungsgeschwindigkeit in einem hochgradig eingeengten Gefäß bei einer langstreckigen Dissektion). In allen Fällen »abnormaler« Gefäßdurchmesser im schwarzweißen oder farbkodierten Schnittbild sollte daher eine Bestimmung des Strömungsvolumens angestrebt werden. Es versteht sich von selbst, dass dies aufgrund der erforderlichen Auflösung zumindest derzeit nur an den extrakraniellen Gefäßen möglich ist.

Fehlermöglichkeiten

Hauptfehlerquelle bei der Beurteilung von Strömungsvolumina ist die Bestimmung des Gefäßdurchmessers. Da dieser quadratisch in die Berechnungsformel des Strömungsvolumens eingeht, machen sich bereits kleine Ungenauigkeiten erheblich bemerkbar (□ Abb. 5.24). Diese können auf mehrere Arten entstehen (▶ s. nachfolgende Übersicht):

Fehlerquellen bei der sonographischen Strömungsvolumenbestimmung

- Messfehler des Gefäßdurchmessers
  - systolisch-diastolische Durchmesserschwankungen
  - nicht sicher erkennbare Gefäßgrenzen im schwarzweißen Schnittbild
  - Gefäß besitzt keinen idealen Kreisquerschnitt
  - Bestimmung des Gefäßdurchmessers anhand der farbkodierten Darstellung
- Messfehler der mittleren Strömungsgeschwindigkeit
  - Messvolumen kleiner als der Gefäßdurchmesser
  - Winkel zwischen Schallstrahl und Gefäß ≥70°
  - Vorliegen von Strömungsstörungen im Messbereich

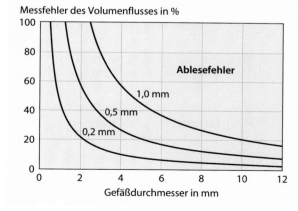

□ **Abb. 5.24.** Mögliche Messfehler bei der Strömungsvolumenbestimmung in Gefäßen in Abhängigkeit vom Gefäßdurchmesser und dessen Mess(un)genauigkeit

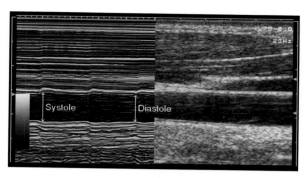

□ **Abb. 5.25.** Beurteilung der systolisch-diastolischen Gefäßpulsationen im M-Mode-Bild

Problem der Gefäßpulsationen. Im systolisch-diastolischen Verlauf kommt es zu radialen Gefäßpulsationen mit Schwankungen des Gefäßdurchmessers in der Größenordnung von üblicherweise ca. 10%. Es herrscht in der Literatur keine Einigkeit darüber, zu welchem Zeitpunkt im Herzzyklus die Durchmesserbestimmung erfolgen sollte. Am korrektesten wäre eine EKG-getriggerte Mittelwertbildung, die sich aus Gründen der Praktikabilität bislang jedoch nicht durchgesetzt hat. Die Alternative durch Vermessung des M-Mode-Bildes (□ Abb. 5.25) ist nur bei parallel zum Schallkopf verlaufendem Gefäß (z. B. A. carotis communis) möglich.

Problem der Gefäßgrenzen. Während an der schallkopffernen Gefäßwand die Grenze zum strömenden Blut anhand des Intima-Media-Komplexes meist klar definiert werden kann, ist dies an der schallkopfnahen Wand häufig nur angenähert möglich.

Problem der Querschnittsberechnung. Die Berechnung der Fläche anhand des Gefäßdurchmessers setzt voraus, dass ein Kreisquerschnitt vorliegt. Außerhalb des Karotisbulbus liegt diese Situation in Arterien normalerweise mit hinreichender Genauigkeit vor. Probleme ergeben sich allerdings bei Vorliegen exzentrischer Gefäßwandveränderungen. In diesem Fall muss der Querschnitt ggf. anhand des Transversalschnittbildes berechnet werden.

Problem der Auflösung. Gegenüber dem schwarzweißen Schnittbild ist die Auflösung der farbkodierten Darstellung deutlich schlechter (▶ s. Kap. 6.1.4). Dies muss berücksichtigt werden, wenn, wie in der A. carotis interna häufig der Fall, der Gefäßverlauf im Schnittbild nicht hinreichend abgrenzbar ist und der Durchmesser anhand der farbkodierten Darstellung bestimmt werden muss. Intrakraniell ist die Auflösung der farbkodierten Duplexsonographie völlig unzureichend, sodass Strömungsvolumenbestimmungen hier nicht möglich sind.

Merke

Soweit technisch möglich, sollte zur Bestimmung des Gefäßdurchmessers bei der Strömungsvolumenbestimmung das schwarzweiße Ultraschallschnittbild (oder B-Flow-Bild) und nicht die farbkodierte Gefäßdarstellung herangezogen werden.

Neben den oben genannten Problemen bei der Bestimmung des Gefäßdurchmessers ergeben sich weitere Fehlermöglichkeiten durch die Messung der Strömungsgeschwindigkeit. Wenn im Bereich des Messpunkts ausgeprägtere Strömungsstörungen vorliegen, ist aufgrund der nicht mehr laminaren, rotationssymmetrischen Strömungsverhältnisse im Gefäß die Mittelung der Strömungsgeschwindigkeit nur bedingt zuverlässig. Hinzu kommen als vermeidbare Fehlerquellen ein 70° oder mehr betragender Beschallungswinkel zwischen Schallstrahl und Gefäß sowie ein zu kleines Messvolumen.

> **Merke**
>
> In und unmittelbar hinter Stenosen mit Strömungsstörungen sollten keine Bestimmungen des Strömungsvolumens erfolgen.

Aufgrund der genannten Ungenauigkeiten versteht es sich von selbst, dass Strömungsvolumenbestimmungen nur relativ grobe Schätzungen darstellen. Insbesondere bei Messung kleinerer Gefäßdurchmesser muss mit erheblichen Fehlern gerechnet werden, die 50–100%(!) erreichen können (▶ s. Abb. 5.24). In der A. carotis communis und interna kann hingegen das Flussvolumen üblicherweise auf ±20–30% genau geschätzt werden, was der Messgenauigkeit anderer Verfahren (z. B. elektromagnetisch, Kernspintomographie, SPECT) entspricht. Soweit das vorhandene Duplexgerät nicht die Möglichkeit der Flussvolumenbestimmung beinhaltet, kann das Nomogramm in

◨ Abb. 5.26 zur schnellen Abschätzung des Strömungsvolumens dienen.

ⓘⓘ Praktische Hinweise

> Bedingt durch die unvermeidbaren Ungenauigkeiten bei der Bestimmung von Flussvolumina sollte grundsätzlich darauf verzichtet werden, durch Angabe exakter Rechenwerte eine Scheingenauigkeit vorzutäuschen. Sinnvoll erscheinen vielmehr relativ grobe Unterteilungen in z. B. 250, 300, 350 ml/min.

5.3.4 Probleme des Aliaseffekts (Aliasing)

Die Vorteile der selektiven Strömungsuntersuchung bei der gepulsten Dopplersonographie werden durch einen physikalisch bedingten Nachteil erkauft, für den sich der angloamerikanische Begriff des Aliasing (eingedeutscht Aliaseffekt) eingebürgert hat. Dieser Effekt ist aus Kinofilmen bestens bekannt, wenn sich z. B. Speichenräder von fahrenden Kutschen scheinbar in die falsche Richtung drehen. Die Ursache liegt darin, dass Filmaufnahmen aus einzelnen Bildern bestehen, die mit einer »Bildrepetitionsfrequenz« oberhalb der für das zeitliche Auflösungsvermögen des Auges charakteristischen Grenze von 16 Hz aufgenommen und abgespielt werden. Drehbewegungen werden dabei gleichermaßen in einzelne Bilder zerlegt (◨ Abb. 5.27). Bei einer bestimmten Geschwindigkeit der Drehbewegung scheinen die Räder still zu stehen, bei weiterer Zunahme entsteht der Eindruck eines sich in die Gegenrichtung drehenden Rades.

Eine ähnliche Situation liegt auch bei der gepulsten Dopplersonographie vor. Hier müssen die relativ niederfrequenten Dopplerfrequenzverschiebungen im Bereich weniger kHz mit Schwingungsdauern um 1 ms aus sehr kurzen hinter-

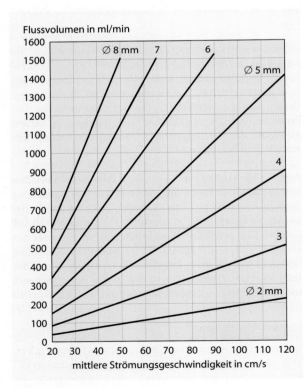

◨ **Abb. 5.26.** Nomogramm zur Bestimmung des Flussvolumens in Gefäßen aus mittlerer Strömungsgeschwindigkeit und Gefäßdurchmesser

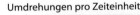
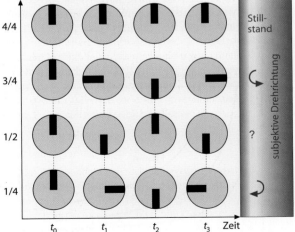

◨ **Abb. 5.27.** Aliaseffekt bei einem sich im Uhrzeigersinn drehenden Rad im Kinofilm. Während bei langsamer Drehgeschwindigkeit die Drehrichtung des Rades korrekt erscheint, ergibt sich bei schneller Bewegung (>1/2 Umdrehung/Bild = *Aliasschwelle*) der Eindruck eines in die entgegen gesetzte Richtung drehenden oder still stehenden Rades

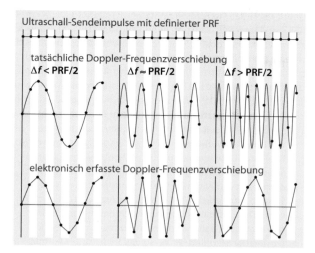

Abb. 5.28. Rekonstruktion von Sinusschwingungen verschiedener Frequenz aus einzelnen Ultraschallsendeimpulsen mit definierter Pulsrepetitionsfrequenz *(PRF)*. Die elektronische Erfassung orientiert sich an Amplitudenwerten der Sinusschwingung zum Zeitpunkt des jeweiligen Ultraschallsendeimpulses. Überschreitet die darzustellende Dopplerfrequenzverschiebung Δf die Hälfte der PRF *(rechts)*, kommt es zu einer Fehlinterpretation der gemessenen Dopplerfrequenz *(Aliaseffekt)*

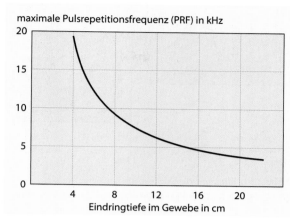

Abb. 5.30. Maximal erreichbare Pulsrepetitionsfrequenzen in Abhängigkeit von der gewünschten Untersuchungstiefe im Körper

---

Merke

»Aliasing« bedeutet ein physikalisch bedingtes Phänomen, bei dem die angezeigte Dopplerfrequenzverschiebung an anderer Stelle (in entgegengesetzter Strömungsrichtung) falsch dargestellt wird.

---

einander folgenden Ultraschallimpulsen entwickelt werden, deren Schwingungsdauer um den Faktor 1000 kürzer ist (Abb. 5.28). Dies setzt eine Reihe solcher Ultraschallimpulse voraus, anhand derer die Geräteelektronik versucht, die Frequenz der Schwingung zu erkennen.

Nach dem so genannten Nyquist-Theorem können jedoch nur Dopplerfrequenzen korrekt dargestellt werden, welche die Hälfte der Pulsrepetitionsfrequenz (PRF) nicht überschreiten (Aliasschwelle). Die PRF ist dabei als die Häufigkeit definiert, mit der Ultraschallimpulse gesendet werden (► s. Kap. 3.3.1). Sollen Dopplerfrequenzen dargestellt werden, die größer als PRF/2 sind, kommt es zu dem oben beschriebenen Aliaseffekt.

Dieser ist bei der Spektrumanalyse dadurch gekennzeichnet, dass Frequenzspitzen abgeschnitten werden und auf dem Bildschirm mit scheinbar entgegengesetzter Strömungsrichtung wieder erscheinen (Abb. 5.29). Liegt die abzuleitende Dopplerfrequenz oberhalb der Pulsrepetitionsfrequenz, kann bei der Untersuchung von Arterien die Pulsatilität sowohl des akustisch hörbaren Dopplersignals als auch des Spektrumbildes verloren gehen und ein nicht mehr interpretierbares Strömungssignal entstehen.

Maximale PRF vs. Eindringtiefe

Der Wunsch nach Erhöhung der Pulsrepetitionsfrequenz ist dadurch begrenzt, dass mit dem Senden eines neuen Schallimpulses jeweils abgewartet werden muss, bis die zurückgestrahlten Echos von der maximal zu untersuchenden Gewebetiefe am Schallkopf wieder eingetroffen sind (Abb. 5.30). Dies kann v. a. bei der Untersuchung intrakranieller Gefäße zu Problemen führen, da hier regelmäßig Beschallungstiefen von 8–10 cm erforderlich sind. Eine Erhöhung der Darstellbarkeit kann lediglich dadurch erzielt werden, dass die Nulllinie des Gerätes verschoben wird (Abb. 5.31).

High-PRF-Mode

Die durch das Nyquist-Theorem vorgegebenen Einschränkungen der Darstellbarkeit von Dopplerfrequenzen können bei den meisten Duplexgeräten durch den sog. High-PRF-Mode zumindest in bestimmten Grenzen scheinbar umgangen werden. Hierbei wird mit dem Senden eines neuen Ultraschallimpulses nicht abgewartet, bis alle Reflexionen wieder am Schallkopf eingetroffen sind, sondern nach der Hälfte der Zeit wird bereits ein neuer Impuls ausgestrahlt. Dadurch ist

Abb. 5.29. Bildschirmdarstellung verschiedener Dopplerspektren mit der maximalen Dopplerfrequenzverschiebung Δf in Abhängigkeit der Pulsrepetitionsfrequenz *(PRF)*

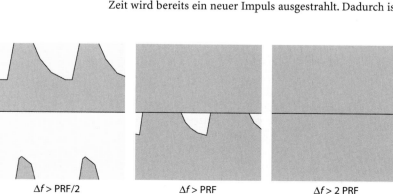

Δf > PRF/2   Δf > PRF   Δf > 2 PRF

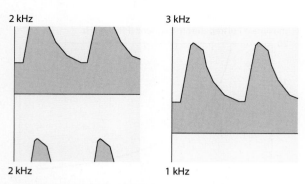

2 kHz   3 kHz

2 kHz   1 kHz

◘ Abb. 5.31. Erhöhung der Darstellbarkeit höherer Dopplerfrequenzen bei der gepulsten Dopplertechnik durch Verschiebung
der Nulllinie

eine Verdopplung der darstellbaren Dopplerfrequenz bis zur
Höhe der Pulsrepetitionsfrequenz erreichbar.

Erkauft wird dies allerdings dadurch, dass ein weiteres
Messvolumen in der Mitte zwischen dem Schallkopf und dem
auf dem Bildschirm eingestellten Messvolumen eingerichtet
wird. Sollte in diesem weiteren Messvolumen »zufällig« ein

Gefäß verlaufen, wird dessen Strömungssignal gleichermaßen mit dargestellt. Entsprechend sollte der High-PRF-Mode
z. B. in der Diagnostik von Verschlüssen nicht eingesetzt
werden.

Zusammenfassung

Die gepulste Dopplertechnik ermöglicht es, durch Positionierung eines definierten Messvolumens selektiv in frei
wählbaren Gewebetiefen Blutströmungen zu erfassen.
Erfolgt die Doppleruntersuchung in Kombination mit der
Schnittbilddarstellung (Duplexsonographie), lassen sich
damit nach vorheriger Bestimmung des Winkels zwischen
Schallstrahl und Gefäß (Beschallungswinkel) und ggf. auch
des Gefäßdurchmessers quantitativ Strömungsgeschwindigkeiten und -volumina messen. Nachteilig bei der gepulsten Doppler- und Duplexsonographie ist das Auftreten des Aliasing- oder Aliaseffekts mit scheinbar umgekehrter Strömungsrichtung, wenn die darzustellenden
Dopplerfrequenzen die Hälfte der Frequenz, mit der Ultraschallimpulse ausgesendet werden (Pulsrepetitionsfrequenz), übersteigen.

6 Strömungsbeurteilung anhand der Farbkodierung

6.1 Technische Grundlagen der farbkodierten Strömungsdarstellung

6.1.1 Farbkodierte Strömungsdetektion

Trotz der Namensgebung als »Fast-Fourier-Transformation« ist die FFT (► s. Kap. 5.1) aus physikalischen Gründen bei weitem zu langsam, um für die farbkodierte Strömungsdarstellung mit ihren zahlreichen Scanlinien Anwendung zu finden. Da auf der anderen Seite die Anforderungen an die Frequenzauflösung nicht sehr hoch sind und es bei der farbkodierten Darstellung letztlich mehr darum geht, Strömung zu lokalisieren als detailgenau zu messen, werden andere, wesentlich schnellere Techniken – v. a. das sog. **Autokorrelationsverfahren** – verwendet, um zumindest annähernd Aussagen über die intensitätsgewichtete mittlere Dopplerverschiebungsfrequenz zu erhalten. Die genaue Kenntnis des dahinter stehenden Prinzips ist für den Ultraschallanwender entbehrlich.

6.1.2 Parameter des »Farbfensters«

Wie bereits in Kap. 4.1.3 erwähnt, handelt es sich bei der farbkodierten Strömungsdarstellung im Prinzip um einen **Multigatedoppler** mit zahlreichen kleinen Messvolumina entlang einer größeren Zahl von Dopplerschallstrahlen, die nacheinander angesteuert werden. Hieraus ergibt sich ein zweidimensionales Feld von Messpunkten, deren Strömungsinformation – letztlich mangels anderer Möglichkeiten – in verschiedenen Farben (»farbkodiert«) dargestellt wird. Dieses Feld ist durch folgende Parameter gekennzeichnet:

Farbfenster

Hierbei handelt es sich um eine im schwarzweißen Schnittbild durch eine Linie markierte Fläche, in dem Strömungsinformationen farbkodiert angezeigt werden. Je nach verwendetem Schallkopf stellt sich das Farbfenster als (gekipptes) Rechteck oder als Kreisausschnitt dar (■ Abb. 6.1). Die vom Untersucher gewählte Breite des Farbfensters spielt zusammen mit der Zahl der Scanlinien (► s. u.) eine Rolle für die Bildwiederholungsrate (► s. Kap. 6.2.4).

Kippwinkel

Bei Linear-array-Schallköpfen kann das rechteckige Farbfenster meist um 2–3 Stufen mit seinem unteren Teil nach rechts oder links gekippt werden, um einen günstigeren Beschallungswinkel (► s. Kap. 6.2.1) zu erreichen

Scanlinien

Hierunter versteht man die nur indirekt anhand der Ausbildung des Farbfensters erkennbare Position der »virtuellen« Dopplerschallstrahlen. Die Zahl der Scanlinien ist vom Untersucher am Gerät meist in mehreren Stufen einstellbar und beeinflusst sowohl die Auflösung der farbkodierten Darstellung (► s. Kap. 6.1.4) als auch die Bildwiederholrate (► s. Kap. 6.2.4). Um letztere nicht allzu sehr zu erniedrigen, erfolgt üblicherweise nur für jeden 3.–4. Schallstrahl des Schnittbildes eine Analyse des Strömungssignals, und die Farbdarstellung in den dazwischen liegenden Bereichen beruht auf dem Prinzip der Interpolation.

6.1.3 Methoden der farbkodierten Darstellung

Das bereits in ► Abb. 4.2 gezeigte Frequenzdichtespektrum kann nach verschiedenen Methoden farbkodiert werden. Die für die Gefäßdiagnostik wesentlichsten sind im Folgenden aufgeführt (■ Abb. 6.2).

Frequenzabhängige Darstellung (Velocity-Mode)

Bei dieser Darstellungsform steht die Höhe der Dopplerfrequenzverschiebung im Vordergrund. Es besteht dabei unter den Geräteherstellern erfreuliche Einigkeit, dass die Farbkodierung umso heller bzw. intensiver wird, je höher die Frequenzverschiebung ist (■ Abb. 6.3). Die häufigste Verbreitung hat die Rot-blau-Kodierung der beiden Blutflussrichtungen zum Schallkopf hin und von ihm weg gefunden, die aufgrund möglicher Fehlinterpretationen durch den Aliaseffekt (► s. Kap. 6.2.2) jedoch keinesfalls mit der in Anatomielehrbüchern geläufigen Rot-blau-Darstellung von Arterien und

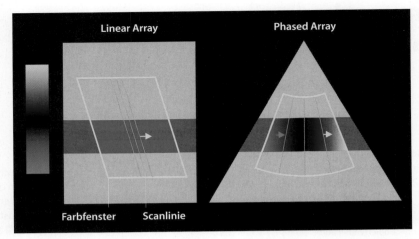

■ **Abb. 6.1.** Form und Lage des Schallfensters beim Linear-array- *(links)* und Phased-array-Schallkopf *(rechts)*. Die Lage der »virtuellen« Schallstrahlen *(Scanlinien)* ist nur anhand des Farbfensters zu erkennen. Beim *Linear-array-Schallkopf* können das Farbfenster und damit die Scanlinien innerhalb gewisser Grenzen nach links oder rechts geschwenkt werden. Hierdurch kann bei nahezu parallel zur Schallwandlerfläche verlaufenden Gefäßen eine Verbesserung der »Farb-

füllung« durch Verkleinerung des ansonsten annähernd 90° betragenden Beschallungswinkels erreicht werden. Beim *Phased-array-Schallkopf* kommt es bei einem quer durch das Farbfenster verlaufenden Gefäß regelmäßig zu einem Farbumschlag aufgrund der sich ändernden relativen Flussrichtung zu den Scanlinien hin und von diesen weg. Außerdem muss beim Überqueren des 90°-Beschallungswinkels mit einer (weitgehenden) Farbauslöschung gerechnet werden

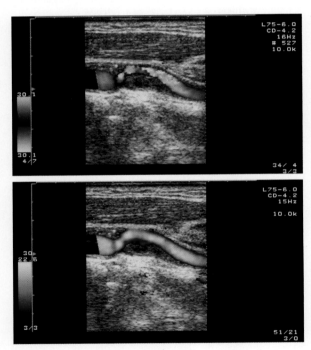

■ **Abb. 6.2.** Farbkodierte Darstellung der A. carotis interna im *Velocity-Mode (oben)* und *Power-Mode (unten)* am Beispiel einer mittelgradigen Abgangsstenose der A. carotis interna. Beachte die bessere Darstellung der Konturen des Gefäßlumens im Power-Mode, während der Velocity-Mode Aussagen zum Stenosemaximum anhand der lokalen Strömungsgeschwindigkeit vermittelt

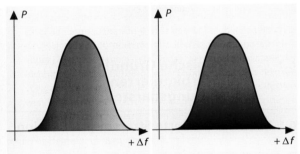

■ **Abb. 6.3.** Prinzip der verschiedenen farbkodierten Darstellungsarten von Blutströmung. Während bei frequenzabhängigen Verfahren *(links)* höhere Dopplerfrequenzen Δf zu helleren Farbwerten führen, wird bei leistungsabhängigen Verfahren *(rechts)* die Energie P des zurückgestrahlten Dopplerspektrums zur Farbkodierung benutzt

Venen verwechselt werden darf. Da an jedem Messpunkt nur eine Frequenz des gesamten Strömungsspektrums farbkodiert dargestellt werden kann, betrifft diese bei allen Geräteherstellern die intensitätsgewichtete mittlere Frequenz (**Meanwert**).

Ebenfalls bei allen Geräteherstellern findet sich auf dem Gerätebildschirm ein Balken oder Kreis, in dem die zur Farbkodierung der beiden Strömungsrichtungen und Dopplerfrequenzen gewählten Farben dargestellt werden. Der meist am oberen und unteren Rand angezeigte Wert entspricht der maximal dargestellten Meanfrequenz bis zum Erreichen der Aliasschwelle (▶ s. Kap. 6.2.2), wird von den meisten Geräteherstellern jedoch in cm/s oder m/s angegeben. Da eine winkelkorrigierte farbkodierte Darstellung der Strömungsgeschwindigkeit angesichts der vielen farbkodierten Messpunkte nur bei völlig gestreckt verlaufenden Gefäßen einen Sinn machen würde, erscheint die Geschwindigkeitsangabe methodisch unsinnig und kann zu Missverständnissen führen, hat sich jedoch aus unerfindlichen Gründen weitgehend eingebürgert. Die Geschwindigkeitsangabe bezieht sich auf einen Winkel von 0° und kann daher einfach in kHz umgerechnet werden (■ Tabelle 6.1). Leider hat sich für die frequenzabhängige Darstellung der Begriff **Velocity-Mode** durchgesetzt, was methodisch nicht korrekt ist und zu Fehl-

◘ **Tabelle 6.1.** Berechnung der maximal farbkodiert dargestellten Meandopplerfrequenzen anhand der auf der Farbskala angegebenen Geschwindigkeitswerte. Bei der Umrechnung ist die jeweilige Dopplersendefrequenz zu beachten, die häufig nicht mit der Schnittbildsendefrequenz identisch ist

Anzeigewert [cm/s]	Dopplersendefrequenz			
	2,5	5,0	7,5	MHz
10	0,3	0,7	1,0	kHz
20	0,6	1,3	2,0	kHz
50	1,6	3,3	5,0	kHz

◘ **Tabelle 6.2.** Vergleich der Wertigkeit geschwindigkeits- und leistungsabhängiger farbkodierter Darstellungsmethoden

Darstellungsmethode	Vorteile	Nachteile
Frequenzabhängige Darstellung (Velocity-Mode)	Aussagen über die Strömungsgeschwindigkeit	Strömungsdarstellung abhängig vom Beschallungswinkel, »Farbfüllung« von Gefäßen häufig nicht optimal
Leistungsabhängige Darstellung (Power-Mode)	»Farbfüllung« relativ winkelunabhängig, Darstellung sehr langsamer Blutströmungen, »angiographieähnliches« Bild	Keine Aussagen über Strömungsgeschwindigkeit, bei älteren Geräten keine Möglichkeit zur Erfassung der Strömungsrichtung

interpretationen v. a. bei sich ändernden Beschallungswinkeln führen kann.

Leistungsabhängige Darstellung (Power-Mode)

Bei diesem Verfahren erfolgt die Farbkodierung nach der Intensität (power) der rückgestreuten Frequenzkomponenten und ist damit innerhalb bestimmter Grenzen proportional zum Durchmesser des untersuchten Gefäßes. Da dieses Verfahren recht artefaktunempfindlich und nur wenig vom Beschallungswinkel abhängig ist, kann bei niedrig angesetzter Schwelle auf diese Weise jedes Gefäß dargestellt werden, in dem – mit welcher Geschwindigkeit auch immer – Blut fließt. Diese Tatsache führte in der Entwicklungszeit der Methode zum Begriff des **Angio-Mode**, der sich jedoch nicht durchgesetzt hat. Aussagen über die Höhe der Strömungsgeschwindigkeit sind bei dieser Darstellungsform nicht möglich, und es kann – zumindest bei älteren Geräten – auch die Strömungsrichtung nicht erfasst werden. ◘ Tabelle 6.2 gibt einen Überblick über die Vor- und Nachteile der Verfahren.

> Aus nicht nachvollziehbaren Gründen wird der »Power-Mode« in verschiedenen wissenschaftlichen Arbeiten als eigenständiges Verfahren im Gegensatz zum »Farbdoppler« beschrieben, was unsinnig ist. **Velocity-Mode** und **Power-Mode** sind vielmehr lediglich Facetten derselben dopplerabhängigen Farbdarstellung. Weitere farbkodierte Interpretationsarten des Dopplerspektrums sind der **Tissue-Mode** und der **Variance-Mode**, die beide in der Kardiologie eingesetzt werden. Da sie in der neurovaskulären Ultraschalldiagnostik ohne Bedeutung sind, brauchen sie hier nicht weiter beschrieben werden.

6.1.4　Auflösung der farbkodierten Darstellung

Räumliche Auflösung

Wie bei der Impuls-Echo-Darstellung im Schwarzweißbild sind auch bei der farbkodierten Strömungsdarstellung die axiale und die laterale Auflösung getrennt zu berücksichtigen.

Axiale Auflösung. Während bei der Schnittbilddarstellung möglichst kurze Impulse gewählt werden (► s. Abb. 3.6), muss der Sendeimpuls bei der Doppleranwendung wesentlich länger sein, um eine ausreichend genaue Frequenzbestimmung zu ermöglichen. Entsprechend ist bei der farbkodierten Strömungsdarstellung mit einer um den Faktor 5–10 schlechteren axialen Auflösung zu rechnen.

Laterale Auflösung. Aufgrund der gegenüber dem Schwarzweißbild erheblich geringeren Zahl der Scanlinien ergeben sich vergleichbare Einschränkungen auch hinsichtlich der lateralen Auflösung. Geht man von ca. 20–30 Scanlinien bei »üblicher« Größe des Farbfensters aus, ist extrakraniell eine laterale Auflösung von allenfalls 1–2 mm zu erreichen. Bei der transkraniellen Untersuchung liegt die Situation aufgrund der niedrigen Schallsendefrequenz und möglicher Verzerrungen bei der Durchdringung des knöchernen Schädels noch schlechter im Bereich von 2–3 mm. Da der Durchmesser der Hirnbasisarterien ebenfalls lediglich in dieser Größenordnung liegt, versteht sich von selbst, dass damit – mit geringen Einschränkungen (► s. Abb. 12.11) – bei der Untersuchung der Hirnbasisarterien keine Aussagen zur Weite der abgeleiteten Gefäße möglich sind.

Merke

Auflösung der farbkodierten Darstellung:
- extrakraniell
  - axial 0,5–1 mm
  - lateral 1–2 mm
- transkraniell
  - axial 1–2 mm
  - lateral 2–3 mm

Zeitliche Auflösung

Die zeitliche Auflösung der farbkodierten Darstellung stellt einen Kompromiss zwischen dem Wunsch nach einer möglichst pulsatilen Strömungsdarstellung (»hohe zeitliche Auflösung«) auf der einen und einer möglichst hohen räumlichen und Detailauflösung auf der anderen Seite dar. So steigt der Zeitbedarf

- durch Erhöhung der Scanliniendichte im Farbfenster,
- durch Verbreiterung des »Farbfensters«,
- durch Verbesserung der Strömungsanalyse/Scanlinie.

Geht man von einer durchaus noch üblichen Bildwiederholrate von 5 Hz bei breitem Farbfenster und hoher Scanliniendichte aus und berücksichtigt eine Herzrate von z. B. 70/min, wird das farbkodierte Bild über den Herzzyklus hinweg gerade 4-mal neu erstellt. Entsprechend eignet sich die Farbkodierung nur in sehr beschränktem Umfang für Aussagen zum pulsatilen Verlauf der Strömung.

ℹ️ Praktische Hinweise

> Anders als bei der Schnittbilddarstellung darf nicht davon ausgegangen werden, dass durch eine möglichst hohe Sendefrequenz ein optimales »Farbbild« erreicht werden kann. Da gegenüber dem Schwarzweißbild ohnehin nur eine reduzierte Auflösung zur Verfügung steht, die im Wesentlichen durch die Scanliniendichte begrenzt ist (▶ s. oben), ist die Auflösungsverschlechterung der Farbkodierung durch eine etwas niedriger gewählte Sendefrequenz unerheblich. Dagegen ergibt sich jedoch bei niedrigeren Sendefrequenzen der wesentliche Vorteil, dass in der Tiefe liegende Strukturen besser dargestellt werden. Viele Gerätehersteller werden dieser Tatsache dadurch gerecht, dass sie für die Ableitung des Farbsignals von vornherein eine niedrigere Sendefrequenz als für das schwarzweiße Schnittbild verwenden. Ob ein solches »Frequenzsplitting« vorgenommen wird, wird jedoch leider auf dem Bildschirm vieler Duplexgeräte nicht angezeigt.

6.1.5   Methoden der farbkodierten Bildaufbereitung

Ultraschallgeräte sind heute ohne umfangreiche digitale Bildnachbearbeitung nicht mehr denkbar, wobei allerdings die Grenze zwischen einer sachdienlichen Aufbereitung der Ultraschallinformation und reinen »Bildverschönerungsmaßnahmen« mit möglichem Informationsverlust fließend ist. Dies betrifft insbesondere die farbkodierte Darstellung, bei der aus einer sehr begrenzten Anzahl von Scanlinien mit

ebenfalls begrenzter axialer Auflösung durch digitale Bildverarbeitung eine gleichmäßige Farbfüllung von Gefäßen erzeugt wird. Hierbei spielen insbesondere Mittelwertbildungen (Interpolationsrechnungen) eine Rolle, die sowohl lokalisatorisch zwischen den einzelnen Farbpunkten bzw. Scanlinien als auch zeitlich zwischen den einzelnen Farbbildern erfolgen können. Für Letzteres finden v. a. 2 Techniken Anwendung.

Persistence-Index

Durch kontinuierliche Interpolation mehrerer hintereinander aufgenommener Bilder können Artefakte unterdrückt werden und das Bild erscheint »ruhiger«. Erkauft wird dies allerdings durch eine Reduktion der zeitlichen Auflösung. Die Zahl der jeweils interpolierten Bilder kann mit Hilfe des »Persistence-Index« vom Anwender gesteuert werden.

Colour capture

Kontinuierliches Aufsummieren der Farb-informationen hintereinander aufgenommener Schnittbilder mit anschließendem »Einfrieren« des summierten Bildes ist v. a. dann hilfreich, wenn Gefäße nicht in einer Ebene darzustellen sind. Eine derartige Situation findet sich fast regelmäßig bei Kinkings, jedoch auch im Bereich des Circulus Willisii mit seinen zahlreichen Gefäßabschnitten. Durch leichtes Hin- und Herkippen des Schallkopfes lässt sich ein räumliches Segment mit allen in diesem Segment befindlichen Gefäßen erfassen und auf dem Bildschirm darstellen (◻ Abb. 6.4). Von der CT- und MR-Angiographie ist diese Methode auch als »maximum intensity projection« (MIP) bekannt.

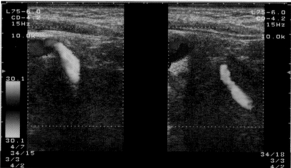
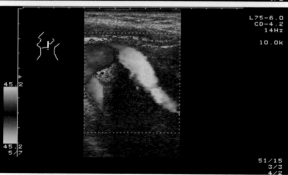

◻ **Abb. 6.4.** Farbkodierte Darstellung einer Elongation der A. carotis interna ohne (*oben*) und mit (*unten*) Einsatz von »colour capture«. Aufgrund des nicht in einer Schnittebene liegenden Gefäßverlaufs lässt sich im Normalfall entweder nur der proximale *oder* der distale Abschnitt der extrakraniellen A. carotis interna darstellen

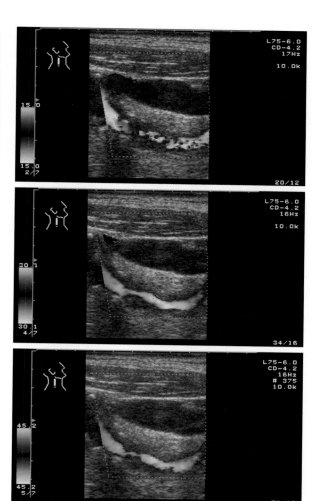

Zusammenfassung

Bei der farbkodierten Duplexsonographie sind Blutströmungen innerhalb eines definierten Farbfensters im schwarzweißen Schnittbild als farbige Strukturen erkennbar. Standardmethoden der Farbkodierung sind die frequenzabhängige (Velocity-Mode) und leistungsabhängige (Power-Mode) Darstellung. Gegenüber dem schwarzweißen Schnittbild ist die Auflösung der farbkodierten Darstellung um den Faktor 5–10 geringer. Durch spezielle Techniken der Bildaufbereitung (Persistence-Index, colour capture) ergibt sich im Einzelfall eine homogenere Farbdarstellung.

6.2 Einflussgrößen auf die farbkodierte Strömungsdarstellung

6.2.1 Beschallungswinkel

Wie bereits mehrfach erwähnt, ist der Winkel zwischen dem Schallstrahl und dem zu untersuchenden Gefäß für alle Doppleranwendungen von wesentlicher Bedeutung. Dies gilt selbstverständlich auch für die farbkodierte Strömungsdarstellung. Erschwerend ist hier jedoch die Tatsache, dass die zahlreichen »virtuellen« Schallstrahlen (Farb- oder Scanlinien) nur indirekt an der Form und Lage des Farbfensters zu erkennen sind (▶ s. Abb. 6.1).

Bei Schallköpfen mit sektorförmigem oder gebogenem Bildausschnitt kommt hinzu, dass sich der Beschallungswinkel über den Bildschirm hinweg ändert, sodass in einem geradlinig verlaufenden Gefäß sowohl Strömung zur Sonde hin als auch von der Sonde weg vorliegen kann. Ein sich 90° nähernder Winkel kann aufgrund der Farbauslöschung zur Fehldiagnose eines Gefäßverschlusses führen. Ein mit zunehmend spitzerem Beschallungswinkel detektiertes Gefäß kann aufgrund der erhöhten Dopplerfrequenzen mit scheinbar gesteigerter Strömungsgeschwindigkeit Anlass zur Fehldiagnose einer Stenose geben.

6.2.2 Aliaseffekt (Aliasing)

Da es sich bei der farbkodierten Duplexsonographie vom technischen Grundprinzip her um eine gepulste Doppleranwendung handelt, spielt auch hier der Aliaseffekt eine wichtige Rolle. Über die bereits in Kap. 5.3.4 genannten Grenzen (Aliasschwelle) hinausgehende Dopplerfrequenzen werden daher farbkodiert gleichermaßen mit scheinbar umgekehrter Strömungsrichtung dargestellt.

Farbskala

Auskunft über die aktuell maximal ohne Aliaseffekt darstellbare Meanfrequenz gibt die auf dem Bildschirm sichtbare Farbskala. Die meisten Hersteller bevorzugen hierfür einen am seitlichen Rand senkrecht verlaufenden Farbbalken (◘ Abb. 6.5), bei einigen wenigen Geräten findet sich ein Farbkreis. Letzterer eignet sich in besonderem Maße um das Prinzip des Aliaseffekts nochmals deutlich zu machen, wonach bei Überschreiten der »Aliasschwelle« die jeweils entgegen gesetzte Farbgebung beginnt (◘ Abb. 6.6).

◘ **Abb. 6.5.** Farbkodierte Darstellung einer langstreckigen Abgangsstenose der A. carotis interna bei von oben nach unten zunehmender Aliasschwelle

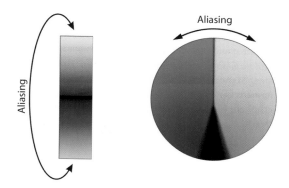

◘ **Abb. 6.6.** Farbskala in der am häufigsten benutzten Form eines vertikalen Balkens (*links*) – bzw. sinnvoller – als Kreisfläche (*rechts*). Bei Überschreiten der Aliasschwelle aufgrund höherer Dopplerfrequenzen wird jeweils die gegenläufige Farbgebung erreicht

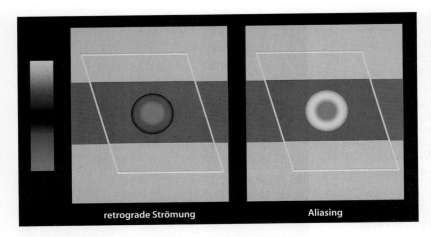

◻ Abb. 6.7. Differenzierung zwischen Aliasing und retrograder Strömung anhand der Farbgebung im Grenzgebiet des Farbumschlags (retrograde Strömung = dunkle Grenzzone; Aliasing = helle Grenzzone)

Differenzierung Aliasing – Rückfluss

Treten in einem farbkodiert dargestellten Gefäß Dopplerfrequenzen auf, welche die Aliasschwelle überschreiten, sind diese von einem tatsächlichem Rückfluss nicht ohne Weiteres zu unterscheiden. Eine zuverlässige Hilfe stellt jedoch die Tatsache dar, dass das Überschreiten der Aliasschwelle üblicherweise über hellere Farben hinweg verläuft, sodass sich zwischen Regionen unterschiedlicher Farbe eine helle Grenzschicht darstellt (◻ Abb. 6.7). Rückflussanteile hingegen zeigen typischerweise eine dunkle Umrandung (◻ Abb. 6.8).

Merke	

Differenzierung zwischen Aliaseffekt und Rückfluss:
- Aliaseffekt: Farbübergang mit hellem Zwischensaum,
- Rückfluss: Farbübergang mit dunklem Zwischensaum.

❶❶   Praktische Hinweise

Als Faustregel für die Einstellung der Aliasschwelle kann gelten, dass im Normalfall sowohl extra- als auch intrakraniell zunächst ein Wert von 10–20 cm/s eingestellt werden sollte, um die Gefäße erst einmal zu detektieren. Zum Ausschluss einer Stenose bzw. zum Nachweis eines lokalen Aliasphänomens wird man dann die Aliasschwelle graduell so lange erhöhen, bis das Aliasing im Gefäß gerade verschwindet (▶ s. Kap. 6.3.2).

6.2.3   Untere Grenzfrequenz (Wandfilter, Cut-off-Frequenz)

Bei der farbkodierten Duplexsonographie ist es erforderlich, stationäre Echos von bewegten Strukturen zu differenzieren, um diese entweder schwarzweiß oder farbig darzustellen. Hierzu findet – vereinfacht – ein Hochpassfilter Anwendung, das minimale Dopplerfrequenzverschiebungen, wie sie auch bei weitgehend stationären Strukturen auftreten, von der Farbdarstellung ausnimmt (◻ Abb. 6.9). Da auch bei der »konventionellen« Darstellung des Dopplerspektrums eine solche Trennung notwendig ist, um die zwar geringen, aber

reflexionsstarken Lateralpulsationen der Gefäßwände aus dem Dopplerspektrum auszublenden, hat sich von dieser Anwendung her der Begriff des Wandfilters eingebürgert. Dabei ist allerdings zu berücksichtigen, dass das verwendete Filter aus technischen Gründen keine scharfe Trennlinie darstellt. Entsprechend können bei niedrig eingestelltem Wandfilter starke stationäre Echos die Filterung überwinden und als Farbpunkte erscheinen.

Minimal detektierbare Blutströmungen

In der Praxis stellt die untere Grenzfrequenz nur ein relativ geringes Problem dar, da selbst hinter höchstgradigen Stenosen im poststenotischen Lumen noch mit Strömungsgeschwindigkeiten in der Größenordnung von 1–2 cm/s zu

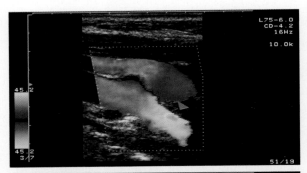

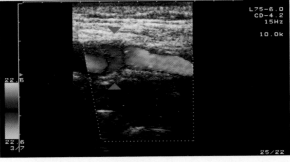

◻ Abb. 6.8. Umschriebener Aliaseffekt ca. 1 cm distal des Abgangs der A. carotis interna als Hinweis auf eine dort lokalisierte Stenose (*oben*). Durch schraubenförmig gedrehte Strömung (»Helixfluss«) verursachte, scheinbar retrograde Strömungsanteile im Bereich des Karotisbulbus (*unten*)

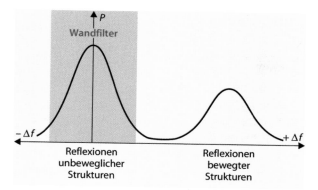

Abb. 6.9. Trennung stationärer Echos (Δf ≈ 0) von Dopplerfrequenzverschiebungen mit Hilfe eines (in der Abbildung ideal scharfkantigen) Wandfilters

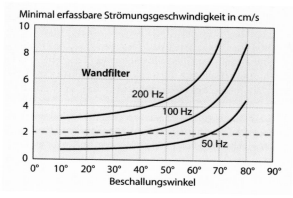

Abb. 6.10. Abhängigkeit der minimal detektierbaren Strömungsgeschwindigkeit bei Einsatz einer Ultraschallsendefrequenz von 5 MHz in Abhängigkeit des Beschallungswinkels und des eingestellten Wandfilters. Um 2 cm/s noch nachweisen zu können, sollte der Beschallungswinkel 60–70° (bei 50-Hz-Wandfilter) nicht übersteigen

rechnen ist. Darunter liegende Strömungsgeschwindigkeiten führen in größeren Arterien offensichtlich zur Thrombosierung. Damit dürfte z. B. bei einer Sendefrequenz von 5 MHz und einem Winkel von 60° zwischen Schallstrahl und Gefäß ein Wandfilter bzw. eine minimale Auflösung in der Größenordnung von 50 Hz ausreichend sein, um auch hinter einer höchstgradigen Stenose die Blutströmung noch erkennen zu können (■ Abb. 6.10). Aufgrund der bekannten Winkelabhängigkeit sollten allerdings höhere Winkelgrade vermieden werden, da ansonsten keine ausreichende Detektion geringer Flussgeschwindigkeiten mehr zu erwarten ist.

6.2.4 Bildwiederholfrequenz (frame rate)

Ohne Einfluss auf die diagnostische Treffsicherheit, jedoch in erheblichem Umfang störend für den Untersuchungsablauf, können langsame Bildwiederholfrequenzen bei der farbkodierten Untersuchung sein. Während der Aufbau eines schwarzweißen Schnittbildes in fast vernachlässigbar kurzer Zeit erfolgt, sind Bildaufbauzeiten für die Farbkodierung in der Größenordnung von 100–200 ms keine Seltenheit, was dann zu Bildraten von 5–10 Hz führt. Hier ist im Einzelfall ein Kompromiss zwischen der minimal noch ableitbaren Dopplerfrequenz auf der einen und der Breite des Farbfensters einschließlich der Anzahl der Farblinien auf der anderen Seite erforderlich (■ Tabelle 6.3). Weitere Einflussgrößen sind die gewünschte Abbildungstiefe, welche die maximal erzielbare Pulsrepetitionsfrequenz begrenzt, sowie die Anzahl der gewünschten Fokuspunkte.

Die Verwendung mehrerer Fokuspunkte wäre grundsätzlich wie bei der Schnittbildsonographie wünschenswert (► s. Kap. 3.3.3), um nicht nur in einer bestimmten Tiefe im Gewebe, sondern über den ganzen Scanbereich hinweg eine optimale Auflösung zu erzielen. Während dies für das schwarzweiße Schnittbild aufgrund des schnellen Bildaufbaus unkritisch ist, führt die Verwendung mehrerer Fokuspunkte bei der Farbdarstellung jedoch zu einer kaum mehr akzeptablen Verlangsamung der Bildwiederholrate, da für jeden Fokuspunkt ein gesondertes Farbbild aufgebaut werden muss. Die meisten Gerätehersteller verwenden daher für die Farbdarstellung von vornherein nur eine Fokuszone.

6.2.5 Verstärkung und Farb-schwarzweiß-Balance

Im Gegensatz zur Schnittbildsonographie, die nur eine einzige Verstärkungsregelung für die Schwarzweißdarstellung benötigt, sind bei der farbkodierten Duplexsonographie getrennte Regler für die Schwarzweiß- und die Farbverstärkung sowie meist auch ein Regler für das Verhältnis beider zueinander (Farb-schwarzweiß-Balance) vorhanden (■ Abb. 6.11).

Zu geringe Farbverstärkung bringt die farbkodierte Strömungsinformation zum Verschwinden, zu hohe Verstärkung führt zu punktförmigen Farbartefakten im Bereich unbewegter Strukturen. Letztere sollten nicht mit dem Konfettieffekt verwechselt werden, der hinter hochgradigen Stenosen auftreten kann (► s. Abb. 15.16). Die Qualität der Schnittbilddarstellung wird hierdurch nicht beeinflusst.

Tabelle 6.3. Einflussgrößen auf die Bildwiederholfrequenz (frame rate)

Einflussgröße	Frame rate höher	Frame rate niedriger
Breite des Farbfensters	Kleiner	Größer
Anzahl der Scanlinien im Farbfenster	Weniger	Mehr
Pulsrepetitionsfrequenz	Höher	Niedriger
Untere Grenzfrequenz	Höher	Niedriger

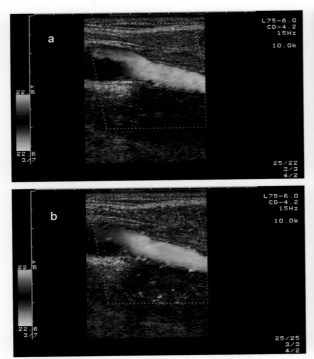
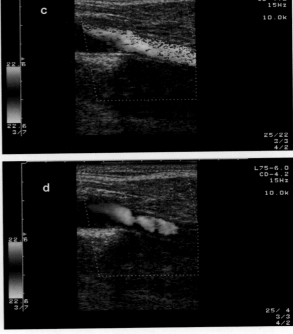

◘ Abb. 6.11a–d. Erscheinungsbild der extrakraniellen A. carotis interna bei verschiedenen Einstellungen der Farbverstärkung (»colour gain«) und der Balance. »Normale« Darstellung mit vereinzelten Farb-punkten außerhalb des Gefäßlumens (**a**), zu hoch eingestellte Farb-verstärkung (**b**), zuungunsten der Farbkodierung eingestellte Farb-schwarzweiß-Balance (**c**), zu niedrig eingestellte Farbverstärkung (**d**)

Das Verhältnis zwischen der farbkodierten und schwarz-weißen Darstellung wird bei den meisten Geräten durch die Balance (bei einigen Geräteherstellern auch als write priority bezeichnet) geregelt. Wird die Balance zu sehr zugunsten des Schnittbildes eingestellt, verschwindet die farbige Strömungs-darstellung und weicht dem schwarzweißen Schnittbild. Bei zu sehr in Richtung Farbkodierung eingestellter Balance wer-den hingegen Gefäßränder farbig überschrieben. Es bedarf einiger Erfahrung, einen sinnvollen Mittelweg zwischen einer noch ausreichenden Schwarzweißdarstellung und einer gu-ten »Farbfüllung« der untersuchten Gefäße zu erreichen.

Zusammenfassung

Die von der Dopplersonographie her bekannte Winkel-abhängigkeit ist bei der farbkodierten Gefäßdarstellung gleichermaßen zu beobachten, d. h. bei einem annähernd 90° betragenden Winkel zwischen »virtuellen« Schall-strahlen und Gefäß versagt die Farbkodierung. Ebenfalls von Bedeutung ist auch der Aliaseffekt, der bei Strömungs-geschwindigkeiten, welche die »Aliasschwelle« über-schreiten, zu einer scheinbaren Rückströmung führt. Voraussetzung für eine zuverlässige farbkodierte Gefäß-darstellung ist die Beachtung einer ausreichenden Farb-verstärkung und einer angepassten Farb-schwarzweiß-Balance.

6.3 Grundtechniken der farbkodierten Untersuchung

In der Praxis der farbkodierten Untersuchung sind 2 grund-sätzlich unterschiedliche Einstellungsformen mit dem Ziel einer möglichst optimalen Gefäß- oder Strömungsdar-stellung zu unterscheiden (◘ Tabelle 6.4). Beide Forderungen zusammen zu erfüllen, ist nicht realistisch, weswegen hier je nach Fragestellung eine Auswahl zu treffen ist.

6.3.1 Optimierte Gefäßdarstellung (»Low-flow-Einstellung«)

Die wohl wesentlichste Bedeutung der farbkodierten Technik liegt in der Möglichkeit der Lokalisation von Strömung in Ge-fäßen. Damit wird eine möglichst optimale »Farbfüllung« wichtig, während Aussagen über den Dopplerfrequenzgehalt und den pulsatilen Verlauf eher untergeordnet und Domäne der Dopplertechnik mit singulärem Schallstrahl sind. Eine möglichst optimale Darstellung von Gefäßen kann durch Be-achtung mehrerer Faktoren erreicht werden (▶ s. nachstehen-de Übersicht).

▣ **Tabelle 6.4.** Grundtechniken der farbkodierten Untersuchung im Bereich der extrakraniellen hirnversorgenden Arterien

Technik	Zielsetzung	Einsatzgebiet
Optimierte Gefäßdarstellung	Erreichen einer möglichst guten »Farbfüllung« des untersuchten Gefäßes	Beurteilung des Gefäßverlaufs und der Kontinuität des »farbgefüllten« Gefäßlumens
Optimierte Strömungsdarstellung	Schrittweise Erhöhung einer initial niedrig eingestellten PRF, bis alle Aliasphänomene weitgehend verschwunden sind	Erkennung von Stenosen, die zu keiner sichtbaren Einengung des »farbgefüllten« Gefäßlumens führen sowie zur Lokalisation des Stenosemaximums

Möglichkeiten zur Verbesserung der »Farbfüllung« von Gefäßen (*Low-flow-Einstellung*)

- Niedrige Dopplersendefrequenz (soweit geräteseitig einstellbar)
- Niedrige Pulsrepetitionsfrequenz (Aliasschwelle ≤10 cm/s)
- Niedriges Wandfilter (≤50 Hz)
- Optimierung des Winkels zwischen Schallstrahl und Gefäß
- Erhöhung der Farbverstärkung
- Einsatz digitaler Bildverarbeitungsmaßnahmen (persistence, colour capture)
- Einsatz des »Power-Mode«

ℹ️ **Praktische Hinweise**

Die Kombination von niedriger PRF, niedrigem Wandfilter, optimiertem Beschallungswinkel und hoher Farbverstärkung bis zum Auftreten von relativ häufigen Farbpunkten im Weichteilgewebe wird auch als **Low-flow-Einstellung** bezeichnet und dient dazu, langsame Strömungsgeschwindigkeiten bei der Differenzierung zu Gefäßverschlüssen erkennen zu können.

Niedrige Dopplersendefrequenz

Steht bei einer bestimmten diagnostischen Fragestellung die farbkodierte Strömungsuntersuchung im Vordergrund, sollte trotz der möglicherweise schlechteren Schnittbildauflösung ein Schallkopf mit niedrigerer Sendefrequenz gewählt werden. Hierdurch ist im Einzelfall eine deutliche Erhöhung der Eindringtiefe zu erwarten, während die ohnehin beschränkte Farbauflösung nur unwesentlich beeinträchtigt wird.

Niedrige untere Grenzfrequenz

Da die Strömungsgeschwindigkeit in Gefäßen aufgrund des typischen parabolischen Strömungsprofils lediglich in der Mitte höhere Werte zeigt und zum Gefäßrand hin abfällt, ist die Einstellung einer relativ niedrigen unteren Grenzfrequenz mit der Möglichkeit der Detektion auch geringer Strömungsgeschwindigkeiten Voraussetzung für eine bis zur Gefäßwand reichende Farbfüllung. Dies ist durch Wahl einer niedrigen Pulsrepetitionsfrequenz in Kombination mit einem geeigneten Wandfilter zu erreichen.

Optimaler Beschallungswinkel

In engem Zusammenhang mit der unteren Grenzfrequenz ergibt sich die Forderung nach einem möglichst spitzen Winkel zwischen virtuellem Schallstrahl und Gefäß, wenn niedrige Strömungsgeschwindigkeiten erfasst werden sollen. Dieser Forderung steht allerdings die Tatsache entgegen, dass bei stark gekipptem Farbfenster die Strecke bis zum Erreichen des Gefäßes erheblich zunehmen kann, was zu einer reduzierten Eindringtiefe führt (▣ Abb. 6.12). Bei der Beschallung tiefliegender Gefäße muss daher im Einzelfall durch Versuch ein Mittelweg zwischen den beiden gegensätzlichen Effekten gefunden werden.

Erhöhung der Farbverstärkung

Ohne Zweifel stellt die Einstellung einer ausreichenden Farbverstärkung eine der wichtigsten Maßnahmen zur Erzielung einer optimalen Farbdarstellung dar. Dabei kann als Regel gelten, dass die Farbverstärkung dann korrekt eingestellt ist, wenn sich in unbewegten Strukturen ab und zu Farbpunkte zeigen, die dann aufgrund ihrer Seltenheit und Unregelmäßigkeit ohne Schwierigkeiten als Artefakte zu interpretieren sind.

Digitale Bildaufbereitung

Auf die verschiedenen Techniken der Bildverarbeitung wurde bereits hingewiesen. Es erscheint durchaus sinnvoll, diese Maßnahmen auch praktisch einzusetzen, da damit zwar Informationen über den pulsatilen Verlauf der Strömung verloren gehen, diese jedoch aus den genannten Gründen ohnehin nur geringe Bedeutung besitzen und einer optimalen »Farbfüllung« der Vorrang einzuräumen ist.

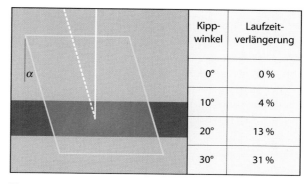

	Kipp-winkel	Laufzeit-verlängerung
	0°	0 %
	10°	4 %
	20°	13 %
	30°	31 %

▣ **Abb. 6.12.** Verlängerung der im Gewebe zurückzulegenden Strecke zwischen Schallkopf und Gefäß durch zunehmendes Kippen des Farbfensters

Grundlagen

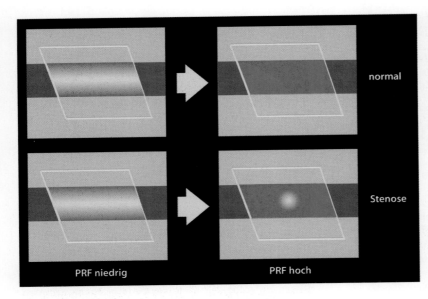

▣ Abb. 6.13. Prinzip der *optimierten Strömungsdarstellung* durch langsame Erhöhung der PRF. Bei geradlinig verlaufendem Gefäß kommt es im Normalfall zuletzt nur noch in der Mitte des Gefäßes zu einem bandförmig durchgehenden Aliasing. Liegen umschriebene Stenosen vor, ist deren Vorliegen unschwer an einem umschriebenen Aliaseffekt in diesem Bereich zu erkennen

Leistungsabhängige Farbdarstellung

Wie bereits in Kap. 6.1.3 erwähnt, lässt sich durch Verwendung des **Power-Mode** eine bessere »Farbfüllung« mit der Möglichkeit der Darstellung auch sehr langsamer Strömungen realisieren. Der Preis hierfür ist allerdings der Verlust der Strömungsgeschwindigkeitsinformation (bei älteren Geräten auch der Richtungsinformation), sodass dieses Verfahren nur als Ergänzung zur geschwindigkeitsabhängigen Darstellung dienen kann.

6.3.2   Optimierte Strömungsdarstellung

Diese Technik dient dazu, lokale Strömungsbeschleunigungen sichtbar zu machen (▣ Abb. 6.13). Ausgehend von einem niedrigen PRF-Wert (bzw. einer niedrigen Aliasschwelle von 10–20 cm/s) wird die PRF so lange schrittweise erhöht, bis alle Aliasphänomene im Gefäßverlauf weitgehend verschwunden sind. Sind solche dann noch umschrieben vorhanden und sind sie nicht durch Änderungen des Beschallungswinkels

zu erklären, ist dies als Hinweis auf eine Stenose zu werten. Auf diese Weise lässt sich auch unschwer das Maximum einer Stenose erkennen und dann gezielt in diesem Bereich der Dopplerschallstrahl für die Messung der maximalen Strömungsgeschwindigkeit platzieren.

Zusammenfassung

Je nach diagnostischer Fragestellung kommen bei der farbkodierten Duplexsonographie 2 unterschiedliche Geräteeinstellungen in Betracht:

— Ziel der »optimierten Gefäßdarstellung« ist eine möglichst optimale »Farbfüllung« von Gefäßen, was durch Einsatz verschiedener »Low-flow-Parameter« erreicht wird.

— Ziel der »optimierten Strömungsdarstellung« ist die Erkennung umschriebener Strömungsbeschleunigungen als Hinweis auf das Vorliegen einer Stenose, was durch Veränderung der PRF möglich ist.

7 Ultraschallkontrastmittel

Kontrastmittel – laut Pschyrembel »bei bildgebenden Verfahren zur Verstärkung von Kontrastunterschieden in den Körper eingebrachte Hilfsmittel« – sind elementarer Bestandteil radiologischer Gefäßdiagnostik. Vor allem für medizinische Laien ist der Begriff daher eng an Röntgenkontrastmittel mit deren spezifischen Problemen gekoppelt. Zur Vermeidung derartiger Assoziationen wird in Zusammenhang mit Ultraschallkontrastmitteln häufig auch von »Signalverstärkern« gesprochen. Die Verstärkung der Rückstreuung des Ultraschalls ist zwar die am häufigsten genutzte, jedoch nicht einzige Eigenschaft von Ultraschallkontrastmitteln. In Verbindung mit neueren Ultraschallverfahren wie contrast harmonic imaging oder stimulated acoustic emission wird zur Bildgenerierung ausschließlich ein vom Ultraschallkontrastmittel emittiertes Signal herangezogen. Eine Signalverstärkung im eigentlichen Sinn findet hierbei nicht statt, da dies ein prinzipiell auch ohne Kontrastmittel empfangbares Signal voraussetzt. Im Folgenden wird daher der Begriff des Signalverstärkers nur dann verwendet, wenn der Einsatz des Kontrastmittels zur Verstärkung der Rückstreuung des Ultraschallsignals erfolgt. In allen anderen Fällen und als Sammelbegriff für die entsprechenden Substanzen wird der Begriff des Kontrastmittels gewählt, auch wenn dadurch im Einzelfall eine gewisse Assoziation mit Röntgenkontrastmitteln entstehen mag.

7.1 Grundlagen und spezifische Substanzen

7.1.1 Physikalische Grundlagen

Alle heute klinisch verwendeten oder sich in klinischer Testung befindenden Ultraschallkontrastmittel bestehen aus mikroskopisch kleinen Gasbläschen. Diese haben sich gegenüber anderen, zu Beginn der Entwicklungsphase ebenfalls untersuchten Substanzklassen wie kolloidalen Suspensionen,

Emulsionen und wässerigen Lösungen durchgesetzt (Ophir u. Parker 1989). Grund dafür ist der im Vergleich zu diesen Substanzklassen hohe Unterschied des Schallwiderstands (Impedanzsprung) zwischen Gas und umgebendem Gewebe. Gegenüber einer Verdoppelung (3 dB) der Rückstreuung durch Suspensionen führt Gas zu einer um den Faktor 1000 (30 dB) höheren Rückstreuung des Ultraschalls – dem entscheidenden Mechanismus für die konventionelle Bildgenerierung (► s. Kap. 3.2). Darüber hinaus sind Gasbläschen im Gegensatz zu festen oder flüssigen Schallreflektoren/-streuern kompressibel, was eine Voraussetzung für resonanzbasierte Ultraschallverfahren wie »contrast harmonic imaging« ist (► s. Kap. 3.5.2).

Als erste in der Literatur dokumentierte Anwendung eines Ultraschallkontrastmittels gilt die Injektion von physiologischer Kochsalzlösung in die supravalvuläre Aorta zur Identifizierung der Aorta ascendens durch Gramiak u. Shah (1968) während einer damals noch im M-Mode aufgezeichneten Echokardiographie. Das unter der Injektion zwischen den beiden parallelen Wandstrukturen der Aorta beobachtete kräftige Echosignal stammte allerdings nicht von der Kochsalzlösung selbst, sondern war auf in der Lösung enthaltene und/oder beim Injektionsvorgang entstandene, kleinste Luftbläschen zurückzuführen.

Werden derartige, spontan oder durch Agitation (► s. Kap. 26.3.1) entstandene Mikrobläschen in die Blutbahn injiziert, beginnt die eingeschlossene Luft sofort ins umgebende Blut zu diffundieren, was innerhalb von Sekunden zur Auflösung des Bläschens führt. Zur Lösung dieses Problems stellten Carroll et al. bereits 1980 Stickstoffgasbläschen mit einer Gelatinekapsel her. Mit einem Durchmesser von 80 μm waren diese aber bei weitem zu groß, um die Mikrozirkulation der Lunge zu passieren. Dies erforderte daher zur Organdarstellung – Rechtsherzuntersuchungen ausgenommen – jeweils eine arterielle Injektion des Kontrastmittels. Die Herstellbarkeit kleiner, den Erythrozytendurchmesser von 6–8 μm nicht überschreitender Gasbläschen zur peripher-venösen Injektion wurde noch 1989 von Ophir u. Parker aufgrund der hierbei sehr dünnen Bläschenwand mit hoher Gasdiffusion als ungewiss eingeschätzt.

Die hohe Stabilität heute verwendeter Ultraschallkontrastmittel beruht zum einen auf dem Einsatz von Substanzen, die die Bläschenoberfläche stabilisieren bzw. auf molekularer Ebene eine Art »Kapsel« bilden, zum anderen auf der Verwendung von Gasen, die gegenüber Luft ein deutlich geringeres Vermögen haben, aus dem Bläschen zu diffundieren und sich im Plasma zu lösen. Derartige Gasbläschen werden bei Änderungen des Umgebungsdrucks weniger schnell zerstört und lösen sich spontan langsamer auf.

Kontrastmittelgase

Da sich die Lebensdauer (Persistenz) eines Gasbläschens ohne spezifische Modifikation seiner Oberfläche nach der Formel

Persistenz (P)

$$P \sim \frac{Radius_{Mikrobläschen} \cdot Dichte_{Gas}}{Diffusionsvermögen_{Gas} \cdot Sättigungskonstante}$$

bestimmt, sind – bei nach oben begrenztem Bläschenradius infolge der angestrebten pulmonalen Passage des Kontrastmittels – Gase mit hoher physikalischer Dichte, geringem Diffusionsvermögen und kleiner Sättigungskonstante (geringer Löslichkeit) im Blutplasma besonders geeignet. Neuere Ultraschallkontrastmittel enthalten daher Gase mit deutlich geringerem Diffusionsvermögen und geringerer Löslichkeit als Luft (□ Tabelle 7.1).

Das Ausmaß, mit dem ein Gas aus einem Mikrobläschen herausdiffundiert und sich im Plasma löst, nimmt mit steigendem Molekulargewicht ab. Längerkettige Perfluorkarbongase bieten daher die höchste Stabilität, nehmen allerdings mit zunehmendem Molekulargewicht in ihrer Flüchtigkeit ab. So liegt z. B. das Perfluorpentan in EchoGen bei Raumtemperatur bereits als Flüssigkeit vor und geht erst nach Injektion infolge der höheren Körpertemperatur in den gasförmigen Zustand über.

Mikrobläschenstabilisatoren

Die eingesetzten Substanzen reduzieren die Oberflächenspannung der Gasbläschen bzw. bilden eine Art »molekulare Kapsel«, wodurch sich die Druckstabilität der Gasbläschen erhöht und damit ihre Lebensdauer im Blut verlängert (□ Tabelle 7.2). Da eine zu stabile, inflexible Kapsel, wie sie z. B. bei Verwendung von Acrylaten auftritt, allerdings zum Verlust der Schwingungsfähigkeit der Bläschen führt und ihren Ein-

satz im Rahmen des »contrast harmonic imaging« einschränkt, sind einer derartigen Stabilisierung Grenzen gesetzt. Angestrebt wird eine hohe Stabilität bei gleichzeitig hoher Kompressionsfähigkeit.

7.1.2 Zugelassene Kontrastmittelsubstanzen

Im Gegensatz zur großen Zahl der sich in den unterschiedlichen Phasen der präklinischen und klinischen Testung befindenden Ultraschallkontrastmittel sind nur wenige für die klinische Anwendung und hier vorwiegend für kardiale Fragestellungen zugelassen. Im Bereich der hirnversorgenden Arterien beschränkt sich die klinische Anwendung auf die dafür in Europa zugelassenen Substanzen Levovist und SonoVue sowie auf das für die Diagnostik eines Rechts-links-Shunts (► s. Kap. 26.3) zugelassene Echovist.

Levovist

Levovist war das erste Ultraschallkontrastmittel, das für vaskuläre Fragestellungen in Europa zugelassen wurde. Die Luftbläschen sind vor Herstellung der Suspension an Galaktose gebunden. Zu dieser Zuckermatrix wurde eine geringe Menge (0,1%) Palmitinsäure hinzugefügt. Nach Auflösen des Galaktosegranulats mit Aqua ad injectabilia liegen in der resultierenden Suspension fein verteilt 2–8 µm große Luftbläschen vor. Die Oberfläche der Mikrobläschen wird von einer monomolekularen Palmitinsäureschicht umgeben, wodurch die Oberflächenspannung reduziert und die Stabilität erhöht wird. Der Luftanteil/1 g Granulat der Trockensubstanz beträgt 100 µl. Die Suspension muss innerhalb von 8 min nach Herstellung appliziert werden.

Zur Injektion wird das Galaktosegranulat (2,5 oder 4 g) mit Aqua ad iniectabilia auf eine Mikropartikelkonzentration

□ **Tabelle 7.1.** Diffusionsvermögen und Löslichkeit von Gasen der derzeit klinisch verwendeten bzw. getesteten Ultraschallkontrastmittel. Geringeres Diffusionsvermögen/Löslichkeit bedeuten dabei längere Persistenz

Diffusionsvermögen/Löslichkeit	Gas	Ultraschallkontrastmittel
Hoch	Luft	Albunex, Levovist, Echovist
	Schwefelhexafluorid (SF_6)	SonoVue
	Perfluorpropan (C_3F_8)	Optison, Definity
	Perfluorpentan (C_5F_{12})	EchoGen
Gering	Perfluorhexan (C_6F_{14}) + Stickstoff	Imagent/Imavist

□ **Tabelle 7.2.** Druckstabilität von Mikrobläschen der derzeit klinisch verwendeten bzw. getesteten Ultraschallkontrastmittel in Abhängigkeit des verwendeten Oberflächenstabilisators

Druckstabilität	Oberflächenstabilisator (OS) bzw. Kapsel (K)	Ultraschallkontrastmittel
Gering	Palmitinsäure (OS)	Levovist
	Phospholipide (OS)	SonoVue, Definity Imagent/Imavist
	Albumin (K)	Optison, Albunex[a]
Hoch	Polymere (K)	PB127

[a] Albunex besitzt im Gegensatz zu Optison eine nur sehr geringe Druckstabilität.

von 200, 300 oder 400 mg/ml Injektionssuspension aufgeschwemmt, durch kräftiges Schütteln dispergiert, 2 min stehen gelassen und anschließend als Bolus oder Infusion appliziert. Es empfiehlt sich, das Injektionssystem unmittelbar nach der Injektion/Infusion mit physiologischer Kochsalzlösung frei zu spülen.

Bolusinjektion. Die Injektionsgeschwindigkeit sollte 1–2 ml/s nicht überschreiten, da es sonst druckbedingt bereits bei der Injektion zu einer partiellen Bläschenzerstörung kommt. Nach 10–20 s flutet das Kontrastmittel in den Arterien an, wobei es duplexsonographisch zu einem Überstrahlen der farbkodierten Strömungsinformation auf das umliegende Gewebe (angloamerikanisch blooming) kommt. Nach deren Rückbildung besteht ab ca. 1 min nach Injektion eine 2-minütige gleichbleibende Signalverstärkung, die danach innerhalb von 2–3 min abklingt (■ Abb. 7.1). Abhängig von der untersuchten Region und den Untersuchungsbedingungen erfolgt die Applikation des Kontrastmittels in 2–3 derartigen Boli.

Infusion. Diese bietet sich für Untersuchungen an, bei denen das »blooming« nicht diagnostisch verwendet werden kann bzw. stört oder die eine längere Zeit in Anspruch nehmen (■ Abb. 7.2) (► s. Kap. 7.3). Beginnend mit einer Infusionsgeschwindigkeit von 2 ml/min muss diese den diagnostischen Erfordernissen angepasst werden, üblicherweise durch Halbierung (1 ml/min) oder Verdoppelung (4 ml/min) des Ausgangsflusses. Die im Vergleich zu gewöhnlichen Infusionen hohen Injektionsgeschwindigkeiten erfordern u. U. den Einsatz spezieller Perfusoren.

> Zwar kann die Gabe als Infusion durch langsame Injektion »simuliert« werden, allerdings ist dazu ein Helfer erforderlich und ist die gleichmäßige Applikation insbesondere bei geringen Volumina kaum sicherzustellen.

SonoVue

SonoVue ist in Europa für kardiale und vaskuläre Fragestellungen zugelassen. Durch Zugabe von physiologischer Kochsalzlösung zu dem lyophilisierten Pulver entsteht eine auf 5 mg/ml verdünnte Suspension, die pro ml 8 µl Schwefelhexa-

fluoridgas in Form fein verteilter Mikrobläschen enthält. Die Gasbläschen haben einen mittleren Durchmesser von 2,5 µm, 90% sind kleiner als 8 µm. Die Bläschenoberfläche wird im Wesentlichen durch eine monomolekulare Phospholipidhülle stabilisiert. Weitere im Trockenpulver enthaltene stabilisierende Substanzen sind Palmitinsäure und Polyäthylenglykol. Die Suspension ist nach Herstellung bei Raumtemperatur über 6 h stabil und sollte bei längerem Stehen unmittelbar vor Aufziehen der Injektionsspritze und Injektion zur gleichmäßigen Durchmischung leicht geschwenkt werden.

Zur extra- und intrakraniellen Diagnostik kann SonoVue als Bolus oder Infusion appliziert werden.

Bolusinjektion. Bei Verwendung als Signalverstärker empfiehlt sich eine Injektionsgeschwindigkeit von 1 ml/s. Nach Injektion kommt es innerhalb von 10–20 s zum maximalen Intensitätsanstieg in den hirnversorgenden Arterien mit anschließend linearem Abfall über bis zu 10 min (■ Abb. 7.1). Schnellere Bolusinjektionen (2,5 oder 5 ml/s) werden im Rahmen von Untersuchungen zur Hirnperfusion (► s. Kap. 7.3.2) verwendet.

> Die langsame Injektion von SonoVue über z. B. 20 s (Kaps et al. 1999) zeigt gegenüber der Bolusgabe ein etwas verzögertes Anfluten, maximale Signalintensität und Dauer der Signalverstärkung sind jedoch vergleichbar.

Infusion. Bei einer Infusionsgeschwindigkeit von 1,2 ml/min wird nach 2–3 min eine vergleichbar hohe Intensität wie nach Bolusinjektion in den hirnversorgenden Arterien erreicht, die für die Dauer der Infusion anhält (■ Abb. 7.2). Bei halbierter Infusionsrate (0,6 ml/min) liegt das Plateau entsprechend niedriger.

ⓘⓕ Praktische Hinweise

> Aufgrund der durch SonoVue erzielten hohen maximalen Signalintensität und deren langsamen linearen Abfall ist die Gabe als Infusion nur bei sehr langen Untersuchungszeiten bzw. bei Perfusionsuntersuchungen erforderlich. Allerdings ist bei Bolusinjektion die initiale »Bloomingphase« relativ lang und ein Nachregulieren der Farbverstärkung (colour gain) während der Untersuchung erforderlich.

Echovist

Echovist ist in Europa zur Darstellung der rechtsseitigen Herzhöhlen und zur Detektion eines Rechts-links-Shunts zugelassen (► s. Kap. 26.3). Die Luftbläschen sind, vergleichbar dem Levovist, vor Herstellung der Suspension an Galaktose gebunden. Durch Zugabe von Aqua ad iniectabilia entsteht nach Auflösen des Zuckers die injizierbare Suspension. Im Gegensatz zu Levovist fehlt beim Echovist die die Bläschenoberfläche stabilisierende Palmitinsäure. Die resultierende Instabilität der Mikrobläschen führt dazu, dass sie nach peripher-venöser Injektion das arterielle Gefäßsystem über das Lungenkapillarbett nicht erreichen, obwohl der Bläschendurchmesser bei nur 2±2 µm (Mittelwert ± Standardabweichung) liegt.

Albunex

Albunex war das erste zugelassene Ultraschallkontrastmittel (Japan, USA), wobei sich die Zulassung auf kardiale Frage-

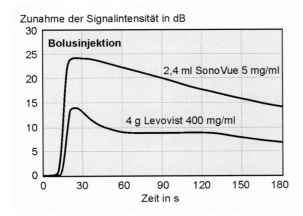

■ **Abb. 7.1.** Intensitätszunahme in den Hirnbasisarterien nach Bolusinjektion von 4 g Levovist 400 mg/ml bzw. 2,4 ml SonoVue 5 mg/ml. (Mod. nach Seidel et al. 1999)

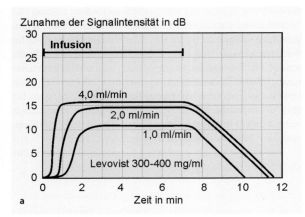

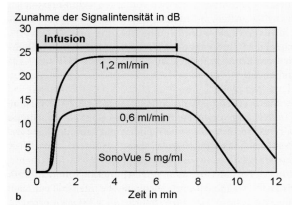

Abb. 7.2a, b. Intensitätszunahme in den Hirnbasisarterien unter Infusion von Levovist 300-400 mg/ml (**a**) bzw. SonoVue 5 mg/ml (**b**). (Mod. nach Albrecht et al. 1998; Kaps et al. 2001)

stellungen (Endokardabgrenzung) beschränkt. Die 3,8±2,5 µm (Mittelwert ± Standardabweichung) großen Luftbläschen sind von einer 30–50 nm dünnen Kapsel aus hitzedenaturiertem Humanalbumin umgeben. Nach peripher-venöser Injektion können sie das Lungenkapillarbett passieren. Allerdings sind die Albunexmikrobläschen sehr druckempfindlich, sodass ihre Halbwertszeit bei <1 min liegt. Diagnostische Aussagen sind daher bereits linkskardial nur noch begrenzt möglich, eine komplette Kontrastmittelanreicherung des linken Ventrikels wird nur in 2/3 der Untersuchungen erreicht.

Optison

Optison besitzt für kardiale Fragestellungen eine Zulassung in Europa, Kanada und den USA. Es ist dem Albunex vergleichbar, enthält aber ein Perfluorkarbongas an Stelle von Luft, was gegenüber Albunex zu einer deutlich höheren Stabilität und Verlängerung der zur Diagnostik zu Verfügung stehenden Zeit führt. Der Durchmesser der Gasbläschen im Blutplasma beträgt 2,0–4,5 µm.

EchoGen

EchoGen ist in Europa für kardiale Fragestellungen zugelassen, aber (noch) nicht im Handel. EchoGen ist bei Raumtemperatur eine Emulsion, die das Perfluorkarbongas »Dodecafluorpentan« (DDFP) aufgrund eines Siedepunkts von 28,5°C in Form fein verteilter, 0,4 µm großer Flüssigkeitströpfchen

enthält. Das Einspritzen der Emulsion in ein Fläschchen mit Unterdruck im Rahmen der Zubereitung zur i.v.-Injektion und die Körpertemperatur nach Injektion bewirken den Übergang des DDFP in die Gasphase. Im Blut liegt es in Form 2–5 µm großer Gasbläschen vor, die aufgrund des geringen Diffusionsvermögens und der geringen Plasmalöslichkeit von DDFP lange persistieren. Die Ausscheidung erfolgt in unveränderter Form über die Lunge.

7.2   Wirkprinzipien

7.2.1   Kontrastmittelverhalten bei Beschallung

Das physikalische Verhalten eines Mikrobläschen im Ultraschallfeld wird im Wesentlichen durch die auf ihn einwirkende akustische Energie und durch seine Stabilität bestimmt (► s. Tabelle 3.7). Die akustische Energie entspricht der vom Gerät ausgesendeten Schallenergie abzüglich der durch die Gewebevorlaufstrecke bedingten Abschwächung. Letzteres impliziert, dass bei gleicher ausgesendeter Schallenergie die lokal auf ein Mikrobläschen einwirkende Energie bei transkranieller Untersuchung geringer ist als in den meisten anderen Körperregionen. Darüber hinaus können stabilere Bläschen bei einer vorgegebenen Schallenergie z. B. noch nichtlinear oszillieren (► s. u.), während weniger stabile Bläschen bereits zerstört werden. Der als Maß für die ausgesendete Schallenergie dienende mechanische Index (MI) (► s. Kap. 3.3.1) erlaubt daher zwar eine Abschätzung des Mikrobläschenverhaltens, genau kann dies aber erst bei Kenntnis und unter Berücksichtigung von Untersuchungssituation und gewähltem Kontrastmittel vorhergesagt werden.

Verstärkte Schallrückstreuung

Bei niedriger ausgesendeter Schallenergie (niedrigem mechanischem Index) sind Mikrobläschen aufgrund des hohen Impedanzsprungs zwischen Gas und umgebendem Gewebe/Blut ein starker Schallrückstreuer. Neben dem akustischen Dichteunterschied wird die Schallrückstreuung durch den Unterschied der Kompressibilität zwischen Gasbläschen und umgebendem Gewebe/Blut, dem Bläschenradius (in der 6. Potenz) und der Sendefrequenz (in der 4. Potenz) beeinflusst. Größere Gasbläschen und höhere Sendefrequenzen führen daher zu einer sehr effektiven Steigerung der Schallrückstreuung, die in der Praxis allerdings durch die erforderliche Lungengängigkeit des Kontrastmittels und die transtemporale Schallpenetration begrenzt ist.

> Da die Wellenlänge des diagnostisch eingesetzten Ultraschalls um ein vielfaches über dem Mikrobläschendurchmesser liegt, kommt es physikalisch nicht zu einer Reflexion, sondern Streuung der Ultraschallwellen (► s. Kap. 3.2).

Bereits bei niedriger Schallenergie kann es zu einem Oszillieren der Mikrobläschen kommen. Die Bläschen werden in der positiven Phase der akustischen Druckwelle komprimiert und expandieren in der negativen Phase. Durch dieses Oszillieren werden die Mikrobläschen selbst zu Ultraschall-»Sendern«, deren Frequenz der vom Ultraschallgerät emittierten Frequenz (**Fundamentalfrequenz**) entspricht (**lineares**

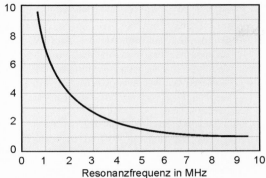

◨ Abb. 7.3. Resonanzfrequenz von Mikrobläschen in Abhängigkeit von der Bläschengröße

Oszillieren). Diese durch lineare Bläschenpulsation generierte Schallenergie addiert sich zu der durch Rückstreuung entstandenen. Mikrobläschen zeigen bevorzugt dann ein derartiges lineares Oszillieren, wenn sie mit einer für ihren Durchmesser optimalen Frequenz (Resonanzfrequenz) angeregt werden. Diese ist umso höher, je kleiner der Mikrobläschendurchmesser ist (◨ Abb. 7.3).

Nichtlineares Oszillieren

Bei steigender Schallenergie (mittlerem mechanischem Index) bleibt die Bläschenkompression in der positiven Phase der akustischen Druckwelle zeitlich gegenüber der Expansion in der negativen Phase zurück. Das Oszillieren des Mikrobläschens verhält sich dann nicht mehr linear zum akustischen Schalldruck der die Schwingung anregenden Resonanzfrequenz. Das Bläschen oszilliert neben der Anregungsfrequenz (Fundamentalfrequenz) zusätzlich in Vielfachen dieser Fundamentalfrequenz (harmonischen Oberschwingungen). Da die erste harmonische Oberschwingung (angloamerikanisch second harmonic, ▶ s. Kap. 3.5) die energiereichste ist, wird sie bevorzugt zum Bildaufbau beim contrast harmonic imaging herangezogen.

Zerstörung

Eine weitere Erhöhung der Schallenergie (hoher mechanischer Index) führt zum Aufbrechen der Bläschenkapsel bzw. -hülle (»Resonanzkatastrophe«) und zum Austritt des Gases ins Plasma. Die Zerstörung des Bläschens geht mit einem kurz dauernden starken Signalanstieg insbesondere harmonischer Frequenzkomponenten einher. Zwar limitiert diese Zerstörung Ultraschallverfahren, die auf einer verstärkten Rückstreuung bzw. einem nichtlinearen Oszillieren aufbauen, andererseits eröffnet sich durch den bei der Zerstörung emittierten Schallimpuls (stimulated acoustic emission) eine weitere Möglichkeit, Ultraschallkontrastmittel und deren Verteilung mit hoher Empfindlichkeit im Gewebe nachzuweisen.

Schallauslöschung

Hohe Konzentrationen von Ultraschallkontrastmitteln können zu einer ausgeprägten Schallrückstreuung aus dem sondennahen Gewebe führen, sodass nur noch eine geringe Schallenergie sondenfernes Gewebe erreicht und von dort

rückgestreut wird (»Kontrastmittelschallschatten«). Dadurch kann der paradoxe Effekt entstehen, dass nach Gabe insbesondere hoher Kontrastmittelmengen sondenfern niedrigere Signalintensitäten remittiert werden als vor Kontrastmittelapplikation (Seidel et al. 2001b).

7.2.2 Kontrastmittelabhängige Ultraschallverfahren

Signalverstärkte Doppler- und Duplexsonographie

Die verstärkte Schallrückstreuung von Ultraschallkontrastmitteln lässt sich mit allen konventionellen, dopplerabhängigen Ultraschallverfahren nutzen (cw-/pw-Dopplersonographie, frequenz-/leistungsabhängige farbkodierte Duplexsonographie). Durch die Verteilung des Signalverstärkers im Blut kommt es bei allen Verfahren zu einer selektiven Anhebung der Signalintensität des Gefäßsystems gegenüber dem umgebenden Gewebe. Dieser Effekt kann mit konventionellen dopplerabhängigen Verfahren allerdings nur im Bereich der großen Gefäße genutzt werden. Da sich die Strömungsgeschwindigkeit durch Signalverstärker nicht ändert, bleibt sie in der Mikrozirkulation weiterhin unterhalb der mittels Frequenzkodierung gegenüber Gewebepulsationen detektierbaren Geschwindigkeit. Die Intensität der Rückstreuung nimmt zwar auch in der Mikrozirkulation zu, allerdings überschreitet sie infolge der im Kapillarbett geringen Signalverstärkerkonzentration nicht die remittierte Signalintensität des umliegenden Gewebes.

Contrast harmonic imaging

Bei Verwendung von Breitbandschallwandlern (▶ s. Kap. 3.3.3) werden mit Hilfe verschiedener Verfahren wie z. B. Hochpassfilterung oder Phaseninversionstechnik aus dem remittierten Frequenzspektrum der fundamentale (emittierte) Frequenzbereich herausgefiltert und nur die übrig bleibenden harmonischen Frequenzen zum Bildaufbau herangezogen. Da bei niedriger und mittlerer Schallenergie im Blut/Gewebe kaum harmonische Oberschwingungen entstehen (▶ s. Kap. 3.5.1), bilden diese die Verteilung des Ultraschallkontrastmittels in Makro- und Mikrozirkulation ab. Zwei auf der remittierten Schallenergie basierende Abbildungsverfahren kommen zur Anwendung.

Contrast harmonic grey scale imaging. Die Verteilung und Intensität harmonischer Oberschwingungen werden in einem sw-Bild in Form von Graustufen kodiert.

Contrast harmonic power Doppler imaging. Die Kodierung erfolgt im leistungsabhängigen Farbmodus.

> Aufgrund langsamer Strömungsgeschwindigkeiten in der Mikrozirkulation und der dadurch langen Beschallungszeit des Kontrastmittels im Ultraschallfeld kommt es bei kontinuierlicher Beschallung auch bei mittlerem mechanischem Index zu einer Zerstörung nichtlinear oszillierender Mikrobläschen (Porter et al. 1996). Daher wird, unabhängig von den oben genannten Verfahren, bei Untersuchung der Mikrozirkulation in der Regel eine intermittierende Beschallung von einem Puls alle 1–4 s bzw. Herzzyklen gewählt (transient/intermittend response contrast harmonic imaging).

Stimulated acoustic emission

Dieses Verfahren beruht auf der Abbildung des bei hohem mechanischem Index infolge Zerstörung der Kontrastmittelbläschen entstehenden Signals. Da dessen Energie und Frequenzen im Bereich des diagnostischen Ultraschalls liegen, kann es mit heute üblichen Breitbandschallwandlern nachgewiesen werden. Die Detektion beruht auf dem Vergleich der remittierten Schallpulse vor und nach dem kontrastmittelzerstörenden Impuls, die am Ort des stimulierten Kontrastmittelsignals eine umschriebene Signaländerung zeigen. Dieser Verlust der Signalkorrelation wird in einem zweidimensionalen Schnittbild entsprechend seiner Ortskodierung als Farbsignal abgebildet und spiegelt die Verteilung des Kontrastmittels in Makro- und Mikrozirkulation wider.

Loss of correlation imaging. Hierbei erfolgt die Darstellungen im frequenzabhängigen Farbmodus (velocity mode) (Bauer et al. 1998). Dies ist möglich, da auch bei der frequenzabhängigen farbkodierten Duplexsonographie die farbkodierte Strömungsdarstellung v. a. durch Vergleich aufeinander folgender Pulse mit Abbildung der dabei detektierten Signaländerungen erfolgt (▸ s. Kap. 6.1.1). Die Frequenz- bzw. Geschwindigkeitskodierung hat in dieser Situation keine Bedeutung.

Release/contrast burst imaging. Das häufiger gewählte Abbildungsverfahren ist die leistungsabhängige farbkodierte Duplexsonographie (power mode), durch die sowohl die Verteilung als auch die freigesetzte Energie dargestellt werden können.

7.3 Klinische Anwendung und Bedeutung

7.3.1 Gefäßdiagnostik

Die Signalverstärkung im Rahmen der doppler- und insbesondere duplexsonographischen Gefäßdiagnostik ist die mit Abstand häufigste Anwendung von Ultraschallkontrastmitteln. Im angloamerikanischen Sprachraum werden die Indikationen dazu prägnant mit »no flow«, »low flow« und »slow flow« beschrieben (▸ s. Übersicht).

Die diagnostische Effektivität einer Signalverstärkung variiert in Abhängigkeit des zugrunde liegenden Problems erheblich. Eine ungenügende Schallpenetration lässt sich in der Regel gut kompensieren. Die Zuverlässigkeit der intrakraniellen Verschlussdiagnostik im vorderen Stromgebiet ist mit Gabe eines Signalverstärkers derjenigen anderer Untersuchungsverfahren vergleichbar (▸ s. Kap. 27.1.5). Auch die durch niedrige Strömungsgeschwindigkeiten entstehenden Schwierigkeiten lassen sich – falls mit heutigen Ultraschallgeräten überhaupt noch auftretend – mit Signalverstärkern weitgehend überwinden. Geringe Flussvolumina können dagegen ein Problem darstellen, da der Signalverstärker u. U. den angestrebten Ort der Wirkung gar nicht oder in zu geringer Konzentration erreicht.

Klinisch wird zur Gefäßdiagnostik extra- und intrakraniell bisher ganz überwiegend das Prinzip der Signalverstärkung angewendet, obwohl auch nichtlineare Verfahren das Signal-Rausch-Verhältnis in den großen und mittleren

---

> **Diagnostische Probleme und klinische Situationen, bei denen der Einsatz eines Ultraschallsignalverstärkers indiziert sein kann**
>
> — **Ungenügende Schallpenetration (»no flow«)**
>   - Unzureichendes temporales Schallfenster
>   - Weichteilschwellung nach Karotisoperation
>   - Tiefliegende Lokalisation schädelbasisnaher extrakranieller und vertebrobasilärer intrakranieller Gefäße
> — **Intrakranielle Verschlusslokalisation (»no flow«)**
>   - Akuter Schlaganfall im vorderen Stromgebiet
> — **Niedrige Strömungsgeschwindigkeit (»slow flow«)**
>   - Differenzierung Verschluss gegenüber Pseudookklusion der extrakraniellen A. carotis interna
>   - Intrakranielle Venen und Sinus
> — **Geringes Flussvolumen (»low flow«)**
>   - Zerebraler Kreislaufstillstand bei der Hirntoddiagnostik

Arterien verbessern (Seidel et al. 2000). Die im Folgenden gemachten Vorschläge zu Dosierung und Applikationsform beziehen sich daher auf den signalverstärkenden Effekt der genannten Ultraschallkontrastmittel und beruhen auf Erfahrungswerten der Autoren.

Tiefliegende extrakranielle Gefäße

Eine wesentliche Hilfe ist der Einsatz von Signalverstärkern bei der Beurteilung tief in den Halsweichteilen verlaufender Gefäße, z. B. infolge Schwellung nach Karotisoperation oder bei nahe der Schädelbasis lokalisierten Gefäßprozessen wie Dissektionen. Signalverstärker vermitteln hier regelmäßig eine Verbesserung der Eindringtiefe um ca. 2–3 cm, vorausgesetzt, die Sendefrequenz der verwendeten Sonde ermöglicht dies auch physikalisch (▸ s. Kap. 3.2). Fraktionierte Bolusinjektionen bieten sich in dieser Situation an (z. B. 2,5 g Levovist 300 mg/ml oder 1,2 ml SonoVue 5 mg/ml, jeweils in 2–3 Fraktionen).

ⓘ Praktische Hinweise

Bei Verwendung von Breitbandschallwandlern mit einem Frequenzbereich von z. B. 4–7 MHz ist meist bereits »nativ« eine ausreichende Darstellung der extrakraniellen Gefäße möglich, wohingegen bei höheren Frequenzbereichen (z. B. 5–10 MHz) dies häufiger nicht gelingt.

Pseudookklusion der A. carotis interna

Kaum noch eine Indikation besteht in Anbetracht des technischen Standes der heutigen Ultraschallgeräte bei der Differenzierung einer höchstgradigen Stenose (subtotale Stenose, Pseudookklusion) von einem Verschluss der extrakraniellen A. carotis interna. Auch hier zeigt sich, eine adäquate Geräteeinstellung jeweils vorausgesetzt (▸ s. Kap. 6.3.1), eine Abhängigkeit der zuverlässigen Diagnostizierbarkeit von der verwendeten Sendefrequenz (Fürst et al. 1999; Hofstee et al. 2000). Der Nachweis bzw. Ausschluss einer für die Differenzialdiagnose entscheidenden »distalen Farbfüllung« (▸ s. Kap. 15.1.2) in der in den Halsweichteilen verlaufenden distalen A. carotis interna gelingt mit niedrigeren Sendefrequenzen (z. B. 4–7 MHz Breitbandschallwandler) praktisch immer, bereitet bei höherfrequenten Schallsonden dagegen im Einzelfall Schwierigkeiten. Unter diesen Umständen kann die Infusion eines Signalverstärkers hilfreich sein (z. B. 2,5 g Levovist 300 mg/ml mit 1 ml/min).

ℹ️ Praktische Hinweise

> Bei Gabe eines Signalverstärkers kommt es zur Signalanhebung auch zahlreicher anderer Halsgefäße, was die Differenzierung der extrakraniellen distalen A. carotis interna erheblich erschweren kann. Daher sollte eine kontinuierliche Applikation in niedriger Dosierung gewählt werden. Durch den Signalverstärker nimmt die Intensität des rückgestreuten Signals aus der poststenotischen A. carotis interna zu, die Dopplerfrequenzverschiebung und damit die Abgrenzbarkeit gegenüber Gewebepulsationen (Hintergrundrauschen) ändern sich aber nicht. Zur Darstellung empfiehlt sich deshalb die leistungsabhängige farbkodierte Duplexsonographie (Power-Mode), wenn diese – wie bei neueren Geräten üblich – auch die Strömungsrichtung anzeigt.

> Eher enttäuschend sind die Ergebnisse bei Anwendung von Signalverstärkern zur Beurteilung des Gefäßverlaufs, wenn dieser durch Schallschatten infolge von Kalkeinlagerungen an der dem Schallkopf zugewandten Gefäßwand verdeckt ist. Regelmäßig kommt es zu einem starken Überstrahlen des davor- und dahinterliegenden Abschnitts, während das Gefäß im Bereich des Schallschattens aufgrund der starken Schalldämpfung von Kalk häufig doch nicht suffizient eingesehen werden kann.

Intrakranieller Verschluss beim Schlaganfall

Beim akuten Schlaganfall im vorderen Stromgebiet tragen Signalverstärker wesentlich zur raschen und zuverlässigen Diagnose intrakranieller Gefäßverschlüsse bei. Ihre Bedeutung ergibt sich dabei nicht nur aus der Kompensation eines insuffizienten temporalen Schallfensters, sondern insbesondere durch die »negative« Kontrastierung der verschlossenen Arterie, d. h., gleichzeitige Darstellung aller anderen offenen Gefäße (► s. Kap. 27.1.2). Das häufig nach Gabe eines Signalverstärkers auftretende Überstrahlen von Gefäßsignalen ist dabei äußerst hilfreich, da es eine Darstellung auch außerhalb der Schnittebene verlaufender Gefäßsegmente ermöglicht und geringe Änderungen der Schnittebene z. B. infolge eines unruhigen Patienten kompensiert. Nicht zuletzt daher empfiehlt sich in dieser Situation eine Bolusinjektion (z. B. 4 g Levovist 300 mg/ml bzw. 2,4 ml SonoVue 5 mg/ml, jeweils in 2–3 Fraktionen).

Unzureichendes temporales Schallfenster

Hauptproblem der transkraniellen Doppler-, insbesondere jedoch der Duplexsonographie ist das temporale Schallfenster, dessen Schalldurchlässigkeit bei 20–30% der älteren Patienten nicht für eine suffiziente sonographische Diagnostik ausreicht (► s. Kap. 11.3.1). Hier ist eine wesentliche Indikation für den Einsatz von Signalverstärkern zu sehen. In ca. 80% der »nativ« nicht untersuchbaren Fälle sind nach Signalverstärkung suffiziente Ableitungen möglich (Droste et al. 2000). »Klassische« Fragestellungen neben der Verschlussdiagnostik beim akuten Schlaganfall (► s. o.) sind der Nachweis intra-

kranieller Stenosen sowie die Abklärung von Kollateralverläufen. Lässt sich die Frage nach Gefäßstenosen in der Regel mit Hilfe fraktionierter Bolusinjektionen beantworten (z. B. 4 g Levovist 300 mg/ml bzw. 2,4 ml SonoVue 5 mg/ml, jeweils in 2–3 Fraktionen), ist zur zeitlich aufwändigeren Klärung komplexer Kollateralsituationen eine Infusion vorteilhafter (z. B. 4 g Levovist 300 mg/ml mit 2 ml/min bzw. 5 ml SonoVue 5 mg/ml mit 0,6 ml/min).

Intrakranielles vertebrobasiläres Stromgebiet

Zwar erlauben Signalverstärker bei transnuchaler Beschallung eine bessere Darstellbarkeit in der Tiefe gelegener Gefäßsegmente, insbesondere der A. basilaris (Stolz et al. 2002c), dennoch ist ihr Einsatz deutlich weniger effektiv als im vorderen Stromgebiet. Ursachen hierfür sind der sehr variable Verlauf der Aa. vertebrales und A. basilaris in den 3 Raumebenen, weshalb die Abbildung des vertebrobasilären Y in einer Schnittebene auch mit Hilfe des »Bloomingeffekts« häufig nicht gelingt. Nach Signalverstärkern stellt sich oft eine verwirrende Vielfalt von Gefäßsegmenten dar, die sich nur schwer einzelnen Gefäßen zuordnen lassen. Nicht zuletzt kommt es gerade bei Verschlussprozessen zu einer ungenügenden Verteilung des Signalverstärkers am Ort der Gefäßpathologie infolge der präokklusiv pendelnden Blutsäule. Das im jeweiligen Einzelfall im Vordergrund stehende Problem bestimmt ganz wesentlich Dosierung und Applikationsform des Signalverstärkers. Im Allgemeinen wird man eine länger dauernde Signalverstärkung ohne Überstrahlungseffekt mittels Infusion anstreben (z. B. 4 g Levovist 300 mg/ml mit 1 ml/min bzw. 5 ml SonoVue 5 mg/ml mit 0,6 ml/min).

Zerebraler Kreislaufstillstand

Ziel der Signalverstärkergabe in dieser Situation ist der Beleg einer ausreichend schalldurchlässigen temporalen Schädelkalotte durch Nachweis eines intrakraniellen Gefäßsignals (► s. Kap. 29.3). Dies gelingt am ehesten mit einer Bolusinjektion (z. B. 2,5 g Levovist 400 mg/ml oder 5 ml SonoVue 5 mg/ml).

Venen und Sinus

Der technische Stand heutiger Ultraschallgeräte ermöglicht häufig bereits ohne Signalverstärker die Ableitung zumindest der großen Venen und Sinus (► s. Kap. 12.6.2). Im Falle eines insuffizienten temporalen Schallfensters kann eine Signalverstärkung wie bei arteriellen Fragestellungen hilfreich sein (► s. o.).

> Keine praktische Bedeutung kommt Signalverstärkern beim Nachweis intrakranieller Aneurysmen und Angiome zu, da sich die zu ihrer Diagnostik wichtige pathologische Gefäßanatomie sonographisch nach Gabe von Signalverstärkern infolge Überstrahlung eher schlechter beurteilen lässt. Eine auf nichtlinearen Effekten (harmonischen Oberschwingungen, stimulierter akustischer Emission) beruhende Abbildung bringt hier theoretisch Vorteile, Untersuchungen dazu liegen bisher nicht vor.

7.3.2   Hirnperfusion

Die weitgehend homogene Verteilung von Ultraschallkontrastmitteln im Blut und der lineare Zusammenhang zwi-

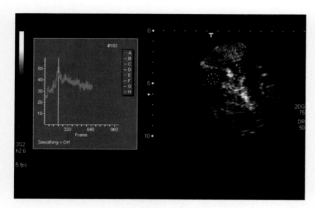

◘ Abb. 7.4. Intensitätszeitverlauf (time intensity curve) in der Mikrozirkulation nach Bolusinjektion von 5 ml SonoVue 5 mg/ml. Darstellung im contrast harmonic grey scale imaging

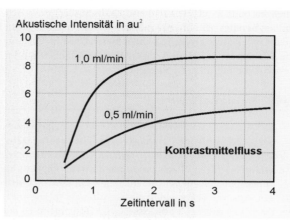

◘ Abb. 7.5. Zusammenhang zwischen dem Zeitintervall zweier Mikrobläschen zerstörenden Impulse und dem Ausmaß der Kontrastmittelwiederauffüllung (akustischen Intensität) als Funktion des Kontrastmittelflusses. (Mod. nach Seidel et al. 2001a)

schen der Zahl der Mikrobläschen und der remittierten Schallenergie erlauben, sie als Parameter zur Bestimmung der Hirngewebedurchblutung (Hirnperfusion) heranzuziehen. Verschiedene Ansätze wurden dazu bisher verfolgt.

Boluskinetikverfahren

Nach Applikation eines Kontrastmittelbolus werden Intensitätszeitverläufe (time intensity curves) des Kontrastmitteleinstroms und -ausstroms in Arterien, Venen und Mikrozirkulation durch kontinuierliches bzw. intermittierendes »contrast harmonic imaging« oder »stimulated acoustic emission« der entsprechenden Gefäße bzw. Gefäßregionen ermittelt (◘ Abb. 7.4). Eine quantitative Messung des zerebralen Blutflusses nach dem Indikatorverdünnungsverfahren – vergleichbar der Bestimmung des Herzzeitvolumens – ist damit allerdings nicht möglich, da – entgegen der kardialen Situation – weder eine Hemisphäre noch ein regionales Stromgebiet jeweils ausschließlich von einer einzigen Arterie versorgt und einer Vene drainiert werden. Eine semiquantitative Abschätzung der Perfusion anhand von Einzelparametern des Intensitätszeitverlaufs des Kontrastmittels im Hirngewebe wie z. B. der Gipfelintensität (peak intensity) oder Gipfelzeit (time to peak intensity) ist dagegen transkraniell möglich und korreliert mit entsprechenden kernspintomographischen Messungen (Meves et al. 2002).

> Eine derartige Korrelation konnte zwischenzeitlich auch bei einem Patienten mit akutem Schlaganfall und regionaler zerebraler Minderperfusion gezeigt werden (Meyer et al. 2003). Darüber hinaus korrelierten sonographisch derartig detektierte Regionen einer zerebralen Minderperfusion bei Patienten mit einem akuten Schlaganfall im vorderen Stromgebiet und noch unauffälliger kranialer Computertomographie mit sich im weiteren Verlauf computertomographisch demarkierenden Infarkten (Federlein et al. 2000; Postert et al. 1999b).

Refillkinetik

Eine Kombination aus »stimulated acoustic emission« und »contrast harmonic imaging« kommt bei der Bestimmung der Wiederauffüllkinetik (angloamerikanisch refill kinetics) zur Anwendung, die methodisch eine sonographische Quantifizierung des Kontrastmittelflusses (Blutflusses) in der Mikro-

zirkulation erlaubt (Wei et al. 1998). Unter kontinuierlicher Kontrastmittelinfusion werden nach Erreichen einer konstanten Bläschenkonzentration in der Mikrozirkulation alle Mikrobläschen innerhalb einer Zielregion mittels stimulated acoustic emission zerstört. Nach unterschiedlichen Zeitintervallen nach der Bläschenzerstörung wird die in diesem Zeitintervall wieder in die Zielregion eingeströmte Menge an Kontrastmittel anhand ihrer Signalintensität im contrast harmonic imaging bestimmt. Die daraus erstellte Kurve zwischen Zeitintervall und Intensität der Kontrastmittelwiederauffüllung der Zielregion entspricht einer Exponentialfunktion (◘ Abb. 7.5), die anhand ihres Steigungskoeffizienten und Intensitätsmaximums mathematisch beschrieben werden kann. Mit diesen durch Anpassung ermittelten Parametern lässt sich der Kontrastmittelfluss als Produkt aus Steigungskoeffizient und Intensitätsmaximum berechnen.

> Erste Untersuchungen legen nahe, dass dieses Verfahren auch unter den Bedingungen der transtemporalen Beschallung durchführbar ist und Aussagen zur zerebralen Perfusion ermöglicht (Seidel et al. 2001a, 2002). Allerdings dauern die Messungen zur Erstellung einer derartigen Exponentialkurve mehrere Minuten, was den Einsatz des Verfahrens in der akuten Schlaganfallsituation limitieren könnte. Alternativ wird daher versucht, durch mehrere kontrastmittelzerstörende Pulse innerhalb weniger Sekunden eine Exponentialkurve des Abfalls der Kontrastmittelintensität bis zu einem Gleichgewicht zwischen Zerstörung und Wiedereinstrom zu erstellen und anhand dieser Kurve – vergleichbar der Refillkinetik – den Kontrastmittelfluss zu berechnen (Eyding et al. 2003). Inwieweit mittels Refillkinetik oder ähnlicher Verfahren eine quantitative Messung des zerebralen Blutflusses z. B. in der akuten Schlaganfallsituation möglich sein wird, kann derzeit noch nicht beurteilt werden.

7.3.3 Nebenwirkungen und -effekte

Sicherheit

Nebenwirkungen und Komplikationen bei der Anwendung von Ultraschallkontrastmitteln können die Injektion, das pharmakodynamische und pharmakokinetische Verhalten im Körper sowie die Modifizierung thermischer und mechanischer Effekte des Ultraschalls (▶ s. Kap. 3.6) betreffen.

Durch den Einsatz von Ultraschallkontrastmittel verliert die sonographische Diagnostik den grundsätzlichen Vorteil der Nichtinvasivität. Mit dem Injektionsvorgang selbst in Verbindung stehende Beschwerden wie lokale Schmerzen und Missempfindungen wurden im Rahmen einzelner Zulassungsstudien in bis zu 3% der Fälle berichtet. Relevante Komplikationen und Nebenwirkungen sind durch Applikation und Metabolisierung der derzeit zur vaskulären Anwendung zugelassenen Substanzen allerdings nicht bekannt, sieht man von spezifischen Überempfindlichkeiten und Unverträglichkeiten ab, wie z. B. einer im Erwachsenenalter extrem seltenen Galaktoseintoleranz (nicht Laktoseintoleranz!) bei Anwendung von Levovist und Echovist (Görtler et al. 1995; Haggag et al. 1998; Kaps et al. 1999).

Nicht abschießend beurteilt werden können zum heutigen Zeitpunkt mögliche Nebenwirkungen von Mikrobläschen durch die Modifizierung thermischer und insbesondere mechanischer Effekte des Ultraschalls auf biologisches Gewebe. In vitro führten Ultraschallkontrastmittel durch die Absorption von Schallenergie zu einer Temperaturerhöhung und bei unphysiologisch niedrigen Hämatokritwerten (<10%) zu einer Hämolyse. Letzteres, wie auch die Beobachtung umschriebener Kapillarrupturen mit Endothelschädigung und Extravasaten von Erythrozyten und Mikrobläschenfragmenten, sind dabei auf Kavitationseffekte zurückzuführen (Ay et al. 2001; ter Haar 2002; Mychaskiw et al. 2000; Wu 1998).

Inwieweit die experimentellen Ergebnisse auf die Untersuchung am Menschen übertragbar sind und ob ähnliche Nebenwirkungen befürchtet werden müssen, ist fraglich. So wirkt z. B. die physiologische Gewebeperfusion durch den Wärmeabtransport einer Temperaturerhöhung im Gewebe entgegen und ist die lokal im Gehirn erreichte akustische Energie bei diagnostischer transkranieller Beschallung auch bei vergleichbarem mechanischem Index infolge des vorgeschalteten Knochens deutlich geringer als in den experimentellen Untersuchungen (▶ s. Kap. 7.2.1). Dennoch müssen gerade diese, durch die Interaktion von Ultraschallkontrastmittel und Ultraschall induzierten spezifischen biologischen Effekte bei der Nutzen-Risiko-Abwägung neuer, sich im Wesentlichen auf Kontrastmittel stützende Ultraschallverfahren, berücksichtigt werden.

Einfluss auf das Dopplerspektrum

Widersprüchliche Aussagen existieren zur Frage, ob Ultraschallkontrastmittel zu Veränderungen des Dopplerspektrums und seiner Parameter, insbesondere der systolischen Dopplerfrequenzverschiebung, führen (Forsberg et al. 1994; Gutberlet et al. 1998; Khan et al. 2000; Petrick et al. 1997).

> Die bei einem Teil dieser Untersuchungen beschriebenen ausgeprägten Zunahmen der Dopplerfrequenzverschiebung von 25–45% unmittelbar nach Bolusinjektion sind zum einen auf die Überschreitung des (gewählten) dynamischen Bereichs des Ultraschallwandlers zurückzuführen (▶ s. Kap. 3.3.1), ähnlich dem »Bloomingeffekt« bei der farbkodierten Darstellung, zum anderen dürften sie Folge einer reflektorischen Steigerung der Ejektionsfraktion des Kleintierherzens auf eine vergleichsweise hohe Volumenbelastung sein.

Bei klinischer Anwendung kritischer, da weniger offensichtlich, sind dagegen Fehleinstellungen des Gerätes und spezifische anatomische Gegebenheiten.

Zu kleine Messvolumina. Diese führen bei der gepulsten Dopplersonographie dazu, dass möglicherweise in einem Gefäß nur (niederfrequente) Ausschnitte des Strömungsprofils (nahe der Gefäßwand) abgeleitet werden. Nach Gabe von Signalverstärkern werden auch die neben dem Messvolumen, zentral im Gefäßlumen liegenden, höherfrequenten Strömungsanteile erfasst.

Niederfrequente Strömungsstörungen. Turbulenzen im Rahmen von Stenosen können das Dopplerspektrum dominieren, sodass die energieärmere Spitzenfrequenz bei z. B. insuffizientem temporalem Schallfenster oder zu hoch eingestelltem Schwellenwert erst nach Gabe von Signalverstärker detektiert wird (◻ Abb. 7.6).

Gefäß-/Gefäßsegmentüberlagerungen. Intrakraniell können nach Gabe von Signalverstärkern außerhalb des Messvolumens gelegene Gefäße oder mit einem kleineren Winkel beschallte Segmente des abgeleiteten Gefäßes erfasst werden und so eine höhere ableitbare Dopplerfrequenzverschiebung verursachen (◻ Abb. 7.7).

Bei Berücksichtigung bzw. Korrektur der oben genannten Fehlermöglichkeiten liegt nach Erfahrung der Autoren die Änderung der systolischen Dopplerfrequenzverschiebung

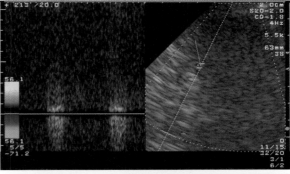

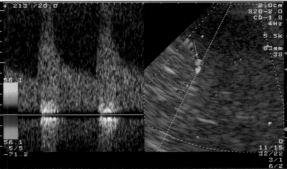

◻ **Abb. 7.6.** Hochgradige Stenose der A. cerebri media vor (*oben*) und nach (*unten*) Gabe von 4 g Levovist 300 mg/dl. Die energiearme Spitzenfrequenz der Stenose kommt gegenüber den energiereichen niederfrequenten Turbulenzen erst nach Signalverstärkergabe zur Darstellung

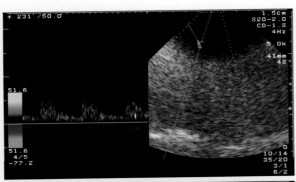

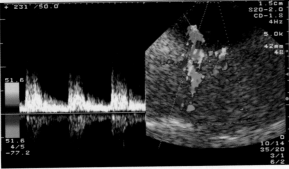

■ Abb. 7.7. Niederfrequentes Signal der distalen A. cerebri media infolge eines ungünstigen Beschallungswinkels (*oben*). Nach Gabe von Signalverstärker Miterfassung auch des proximalen A.-cerebri-media-Segments mit infolge des kleineren Beschallungswinkels höherer Strömungsgeschwindigkeit (*unten*)

nach Gabe von Signalverstärkern innerhalb des Schwankungsbereichs wiederholter Messungen (Guhr et al. 2003).

Zusammenfassung

Durch den Einsatz intravenös applizierter, lungengängiger Ultraschallkontrastmittel, die heute alle aus oberflächenstabilisierten mikroskopischen Gasbläschen bestehen, wird das von Gefäßen rückgestreute Ultraschallsignal deutlich verstärkt, wodurch sich unzureichende Untersuchungsbedingungen verbessern lassen. Die Dauer der Signalverstärkung hängt von der Stabilität der Mikrobläschen ab und kann ggf. durch kontinuierliche Infusion verlängert werden. Nach Bolusapplikation kommt es zu einem ausgeprägten Überstrahlen von Gefäßsignalen (blooming), das bei der Erkennung intrakranieller Gefäßverschlüsse diagnostisch verwendet werden kann. Bei höherer akustischer Energie werden die Gasbläschen selbst zu Ultraschall-«Sendern», in dem sie oszillieren oder platzen. Die dabei emittierten Frequenzen (harmonischen Oberschwingungen) unterscheiden sich von der Anregungsfrequenz (Fundamentalfrequenz) und erlauben eine selektive Detektion des Kontrastmittels in Makro- und Mikrozirkulation, wodurch sie als ein Parameter zur Bestimmung der Gewebedurchblutung herangezogen werden können.

Untersuchungstechnik

8 Klinische Untersuchungsverfahren

8.1 Auskultation

8.1.1 Indikationen

Angesichts hoch entwickelter Ultraschalltechniken mag die Beschäftigung mit »antiquierten« Methoden wie der Auskultation und Palpation in einem Buch über Doppler- und Duplexsonographie zunächst befremdlich erscheinen. Denken wir jedoch daran, dass die Auskultation – ähnlich wie die Doppleruntersuchung – bei Auftreten hämodynamischer Veränderungen pathologische Befunde zeigt, dürfte einleuchten, dass sie im Rahmen der Ultraschallgefäßuntersuchung durchaus Bedeutung besitzt, um auf diese Weise im Einzelfall die Befundsicherheit zu erhöhen.

Es steht außer Frage, dass in zeitkritischen Situationen wie beim akuten Schlaganfall die zusätzliche Auskultation entbehrlich ist und keine neuen relevanten Informationen liefert (▸ s. Kap. 27). Die Auskultation der Halsgefäße und ggf. auch des Schädels erscheint jedoch bei 4 Konstellationen sinnvoll.

Ultraschall nicht hinreichend zuverlässig. Ein wesentlicher Schwachpunkt der Ultraschalldiagnostik liegt im Bereich der Aortenabgänge, die auch mit neueren farbkodierten Duplexgeräten nicht immer zuverlässig dargestellt werden können. Hier erscheint die Auskultation – in Kombination mit der seitenvergleichenden Pulstastung und/oder Blutdruckmessung – der Ultraschalluntersuchung überlegen, um schnell und unkompliziert höhergradige Stenosen ausschließen zu können.

> **Merke**
>
> Die Kombination von Auskultation und seitenvergleichender Pulstastung (bzw. Blutdruckmessung) vermag zuverlässig höhergradige Stenosen und Verschlüsse der A. subclavia auszuschließen.

Unklare Situation bei der Sonographie. Trotz der heute zur Verfügung stehenden Geräte trifft auch der erfahrene Untersucher immer wieder auf unklare Untersuchungssituationen, wenn sich z. B. an der Karotisbifurkation Gefäße überlagern oder ein Schallschatten den Blick auf das Gefäßlumen verhindert. In diesem Fall gilt es, möglichst viele indirekte Kriterien heranzuziehen, um auf diese Weise zu einer hinreichenden Abklärung des Befundes zu kommen. Die Auskultation stellt ein solches Kriterium dar, indem davon auszugehen ist, dass alle hochgradigen – noch nicht höchstgradigen – Stenosen ein auskultierbares Geräusch verursachen.

Leitsymptom pulssynchrones Ohrgeräusch. Liegt der Grund für die Durchführung einer Ultraschalluntersuchung in einem vom Patienten angegebenen pulssynchronen Ohrgeräusch, gelingt es bei sorgfältiger Auskultation des Halses und Schädels in einem großen Teil der Fälle, dieses mit dem Stethoskop zu verifizieren. Die Lokalisation des Punctum maximum gibt damit wertvolle Hinweise darauf, wo danach mit der Ultraschallsonde zu suchen ist.

Erhöhung der Redundanz. Aufgrund des bereits genannten gemeinsamen hämodynamischen Mechanismus führt der zusätzliche Einsatz der Auskultation zu einer Erhöhung der diagnostischen Redundanz. Dies bringt insbesondere für den weniger erfahrenen Untersucher sowie bei Einsatz der »einfachen« Dopplersonographie ein Mehr an Befundsicherheit bei der Erkennung von Karotisstenosen.

8.1.2 Entstehung auskultierbarer Geräusche

Während niederfrequente Geräusche zahlreiche Ursachen haben können (z. B. venöse Stenose durch Druck mit dem Stethoskop), sind höherfrequente Geräusche mit Frequenzen oberhalb von ca. 200 Hz nur dann zu erwarten, wenn ausgeprägtere Strömungsstörungen auftreten. Wie aus den Grundlagen (▸ s. Kap. 2.4) bekannt, treten derartige Strömungsstörungen zwar auch physiologischer Weise auf, im Allgemeinen reicht jedoch die Energie der Verwirbelungen nur bei Vorliegen von Turbulenzen aus, um nennenswerte Schwin-

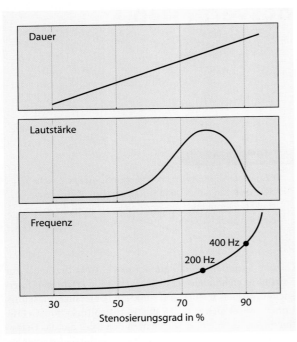

Abb. 8.1. Zusammenhang zwischen dem Stenosierungsgrad und verschiedenen Merkmalen auskultierbarer Geräusche. (Nach Toole u. Patel 1980)

gungen der umgebenden Weichteilstrukturen zu verursachen. Bei Stenosen dürfte dies ab einem Stenosierungsgrad von ca. 70% der Fall sein (■ Abb. 8.1). Höchstgradige Stenosen hingegen sind trotz ausgeprägter Turbulenzen häufig nicht mehr auskultierbar, da sich die dann sehr hochfrequenten Schwingungen schlechter zur Hautoberfläche hin übertragen.

Bei schlanken Patienten sind die Übertragungsverhältnisse wesentlich günstiger, sodass bei diesen häufig auch noch sehr hohe Stenosierungsgrade ein auskultierbares Geräusch verursachen. Gleiches gilt für sehr oberflächlich gelegene Gefäße. Da insbesondere die A. carotis externa häufig sehr dicht unter der Haut liegt, verwundert es nicht, wenn Stenosen dieses Gefäßes im Allgemeinen ein sehr lautes Auskultationsgeräusch verursachen.

Merke

Laute Auskultationsgeräusche am Hals sind häufig durch Stenosen der oberflächlich verlaufenden A. carotis externa verursacht.

Vergleichbares gilt auch für die Auskultation der intrakraniellen Gefäße. Da der Knochen ein sehr guter Schallleiter ist, führen intrakranielle Stenosen und arteriovenöse Missbildungen (AV-Fisteln) häufig zu einem über der gesamten Schädelkalotte hörbaren Geräusch. Nicht selten ist hierbei die Angabe eines pulssynchronen Strömungsgeräusches durch den Patienten selbst richtungweisend. Neben intrakraniellen AV-Fisteln ist in diesen Fällen jedoch auch an eine Gefäßmissbildung im Bereich der Schädelbasis zu denken, die dann häufig von Ästen der A. carotis externa versorgt wird (insbe-

sondere A. retroauricularis und A. occipitalis). Typischerweise findet sich hierbei ein Punctum maximum des Geräusches über dem Mastoid.

❶❶ Praktische Hinweise

Bei Kindern und Jugendlichen bestehen häufig relativ kräftige, allerdings meist niederfrequente Geräusche im Bereich der Aortenbogenabgänge. Diese sind bis ca. zum 20. Lebensjahr als physiologisch anzusehen und besitzen keine pathologische Bedeutung. Ihre Ursache ist nicht bekannt.

8.1.3   Technik der Auskultation

Geeignete Stethoskope

Da im Gegensatz zur Auskultation des Herzens und der Lunge an den hirnversorgenden Arterien v. a. höherfrequente Geräusche von Interesse sind, eignen sich flache Membranstethoskope für die Auskultation der supraaortalen Gefäße nicht. Die meisten Stethoskope verfügen jedoch über einen glockenförmig offenen Teil, der für die Gefäßauskultation brauchbar ist. Wichtig dabei erscheint, dass die Glocke des Stethoskops ohne zu starken Druck möglichst luftdicht auf die Haut aufgesetzt wird.

Auskultation der extrakraniellen Gefäße

»Minimalprogramm« an den Halsgefäßen ist die Auskultation der Supraklavikulargrube und die Karotisbifurkation auf beiden Seiten (■ Abb. 8.2). Dies benötigt im Routinefall einen Zeitaufwand von deutlich weniger als 1 min, da ein Verweilen über einige wenige Herzaktionen pro Auskultationspunkt völlig ausreichend ist. Der Patient sollte dabei jeweils kurz die Luft anhalten. In Abhängigkeit der Lokalisation sollten bei pathologischem Geräuschbefund

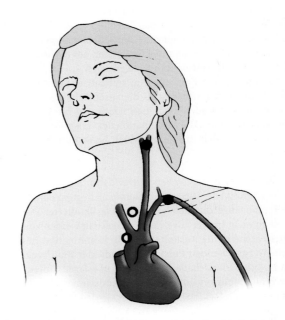

Abb. 8.2. Wichtigste Auskultationspunkte im Bereich der supraaortalen Gefäße

die folgenden weiteren Auskultationspunkte aufgesucht werden:

- **Supraklavikulargrube:** Auskultation der Aorta im 2. Interkostalraum am rechten Sternalrand sowie direkt oberhalb des Sternums in der Fossa jugularis, um ein möglicherweise von kardial fortgeleitetes Geräusch auszuschließen.
- **Karotisbifurkation:** Auskultation an mehreren Stellen des Halses, um das Punctum maximum festzustellen. Dies erscheint erforderlich, da Strömungsgeräusche nicht nur von der A. carotis, sondern auch von einer hyperperfundierten Schilddrüse oder einer retroaurikulär gelegenen AV-Fistel stammen können.

ⓘⓘ Praktische Hinweise

Strömungsgeräusche werden typischerweise mit dem Blutstrom fortgeleitet. Es ist daher nicht ungewöhnlich, dass z. B. eine Abgangsstenose der A. carotis communis aufgrund einer oberflächlich gelegenen Karotisgabelung in diesem Bereich noch gut auskultierbar ist.

Auskultation der intrakraniellen Gefäße

Die Auskultation erfolgt am günstigsten im Bereich der Temporalschuppe, da sich hier zum einen eine weitgehend plane Auflagefläche für das Stethoskop bietet, zum anderen der knöcherne Schädel am dünnsten ist. Bei pathologischem Befund gilt es, unter Einbeziehung der Auskultation des Augenbulbus ein Punctum maximum festzulegen. Insbesondere Stenosen des Karotissiphons sowie Karotis-Kavernosus-Fisteln lassen sich besonders gut durch Auskultation der Augenhöhle nachweisen. Hierzu wird das Stethoskop mit leichtem Druck auf die geschlossenen Augenlider aufgesetzt. Durale, mit einem pulssynchronen Ohrgeräusch einhergehende AV-Fisteln sind dagegen meist hinter dem Mastoid zu erfassen.

> **Zusammenfassung**
>
> Die Auskultation der Halsgefäße (und ggf. der Schädelkalotte) vor Durchführung der Ultraschalluntersuchung ergibt wichtige Hinweise auf den zu erwartenden Befund. Stenosen ab einem Einengungsgrad von ca. 70% verursachen auskultierbare Geräusche. Die Frequenzhöhe korreliert mit dem Stenosierungsgrad. Filiforme Stenosen ergeben meist kein auskultierbares Geräusch mehr. Wesentlichste Auskultationspunkte sind die Supraklavikulargrube, die Karotisbifukartion sowie ggf. die Schläfenregion.

8.2 Palpation

Ähnlich wie die Auskultation dient die Palpation supraaortaler Gefäße dazu, die Befundsicherheit der Ultraschalluntersuchung zu erhöhen. Im Einzelfall besteht die Indikation zur Palpation folgender Gefäße:

- Ein nicht oder vermindert tastbarer Puls der **A. temporalis superficialis** bei Palpation des Gefäßes vor dem oberen Ansatz der Ohrmuschel weist auf eine Affektion der ipsilateralen A. carotis externa hin, was insbesondere bei

der Interpretation von Dopplerableitungen der Endäste der A. ophthalmica von Bedeutung ist (► s. Kap. 9.3).

- Meist nur von geringer Bedeutung ist der Pulstastbefund der **A. carotis.** Steht nur die »einfache« Dopplersonde ohne zusätzlich Bildgebung zur Verfügung, unterstützt ein fehlender Karotispuls jedoch den dopplersonographischen Verdacht auf einen Verschluss der A. carotis communis.
- Wesentlich mehr Aussagekraft besitzt dem gegenüber die seitenvergleichende, simultane Tastung des **Radialispulses.** Ein seitengleich identischer Puls schließt einen Verschluss der A. subclavia mit hoher Wahrscheinlichkeit aus (► s. Kap. 9.6). Damit kann sich die zeitintensivere, seitenvergleichende Blutdruckmessung an den Armen auf pathologische und/oder unklare Fällen beschränken.

> **Zusammenfassung**
>
> Im Gegensatz zur Auskultation kommt der Palpation der Karotiden nur geringe Bedeutung zu, da der Pulstastbefund am Hals unzuverlässig ist. Wichtig sind hingegen die seitenvergleichende Radialispulstastung und die Palpation der A. temporalis superficialis.

8.3 Anamnese und klinische Untersuchung

Die Durchführung von Ultraschalluntersuchungen an den hirnversorgenden Arterien ohne detaillierte Kenntnis der Symptomatik und der zur Untersuchung führenden differenzialdiagnostischen Erwägungen ist nach Ansicht der Autoren wenig sinnvoll. Betrachtet man die Sonographie als reine »Apparateleistung«, reduziert dies zwangsläufig den Wert einer Methode, die wie kein anderes bildgebendes Verfahren geeignet ist, interaktiv in die klinische Befunderhebung eingebunden zu werden.

Die Realisierung dieses Anspruchs setzt voraus, dass der sonographische Untersucher eingehende Kenntnisse der Differenzialdiagnose zerebraler Durchblutungsstörungen einschließlich des (zusätzlichen) Nutzens anderer bildgebender Untersuchungsverfahren besitzt. Eine ausführliche Schilderung der neurologischen Untersuchungstechnik und der klinischen Ausfallsymptome bei zerebralen Durchblutungsstörungen würde den Umfang eines Buches über Doppler- und Duplexsonographie selbstverständlich sprengen. Im Folgenden soll jedoch auf einige wesentliche differenzialdiagnostische Erwägungen hingewiesen werden, die nicht selten zu Missverständnissen führen.

8.3.1 Differenzierung Schlaganfall/andere Ursache

Gemäß Literatur zeigen 10–30% aller Patienten, die mit der Diagnose eines Schlaganfalls die Klinik erreichen, letztlich ein anderes Krankheitsbild. Es kann daher nicht oft genug betont werden, dass neurologische Ausfälle zwar orts-, aber nicht ursachenspezifisch sind. ◻ Tabelle 8.1 zeigt die wichtigs-

▣ Tabelle 8.1. Wichtigste andere Ursachen bei der klinischen Symptomatik des »akuten Schlaganfalls«

Postparoxysmale Parese nach Krampfanfall (Todd-Parese)	Zerebrales Anfallsleiden in der Anamnese Beoachtung typischer Anfallssymptome Bei rezidivierenden Ereignissen uniformer Ablauf Aura bei Beginn der Symptomatik
Enzephalitis/Meningitis	Bewusstseinsstörung stärker ausgeprägt als neurologische Ausfälle Fieberhafter Infekt und/oder Kopfschmerzen in der Vorgeschichte Meist subakuter (z. B. über Nacht), fluktuierender Verlauf
Hirntumor (z. B. bei Einblutung)	Bereits zuvor schleichend progrediente Symptomatik (v. a. Wesensänderung, Merkfähigkeits-störungen, aphasische Symptome) Häufig subakuter, fluktuierender Verlauf Morgendliches Erbrechen in der Vorgeschichte
Migraine accompagnée	Meist nach Beginn der Symptomatik Kopfschmerzen Häufig mit migränetypischen Sehstörungen einhergehend
Subdurales Hämatom	Häufig (leichtes) Kopftrauma in der Anamnese Langsam zunehmende, therapeutisch nicht beeinflussbare Kopfschmerzen Häufig langsam zunehmende Bewusstseinsstörung
Spinale Ischämie/Blutung	Ausgeprägte Symptomatik mit persistierend unauffälligem CT Hirnnerven nicht betroffen Dissoziierte Empfindungsstörung
Periphere Nervenläsion	Isoliertes Betroffensein von Hirnnerven *oder* des Arms *oder* des Beins Radikuläres oder peripheres Verteilungsmuster der Schädigung Dauerhaft schlaffe Parese ohne Zeichen des Betroffenseins »langer Bahnen«
Dissoziative Störung	Trotz ausgeprägter Paresen und Gefühlsstörungen unauffällige, seitengleiche Muskeleigenreflexe Keine objektivierbaren Hirnnervenausfälle Bei »Bewusstseinsstörungen« Zukneifen der Augen und positives Bell-Phänomen Geringe emotionale Beteiligung (»belle indifference«)

ten Differenzialdiagnosen einschließlich der wichtigsten zugehörigen Leitsymptome.

Bezogen auf einzelne Symptome ergeben sich weitere differenzialdiagnostische Erwägungen.

Paresen und Sensibilitätsstörungen

Häufigste Symptome zerebraler Durchblutungsstörungen sind Paresen und/oder Gefühlsstörungen. Sofern diese die gesamte Körperseite einschließlich des Gesichts betreffen, ist die Einschätzung als zentral nicht schwierig. Probleme bereiten hingegen Symptome, die lediglich eine Extremität betreffen. In diesem Fall sind vor allem zwei Kriterien differenzialdiagnostisch wichtig.

Umschriebene Schmerzen und/oder Missempfindungen sprechen für eine periphere Ursache. Zwar können Thalamusinfarkte gleichermaßen mit schmerzhaften Missempfindungen einher gehen, diese werden dann jedoch von den Betroffenen regelmäßig als diffus und unscharf umgrenzt beschrieben.

Paresen einzelner Muskeln bzw. »strahlförmige« Sensibilitätsstörungen weniger Finger sprechen gleichermaßen für eine periphere Ursache. Zerebrale Ischämien führen dem gegenüber bei geringer Ausprägung eher zu diffuser Schwäche

(Clumsy-hand-Syndrom) bzw. zu zirkumferenten Gefühlsstörungen. Im Einzelfall können jedoch zerebrale Mikroangiopathien eine isolierte periphere Nervenläsion vortäuschen, sodass diesem Unterscheidungskriterium nur begrenzte Aussagekraft zukommt.

Sehstörungen

Häufig ergeben sich nur durch sehr gezieltes Befragen Hinweise zur Differenzierung der verschiedenen Arten zerebralischämischer Sehstörungen (▣ Tabelle 8.2). Hierbei sind im Wesentlichen 3 Arten zu unterscheiden.

Akute einseitige Sehstörung. Klinisch bedeutsam ist hier die Unterscheidung zwischen einer Amaurosis (fugax), die durch eine Ischämie des Sehnerven bzw. der Retina hervorgerufen wird, und einer das Gesichtsfeld beider Augen betreffenden homonymen Hemianopsie, die durch eine Störung im Verlauf der Sehstrahlung bis zur Sehrinde bedingt ist. Obwohl im Prinzip eine völlig andere Symptomatik vorliegt, erweist sich die Abgrenzung bei transitorischen Sehstörungen in der Praxis häufig als schwierig. Hat der Patient während der Attacke nicht versucht, durch Zuhalten eines Auges die Störung selbst zu verifizieren, gelingt im Nachhinein oft keine Differenzierung, da auch Hemianopsien häufig als einseitiger Visusverlust interpretiert werden.

◻ Tabelle 8.2. Ursachen ischämisch bedingter Sehstörungen

Klinik	Ursache
Akute Sehstörung Auf einem Auge	Amaurosis fugax bei Embolisation in die A. ophthalmica
Auf beiden Augen	Ischämie im Stromgebiet der A. cerebri posterior (meist vertebrobasiläres Gefäßsystem)
Mit Hemianopsie	a) Ischämie der Sehbahn (vorderes Stromgebiet) b) Ischämie im Stromgebiet der A. cerebri posterior
Langsam progrediente Sehstörung Auf einem Auge	Ischämische Ophthalmopathie bei hämodynamisch unzureichend kompensiertem Verschluss der A. carotis interna

Akute beidseitige Sehstörung. Die anamnestische Klärung beidseitiger Visusstörungen ist demgegenüber meist unproblematisch. Die Symptomatik ist so gut wie immer dem hinteren Stromgebiet zuzuordnen. Zu beachten ist allerdings, dass nicht selten im Rahmen einer anatomischen Variante die Versorgung des Posteriorstromgebietes durch die A. carotis interna erfolgt (▶ s. Abb. 1.19).

Langsam progrediente Sehstörung. Langsam zunehmende Sehverschlechterungen sind meist durch lokale okuläre Störungen bedingt. Wichtig ist jedoch daran zu denken, dass eine einseitige Symptomatik auch durch eine ischämische Ophthalmopathie verursacht sein kann, bedingt durch eine chronische Minderversorgung des Auges aufgrund eines hämodynamisch unzureichend kompensierten Verschlusses der ipsilateralen A. carotis interna.

Sprach- und Sprechstörungen

Während Sprachstörungen immer im Großhirn lokalisiert sind, können Sprechstörungen sowohl durch Schäden im Bereich der Hemisphäre als auch durch Läsionen im Bereich des Hirnstammes bedingt sein. Bei genauer Anamnese sind sie meist ohne Schwierigkeiten zu unterscheiden. So sind Sprachstörungen (synonym **Aphasien**) dadurch gekennzeichnet, dass der Patient bei erhaltenem Sprachfluss »Unsinn« redet und Verständnisprobleme hat (sensorische Komponente), dass er Gesagtes zwar versteht, selbst jedoch nur meist abgehackte, kurze Worte hervorbringt (motorische Komponente) oder dass ihm Worte übermäßig häufig nicht einfallen (amnestische Komponente). Im Gegensatz dazu sind bei Sprechstörungen das Wortverständnis und die Wortwahl nicht beeinträchtigt. Der Patient hat jedoch eine »schwere Zunge« oder lallt wie in betrunkenem Zustand (**Dysarthrie**).

Schwindel

Schwindel gehört zu den vieldeutigsten Symptomen in der Medizin, was nicht zuletzt dadurch bedingt ist, dass der Begriff in der deutschen Sprache wenig klar definiert ist. Nur relativ selten verbirgt sich dahinter eine zerebrale Durchblutungsstörung im Sinne einer Ischämie des hinteren Hirnkreislaufs oder einer **vertebrobasilären Insuffizienz** (▶ s. Kap. 21.3.2).

Wichtigste Ursachen akut auftretender, nichttraumatischer Schwindelzustände

- Benigner paroxysmaler Lagerungsschwindel
- Psychogener »phobischer« Schwankschwindel
- Neuritis vestibularis
- Menière-Krankheit
- Hirnstamm-/Kleinhirnischämie (makro-/mikroangiopathisch)
- »Vertebrobasiläre Insuffizienz«(?)
- Vestibularisparoxysmie
- Vestibuläre Epilepsie
- Basilarismigräne
- Akustikusneurinom
- Herz-Kreislauf-Dysregulation

Entsprechend erscheint es von wesentlicher Bedeutung, diese Fälle anamnestisch heraus zu arbeiten, um sinnlose Ultraschalluntersuchungen zu vermeiden.

Für eine Durchblutungsstörung als Ursache sprechen v. a. folgende Befunde.

Hirnnervenausfälle. Aufgrund der engen Nachbarschaft der Vestibulariskerne zu anderen Strukturen des Hirnstamms sind isolierte Schwindelerscheinungen ohne Betroffensein anderer Hirnstammfunktionen (v. a. dysarthrische Sprechstörung, Schluckstörung, Gefühlstörung im Bereich des Gesichts sowie Doppelbilder) selten.

Kleinhirnsymptome. Da die langen Hirnstammgefäße auch das Kleinhirn mit Blut versorgen, sind zusätzliche ataktische Bewegungsstörungen eher die Regel als die Ausnahme. Immer wieder ist allerdings zu beobachten, dass die Ataxie selbst bei größeren Kleinhirninfarkten nur diskret ist, so dass gezielt danach gesucht werden muss.

Regelloser Nystagmus. Im Gegensatz zum konstant nach einer Seite weisenden Nystagmus bei Schädigungen des peripheren Gleichgewichtsorgans findet sich bei zentralen Vestibularisausfällen häufig ein wechselnder, nicht klar einzuschätzender Nystagmus.

■ **Tabelle 8.3.** Gemeinsame und unterschiedliche Symptome zerebraler Ischämien im vorderen und hinteren Stromgebiet

Lokalisation	Symptome
Vorderes oder hinteres Stromgebiet	Hemiparese, Hemihypästhesie, Dysarthrie, Hemianopsie, Blickdeviation, Störungen der Pupillomotorik, Bewusstseinsstörungen, Verwirrtheit, Kopfschmerzen
Vorderes Stromgebiet	Aphasie, Apraxie, Hemineglekt
Hinteres Stromgebiet	Dreh- und Schwankschwindel, Nystagmus, Doppelbilder, Ataxie

Hinterkopfschmerzen. Hirnstamm- und Kleinhirninfarkte gehen regelmäßig mit Hinterkopfschmerzen einher, die anderen Charakter besitzen als bisherige Kopfschmerzformen.

Schwindelgefühl in Ruhe. Zwar verstärken Kopfdrehungen und Aufrichtbewegungen auch den Schwindel bei Hirnstammischämien. Im Gegensatz zum paroxysmalen Lagerungsschwindel bleibt die Schwindelsymptomatik jedoch auch in Ruhe zumindest latent bestehen.

8.3.2   Differenzierung vorderes/hinteres Stromgebiet

Sowohl Läsionen im vorderen als auch im hinteren Stromgebiet können Halbseitenstörungen verursachen und lassen sich somit nicht unmittelbar voneinander unterscheiden (■ Tabelle 8.3). Aufgrund der Anamnese wichtigstes Differenzierungskriterium ist jedoch die Angabe von Drehschwindel. Eine Großhirnläsion führt nur selten zu Drehschwindelattacken, während bei Hirnstammdurchblutungsstörungen häufig die von der A. cerebelli inferior posterior versorgten Vestibulariskerne, die A. labyrinthi sowie das Kleinhirn betroffen sind. Zu weiteren Leitsymptomen ► s. o.

8.3.3   Differenzierung embolisch/hämodynamisch

Während das Bild embolisch bedingter Territorialinfarkte relativ uniform v. a. durch Hemiparesen geprägt ist, stellen hämodynamisch bedingte Grenzzoneninfarkte aufgrund unzureichend kollateralisierter Gefäßverschlüsse ein diagnostisches Chamäleon besonderer Art dar. Neben der in diesen Fällen häufig sehr wechselhaften und undulierenden Symptomatik sind die einzelnen Symptome oft sehr uncharakteristisch und lassen eher an andere Erkrankungen denken (► s. nachstehende Übersicht).

Im Vordergrund steht insbesondere ein demenzieller Abbau, der vorschnell zur Diagnose einer Alzheimer-Erkrankung führen kann.

Uncharakteristische Symptome hämodynamisch bedingter Hirninfarkte. (Nach Tulleken et al. 1998)
— Kognitive Defizite (»Pseudo-Alzheimer«)
— Unwillkürliche, anfallartige Bewegungen insbesondere eines Beines
— Retinale Perfusionsstörungen
— Ischämische Ophthalmopathie

8.4   Computer- und Kernspintomographie (CT, MRT)

Bildgebende Untersuchungen des Gehirns gehören heute bei zerebralen Erkrankungen zur klinischen Routine, sodass auf deren Bedeutung nicht näher eingegangen werden muss. Im Zusammenhang mit Verschlussprozessen an den hirnversorgenden Arterien sollen jedoch aus der Sicht des sonographischen Untersuchers einige Punkte besprochen werden, die für die praktische Einschätzung von Patienten von Bedeutung sind.

8.4.1   Topographische Zuordnung von Versorgungsgebieten

Bereits in Kap. 1.9 sind die typischen Versorgungsgebiete der verschiedenen Hirngefäße einschließlich deren anatomischer Varianten besprochen worden. Deren Kenntnis ist wesentliche Voraussetzung für die topographische Zuordnung zerebraler Ischämien zu einzelnen sonographisch untersuchbaren Gefäßen.

8.4.2   Differenzierung von Ischämieursachen

Für die Zuordnung von Ischämien hat sich eine Einteilung in 3 Hauptgruppen bewährt, die anhand des typischen Musters im CT bzw. MRT differenziert werden können (Ringelstein 1985).

Territorialinfarkte

Infarzierungen im Bereich des gesamten Versorgungsgebietes (»Territorium«) eines der großen Hirngefäße bzw. eines Teilgebietes stellen die häufigste Schlaganfallursache dar. Sie sind durch embolischen oder lokal thrombotischen Verschluss des betroffenen Gefäßes bedingt. Im CT bzw. MRT sind sie typischerweise an ihrem keilförmigen, zur Hirnrinde hin breiter werdenden Aussehen zu erkennen (■ Abb. 8.3). Eine Ausnahme stellt der Basalganglieninfarkt (Linsenkerninfarkt) bei umschriebenem Verschluss der Aa. lenticulostriatae oder der A. choroidea anterior dar, bei dem die Ischämiezone aufgrund des typischen Versorgungsgebietes dieser Gefäße nicht bis zur Hirnrinde reicht.

Hämodynamische Infarkte

Gemeinsames Merkmal der hämodynamisch bedingten (Grenzzonen-)Infarkte ist, dass der Gefäßverschluss unterhalb oder auf Höhe des Circulus Willisii liegt und der Schlag-

■ **Abb. 8.3a–f.** Schematische Darstellung der typischen Läsionsmuster bei Infarkten im Großhirn. Ausprägungsformen der zerebralen Mikroangiopathie (**a, b**); hämodynamisch bedingte Infarkte mit subkortikaler Ischämie (**c**) und Grenzzoneninfarkten (**d**); Territorialinfarkte im Mediastromgebiet (**e**) sowie in Form des Linsenkerninfarkts (**f**). (Nach Ringelstein 1985)

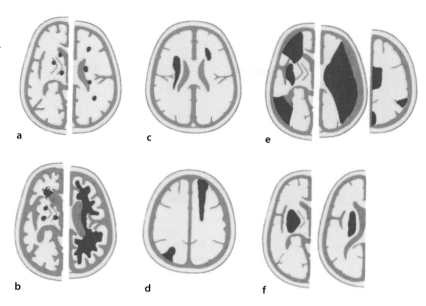

■ **Abb. 8.4.** Sichel- oder rosenkranzförmige Grenzzonenischämie im MRT (*oben*) und CT (*unten*) bei einer 56-jährigen Patientin mit unzureichend kollateralisiertem Verschluss der linken A. carotis interna. Beachte die deutlich schlechtere Darstellung der Infarktareale im CT

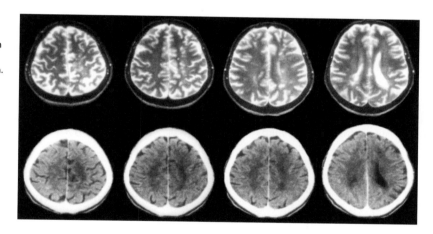

anfall nicht durch embolische Streuung zustande kommt, sondern dadurch, dass die normalerweise gute intrazerebrale Kollateralversorgung aufgrund der ungünstigen Verschlusslokalisation (z. B. Karotis-T-Verschluss) oder einer Gefäßvariante des Circulus Willisii nicht gewährleistet ist. Merkmal im CT und MRT sind sichelförmig über die Gehirnkonvexität angeordnete Ischämien im Grenzgebiet der A. cerebri media zur A. cerebri anterior bzw. zur A. cerebri posterior (■ Abb. 8.4). Typischerweise findet sich auf der betroffenen Seite auch das Bild einer zerebralen »Hemiatrophie« (Krapf et al. 1998). Gegenüber embolischen Ischämien stellen hämodynamisch verursachte Insulte die deutliche Minderheit dar.

ⓘ **Praktische Hinweise**

Da hämodynamische Infarkte meist mit disseminierten punktförmigen Narben einhergehen, können sie mit »lakunären« Infarkten im Rahmen von Mikroangiopathien oder sogar – aufgrund ihrer Lokalisation im Marklager oberhalb des Seitenventrikels – mit einer Multiplen Sklerose verwechselt werden.

Zerebrale Mikroangiopathie

Im Gegensatz zu den beiden oben genannten Infarktursachen, bei denen es sich definitionsgemäß um Makroangiopathien (Verschlussprozesse großer Hirnarterien) handelt, kommt es hierbei, meist im Zusammenhang mit langjährig bestehender Hypertonie, zur Lipohyalinose kleinster Gefäße mit Gefäßverschlüssen. Dies allein erklärt jedoch nicht das Auftreten zerebraler Ausfallerscheinungen insbesondere während hypertensiver Krisen. Anzunehmen ist, dass dabei zusätzlich Mikroblutungen auftreten und/oder Blutbestandteilen in das Hirngewebe übertreten, wenn die obere Grenze der zerebralen Autoregulation überschritten wird und es zum Zusammenbruch der Blut-Hirn-Schranke kommt (▶ s. Abb. 2.2).

ⓘ **Praktische Hinweise**

Der für die kleinen Hirnläsionen bei Mikroangiopathien häufig benutzte Begriff der »Lakunen« ist missverständlich, da kleine Hirnläsionen auch embolisch (z. B. durch kardiale Thromben) bedingt sein können (Landau 1989). Entsprechend sollte er in der klinischen Routine nur mit Vorsicht benutzt werden.

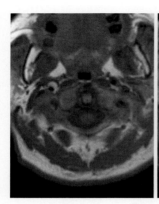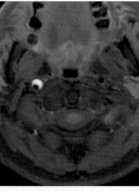

□ Abb. 8.5. Nachweis einer Dissektion der A. carotis interna im axialen MRT-Bild knapp unterhalb der Schädelbasis. Beachte die gegenüber der »konventionellen« Technik (*links*) bessere Darstellung des halbmondförmigen Dissekats durch Einsatz der fettsupprimierten T1-Wichtung (*rechts*). (Dr. M. Palmbach, Ulm)

Hinweise auf eine Mikroangiopathie geben kleine, disseminiert im Marklager beider Hemisphären gelegene signalintense Zonen – insbesondere dann, wenn gleichzeitig auch Stammganglien, Thalamus oder Pons betroffen sind. Dies ermöglicht auch die Abgrenzung zu hämodynamischen Ereignissen, die – sofern nicht beide Karotiden verschlossen sind – streng unilateral in einer sichelförmigen Zone im Grenzgebiet zwischen der A. cerebri media und den beiden übrigen großen Hirnarterien lokalisiert sind. Aufgrund ihrer besseren Auflösung ist für die Beurteilung kleiner ischämischer Läsionen die MRT der CT grundsätzlich überlegen.

8.4.3　Erkennung von Gefäßdissektionen

Obwohl der Nutzen der Kernspintomographie bei der Erkennung von Karotis- und Vertebralisdissektionen in der Literatur gut belegt ist, werden häufig 2 wesentliche Fehler gemacht.

MRT vor MRA. Obwohl auf den ersten Blick unlogisch, ist die Methode der Wahl zur Erkennung von Dissektionen nicht die MR-Angiographie, sondern die »einfache« MR-Tomographie. Der Grund hierfür ist, dass die MRA zwar die Einengung des Gefäßes zeigt, nicht jedoch deren Ursache. Der Befund einer meist semizirkulären Gefäßwandeinblutung im axialen Schnittbild ist hingegen als Beweis für das Vorliegen einer Dissektion anzusehen (□ Abb. 8.5).

Dissektionen nicht dargestellt. Karotisdissektionen im Bereich der Schädelbasis werden nicht selten aus dem banalen Grund übersehen, weil die unteren Anteile der Schädelbasis auf den axialen Schnittbildern gar nicht mehr dargestellt sind.

ⓘⓘ　Praktische Hinweise

Bei klinischem und/oder sonographischem Verdacht auf das Vorliegen einer schädelbasisnahen Gefäßdissektion sollten die axialen Schnitte der MRT stets bis wenigstens 1–2 cm kaudal der Schädelbasis reichen.

8.5　Computer- und Kernspinangiographie (CTA, MRA)

Beide Methoden gehören heute zum Standardrepertoire der zerebralen Gefäßdiagnostik. Gegenüber der »konventionellen« Röntgenangiographie ist beiden Methoden gemeinsam, dass es sich nicht um einfache zweidimensionale Projektionen, sondern um die Rekonstruktion von Blutströmung in Gefäßen in einem definierten dreidimensionalen Volumensegment handelt. Zieht das Gefäß in seinem Verlauf zufällig über dieses Segment hinaus, wird es nicht mehr dargestellt und kann Anlass zur Fehldiagnose eines Verschlusses oder einer Stenose bieten. Andererseits hat der dreidimensionale Datensatz den wesentlichen Vorteil, dass das genannte Volumensegment von allen Seiten betrachtet werden kann, sodass Gefäßüberlagerungen am Bildschirm »herausgedreht« werden können und auch eine dreidimensionale Darstellung der Gefäße möglich ist.

8.5.1　CT-Angiographie

Seit Einführung der Spiral-CT und der damit verbundenen Verkürzung der Untersuchungszeit ist es möglich geworden, selbst größere Gefäßabschnitte mit guter Auflösung darzustellen. Der Begriff der »CT-Angiographie« (Computertomographie-Angiographie) ist zwar ein Unwort, hat sich jedoch in Abgrenzung zur MR-Angiographie durchgesetzt. Im Gegensatz zur unten beschriebenen nicht invasiven MRA ist die CTA lediglich als wenig invasive Methode einzuordnen, da sie eine Bolusgabe von jodhaltigem Röntgenkontrastmittel mit der beachtlichen Injektionsgeschwindigkeit von ca. 4–5 ml/s benötigt.

Indikationen

Da sich die CTA an der Kontrastmittelfüllung der Gefäße orientiert, stellt sie dann eine valide Methode dar, wenn in der unmittelbaren Umgebung der zu untersuchenden Arterien keine Strukturen mit ähnlicher Dichte vorhanden sind, die zu Verwechslungen Anlass geben könnten. Probleme ergeben sich insbesondere bei benachbarten knöchernen Strukturen sowie bei größeren Venen, die sich bei verspätetem Untersuchungsstart bzw. längeren Untersuchungszeiten z. B. aufgrund eines größeren Volumensegments ebenfalls kontras-

□ Tabelle 8.4. Vergleich der Zuverlässigkeit sonographischer Verfahren mit der CT- und MR-Angiographie an den hirnversorgenden Arterien

Gefäßregion	Ultraschall	CTA	MRA
Kleine Hirnarterien	–	–	–
Vordere Hirnbasisarterien	+	++	++
Hintere Hirnbasisarterien	(+)	++	++
Karotissiphon	(+)	–	++
Karotisbifurkation	++	(+)	+
Verlauf der A. vertebralis	++	(+)	++
Aortenbogenabgänge	(+)	+	+

tiert darstellen und die bei der Bildaufbereitung am Bildschirm dann manuell »entfernt« werden müssen.

Hauptdomäne der CTA ist daher die Darstellung des Circulus Willisii (◘ Tabelle 8.4), das Verfahren bewährt sich jedoch auch beim Nachweis von Aneurysmen (Anderson et al. 1997; Strayle-Batra et al. 1998). Dagegen ist der Karotissiphon aufgrund der umgebenden knöchernen Strukturen nicht zuverlässig abzubilden. Auch die Darstellung der Karotisbifurkation ist insbesondere wegen venöser Überlagerungseffekte wenig überzeugend oder zumindest bei der Bildaufbereitung recht aufwändig. Sie besitzt allerdings den Vorteil, dass auch noch sehr langsame Strömungen hinter filiformen Stenosen ausreichend dargestellt werden können.

8.5.2   MR-Angiographie

Für die Darstellung von Blutströmung mit Hilfe der MRA stehen unterschiedliche Grundtechniken mit verschiedenen Vor- und Nachteilen zur Verfügung, auf die in diesem Rahmen nicht näher eingegangen werden soll. Allen Verfahren gemeinsam sind jedoch 4 Punkte, die für die Möglichkeiten und Grenzen des Verfahrens entscheidend sind:

- Die Methode ist grundsätzlich völlig nichtinvasiv und benötigt zur Strömungsdarstellung kein Kontrastmittel. Allerdings ergibt der Einsatz von Kontrastmittel eine bessere Darstellungsqualität, welche auch die Darstellung geringer Strömungsgeschwindigkeiten z. B. hinter höchstgradigen Stenosen mit hinreichender Zuverlässigkeit ermöglicht.
- Knöcherne Strukturen stellen kein Problem dar, da diese aus physikalischen Gründen bei der Darstellung »vernachlässigt« werden.

- Die MRA ergibt eindeutige Befunde bei laminaren Strömungen. Strömungsstörungen z. B. in Stenosen führen hingegen zu Problemen bei der Darstellung, weswegen die MRA dazu neigt, Stenosierungsgrade überzubewerten. In geringerem Umfang gilt dies auch für Strömungsstörungen bei Knickbildungen und Gefäßverzweigungen, bei denen »Pseudostenosen« resultieren können.
- Da die MRA im Gegensatz zur CTA nicht das Vorhandensein von Blut, sondern von Blutströmung darstellt, ist anhand der »Vorwahl« eines bestimmtes Blutströmungsbereichs eine Differenzierung zwischen Venen und Arterien möglich.

Indikationen

Da die Darstellung von Arterien weder von Knochen noch von Venen beeinträchtigt wird, eignet sich die MRA grundsätzlich zur Darstellung aller größeren hirnversorgenden Gefäße, insbesondere auch des Karotissiphons. Hauptproblem ist die Tatsache, dass höhergradige Stenosen überbewertet werden und sehr niedrige Strömungen bei den üblichen Einstellungen ohne Einsatz von Kontrastmittel übersehen werden (Görtler et al. 1994b; Huston et al. 1993; Sitzer et al. 1993). Zusammen mit der konventionellen MRT ist die MRA Methode der Wahl, um Dissektionen zu diagnostizieren.

Ein weiteres, allgemein bekanntes Problem beim routinemäßigen Einsatz der MRT und MRA ist die Tatsache, dass z. B. Patienten mit kardialen Schrittmachern im Allgemeinen nicht untersucht werden können. Außerdem gelten Metallclips nach kardialen oder neurochirurgischen Operationen als problematisch, sofern nicht gesichert ist, dass es sich hierbei um unmagnetisches Material handelt. Nicht zuletzt muss der Patient in der Lage sein, wenigstens 4–5 min ruhig zu liegen, und er darf nicht unter extremer Platzangst leiden.

9   Extrakranielle Dopplersonographie

9.1   Indikationen

Die cw-Dopplersonographie mit der »einfachen« Stiftsonde stellt die historisch älteste Methode zur Erkennung von Stenosen und Verschlüssen der hirnversorgenden Arterien dar. Nachdem zunächst nur die Beschallung von Endästen der A. ophthalmica als »indirekte« Methode bekannt war, konnte bald gezeigt werden, dass auch die Karotisbifurkation, die Abgangsäste aus dem Aortenbogen sowie die A. vertebralis einer »direkten« Untersuchung zugänglich sind.

Angesichts der inzwischen weit verbreiteten farbkodierten Duplexsonographie kommt der cw-Dopplersonographie heute nur noch bei wenigen – klinisch allerdings wichtigen – Indikationen eine Bedeutung zu (► s. nachstehende Übersicht).

Erkennung höhergradiger Karotisstenosen

Die cw-Dopplersonographie ist eine konkurrenzlos kostengünstige und zuverlässige Screeningmethode zur Erkennung bzw. zum Ausschluss höhergradiger Stenosen der extrakraniellen A. carotis interna bei Patienten mit Halbseitensymptomen, Amaurosis fugax, aphasischen Störungen und/oder auskultierbarem Stenosegeräusch am Hals. Über 7–8 kHz liegende systolische Maximalfrequenzen (► s. Kap. 15.1) weisen höhergradige Stenosen mit hoher Sicherheit nach. Fehler treten lediglich bei der (vermeidbaren) Verwechslung mit Gefäßprozessen der A. carotis externa auf (► s. Kap. 15.4). Umgekehrt kann eine hochgradige Stenose bei unauffällig verfolgbarem Kommunis-Interna-Übergang zuverlässig ausgeschlossen werden. Nicht zuletzt eignet sich die dopplersonographische Bestimmung der systolischen Maximalfrequenz auch in hervorragender Weise zur Verlaufsbeobachtung höhergradiger Karotisstenosen, um eine mögliche Progredienz nicht zu übersehen (► s. Kap. 15.1.4).

Kombination mit der farbkodierten Duplexsonographie

Trotz ihrer unbestreitbaren Vorteile gegenüber der Untersuchung mit der »einfachen« Stiftsonde besitzt die farbkodierte Duplexsonographie im Einzelfall methodische Schwächen. Hierzu gehören Probleme mit der Eindringtiefe bei sehr adipösen Patienten mit Kurzhals, bei der Graduierung exzentrischer (► s. Abb. 15.20) oder durch einen »Schallschatten« verdeckter (► s. Abb. 15.14) Karotisstenosen sowie bei der Beurteilung der Abgangsäste aus dem Aortenbogen. Die Kombination von Doppler- und Duplexsonographie ermöglicht in diesen Fällen dann häufig doch eine diagnostische Aussage. Nicht zu vergessen ist auch die Ableitung der Ophtalmikaendäste (»Periorbitalarterien«) als wichtiges Zusatzkriterium der sonographischen Karotisdiagnostik (► s. Kap. 9.3).

Diagnostik beim Subclavian-steal-Effekt

Zusammen mit dem Oberarmkompressionstest eignet sich die cw-Dopplersonographie zum zuverlässigen Ausschluss bzw. Nachweis eines vertebrovertebralen Überlaufs (Subclavian-steal-Effekt) bei größeren Blutdruckdifferenzen an den Armen. Die praktische Bedeutung ist allerdings relativ gering, da auch bei einem kompletten Subclavian-steal-Effekt nur selten typische klinische Symptome mit belastungsabhängigem, im Alltagsleben behinderndem Schwindel auftreten, welche die Indikation zu einem interventionellen Vorgehen oder zu einem Karotis-Subklavia-Bypass geben. Diese Patienten erleiden erfahrungsgemäß auch keine embolischen Hirnstamminfarkte, da aufgrund der zum Arm führenden Blutströmung Emboli aus einer Subklaviastenose nicht nach kranial streuen.

Indikationen zur cw-Dopplersonographie der extrakraniellen hirnversorgenden Arterien

- Ausschluss und Verlaufsbeobachtung höhergradiger Stenosen der extrakraniellen A. carotis interna
- Ergänzende Methode zur farbkodierten Duplexsonographie bei unklaren Befunden
- Abklärung eines Subclavian-steal-Effekts bei größeren Blutdruckdifferenzen an den Armen

---

Beim akuten Schlaganfall kommt der cw-Dopplersonographie dagegen nach den Erfahrungen der letzten Jahre keinerlei Bedeutung zu. Um unmittelbare therapeutische Konsequenzen ziehen zu können, ist die Methode nicht zuverlässig genug und kostet damit nur unnötig Zeit, die für wichtigere Maßnahmen benötigt wird (▸ s. Kap. 27.1.2).

Die cw-dopplersonographische Diagnostik im **vertebrobasilären Kreislauf** ist heute als weitgehend obsolet anzusehen. Eine hinreichend zuverlässige Abklärung der A. vertebralis ist dopplersonographisch ohne Kenntnis des Durchmessers und des Verlaufs der Vertebralarterien nicht möglich. So ist die Methode auch bei der Schwindelabklärung entbehrlich. Einzige Ausnahme ist der Nachweis bzw. Ausschluss eines Subclavian-steal-Effekts bei entsprechendem klinischen Verdacht.

Wenn im Folgenden trotzdem die dopplersonographische Untersuchungstechnik der A. vertebralis beschrieben wird, hängt dies v. a. damit zusammen, dass sie in der kassenärztlichen Versorgung der Bundesrepublik Deutschland nach wie vor zum Standard gehört (▸ s. Kap. 32.3.1). Gemäß Vorgaben zum Untersuchungsablauf sind mindestens 12 Ableitungen an den Periorbitalgefäßen und den extrakraniellen Arterien durchzuführen. Neben den Ableitungen an der Karotisgabel gehören hierzu die proximale A. subclavia und die A. vertebralis.

9.2   Geräteeinstellung

 Praktische Hinweise

> Die Untersuchung der extra- (und intrakraniellen) Hirngefäße erfolgt am günstigsten in halb liegender Position des Patienten mit leicht überstrecktem Kopf. Nach Erfahrung der Autoren haben sich hierzu nach hinten klappbare Untersuchungsstühle am besten bewährt, wie sie z. B. für Ableitungen des Elektroenzephalogramms (EEG) oder für den Transport behinderter, nicht bettlägeriger Patienten in der Klinik (»Sitzwagen«) verwendet werden. Bei der Anschaffung eines solchen Stuhls sollte darauf geachtet werden, dass das Kopfteil wegklappbar ist, um damit transnuchale Untersuchungen zu ermöglichen. Als Position des Untersuchers hat sich das Sitzen hinter dem Kopf des Patienten am besten bewährt. Sitzen neben dem Patienten führt auf längere Zeit zu einer erheblich verkrampften Untersuchungshaltung.

Die Einstellung von cw-Dopplergeräten ist im Allgemeinen unkritisch, da hier nur wenige Parameter relevant sind. Um möglichst zügig arbeiten zu können, empfiehlt es sich, das Gerät so einzustellen, dass im Normalfall über den Untersuchungsablauf hinweg möglichst wenige Knöpfe bzw. Tasten bedient werden müssen. Da die Beschriftung der Tastenfelder heute bei den meisten Dopplergeräten in englischer Sprache erfolgt und sich die Begriffe auch im deutschen Sprachraum aufgrund ihrer Prägnanz durchgesetzt haben, orientieren sich die folgenden Vorschläge zur Geräteeinstellung primär an dieser Terminologie.

Direction (Strömungsrichtung)

Sofern geräteseitig die Strömungsrichtung je nach dem gerade untersuchten Gefäß im sog. **Preset** voreingestellt werden kann, sollte diese so gewählt werden, dass sie im nichtpathologischen Fall jeweils nach oben weist (z. B. Periorbitalarterien zur Sonde hin, Karotisäste von der Sonde weg). Andern-

falls empfiehlt sich eine Festeinstellung dergestalt, dass die Strömungsrichtung der wichtigsten abgeleiteten Gefäße als Standard gewählt wird (von der Sonde weg nach oben).

Zero (Nulllinie)

Bei fester Einstellung der Strömungsrichtung empfiehlt es sich, die Nulllinie ebenfalls fest eingestellt in der Mitte des Bildschirms zu belassen. Bei wechselnd eingestellter Strömungsrichtung erscheint es demgegenüber sinnvoller, die Nulllinie auf ca. 1/3 der Bildschirmhöhe zu verlagern.

Range (Frequenzbereich)

Wird die maximal darstellbare Frequenz auf 4 kHz (jeweils nach beiden Strömungsrichtungen) eingestellt, reicht dies im nichtpathologischen Fall aus, um das Frequenzspektrum aller untersuchten Halsgefäße ausreichend darzustellen.

Power (Schallsendeenergie)

Standardmäßig empfiehlt es sich, hier einen Mittelwert einzustellen, der nach Bedarf in beide Richtungen korrigiert werden kann.

 Praktische Hinweise

> Bei Untersuchungen in größeren Gewebetiefen (z. B. adipöse Patienten mit Kurzhals) sollte die Schallsendeenergie von Anfang an maximal eingestellt werden, um ausreichende Untersuchungsvoraussetzungen zu schaffen.

Gain (Signalverstärkung)

Die Signalverstärkung ist optimal eingestellt, wenn sich außerhalb dargestellter Strömungen auf dem Bildschirm vereinzelte Artefaktpunkte finden.

Sweep (Darstellungsgeschwindigkeit)

Die Darstellungsgeschwindigkeit sollte so eingestellt werden, dass übliche Kompressionsmanöver auf dem Bildschirm ohne weiteren Tastendruck aufgezeichnet werden können (5–6 s/Bildschirmbreite).

9.3   Untersuchung der Periorbitalarterien

Obwohl die dopplersonographische Beschallung der Endäste der A. ophthalmica als lediglich »indirekte Methode« auf den ersten Blick obsolet erscheint, besitzt sie doch – auch zusammen mit der farbkodierten Duplexsonographie – nach wie vor wesentliche Bedeutung. Zum einen erhöht sie die »Redundanz« der Ultraschalluntersuchung und damit deren Zuverlässigkeit, zum anderen ist sie zusammen mit der Ableitung der A. carotis communis bei unklaren Verhältnissen an der Karotisbifurkation in der Lage, zumindest grobe Hinweise über die Gefäßsituation zu vermitteln (▸ s. Kap. 15.1.3). Letztlich gibt sie auch entscheidende Hinweise auf die Lokalisation von Verschlussprozessen im Bereich des Karotissiphons.

9.3.1   Physiologische Grundlagen

Die A. ophthalmica ist der einzige Ast der A. carotis interna, der den knöchernen Schädel wieder verlässt. Sie verläuft an der Medialseite der Augenhöhle nach außen und gibt dabei nach medial die Aa. ethmoidales, nach lateral die A. supraorbitalis ab. Über ihren in direkter Verlängerung weiter verlaufenden Endast, die A. supratrochlearis, anastomosiert sie mit Ästen der A. carotis externa (▶ s. Abb. 1.5). Da der Blutdruck auf Augenhöhe in der kaliberstarken A. carotis interna normalerweise deutlich höher liegt als in den dünnen Ästen der A. carotis externa, werden die Äste der A. ophthalmica im Normalfall von innen nach außen durchströmt. Dies führt auch dazu, dass im Regelfall der mediale, supraorbitale Teil der Stirnhaut mit Blut von der A. carotis interna versorgt wird. Dopplersonographisch hat sich hierfür der Begriff einer **antegraden** oder **orthograden Strömung** eingebürgert.

Sinkt der Druck in der proximalen A. carotis interna aufgrund einer höhergradigen Stenose oder eines Verschlusses in diesem Gefäß, nimmt auch die Strömung in der A. ophthalmica und ihren Endästen ab. Bei Druckgleichgewicht zwischen außen und innen werden diese Gefäße nicht durchblutet und stellen eine Art Wasserscheide zwischen A. carotis interna und externa dar. Bei noch stärkerem Druckabfall in der A. carotis interna kann schließlich sogar eine von außen nach innen gerichtete, retrograde Strömung auftreten, bei der die A. carotis externa als sog. **Ophthalmikakollaterale** zur Hirndurchblutung beiträgt (◘ Abb. 9.1).

9.3.2   Untersuchungsablauf

Aufgrund ihrer besseren Ortsauflösung im oberflächlichen Bereich sollte bevorzugt eine Stiftsonde mit einer Nennfrequenz von 8–10 MHz benutzt werden, jedoch auch niederfrequentere Sonden von 4–5 MHz führen zu einem brauchbaren Ergebnis.

Gefäßableitung

Die Ableitung des größten Astes der A. ophthalmica, der A. supratrochlearis, erfolgt durch Aufsetzen der Schallsonde ohne Druck im medialen Augenwinkel in leicht medial und parietal gerichteter Haltung (◘ Abb. 9.2). Da die anatomischen Varianten im Bereich der Orbitahöhle sehr zahlreich sind, wird anstatt der »Festlegung« auf die A. supratrochlearis im Folgenden lediglich von den **Periorbitalarterien** gesprochen.

ⓘⓘ Praktische Hinweise

> Ein optimal geringer Druck mit der Sonde kann dadurch erreicht werden, dass nicht die Sonde, sondern lediglich das Sondenkabel mit der Hand gehalten wird. Eine Reizung der Augen durch das üblicherweise formalinhaltige Ultraschallkontaktgel ist zu vermeiden, wenn das Gel nicht unmittelbar im medialen Augenwinkel, sondern etwas oberhalb davon unter den Augenbrauen platziert wird.

Unter akustischer Kontrolle werden der Winkel und die Position der Sonde so lange verändert, bis eine ausreichende Signalamplitude erreicht ist. Im Einzelfall ist es dabei möglich,

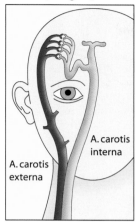
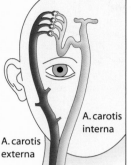
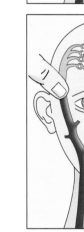
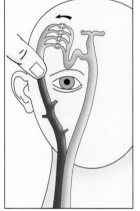

Normalbefund (antegrad)   pathologischer Befund (retrograd)

A. carotis interna

A. carotis externa

a   b

◘ **Abb. 9.1a, b.** Schematische Darstellung des Druck- und Strömungsgleichgewichts zwischen A. carotis interna und externa mit und ohne Kompression von Externaästen. Normalbefund mit antegrader Strömung (**a**), pathologischer Befund mit retrograder Strömung (**b**). Weitere Erklärungen im Text

dass mehrere Gefäße mit unterschiedlichem Signal und – im pathologischen Fall – auch unterschiedlicher Strömungsrichtung abgeleitet werden. Für die Beurteilung entscheidend ist das Signal mit dem »pathologischsten« Signal (▶ s. Kap. 9.3.3).

Kompressionsmanöver

Da die anatomischen Gefäßverhältnisse im Bereich des medialen Augenwinkels sehr variabel und auch Gefäßschlingen häufig sind, kann die vom Dopplergerät angezeigte Strömungsrichtung nicht als zuverlässig angesehen werden. Zur Befundsicherung sollten daher routinemäßig kurzzeitige (2–3 s) Kompressionsmanöver der tastbaren Äste der A. carotis externa mit dem Ziel durchgeführt werden, hierdurch den Perfusionsdruck in der A. carotis externa zu verringern. Wie in ▶ Abb. 9.4 gezeigt, lässt sich anhand der Reaktion auf diese Kompressionsmanöver der Nachweis einer ante- oder retrograden Strömungsrichtung erbringen.

Bei der Durchführung der Kompressionsmanöver ist zu berücksichtigen, dass nicht jeder Ast der A. carotis externa

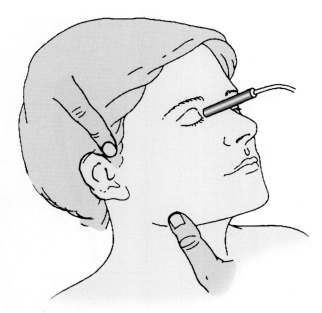

Abb. 9.2. Ableitung der Periorbitalarterien im medialen Augenwinkel ohne Druck mit der Schallsonde. Beachte die Kompressionspunkte der A. temporalis superficialis und der A. facialis

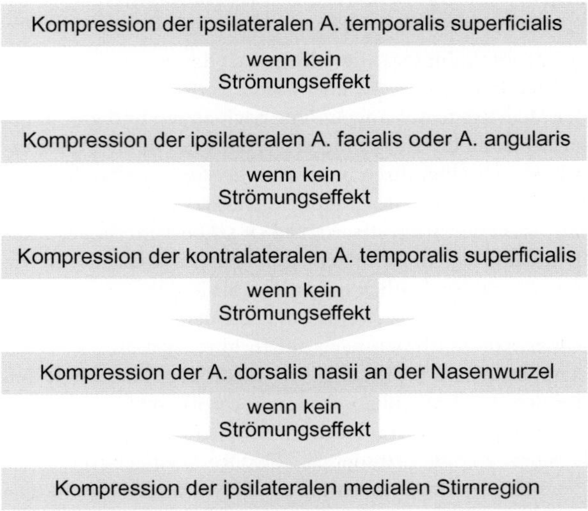

Kompression der ipsilateralen A. temporalis superficialis

wenn kein Strömungseffekt

Kompression der ipsilateralen A. facialis oder A. angularis

wenn kein Strömungseffekt

Kompression der kontralateralen A. temporalis superficialis

wenn kein Strömungseffekt

Kompression der A. dorsalis nasii an der Nasenwurzel

wenn kein Strömungseffekt

Kompression der ipsilateralen medialen Stirnregion

Abb. 9.3. Sequentieller Ablauf der Kompressionsmanöver während dopplersonographischer Ableitung der Periorbitalarterien

über die Periorbitalarterien mit der A. carotis interna anastomosiert. Entsprechend empfiehlt es sich, den in ◘ Abb. 9.3 gezeigten standardisierten Ablauf der Kompressionsmanöver einzuhalten. Die zu erwartenden Befunde sind weiter unten beschrieben.

ℹℹ Praktische Hinweise

Das Hauptproblem der Kompressionsmanöver ist, diese ohne Verwackeln der Schallkopfposition durchzuführen. Im Zweifelsfall empfiehlt es sich, auch an einer anderen Stelle (z. B. im Bereich des Jochbeins) Druck auszuüben und die Reaktion des Dopplerspektrums zu beobachten. Eine weitere Fehlermöglichkeit ist dann gegeben, wenn das Gefäß nicht zuverlässig komprimiert wird. Es sollte deswegen immer erst dann komprimiert werden, wenn das jeweilige Gefäß auch vorher getastet werden konnte.

9.3.3 Kriterien der Befundbeurteilung

Typische Strömungsbefunde

Dopplersonographisch unterscheiden wir 4 Typen von Pulskurven der Periorbitalarterien (◘ Abb. 9.4).

Antegrades Signal mit enddiastolischer Strömung. Beim Gesunden findet sich normalerweise eine auf die Schallsonde zufließende, ante- oder orthograde Strömung mit diastolisch noch gut nachweisbarem Flussanteil.

Antegrades Signal ohne enddiastolische Strömung. Beim älteren Menschen und bei kühler Hauttemperatur ist ein von innen nach außen gerichtetes Signal ohne enddiastolischen Fluss ebenfalls als normal anzusehen, wenn es auf beiden Seiten vorhanden ist. Findet sich jedoch auf der

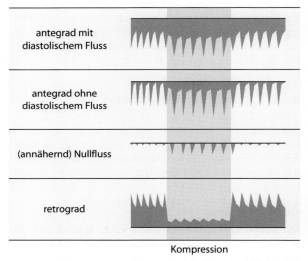

antegrad mit diastolischem Fluss

antegrad ohne diastolischem Fluss

(annähernd) Nullfluss

retrograd

Kompression

Abb. 9.4. Typische Pulskurven der Periorbitalarterien und deren Reaktion auf Kompression von Ästen der A. carotis externa (*braun unterlegt*). Weitere Erklärungen im Text

kontralateralen Seite ein nachweisbarer diastolischer Fluss, ist dies ipsilateral als Hinweis auf einen pathologischen Prozess zu werten.

Nullfluss. Praktisch immer pathologisch ist ein durch Kompressionstests abgesicherter vollständiger oder annähernder Nullfluss (▸ s. u.), der ein Druckgleichgewicht zwischen außen und innen nachweist.

Retrogrades Signal. Ebenfalls so gut wie immer als pathologisch anzusehen ist eine von der Schallsonde weg fließende, retrograde Strömung, die auf ein hochgradiges Strömungshindernis oder einen Verschluss in der darunter liegenden A. carotis interna hindeutet.

ℹ️ Praktische Hinweise

Da die Periorbitalarterien lediglich das Druckgleichgewicht zwischen A. carotis externa und interna widerspiegeln, kann bei seitenunterschiedlicher enddiastolischer Strömung nicht unterschieden werden, ob ipsilateral ein höhergradiges Strömungshindernis in der A. carotis interna oder kontralateral ein Strömungshindernis in der A. carotis externa vorliegt, das dann zu einer verstärkten anterograden Durchblutung der Periorbitalarterien führt. Hier hilft im Einzelfall die Palpation der A. temporalis superficialis weiter.

Seitenunterschiede

Seitendifferenzen in der Amplitude der Pulskurve sind wegen des unbekannten, an den Periorbitalarterien recht variablen Winkels zwischen Schallsonde und Gefäß üblicherweise nicht zu verwerten. Beträgt der Unterschied jedoch mehr als ca. 100%, kann dies als zumindest starker Hinweis auf einen pathologischen Befund gewertet werden.

ℹ️ Praktische Hinweise

Zuverlässiger als der Seitenunterschied allein ist die Beobachtung der Reaktion auf Kompressionsmanöver: Eine überproportional starke Zunahme der Strömung auf mehr als das Doppelte bei initial nur niedriger Signalamplitude deutet auf ein Strömungshindernis in der ipsilateralen A. carotis interna hin.

Befundsicherung durch Kompressionstests

Wie bereits oben genannt, kann die vom Dopplergerät angezeigte Strömungsrichtung nicht als Nachweis eines anteoder retrograden Flusses angesehen werden. Der Nachweis kann nur durch kurzzeitige Kompressionsmanöver der A. temporalis superficialis und/oder der A. facialis erbracht werden, bei denen das Interna-Externa-Druckgleichgewicht artefiziell auf der Seite der A. carotis externa reduziert wird. Dabei sind 3 Grundreaktionen zu unterscheiden (▶ s. Abb. 9.4).

Strömungszunahme. Diese beweist einen antegraden Fluss, da bei Verminderung des Gegendrucks in der A. carotis externa (ggf. auch kontralateral!) die Druckdifferenz und damit die von innen nach außen gerichtete Strömungsgeschwindigkeit größer wird.

Strömungsabnahme. Sie beweist einen retrograden Fluss, da der nach innen gerichtete Fluss durch Kompression der versorgenden Externaäste verringert wird. Gelingt es bei der Kompression, den Externadruck unter den der Interna zu senken, bildet sich nicht selten wieder ein (meist allerdings nur geringer) antegrader Fluss aus.

Keine Änderung. In einem solchen Fall ist davon auszugehen, dass zwischen den komprimierbaren Externaästen und der A. carotis interna keine nennenswerten Anastomosen bestehen. Hier hilft flächige Kompression der medialen, supraorbitalen Stirnregion weiter. Da diese Region im nichtpathologischen Fall von der A. carotis interna versorgt wird, kommt es während der Kompression normalerweise zu einem deutlichen Abfall der Strömungsgeschwindigkeit in den zuführenden Periorbitalarterien. Liegt hingegen eine Kollaterale

über die nicht von außen komprimierbare A. maxillaris vor, die ebenfalls im Augenwinkel endet, fehlt diese Reaktion oder fällt im Seitenvergleich zumindest deutlich schwächer aus.

Auch im Fall einer nicht ableitbaren Strömung in den Periorbitalarterien muss durch Kompression von Externaästen geklärt werden, ob es sich um ein Artefakt oder tatsächlich um einen durch Druckgleichgewicht verursachten Nullfluss handelt. So ist ein Nullfluss nur dann mit Sicherheit zu diagnostizieren, wenn bei Kompression der tastbaren Externaäste eine – wenn auch möglicherweise sehr geringe – Strömung in den Periorbitalarterien nachzuweisen ist.

ℹ️ Praktische Hinweise

Um einen vermuteten Nullfluss von einem Untersuchungsartefakt abzugrenzen, empfiehlt es sich, während andauernder Kompression von Externaästen nach einem Strömungssignal der Periorbitalarterien zu suchen. Ist ein solches gefunden, wird es typischerweise im pathologischen Fall beim Lösen der Kompression (weitgehend) verschwinden.

Ein relativ seltener Fall einer Ophthalmikakollaterale ist eine quer über den Nasenrücken verlaufende Anastomose zwischen den Periorbitalarterien beider Seiten. Sie kann bei hypoplastischem R. communicans anterior auftreten. Die Abnahme der Strömungsgeschwindigkeit in beiden Periorbitalgefäßen bei Kompression der A. dorsalis nasii beweist einen solchen »extrakraniellen R. communicans anterior«.

9.3.4   Fehlermöglichkeiten

Falsch-negative Befunde

Die indirekte Beurteilung der Periorbitalarterien versagt, wenn zusätzlich zu einer höhergradigen Stenose der A. carotis interna auch eine solche der A. carotis externa vorliegt. In diesem Fall kann der Druckgradient zwischen innen und außen wieder normal sein. Gleiches gilt auch bei Stenosen und Verschlüssen der A. carotis communis, die den Druckgradienten erwartungsgemäß nicht beeinflussen.

In seltenen Fällen kann die Dopplerableitung der Periorbitalarterien im Augenwinkel zu verwirrenden Ergebnissen führen, wenn an einer Stelle ein sicher antegrades, an anderer Stelle ein nachweislich retrogrades Strömungssignal vorliegt. Ursache hierfür sind die bereits oben genannten anatomischen Varianten. Unterschiedliche Strömungsrichtungen sind damit zu erklären, dass manchmal nicht alle dieser Äste mit der A. carotis externa anastomosieren. Für die dopplersonographische Einschätzung entscheidend ist jeweils der abgeleitete Gefäßast mit dem »pathologischsten« Befund.

Falsch-positive Befunde

Anatomische Varianten der A. ophthalmica mit Versorgung z. B. über die A. meningea media sind zwar relativ selten. Im Einzelfall kann dann jedoch ein scheinbar retrograder Fluss gefunden werden, ohne dass ein pathologischer Befund vorliegt.

Ein retrogrades Signal kann vorgetäuscht werden, wenn durch Verwackeln der Sondenposition während der Kompression die Strömungsgeschwindigkeit in den Periorbitalarterien scheinbar abnimmt. Typischerweise kommt es in

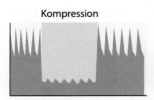 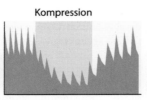

Abb. 9.5. Tatsächliche retrograde Strömung in der A. supratrochlearis mit schlagartiger Änderung der Strömungsgeschwindigkeit bei Beginn und Ende der Kompression (*links*) und Artefakt durch Änderung der Schallsondenposition während der Kompression von Externaästen (*rechts*)

diesem Fall jedoch zu einer kontinuierlichen Reduktion der Pulskurvenamplitude und nach Kompressionsende ebenso zu einer kontinuierlichen Zunahme. Bei einem tatsächlich retrograden Fluss ist hingegen zu erwarten, dass sowohl die Strömungsabnahme als auch die -zunahme schlagartig erfolgen (■ Abb. 9.5).

Zusammenfassung

Die dopplersonographische Untersuchung der Periorbitalarterien (v. a. A. supratrochlearis) gibt wichtige Hinweise auf das Vorliegen von Strömungshindernissen in der darunter liegenden A. carotis interna. Ist das normalerweise von innen nach außen durchströmte Gefäß ohne oder mit retrograder Strömung ableitbar, ist dies als pathologisch zu werten. Gleiches gilt für eine im Seitenvergleich deutlich erhöhte Pulsatilität. Die Strömungsrichtung in den Periorbitalarterien muss jeweils durch Kompressionstests der tastbaren Äste der A. carotis externa sowie der Stirnhaut gesichert werden.

9.4   Untersuchung der Karotisbifurkation

9.4.1   Beschallungsebenen

Die Beschallung der Karotisgabel am Hals kann in 3 verschiedenen Ebenen mit jeweils unterschiedlicher Schallkopfhaltung erfolgen (■ Abb. 9.6):
- anteriore Position von vorn mit zwischen M. sternocleidomastoideus und Kehlkopf eingesetzter Schallsonde,
- laterale Position von der Seite mit senkrecht auf dem M. sternocleidomastoideus aufsitzender Schallsonde. Die Beschallung erfolgt durch diesen hindurch. Die Kopfhaltung dabei ist gerade und leicht rekliniert, um den Muskel möglichst flach zu halten,
- posteriore Position von hinten mit hinter dem M. sternocleidomastoideus nach vorn einstrahlender Schallsonde. Der Kopf ist dabei leicht zur Gegenseite gedreht.

Da die Äste der Karotisgabel bei Beschallung des öfteren nur in einer Ebene hintereinander zu liegen kommen und daher nicht sicher differenziert werden können, muss im Einzelfall die jeweils günstigste Ebene durch Versuch ermittelt werden.

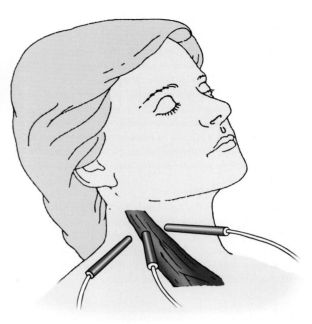

Abb. 9.6. Beschallung der Karotisbifurkation mit der Doppler- (bzw. Duplex-)Sonde in 3 Ebenen (Schalleinstrahlung frontal, lateral und dorsal des M. sternocleidomastoideus)

9.4.2   Untersuchungsablauf

A. carotis communis

Die Untersuchung unter Verwendung einer 4- bis 5-MHz-Sonde beginnt mit der Ableitung der A. carotis communis möglichst weit proximal mit nach kranial gerichteter Sonde. Ein zu steil nach kranial gerichteter Winkel ist wenig sinnvoll, da in diesem Fall insbesondere bei adipösen Patienten die Eindringtiefe nicht mehr ausreicht (■ Abb. 9.7).

Die A. carotis communis ist das am einfachsten zu identifizierende Gefäß, da im unteren Halsdrittel keine anderen größeren arteriellen Gefäße verlaufen. Eine Verwechslung mit der manchmal recht hyperplastischen A. thyroidea superior ist möglich, lässt sich jedoch bei Beachtung der Strömungsrichtungsanzeige vermeiden (die A. thyroidea superior verläuft von kranial nach kaudal).

ℹ️ Praktische Hinweise

> Bei flachem Auflegen der Dopplersonde auf der oberen Thoraxapertur können in hervorragender Weise seitenvergleichende Untersuchungen der A. carotis communis erfolgen, da der Beschallungswinkel in diesem Fall weitgehend identisch ist.

Differenzierung der Karotisäste

Die A. carotis communis kann nun nach kranial bis in ihre beiden Äste, die A. carotis interna und externa, weiter verfolgt werden. Die A. carotis interna findet sich normalerweise am besten bei Positionierung der Schallsonde ca. 2 cm unterhalb des Kieferwinkels. Durch langsame Parallelverschiebung nach vorn erreicht man meist bereits nach wenigen mm Wegstrecke die A. carotis externa.

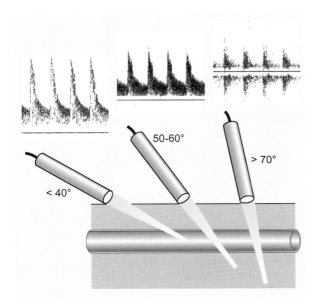

Abb. 9.7. Dopplerspektren bei verschiedenen Schallsondenpositionen. Bei zu steil nach kranial gerichteter Sonde liegt das Gefäß außerhalb der sinnvollen Eindringtiefe des Ultraschallstrahls *(links)*; optimale Sondenposition mit einem Winkel von 50–60° zwischen Schallstrahl und Gefäß *(Mitte)*; zu senkrechte Haltung mit hierdurch bedingten Spiegelartefakten und nur noch andeutungsweise ableitbarer Strömungskurve *(rechts)*

Die Differenzierung der beiden Gefäßäste kann mit unterschiedlicher Zuverlässigkeit nach 3 Methoden erfolgen.

Lage. Die A. carotis interna liegt meist dorsal der A. carotis externa. In ca. 10% der Fälle überdecken sich jedoch die Gefäße, selten verläuft die A. carotis interna auch frontal der A. carotis externa (▶ s. Abb. 1.6).

Pulsatilität. Zumindest im nichtpathologischen Fall können die Gefäße anhand ihrer unterschiedlichen Pulsatilität identifiziert werden (◘ Abb. 9.8). Im pathologischen Fall können jedoch in beiden Gefäßästen variable Befunde auftreten.

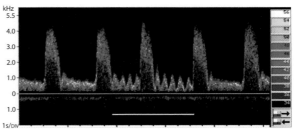

Abb. 9.9. »Rückschlageffekt« auf die Pulskurve der A. carotis externa bei oszillierender Kompression der A. temporalis superficialis

Kompressionsmanöver. Im Zweifelsfall hilft die oszillierende Kompression der A. temporalis superficialis weiter, die – auch bei Einsatz der Duplexsonographie – als einziges verlässliches Kriterium zur sicheren Erkennung der A. carotis externa anzusehen ist. Während dieser oszillierenden Kompression (am besten mit nur einem Finger) zeigt die gleichzeitig abgeleitete Pulskurve der A. carotis externa eine Art Rückschlageffekt, der sowohl akustisch im Lautsprecher des Dopplergeräts als auch anhand der Kurvenbeobachtung auf dem Monitor deutlich wird (◘ Abb. 9.9).

Praktische Hinweise

Um sicherzugehen, dass der Rückschlageffekt in das untersuchte Gefäß nicht durch Bewegung des Kopfes, sondern tatsächlich durch kurzzeitige Kompression der A. temporalis superficialis zustande kommt, empfiehlt es sich als »Gegenprobe«, die oszillierende Kompression auch am benachbarten Jochbein anzuwenden. Bleibt der Effekt im Dopplersignal erhalten, liegt ein Bewegungsartefakt vor.

Untersuchung des Gefäßverlaufs

Da sich Stenosen weitaus am häufigsten unmittelbar im Bereich der Karotisgabel finden, ist v. a. den Anfangsabschnitten der A. carotis interna und externa Aufmerksamkeit zu schenken. Kontinuierliches Verfolgen der A. carotis communis in die A. carotis interna durch langsames Verschieben der Dopplersonde nach kranial bei Vorhandensein einer ausreichenden Menge an Ultraschallgel hat sich als zuverlässigste

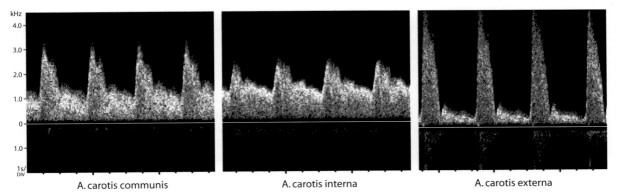

A. carotis communis   A. carotis interna   A. carotis externa

Abb. 9.8. Typische Pulskurven der Karotisäste. Hoher enddiastolischer Fluss (akustisch: weiches, voll klingendes Signal) in der A. carotis interna, geringer enddiastolischer Fluss in der A. carotis externa (akustisch: scharfes, peitschendes Signal), A. carotis communis als »Mischung« aus beiden Signalen

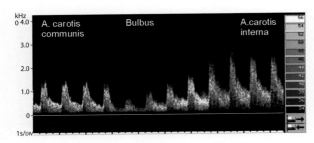

■ **Abb. 9.10.** Kontinuierliche Ableitung der A. carotis communis bis in die A. carotis interna durch langsames Verschieben der Dopplersonde. Beachte die typische Verminderung der Dopplerfrequenzen im Bereich des Karotisbulbus

Methode erwiesen. Die Sondenführung wird dabei durch leichtes Hin- und Herschwenken flexibel dem Gefäßverlauf angepasst, und das Gefäß wird soweit wie möglich nach kranial verfolgt (■ Abb. 9.10).

ℹℹ Praktische Hinweise

Gelingt es nicht, die A. carotis communis von kaudal nach kranial in die A. carotis interna hinein zu verfolgen, sollte der umgekehrte Weg versucht werden. In diesem Fall wird zunächst die A. carotis interna unterhalb des Kiefers lokalisiert und dann die Schallsonde langsam nach kaudal geschoben.

ℹℹ Praktische Hinweise

Sollte es im Einzelfall bei adipösen Patienten oder bei Schwellung des Halses (Struma, vorausgegangene Karotisoperation) nicht gelingen die A. carotis interna mit der üblichen 4- bis 5-MHz-Sonde zu verfolgen, kann auch die transkranielle 2-MHz-Sonde eingesetzt werden, die über eine größere Eindringtiefe verfügt. Das Messvolumen ist in diesem Fall auf eine Tiefe von 30–40 mm einzustellen. Um Signalartefakte zu reduzieren, muss die ausgestrahlte Schallenergie reduziert werden. Außerdem ist zu beachten, dass in diesem Fall die Dopplerfrequenzen halbiert sind.

Nichtroutinemäßige Ableitungen

In 2 Sonderfällen sollten zusätzlich zum routinemäßigen Untersuchungsablauf weitere Ableitungen erfolgen:

— Stenosegeräusche an der Karotisbasis und/oder auffällig verminderte Pulsatilität in einer A. carotis communis: Da in diesem Fall an eine Abgangsstenose der A. carotis communis gedacht werden muss, sollte die A. carotis communis mit nach kaudal gerichteter Schallsonde von kranial nach kaudal bis zu ihrem Abgang verfolgt werden.
— Blutdruckdifferenz zu Ungunsten des rechten Armes: In diesem Fall könnte neben einer Stenose oder einem Verschluss der A. subclavia auch ein Strömungshindernis im Bereich des Truncus brachiocephalicus vorliegen. Entsprechend sollte hier geklärt werden, ob möglicherweise ein Carotid-steal-Effekt oder eine seiner Vorstufen vorliegt (▶ s. Kap. 17.2).

9.4.3 Kriterien der Befundbeurteilung

Systolische Maximalfrequenz

Wie bereits in Kap. 5.2.2 genannt, beruht die dopplersonographische Einschätzung des Gefäßbefundes v. a. auf der Beurteilung der systolischen Maximalfrequenz. In allen 3 Gefäßabschnitten ist daher die Stelle mit der höchsten auftretenden systolischen Maximalfrequenz im Dopplerspektrum zu lokalisieren und entsprechend auch zu dokumentieren. Im Fall einer auffälligen Maximalfrequenz (>4 kHz bei 4–5 MHz Sendefrequenz) sollte stets auch versucht werden, möglichst weit kranial von der vermuteten Stenosierung das Gefäß nochmals abzuleiten, um Aussagen über das poststenotische Signal zu erhalten.

Weitere Strömungskriterien

Sofern solche erkennbar sind, sollten Strömungsstörungen (▶ s. Kap. 5.2.3) sowie Auffälligkeiten der Pulsatilität (▶ s. Kap. 5.2.4) festgehalten und im Befund beschrieben werden. Hierbei ist insbesondere auch der Seitenvergleich zu beachten.

9.4.4 Fehlermöglichkeiten

Die 3 wesentlichsten Fehlerquellen resultieren aus den vorgegebenen technischen Einschränkungen der cw-Dopplersonographie.

Keine Kenntnis des Beschallungswinkels. Da der Winkel zwischen Schallstrahl und Gefäß nicht bekannt ist, können alle Arten von gebogenen Gefäßverläufen zu Fehlinterpretationen führen: So ergibt ein nach medial verlaufendes Gefäß erhöhte Dopplerfrequenzen und damit den falsch-positiven Befund einer Stenose. Ein nach lateral verlaufendes Gefäß lässt demgegenüber mäßiggradigere Stenosen übersehen. Damit ist die Treffsicherheit der Methode auf hochgradige Stenosen beschränkt, wenn die systolische Maximalfrequenz 7–8 kHz übersteigt und/oder ausgeprägte Strömungsstörungen erkennbar sind.

Keine Kenntnis des Gefäßverlaufs. Da die Doppleruntersuchung ohne bildgebende Befunde auskommen muss, erschweren irreguläre Gefäßverläufe die Beurteilung und können zu Fehlinterpretationen führen. Eine zuverlässige Untersuchung erscheint daher nur dann möglich, wenn es gelingt, den Übergang der A. carotis communis in die A. carotis interna tatsächlich kontinuierlich ohne Unterbrechung mit der Stiftsonde zu verfolgen.

Keine Tiefeninformation. In Schallrichtung sich überlagernde Gefäße können mit der cw-Dopplersonographie nicht auseinander gehalten werden. Liegt die A. carotis externa medial und überdeckt die A. carotis interna, kann letztere als verschlossen fehlinterpretiert oder es können auch Stenosen übersehen werden.

Da alle diese Fehlerquellen methodisch bedingt sind, kommt ihnen nur dann klinische Bedeutung zu, wenn der dopplersonographische Untersucher die Grenzen nicht kennt oder nicht berücksichtigt.

Die Karotisbifurkation lässt sich mit der cw-Dopplersonde in 3 Ebenen (von vorn, von der Seite und von hinten) beschallen. Die günstigste Untersuchungsposition muss jeweils durch Versuch ermittelt werden. Die A. carotis interna liegt üblicherweise dorsal der A. carotis externa und zeigt im Normalfall eine deutlich geringere Pulsatilität als jene. Eine sichere Differenzierung der beiden Gefäße ist anhand des »Rückschlageffekts« in die A. carotis externa bei oszillierender Kompression der A. temporalis superficialis zu erreichen.

9.5 Untersuchung der A. vertebralis

Obwohl der dopplersonographischen Ableitung der A. vertebralis (im Gegensatz zur Duplexsonographie) heute keine wesentliche Bedeutung bei der Diagnostik zerebraler Durchblutungsstörungen mehr zukommt (► s. Kap. 9.1), wird die Untersuchungstechnik aus den bereits dort genannten Gründen im Folgenden kurz beschrieben.

9.5.1 Untersuchungsablauf

Mit der cw-Dopplersonde lässt sich die A. vertebralis sowohl im Bereich des Abgangs als auch der Atlasschlinge ableiten (◻ Abb. 9.11).

Abgangsbereich

Die Untersuchung erfolgt mit nach medial und kaudal gerichteter Schallsonde ca. 2 Querfinger oberhalb der Klavikula (◻ Abb. 9.12). Von anderen Gefäßen ist die A. vertebralis dadurch abzugrenzen, dass sich bei oszillierender Kompression der Atlasschlinge ein ähnlicher Rückschlageffekt ergibt, wie er zuvor für die A. carotis externa beschrieben wurde (◻ Abb. 9.13). Insbesondere bei adipösen Patienten mit »Stiernacken« ist dieser Rückschlageffekt jedoch nicht zuverlässig. In diesem Fall sind Verwechslungen mit den übrigen Abgangsgefäßen aus dem Aortenbogen, insbesondere dem Truncus thyrocervicalis möglich, der bei Strumen und Hyperthyreosen ein ähnliches Strömungssignal mit niedriger Pulsatilität zeigen kann.

Atlasschlinge

Hier erfolgt die Ableitung der A. vertebralis unterhalb des Mastoids im Bereich der Atlasschlinge (► s. Abb. 9.12). Bei leicht zur Gegenseite gedrehtem Kopf weist die Schallsonde etwa in Richtung auf das kontralaterale Jochbein. Aufgrund der engen Nachbarschaftsverhältnisse müssen Verwechslungen mit der A. carotis interna und der A. occipitalis ausgeschlossen werden:

- Die A. carotis interna besitzt zwar denselben Signalcharakter, weist jedoch meist etwas höhere Dopplerfrequenzen auf als die A. vertebralis. Typischerweise ist sie nach proximal verfolgbar, was für die A. vertebralis nicht gilt.
- Die A. occipitalis besitzt als Hautgefäß eine wesentlich höhere Pulsatilität als die A. vertebralis, wobei letztere im pathologischen Fall allerdings ebenfalls eine gesteigerte

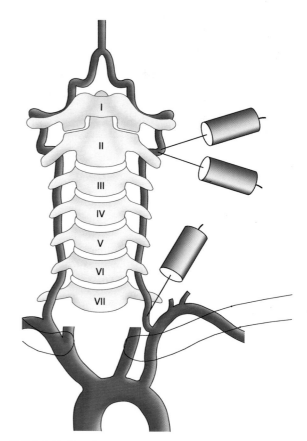

◻ **Abb. 9.11.** Dopplersonographische Untersuchungspositionen bei Ableitung der A. vertebralis im Bereich der Atlasschlinge und im Abgangsbereich

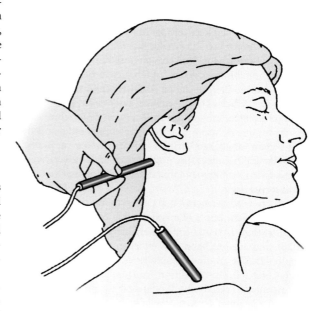

◻ **Abb. 9.12.** Sondenhaltung zur Ableitung der A. vertebralis im Bereich der Atlasschlinge und im Abgangsbereich

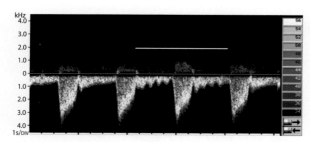

Abb. 9.13. Dopplerspektrum der A. vertebralis bei Ableitung in ihrem Abgangsbereich aus der A. subclavia. Der *Rückschlageffekt* bei oszillierender Kompression der A. vertebralis im Bereich der Atlasschlinge verhilft zur Differenzierung gegenüber anderen in diesem Bereich ableitbaren Gefäßen

Pulsatilität aufweisen kann. Bei breitflächiger Kompression der Okzipitalschuppe oberhalb des Mastoids mit dem Finger nimmt die Pulskurve der A. occipitalis jedoch regelmäßig ab oder verschwindet sogar.

 Praktische Hinweise

Der mancherorts empfohlene Test, mit der Schallsonde Druck auf das Gefäß auszuüben und so die Differenzierung zwischen A. occipitalis und A. vertebralis zu erreichen, ist nicht unproblematisch, da bei schlanken Patienten auch die A. vertebralis mit der Sonde komprimiert werden kann. Umgekehrt kann es vorkommen, dass die A. occipitalis bei schräg gehaltener Schallsonde von dieser nicht ausreichend komprimiert wird.

Oberarmkompressionstest

Bei unterschiedlichem Radialispuls und/oder supraklavikulärem Geräuschbefund sollte der sog. **Oberarmkompressionstest** während gleichzeitiger Ableitung der A. vertebralis im Bereich der Atlasschlinge durchgeführt werden. Er dient dazu, den Einfluss von Subklaviastenosen und -verschlüssen auf die Durchblutung der A. vertebralis zu beurteilen. Dies betrifft insbesondere auch den Nachweis eines sog. vertebrovertebralen Überlaufs oder **Subclavian-steal-Effekts** mit retrograder Strömung in der ipsilateralen A. vertebralis. Da die Strömungsrichtung in der A. vertebralis aufgrund der zahlreichen möglichen Verlaufsvarianten weder im Bereich der Atlasschlinge noch im Abgangsbereich eindeutig definiert werden kann, erfolgt dies anhand der Reaktion im Oberarmkompressionstest.

Hierzu wird der betroffene Oberarm mit der Blutdruckmanschette für ca. 20 s übersystolisch komprimiert. Die dadurch erzeugte Ischämie führt zu einer Weitstellung der Armgefäße und entsprechend bei schnellem Ablassen des Manschettendrucks zu einem verstärkten Blutbedarf im Arm. Beobachtet wird die Reaktion im Dopplersonogramm der ipsilateralen A. vertebralis. Findet sich ein proximales Strömungshindernis in der A. subclavia, kommt es während der reaktiven Hyperämiephase zu einer Zunahme pathologischer Phänomene in der A. vertebralis. Lediglich bei der gänzlich unstenosierten A. subclavia reicht das Gefäßlumen aus, um auch während reaktiver Hyperämie (entspricht einer Armbelastung durch körperliche Arbeit) die A. vertebralis suffizient zu versorgen. Weitere Einzelheiten hierzu finden sich in Kap. 17.1.3.

 Praktische Hinweise

Zur Zeitersparnis ist es bei schlanken Patienten meist ohne Schwierigkeiten möglich, den Oberarm auch manuell zu komprimieren. Dabei sollte jedoch darauf geachtet werden, dass die an der Innenseite des Armes verlaufende A. brachialis zuverlässig abgedrückt wird. Der mancherorts empfohlene Faustschlusstest zum Erreichen einer reaktiven Hyperämie ist hingegen nur bedingt brauchbar, da er in erheblichem Umfang von der Mitarbeit des Patienten abhängig ist.

9.5.2 Kriterien der Befundbeurteilung

Ohne Kenntnis des Gefäßdurchmessers sind die Möglichkeiten der Beurteilung des Dopplersignals der A. vertebralis sehr eingeschränkt. Die früher – mangels farbkodierter Duplexsonographie – angewendete Beurteilung des Signalstärke als Maß für den Gefäßdurchmesser erscheint heute nicht mehr zeitgemäß. Damit beschränkt sich die cw-Dopplersonographie der A. vertebralis auf die Reaktion im Oberarmkompressionstest.

9.5.3 Fehlermöglichkeiten

Angaben zu Fehlermöglichkeiten erübrigen sich, da das Verfahren mit Ausnahme der Abklärung eines Subclavian-steal-Effekts als obsolet anzusehen ist.

> **Zusammenfassung**
>
> Die A. vertebralis lässt sich dopplersonographisch im Bereich der Atlasschlinge sowie im Abgangsbereich mit nach kaudal gerichteter Sonde ableiten. Da keine Aussagen zum Gefäßdurchmesser möglich sind, kommt dem Verfahren nur zusammen mit dem Oberarmkompressionstest bei der Abklärung des Subclavian-steal-Effekts Bedeutung zu.

9.6 Untersuchung der A. subclavia

Auch die Ableitung der A. subclavia gehört in Deutschland nach wie vor zum »Routineprogramm« der extrakraniellen cw-Dopplersonographie, obwohl die diagnostische Aussagekraft deutlich geringer ist als die der klinischen Untersuchung mit Auskultation der Supraklavikulargrube und seitenvergleichender Radialispulstastung bzw. Blutdruckmessung (▶ s. Kap. 17.1.1). Da in diesem Bereich jedoch auch die Duplexsonographie häufig versagt, kommt der »einfachen« Doppleruntersuchung im Einzelfall doch Bedeutung bei der Abklärung der Aortenbogenabgänge zu.

9.6.1 Untersuchungsablauf

Die Sondenhaltung zur Untersuchung der A. subclavia ist dieselbe wie für die Ableitung des Abgangsabschnittes der A. vertebralis. Als haut- und muskelversorgendes Gefäß zeigt die A. subclavia typischerweise eine hohe Pulsatilität mit frühdiastolischer Rückströmung (▶ s. Kap. 2.5), anhand derer sie im nichtpathologischen Fall ohne Schwierigkeiten erkannt werden kann. Im pathologischen Fall kann die Kurve deformiert sein. In diesem Fall empfiehlt es sich, das Gefäß anhand des bereits bekannten Rückschlageffekts während oszillierender Kompression der A. brachialis am Oberarm zu identifizieren.

Die Differenzierung zwischen dem proximalen und distalen Schenkel der A. subclavia ist anhand des Ausschlags der Pulskurve möglich. Weist die Strömung in Richtung auf die Sonde, handelt es sich mit Wahrscheinlichkeit um den proximalen Abschnitt des Gefäßes vor Abgang der A. vertebralis. Im distalen Abschnitt des Gefäßes ist hingegen erwartungsgemäß eine von der Sonde weg gerichtete Strömung zu erhalten.

9.6.2 Kriterien der Befundbeurteilung

Aufgrund häufiger Überlagerungen und des nicht bekannten Winkels zwischen Schallstrahl und Gefäß kommt der systolischen Maximalfrequenz sowie auch der Pulskurvenform nur geringe Bedeutung zu. Wichtigstes Kriterium sind daher Strömungsstörungen. Sind diese – korrelierend zum Auskultationsbefund – in ausgeprägter Form vorhanden und eindeutig der A. subclavia zuzuordnen, kann der Befund einer Subklaviastenose als gesichert gelten.

9.6.3 Fehlermöglichkeiten

Bei der Ableitung der A. subclavia sollte stets berücksichtigt werden, dass das Gefäß zahlreichen Verlaufsvarianten unterworfen ist, die eine Unterscheidung in den »proximalen« und »distalen« Anteil erschweren. Eine sichere Differenzierung erscheint daher nur dann möglich, wenn der Abgang der A. vertebralis eindeutig erkannt und lokalisatorisch zugeordnet werden kann.

Eine weitere Fehlermöglichkeit ergibt sich durch Überinterpretation deformierter Pulskurven als »Stenose«. Aufgrund von Überlagerungseffekten mit anderen Gefäßen und einem möglicherweise annähernd 90° betragenden Beschallungswinkel (▶ s. Abb. 5.12) kommt – entgegen Annahmen in der älteren Literatur – einem Verlust der diastolischen Rückströmung keine hinreichend sichere Bedeutung als Prädiktor eine mittelgradigen Stenose zu. Entsprechend beschränkt sich die dopplersonographische Beurteilung auf die Erkennung hochgradiger Stenosen.

Zusammenfassung

Die A. subclavia lässt sich mit nach kaudal gerichteter Schallsonde in ihrem proximalen und distalen Schenkel ableiten. Die Strömungskurve zeigt im Normalfall eine hohe Pulsatilität mit frühdiastolischer Rückströmung. Wichtigstes diagnostisches Kriterium ist das Auftreten ausgeprägter Strömungsstörungen, das den Befund einer Stenose sichert.

10 Extrakranielle Duplexsonographie

10.1　Indikationen

Die Duplexsonographie ist heute Methode der Wahl zur individuellen Einschätzung der Indikation und des Risikos gefäßchirurgischer und interventioneller Eingriffe an den supraaortischen Arterien (▶ s. nachstehende Übersicht).

Indikationen zur extrakraniellen Duplexuntersuchung

- Weitere Abklärung pathologischer und unklarer dopplersonographischer Befunde
- Abklärung therapeutischer Konsequenzen bei Karotisstenosen und -verschlüssen (Ausdehnung arteriosklerotischer Veränderungen, Morphologie)
- Notfalldiagnostik beim akuten Schlaganfall
- Beitrag zur differenzierten Ursachenabklärung bei transitorischen und bleibenden zerebralen Ischämien
- Beurteilung von Durchblutungsstörungen im vertebrobasilären System
- Abklärung pulsierender Halstumoren
- Ausschluss extrakranieller Vaskulitiden
- Ausschluss von Plaques vor Karotiskompression
- Kontrollen nach gefäßchirurgischen Eingriffen

Zeigt das Schnittbild der A. carotis multiple, bis in den Aortenbogen reichende arteriosklerotische Veränderungen, wird der Nutzen eines solchen Eingriffs kritischer zu beurteilen sein als im Fall einer lediglich eng umschriebenen Einengung am Abgang der A. carotis interna. Vor allem bei gering- und mittelgradigen Stenosen sind häufig auch Aussagen zur Stenosemorphologie möglich. Insgesamt ist die Treffsicherheit der Methode bei der Erkennung von Ulzerationen jedoch – vergleichbar allen anderen bildgebenden Untersuchungsverfahren – unbefriedigend.

Einen wesentlichen Beitrag leistet die extrakranielle Duplexsonographie auch in der Erstdiagnostik des akuten Schlaganfalls, in diesem Fall allerdings eher nur als Baustein für die therapeutisch entscheidende transkranielle Duplexuntersuchung. Gleichermaßen erfordert die zuverlässige Abklärung der Vertebralarterien den Einsatz der Duplexsonographie, um angesichts der großen Zahl anatomischer Varianten und Kollateralverbindungen eine akzeptable Treffsicherheit zu erzielen.

Die Duplexsonographie ist darüber hinaus Methode der Wahl zur Abklärung pulsierender Halstumoren, ähnliches gilt für den Ausschluss extrakranieller Vaskulitiden. Vor Kompression der A. carotis communis im Rahmen einer transkraniellen Doppleruntersuchung ist der Ausschluss relevanter Plaques im Bereich der Kompressionsstelle zwingend erforderlich. Gleiches gilt grundsätzlich natürlich auch für ältere Patienten mit vaskulären Risikofaktoren, bei denen eine Karotiskompression zum Ausschluss eines »Sick-sinus-Syndroms« durchgeführt wird. Eine zumindest einmalige duplexsonographische Untersuchung der Halsgefäße nach operativen oder interventionellen Eingriffen an den hirnversorgenden Arterien wird heute als weitgehend selbstverständlich angesehen.

Wie im Text mehrfach betont, sollte die Duplexsonographie nicht als isoliertes Verfahren, sondern als Bestandteil der neurovaskulären Ultraschalldiagnostik gesehen werden, zu der auch der Einsatz der »einfachen« Dopplerstiftsonde gehört. Zwar besitzt die farbkodierte Darstellung wesentliche Vorteile insbesondere beim schnellen Aufsuchen und bei der Differenzierung von Gefäßen, dennoch trifft auch der erfahrene Untersucher immer wieder auf Situationen, in denen er mit der Duplexsonographie nicht weiter kommt und dann zur weiteren Klärung des Befundes auf die Stiftsonde zurückgreift. Nicht zuletzt sollte auch der Wert der cw-Dopplerableitung der Periorbitalarterien (A. supratrochlearis) nicht unterschätzt werden, die v. a. bei unübersichtlichen und unklaren Verhältnissen an der Karotisbifurkation wertvolle zusätzliche Hinweise auf das Vorhandensein und die Lokalisation von Verschlussprozessen der A. carotis interna liefert.

10.2   Geräteeinstellung

🛈 Praktische Hinweise

Ultraschallsonden unterliegen einer vorschnellen Alterung, wenn sie in unbenutztem Zustand nicht abgeschaltet werden und »leerlaufen«. Da sie in diesem Fall ihre Schallenergie nicht an das Körpergewebe abgeben können, kommt es zu einer übermäßigen Erwärmung des Schallwandlers und der für eine gute Schallabstrahlung wesentlichen Klebeschichten im Inneren des Schallkopfes. Die genannten Probleme betreffen v. a. Schallsonden mit hoher Energieabstrahlung (gepulste Dopplersonden, Duplexschallköpfe), sodass diese zwischen den einzelnen Untersuchungen immer abgeschaltet werden sollten. Bei den meisten Geräten genügt hierzu ein »Einfrieren« des Bildes. In Zweifelsfällen empfiehlt es sich, den Gerätehersteller zu befragen. Ein Selbstabschalten der Schallsonde bei Nichtbenutzung ist zwar technisch einfach lösbar, wurde bei den meisten Geräten aus kurzsichtigen Gründen bislang jedoch nicht etabliert.

10.2.1   Schallsonden

Schallsondentyp

Für die Untersuchung der extrakraniellen hirnversorgenden Arterien werden standardmäßig Linear-array-Schallköpfe verwendet. Die damit realisierte Bildbreite von 3–4 cm eignet sich in hervorragender Weise, um damit die Halsgefäße auf einer genügend langen Strecke im Längsschnitt darzustellen. Alternativ können auch Curved-array-Schallsonden eingesetzt werden. Diese Schallsonden mit Sendefrequenzen um 3,5 MHz sind zwar primär für den abdominellen Bereich vorgesehen, sofern es sich um Multifrequenzsonden handelt, lassen sie sich jedoch auch auf höhere Sendefrequenzen einstellen (▶ s. Kap. 3.3.3).

> Erst unlängst wurde in einer Studie nachgewiesen, dass sich primär für die abdominelle Anwendung vorgesehene Curved-array-Schallsonden mit einer Sendefrequenz von 3,5 MHz für die Darstellung der extrakraniellen hirnversorgenden Arterien eignen (Todo et al. 2002). Erwartungsgemäß konnte gezeigt
> ▼

werden, dass damit der Verlauf der A. carotis interna weiter verfolgt werden kann, als dies mit »üblichen« 7,5-MHz-Sonden der Fall ist. Die zusätzlich erkennbare Distanz distal der Karotisbifurkation betrug bei Verwendung der 3,5-MHz-Sonde 20–30 mm. Die Autoren verschweigen allerdings, dass die Auflösung im Bereich der Karotisbifurkation deutlich schlechter ist. Außerdem enthält die Arbeit einen sachlichen Fehler. So weisen die Autoren darauf hin, dass für die Stenosedetektion mit der 3,5-MHz-Sonde andere Strömungsgeschwindigkeitskriterien angesetzt werden müssten, was physikalisch unsinnig ist.

Phased-array-Schallköpfe eignen sich nicht für die Darstellung der Karotiden, da zum einen die Auflösung reduziert und zum anderen bei oberflächlich gelegenen Gefäßen keine ausreichende Bildbreite möglich ist. Sofern derartige Schallköpfe am Gerät vorhanden sind, können sie aufgrund ihrer geringen Auflagefläche jedoch vorteilhaft für die Darstellung der Aortenbogenabgänge, im Einzelfall auch für die Darstellung des Velaufs der A. carotis interna unmittelbar unter der Schädelbasis eingesetzt werden.

Schallsendefrequenz

Da die extrakraniellen hirnversorgenden Arterien meist in einer Tiefe von 2–3 cm liegen, kommen bevorzugt Schallsonden der Frequenz 5–10 MHz zur Anwendung. Soweit verfügbar, sollte nach Ansicht der Autoren niedrigeren Sendefrequenzen um 5 MHz der Vorzug gegeben werden, da auf diese Weise der Anteil nicht untersuchbarer Gefäße z. B. bei adipösen Patienten, deutlich geringer wird und Eindringtiefen um 4 cm realisiert werden können. Höherfrequente Sonden zeigen erfahrungsgemäß bereits ab ca. 3 cm Tiefe zunehmend »Schwächen« mit Rauschartefakten. Bei den heute meist zur Verfügung stehenden Multifrequenzsonden kann bei Bedarf die Auflösung im Nahbereich durch Erhöhen der Schwerpunktfrequenz verbessert werden (▶ s. Kap. 3.3.3).

10.2.2   Schwarzweißbild

Neben der oben genannten Schallsendefrequenz sind bei der Einstellung des schwarzweißen Schnittbildes nur wenige Parameter zu beachten (⬛ Abb. 10.1).

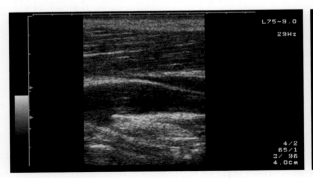

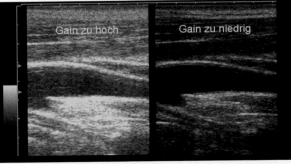

⬛ **Abb. 10.1.** »Standardeinstellung« des Schwarzweißbildes an den extrakraniellen Arterien mit einer Darstellungstiefe von 4 cm und Fokuszonen bei 2–3 cm Tiefe. Korrekte Einstellung der Verstärkung (*gain*) mit einzelnen »Echopunkten« im Gefäßlumen (*links*); zu hoch/zu niedrig eingestellte Verstärkung (*rechts*)

Darstellungstiefe

Als Standard hat sich eine Darstellungstiefe von 4 cm bewährt. Damit sind bei den meisten Patienten alle relevanten Strukturen abzubilden. Lediglich im Einzelfall, z. B. bei schlanken Patienten oder zur Darstellung der A. temporalis superficialis, erscheinen kleinere Darstellungstiefen sinnvoll. Ebenfalls nur im Einzelfall, v. a. zur Darstellung tief liegender Vertebralarterien, muss eine Darstellungstiefe von 5 cm gewählt werden.

Fokus

Aufgrund der bestehenden dynamischen Fokussierung des Gerätes können ein oder mehrere Fokuspunkte in variablen Tiefen eingestellt werden. Für die Darstellung der Karotiden und Vertebralarterien genügt im Allgemeinen die Verwendung eines Fokuspunktes in einer Tiefe von 2–2,5 cm.

Time gain compensation (laufzeitabhängige Verstärkung)

Die laufzeitabhängige Verstärkung (▶ s. Abb. 3.8) ist so einzustellen, dass auch tiefere Strukturen noch deutlich zur Darstellung kommen, während die Intensität im schallkopfnahen Bereich üblicherweise reduziert werden muss. Hieraus ergibt sich ein S-förmiger Verlauf der Verstärkungsregelung, wobei der Beginn des Anstiegs erfahrungsgemäß in einer Tiefe von ca. 1 cm, das Ende bei 2–3 cm zu liegen kommt (◼ Abb. 10.2). Bei verschiedenen Geräten lässt sich diese Kurve bereits im sog. »Preset« vorgeben, sodass sich die entsprechende Einstellung der Verstärkungsregler erübrigt.

B-Bild-gain (Signalverstärkung)

Um echoarme Strukturen nicht zu übersehen, sollte die Gesamtverstärkung der Schnittbilddarstellung so gewählt werden, dass das (unstenosierte) Gefäßlumen nicht völlig echofrei erscheint, sondern darin noch vereinzelte »Echopunkte« sichtbar sind.

Bildverarbeitungsmaßnahmen

Herstellerspezifisch können zahlreiche Parameter der Bildverarbeitung wie Dynamik, Kontrast, Konturverstärkung, Persistence-Index sowie verschiedene Grauwertkurven in nahezu beliebigen Kombinationen verändert werden. Feste Regeln für die Einstellung des Pre- und Postprocessing lassen sich nicht angeben, und es muss das individuell ansprechendste Bild durch Versuch ermittelt werden.

10.2.3 Farbkodiertes Bild

Power (Sendeleistung)

Die Signalverstärkung wird üblicher Weise maximal hoch eingestellt. Aufgrund der guten Durchblutung der Halsweichteile sind thermische Probleme dabei nicht zu befürchten. Eine Erwärmung an der Grenzfläche zur Halswirbelsäule ist zwar grundsätzlich denkbar, praktisch aber ohne Bedeutung. Da diese Strukturen relativ tief im Gewebe liegen, ist bis zum Auftreffen des Schalls an der Halswirbelsäule bereits eine ausgeprägte Abschwächung der Schallenergie eingetreten. Eine Reduktion der Sendeleistung ist bei der extrakraniellen Untersuchung allenfalls dann erforderlich, wenn Ultraschallkontrastmittel eingesetzt werden (▶ s. Kap. 7.3.3).

Darstellungs-Modes

Beim Start der Untersuchung erscheint in jedem Fall der Einsatz des Velocity-Mode sinnvoll, um sich schnell zu orientieren. Bei Bedarf kann dann – insbesondere zur Bilddokumentation von Befunden – auf den Power-Mode umgeschaltet oder auch – soweit vorhanden – die B-flow-Technik eingesetzt werden.

Größe des Farbfensters

Eine Farbfensterbreite von 2–2,5 cm erscheint erforderlich, um die Halsgefäße im Längsschnitt auf einer ausreichenden Länge farbkodiert darzustellen (◼ Abb. 10.3). Nur dann sind sinnvolle Bestimmungen der winkelkorrigierten Strömungsgeschwindigkeit möglich (▶ s. Kap. 5.3.2). Auch die Tiefe des Farbfensters sollte in derselben Größenordnung liegen, um dieses nicht laufend während der Untersuchung verschieben

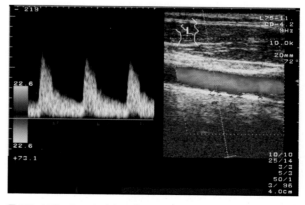

◼ **Abb. 10.3.** »Standardeinstellung« des farbkodierten Bildes an den extrakraniellen Arterien. *Farbkodiertes Bild*: Möglichst breites, um 10–15° nach kranial gekipptes Farbfenster, mittig eingestellte Aliasschwelle um ±20–25 cm/s. Beachte auch die einzelnen Farbpunkte im nicht durchströmten Gewebe als Hinweis auf eine ausreichend eingestellte Verstärkung. *Dopplerspektrum*: Winkel zwischen Schallstrahl und Gefäßen bei 50–70°, Messvolumen ca. 3 mm, eingestellte Winkelkorrektur. Strömung vom Schallstrahl weg verläuft nach oben

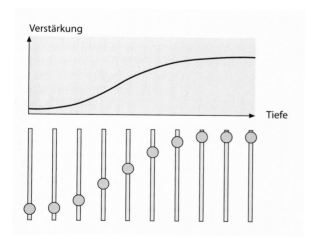

◼ **Abb. 10.2.** S-förmige Einstellung der laufzeitabhängigen Verstärkung (*time gain compensation*, TGC) zur Darstellung oberflächlicher Gefäße

zu müssen. Insbesondere bei einfacheren Geräten stoßen diese Forderungen allerdings an Grenzen, wenn dann entweder die Bildrate unter 6–7 Hz sinkt, was die Untersuchungsbedingungen erheblich verschlechtert (▶ s. Kap. 6.2.4), oder aber die Scanliniendichte soweit vermindert werden muss, dass letztlich keine sinnvolle farbkodierte Gefäßdarstellung mehr möglich ist. Hier wird man dann einen Kompromiss eingehen müssen.

Kippung des Farbfensters

Eine maximale Kippung des Farbfensters erscheint zwar aus theoretischen Erwägungen als Standard sinnvoll, um einen möglichst geringen Winkel zwischen »virtuellen« Schallstrahlen im Farbfenster und den annähernd horizontal über das Ultraschallbild verlaufenden Karotiden und Vertebralarterien zu realisieren. Wie bereits in ▶ Abb. 6.12 gezeigt, verlängert sich hierdurch jedoch auch die Laufzeit des Ultraschalls mit einer resultierenden Verringerung der Eindringtiefe. Entsprechend erscheint als Standard eine nur »mäßige« Kippung mit einem Winkel von 10–15° sinnvoll.

Die Frage, ob das Farbfenster nach rechts oder nach links gekippt werden sollte, lässt sich nicht generell beantworten. Die Kipprichtung hängt v. a. davon ab, ob der Verlauf der Gefäße von kaudal nach kranial auf dem Bildschirm von rechts nach links oder umgekehrt verläuft. Zwar hat es in der Vergangenheit immer wieder Versuche gegeben, diese standardisiert festzulegen, was sich jedoch nicht durchgesetzt hat. Nach Ansicht der Autoren stellt dies auch eine Überreglementierung dar, und es sollte jedem Untersucher frei stehen, die Bildschirmorientierung abhängig von der Position des Ultraschallgerätes vom Patienten zu wählen.

> **Merke**
>
> Für einen schnellen Untersuchungsablauf sollte das Farbfenster standardmäßig nach kranial gekippt werden.

Colour gain (Farbverstärkung)

Um eine möglichst vollständige »Farbfüllung« von Gefäßen zu erreichen, sollte die Farbverstärkung so hoch eingestellt werden, dass auch im umliegenden Weichteilgewebe einzelne Farbpunkte sichtbar werden (▶ s. Abb. 6.11).

> **Merke**
>
> Das Vorliegen einzelner Farbpunkte im Weichteilgewebe dient auf Bilddokumentationen als Nachweis dafür, dass die Farbverstärkung des Duplexgerätes bei dem untersuchten Gefäß ausreichend hoch eingestellt war.

Farb-schwarzweiß-Balance

Die Balance sollte standardmäßig stark in Richtung auf ein Überwiegen der Farbdarstellung eingestellt werden. Andernfalls wird keine ausreichende Farbfüllung des Gefäßes erreicht (▶ s. Abb. 6.11). Zu beachten ist allerdings, dass hierdurch eine farbige »Überstrahlung« der Gefäßränder möglich ist, was bei der Bestimmung des Gefäßdurchmessers anhand des farbkodierten Bildes berücksichtigt werden muss.

Aliasschwelle

Im 1. Schritt jeder Untersuchung gilt es, zunächst die zu untersuchenden Gefäße zu lokalisieren. Hierfür sollte die Empfindlichkeit der farbkodierten Strömungsdetektion hoch sein. Entsprechend sollte die Aliasschwelle im unteren Bereich bei ca. ±20 cm/s bzw. 0,2 m/s eingestellt werden. Eine noch niedrigere Aliasschwelle erscheint wenig hilfreich, da dann auch die Häufigkeit von Artefakten zunimmt. Maximal niedrige Aliasschwellen sind im Allgemeinen lediglich bei der Differenzierung von Verschlüssen sinnvoll (▶ s. Kap. 15.3.1).

Wandfilter

Auch hinsichtlich des Wandfilters gilt es, einen Kompromiss zwischen einer möglichst niedrigen Einstellung, um auch langsame Strömungen noch darzustellen, und einer nicht zu großen Artefaktempfindlichkeit zu wählen. Sofern das Wandfilter nicht bereits gerätemäßig an die Aliasschwelle gekoppelt ist, was bei einigen Geräten der Fall ist, erscheint ein Wert in der Größenordnung von 100 Hz empfehlenswert.

10.2.4 Dopplerspektrum

Für die meisten Parameter des Dopplerspektrums gelten die bereits für die extrakranielle cw-Dopplersonographie beschriebenen Regeln. Bedingt durch den Einsatz der Dopplersonographie »innerhalb« der farbkodierten Gefäßdarstellung ergeben sich jedoch 3 Ergänzungen.

Dopplerschallstrahl

Bei den meisten Geräten ist der Dopplerschallstrahl an die Kippung des Farbfensters gekoppelt, sodass dadurch die Möglichkeit einer spezifischen Voreinstellung nicht gegeben ist. Bei getrennt steuerbarem Farbfenster und Dopplerschallstrahl sollte standardmäßig ein Winkel von 20–30° eingestellt werden, um horizontal über den Bildschirm verlaufende Gefäße in jedem Fall mit einem Beschallungswinkel von weniger als 70° zu erfassen.

> **ⓘ Praktische Hinweise**
>
> Die Einstellung des Dopplerschallstrahls stellt einen Kompromiss zwischen einem möglichst geringen Beschallungswinkel auf der einen und einer möglichst kurzen Strecke zwischen Schallsonde und Gefäß auf der anderen Seite dar. Um beiden Forderungen gerecht zu werden, ist bei der Duplexsonographie der extrakraniellen Arterien ein Einstellwinkel von 60–70° zwischen Dopplerschallstrahl und Gefäß am günstigsten.

Messvolumen

Je kleiner das Messvolumen für die Dopplerableitung gewählt wird, um so exakter kann in einem Gefäß gemessen werden, um so geringer ist allerdings auch die zurückgestrahlte Ultraschallenergie (▶ s. Abb. 5.15) und um so anfälliger ist die Ableitung auf Bewegungen des Patienten. Als sinnvoller Kompromiss ist ein Messvolumen mit einer Ausdehnung von 3–4 mm anzusehen, was etwas weniger als der »normale« Durchmesser der A. carotis interna ist.

Praktische Hinweise

Ein großes Messvolumen besitzt im Einzelfall den Vorteil, dass der Duplexschallkopf als Dopplersonde »missbraucht« werden kann. Dies ist z. B. dann von Interesse, wenn es nicht gelingt, einen zuvor mit der cw-Dopplersonde gefundenen pathologischen Befund im Duplexbild zuzuordnen (z. B. retroaurikuläre AV-Fistel). Hier hilft »blindes« Suchen mit großem Messvolumen, bis der entsprechende Befund wieder gefunden wird. Erst danach wird durch stufenweises Verkleinern des Messvolumens versucht, diesen auch im Schnittbild zu identifizieren.

Range (Frequenzbereich)

Vor allem im Triplex-Mode, d. h. der kombinierten »Onlinedarstellung« von farbkodiertem Bild und Dopplerspektrum, können nur sehr niedrige Dopplerfrequenzen ohne Auftreten von Aliasphänomenen dargestellt werden. Dies hängt damit zusammen, dass bei noch akzeptabler Bildwiederholungsrate der farbkodierten Darstellung einfach nicht genügend Zeit bleibt, um eine ausreichend hohe PRF für das Dopplerspektrum zur Verfügung zu stellen.

 Praktische Hinweise

Um den dargestellten Frequenzbereich zumindest etwas zu erhöhen, empfiehlt es sich bei der Duplexsonographie, stets die Nulllinie aus der Mitte heraus nach unten bzw. oben zu verlagern (▶ s. Abb. 5.31).

Auch ist die »Qualität« des Dopplerspektrums im »Triplex-Mode« wenig zufriedenstellend. So können Strömungsstörungen nicht richtig beurteilt werden und das akustische Dopplersignal klingt durch die niedrige PRF dumpf und wie durch ein Telefon vermittelt.

 Praktische Hinweise

Strömungsstörungen sollten nicht im »Triplex-Mode«, sondern nur bei »eingefrorenem« farbkodierten Bild beurteilt werden, da ansonsten Fehlbefunde möglich sind.

Eine Erhöhung des Frequenzbereichs ist nur durch »Einfrieren« des farbkodierten Bildes möglich. Dabei entfällt die Erfordernis für den wiederholten Aufbau des zeitaufwändigen farbkodierten Strömungsbildes, und die Zeit steht für die Dopplerableitung zur Verfügung.

Bei »eingefrorenem« Farbbild kann darüber hinaus die maximal dargestellte Frequenz durch Erhöhung der PRF am Gerät weiter erhöht werden, sodass damit auch noch hohe Strömungsgeschwindigkeiten ohne Aliaseffekt dargestellt und v. a. auch gemessen werden können. Mit zunehmender Erhöhung des Frequenzbereichs sinkt allerdings auch die Ableitetiefe für Blutströmungen. Bei den meisten Geräten ist dies daran ersichtlich, dass sich auf dem Dopplerschallstrahl eine Markierung nach oben in Richtung auf das Messvolumen hin bewegt. Die Erhöhung des Frequenzbereichs findet ihr natürliches Ende, wenn das auf dem Bildschirm dargestellte Messvolumen erreicht ist.

Empfohlene »Standardeinstellungen« des Duplexgerätes an den extrakraniellen hirnversorgungen Arterien

- Schallsonde
  - Linear-array-Schallsonde
  - Nennfrequenz 5–7,5 MHz
- Schwarzweißbild
  - Darstellungstiefe 4 cm
  - Fokusbereich 2–2,5 cm
  - Schwarzweißverstärkung so hoch, bis einzelne Artefaktpunkte im Gefäßlumen erkennbar sind
- Farbkodiertes Bild
  - Schallsendeleistung (Power) maximal
  - Farbfenster 2–2,5 cm breit und hoch
  - Scanliniendichte angepasst an Bildaufbaurate (möglichst nicht <6 Hz)
  - Kippung des Farbfenster nach kranial um 10–15°
  - Aliasschwelle mittig bei ca. ±20 cm/s
  - Wandfilter ca. 100 Hz
  - Farbverstärkung (colour gain) so hoch, bis einzelne Artefaktpunkte im Gewebe erkennbar sind
  - Farb-schwarzweiß-Balance stark »farblastig«
- Dopplerspektrum
  - Dopplerschallstrahl (soweit nicht an Farbfenster gekoppelt) 20–30° nach kranial kippen
  - Messvolumen 3–4 mm

10.3 Untersuchung der Karotisbifurkation

Die duplexsonographische Untersuchung der Karotisbifurkation erfolgt in den einzelnen Gefäßabschnitten selbstverständlich stets in Kombination von schwarzweißem Schnittbild, farbkodierter Gefäßdarstellung und Ableitung des Dopplerspektrums. Lediglich aus didaktischen Gründen werden die einzelnen Verfahren im Folgenden jeweils getrennt dargestellt.

10.3.1 Beschallungsebenen

Längsschnitt (Longitudinalschnitt)

Analog zu den für die extrakranielle Dopplersonographie genannten Sondenpositionen (▶ s. Kap. 9.6) können Längsschnitte durch die Karotisbifurkation mit Schalleinstrahlung von vorn, lateral und dorsal erfolgen. Die jeweils günstigste Position ist durch Versuch zu ermitteln.

Querschnitt (Transversalschnitt)

Als weiteres Untersuchungskriterium können schwarzweiße und farbkodierte Querschnittsbilder der A. carotis mit quer am Hals gehaltener, leicht nach kranial bzw. kaudal gekippter Sonde herangezogen werden (◻ Abb. 10.4). Querschnittsbilder eignen sich insbesondere auch dazu, einen Blick auf die umliegenden Strukturen am Hals zu werfen. So verläuft unmittelbar neben der A. carotis communis regelmäßig die V. jugularis interna. Neben der von kranial nach kaudal gerichteten Strömungsrichtung ist sie meist unschwer daran

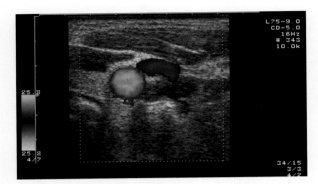

◘ **Abb. 10.4.** Transversalschnitt durch die A. carotis communis (*rot*) mit vorgelagerter V. jugularis (*blau*)

zu erkennen, dass sie im Gegensatz zur A. carotis communis keine kreisrunde Form zeigt, keine abgrenzbaren Gefäßwände aufweist, und sich durch Druck mit der Schallsonde komprimieren lässt. Im Zweifelsfall kann auch ein Valsalva-Manöver eingesetzt werden, bei dem sich die V. jugularis regelmäßig »aufbläst«. An weiteren Strukturen zeigen sich im Querschnittsbild das diffus echoreiche Schilddrüsenparenchym sowie möglicherweise auch Lymphknoten, die als rundliche oder ovale, im Normalfall echoarme Aussparungen imponieren.

10.3.2 Untersuchungsablauf

Karotisbifurkation im Längsschnitt

Die Untersuchung beginnt jeweils mit einer Darstellung der A. carotis communis im Längsschnitt, wobei das Gefäß möglichst weit nach proximal verfolgt werden sollte, um hier vorhandene Gefäßveränderungen nicht zu übersehen. Da die A. carotis communis im Allgemeinen im schwarzweißen Schnittbild zuverlässig darstellbar ist und hier insbesondere die Intima-Media-Dicke von Bedeutung ist (► s. Kap. 10.3.3), sollte dieser Untersuchungsteil noch ohne Zuschalten der Farbkodierung erfolgen.

Im nächsten Schritt erfolgt dann – meist unter Zuschalten der Farbkodierung – eine langsame Kranialbewegung des Schallkopfes, bis am Sichtbarwerden einer Gabelung bzw. – wesentlich häufiger – einer leichten Aufweitung (Karotisbulbus) mit nachfolgender Verjüngung des Gefäßdurchmessers die A. carotis interna erreicht wird. Aufgrund der dreidimensionalen Lage der Karotisbifurkation im Raum ist es nur in relativ seltenen Fällen möglich, diese tatsächlich auch als Gabel zur Darstellung zu bringen (◘ Abb. 10.5).

Durch leichtes Rotieren des Schallkopfes nach dorsal erreicht man meist die A. carotis interna, durch Rotieren nach ventral gelangt man in die A. carotis externa. Um die Orientierung nicht zu verlieren, ist darauf zu achten, dass der »Drehpunkt« des Schallkopfes in der A. carotis communis unverändert bleibt. Auch beim »Herausfallen« aus dem Gefäß empfiehlt es sich, stets wieder in der leicht darstellbaren A. carotis communis zu beginnen.

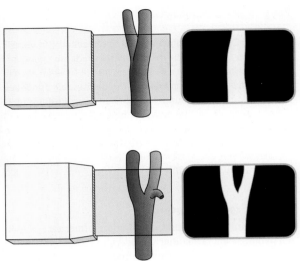

◘ **Abb. 10.5.** Schnittbilddarstellung der Karotisbifurkation als Gabel (*unten*) oder – wesentlich häufiger – jeweils nur mit der A. carotis interna oder externa (*oben*)

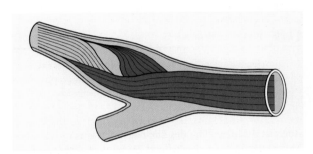

◘ **Abb. 10.6.** Gedrehte Blutströmung im Karotisbulbus (*Helixfluss*) als Ursache der bei farbkodierter Darstellung erkennbaren retrograden Strömungsanteile. (Nach Ku et al. 1985)

🅾🅸 **Praktische Hinweise**

> Für Verwirrung sorgen kann der Befund ausgeprägter retrograder Strömungsanteile im farbkodierten Bild des Karotisbulbus. Hierbei handelt es sich jedoch nicht um einen nach rückwärts gerichteten Blutfluss, sondern um eine an Gefäßabgängen regelmäßig anzutreffende, spiralförmig verlaufende Strömung (**Helixfluss**; ◘ Abb. 10.6).

Sowohl aus Gründen der Identifizierung (► s. u.) als auch zur Beurteilung der verschiedenen Strömungsparameter, die aus dem farbkodierten Bild nicht zu entnehmen sind, sollten jeweils in allen 3 Gefäßabschnitten der Dopplerschallstrahl zugeschaltet und die jeweiligen Dopplerspektren beurteilt und dokumentiert werden.

Stets sollte auch versucht werden, die Karotisäste möglichst weit bis unter den Kieferwinkel zu verfolgen. Während das Schwarzweißbild meist früh versagt, hilft hier die farbkodierte Untersuchung weiter und ermöglicht insbesondere die Darstellung der hoch unter der Schädelbasis gelegenen Knick- und Schlingenbildungen.

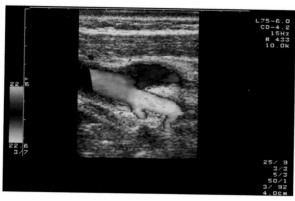

Abb. 10.7. Identifizierung der A. carotis externa bei 2 oder mehr erkennbaren Abgangsästen. Lediglich ein Ast reicht zur zuverlässigen Erkennung nicht aus

Identifizierung der Karotisäste

Zwar weist die Erkennung von Gefäßästen im farbkodierten Schnittbild darauf hin, dass es sich um die A. carotis externa handelt. Da im Einzelfall jedoch auch aus der A. carotis interna ein Gefäßast abgehen kann (▶ s. Fallbeispiel 20.5), ist dieses Kriterium nur dann als sicher anzusehen, wenn mehrere (!) Gefäßäste erkennbar sind (■ Abb. 10.7). Diese Situation findet sich nach aller Erfahrung nur an der A. carotis externa. Andernfalls erfolgt die Differenzierung nach den bereits bei der cw-Dopplersonographie genannten Kriterien des Dopplerspektrums. Als solche zu nennen sind unterschiedliche Pulsatilitäten sowie die Reaktion auf oszillierende Kompression der A. temporalis superficialis (▶ s. Abb. 9.9).

Beurteilung der Bildqualität

Die formale Beurteilung der Bildqualität ist ein wesentlicher Teil der duplexsonographischen Untersuchung, da sie im Nachhinein Informationen darüber gibt, wie zuverlässig der sonographische Befund einzuschätzen ist. Da Stenosen häufig sowohl im schwarzweißen als auch im farbkodierten Ultraschallschnittbild nur unzureichend darstellbar sind, orientiert sich die Beurteilung nicht an der Erkennbarkeit von Gefäßveränderungen, sondern an der Abgrenzbarkeit der Gefäßwände. Da die farbkodierte Technik dem schwarzweißen Schnittbild bei der Darstellung von Gefäßverläufen

üblicherweise überlegen ist, ist das farbkodierte Bild der Maßstab bei der Bewertung.

Eine suffiziente Bildqualität ist immer dann gegeben, wenn das Gefäßlumen ohne störende Artefakte von den umgebenden Gewebestrukturen abgegrenzt werden kann (■ Tabelle 10.1). Außerdem sollte die A. carotis interna im nichtpathologischen Fall im Längsschnitt wenigstens auf einer Strecke von 2 cm verfolgbar sein. Aber auch im pathologischen Fall sollte das unstenosierte Lumen proximal und distal der Stenose mindestens auf einer Länge von 0,5–1 cm eindeutig abzugrenzen sein.

Karotisbifurkation im Querschnitt

Zusätzlich zum Längsschnitt sollten farbkodierte Querschnittsbilder der A. carotis herangezogen werden, wenn eine der folgenden Situationen vorliegt.

Unklarer Befund im Längsschnitt. Bei sich überlagernden und/oder stark elongierten Gefäßästen ist eine eindeutige Zuordnung im Längsschnitt häufig nicht möglich. Die langsame Hin- und Herbewegung des Querschnittsbildes vermittelt hier einen dreidimensionalen Eindruck, anhand dessen die Zuordnung dann oft besser gelingt.

Quantifizierung von Stenosen. Insbesondere gering- und mittelgradige Stenosen lassen sich im Transversalschnitt gut beurteilen, wenn das offene Restlumen (farbkodiert) dargestellt und gleichzeitig das unstenosierte Gefäßlumen als echoarme Struktur erkennbar ist (■ Abb. 10.8).

ⓘⓘ   **Praktische Hinweise**

> Beim Versuch einer exakten Quantifizierung von Stenosen sollte stets berücksichtigt werden, dass die farbkodierte Darstellung – methodisch bedingt – mit einer nur geringen Auflösung vergesellschaftet und die Darstellung des perfundierten Lumens außerdem von der Einstellung der Farbverstärkung und Farb-schwarzweiß-Balance abhängig ist.

10.3.3   Kriterien der Befundbeurteilung im schwarzweißen Schnittbild

Der Anteil der schwarzweißen Schnittbilddarstellung am Untersuchungsergebnis beruht im Wesentlichen auf 3 Aspekten.

Tabelle 10.1. Beurteilung der Bildqualität von Duplexsonogrammen der Karotisbifurkation. (Nach Widder et al. 1990a)

Bewertung	Kriterien
Gut	Gefäßlumen ohne störende Artefakte von umliegenden Gewebestrukturen abgrenzbar, A. carotis interna auf mehr als 2 cm Länge verfolgbar. Im pathologischen Fall Gefäß proximal und distal der Stenose auf mindestens 0,5–1 cm Länge eindeutig abgrenzbar
Mäßig	Gefäßlumen hinreichend abgrenzbar, A. carotis interna auf mindestens 2 cm Länge verfolgbar. Im pathologischen Fall Gefäß proximal und distal der Stenose (gerade) noch erkennbar
Schlecht	Gefäßlumen schlecht abgrenzbar *oder* A. carotis interna nicht auf 2 cm verfolgbar *oder* Gefäß insbesondere distal einer Stenose nicht abgrenzbar

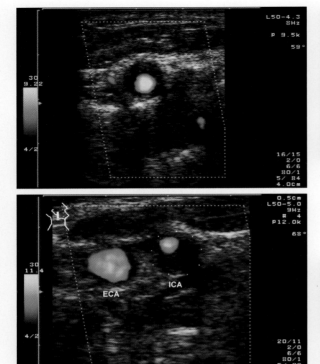

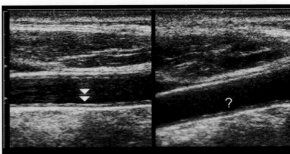

Abb. 10.9. Darstellung der Wandschichten der A. carotis communis bei unterschiedlicher Kippung des Schallkopfs. Eindeutige Darstellung der Intima-Media-Grenzschicht bei parallel zur Schallsondenfläche verlaufendem Gefäß (*links*); unzureichende Darstellung bei schräg verlaufendem Gefäß (*rechts*)

Abb. 10.8. Transversalschnitt durch den Karotisbulbus bei mittel- bis hochgradigen Stenosen der A. carotis interna. Konzentrische Stenose (*oben*), exzentrische Stenose (*unten*)

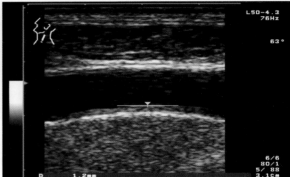

Abb. 10.10. Bestimmung der Intima-Media-Dicke nach der *Leading-edge-Methode*, d. h. der beiden echoreichen »Kanten« an der schallkopffernen Gefäßwand im Längsschnitt

Intima-Media-Dicke (IMT)

Die Darstellung der A. carotis communis im Schnittbild (ohne Farbkodierung!) ist von wesentlicher Bedeutung für die Beurteilung der Intima-Media-Dicke (angloamerikanisch abgekürzt IMT) und möglicher generalisierter Gefäßwandveränderungen (▶ s. Kap. 18.1). Die Untersuchung sollte stets möglichst weit proximal in der A. carotis communis beginnen, deren Längsschnitt meist ohne Schwierigkeiten über den gesamten Bildschirmabschnitt darstellbar ist.

Für die Beurteilung der Intima-Media-Dicke sollte das Gefäß möglichst parallel zur Schallaustrittsfläche, d. h. auf dem Bildschirm horizontal, verlaufen (▶ Abb. 10.9). Nur in diesem Fall tritt Reflexion auf (▶ s. Kap. 3.2), die Voraussetzung für eine optimale Darstellung der Gefäßwandschichten ist. Durch leichtes Hin- und Herbewegen des Schallkopfes zwischen den Gefäßwänden kann die Schnittebene meist exakt durch die Mitte des Gefäßes gelegt werden.

> **Merke**
>
> Die Intima-Media-Dicke sollte nur dann beurteilt werden, wenn das Gefäß annähernd parallel zur Schallsondenoberfläche verläuft.

Die Intima-Media-Dicke ist üblicherweise am besten an der schallkopffernen Wand der A. carotis communis zu beurteilen, da hier aufgrund des »Vorlaufs« des Ultraschalls durch das blutgefüllte Gefäßlumen die günstigsten Reflexionsbedingungen bestehen. Die Messung erfolgt nach der sog. **Leading-edge-Methode.** Als 1. Messlinie wird hierbei der Übergang (»Vorderkante«) zwischen dem echoarmen Lumen und dem ersten echoreicheren Band gewählt, als 2. Messlinie der Übergang zwischen der echoarmen Zwischenschicht und dem dickeren, echoreichen Außensaum (▶ Abb. 10.10).

Die Regel, nach der die Intima-Media-Dicke 2 cm unterhalb der Bifurkation zu beurteilen ist, mag für Verlaufsuntersuchungen unter Studienbedingungen sinnvoll sein. Da arteriosklerotische Veränderungen fokal unterschiedlich auftreten können, empfiehlt es sich jedoch in der klinischen Routine, stets die gesamte A. carotis communis mit Ausnahme der Gabelungsstelle zu untersuchen und zur Beurteilung die Stelle mit der maximalen Ausprägung von Gefäßveränderungen heranzuziehen.

ℹ️ℹ️ Praktische Hinweise

Die Bestimmung der Intima-Media-Dicke sollte an der Stelle in der A. carotis communis erfolgen, an der die Gefäßwanddicke am ausgeprägtesten ist. Nicht berücksichtigt werden sollten allerdings Plaques im unmittelbaren Umfeld der Karotisbifurkation (bis ca. 1 cm proximal der Gabelung).

Morphologie von Gefäßveränderungen

Die Beurteilung sonomorphologischer Kriterien bei arteriosklerotischen und entzündlichen Gefäßveränderungen ist zwar kein sicheres Verfahren, ermöglicht jedoch im Einzelfall einen Beitrag zur ätiologischen und Risikoeinschätzung. Weitere Details hierzu finden sich in Kap. 18.2.3.

Gefäßpulsationen

Insbesondere bei der Abklärung von Gefäßverschlüssen sollte auch auf Gefäßpulsationen geachtet werden. Hier sind im Wesentlichen 2 Arten zu unterscheiden:

- Querpulsationen finden sich physiologischerweise in jeder (größeren) Arterie. Ihr Verschwinden kann im Schnittbild als ein Hinweis auf einen Verschluss bzw. eine nur noch geringe Perfusion gewertet werden.
- Längspulsationen treten v. a. beim Aufprall der Pulswelle auf eine in der Strömungsachse liegende Struktur auf. Hierbei kann es sich um eine höhergradige Stenose oder einen Verschluss, jedoch auch um eine Knick- oder Schlingenbildung des Gefäßes handeln. Beidseits vorhandene Längspulsationen finden sich auch bei ausgeprägter Hypertonie.

10.3.4 Kriterien der Befundbeurteilung im farbkodierten Bild

Neben der Lokalisation der Gefäßäste der A. carotis dient die farbkodierte Darstellung v. a. folgenden Zielen:

Erkennung von Gefäßverschlüssen. Die farbkodierte Gefäßdarstellung unter Low-flow-Bedingungen (▸ s. Kap. 6.3.1) im Längsschnitt ist die Methode der Wahl, um den Nachweis eines Gefäßverschlusses zu führen und auch entsprechend bildlich zu dokumentieren (▸ s. Kap. 15.3.1).

Lokalisation des Stenosemaximums. Nach dem Prinzip der optimierten Strömungsdarstellung (▸ s. Kap. 6.3.2) kann das Maximum einer Stenose lokalisiert werden (◻ Abb. 10.11), um dann hier gezielt des Dopplerspektrum abzuleiten.

Erkennung von Kaliberschwankungen. Unabhängig vom Vorliegen umschriebener Stenosen gilt es – insbesondere in Kombination mit der Bestimmung des Flussvolumens – Veränderungen des Gefäßdurchmessers im Seitenvergleich und im Vergleich zu Normwerten (▸ s. Kap. 34.1.1) zu erkennen und zu dokumentieren (▸ s. Abb. 15.11).

ⓘⓘ **Praktische Hinweise**

Veränderte Gefäßdurchmesser als Leitsymptom sind häufig durch eine Gefäßdissektion verursacht, können jedoch auch unabhängig davon sowohl vor als auch hinter hochgradigen Stenosen auftreten.

Erkennung abnormaler Gefäßverläufe. Die farbkodierte Gefäßdarstellung ist Methode der Wahl zur Erkennung und Bilddokumentation von Elongationen, Knick- und Schlingenbildungen insbesondere der A. carotis interna (▸ s. Kap. 21.1).

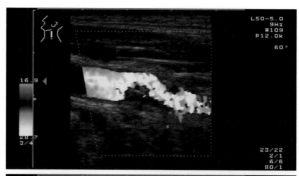
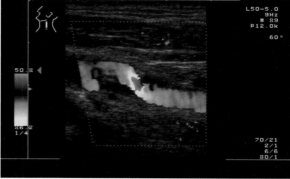

◻ **Abb. 10.11.** Lokalisation des Maximums einer Stenose der A. carotis interna durch (stufenweise) Erhöhung der Aliasschwelle (im Beispiel von 17 auf 51 cm/s), bis lediglich noch an einer umschriebenen Stelle ein Aliasphänomen verbleibt (»optimierte Strömungsdarstellung«)

10.3.5 Kriterien der Befundbeurteilung anhand des Dopplerspektrums

Wie bereits oben erwähnt, sollten auch im nichtpathologischen Fall routinemäßig Dopplerspektren der A. carotis communis, interna und externa abgeleitet werden. Zusätzlich sollten bei Stenosen nach vorheriger Lokalisation im farbkodierten Bild (▸ s. o.) Dopplerspektren aus dem Stenosemaximum und dem poststenotischen Verlauf dargestellt werden. Die Beurteilung des Dopplerspektrums stützt sich dabei auf folgende Parameter.

Winkelkorrigierte Strömungsgeschwindigkeit

Die maximale systolische Strömungsgeschwindigkeit stellt das wichtigste Kriterium für die Quantifizierung von Stenosen dar. Im Vergleich zur maximalen systolischen Frequenz bei der cw-Dopplersonographie ergeben sich aufgrund der Winkelkorrektur insbesondere bei noch nicht sehr hochgradigen Stenosen wesentlich weniger Fehlermöglichkeiten (▸ s. Kap. 15.1.2).

ⓘⓘ **Praktische Hinweise**

Bei Verwendung der Duplexsonographie sollte stets die winkelkorrigierte Strömungsgeschwindigkeit gemessen werden, da sie gegenüber der »blinden« Bestimmung der Dopplerfrequenzverschiebung erhebliche diagnostische Vorteile bringt. Dabei sind jedoch Beschallungswinkel von
▼

70° und mehr unbedingt zu vermeiden. Mögliche Fehler bei exzentrischen Stenosen und Knickstenosen (► s. Kap. 21.1.1) können verringert werden, wenn sich der Untersucher durch unterschiedliche Einstellung der Winkelkorrektur einen Eindruck über die »Bandbreite« der zu messenden Strömungsgeschwindigkeiten verschafft (► s. Abb. 15.20).

Die maximale enddiastolische Strömungsgeschwindigkeit ist dem gegenüber nur von untergeordneter Bedeutung und stellt lediglich ein »Hilfskriterium« dar, wenn eine Messung des systolischen Wertes versagt. Hauptursache hierfür sind sehr hohe Dopplerfrequenzen, die auch bei »eingefrorenem« Bild und nach unten gesetzter Nulllinie die PRF übersteigen und nicht mehr erfasst werden können. Diese Situation tritt v. a. bei einfacheren Duplexgeräten auf, die nur über eine relativ niedrige maximale PRF verfügen.

Der Meanwert, d. h. die intensitätsgewichtete mittlere Strömungsgeschwindigkeit, besitzt nur im Zusammenhang mit der Strömungsvolumenmessung Bedeutung, nicht jedoch für die Quantifizierung extrakranieller Stenosen.

Bestimmungen des Strömungsvolumens

Bestimmungen des absoluten Strömungsvolumens in ml/min sind in 2 Fällen zu empfehlen:

- Ungewöhnlich hohe oder niedrige Strömungsgeschwindigkeiten in einem Karotisast, die durch lokale Gefäßprozesse nicht zu erklären sind. Im 1. Fall könnte es sich um eine Hyperperfusion in einem zu einer AV-Fistel führenden Gefäß handeln (► s. Kap. 21.4), im 2. Fall ist v. a. an ein intrakranielles Strömungshindernis zu denken (► s. Kap. 16.2.1).
- Ungewöhnlich hohe oder niedrige Gefäßdurchmesser im Seitenvergleich und/oder im Vergleich zu Normwerten. Im 1. Fall ist auch bei »normaler« Strömungsgeschwindigkeit ebenfalls an eine Hyperperfusion zu denken, da das Strömungsvolumen quadratisch mit dem Gefäßdurchmesser zunimmt. Der 2. Fall findet sich regelmäßig bei Dissektionen, bei denen die Flussvolumenmessung Methode der Wahl zur Verlaufsbeobachtung ist (► s. Kap. 20.1).

ⓘⓘ Praktische Hinweise

Soweit möglich, sollte die Bestimmung des Gefäßdurchmessers im schwarzweißen Schnittbild erfolgen, da die Fehlermöglichkeiten im farbkodierten Bild aufgrund der ohnehin geringen Auflösung und möglicher Überstrahlartefakte wesentlich größer sind.

Strömungsstörungen

Gemäß Kap. 5.2.3 ist die Beurteilung von Strömungsstörungen dann von Bedeutung, wenn die Erfassung der Strömungsgeschwindigkeit versagt. Im Bereich der extrakraniellen Karotisäste ist diese Situation in 2 Fällen gegeben:

- Nicht beurteilbares Stenosemaximum aufgrund eines Schallschattens (► s. Abb. 15.14).
- Nicht beurteilbarer Beschallungswinkel v. a. bei Knickbildungen, jedoch auch bei exzentrisch verlaufenden Stenosen (► s. Abb. 15.20).

Pulsatilität

Abweichungen der Pulsatilität vom normalerweise erwarteten Befund können ein- oder beidseitig auftreten und geben dann Hinweise auf folgende Befunde (◧ Tabelle 10.2):

- einseitig erhöhte Pulsatilität bei weiter kranial gelegenem Strömungshindernis,
- beidseitig erhöhte Pulsatilität bei Mikroangiopathie oder erhöhten intrakraniellen Druckwerten, seltener auch – zusammen mit einem entsprechenden Auskultationsbefund – bei Aorteninsuffizienz,
- einseitig verminderte Pulsatilität v. a. in der A. carotis communis bei Strömungshindernis im Abgangsbereich des Gefäßes,
- beidseitig verminderte Pulsatilität bei ausgeprägter Aortenstenose in Kombination mit einem entsprechenden Auskultationsbefund.

Zusammenfassung

Die duplexsonographische Untersuchung der Karotisbifurkation beginnt mit der Schnittbilddarstellung der A. carotis communis im Längsschnitt, um Aussagen über die Intima-Media-Dicke zu machen. Erst danach wird die Farbkodierung zugeschaltet und es werden die Äste der Karotisgabel aufgesucht. Die Differenzierung der Karotisäste sowie die gezielte Suche nach Strömungsauffälligkeiten erfolgen anhand der Beurteilung des Dopplerspektrums bei Positionierung des Dopplerschallstrahls an verschiedenen Stellen der Gefäße. Domäne der Farbkodierung ist die Erkennung von Gefäßverschlüssen. Zusätzlich hilft die »optimierte Gefäßdarstellung« im farbkodierten Schnittbild beim gezielten Aufsuchen stenoseverdächtiger Gefäßabschnitte.

◧ **Tabelle 10.2.** Pathologische Veränderungen der Pulsatilität in der extrakraniellen A. carotis interna und deren Ursachen

Pulsatilität		
Ipsilateral	**kontralateral**	**Ursache**
Erhöht	Unauffällig	Kranial gelegenes Strömungshindernis
Erhöht	Erhöht	Zerebrale Mikroangiopathie, erhöhter intrakranieller Druck
Vermindert	Unauffällig	Vorgeschaltete Stenose
Vermindert	Vermindert	Aortenstenose

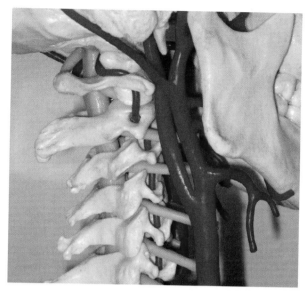

Abb. 10.12. Sonographischer Zugang zur A. vertebralis im V2-Abschnitt. Foto Gefäßmodell

10.4 Untersuchung der A. vertebralis

Die duplexsonographische Beurteilung der A. vertebralis galt lange Zeit als unzuverlässig, obwohl von einzelnen Arbeitsgruppen bereits früh auf die Möglichkeit ihrer Beschallung zwischen den Transversalforamina hingewiesen wurde (Touboul et al. 1986). Vor allem durch die Einführung der farbkodierten Duplexsonographie konnte sich die Untersuchung inzwischen als Standardverfahren etablieren.

10.4.1 Untersuchungsablauf

Intervertebraler Verlauf (V2-Segment)

Die duplexsonographische Längsschnittdarstellung der A. vertebralis in ihrem intertransversalen Verlauf zwischen HWK6 und HWK2 gelingt so gut wie immer ohne größere Schwierigkeiten. Entsprechend ist dieser Zugangsweg routinemäßig an erster Stelle zu nennen. Die Schalleinstrahlung erfolgt stets von vorne, da bei lateraler und dorsaler Beschallung v. a. beim älteren Menschen knöcherne Anbauten an den Transversalfortsätzen den »Blick« auf das Gefäß behindern (■ Abb. 10.12).

Abb. 10.13. Darstellung der A. vertebralis in ihrem Verlauf zwischen den Querfortsätzen der Halswirbelsäule im schwarzweißen Ultraschallschnittbild

Das Aufsuchen der A. vertebralis wird durch die farbkodierte Technik erheblich erleichtert, weswegen die Untersuchung grundsätzlich im Farbmodus erfolgen sollte. Da das Gefäß meist relativ tief im Gewebe liegt, sollte das Farbfenster nur leicht um 10–15° gekippt, die Aliasschwelle hinreichend niedrig eingestellt und insbesondere die Farbverstärkung so hoch wie möglich aufgedreht sein, um in der Tiefe noch eine ausreichende »Farbfüllung« zu erreichen.

ⓘⓘ Praktische Hinweise

Im Einzelfall kann es vorkommen, dass die A. vertebralis zwar im Schnittbild zu erkennen, eine ausreichende »Farbfüllung« des Gefäßes jedoch nicht zu erreichen ist. In solchen Situationen gelingt es nicht selten, mit dem Dopplerschallstrahl bei hoher Dopplerverstärkung doch noch ein Strömungssignal abzuleiten.

Leitstrukturen sind die Querfortsätze der Halswirbelsäule, die im Längsschnitt unschwer an ihrem Schallschatten zu erkennen sind (■ Abb. 10.13). Zwischen diesen verläuft die A. vertebralis zusammen mit der zugehörigen V. vertebralis (■ Abb. 10.14). Gegenüber der Vene zeigt die Arterie zwar oft eine etwas echoreichere Wandstruktur, arterielle Querpulsationen sind jedoch häufig nur unzureichend zu erkennen. Zur sicheren Differenzierung der beiden Gefäße ist daher die Positionierung des Dopplermessvolumens im Gefäß und die Ableitung der zugehörigen Pulskurve erforderlich.

ⓘⓘ Praktische Hinweise

Probleme können sich bei der Ableitung hypoplastischer Vertebralarterien ergeben. Insbesondere bei tiefliegenden Gefäßen sind in diesem Fall alle zur Verfügung stehenden »Low-flow-Parameter« (► s. Kap, 6.3.1) einzusetzen (■ Abb. 10.15). Bei Vorliegen osteochondrotischer Veränderungen mit kaum sichtbarem Raum zwischen den Transversalfortsätzen sollte stets nicht nur in einem Segment, sondern entlang der gesamten Halswirbelsäule versucht werden, das Gefäß darzustellen. Im Einzelfall lässt sich die A. vertebralis auch nur im V1-Segment darstellen (► s. u.).

Nichtroutinemäßige Ableitungen

Über die Darstellung des V2-Segments hinaus erfolgen weitere Ableitungen in den kaudal und kranial liegenden Segmenten im Allgemeinen nur bei unklarem oder auffälligem Befund.

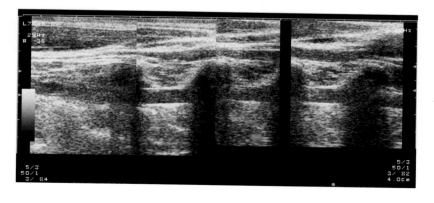

Untersuchungstechnik

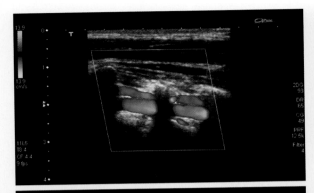

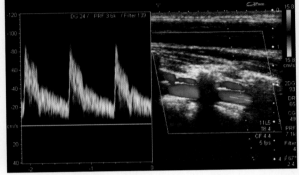

□ **Abb. 10.14.** Farbkodierte Darstellung der A. vertebralis (*rot*) und der V. vertebralis (*blau*) im intertransversalen V2-Abschnitt

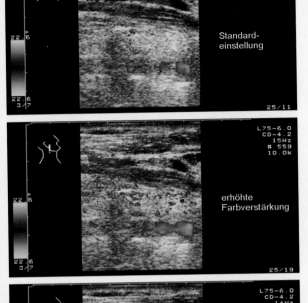

□ **Abb. 10.15.** Möglichkeiten zur verbesserten Darstellung einer tief liegenden A. vertebralis (ca. 3 cm Tiefe) durch Erhöhung der Farbverstärkung (*Mitte*) und/oder Verminderung der Aliasschwelle auf Werte <10 cm/s (*unten*)

Prävertebraler Verlauf (V1-Segment). Lässt sich die A. vertebralis im V2-Segment nicht eindeutig darstellen oder zeigt einen auffälligem Befund, erscheint als nächster Schritt eine Ableitung des prävertebralen Verlaufs sinnvoll. Wie bereits in Kap. 1.3.1 erwähnt, ist der Eintritt der A. vertebralis in die Transversalforamina recht variabel. Entsprechend findet sich nicht selten ein recht langstreckiger prävertebraler Verlauf der proximalen A. vertebralis (□ Abb. 10.16). Ebenfalls nicht selten, insbesondere bei älteren Menschen mit ausgeprägter Osteochondrose, lässt sich die A. vertebralis auch nur in diesem Bereich darstellen.

Abgangsbereich (V0-Segment). Im Gegensatz zu den beiden oben genannten Segmenten ist der Abgang der A. vertebralis nicht immer zuverlässig darzustellen. Dies betrifft insbesondere die linke Seite, wo die A. subclavia direkt aus dem Aortenbogen abgeht. Im Idealfall lässt sich die A. vertebralis in nahezu gestrecktem Verlauf, ausgehend vom V1-Segment, kontinuierlich nach proximal bis zum Abgang aus der A. subclavia verfolgen (□ Abb. 10.17). Häufig finden sich jedoch im Abgangsbereich Schlingenbildungen, welche die Darstellung erschweren (▶ s. Abb. 1.12). Erwartungsgemäß versagt die Methode oft bei adipösen Patienten mit Kurzhals.

Atlasschlinge (V3-Segment). Lediglich bei entsprechender Symptomatik ergibt sich die Indikation zur Darstellung der Atlasschlinge. Dies betrifft insbesondere Patienten, bei denen klinisch der Verdacht auf eine Vertebralisdissektion zu stellen ist (▶ s. Kap. 20.1.3). Der untere, proximale Teil der Atlasschlinge zwischen HWK2 und HWK1 ist im Allgemeinen gut darstellbar und zeigt im Gegensatz zu den anderen inter-

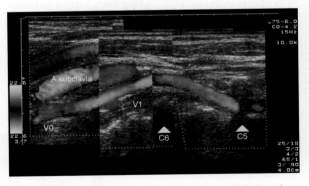

□ **Abb. 10.16.** Abgang der A. vertebralis aus der A. subclavia und Verlauf des Gefäßes im prävertebralen V1-Segment bei »hohem« Eintritt in das Transversalforamen C5

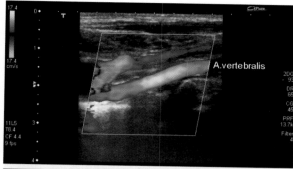

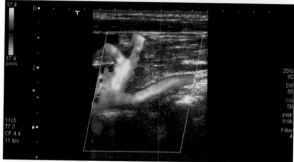

◘ Abb. 10.17. Abgang der A. vertebralis aus der A. subclavia. Beachte die zahlreichen anderen Äste der A. subclavia in diesem Bereich

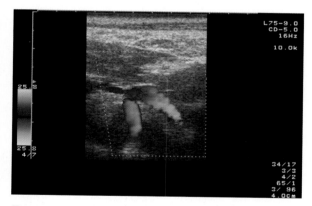

◘ Abb. 10.18. Farbkodierte Darstellung der »Atlasschlinge« der A. vertebralis mit ihrem charakteristischen henkelförmigen Erscheinungsbild

vertebralen Abschnitten einen zur Schallsonde hin gebogenen Verlauf, der an den Henkel einer Kaffeetasse erinnert (◘ Abb. 10.18).

10.4.2 Kriterien der Befundbeurteilung

Gefäßdurchmesser

Hauptvorteil der Schnittbilddarstellung der A. vertebralis gegenüber der cw-Dopplerableitung ist die Möglichkeit, den Durchmesser des Gefäßes mit hoher Zuverlässigkeit zu bestimmen. Diese Messung kann wesentlich zur Differenzierung zwischen einer kongenitalen Hypoplasie und einem proximalen oder distalen Verschlussprozess beitragen. Sie sollte daher routinemäßiger Bestandteil der Untersuchung

sein. Bei klinischem Verdacht auf das Vorliegen einer Dissektion sollte der Durchmesser auch kontinuierlich über alle untersuchbaren Abschnitte der A. vertebralis beobachtet werden.

ⓘⓘ Praktische Hinweise

Soweit möglich, sollten nach Identifikation der A. vertebralis die Farbkodierung abgeschaltet und die Durchmesserbestimmung im schwarzweißen Schnittbild erfolgen, da hiermit exaktere Messungen möglich sind.

Strömungsgeschwindigkeit

Die Bestimmung der winkelkorrigierten Strömungsgeschwindigkeit ist an den Vertebralarterien nur dann von Bedeutung, wenn eine umschriebene Stenose in einem untersuchbaren Abschnitt detektierbar ist. Andernfalls genügt die qualitative Beurteilung des Strömungssignals.

ⓘⓘ Praktische Hinweise

Die Bestimmung der Strömungsgeschwindigkeit in der A. vertebralis ist nicht unproblematisch, da der Winkel zwischen Dopplerschallstrahl und Gefäß üblicherweise im Bereich um 80° liegt und daher erhebliche Messfehler einzukalkulieren sind. Hier muss durch weiteres Kippen des Schallstrahls und ggf. Verkanten der Schallsonde versucht werden, einen »akzeptablen« Beschallungswinkel von weniger als 70° zu erreichen.

Strömungsvolumen

Obwohl der Bestimmung des Strömungsvolumens aus pathophysiologischen Erwägungen heraus (► s. Kap. 21.3.2) im Bereich der Vertebralarterien einige Bedeutung zukommen dürfte, hat sich die Methode bislang nicht durchgesetzt. Immerhin liegen inzwischen Normwerte vor, die als Anhaltspunkte dienen können (► s. Kap. 34.1.3).

Strömungsstörungen

Vergleichbar den Karotiden gilt, dass Strömungsstörungen immer dann einen wichtigen Parameter darstellen, wenn bei einer Stenose das Maximum nicht erkennbar ist und/oder unüberschaubare Winkelverhältnisse vorliegen. Im Bereich der Vertebralarterien finden sich diese Situationen in folgenden Fällen:

- nicht beurteilbares Stenosemaximum bei einer Stenosierung innerhalb der Transversalforsätze,
- nicht beurteilbarer Beschallungswinkel bei Elongationen und Knickbildungen im Abgangs- und intertransversalen Bereich der A. vertebralis sowie im V3-Abschnitt.

Pulsatilität

Die Pulsatilität ist ein wesentlicher Parameter der Diagnostik an den Vertebralarterien mit allerdings breiter Differenzialdiagnose. Eine im Seitenvergleich erhöhte Pulsatilität findet sich in folgenden Fällen:

- **Hypoplasie der A. vertebralis.** Bei einer Asymmetrie der Vertebralarterien von 1:2 und mehr bzw. bei einem Durchmesser <2,5 mm zeigt sich in dem hypoplastischen Gefäß regelmäßig eine erhöhte Pulsatilität. Die A. vertebralis versorgt in diesem Fall (überwiegend) die Hals- und Nackenmuskulatur, nicht selten besitzt das Gefäß gar keinen Anschluss an die A. basilaris (▶ s. Kap. 1.3.1).

- Distaler Verschlussprozess. Erwartungsgemäß sind hochgradige Strömungshindernisse im distalen Verlauf des Gefäßes mit einer erhöhten Pulsatilität bei dopplersonographischer Ableitung des extrakraniellen Abschnitts verbunden.

- Proximaler Verschlussprozess. Der Befund einer erhöhten Pulsatilität distal eines Strömungshindernisses widerspricht auf den ersten Blick den in den Grundlagen gemachten Angaben (▶ s. Kap. 2.5), wonach in diesem Fall eine verminderte (!) Pulsatilität zu erwarten ist. Bei der A. vertebralis handelt es sich jedoch um ein Gefäß mit zahlreichen spinalen Verzweigungen, die im Falle eines Abgangsverschlusses der A. vertebralis als Kollateralen »anspringen«, jedoch meist lediglich ein »muskuläres Strömungssignal« zustande bringen.

- Ungünstiger Beschallungswinkel. Nicht zu vergessen ist eine scheinbar erhöhte Pulsatilität bei niedrigen Dopplerfrequenzen aufgrund eines annähernd 90° betragenden Winkels zwischen Dopplerschallstrahl und Gefäßverlauf, wenn aufgrund des Wandfilters diastolische Strömungsanteile abgeschnitten werden (▶ s. Abb. 5.14).

Zusammenfassung

Methode der Wahl zur Beurteilung der A. vertebralis ist die farbkodierte Duplexsonographie, mit welcher der Gefäßdurchmesser sowie meist der gesamte Verlauf vom Abgang bis zur Atlasschlinge erfasst werden kann. Probleme ergeben sich bei adipösen Patienten mit Kurzhals, wenn das Gefäß sehr tief liegt oder osteochondrotische Veränderungen den »sonographischen Blick« auf die A. vertebralis versperren. Minimalforderung ist die Ableitung an einer Stelle (V2-Abschnitt), bei Verdacht auf Einengungen (insbesondere Dissektionen) sollte der gesamte Gefäßverlauf dargestellt werden.

10.5 Fehlerquellen

10.5.1 Schnittbildsonographie

Bei der Schnittbildsonographie der extrakraniellen Gefäße sind verschiedene biologisch und physikalisch bedingte Fehlerquellen zu berücksichtigen (◘ Abb. 10.19), die gleichermaßen die farbkodierte Darstellung betreffen.

Wiederholechos (Reverberationen)

Wiederholechos treten immer dann auf, wenn sich 2 starke Reflektoren parallel gegenüberstehen. In einem solchen Fall kommt es zu einem »Ping-Pong-Effekt«, bei dem der Ultraschallimpuls hin und her geworfen wird. Da bei jedem Auftreffen ein Teil der Energie in den Reflektor eindringt, schwächt sich der hin- und hergeworfene Anteil zwar meist innerhalb kurzer Zeit ab, er kann auf dem Bildschirm jedoch erheblich störende Artefakte verursachen.

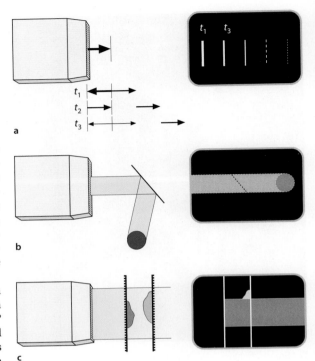

◘ **Abb. 10.19a–c.** Physikalisch bedingte Artefakte bei der Schnittbildsonographie. Wiederholecho durch »Ping-Pong-Effekt« zwischen 2 starken, sich parallel gegenüberstehenden Reflektoren (**a**). Phantombild einer außerhalb der Beschallungsebene liegenden Struktur durch Spiegelung an einem zum Schallstrahl schrägen Reflektor (**b**). Schallschatten durch echoreiche, schallundurchlässige Wandanteile mit Auslöschung der sich dahinter befindenden Strukturen (**c**)

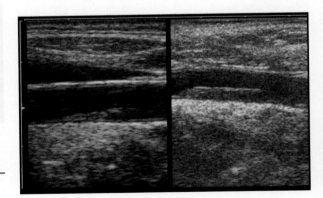

◘ **Abb. 10.20.** Bei Artefaktechos bleibt die Intima-Media-Grenzschicht »unterlagert« durchgehend erkennbar (*links*), während sie bei tatsächlichen Gefäßwandveränderungen in diesem Bereich unterbrochen ist (*rechts*)

ⓘ Praktische Hinweise

Die Differenzierung tatsächlicher Plaques von Stenosen kann in der täglichen Routine v. a. aufgrund von 2 Effekten erfolgen: Bei Plaques fehlt die »normale« Intima-Media-Grenzschicht, während diese bei Artefakten »unterlagert« erkennbar ist (◘ Abb. 10.20). Außerdem verändern Artefakte ihre Lage und Aussehen, wenn durch Kippen oder Verlagern der Schallsonde eine andere Schalleinstrahlung gewählt wird (▶ s. unten).

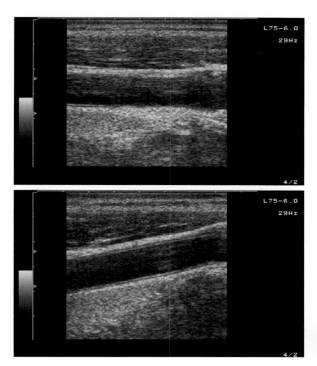

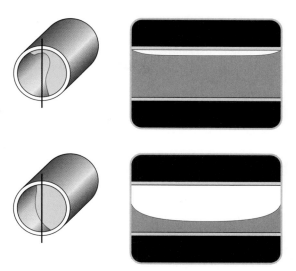

Abb. 10.22. Unter- und Überschätzen einer exzentrisch gelegenen Stenose im longitudinalen Bild in Abhängigkeit von der Schnittebene

Abb. 10.21. Artefaktechos im Bereich der lateralen Gefäßwand (*oben*), die zunächst nicht von einer echoarmen Stenose oder Vaskulitis unterschieden werden können, verschwinden bei leichtem Kippen der Schallsonde (*unten*)

Phantombilder

Sie treten bei schräg zur Schallachse stehenden Reflektoren auf, die wie ein Spiegel wirken und nicht in der Schnittebene liegende Strukturen in diese abbilden (▶ s. Abb. 10.19). Der Erfahrene erkennt Wiederholechos und Phantombilder im Gefäßlumen daran, dass solche Strukturen nicht oder atypisch (z. B. in die falsche Richtung) pulsieren und bei Kippen der Schallsonde verschwinden oder zumindest die Lokalisation ändern (■ Abb. 10.21).

Schallschatten

Ein häufiges Problem bei der Diagnostik von Gefäßstenosen sind echoreiche, meist kalkhaltige Gefäßwandanteile, die mehr oder weniger ultraschallundurchlässig sind und die Beurteilung der in Schallausbreitungsrichtung dahinterliegenden Strukturen verhindern oder zumindest erschweren (▶ s. Abb. 15.14).

Exzentrische Stenosen

Liegt die sonographische Schnittebene nicht exakt in der freien Gefäßmitte, können exzentrisch gelegene Stenosen nahezu beliebig über- und unterschätzt werden (■ Abb. 10.22). Sorgfältiges Einstellen des Schallkopfs durch »Einpendeln« zwischen den Gefäßwänden sowie die Absicherung von Befunden durch Verwendung möglichst vieler Abbildungsebenen helfen hier regelmäßig weiter.

Überstrahlartefakte

Echoreiche Strukturen an der seitlichen Gefäßwand (z. B. Plaques) können sich aufgrund der beschränkten seitlichen

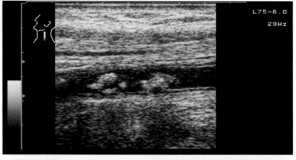

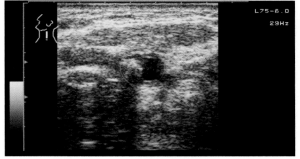

Abb. 10.23. Eine im Transversalschnitt an der seitlichen Gefäßwand lokalisierte, echoreiche Plaque (*unten*) führt im Longitudinalschnittbild zu einer scheinbar hochgradigen Stenose (*oben*)

Auflösung der Schallköpfe in die Schnittebene projizieren (■ Abb. 10.23). Auch hier ist Abhilfe nur durch Kombination möglichst vieler Abbildungsebenen einschließlich transversaler Schnitte möglich.

10.5.2 Strömungsbeurteilung anhand des Dopplerspektrums

Neben unvermeidbaren Fehlerquellen aufgrund eines Schallschattens oder eines nicht klar erkennbaren Gefäßverlaufs ergeben sich v. a. vermeidbare Fehler.

Messung der Strömungsgeschwindigkeit

Hauptfehlerquellen sind ein 70° und mehr betragender Winkel zwischen Schallstrahl und Gefäßverlauf sowie eine vergessene (!) oder nicht korrekt eingestellte Winkelkorrektur (▶ s. nachstehende Übersicht).

Die wichtigsten Fehlerquellen bei der Bestimmung der winkelkorrigierten Strömungsgeschwindigkeit

— Zu hoch/zu niedrig eingestellte power bzw. gain
— Winkel zwischen Schallstrahl und Gefäß ≥70°
— Fehlerhaft eingestellte Winkelkorrektur
— Unzureichend dargestellter Gefäßverlauf im Längsschnitt
— Messung im Bereich von Strömungsstörungen

Ist letztere z. B. aus Gründen eines exzentrischen Stenoseverlaufs nicht klar festzulegen, sollte der Untersucher zumindest die Variationsbreite der zu messenden Strömungsgeschwindigkeiten kennen (▶ s. Abb. 5.21) und für die exakte Stenosegraduierung zusätzliche »Nebenkriterien« zu Rate ziehen. Weitere vermeidbare Fehler sind eine falsch eingestellte Verstärkung (▶ s. Abb. 5.5) sowie Bestimmungen der Strömungsgeschwindigkeit im Bereich von Strömungsstörungen.

Messung des Strömungsvolumens

Neben den oben genannten Fehlern bei der Bestimmung der Strömungsgeschwindigkeit ist aufgrund des quadratischen Einflusses (▶ s. Abb. 5.24) eine fehlerhafte Beurteilung des Gefäßdurchmessers als Hauptfehlerquelle anzusehen. Soweit möglich, sollte die Bestimmung immer im schwarzweißen Schnittbild erfolgen. Eine Beurteilung anhand der Farbkodierung stellt aufgrund der geringeren Auflösung nur einen schlechten Kompromiss dar. Weiterhin ist darauf zu achten, dass das – üblicherweise kleiner eingestellte – Messvolumen für die Messung des Strömungsvolumens wenigstens so groß wie das Gefäßlumen ist.

10.5.3 Farbkodierte Gefäßdarstellung

Neben den bereits in Kap. 10.5.1 genannten Problemen beruhen Fehler bei der farbkodierten Gefäßdarstellung meist auf 2 vermeidbaren Nachlässigkeiten.

Zu niedrige Farbverstärkung. Bei einer zu niedrig eingestellten Farbverstärkung kann nicht erwartet werden, dass sich Gefäße suffizient darstellen. Eine ausreichende Farbverstärkung ist am Auftreten vereinzelter »Farbpunkte« außerhalb der größeren Gefäße zu erkennen (▶ s. Abb. 6.11).

90°-Beschallungswinkel. Aufgrund der Vorgaben in der Dopplergleichung kann bei einem annähernd 90° betragenden Beschallungswinkel keine sinnvolle farbkodierte Strömungsdarstellung erwartet werden. Insbesondere bei tief liegenden Gefäßen (z. B. A. vertebralis) erscheint allerdings üblicherweise ein relativ hoher Beschallungswinkel von 70–80° sinnvoll, um nicht durch Verlängerung der Laufzeit des Ultraschalls im Gewebe eine allzu große Dämpfung hervorzurufen (▶ s. Abb. 6.12).

Zusammenfassung

Biologisch und physikalisch bedingte Fehlerquellen der Schnittbild- und Duplexsonographie sind Wiederholechos an starken Reflektoren, Phantombilder durch Spiegelungen sowie Schallschatten durch schallundurchlässige Strukturen. Stark reflektierende Strukturen an der seitlichen Gefäßwand können zu Überstrahlartefakten führen und als relevante Stenosen überschätzt werden. Fehler bei der Strömungsmessung und farbkodierten Darstellung sind bei sorgfältiger Beachtung der Geräteeinstellung meist zu vermeiden.

11   Transkranielle Dopplersonographie

11.1   Indikationen

11.1.1   Ambulante Patientenversorgung

Im Gegensatz zur extrakraniellen Dopplersonographie ist das Einsatzgebiet der transkraniellen Doppleruntersuchung überwiegend im stationären, v. a. im intensivmedizinischen Bereich zu sehen. In der ambulanten Patientenversorgung bestehen lediglich 4 »harte« Indikationen:

- Ausschluss höhergradiger intrakranieller Gefäßstenosen als Screeningmethode bei Vorliegen transienter oder bleibender Halbseitensymptome und/oder Sprachstörungen.
- Ausschluss von »Tandemstenosen« im Vorfeld operativer oder interventioneller Eingriffe bei bekannten extrakraniellen Karotisstenosen. Zwar stellen Tandemstenosen entgegen früherer Annahmen keine grundsätzliche Kontraindikation gegen die Desobliteration von Karotisstenosen dar (▶ s. Abb. 18.11), die Befundkonstellation sollte jedoch in jedem Fall bekannt sein.
- Beurteilung der zerebrovaskulären Reservekapazität bei bekannten hochgradigen Stenosen oder Verschlüssen der hirnversorgenden Arterien zur Einschätzung deren hämodynamischer Bedeutung auf die Hirndurchblutung (▶ s. Kap. 23.1).
- Nachweis eines kardialen Rechts-links-Shunts nach intravenöser Gabe von Ultraschallkontrastmittel im Rahmen der Ursachenabklärung zerebraler Ischämien (▶ s. Kap. 26.3).

11.1.2   Stationäre Patientenversorgung

Zusätzlich zu den in Kap. 11.1.1 genannten Indikationen kommen im Bereich der stationären Versorgung noch verschie-dene Indikationen hinzu, von denen einige allerdings noch experimentellen Charakter besitzen oder zunehmend von der transkraniellen farbkodierten Duplexsonographie abgelöst werden (◘ Tabelle 11.1).

Vasospasmen bei Subarachnoidalblutungen. Eine nach wie vor wichtige Indikation zur transkraniellen Doppleruntersuchung besteht bei Subarachnoidalblutungen, da mit deren Hilfe das Auftreten und der Verlauf von Vasospasmen in der Mehrzahl der Fälle zuverlässig beurteilt werden kann (▶ s. Kap. 22).

Erhöhte intrakranielle Druckwerte. Die transkranielle Dopplersonographie stellt eine einfache Methode dar, um erhöhte intrakranielle Druckwerte zu erkennen und in ihrem Verlauf zu beobachten. Sie versagt allerdings bei beginnender intrakranieller Druckerhöhung, was die klinische Brauchbarkeit der Methode einschränkt (▶ s. Kap. 28).

Zerebraler Kreislaufstillstand. Seit Anfang der 90er-Jahre ist die transkranielle Dopplersonographie in der Bundesrepublik Deutschland als geeignete Methode zu Verkürzung der Wartezeit bei der Hirntoddiagnostik akzeptiert. Ihre besondere Bedeutung liegt darin, dass sie im Gegensatz zu Funktionsuntersuchungen wie dem Elektroenzephalogramm (EEG) weitgehend unabhängig von Medikamenteneinflüssen sowie unter den Bedingungen der Intensivstation wenig anfällig gegenüber elektrischen Störungen ist (▶ s. Kap. 29).

Nachweis zerebraler Mikroembolisignale. Trotz einer großen Zahl wissenschaftlicher Arbeiten zum Thema ist die Bedeutung der nach zerebralen Ischämien häufig auftretenden Mikroembolisignale (»MES«) in den hirnversorgenden Arterien immer noch nicht abschließend einzuschätzen, sodass der Detektion von Embolisignalen experimenteller Charakter zukommt (▶ s. Kap. 25).

Intraoperatives Monitoring. In der Karotis- und Herzchirurgie stellt das Monitoring mit Hilfe der transkraniellen Dopplersonographie eine zumindest gleichwertige Alternative zu elektrophysiologischen Verfahren (EEG-, SEP-Monitoring) dar, und besitzt zudem den Vorteil, dass die Streuung von Emboli erkannt werden kann (▶ s. Kap. 30.1.2).

Akuter Schlaganfall. Der Einsatz der transkraniellen Dopplersonographie beim akuten Schlaganfall ist angesichts der wesentlich valideren farbkodierten Duplexsonographie letztlich als obsolet anzusehen und besitzt allenfalls noch dann Bedeutung, wenn diese Methode nicht zur Verfügung steht

Untersuchungstechnik

◻ **Tabelle 11.1.** Wichtigste Indikationen zur transkraniellen Doppler- und Duplexsonographie

	Dopplersonographie	Duplexsonographie
Lokalisation und Verlaufsbeobachtung intrakranieller Gefäßverschlüsse beim Schlaganfall	(+)	++
Erkennung und Verlaufsbeobachtung intrakranieller Gefäßstenosen	+	++
Beurteilung der zerebrovaskulären Reservekapazität	++	(+)
Nachweis eines kardialen Rechts-links-Shunts	++	–
Erkennung und Verlaufsbeobachtung von Vasospasmen	+	+
Erkennung und Verlaufsbeobachtung erhöhter intrakranieller Druckwerte	+	+
Erkennung des zerebralen Kreislaufstillstands	+	(+)
Nachweis zerebraler Mikroembolisignale	++	–
Intraoperatives Monitoring in der Karotis- und Herzchirurgie	++	–

(▶ s. Kap. 27.1). In wieweit dem kontinuierlichen Dopplermonitoring mit möglichst hoher Schallenergie Bedeutung zukommt, um während des Versuchs einer systemischen Thrombolyse diese durch die mechanischen Einflüsse des Ultraschalls zu unterstützen, ist noch nicht abschließend geklärt (▶ s. Kap. 27.2).

11.2 Geräteeinstellung

11.2.1 Standardeinstellung

Aufgrund des Problems, den knöchernen Schädel durchschallen zu müssen, erfordert die transkranielle Dopplersonographie zwingend den Einsatz niederfrequenter Schallsonden (üblicherweise 2 MHz). Weitere Grundvoraussetzung ist die Verwendung der gepulsten Dopplertechnik, um die Vielzahl der intrakraniellen Gefäße hinreichend differenzieren zu können.

Im Folgenden finden sich Empfehlungen für die Einstellung der wichtigsten Geräteparameter. Da die Beschriftung der Tastenfelder bei den meisten Dopplergeräten in englischer Sprache erfolgt, und sich die Begriffe auch im deutschen Sprachraum aufgrund ihrer Prägnanz durchgesetzt haben, wird diese Terminologie an erster Stelle genannt.

Direction (Strömungsrichtung)
Da die meisten Gefäße der Hirnbasis zur Sonde hin verlaufen, hat es sich allgemein durchgesetzt, dass Strömungen zur Sonde hin auf dem Bildschirm oberhalb der Nulllinie angezeigt werden.

Zero (Nulllinie)
Es empfiehlt sich, die Nulllinie fest eingestellt in der Mitte des Bildschirms zu belassen. Auf diese Weise können im nichtpathologischen Fall alle großen intrakraniellen Gefäße ohne Manipulationen am Gerät dargestellt werden.

Range (Frequenzbereich)
Wird die maximal darstellbare Frequenz auf etwa 3 kHz (jeweils nach beiden Strömungsrichtungen) eingestellt, reicht dies im nichtpathologischen Fall aus, das Frequenzspektrum aller Hirnbasisarterien ausreichend darzustellen.

Power (Schallsendeenergie)
Standardmäßig kann zunächst eine maximale Schallsendeenergie verwendet werden, um zu einem schnellen Untersuchungsergebnis zu kommen. Bei längerer Untersuchungsdauer sollte jedoch eine Reduktion der Schallenergie erfolgen. Grundsätzlich nur mit niedriger Schallsendeenergie abgeleitet werden sollten die Orbitagefäße, um hier eine Gefährdung zu vermeiden (▶ s. Kap. 3.6).

Gain (Signalverstärkung)
Die Signalverstärkung ist optimal eingestellt, wenn sich außerhalb dargestellter Strömungen auf dem Bildschirm vereinzelte Artefaktpunkte finden.

Sample volume (Messvolumen)
Standardmäßig empfiehlt sich der Einsatz einer mittleren Größe des Messvolumens (8–10 mm). Wird dieses kleiner eingestellt, verbessert sich zwar die räumliche Auflösung, gleichzeitig verringert sich jedoch auch die ohnehin problematische Ableitbarkeit der Gefäße.

Depth (Untersuchungstiefe)
Für den Beginn der transtemporalen Untersuchung eignet sich eine Untersuchungstiefe von 55–60 mm am besten, da hier die Wahrscheinlichkeit, ein Gefäß zu treffen, am größten ist. Für die weitere Untersuchung ist dann üblicherweise jedoch eine Variation der Untersuchungstiefe von 40–80 mm erforderlich.

11.2.2 Einstellung bei »schlechtem Schallfenster«

Bei unzureichenden Ableitebedingungen kann die Detektierbarkeit der Gefäße – in begrenztem Umfang – durch folgende Maßnahmen gesteigert werden.

Schallsendeenergie maximal erhöht. Bei manchen Geräten kann das vorgegebene Engergielimit von 100 mW/cm² nach Bestätigung der Kenntnis über den Einsatz der hohen Schallenergie und der möglicherweise damit verbundenen Risiken überschritten werden.

Maximal großes Messvolumen. Auf diese Weise kann die »Menge« der für die Bestimmung der Dopplerfrequenzverschiebung zur Verfügung stehenden Reflexionen deutlich vergrößert werden.

Erhöhung des Frequenzbereichs. Durch Erhöhen der maximal darstellbaren Frequenzen wird die PRF erhöht, was letztlich zu einer Erhöhung der Schallsendeenergie führt. Diese Maßnahme ist allerdings dadurch limitiert, dass gleichzeitig die maximal mögliche Untersuchungstiefe reduziert wird.

11.3 Untersuchungsablauf

Die Untersuchung durch die Temporalschuppe mit Ableitung der A. cerebri media, anterior und posterior stellt den wichtigsten Zugangsweg zu den Hirnbasisarterien dar. Weiterhin zum Standard jeder Untersuchung gehört die transnuchale Beschallung des vertebrobasilären Übergangs. Die Untersuchung durch die Orbitahöhle (transorbitaler Zugang) ist demgegenüber speziellen Fragestellungen vorbehalten.

11.3.1 Transtemporaler Zugangsweg

Die Temporalschuppe ist der einzige Bereich des Schädels, der regelmäßig Stellen verminderter Knochendicke aufweist und daher von Ultraschall durchdrungen werden kann. Es sind 3 sog. Schallfenster zu unterscheiden (◘ Abb. 11.1).

— das vordere nahe dem lateralen Orbitarand,
— das mittlere direkt vor dem oberen Ansatz der Ohrmuschel und
— das hintere oberhalb des äußeren Gehörgangs.

Da sich das mittlere »Schallfenster« in der Mehrzahl der Fälle als günstigste Stelle erwiesen hat, empfiehlt es sich, stets mit diesem zu beginnen.

ℹ️ Praktische Hinweise

> Insbesondere bei älteren Patientinnen findet sich nicht selten ausschließlich ein hinteres »Schallfenster« über dem Ohr, mit dem sich bevorzugt die A. cerebri posterior beschallen lässt. Durch Einsatz von reichlich Kontaktgel und starkem Kippen der Sonde nach vorn ist es in diesem Fall häufig doch möglich, Dopplersignale auch der vorderen Hirnbasisarterien zu erhalten.

Die Notwendigkeit der Transmission des knöchernen Schädels stellt in der Praxis das wesentlichste Problem der transkraniellen Dopplersonographie dar. Insbesondere bei älteren Frauen muss damit gerechnet werden, dass annähernd die Hälfte nicht oder nicht suffizient untersuchbar ist (Widder 1987). Aber auch bei Männern und jüngeren Frauen sind in 5–10% der Fälle keine transtemporalen Ableitungen der Hirngefäße möglich, wobei einseitige Ableitprobleme keine Seltenheit darstellen (◘ Abb. 11.2). Entsprechend sollten bei transkraniellen Doppleruntersuchungen stets auch Angaben über die Signalqualität gemacht werden (◘ Tabelle 11.2).

ℹ️ Praktische Hinweise

> Zur Verbesserung der Untersuchungsbedingungen ist stets darauf zu achten, dass eine optimale Ankoppelung der Schallsonde durch Verwendung einer genügenden Menge an Ultraschallgel gegeben ist. Außerdem empfiehlt es sich, die Untersuchung immer mit maximaler Sendeleistung zu beginnen. Nach Auffinden der Gefäße sollte diese dann wieder soweit wie möglich reduziert werden, um eine gute lokalisatorische Auflösung zu erzielen (▶ s. Abb. 5.16).

Vordere Hirnbasisarterien

Die vorderen Hirnbasisarterien werden meist durch leichtes Kippen der Sonde nach vorn erreicht, der Schallstrahl wird dabei auf das kontralaterale Jochbein gerichtet. Im Einzelfall

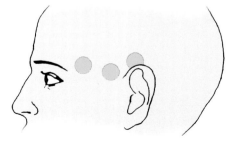

◘ **Abb. 11.1.** Schallfenster zur transtemporalen Beschallung der Hirnbasisarterien. (Nach Aaslid 1986)

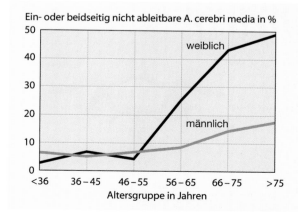

Ein- oder beidseitig nicht ableitbare A. cerebri media in %

weiblich

männlich

Altersgruppe in Jahren

◘ **Abb. 11.2.** Unzureichende Durchführbarkeit transtemporaler Doppleruntersuchungen bei 1740 Patienten in Abhängigkeit von Alter und Geschlecht

◻ Tabelle 11.2. Beurteilung des temporalen Schallfensters bei der transkraniellen Dopplersonographie. (Mod. nach Widder et al. 1990a)

Beurteilung	Gegebenheiten
Gut	Strömungsspektrum aller Hirnbasis-arterien eindeutig ableitbar
Mäßig	Strömungsspektrum zwar erschwert ableitbar, jedoch noch diagnostisch zu verwerten
Schlecht	Strömungsspektrum nur einzelner Gefäße detektierbar
Fehlend	Kein Dopplersignal ableitbar

kann die Lage der Gefäße jedoch erheblich variieren. In einer Tiefe von 50–55 mm findet sich regelmäßig der Hauptstamm der A. cerebri media (M1-Segment) (◻ Tabelle 11.3). Zum Teil lässt sich das Gefäß auch nach weiter lateral bis in seine Abzweigungen in der Fissura Sylvii (M2-Segment) verfolgen, die üblicherweise in einer Tiefe von 40–45 mm erreicht werden (◻ Abb. 11.3). Bei Verschieben des Messvolumens nach medial und leichtem Kippen nach kaudal erfasst man in einer Tiefe von 60–65 mm den distalen Anteil der A. carotis interna, wobei der Übergang zwischen beiden Gefäßen anhand des Dopplersignals ohne zusätzliche farbkodierte Darstellung jedoch nicht zuverlässig erkennbar ist.

Bei weiter zunehmender Tiefe des Messvolumens zeigt sich üblicherweise zusätzlich zu der bisher immer nach oben gerichteten Pulskurve ein nach unten – von der Sonde weg – verlaufender Anteil. Dieser ist der A. cerebri anterior (A1-Segment) zuzuordnen, die im Normalfall bis in die Mittellinie (je nach Breite des Schädels bei 75–80 mm) verfolgt werden kann. Bei jüngeren Patienten und gut ausgebildetem Schallfenster lassen sich in größeren Tiefen dann nicht selten auch Gefäße der kontralateralen Hemisphäre ableiten.

◻ Tabelle 11.3. Untersuchungstiefen bei transtemporaler Beschallung und in diesem Bereich normalerweise zu erwartende Gefäße

Tiefe [mm]	Sondenkippung	Strömungsrichtung	Gefäß
40–45	Nach frontal	Zur Sonde hin	A. cerebri media (M2-Segment)
50–55	Nach frontal	Zur Sonde hin	A. cerebri media (M1-Segment)
60–65	Nach frontal	Zur Sonde hin	Karotis-T-Bereich
70–75	Nach frontal	Von der Sonde weg	A. cerebri anterior (A1-Segment)
60–65	Nach dorsal	Wechselnd	A. cerebri posterior (P1/P2-Segment)
70–75	Nach dorsal	Zur Sonde hin	A. cerebri posterior (P1-Segment)

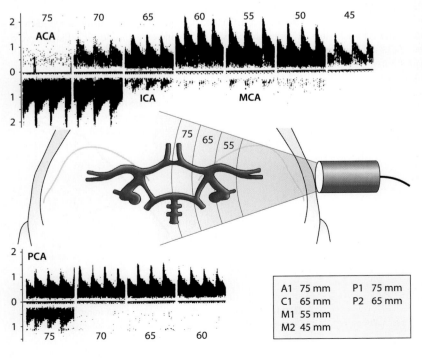

◻ Abb. 11.3. Transtemporale Beschallung der Hirnbasisarterien mit Angaben zu den erwarteten Tiefen in mm. *ACA* A. cerebri anterior, *ICA* A. carotis interna, *MCA* A. cerebri media, *PCA* A. cerebri posterior. Weitere Erklärungen im Text

A1	75 mm	P1	75 mm
C1	65 mm	P2	65 mm
M1	55 mm		
M2	45 mm		

Hintere Hirnbasisarterien

Mit leicht nach dorsal und kaudal gedrehter Schallsonde erreicht man in einer Tiefe von 70–75 mm den Anfangsabschnitt der A. cerebri posterior (P1-Segment). Häufig zeigt sich in dieser Tiefe zusätzlich auch ein von der Schallsonde weg gerichtetes Signal, das von der kontralateralen A. cerebri posterior stammt.

Der Übergang vom P1- zum P2-Segment ist meist in einer Tiefe von 60–65 mm abzuleiten. Da die A. cerebri posterior jedoch bei ca. 20% aller Menschen aus dem vorderen Hirnkreislauf abgeht und zusätzlich zahlreiche »Mischversorgungen« vorkommen (▶ s. Kap. 1.7.2), ist die Zuordnung unzuverlässig.

Differenzierung der Hirnbasisarterien

Aufgrund der engen topographischen Beziehungen und zahlreichen Varianten ist die Zuordnung der Hirnbasisarterien anhand der 3 Kriterien Strömungsrichtung, Schallsondenposition und Tiefeneinstellung des Messvolumens nicht als zuverlässig einzuschätzen. Zwar ist eine Differenzierung mit Hilfe des Karotiskompressionstests zu erreichen, dieser Test ist jedoch heute aus den unten genannten Gründen als Routinemethode abzulehnen. Damit verbleiben lediglich 2 Möglichkeiten, um zumindest 2 Gefäße eindeutig zuordnen zu können.

A. cerebri media. Bei einem in einer Tiefe von 40–45 mm transtemporal ableitbaren Gefäß handelt es sich mit hoher Sicherheit um die A. cerebri media bzw. um einen ihrer Äste. Insbesondere die A. cerebri posterior ist in dieser geringen Untersuchungstiefe nicht mehr zu erwarten, da sie sich nach ihrem Ursprung sehr bald nach dorsal um das Mittelhirn schlingt.

A. cerebri posterior. Augen öffnen und Blick auf einen möglichst hell beleuchteten, kontrastreichen Gegenstand führt im Vergleich zur Situation bei geschlossenen Augen innerhalb weniger Sekunden zu einer 20- bis 30%igen Zunahme der Strömungsgeschwindigkeit in der A. cerebri posterior (❍ Abb. 11.4) (Aaslid 1987). Damit ist mit dem Augenschlusstest (▶ s. auch Kap. 24.2) eine eindeutige Zuordnung der A. cerebri posterior möglich, da alle anderen Arterien (auch die nahe gelegene A. cerebelli superior) diesen Effekt nicht zeigen.

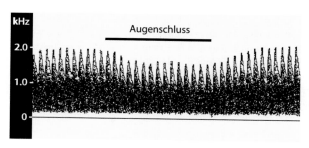

❍ **Abb. 11.4.** Augenschlusstest zur Identifizierung der A. cerebri posterior. Schließen der Augen und danach Blick auf einen hell erleuchteten, kontrastreichen Gegenstand führt innerhalb weniger Sekunden zu einer deutlichen Zunahme der Blutströmungsgeschwindigkeit in der A. cerebri posterior

Karotiskompressionstest

Um eine eindeutige Gefäßdifferenzierung zu erreichen, wurden und werden auch heute noch verschiedentlich kurzzeitige Kompressionsmanöver der A. carotis communis (Karotiskompressionstest) vorgeschlagen. Zwar können die Hirnbasisarterien auf diese Weise anhand ihrer Reaktion auf das Kompressionsmanöver tatsächlich unterschieden werden (❍ Tabelle 11.4), der Karotiskompressionstest ist jedoch eine invasive Methode und beinhaltet ein zwar geringes, jedoch nicht vermeidbares Schlaganfallrisiko (Khaffaf 1994; Mast et al. 1993). Da die Differenzierung der Hirnbasisarterien heute mit Hilfe der farbkodierten Duplexsonographie meist ohne größere Probleme möglich ist, ist der Karotiskompressionstest daher als obsolet anzusehen und sollte nur noch in wenigen Ausnahmen, wenn sich hieraus wesentliche therapeutische Konsequenzen ergeben, durchgeführt werden (▶ s. Kap. 23.1.4).

In jedem Fall ist vor Durchführung von Karotiskompressionstests eine vorherige Beurteilung der Kompressionsstelle im Ultraschallschnittbild erforderlich. Insbesondere 2 Fragen gilt es dabei zu klären:
- Finden sich umschriebene Plaques im Bereich der Kompressionsstelle?
- Wie weit ist die Bifurkation von der Kompressionsstelle entfernt?

Bei strikter Beachtung der Vorgabe, dass ein Karotiskompressionstest nur dann erfolgt, wenn keine embolisations-

---

❍ **Tabelle 11.4.** Differenzierung der Hirnbasisarterien bei transtemporaler dopplersonographischer Beschallung anhand der Reaktion auf kurzzeitige Kompression der ipsi- und kontralateralen A. carotis communis (Karotiskompressionstest)

Kompression der A. carotis communis		
Gefäß	**Ipsilaterale Kompression**	**Kontralaterale Kompression**
A. cerebri media	Abnahme oder Verschwinden des Strömungssignals	Kein Effekt
A. carotis interna	Verschwinden des Strömungssignals	Eventuell leichte Strömungszunahme
A. cerebri anterior	Meist Strömungsumkehr, evtl. auch Verschwinden des Strömungssignals	Strömungszunahme
A. cerebri posterior	Eventuell Strömungszunahme, bei Versorgung vom vorderen Kreislauf auch Strömungsabnahme	Kein Effekt

fähigen Plaques an der Kompressionsstelle zu erkennen sind und diese mehr als 2–3 cm kaudal der Karotisbifurkation liegt, sahen die Autoren bei mehreren 1000 dieser Tests über eine kurzzeitige Abnahme der Pulsfrequenz hinaus nie ernsthafte Komplikationen.

🛈 Praktische Hinweise

Eine zuverlässige Kompression der A. carotis communis ist erfahrungsgemäß nur möglich, wenn es zuvor gelingt, das Gefäß sicher zu tasten. Ein Ausweichen der Arterie während der Kompression kann vermieden werden, indem sie von 2 Fingern gabelförmig umschlossen wird. Die Kompression selbst erfolgt mit dem etwas weiter kaudal liegenden Finger, der kranial liegende dient der Erfolgskontrolle. In Zweifelsfällen empfiehlt es sich, simultan durch einen Helfer die ipsilaterale A. carotis interna dopplersonographisch ableiten zu lassen. Bei suffizienter Kompression kommt es in dieser zu einem (weitgehenden) Sistieren der Blutströmung.

11.3.2 Transorbitaler Zugang

Mit auf dem geschlossenen Augenbulbus etwas lateral der Kornea aufgesetzter Schallsonde kann die A. ophthalmica bis zu ihrem Abgang aus der A. carotis interna im Bereich des Karotissiphons verfolgt werden (◻ Abb. 11.5). Ein Strömungssignal der A. ophthalmica wird mit leicht nach medial gewandter Schallsonde in einer Tiefe von 40–50 mm gefunden, durch langsames »Vortasten« kann meist in einer Tiefe von 60–70 mm der Karotissiphon erreicht werden. Eine zur Sonde hin verlaufende Strömung deutet darauf hin, dass es sich um den zuführenden Schenkel handelt, durch leichte Kippung des Schallkopfes nach kranial kann in vielen Fällen auch der andere, abführende Schenkel beurteilt werden. Zusätzlich finden sich bei größeren Untersuchungstiefen variable, nicht eindeutig zuzuordnende Gefäße der Hirnbasis.

Einen Überblick über die Untersuchungstiefen transorbital beschallbarer Gefäße gibt ◻ Tabelle 11.5.

🛈 Praktische Hinweise

Obwohl Schädigungen der Augenlinse erst bei wesentlich höheren Ultraschallleistungen beobachtet wurden, empfiehlt es sich doch, die Sendeenergie bei der transorbitalen Ableitung soweit wie möglich zu reduzieren und die direkte Beschallung der Linse zu vermeiden.

◻ **Tabelle 11.5.** Untersuchungstiefen transorbital beschallbarer Gefäße

Tiefe [mm]	Gefäß
40–50	A. ophthalmica
60–70	Karotissiphon
70–80	Variable Hirnbasisarterien

◻ **Tabelle 11.6.** Transnuchal beschallbare Gefäße und Untersuchungstiefe

Tiefe [mm]	Gefäß
60–70	A. vertebralis
60–80	A. cerebelli inferior posterior
60–70	A. spinalis anterior
80–110	A. basilaris

11.3.3 Transnuchaler Zugang

Einen weiteren Zugangsweg bietet das Foramen magnum. Die Untersuchung erfolgt hier am besten im Sitzen, und der Patient wird aufgefordert, bei gestrecktem Hals das Kinn möglichst weit an die Brust zu senken. Die Schallsonde wird in der Mittellinie des Nackens ca. 2–3 cm unterhalb des okzipitalen Knochenhöckers aufgesetzt und leicht nach kranial gerichtet. In einer Tiefe von 60–70 mm finden sich die Aa. vertebrales, die bei normalen anatomischen Bedingungen durch leichtes Schwenken der Sonde differenziert werden können und die als »Leitschiene« zur A. basilaris dienen (◻ Tabelle 11.6).

Die A. basilaris beginnt in Abhängigkeit von der Dicke des Nackens und von anatomischen Varianten in recht unterschiedlicher Tiefe zwischen 70 und 110 mm (Büdingen u. Staudacher 1987; Ringelstein et al. 1990). Steht keine zusätzliche Farbkodierung zur Verfügung, kann mit hinreichender Sicherheit erst in einer Tiefe von ca. 100 mm davon ausgegangen werden, dass die A. basilaris erreicht ist. Sowohl die A. vertebralis als auch die A. basilaris zeigen eine von der Sonde weg gerichtete Strömungsrichtung.

Im günstigsten Fall kann die A. basilaris durch weiteres Vorschieben des Messvolumens bis zur Aufzweigung in die Aa. cerebri posteriores (Basilariskopf) verfolgt werden

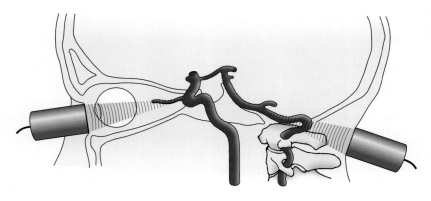

◻ **Abb. 11.5.** Transorbitaler Zugang zum Karotissiphon und transnuchaler Zugang zur A. basilaris

Untersuchungstechnik

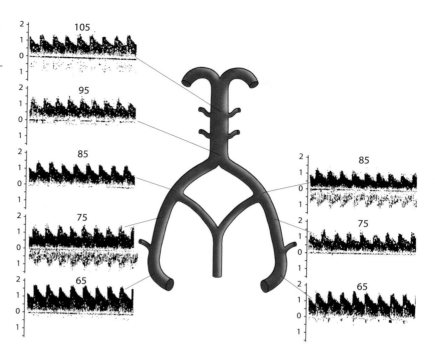

◘ Abb. 11.6. Transnuchale Untersuchung der Aa. vertebrales bis in die A. basilaris. Eine genaue Zuordnung des Beginns der A. basilaris ist bei Verwendung der Stiftsonde nur selten – z. B. beim Subclavian-steal-Effekt – zuverlässig möglich

(◘ Abb. 11.6). Eine zuverlässige Beurteilung des Gefäßverlaufs der A. basilaris ist mit der Dopplersonde jedoch nur in ca. 70% aller Fälle möglich (Büdingen u. Staudacher 1987). In variabler Tiefe findet sich häufig entlang der A. vertebralis ein zur Schallsonde hin verlaufendes Gefäß. Hierbei handelt es sich meist um die A. cerebelli inferior posterior (PICA), im Einzelfall jedoch auch um die A. spinalis anterior.

Zusammenfassung

Bei Aufsetzen der Schallsonde im Bereich der Schläfe (transtemporale Untersuchung) lassen sich die Anfangsabschnitte der A. cerebri media, anterior und posterior sowie die distale A. carotis interna ableiten. Hauptproblem der Untersuchung ist das nicht selten unzureichende knöcherne Schallfenster (bei ca. 10% aller Patienten, bei bis zu 50% der älteren Patientinnen). Ergänzend ermöglicht die transorbitale Untersuchung die Ableitung des Karotissiphons. Um Schädigungen des Auges zu vermeiden, sollte dabei die Schallsendeleistung reduziert werden. Bei Aufsetzen der Schallsonde im Nacken (transnuchale Untersuchung) kann bei Variation der Untersuchungstiefe der Übergang der A. vertebralis in die A. basilaris verfolgt werden. Eine sichere Zuordnung des Gefäßsignals zur A. basilaris ist aufgrund der bestehenden Variabilitäten erst ab einer Untersuchungstiefe von 100 mm möglich.

11.4 Kriterien der Befundbeurteilung

11.4.1 Dopplerfrequenzen

Da bei der transkraniellen Dopplersonographie der Winkel zwischen Schallstrahl und Gefäß nicht bekannt ist, sollten hier, vergleichbar der extrakraniellen Dopplersonographie, bei der Beschreibung des Dopplerspektrums grundsätzlich Angaben zu den maximalen Dopplerfrequenzen in kHz erfolgen. Wie in anderen Gefäßregionen steht dabei die Bestimmung der maximalen systolischen Dopplerfrequenz im Vordergrund, für verschiedene Anwendungen hat sich jedoch auch die Erfassung der intensitätsgewichteten mittleren Dopplerfrequenz (Meanwert), z. T. auch der arithmetisch gemittelten Dopplerfrequenz durchgesetzt. Leider ist in der Literatur die Zuordnung häufig nur schwer möglich, sodass hier Fehlerquellen bei Benutzung des falschen Frequenzwertes bestehen können.

Im Bereich der A. cerebri media sind Seitenvergleiche innerhalb enger Grenzen möglich, da der intraindividuelle Seitenunterschied der Dopplerfrequenzen maximal ±10% beträgt. In derselben Größenordnung liegen die intraindividuellen Unterschiede auch bei repetitiven Untersuchungen (Padayachee et al. 1986b), was für Verlaufskontrollen insbesondere auf der Intensivstation von Bedeutung ist.

Verschiedentlich werden bei der transkraniellen Dopplersonographie anstatt von Frequenzwerten Strömungsgeschwindigkeiten angegeben. Dies erscheint für die A. cerebri media legitim, da bei transtemporaler Beschallung des Gefäßes im M1-Segment der Beschallungswinkel so gut wie immer unter 30° liegt (◘ Tabelle 11.7). Da der Kosinus bei Winkeln unter 30° definitionsgemäß nur geringe Abweichungen vom Maximalwert 1 zeigt (cos 30°=0,87), ergeben sich entsprechend nur geringe Messfehler im Vergleich zur winkelkorrigierten Geschwindigkeitsmessung. Die Umrechnung kann dabei nach der einfachen Formel

Strömungsgeschwindigkeit [cm/s] = 40 × Dopplerfrequenz [kHz]

erfolgen. Für die anderen Hirnbasisarterien, insbesondere auch für die distale A. carotis interna, sieht die Situation jedoch anders aus (Eicke et al. 1994; Fujioka et al. 1994), sodass von diesem Vorgehen abzuraten ist.

Tabelle 11.7. Winkel zwischen Dopplerschallstrahl und Anfangsabschnitt der großen Hirnbasisarterien bei transtemporaler Beschallung. Zusätzlich Angabe des hierdurch bedingten Messfehlers bei Verwendung einer eindimensionalen Sonde im Vergleich zur winkelkorrigierten Messung mit der farbkodierten Duplexsonographie. (Nach Fujioka et al. 1994)

Gefäß	Häufigkeit verschiedener Beschallungswinkel [%]		
	≤30°	31–40°	>40°
A. cerebri media	78	22	–
A. cerebri anterior	73	17	10
A. cerebri posterior	61	33	6
Messfehler [%]	<14	14–23	>23

Merke

Um Verwirrung zur vermeiden, sollten bei Einsatz der transkraniellen Dopplersonographie mit der »einfachen« Stiftsonde ohne Winkelkorrektur stets Dopplerfrequenzen in kHz und nicht Strömungsgeschwindigkeiten angegeben werden.

11.4.2 Asymmetrie-Index (Zanette-Index)

Zur Quantifizierung von Seitenunterschieden in der A. cerebri media v. a. im Hinblick auf Lokalisation und Ausmaß von Gefäßverschlüssen beim akuten Schlaganfall (▶ s. Kap. 12.5.5 und 27.1.3) wurde von Zanette et al. (1989) ein Asymmetrie-Index (AI) vorgeschlagen. Dieser errechnet sich aus den mittleren Dopplerfrequenzen der A. cerebri media (MCA) beider Seiten. Der Faktor 2 – bei prozentualer Angabe des Index 200 – erklärt sich aus der Verwendung des Mittelwerts aus beiden MCA als Divisor (▶ s. unten) und führt dazu, dass sich bei maximaler Seitendifferenz aufgrund einer ipsilateral verschlossenen A. cerebri media ($MCA_{ipsi} = 0$) ein Asymmetrie-Index von 200% ergibt:

Asymmetrie-Index (AI)

$$AI = \frac{MCA_{kontra} - MCA_{ipsi}}{MCA_{kontra} + MCA_{ipsi}} \times 200 \; [\%]$$

Die dem Asymmetrie-Index zugrunde liegende Formel entspricht der von Bland u. Altmann (1986) vorgeschlagenen für die Bestimmung des Übereinstimmungsmaßes zweier Messungen. Zanette et al. (1989) gehen von der Annahme aus, dass im Normalfall die Strömungsgeschwindigkeit in beiden Aa. cerebri mediae gleich ist und geben dafür die bei wiederholter (zweimaliger) Messung maximal erwartete Abweichung (»Messfehler«) an. Dazu bestimmten sie bei 60 Normalpersonen jeweils den Quotienten aus der Differenz der Strömungsgeschwindigkeit zwischen rechter und linker A. cerebri media und dem Mittelwert der beiden Geschwindigkeiten. Dieser Quotient ist ein Maß für die prozentuale Abweichung der Dif-

▼

ferenz der gemessenen Strömungsgeschwindigkeiten von dem als wahren Wert angenommenen Mittelwert. Für die so errechneten 60 Fälle wurde – unter der Annahme einer Normalverteilung – die obere Grenze des 95%-Intervalls (Mittelwert + 2 SD) ermittelt. Diese lag für die A. cerebri media bei 21%, weshalb (der Einfachheit halber) Werte des Asymmetrie-Index von >20% als pathologische Asymmetrie der Strömungsgeschwindigkeiten angesehen werden. Da bei diesem Vorgehen primär keine der beiden Strömungsgeschwindigkeiten als »normal« oder »pathologisch« klassifiziert wird, ist die Interpretation eines pathologischen Index als ipsilaterale Strömungsverminderung (gegenüber einer kontralateralen Erhöhung) nur bei einer »normalen« kontralateralen Strömungsgeschwindigkeit möglich.

11.4.3 Strömungsstörungen

Wie bei den extrakraniellen Gefäßen gilt auch hier das Prinzip, dass die Beurteilung von Strömungsstörungen dann von Bedeutung ist, wenn die Erfassung der Strömungsgeschwindigkeit versagt. Im Bereich der intrakraniellen Gefäße ist diese Situation in 2 Fällen gegeben.

Ableitung der distalen A. carotis interna. Die distale A. carotis interna verläuft bis zu ihrer Aufzweigung im Bereich des Karotis-T nahezu senkrecht zum Schallstrahl der Dopplersonde, sodass auch bei höhergradigen Stenosen die maximalen systolischen Dopplerfrequenzen in keiner Weise aussagekräftig sind. Entsprechend ergeben sich nur indirekte Hinweis anhand des Auftretens ausgeprägterer Strömungsstörungen.

Probleme mit dem Schallfenster. Aufgrund der bei höhergradigen Stenosen im Randbereich des Gefäßes zunehmend auftretenden Turbulenzen werden die laminar zur Peripherie hin gerichteten, schnellen Strömungsanteile immer weniger (▶ s. Abb. 2.7). Für die transkranielle Dopplersonographie bedeutet dies, dass bei unzureichend ausgebildetem temporalem Schallfenster die hochfrequenten, aber energiearmen Frequenzanteile nicht mehr zuverlässig zur Darstellung kommen, während die energiereichen, niederfrequenten Turbulenzen möglicherweise noch auf dem Bildschirm erkennbar sind und dann als indirektes Kriterium einer hochgradigen Stenose verwertet werden können.

11.4.4 Pulsatilität

Abweichungen der Pulsatilität vom normalerweise erwarteten Befund geben Hinweise auf folgende Situationen:
- **Einseitig erhöhte Pulsatilität** bei einem weiter distal gelegenen Verschlussprozess. Beim akuten Schlaganfall gibt eine im Seitenvergleich erhöhte Pulsatilität im Hauptstamm der A. cerebri media eindeutige Hinweise auf einen Verschluss in einem Hauptast der A. cerebri media.
- **Beidseitig erhöhte Pulsatilität** bei erhöhtem intrakraniellem Druck sowie bei zerebraler Mikroangiopathie.
- **Verminderte Pulsatilität** in den vorderen Hirnbasisarterien bei Verschluss oder höchstgradiger Stenose der zuführenden A. carotis interna, v. a. im Zusammenhang mit einer reduzierten Kollateralversorgung.

Zusammenfassung

Die dopplersonographische Befundbeurteilung an den Hirnbasisarterien beruht auf 3 Kriterien: der Bestimmung der maximalen systolischen Dopplerfrequenzen, dem Auftreten von Strömungsstörungen und der Beurteilung der Pulsatilität. Im Bereich der A. cerebri media liegen Seitenunterschiede der Dopplerfrequenzen in der Größenordnung von 10%, gleiches gilt bei repetitiven Untersuchungen. Aufgrund der variantenreichen Gefäßverläufe sind diese Bedingungen bei den übrigen Hirnbasisarterien nicht gegeben.

12   Transkranielle Duplexsonographie

Mit Ausnahme von Monitoringaufgaben, für die sich bevorzugt die transkranielle Dopplersonographie eignet, stellt die farbkodierte Duplexsonographie heute den »Goldstandard« für die Ultraschalluntersuchung der intrakraniellen Gefäße dar. Während noch vor wenigen Jahren die Durchführbarkeit der transkraniellen Duplexsonographie ein erhebliches Problem darstellte und 20–30% aller Patienten nicht suffizient untersuchbar waren, ist dies bei aktuellen »State-of-the-Art-Geräten« – ggf. unter Einsatz von Signalverstärkern – nicht mehr der Fall, und hinsichtlich der Untersuchbarkeit bestehen zwischen der Doppler- und Duplexsonographie nur noch marginale Unterschiede (Hoksbergen et al. 1999).

Gleichzeitig ergibt sich jedoch das Problem, dass im Gegensatz zur extrakraniellen Duplexuntersuchung, bei der heute so gut wie alle angebotenen Geräte ein akzeptables Ergebnis liefern, gravierende Unterschiede zwischen den Geräten erkennbar sind. Dies hängt v. a. damit zusammen, dass die transkranielle Duplexsonographie bei vielen Geräteherstellern keine eigene Entwicklungslinie darstellt. Es werden lediglich kardiale Phased-array-Schallköpfe als »verwendbar« für die Untersuchung der intrakraniellen Gefäße angeboten, ohne dass irgendwelche Anstrengungen unternommen wurden, diese auch technisch den besonderen Gegeben-

heiten anzupassen. Damit muss derzeit als Tatsache betrachtet werden, dass sich nicht jedes für die transkranielle Duplexuntersuchung angebotene Gerät dafür auch eignet. Die Aussagen in diesem Buch orientieren sich selbstverständlich am »state of the art«.

ⓘⓘ   Praktische Hinweise

> Die farbkodierte Darstellbarkeit intrakranieller Gefäße bei ausreichend großem Farbfenster und akzeptabler Bildwiederholrate ist das wichtigste Qualitätsmerkmal von Duplexgeräten, die an den hirnversorgenden Arterien eingesetzt werden sollen.

12.1   Indikationen

Für die Durchführung der transkraniellen farbkodierten Duplexsonographie der intrakraniellen Arterien ergeben sich nur 2, klinisch allerdings wesentliche Indikationen. Welche Bedeutung der Duplexsonographie intrakranieller Venen zukommt (▶ s. Kap. 12.6), ist derzeit noch nicht abschließend zu beurteilen und auch nicht Thema des vorliegenden Buches.

Weitere Indikationen z. B. bei der Erkennung zerebraler Aneurysmen, Angiome und Tumoren sind zwar beschrieben worden, angesichts der hohen Treffsicherheit und wesentlich höheren Auflösung der konkurrierenden CT- und MRT-Verfahren besitzt der Ultraschall hier jedoch nach Ansicht der Autoren keinen relevanten praktischen Nutzen. Ausnahmen in diesem Zusammenhang sind die Beurteilung von Veränderungen und Verschiebungen der Hirnventrikel (▶ s. Kap. 27.3.3) sowie die Erkennung intrazerebraler Blutungen (▶ s. Kap. 27.3.4).

Abklärung intrakranieller Verschlussprozesse

Duplexsonographische Untersuchungen erscheinen in allen Stadien zerebraler Ischämien von Bedeutung.

Akuter Hirninfarkt. Die Erkennung und Lokalisation intrakranieller Gefäßverschlüsse beim akuten Hirninfarkt und deren Verlaufsbeobachtung im Rahmen einer möglichen Thrombolysetherapie sollte heute zum diagnostischen Standard einer Versorgung nach dem »Stroke-unit-Konzept« gehören (▶ s. Kap. 27). Die Ultraschalluntersuchung stellt hierbei im vorderen Hirnkreislauf eine valide Alternative zu anderen bildgebenden Verfahren wie der CTA und MRA dar, im hinteren Kreislauf erscheint die Aussagekraft allerdings eingeschränkt.

Abgelaufene zerebrale Ischämie. Vor allem in Ergänzung der ebenfalls nichtinvasiven MRA leistet die transkranielle

Duplexuntersuchung einen wesentlichen Beitrag zur detaillierten Abklärung und häufig äußerst komplexen Differentialdiagnose intrakranieller Verschlussprozesse.

Langzeitverlauf zerebraler Verschlussprozesse. Wie kein anderes Verfahren eignet sich die transkranielle Duplexsonographie zusammen mit der extrakraniellen Untersuchung zur nichtinvasiven, kostengünstigen Beobachtung des Verlaufs intrakranieller Verschlussprozesse z. B. nach Gefäßdissektionen mit der Möglichkeit zur Quantifizierung von Stenosen.

Abklärung intrakranieller Kollateralwege

Die farbkodierte Duplexsonographie ist Methode der Wahl zur Abklärung der intrakraniellen Kollateralwege bei kaudal des Circulus Willisii gelegenen Verschlussprozessen (▸ s. Kap. 13). Gegenüber alternativen Verfahren wie der MRA kommt der Ultraschalluntersuchung der Vorteil zu, diese nicht nur beschreiben, sondern anhand der Strömungsinformationen und der Reaktion auf Hyper-/Hypokapnie (zerebrovaskuläre Reservekapazität) auch quantifizieren zu können. Für letzteres ist der Einsatz der farbkodierten Duplexsonographie allerdings nicht Voraussetzung, da funktionelle Untersuchungen gleichermaßen bzw. – aufgrund der Möglichkeit zur Benutzung feststehender Sonden – sogar besser mit der »einfachen« transkraniellen Dopplersonographie erfolgen können (▸ s. Tabelle 11.1).

12.2   Geräteeinstellung

🛈🛈 Praktische Hinweise

> Was für extrakranielle Linear-array-Schallsonden gilt, gilt erst recht für die wesentlich kleineren Phased-array-Sonden bei der transkraniellen Duplexsonographie: Wenn sie in unbenutztem Zustand nicht abgeschaltet werden und »leer laufen«, kommt es zu einer übermäßigen Erwärmung des Schallkopfes und damit zu einem vorzeitigen Verschleiß mit kontinuierlicher Verschlechterung der Bildqualität. Zwischen den einzelnen Untersuchungen sollten die Schallsonden daher durch »Einfrieren« des Bildes immer abgeschaltet werden, v. a. dann, wenn der Farb- oder Dopplermodus eingeschaltet ist.

12.2.1   Schallsonden

Schallsondentyp

Für die Untersuchung der intrakraniellen hirnversorgenden Arterien kommen ausschließlich Phased-array-Schallköpfe mit möglichst geringer Auflagefläche in Frage, um das oft sehr kleine temporale »Schallfenster« sinnvoll nutzen zu können.

Schallsendefrequenz

Aufgrund der Probleme mit der Transmission von Ultraschall durch den knöchernen Schädel sollte die Schallsendefrequenz möglichst niedrig sein. Nennfrequenzen von mehr als 2,5 MHz sind daher grundsätzlich (beim Erwachsenen) nicht brauchbar. Sofern es sich um einen Multifrequenzschallkopf handelt, sollte standardmäßig die niedrigste Nennfrequenz

eingestellt werden. Bei guten Untersuchungsbedingungen kann dann immer noch die Frequenz höher geschaltet werden, um damit die Auflösung sowohl des Schnittbildes als auch der farbkodierten Gefäßdarstellung zu verbessern. In jüngster Zeit bringen einige Gerätehersteller, v. a. für den Einsatz im Rahmen von »harmonic imaging« (▸ s. Kap. 3.5), Schallsonden mit niedrigen Nennfrequenzen bis zu 1,3 MHz auf den Markt.

12.2.2   Schwarzweißbild

Darstellungstiefe

Hierfür gibt es bislang keinen einheitlichen Standard. Bei der transtemporalen Untersuchung kommen 2 Varianten mit unterschiedlichen Vor- und Nachteilen in Frage (⬛ Abb. 12.1):

- Darstellungstiefe 15 cm: Bei dieser Einstellung kommt regelmäßig die kontralaterale Schädelkalotte einschließlich des Ventrikelsystems zur Darstellung. Insbesondere für den weniger Erfahrenen sowie bei Schnittbilduntersuchungen des Hirnparenchyms (▸ s. Abb. 12.3) ergibt sich dadurch der Vorteil einer einfacheren Orientierung im Bild. Außerdem ist aufgrund der Darstellbarkeit der Schädelkalotte auf den ersten Blick zu erkennen, ob die Untersuchung erfolgreich durchgeführt werden kann (▸ s. Abb. 12.5). Auf der anderen Seite erscheinen im farbkodierten Bild die Hirnbasisarterien sehr klein und auf dem Bildschirm nur relativ mühsam zu interpretieren.
- Darstellungstiefe 10 cm: Hierbei werden die Gefäße des Circulus Willisii in akzeptabler Größe dargestellt, sodass sich diese Einstellung v. a. für die farbkodierte Untersuchung eignet.

Für die transnuchale Untersuchung empfiehlt sich standardmäßig eine Darstellungstiefe von 12 cm, um den gesamten vertebrobasilären Übergang erfassen zu können.

Fokus

Da die diagnostisch »interessantesten« Gefäße in einer Tiefe von ca. 6 cm liegen, empfiehlt es sich, den Fokus in diese Region zu setzen. Steht die Beurteilung des Ventrikelsystems im schwarzweißen Schnittbild im Vordergrund, ist ggf. ein tiefer liegender Fokus zu wählen.

B-Bild-gain (Signalverstärkung)

Die Einstellung der Signalverstärkung einschließlich der »time gain compensation« (▸ s. Abb. 3.8) sollte sich daran orientieren, dass die für die Untersuchung wichtigen Leitstrukturen (insbesondere Mittelhirn und 3. Ventrikel, ggf. auch Thalamus) möglichst klar zur Darstellung kommen.

Signaldynamik

Die Dynamikbereich des schwarzweißen Schnittbildes sollte auf 40–50 dB eingestellt werden, um einerseits eine ausreichende Weichteilauflösung zu gewährleisten und um andererseits ein kontrastreiches Bild mit guter Darstellung der Konturen des Hirnparenchyms wiederzugeben.

Bildverarbeitungsmaßnahmen

Herstellerspezifisch können zahlreiche Parameter der Bildverarbeitung wie Kontrast, Konturverstärkung, Persistence-

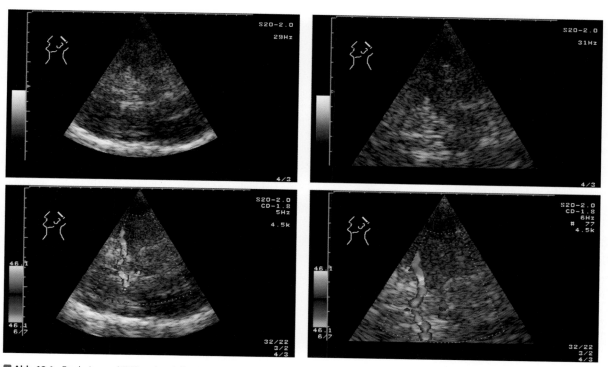

Abb. 12.1. Erscheinungsbild intrakranieller Strukturen im axialen schwarzweißen und farbkodierten Bild bei unterschiedlichen Darstellungstiefen (links 15 cm, rechts 10 cm)

Index sowie verschiedene Grauwertkurven in nahezu beliebigen Kombinationen verändert werden. Feste Regeln für die Einstellung des Pre- und Postprocessing lassen sich nicht angeben, und es muss das am besten interpretierbare Bild durch Versuch ermittelt werden.

12.2.3 Farbkodiertes Bild

Power (Sendeleistung)

Die Signalverstärkung sollte standardmäßig maximal hoch eingestellt sein, um ausreichende Reflexionen aus dem Schädelinneren zu erhalten. Eine durchaus beträchtliche Erwärmung des Schädelknochens ist dabei beschrieben (▶ s. Kap. 3.6.1), eine hierdurch bedingte Schädigung von Patienten jedoch nicht bekannt. Aufgrund der ausgeprägten Schallabsorption am Schädelknochen sind intrakraniell keine wesentlichen thermischen Effekte (mehr) zu erwarten. Eine Reduktion der Schallsendeenergie sollte jedoch in 3 Fällen vorgenommen werden:

 Untersuchung bei Knochendefekten. Fehlt die Schallabsorption durch den Schädelknochen (z. B. nach extraintrakraniellen Bypassoperationen), erreicht die gesamte Ultraschallenergie das Gehirn, was sowohl an der Oberfläche als auch – bei Dopplerableitungen – im Fokusbereich zu einer signifikanten Erwärmung führen kann.

 Einsatz von Signalverstärkern. Wie bereits in Kap. 3.6.2 und 7.3.3 beschrieben, sollten aufgrund des nicht auszuschließenden Risikos von Kavitation Untersuchungen mit Signalverstärkern immer mit der geringsten, für diagnostische Zwecke noch ausreichenden Schallsendeenergie erfolgen.

 Untersuchung der Orbitahöhle. Vergleichbar der Untersuchung mit der transkraniellen Dopplersonde sollte hier eine deutliche Reduktion der Sendeleistung erfolgen, um die Augenlinse nicht zu schädigen.

Darstellungsmode

Beim Start der Untersuchung erscheint der Einsatz des Velocity-Mode sinnvoll, um sich schnell zu orientieren. Bei Bedarf kann dann – insbesondere zur Bilddokumentation von Befunden – auf den Power-Mode umgeschaltet werden.

Größe des Farbfensters

Allgemeine Regeln lassen sich hier nicht geben. Zwar ist ein möglichst großer Kreisausschnitt für das Farbfenster nicht zuletzt aus Gründen der Dokumentation wünschenswert. Aufgrund der langen Laufzeiten des Ultraschalls im Schädel ist die Größe des Farbfensters jedoch in erheblichem Maße durch die Bildrate limitiert, die – insbesondere bei Zuschalten des Dopplerschallstrahls im Triplex-Mode – sehr gering werden und damit den Untersuchungsablauf beeinträchtigen kann. Vor allem einfachere Geräte stoßen hier schnell an die Grenze ihrer Leistungsfähigkeit. Im optimalen Fall sollte der Winkel des Farbfensters 30–40° betragen, was etwas mehr als der Hälfte des gesamten Bildwinkels von üblicher Weise 60° entspricht, um sowohl die vorderen als auch hinteren Hirnbasisarterien in einem Bild dokumentieren zu können.

Colour gain (Farbverstärkung)

Um eine möglichst vollständige Farbfüllung von Gefäßen zu erreichen, sollte die Farbverstärkung so hoch eingestellt werden, dass auch im umliegenden Weichteilgewebe einzelne Farbpunkte sichtbar werden.

Praktische Hinweise

Das Vorliegen einzelner Farbpunkte im Weichteilgewebe dient auf Bilddokumentationen als Nachweis dafür, dass die Farbverstärkung des Duplexgerätes bei dem untersuchten Gefäß korrekt eingestellt war.

Farb-schwarzweiß-Balance

Die Balance sollte standardmäßig auf maximale Farbdarstellung eingestellt werden. Da die Hirnbasisarterien im Schwarzweißbild ohnehin nicht zuverlässig abgegrenzt werden können, kommt der farbkodierten Gefäßdarstellung die wesentliche Bedeutung zu.

Aliasschwelle

Im 1. Schritt jeder Untersuchung gilt es, zunächst die zu untersuchenden Gefäße zu lokalisieren. Hierfür muss die Empfindlichkeit der farbkodierten Strömungsdetektion hoch sein. Entsprechend sollte die Aliasschwelle in den unteren Bereich um etwa ±20 cm/s bzw. 0,2 m/s eingestellt werden. Eine noch niedrigere Aliasschwelle erscheint meist wenig hilfreich, da dann auch die Häufigkeit von Artefakten zunimmt, während die Sensitivität für die Darstellung der Hirnbasisarterien nicht mehr wesentlich ansteigt.

Wandfilter

Sofern das Wandfilter nicht bereits gerätemäßig an die Aliasschwelle gekoppelt ist, was bei einigen Geräten der Fall ist, erscheint ein möglichst niedriger Wert in der Größenordnung von 50 Hz empfehlenswert.

12.2.4 Dopplerspektrum

Messvolumen

Um die farbkodiert dargestellten Gefäße klar differenzieren zu können, sollte ein möglichst kleines Messvolumen gewählt werden. Eine Vergrößerung des Messvolumens – wie extrakraniell durchaus sinnvoll – besitzt bei der transkraniellen Untersuchung keine Bedeutung, da mit dem Dopplerschallstrahl ohnehin nur die farbkodiert sichtbaren Gefäße »abgefahren« werden.

Range (Frequenzbereich)

Wie bei der extrakraniellen Untersuchung können v. a. im **Triplex-Mode**, d. h. der kombinierten »Onlinedarstellung« von farbkodiertem Bild und Dopplerspektrum, nur sehr niedrige Dopplerfrequenzen ohne Auftreten von Aliasphänomenen dargestellt werden.

 Praktische Hinweise

Um den dargestellten Frequenzbereich zumindest etwas zu erhöhen, empfiehlt es sich, bei der Duplexsonographie die Nulllinie des Dopplerspektrums aus der Mitte heraus nach unten bzw. nach oben zu verlagern (▶ s. Kap. 5.3.1).

Auch ist die »Qualität« des Dopplerspektrums im **Triplex-Mode** wenig zufriedenstellend. So können Strömungsstörungen nicht richtig beurteilt werden und das akustische Dopplersignal klingt durch die niedrige PRF dumpf und

vermittelt häufig den falschen Eindruck einer Strömungsstörung.

 Praktische Hinweise

Strömungsstörungen sollten nicht im **Triplex-Mode**, sondern nur bei »eingefrorenem« farbkodierten Bild beurteilt werden, da ansonsten Fehlinterpretationen möglich sind.

Eine Erhöhung des Frequenzbereichs ist nur durch »Einfrieren« des farbkodierten Bildes möglich. Dabei entfällt die Erfordernis für den wiederholten Aufbau des zeitaufwändigen farbkodierten Strömungsbildes, und die Analysezeit steht für die Dopplerableitung zur Verfügung.

Bei »eingefrorenem« Farbbild kann darüber hinaus die maximal dargestellte Frequenz durch Erhöhung der PRF am Gerät weiter erhöht werden, sodass damit auch noch hohe Strömungsgeschwindigkeiten ohne Aliaseffekt dargestellt und v. a. auch gemessen werden können. Mit zunehmender Erhöhung des Frequenzbereichs sinkt allerdings auch die Ableitungstiefe für Blutströmungen. Bei den meisten Geräten ist dies daran ersichtlich, dass sich auf dem Dopplerschallstrahl eine Markierung nach oben in Richtung auf das Messvolumen hin bewegt. Die Erhöhung des Frequenzbereichs findet ihr Ende, wenn das auf dem Bildschirm dargestellte Messvolumen erreicht ist.

Empfohlene »Standardeinstellungen«
des Duplexgerätes an den intrakraniellen
hirnversorgenden Arterien

- Schallsonde
  - Phased-array-Schallsonde
  - Nennfrequenz <2,5 MHz (optimal 1,5–2 MHz)
- Schwarzweißbild
  - Darstellungstiefe transtemporal 10 oder 15 cm, transnuchal 12 cm
  - Fokusbereich 6 cm
  - Schwarzweißverstärkung an Darstellung des Mittelhirns als Leitstruktur anpassen
- Farbkodiertes Bild
  - Schallsendeleistung (Power) maximal
  - Farbfenster möglichst groß (optimal 30–40° = halber Winkel des Gesamtbildes)
  - Aliasschwelle bei ca. ±20 cm/s
  - Wandfilter ca. 50 Hz
  - Farbverstärkung (colour gain) so hoch, bis einzelne Artefaktpunkte im Gewebe erkennbar sind
  - Farb-schwarzweiß-Balance maximal »farblastig«
- Dopplerspektrum
  - Messvolumen möglichst klein

12.3 B-Bild-Sonographie des Gehirns

Bevor auf das Hauptthema der transkraniellen farbkodierten Duplexuntersuchung der intrakraniellen Gefäße eingegangen wird, finden sich im Folgenden einige Angaben zur schwarzweißen Schnittbilddarstellung von Hirnstrukturen. Für den neurovaskulären Ultraschalluntersucher mag dies

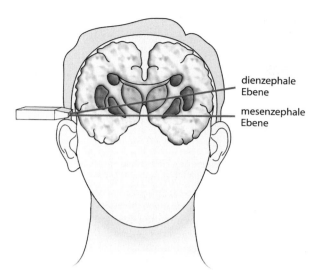

dienzephale
Ebene

mesenzephale
Ebene

◘ Abb. 12.2. Wichtigste Schnittebenen bei transtemporaler Beschallung des Gehirns

auf den ersten Blick befremdlich erscheinen. Die schwarz-weiße Schnittbildsonographie des Gehirns liefert jedoch die Leitstrukturen für die Untersuchung der Hirnbasisarterien und vermittelt – ergänzend zur vaskulären Untersuchung – zusätzliche Aspekte für die Beurteilung erhöhter intrakra-

nieller Druckwerte (▶ s. Kap. 27.3.3) und der Differenzialdiagnose zerebraler Ischämien von Blutungen (▶ s. Kap. 27.3.4) beim akuten Schlaganfall.

12.3.1 Ultraschallanatomie des Gehirns

Für die Darstellung von Hirnstrukturen findet das temporale Schallfenster Anwendung, die Eindringtiefe ist primär auf 15–16 cm einzustellen. Von den in der Literatur beschriebenen Schnittebenen durch das Gehirn sind für praktische Anwendungen v. a. 2 von Bedeutung (◘ Abb. 12.2), die im Folgenden näher beschrieben werden sollen.

Mesenzephale Schnittebene

Die Untersuchung beginnt stets mit einem weitgehend horizontalen Axialschnitt durch das Gehirn ohne Kippung der Schallsonde parallel zur Orbitomeatallinie. Leitstruktur ist hier der schmetterlingsförmige, echoarme mesenzephale Hirnstamm, der auch für die Namensgebung dieser Standardschnittebene verantwortlich ist (◘ Abb. 12.3). Als »Flügel« des Schmetterlings sind die beiden Pedunculi cerebri abgrenzbar, am dorsalen Hinterrand zeigt sich in der Mittellinie der rundliche, echogene Aquädukt. Unmittelbar frontal davon liegt als Längsstruktur die mäßig echogene Hirnstammraphe, die aus verschiedenen Fasersystemen und Hirnstammkerngebieten (»Raphekerne«) gebildet wird.

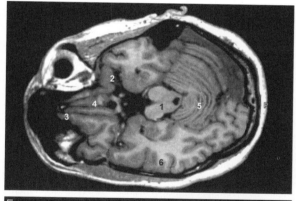

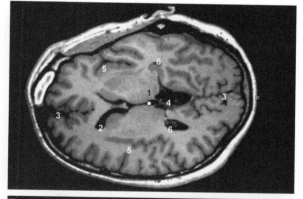

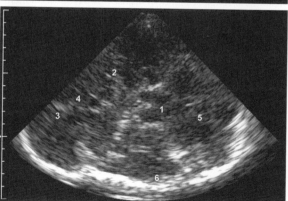

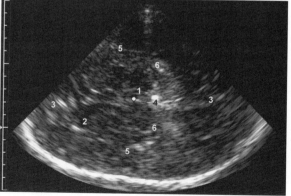

◘ Abb. 12.3. Sonographische Darstellung von Hirnstrukturen im Transversalschnitt (Dr. M. Mäurer, Würzburg). Mesenzephale Schnittebene (*links*): 1 mesenzephaler Hirnstamm, 2 Sulcus lateralis mit A. cerebri media, 3 Falx cerebri, 4 Kleinhirnoberwurm, 5 Temporal-

lappen, 6 kontralaterale Schädelkalotte. *Dienzephale Schnittebene* (*rechts*): 1 Thalamus mit angenzendem III. Ventrikel (*Punkt*), 2 Vorderhörner der Seitenventrikel, 3 Falx cerebri, 4 Glandula pinealis, 5 Fissura sylvii, 6 retrothalamische Zisterne

Das Mesenzephalon wird von den stark echoreichen basalen Zisternen umgeben und ist auf diese Weise so gut wie immer klar abgrenzbar. Nach frontolateral setzen sich die basalen Zisternen in den Sulcus lateralis fort, in dem die A.cerebri media als pulsierender Strang erkennbar wird. Seitlich der basalen Zisternen finden sich Strukturen des Temporallappens. Dorsal des Mesenzephalons liegt der Oberwurm des Kleinhirns.

Dienzephale Schnittebene

Mit leichter Kippung nach kranial um 10–20° wird die sog. »dienzephale Ebene« erreicht. Leitstruktur ist hier in der Mittellinie bei ca.75 mm Tiefe der echoarme III.Ventrikel, der von 2 echoreichen Linien nach beiden Seiten hin begrenzt wird. Nach lateral wird der wenig echoreiche Thalamus als rundliche Struktur sichtbar, dorsolateral davon findet sich als echoreiche Struktur der Plexus choroideus des Trigonums. Dorsal des III.Ventrikels liegt in der Mittellinie die meist stark echoreiche Glandula pinealis. Nach frontal setzt sich der III. Ventrikel in die »kommaförmigen«, echoarmen Vorderhörner des Seitenventrikels fort, die von einem echogenen Saum begrenzt werden. Zur Mitte hin werden die beiden Vorderhörner durch das echogene Septum pellucidum getrennt.

12.3.2 Messungen der Ventrikelweite

Die Bestimmung der Position des III. Ventrikels und seiner Abweichung aus der Mittellinie waren die ersten diagnostischen Anwendungen des Ultraschalls bereits in den 60er-Jahren des vergangenen Jahrhunderts vor Beginn der CT-Ära in Form der sog. Echoenzephalographie. Bereits damals waren Mittellinienverlagerungen zuverlässig erkennbar, was selbstverständlich auch für die heute wesentlich besseren technischen Möglichkeiten der farbkodierten Duplexsonographie gilt (Gerriets et al. 2001).

Gleichermaßen ist auch die Weite des III. Ventrikels im Allgemeinen ohne Probleme als Abstand zwischen den beiden echoreichen Linienstrukturen der Ventrikelwände zu bestimmen (■ Abb. 12.4). Gemäß Vergleichsuntersuchungen besteht eine enge Korrelation zwischen den Bestimmungen der Ventrikelweite mit der B-Bild-Sonographie und anderen bildgebenden Untersuchungen (■ Tabelle 12.1) (Seidel et al. 1995), was für Verlaufskontrollen von Bedeutung sein kann. Aufgrund von Auflösungsproblemen etwas schwieriger zu beurteilen ist demgegenüber die Weite des Seitenventrikels, die als maximaler Abstand zwischen dem lateralen Ventrikelrand der Gegenseite (!) und der Mittellinie (Septum pellucidum) gemessen wird.

12.3.3 Erkennung pathologischer Parenchymstrukturen

Während der sonographischen Erkennung von Tumoren angesichts der »Konkurrenz« durch andere bildgebende Verfahren mit Wahrscheinlichkeit auch in naher Zukunft keine relevante Bedeutung zukommen wird, sieht die Situation beim akuten Schlaganfall möglicherweise anders aus. Nicht zuletzt im Zusammenhang mit einer Lysetherapie kann es im Verlauf der Erkrankung jederzeit zu Einblutungen kommen, die dann bei entsprechendem klinischem Verdacht oft mehrfach kostenintensive und den Patienten belastende CT-Kontrollen erforderlich machen. Zwar besitzt die Sonographie sicherlich nicht die Sensitivität und Spezifität der CT-Untersuchung. Unter der Voraussetzung guter Untersuchungsbedingungen sind größere akute Blutungen jedoch zuverlässig zu erkennen bzw. auszuschließen. Damit ist möglicherweise die Häufigkeit von CT-Kontrollen zu beschränken.

■ Tabelle 12.1. Altersabhängige Normwerte der Ventrikelweite. (Nach Seidel et al. 1995)		
Alter (Jahre)	**40±13**	**68±8**
III. Ventrikel (mm)	5±2	8±2
Seitenventrikel (mm)	17±2	19±3

> **Zusammenfassung**
>
> Bei transtemporaler Beschallung lassen sich bei axialer Schnittführung verschiedene Hirnstrukturen im schwarzweißen Schnittbild beurteilen. Die wichtigsten Ebenen sind dabei die mesenzephale Schnittebene, bei der das Mittelhirn und angrenzende Strukturen sichtbar werden, sowie die dienzephale Schnittebene, welche neben den
>
> ▼

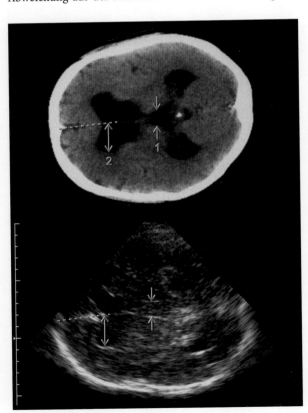

■ **Abb. 12.4.** Bestimmung der Weite des III. Ventrikels und des Seitenventrikels im axialen Schnittbildsonogramm (Dr. M. Mäurer, Würzburg)

Basalganglien vor allem den III. Ventrikel sowie die Seitenventrikel erkennen lässt. Die Lage und Weite der Ventrikel eignen sich als Parameter zur Beurteilung von Hirndruckerhöhungen. Außerdem lassen sich größere, frische Hirnblutungen als echoreiche Strukturen abgrenzen.

12.4 Farbkodierter Untersuchungsablauf

Vergleichbar der transkraniellen Dopplersonographie steht auch bei der farbkodierten Duplexsonographie die Untersuchung durch die Temporalschuppe im Vordergrund, hinzu kommt die transnuchale Beschallung des vertebrobasilären Übergangs. Die Untersuchung durch die Orbitahöhle besitzt demgegenüber bei der Duplexsonographie keine praktische Bedeutung.

Untersuchungsablauf der transkraniellen Duplexuntersuchung im nichtpathologischen Fall

- Transtemporal – axiale Schnittführung
  - Aufsuchen und Optimierung des temporalen Schallfensters im schwarzweißen Schnittbild
  - Lokalisation der Leitstrukturen (Mittelhirn, Keilbeinflügel, Fissura lateralis)
  - Farbkodierte Darstellung der A. cerebri media, anterior und posterior
  - »Optimierte Strömungsdarstellung« zum Ausschluss lokaler Strömungsbeschleunigungen
  - Beurteilung der maximalen Strömungsgeschwindigkeit in den verschiedenen Abschnitten
- Transtemporal – koronare Schnittführung
  - Farbkodierte Darstellung der Karotis-T-Bereichs
  - Beurteilung des Dopplerspektrums (Strömungsstörungen) im Karotis-T-Bereich
  - Optional Darstellung des Basilariskopfes
- Transnuchal
  - Darstellung des vertebrobasilären Übergangs
  - Beurteilung der maximalen Strömungsgeschwindigkeit in den verschiedenen Abschnitten

---

12.4.1 Transtemporaler Zugangsweg

Temporales Schallfenster

Zu den Besonderheiten des temporalen Schallfensters ► s. Kap. 11.2.2 und 11.3.1. Analog zur transkraniellen Doppleruntersuchung gehört auch bei Einsatz der Duplexsonographie eine zusammenfassende Beurteilung der Untersuchungsbedingungen jeder Seite zum routinemäßigen Untersuchungsablauf. Diese orientiert sich an der farbkodierten Darstellbarkeit der Hirnbasisarterien (◘ Tabelle 12.2).

Axiale Schnittführung

Die Untersuchung beginnt stets in axialer Schnittführung in der mesenzephalen Ebene (► s. Kap. 12.3.1). Entsprechend den

◘ **Tabelle 12.2.** Beurteilung des temporalen Schallfensters bei der transkraniellen Duplexsonographie

Beurteilung	Gegebenheiten
Gut	Alle Hirnbasisarterien ohne Schwierigkeiten farbkodiert darstellbar
Mäßig	Hirnbasisarterien zwar erschwert, farbkodiert aber noch eindeutig darstellbar
Schlecht	Nur einzelne Hirnbasisarterien farbkodiert darstellbar
Fehlend	Keine intrakraniellen Gefäße farbkodiert darstellbar

üblichen Ausmaßen des Schädels wird bei einer Abbildungstiefe von 15–16 cm das gesamte im Sektorausschnitt liegende Gehirn einschließlich der kontralateralen Schädelkalotte dargestellt, was einen schnellen Überblick über die Hirnstrukturen ermöglicht. Für detailliertere Untersuchungen einer Hemisphäre erscheint eine Abbildungstiefe von 10–12 cm günstiger, da hierbei die ipsilateralen Gefäße einschließlich des Circulus Willisii in ausreichender Größe zur Darstellung kommen.

ℹ️ Praktische Hinweise

Bei Untersuchungsstart im schwarzweißen Schnittbild lässt sich meist bereits auf den ersten Blick vorhersagen, ob die farbkodierte Untersuchung erfolgreich wird. Zeigen sich im Schnittbild klar abgrenzbare Hirnstrukturen und lässt sich auch die kontralaterale Schädelkalotte darstellen, kann davon ausgegangen werden, dass die intrakraniellen Gefäße farbkodiert dargestellt werden können. Findet sich demgegenüber ein diffuses, (weitgehend) unstrukturiertes Bild, erscheint zumindest an der aktuellen Position der Schallsonde das »Schallfenster« nicht ausreichend (◘ Abb. 12.5). Damit kann die Zeit des »blinden« Suchens nach einem Schallfenster, wie bei der transkraniellen Dopplersonographie erforderlich, wesentlich abgekürzt werden.

Wie bei der sonographischen Parenchymbeurteilung orientiert sich die farbkodierte Darstellung der Hirnbasisarterien an der schmetterlingsförmigen Leitstruktur des Mesenzephalons, um die sich die A. cerebri posterior schlingt (◘ Abb. 12.6). In der nach frontolateral verlaufenden Struktur des Sulcus lateralis ist die A. cerebri media zu erwarten. Die A. cerebri anterior verläuft vom Anfangsabschnitt der A. cerebri media in variabler Höhe zur Mitte hin und ist anhand ihrer von der Sonde weg verlaufenden Strömungsrichtung zumindest im nichtpathologischen Fall unschwer zu identifizieren. Bei guten Beschallungsbedingungen zeigt sich, vergleichbar der Untersuchung mit der eindimensionalen Sonde, auch das kontralaterale Gefäßsystem. Nur in seltenen Fällen gelingt es allerdings, den gesamten Circulus Willisii »anatomiebuchgerecht« farbkodiert zur Darstellung zu bringen.

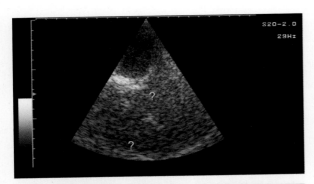

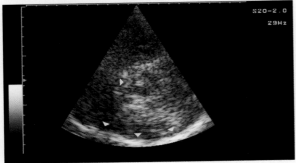

Abb. 12.5. »Prima vista-Beurteilung« des temporalen Schallfensters im schwarzweißen Schnittbild. Klar erkennbare Echostrukturen mit gut abgrenzbarem Mittelhirn und durchgehend erkennbarer kontralateraler Schädelkalotte (*unten*) deuten auf ein gut ausgebildetes Schallfenster hin, während sich andernfalls (*oben*) farbkodiertes Suchen nach einem Gefäß (ohne zusätzlichen Einsatz von Signalverstärkern) meist erübrigt

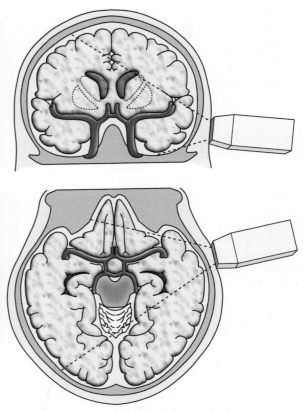

Abb. 12.6. Schematische Darstellung intrakranieller Gefäßstrukturen im axialen (*unten*) und koronaren (*oben*) Schnittbild

Praktische Hinweise

Bei nicht in einer Ebene verlaufenden Hirnbasisarterien kann der Einsatz des **colour capture** hilfreich sein. Wie bereits unter Kap. 6.1.5 beschrieben, lässt sich damit durch leichtes Hin- und Herkippen des Schallkopfes ein räumliches Segment mit den darin befindlichen Gefäßen in einem Bild darstellen (**Abb. 12.7**).

Koronare Schnittführung

Die axialen Schnitte werden ergänzt durch die koronare Schnittführung mit um 90° gedrehter und leicht nach vorne zum kontralateralen Jochbein hin gekippter Schallsonde. Sonoanatomische Leitstruktur ist hier die echoreiche Sellaregion, an deren lateraler Wand regelmäßig eine Doppelkontur erkennbar ist, die dem Sinus cavernosus bzw. dem C1-Segment der A. carotis interna zuzuordnen ist (**Abb. 12.8**). Ausgehend von dieser Leitstruktur können hier v. a. 2 Gefäßabschnitte untersucht werden.

Karotis-T-Abschnitt. Die koronare Schnittebene ist Methode der Wahl zur Beurteilung des Übergangs der A. carotis interna in die A. cerebri media und anterior (**Karotis-T**). Da die verschiedenen Gefäßabschnitte selten in einer Ebene liegen, bewährt sich auch hier der Einsatz des **colour capture**.

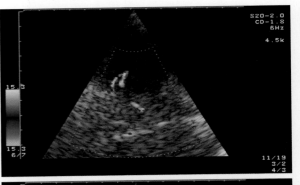

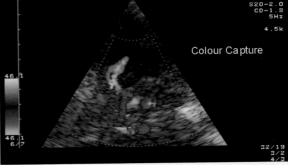

Abb. 12.7. Farbkodierte Darstellung einer gebogen verlaufenden A. cerebri media im axialen Schnittbild ohne (*oben*) und mit (*unten*) »colour capture«

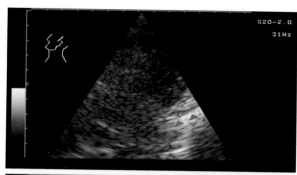

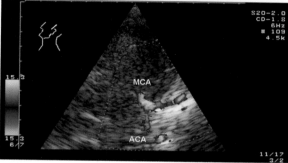

Abb. 12.8. Darstellung des distalen Verlaufs der A. carotis interna innerhalb eines echoarmen »Kanals« (▲) vor der echoreichen Struktur der Sellaregion

---

ℹ️ Praktische Hinweise

Meist verläuft die A. carotis interna relativ geradlinig und gestreckt im sellären Abschnitt. Zum Teil finden sich jedoch auch ausgeprägte Gefäßbögen und -schlingen, die dann schwierig zuzuordnen sind.

Basilariskopf. Erst nach (!) sicherer Identifizierung des Karotis-T sollte versucht werden, durch leichtes dorsales Kippen der Schallsonde den Basilariskopf zu erreichen. Dieser stellt sich typischerweise ebenfalls als T-förmige Gefäßstruktur dar, häufig erinnert er auch an einen Springbrunnen (☐ Abb. 12.9). Die A. basilaris liegt jedoch deutlich tiefer in der Mittellinie bei etwa 75 mm und es fehlt die enge anatomische Beziehung zu einer echoreichen Struktur in Schallausbreitungsrichtung hinter dem Gefäß wie bei der A. carotis interna.

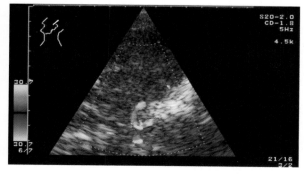

Abb. 12.9. Farbkodierte Darstellung des Basilariskopfes im koronaren Schnittbild

---

Außerdem ist die A. basilaris meist nur auf einer relativ kurzen Strecke verfolgbar.

12.4.2 Transnuchaler Zugangsweg

Die Untersuchung erfolgt am besten von hinten beim sitzenden Patienten, der dabei das Kinn möglichst weit an die Brust senkt. Die Schallsonde wird (zunächst) in der Mittellinie des Nackens ca. 2–3 cm unterhalb des okzipitalen Knochenhöckers aufgesetzt und leicht nach kranial gerichtet. Im Gegensatz zur transtemporalen Ableitung ist bei der transnuchalen Untersuchung ausschließlich die axiale Schnittführung von Bedeutung, die Darstellungstiefe sollte ca. 12 cm betragen. Leitstruktur im schwarzweißen Schnittbild ist das rundliche Foramen magnum, das sich in einer Tiefe von ca. 6 cm findet und an einem walnussgroßen echoarmen Kern zu erkennen ist.

Nach Einschalten der Farbmodus zeigt sich im Idealfall distal des Foramen magnum der vertebrobasiläre Übergangsbereich in Form eines Y (☐ Abb. 12.10). Die Blutströmung ist dabei von der Schallsonde weg gerichtet – also entgegengesetzt der A. cerebri media – was bei der Beobachtung der Farbkodierung zu beachten ist. Der Zusammenfluss der Vertebralarterien findet sich meist in einer Tiefe von ca. 7–8 cm, bei Patienten mit kräftigem Hals im Einzelfall allerdings auch wesentlich tiefer. Die ersten 2/3 des Verlaufs der A. basilaris lassen sich regelmäßig duplexsonographisch gut verfolgen. Das distale Drittel des Gefäßes bis zum Basilariskopf ist jedoch nicht zuverlässig beurteilbar und nur im Ausnahmefall, bei guten Untersuchungsbedingungen, darzustellen (Schulte-Altedorneberg et al. 2000).

ℹ️ Praktische Hinweise

Die duplexsonographische Beurteilung der A. basilaris ist dadurch eingeschränkt, dass sich das letzte Drittel des Gefäßes nur selten eindeutig darstellen lässt.

Ebenfalls nur inkonstant und unzuverlässig ableitbar sind die aus der distalen A. vertebralis abgehenden kleineren Gefäßäste. Bei einem nach lateral abgehenden Gefäß handelt es sich zumeist um die A. cerebelli inferior posterior (PICA), während medial der A. vertebralis liegende Gefäße (wahrscheinlich) als Spinalarterien zu interpretieren sind.

Fehlermöglichkeiten

Fast regelmäßig ergeben sich bei der duplexsonographischen Ableitung des vertebrobasilären Übergangs Untersuchungsprobleme, die nur z. T. – v. a. durch Einsatz von Ultraschallkontrastmitteln (► s. Kap. 7.3.1) – lösbar sind.

Gebogener Gefäßverlauf. Insbesondere bei Hypoplasien einer A. vertebralis zeigen die Vertebralarterien und die A. basilaris einen stark gebogenen Verlauf, der bei der Untersuchung zu Interpretationsschwierigkeiten führen kann.

Gefäßverlauf außerhalb der Schnittebene. Nicht selten liegt insbesondere die A. basilaris nicht in einer axialen Schnitt-

Untersuchungstechnik

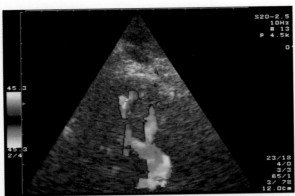

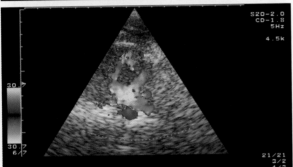

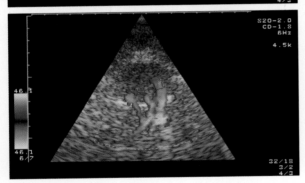

Abb. 12.10. Vertebrobasiläres Y bei transnuchaler farbkodierter Duplexuntersuchung. Langgestreckt darstellbarer vertebrobasilärer Übergang (*oben*), breiter Übergangsbereich (*Mitte*), gedoppelte A. basilaris als Normvariante (*unten*)

ebene, sodass sich das Gefäß beim Verfolgen nach kranial nur mehr oder weniger punktförmig darstellt und aufgrund der fehlenden Kontinuität Anlass zu Verwechslungen mit anderen Gefäßen geben kann.

Nicht darstellbare Gefäße. Ebenfalls nicht selten ist das erwartete vertebrobasiläre Y bei Untersuchung in der Mittellinie – wahrscheinlich aufgrund von Knochenhöckern an der Schädelbasis – nicht darstellbar.

ⓘⓘ   Praktische Hinweise

Bei mittig nicht darstellbarem vertebrobasilärem Übergang sollte die Schallsonde nach links oder rechts verschoben und die Untersuchung von etwas weiter seitlich versucht werden.

12.4.3   Transfrontaler Zugangsweg

Erst unlängst wurden weitere Zugangswege zu den intrakraniellen Gefäßen bei Beschallung von frontal beschrieben (Stolz et al. 1999b). Für die Beurteilung der Hirnbasisarterien erscheint dabei v. a. das laterale frontale Schallfenster unmittelbar oberhalb des äußeren Anteils der Augenbraue von Bedeutung. Ein weiteres frontales Schallfenster, das paramedian oberhalb des Austritts des 1. Trigeminusastes liegt, ist demgegenüber ohne Einsatz von Signalverstärkern kaum verwendbar und lässt v. a. venöse Strukturen erkennen.

Mit Hilfe des transfrontalen Zugangsweges sollen v. a. das A2-Segment der A. cerebri anterior sowie der R. communicans posterior untersuchbar sein, die aufgrund ihres weitgehend senkrechten Verlaufs zur Schalleinstrahlung »Stiefkinder« der transtemporalen Beschallung sind. Hauptproblem des lateralen transfrontalen Zugangsweges scheint jedoch die starke Abhängigkeit vom Lebensalter zu sein. Während das A2-Segment der A. cerebri anterior (nach Stolz et al. 1999b) in der Altersgruppe unter 40 Jahren – auch ohne Einsatz von Signalverstärkern – in mehr als 80% der Fälle ableitbar ist, sinkt die Durchführbarkeit der Untersuchung aufgrund einer frontalen Hyperostosis ab einem Lebensalter von 60 Jahren auf ein diagnostisch nicht brauchbares Niveau.

Zusammenfassung

Bei transtemporaler Untersuchung mit der farbkodierten Duplexsonographie lassen sich alle großen Hirnbasisarterien in ihren Anfangsabschnitten darstellen. Leitstruktur im axialen Schnittbild ist v. a. der obere Hirnstamm, um den sich die A. cerebri posterior schlingt. Im koronaren Schnittbild ist darüber hinaus auch die distale A. carotis interna mit dem »Karotis-T« beurteilbar, mit etwas geringerer Zuverlässigkeit auch der »Basilariskopf«.

12.5   Kriterien der Befundbeurteilung

12.5.1   Schnittbilddarstellung

Zwar gehört die Bestimmung der Ventrikelweite (noch) nicht zum Untersuchungsstandard, durch Messung des Abstands zwischen den beiden horizontal verlaufenden Grenzlinien des III. Ventrikels ergeben sich jedoch auf schnelle und einfache Weise Hinweise auf eine bestehende Ausweitung der inneren Liquorräume. Im Zweifelsfall hilft hier auch die Beurteilung der Seitenventrikel weiter.

12.5.2   Farbkodierte Gefäßdarstellung

Da die Auflösung der farbkodierten Darstellung der intrakraniellen Arterien nicht ausreicht, um Aussagen über den Gefäßdurchmesser und damit auch über Einengungen des Gefäßlumens zu machen, beschränkt sich der Wert der Farbkodierung auf 2 Beurteilungskriterien.

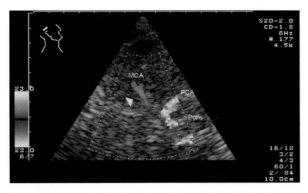

◘ Abb. 12.11. Im Vergleich zur A. cerebri posterior auffällig »dünn« und bei der gewählten PRF ohne Aliasing dargestellte A. cerebri media bei distalem Verschluss der A. carotis interna und Kollateralversorgung

Lokalisation der Hirnbasisarterien. Gegenüber der »blinden« Gefäßableitung mit der Dopplersonde bedeutet es einen wesentlichen Informationsgewinn, den Gefäßverlauf sichtbar zu machen. Dies betrifft insbesondere anatomische Varianten, die im Bereich der Hirnbasisarterien häufig vorhanden sind, jedoch auch die Abklärung von Kollateralwegen.

Lokalisation von Stenosen. Mit Hilfe der optimierten Strömungsdarstellung (▸ s. Kap. 6.3.2) können lokal erhöhte Dopplerfrequenzen identifiziert werden, die dann mit dem Dopplerschallstrahl weiter abgeklärt werden können (▸ s. Abb. 16.7).

ⓘⓘ Praktische Hinweise

Zwar ist anhand der Farbkodierung der Durchmesser der Hirnbasisarterien nicht bestimmbar. Die Breite des sichtbaren »Farbbandes« gibt im Einzelfall jedoch zumindest vage Hinweise auf einen pathologischen Befund, wenn bei ansonsten guten Untersuchungsbedingungen mit gut abgrenzbaren Hirnstrukturen im farbkodierten Bild z. B. die A. cerebri media wesentlich »dünner« erscheint als die A. cerebri posterior (◘ Abb. 12.11).

12.5.3 Strömungsgeschwindigkeit

Zwar finden sich im Hauptstamm der A. cerebri media aufgrund des geringen Beschallungswinkels kaum Unterschiede zwischen den Ergebnissen der Untersuchung mit der einfachen Stiftsonde und der farbkodierten Untersuchung, in allen anderen Gefäßabschnitten kommt jedoch der winkelkorrigiert gemessenen Strömungsgeschwindigkeit zur Graduierung von Stenosen wesentliche Bedeutung zu. Wie in anderen Gefäßregionen steht die Bestimmung der maximalen systolischen Dopplerfrequenz im Vordergrund. Der maximalen diastolischen Strömungsgeschwindigkeit und der intensitätsgewichteten mittleren Strömungsgeschwindigkeit (Meanwert) kommt bei Duplexanwendungen an den Hirnbasisarterien keine relevante Bedeutung zu.

ⓘⓘ Praktische Hinweise

Fehlbefunde können auftreten, wenn das zu untersuchende Gefäß nicht auf einer Strecke von wenigstens ca. 1 cm eindeutig darstellbar ist. In diesem Fall ist eine aus der Beschallungsebene heraus führende Gefäßbiegung nicht auszuschließen (▸ s. Kap. 5.19), die dann aufgrund des Winkelfehlers zu Ungenauigkeiten bei der Beurteilung der Strömungsgeschwindigkeit führen kann.

12.5.4 MCA/ICA-Index (Lindegaard-Index)

Der von Lindegaard et al. (1989) beschriebene und in der Literatur häufig als »Lindegaard-Index« bezeichnete Verhältniswert zwischen den winkelkorrigiert gemessenen Strömungsgeschwindigkeiten in der A. cerebri media und der extrakraniellen A. carotis interna hilft bei der Differenzierung erhöhter Strömungsgeschwindigkeiten in der A. cerebri media. Bei Hyperperfusion ist eine gleichzeitige Erhöhung der Strömungsgeschwindigkeit sowohl in der extrakraniellen A. carotis interna als auch der A. cerebri zu erwarten, während Einengungen der A. cerebri media zu einer isolierten Erhöhung der Strömungsgeschwindigkeit im betroffenen Gefäß führen:

MCA/ICA-Index

Normwert	MCA/ICA-Index 1,7 (1,1–2,3)
Hyperperfusion	MCA/ICA-Index ≤2
Stenose/Vasospasmus	MCA/ICA-Index ≥3

12.5.5 Asymmetrie-Index (Zanette-Index)

Zur Definition des Asymmetrie-Index (AI) ▸ s. Kap. 11.4. Er wird hauptsächlich zur Quantifizierung verminderter Strömungsgeschwindigkeiten in der A. cerebri media im Hinblick auf Lokalisation und Ausmaß von Gefäßverschlüssen beim akuten Schlaganfall (▸ s. Kap. 27.1.3) eingesetzt:

Asymmetrie-Index (AI)

Normwert	AI <20%
Mediahauptastverschlüsse	AI >20%
Mediahauptstammverschluss	AI ≫20%

12.5.6 Strömungsstörungen

Die distale A. carotis interna stellt eine »Problemzone« der duplexsonographischen Untersuchung an den Hirnbasisarterien dar, da hier der Beschallungswinkel im Koronarschnitt annähernd 90° beträgt und damit Messungen der Strömungsgeschwindigkeit nicht sinnvoll möglich sind. Damit beruht der überwiegende Teil der sonographischen Beurteilung des Karotis-T auf der Erkennung von Strömungsstörungen.

Erschwerend kommt hinzu, dass im Bereich des Karotis-T aufgrund der Gefäßaufzweigungen mit oftmals ausgeprägtem »Kinking« bereits im Normalfall Strömungsstörungen

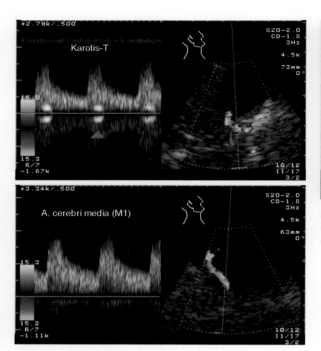

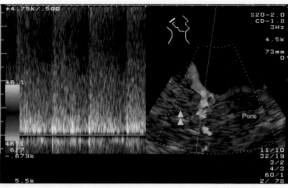

□ **Abb. 12.13.** Strömungsstörung am Abgang der A. cerebri anterior bei hyperperfundiertem Gefäß aufgrund einer Kollateralversorgung (*cross flow*) zur kontralateralen Hemisphäre

□ **Abb. 12.12.** Eine mäßige Strömungsstörung, die sich nur im unmittelbaren Karotis-T-Bereich findet (*oben*) und die bereits im Anfangsabschnitt der A. cerebri media (*unten*) nicht mehr nachgewiesen werden kann, ist als physiologisch anzusehen

scheinlichkeit« aufgrund der Gesamtsituation (z. B. kontralateraler Gefäßverschluss, Strömungsstörung auch im R. communicans anterior, hohe Strömungsgeschwindigkeit im gesamten A1-Segment) gegen das Vorliegen einer Stenose argumentiert werden.

12.5.7   Pulsatilität

Abweichungen der Pulsatilität vom normalerweise erwarteten Befund geben Hinweise auf folgende Situationen:
- **Einseitig erhöhte Pulsatilität** bei einem weiter distal gelegenen Verschlussprozess. Beim akuten Schlaganfall gibt eine im Seitenvergleich erhöhte Pulsatilität im Hauptstamm der A. cerebri media Hinweise auf einen Verschluss in einem Hauptast der A. cerebri media.
- **Beidseitig erhöhte Pulsatilität** bei erhöhtem intrakraniellem Druck sowie bei zerebraler Mikroangiopathie.
- **Verminderte Pulsatilität** in den vorderen Hirnbasisarterien bei Verschluss oder höchstgradiger Stenose der zuführenden A. carotis interna, v. a. im Zusammenhang mit einer reduzierten Kollateralversorgung.

auftreten, die dann nicht als pathologisch bewertet werden dürfen. »Physiologische« Strömungsstörungen im Karotis-T sind von »pathologischen« Strömungsstörungen anhand folgender Kriterien zu unterscheiden.

Grad der Strömungsstörung. »Geringgradige«, bei spitzwinkligen Gefäßabzweigungen und -biegungen auch »mittelgradige« Strömungsstörungen (□ Abb. 12.12) sind im Bereich des Karotis-T meist Ausdruck einer physiologischen Situation. Das Auftreten »hochgradiger« Strömungsstörungen mit zusätzlich auch retrograd zur Strömungsrichtung verlaufenden Flusskomponenten ist jedoch als pathologisch und Ausdruck einer höhergradigen Stenose einzuschätzen.

Länge der Strömungsstörung. Physiologische Strömungsstörungen finden sich lokal im Bereich einer Aufzweigung und/oder Gefäßbiegung. Wenige mm weiter im distalen Verlauf des Gefäßes sind sie jedoch wieder verschwunden. Sind Strömungsstörungen daher noch mehr als 1 cm distal der verdächtigen Stelle detektierbar, sind sie als pathologisch und Ausdruck einer höhergradigen Stenose einzuschätzen.

> **Zusammenfassung**
>
> Da Gefäßdurchmesser im Ultraschallbild der intrakraniellen Gefäße nicht bestimmt werden können, dient die farbkodierte Gefäßdarstellung v. a. der lokalisatorischen Zuordnung der Gefäße und als »Leitschiene« für die Beurteilung des Dopplerspektrums. Hauptkriterien der Befundbeurteilung sind die winkelkorrigiert bestimmte Strömungsgeschwindigkeit, das Auftreten von Strömungsstörungen sowie Veränderungen der Pulsatilität.

ℹℹ   Praktische Hinweise

> Fehlbefunde können auftreten, wenn die Strömungsstörung Ausdruck einer Hyperperfusion z. B. in der A. cerebri anterior aufgrund einer Kollateralversorgung der kontralateralen Hemisphäre über den R. communicans anterior ist (□ Abb. 12.13). Eine sichere Differenzierung ist in einem solchen Fall nicht möglich, und es kann nur »mit Wahr- ▼

12.6   Duplexsonographie der intrakraniellen Venen

Neben den Arterien lassen sich mit der transkraniellen farbkodierten Duplexuntersuchung auch Teile des intrakraniellen Venensystems darstellen. Arterien und nichtvaskuläre Hirnstrukturen sind dabei wichtige Orientierungspunkte für das Auffinden und das Identifizieren einzelner Venen und Sinus.

> Dass die Duplexsonographie intrakranieller Venen bisher nur begrenzte Anwendung findet, liegt nicht zuletzt an den für die transkranielle Untersuchung ungünstigen anatomischen und strömungsphysiologischen Voraussetzungen. So liegen klinisch relevante Venen und Sinus unmittelbar unter der Schädelkalotte bzw. mittelliniennah, verlaufen bei transtemporalem Zugangsweg mehr oder weniger senkrecht zur Schallausbreitung und weisen sehr niedrige Strömungsgeschwindigkeiten auf. Die Entwicklung transkranieller Duplexsonden mit höherer Sensitivität für intrakranielle Strömungssignale und die Anwendung von Signalverstärkern könnten diese Einschränkungen teilweise kompensieren.

12.6.1 Geräteeinstellungen

Die Untersuchung des venösen Systems erfordert die Anpassung der Geräteparameter an die zu erwartenden niedrigen Strömungsgeschwindigkeiten. In einem 1. Schritt empfiehlt es sich, die Aliasschwelle für die Farbkodierung auf 10–15 cm/s und den Wandfilter auf 50 Hz bzw. den niedrigsten möglichen Wert einzustellen. Die sich dadurch ergebenden Farbartefakte lassen sich durch die Wahl eines hohen Persistence-Index (► s. Kap. 6.1.5) reduzieren. Durch Anpassung der Farbverstärkung erfolgt eine abschließende Bildoptimierung.

12.6.2 Zugangswege

Große Teile des sonographisch ableitbaren intrakraniellen venösen Systems – die paarigen V. basalis (Rosenthal) und V. cerebri interna, die unpaare V. cerebri magna (Galen) und die unpaaren Sinus der Medianebene – verlaufen in einem rechten Winkel zur temporal positionierten Ultraschallsonde. Daher wurden neben dem transtemporalen auch transokzipitale (Baumgartner et al. 1997) und transfrontale Zugangswege (Stolz et al. 1999b) mit Beschallung in Verlaufsrichtung dieser Venen und sagittaler Schnittführung vorgeschlagen.

Transtemporaler Zugangsweg

Bei der »üblichen« transtemporalen Beschallung kann durch leichtes Schwenken der Sektorsonde nach frontal bzw. okzipital innerhalb der axialen Schnittebene für die mittelliniennahen Venen und Sinus in den meisten Fällen ein Beschallungswinkel von ≤60° erzielt werden. Zudem erlaubt der transtemporale Zugang als einziger die Darstellung des Sinus transversus und des Sinus sagittalis superior, wenn auch den letzteren nur unmittelbar vor seinem Zusammenfluss mit dem Sinus rectus (◙ Tabelle 12.3).

Transokzipitaler Zugangsweg

Entgegen dem »üblichen« okzipitalen Zugangsweg, der unterhalb der Protuberantia occipitalis externa liegt, wird die Sonde hierbei median ca. 1 cm oberhalb dieser Leitstruktur aufgesetzt. Bei einer Tiefeneinstellung von 15–16 cm dienen im medianen Sagittalschnitt die frontale Kalotte und der Klivus der Schädelbasis als echogene Orientierungspunkte. In einer Tiefe von 5 bzw. 7 cm stellen sich mit auf die Sonde gerichteter Strömung der Sinus rectus und die V. cerebri magna (Galen) dar. Bei leichter Kippung der Sonde nach paramedian links bzw. rechts ist die Darstellung der paarigen V. cerebri interna im Einmündungsbereich zur V. cerebri magna möglich.

Transfrontaler Zugangsweg

Dazu wird die Sonde paramedian auf der Stirn, unmittelbar oberhalb des medialen Augenbrauenrandes aufgesetzt. Orientierungspunkte in dem paramedianen Sagittalschnitt sind bei einer Darstellungstiefe von 15–16 cm die echogenen Strukturen der okzipitalen Kalotte, des Orbitadachs und des Plexus chorioideus des III. Ventrikels. Unmittelbar kranial des Plexus, zwischen diesem und dem echoarmen Corpus callosum, kann die V. cerebri interna mit von der Sonde weg gerichtetem Strömungssignal abgeleitet werden.

Mit Ausnahme dieser Vene, die von frontal in ca. 50% der Fälle und damit doppelt so häufig wie von temporal ableitbar ist, lassen sich durch den transfrontalen und transokzipitalen Zugangsweg jedoch keine höheren Detektionsraten gegenüber der temporalen Sondenposition erzielen (► s. Tabelle 12.3). Gründe dafür sind die frontal und okzipital schlechtere transkranielle Schallpenetration und die teilweise größeren Ableittiefen. Einer breiten Anwendung dürfte zudem die bei diesen Untersuchungen wenig vertraute Schnittbildanatomie im Wege stehen.

◙ **Tabelle 12.3.** Darstellbarkeit intrakranieller Venen und Sinus ohne Signalverstärker in Abhängigkeit des transkraniellen Zugangsweges. (Nach Schreiber et al. 2002)

Vene/Sinus	Temporal [%]	Frontal [%]	Okzipital [%]
V. cerebri media	78	–	–
V. basalis (Rosenthal)	91	–	–
V. cerebri interna	23	52	27
V. cerebri magna (Galen)	91	–	29
Sinus rectus	72	–	71
Sinus sagittalis superior	55	–	–
Sinus transversus	69	–	–

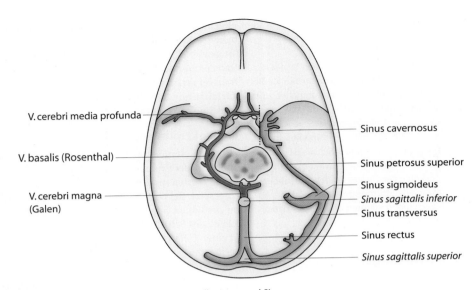

V. cerebri media profunda

V. basalis (Rosenthal)

V. cerebri magna
(Galen)

Sinus cavernosus

Sinus petrosus superior

Sinus sigmoideus
Sinus sagittalis inferior
Sinus transversus

Sinus rectus

Sinus sagittalis superior

◘ **Abb. 12.14.** Duplexsonographisch darstellbare intrakranielle Venen und Sinus

12.6.3 Ultraschallanatomie intrakranieller Venen

Im Folgenden werden die bei Untersuchung des venösen Systems von temporal gewählten Schnittebenen und das Auffinden der entsprechenden Venen und Sinus beschrieben. Die Abfolge der dargestellten Gefäße entspricht dabei in etwa dem Fluss des Blutes von den inneren zerebralen Venen zu den Sinus transversi.

Mesenzephale Schnittebene

Diese Schnittebene ist dieselbe wie bei der Untersuchung des Circulus arteriosus Willisii (▶ s. Kap. 12.4.1).

V. cerebri media profunda. Sie verläuft mit nach zentral gerichteter Strömung in unmittelbarer Nachbarschaft zur A. cerebri media, was bisweilen eine Abgrenzung von dieser im Farbbild unmöglich macht. Allerdings wird in diesen Situationen bei Ableitung des arteriellen Dopplerspektrums und nicht zu kleinem Messvolumen das venöse Dopplersignal häufig mit erfasst. Die V. cerebri media profunda drainiert kortikale und subkortikale Bereiche der Fossa lateralis, sodass sie anatomisch zu den äußeren Hirnvenen gerechnet wird. Sie mündet variabel direkt oder indirekt in den Sinus cavernosus oder in die V. basalis (◘ Abb. 12.14).

V. basalis (Rosenthal). Sie nimmt Blut von äußeren (V. cerebri anterior, V. cerebri media profunda) und inneren temporalen Hirnvenen auf und verläuft an der basalen Hirnoberfläche nach dorsal. Das anteriore, auf die Sonde zu verlaufende Segment ist nur in ca. 40% der Fälle ableitbar (Stolz et al. 1999a). Dagegen kann der lateral um das Mesenzephalon ziehende Abschnitt mit von der Sonde weg gerichtetem Strömungssignal in aller Regel dargestellt werden (◘ Abb. 12.15). Als Leitstruktur dient hier das P2-Segment der A. cerebri posterior, das kaudal der Vene verläuft. Durch leichtes Kippen der Sonde nach kranial kann die V. basalis bis zu ihrer Einmündung in die unpaare V. cerebri magna verfolgt werden.

Dienzephale Schnittebene

Leitstrukturen beim Aufsuchen der Venen sind der in der Medianlinie gelegene III. Ventrikel und die dorsal davon lokalisierte echoreiche Glandula pinealis (▶ s. Abb. 12.3). Zur besseren Orientierung empfiehlt sich, wie auch in den folgenden Schnittebenen, eine Abbildungstiefe von 15–16 cm mit Darstellung der kontralateralen Schädelkalotte.

V. cerebri magna (Galen). Die aus dem Zusammenfluss der beiden Vv. cerebri internae entstehende unpaare V. cerebri magna wird dorsal der Glandula pinealis in der Medianlinie mit von der Sonde weg gerichtetem Strömungssignal aufgefunden (◘ Abb. 12.16). Durch leichtes Kippen der Sonde nach kranial kann sie in ihrem kurzen Verlauf bis zum Apex des Tentoriums verfolgt werden, wo sie in den Sinus rectus mündet. Sie nimmt die paarige V. basalis auf.

V. cerebri interna. Die Vene nimmt Blut aus den frontalen und frontoparietalen inneren Hirnvenen auf und verläuft paramedian auf dem Dach des III. Ventrikels nach dorsal, wo sie sich mit der entsprechenden kontralateralen Vene zur

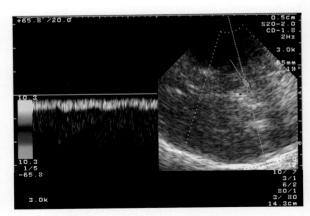

◘ **Abb. 12.15.** Mesenzephale Schnittebene mit V. basalis (Rosenthal). Im Hintergrund Dopplersignal der A. cerebri posterior

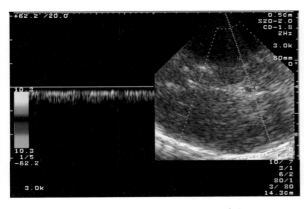

Abb. 12.16. Dienzephale Schnittebene mit V. cerebri magna (Galen)

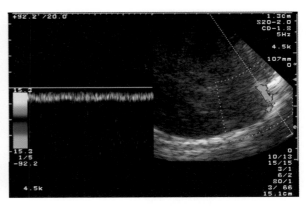

Abb. 12.18. Orbitomeatale Schnittebene mit kontralateralem Sinus transversus

V. cerebri magna vereinigt. Ohne Signalverstärker gelingt ihre Darstellung auf dem Ventrikeldach in weniger als 1/4 der Fälle.

Dienzephal rotierte Schnittebene

Ausgehend von der dienzephalen Schnittebene kann durch Kranialrotation des anterioren Sondenteils die obere Kante des Tentoriums, an der die Falx cerebri ansetzt, über ihre gesamte Länge als echogene Mittellinienstruktur im B-Bild dargestellt werden. Diese endet okzipital an der als Leitstruktur dienenden, ebenfalls echogenen Protuberantia occipitalis interna der Kalotte.

Sinus rectus. Der Sinus wird durch eine Duplikatur der Falx an deren Ansatz am Tentorium gebildete und ist mit von der Sonde weg gerichtetem Strömungssignal bis zu seiner Einmündung in den Confluens sinuum vor der Protuberantia occipitalis interna ableitbar (Abb. 12.17).

Sinus sagittalis inferior. Er verläuft im freien Rand der Falx quasi als »Verlängerung« des Sinus rectus, in den er mündet, nach frontal. Sonographisch gelingt seine Darstellung ohne Einsatz von Signalverstärkern kaum.

Orbitomeatale Schnittebene

Bei Einstellung einer axialen Schnittebene zwischen Nasenwurzel und der im B-Bild sichtbaren Protuberantia occipita-

lis interna (d. h. in etwa parallel zu der aus der Computertomographie bekannten Orbitomeatallinie) lassen sich die okzipital gelegenen Sinus darstellen.

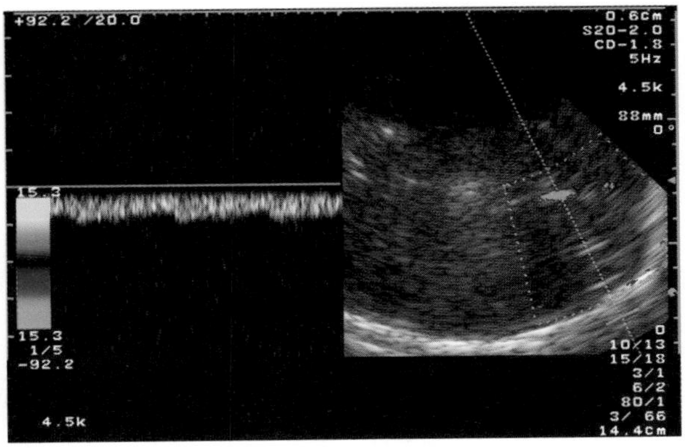

Sinus sagittalis superior. Durch leichte Kippung nach kranial wird der Sinus sagittalis superior, median der okzipitalen Kalotte anliegend, im Querschnitt aufgefunden. Er weist ein von der Sonde weg gerichtetes Strömungssignal auf.

Confluens sinuum. Unmittelbar vor der Protuberantia occipitalis interna kann, als Fortsetzung des Sinus sagittalis superior nach Einmündung des Sinus rectus, der Confluens sinuum abgeleitet werden. Bei fehlender Anlage eines einheitlichen Konfluens – nur in ca. 20% ist dieser ausgebildet – setzt sich der Sinus sagittalis superior in den rechten, der Sinus rectus in den linken, häufig kaliberschwächeren Sinus transversus fort.

Sinus transversus. Durch leichte Kippung nach kaudal gelingt es, die beidseits paramedian an der okzipitalen Kalotte gelegenen Sinus transversus gemeinsam in einer Schnittebene abzubilden. Die Strömungsrichtung weist dabei im ipsilateralen Sinus zur Sonde hin, im kontralateralen davon weg (Abb. 12.18). Letzterer kann an der kontralateralen Kalotte in seinem Verlauf bis zum Sinus sigmoideus verfolgt werden. Über die Sinus transversus wird das Blut aus dem Confluens sinuum bzw. direkt aus dem Sinus rectus und Sinus sagittalis superior Richtung Sinus sigmoidei und Vv. jugulares geführt.

🛈🛈 Praktische Hinweise

Eine Winkelkorrektur macht bei transtemporaler Ableitung der intrakraniellen Sinus und Venen keinen Sinn, da als Folge des ungünstigen Beschallungswinkels bereits geringe Fehler bei der Winkelmessung zu erheblichen Fehlern bei der Berechnung der Strömungsgeschwindigkeiten führen. Daher hat es sich eingebürgert, »Strömungsgeschwindigkeiten« in nicht winkelkorrigierter Form anzugeben.

Abb. 12.17. Dienzephal rotierte Schnittebene mit Sinus rectus

12.6.4 Bedeutung pathologischer Strömungsverhältnisse

Die klinische Bedeutung der Duplexuntersuchung intrakranieller Venen und Sinus kann heute nicht abschließend beurteilt werden.

Bei der initialen Diagnose einer Venen- oder Sinusthrombose wird die Methode insbesondere gegenüber der Kombination aus MR-Tomographie und MR-Angiographie auch in Zukunft kaum klinische Relevanz erlangen. Venöse Verschlussprozesse können intrakraniell nur anhand fehlender und/oder veränderter Strömungssignale erkannt werden, da sich Gefäßwände und intraluminale Thromben sonographisch nicht darstellen. Die Unterscheidung z. B. einer Sinusthrombose von einer im venösen System häufigen Hypoplasie oder die eines offenen Sinus von einer Thrombose mit sekundärer Durafistel (Ries et al. 1997b) kann sonographisch nicht bzw. nicht sicher genug getroffen werden. Möglicherweise erlauben aber Verlaufsuntersuchungen von Ausmaß und Geschwindigkeit einer Strömungsnormalisierung nach diagnostizierter Thrombose eine Prognose des klinischen Verlaufs (Stolz et al. 2002b).

Veränderungen des Strömungsverhaltens in den intrakraniellen Venen und Sinus könnten darüber hinaus u. U. frühzeitige Hinweise auf Störungen der intrakraniellen Blutzirkulation z. B. bei raumfordernden Infarkten (Stolz et al. 2002a) oder Subarachnoidalblutungen (Mursch et al. 2001) liefern.

Zusammenfassung

Größere mittelliniennahe Venen und Sinus sowie der Sinus transversus lassen sich zumindest abschnittsweise mit der farbkodierten Duplexsonographie darstellen. Trotz des dabei ungünstigen, mehr oder weniger rechtwinkligen Verlaufs zur Sonde gelingt dies am besten über einen transtemporalen Zugang. Arterien und nichtvaskuläre Hirnstrukturen dienen als Orientierungspunkte beim Auffinden und Identifizieren einzelner Venen und Sinus.

13 Beurteilung intrakranieller Kollateralwege

◻ Tabelle 13.1. Flussvolumina in den wichtigsten Kollateralwegen (bei Normoplasie)

A. ophthalmica	50–100 ml/min
R. communicans anterior	150–200 ml/min
R. communicans posterior	100–150 ml/min

Insbesondere im Zusammenhang mit multiplen Gefäßstenosen und -verschlüssen der hirnversorgenden Arterien oder einer Progredienz von Stenosen stellt sich die Frage nach bereits vorhandenen bzw. in Zukunft möglichen intrakraniellen Kollateralwegen. Wie bereits in Kap. 1.8 beschrieben, stehen im Wesentlichen 3 große Kollateralwege zur Verfügung (◻ Abb. 13.1), die individuell sehr unterschiedlich angelegt sein können:

━ **Extra-intrakranielle Kollateralen.** Hier ist an 1. Stelle die A. ophthalmica zu nennen, die bei hochgradigen Verschlussprozessen der proximalen A. carotis interna fast regelmäßig retrograd versorgt ist und einen zwar meist geringen, aufgrund der Versorgung der A. choroidea anterior (► s. Kap. 1.5.1) jedoch wichtigen Beitrag zur Hirndurchblutung liefert.

━ **Kollateralen des Circulus Willisii.** Der R. communicans anterior und posterior stellen die intrakraniellen Hauptkollateralwege dar, wobei die vordere Verbindung meist wesentlich besser ausgebildet ist (◻ Tabelle 13.1).

━ **Leptomeningeale Anastomosen.** Die über die Hirnkonvexität verlaufenden Anastomosen erhalten bei Verschluss der großen Hirngefäße in variablem Umfang eine »Basisdurchblutung« aufrecht.

13.1   Indikationen

Untersuchungen der intrakraniellen Kollateralgefäße gehören nicht zum Routineprogramm von Ultraschalluntersuchungen an den hirnversorgenden Arterien und sind an wenige konkrete Fragestellungen gebunden (► s. nachstehende Übersicht).

> **Indikationen zur Abklärung intrakranieller Kollateralwege**
>
> ━ Abschätzung des Risikos hämodynamisch bedingter Hirninfarkte bei Verschluss der A. carotis interna
> ━ Diagnostisches Hilfskriterium bei der Abklärung von Verschlussprozessen der hirnversorgenden Arterien
> ━ Risikobeurteilung vor Ligatur der A. carotis interna
> ━ Beitrag zur Indikationsstellung operativer und interventioneller Eingriffe bei Karotisstenosen

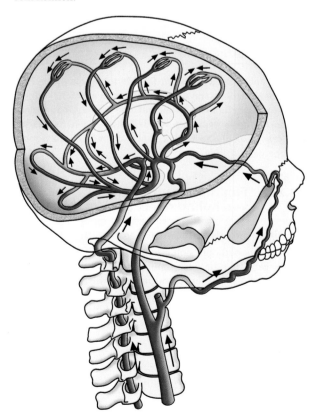

◻ Abb. 13.1. Wichtigste Kollateralwege bei Verschlussprozessen der hirnversorgenden Arterien

13.1.1 Beurteilung bestehender Kollateralwege

Bei Verschlussprozessen der extra- und intrakraniellen hirnversorgenden Arterien kommt es regelmäßig zur Ausbildung von Anastomosen, welche die Durchblutung in dem nicht mehr unmittelbar versorgten Hirnareal mehr oder weniger gut aufrecht erhalten. Die Indikation zur sonographischen Erfassung dieser Kollateralen ergibt sich hier im Wesentlichen aus 2 Gründen.

Beurteilung des hämodynamischen Risikos. Insbesondere bei den relativ häufig vorkommenden Karotisverschlüssen gilt es die Frage zu klären, ob eine ausreichende Kollateralversorgung vorliegt. Unzureichende Kollateralverhältnisse sind insgesamt zwar bemerkenswert selten (▶ s. Kap. 23.1.2), dann jedoch mit einem hohen Risiko hämodynamisch induzierter Grenzzoneninfarkte vergesellschaftet. Ein einfaches Verfahren und zugleich Methode der Wahl zur Quantifizierung der Kollateralisation ist die Bestimmung der zerebrovaskulären Reservekapazität (▶ s. Kap. 14).

Einsatz als diagnostisches Hilfskriterium. Im Rahmen der Erkennung von Verschlussprozessen an den hirnversorgenden Arterien stellt der Nachweis intrakranieller Kollateralen ein wichtiges diagnostisches Hilfskriterium dar (▶ s. Kap. 15.3.2). Wenn keine klare Einschätzung des Befundes möglich ist und andernfalls invasive diagnostische Maßnahmen zur Klärung der Situation erforderlich wären, ergibt sich hier im Einzelfall auch die Indikation zur Durchführung von Karotiskompressionstests.

13.1.2 Beurteilung zukünftiger Kollateralwege

Etwas komplexer ist die Situation, wenn es gilt, zukünftige mögliche Kollateralwege einschließlich deren Bedeutung für die Hirndurchblutung vorherzusagen. Diese Fragestellung ergibt sich im Wesentlichen in 3 Fällen (▶ s. Kap. 23.1.4):
- geplante oder mögliche Ligatur der A. carotis interna,
- Verschluss der A. carotis interna mit kontralateraler Stenose,
- hochgradige Karotisstenose bei asymptomatischem Patienten.

Ein zukünftig zu erwartender Gefäßverschluss kann definitionsgemäß nicht anhand der aktuell bestehenden Gefäßsituation abgeklärt werden, sondern erfordert zwangsläufig die »Simulation« des Verschlusses durch kurzzeitige Kompression der A. carotis communis. Zu den Risiken des Karotiskompressionstests und zu den Vorbedingungen für die Durchführung des Tests ▶ s. Kap. 11.3.1.

13.2 Untersuchungsablauf und -kriterien

13.2.1 Lokalisation von Kollateralgefäßen

Methode der Wahl zur Lokalisation von Kollateralgefäßen ist die **transkranielle farbkodierte Duplexsonographie.**

Mit Hilfe dieser Technik können sowohl die »üblichen« Anastomosen über den R. communicans anterior und posterior als auch die im Einzelfall beeindruckend variablen sonstigen Kollateralverbindungen im Bereich der Hirnbasisarterien – ggf. unter Zuhilfenahme von Signalverstärkern – zuverlässig dargestellt werden (Baumgartner et al. 1996a; Droste et al. 2000; Hoksbergen et al. 2000; Klötzsch et al. 1996b; Martin et al. 1995). ◩ Abbildung 13.2 zeigt typische Ausbildungsformen des R. communicans anterior und posterior bei ein- und beidseitigen Verschlüssen der A. carotis interna.

Andere Methoden erscheinen lediglich in 2 Ausnahmen von praktischer Bedeutung:
- Die transkranielle Dopplersonographie ohne Bildgebung vermag mit hoher Zuverlässigkeit eine Kollateralisation über den R. communicans anterior nachzuweisen, wenn sich bei Beschallung der vorderen Hirnbasisarterien in einer Untersuchungstiefe von 75–80 mm hohe Dopplerfrequenzen und/oder ausgeprägte Strömungsstörungen zeigen.
- Die cw-Dopplersonographie der Periorbitalgefäße ermöglicht die zuverlässige Abklärung einer möglichen Kollateralversorgung über die A. ophthalmica (▶ s. Kap. 9.3). Eine retrograde Strömung sichert den Befund einer solchen Anastomose.

Die Beurteilung anderer intrakranieller Kollateralen mit Hilfe der »einfachen« transkraniellen Dopplersonographie wird zwar in der Literatur beschrieben. Angesichts der häufigen anatomischen Varianten ist das Verfahren jedoch als unsicher zu bewerten und manche publizierten Befunde sind retrospektiv kritisch zu betrachten.

ⓘⓘ Praktische Hinweise

Bei unklarer Situation im Dopplersonogramm der Periorbitalarterien kann die A. ophthalmica auch direkt durch den Augenbulbus sowohl mit der 4-MHz-cw-Sonde als auch mit der gepulsten 2-MHz-Sonde abgeleitet werden (cave biologische Effekte durch die hohe Schallsendeenergie).

13.2.2 Funktionsbeurteilung von Kollateralen

Bestimmung des Strömungsvolumens

Obwohl aus pathophysiologischen Erwägungen eigentlich naheliegend, hat die Bestimmung von Strömungsvolumina (▶ s. Kap. 5.3.3) in den extrakraniellen hirnversorgenden Arterien bislang nur wenig Bedeutung für die Funktionsbeurteilung von Kollateralen erlangt. Eine intrakranielle Strömungsvolumenbestimmung ist bislang aus technischen Gründen nicht möglich.

Nach Untersuchungen von Eicke et al. (1998) liegt der Zuwachs des ipsilateralen Flussvolumens bei Verschlussprozessen der kontralateralen A. carotis interna bei 30–150 ml/min (normales Flussvolumen in der Größenordnung um 250 ml/min). Ho et al. (2002) nennen ein Flussvolumen in der A. carotis communis
▼

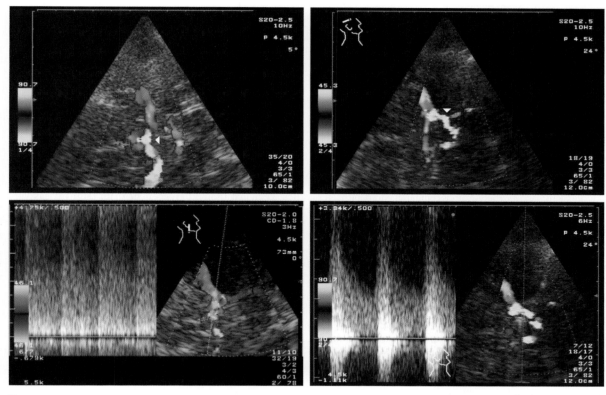

Abb. 13.2. Farbkodierte Darstellung des Circulus Willisii bei Verschlüssen der A. carotis interna. Kollateralisation über den R. communicans anterior (*links*); Kollateralversorgung über beide Rr. communicantes posteriores bei beidseitigem Verschluss der A. carotis interna (*rechts*)

von mehr als 370 ml/min, für die A. vertebralis von mehr als 120 ml/min als prädiktiv bei Vorliegen einer Kollateralströmung. Kritisch anzumerken ist hier allerdings die Beschränkung auf die A. carotis communis. Auch sind einseitige Beurteilungen der A. vertebralis angesichts des gemeinsamen Beitrags beider Vertebralarterien zur Durchblutung des hinteren Kreislaufs als problematisch anzusehen.

Kompressionstests

Wie bereits in Kap. 11.3.1 beschrieben, sollte die »traditionelle« Methode der Kollateralbeurteilung durch Kompression der A. carotis communis aufgrund ihres möglichen Risikos heute nur noch dann durchgeführt werden, wenn
- der Kompressionstest wichtige therapeutische Konsequenzen erwarten lässt und
- das Ergebnis nicht durch andere nichtinvasive Methoden zu erzielen ist.

Beurteilungskriterium an den Hirnbasisarterien ist in diesem Fall die (arithmetische) mittlere Maximalfrequenz des Dopplerspektrums, die üblicherweise durch Interpolation zu ermitteln ist (**Abb. 13.3**). Die Benutzung der strömungsphysiologisch korrekteren intensitätsgewichteten mittleren Dopplerfrequenz (Meanwert) scheitert daran, dass hierfür meist längere Kompressionszeiten erforderlich sind. Aus Sicherheitsgründen sollte die Zeit für die Kompression der A. carotis communis 3–5 Herzzyklen nicht überschreiten. Zur Wertigkeit der Reaktion in der A. cerebri media bei Karotiskompression ▶ s. Fallbeispiel 30.1.

ⓘⓘ Praktische Hinweise

Bestehen Zweifel an der technisch korrekten Durchführung des Karotiskompressionstests, sollte durch einer Helfer während des Kompressionsmanövers die ipsilaterale A. carotis interna mit der cw-Dopplersonde abgeleitet werden. Bei suffizienter Karotiskompression kommt es zu einem weitgehenden Verschwinden der Strömung in der A. carotis interna. Eine geringe Restströmung erfolgt jedoch regelmäßig retrograd über die A. carotis externa.

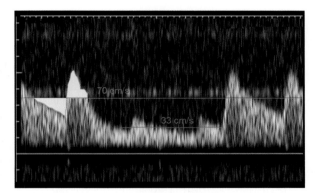

Abb. 13.3. Bestimmung des Effekts einer kurzzeitigen Kompression der A. carotis communis auf die mittlere Maximalfrequenz im Dopplerspektrum der ipsilateralen A. cerebri media. Der Abfall liegt bei etwas mehr als 50% (33/70)

Zerebrovaskuläre Reservekapazität

Einen quantitativen Eindruck über die »Güte« der Kollateralversorgung in einem Gefäßversorgungsgebiet vermittelt die Bestimmung der zerebrovaskulären Reservekapazität. Näheres hierzu ▶ s. Kap. 23.1.2.

Zusammenfassung

Mit der transkraniellen farbkodierten Duplexsonographie lassen sich die Kollateralwege bei extrakraniellen Verschlussprozessen meist unschwer abklären. Um den Beitrag der verschiedenen Kollateralwege quantitativ abschätzen zu können, ist im Einzelfall die Durchführung von Kompressionsmanövern der A. carotis communis erforderlich.

13.3 Befunde bei verschiedenen Kollateralwegen

13.3.1 Extra-intrakranielle Kollateralen

Wie bereits oben genannt, ist die wichtigste dieser Kollateralen über die A. ophthalmica dopplersonographisch anhand retrograd durchströmter Periorbitalarterien zu sichern. Eine quantitative Abschätzung könnte grundsätzlich auch durch eine duplexsonographische Flussvolumenbestimmung der A. ophthalmica erfolgen, Erfahrungen und Normwerte liegen hierzu jedoch nicht vor.

13.3.2 Circulus Willisii

R. communicans anterior

Der überwiegende Anteil einseitiger Verschlüsse der A. carotis interna wird v. a. über den R. communicans anterior kollateralisiert (▶ s. Abb. 13.2). Charakteristische Befunde dabei sind:

- retrograd versorgter A1-Abschnitt der ipsilateralen A. cerebri anterior,
- Hyperperfusion und häufig ausgeprägte Strömungsstörungen im Bereich des R. communicans anterior,
- Hyperperfusion im A1-Abschnitt der kontralateralen A. cerebri media.

Es ist jedoch festzuhalten, dass aus dem Vorhandensein aller dieser Befunde keine quantitativen Aussagen über die »Güte« der Kollateralversorgung zu machen sind. Der Grund hierfür liegt darin, dass intrakraniell keine Möglichkeit besteht, Gefäßdurchmesser zu bestimmen. Damit können aus einer vermehrten Strömungsgeschwindigkeit keine Rückschlüsse auf das Strömungsvolumen gezogen werden. Mehr Bedeutung könnte hier zukünftig der Bestimmung des Flussvolumens in der extrakraniellen A. carotis interna zukommen.

Merke

Der Nachweis von Hyperperfusion und Strömungsstörungen im vorderen Abschnitt des Circulus Willisii ermöglicht qualitative, jedoch keine quantitativen Aussagen über die bestehende Kollateralversorgung.

R. communicans posterior

Der R. communicans posterior ist im Vergleich zum vorderen Anteil des Circulus Willisii regelmäßig kaliberschwächer ausgelegt und im Normalfall nicht darstellbar. Eine zuverlässige Beurteilung ist ausschließlich mit der farbkodierten Untersuchung möglich, da es andernfalls aufgrund der zahlreichen anatomischen Varianten im Bereich der Hirnbasisarterien zu beträchtlichen Fehlaussagen kommen kann.

13.3.3 Leptomeningeale Anastomosen

Eine direkte sonographische Darstellung ist hier nicht möglich. Lediglich indirekt ergeben sich Hinweise auf das Vorhandensein leptomeningealer Anastomosen, wenn bei einem ipsilateralen Verschluss großer Hirngefäße die kontralaterale A. cerebri media eine erhöhte Strömungsgeschwindigkeit aufweist.

Sonographische Hinweise auf Kollateralwege bei Verschluss der extrakraniellen A. carotis interna

- Kollateralen über die A. ophthalmica
  - Retrograd versorgte A. supratrochlearis (und A. ophthalmica)
  - Nachweis einer orthograden Strömung in der distalen A. carotis interna im farbkodierten Duplexsonogramm
- Kollateralen über den R. communicans anterior
  - Retrograd versorgter A1-Abschnitt der ipsilateralen A. cerebri anterior
  - Verstärkte Strömung in der kontralateralen A. cerebri anterior
  - Hyperperfusion im R. communicans anterior
- Kollateralen über den R. communicans posterior
  - Nachweis des Gefäßes im farbkodierten Duplexsonogramm
  - Verstärkte Strömung im Anfangsabschnitt der ipsilateralen A. cerebri posterior
- Kollateralen über die Hirnkonvexität (leptomeningeale Anastomosen)
  - Verstärkte Strömung in der kontralateralen A. cerebri media

Zusammenfassung

Die Dopplerableitung der A. ophthalmica bzw. der Periorbitalarterien ermöglicht qualitative Aussagen über die wichtigste extra-intrakranielle Kollateralversorgung. Die Kollateralwege des Circulus Willisii lassen sich mit Hilfe der transkraniellen farbkodierten Duplexsonographie darstellen. Hinweise auf leptomeningeale Anastomosen ergeben sich lediglich indirekt anhand erhöhter Strömungsgeschwindigkeiten.

14 Zerebrovaskuläre Reservekapazität

14.1 Indikationen

Die zerebrovaskuläre Reservekapazität (synonym: Auto-regulationsreserve, Vasomotorenreserve, zerebrovaskuläre Reaktivität) ist ein Maß für die verbliebene Dilatationsfähigkeit (und Konstriktionsfähigkeit) der intrazerebralen Arteriolen. Da die Autoregulation der Hirngefäße den Hauptmechanismus zur Aufrechterhaltung der Hirndurchblutung auch bei stärkeren Blutdruckabfällen darstellt (▶ s. Kap. 2.2.2) (Hilz et al. 2000), lassen sich aus ihr quantitative Aussagen über die Funktion der zerebralen Hämodynamik ableiten. Die zerebrale Autoregulation kann auf mehrere Arten gestört bzw. verändert sein (◘ Tabelle 14.1). Anhand der zu erwartenden Auffälligkeiten bei der Dilatation und/oder Konstriktion lassen sich 4 Fälle unterscheiden, aus denen sich die Indikationen zur Bestimmung der zerebrovaskulären Reservekapazität ergeben.

Verminderte Dilatationsfähigkeit

Bei einem vorgeschalteten, den zerebralen Perfusionsdruck mindernden Strömungshindernis versucht die zerebrale Autoregulation durch Weitstellung der intrazerebralen Arteriolen die Hirndurchblutung aufrechtzuerhalten. Sie kann damit jedoch nicht mehr durch zusätzliche Dilatation auf Blutdruckabfälle reagieren, sodass eine weitere Senkung des Blutdrucks zu einem Abfall der Hirndurchblutung führt (▶ s. Abb. 2.2). Anhand zahlreicher prospektiver Studien konnte gezeigt werden, dass Patienten mit Karotisverschlüssen und erschöpfter zerebrovaskulärer Reservekapazität ein deutlich erhöhtes Schlaganfallrisiko aufweisen. Die Beurteilung hämodynamischer Einschränkungen bei hochgradigen Stenosen und Verschlüssen der hirnversorgenden Arterien stellt damit die wichtigste Indikation zur Untersuchung der zerebrovaskulären Reservekapazität dar (▶ s. nachstehende Übersicht).

> **Indikationen zur Untersuchung der zerebrovaskulären Reservekapazität**
>
> — **Indikationen von nachgewiesener klinischer Bedeutung**
>   – Beurteilung der hämodynamischen Beeinträchtigung bei hochgradigen Stenosen und Verschlüssen der hirnversorgenden Arterien
> — **Indikationen mit bislang eher wissenschaftlichem Charakter**
>   – Beurteilung der neuralen Entkoppelung nach Schädel-Hirn-Traumen und zerebralen Ischämien
>   – Verlaufsbeobachtung zerebraler Mikroangiopathien
>   – Untersuchungen bei Migräne

Leichtere Störungen der zerebrovaskulären Reservekapazität sind demgegenüber nur von geringer Bedeutung und gehen mit keinem erhöhten Hirninfarktrisiko einher. Der Grund dafür ist darin zu sehen, dass das Gehirn durch die Möglichkeit zur Erhöhung der Sauerstoffextraktionsrate noch einen weiteren Schutzmechanismus gegen Ischämien besitzt (▶ s. Abb. 2.3). Wird das Strömungshindernis z. B. aufgrund einer Karotisoperation beseitigt, kommt es regelmäßig zu einer Normalisierung der zerebrovaskulären Reservekapazität (▶ s. Kap. 30.1.3).

Verminderte Konstriktionsfähigkeit

Im Gefolge akuter zerebraler Ischämien und/oder Hirnkontusionen kann es zu einer Entkoppelung der Steuerungs-

◘ **Tabelle 14.1.** Regulationsstörungen der Weite intrazerebraler Arteriolen und deren Ursachen

Krankheitsbild	Ursache	Fähigkeit zur Dilatation	Fähigkeit zur Konstriktion
Vorgeschalteter Gefäßverschluss	Reaktive Dilatation	Massiv vermindert	Erhalten
Schädel-Hirn-Trauma, zerebrale Ischämie	Neurale Entkoppelung	Maximale Dilatation	(Weitgehend) aufgehoben
Hyperperfusionssyndrom	Unbekannt	Maximale Dilatation	(Weitgehend) aufgehoben
Zerebrale Mikroangiopathie	Hyalinose	Mäßig vermindert	Mäßig vermindert
Migräne	Unbekannt	Erhöht	Erhöht

mechanismen der intrazerebralen Arteriolen kommen. Die Widerstandsgefäße sind in diesem Fall maximal weit gestellt und reagieren weder bei Erhöhung des Blutdrucks noch bei anderen Stimuli (z. B. Hyperventilation) mit einer adäquaten Konstriktion. Aufgrund der damit verbundenen Neigung zur Ausbildung von Hirnödemen besitzt die Bestimmung der zerebralen Reservekapazität beim akuten Schädel-Hirn-Trauma wahrscheinlich prognostische Bedeutung (▶ s. Kap. 23.4). Ein zumindest ähnlicher Mechanismus ist auch beim sog. **Hyperperfusionssyndrom** im Rahmen von Karotisoperationen anzunehmen, bei dem es in den ersten Stunden bis Tagen nach dem Eingriff zu einer Weitstellung der intrazerebralen Arteriolen kommt (▶ s. Kap. 30.1.5).

Verminderte Dilatations- und Konstriktionsfähigkeit

Im Gegensatz zu den oben genannten Mechanismen entstehen Störungen der zerebrovaskulären Reservekapazität durch eine primäre Schädigung der intrazerebralen Arteriolen. Dieser Fall liegt bei ausgeprägten zerebralen Mikroangiopathien mit Hyalinose der Gefäßwände vor. Die Verminderung der zerebralen Reservekapazität ist bei Mikroangiopathien deutlich geringer ausgeprägt als in den oben genannten Fällen (▶ s. Kap. 23.2).

Erhöhte Dilatations- und Konstriktionsfähigkeit

Bei Migränepatienten findet sich im Intervall häufig eine gegenüber den genannten Normwerten gesteigerte (»überschießende«) zerebrovaskuläre Reservekapazität bereits auf geringe Stimuli. Es ist bislang nicht bekannt, ob dieser Befund mit dem Pathomechanismus der Migräne zusammenhängt oder ob es sich hier lediglich um ein Epiphänomen handelt (▶ s. Kap. 23.3).

14.2 Untersuchungsablauf und -kriterien

Die dopplersonographische Bestimmung der zerebrovaskulären Reservekapazität ist eine von zahlreichen Methoden zur quantitativen Beurteilung der zerebralen Hämodynamik (◨ Tabelle 14.2). Bei den in der klinischen Routine eingesetzten Verfahren ist überwiegend eine Stimulation der intrazerebralen Arteriolen erforderlich, um anhand von Ände-

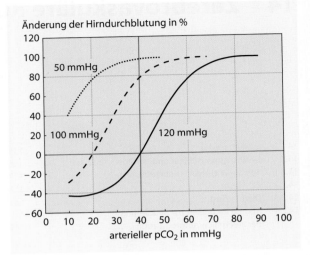

◨ Abb. 14.1. Zusammenhang zwischen pCO_2 und der Hirndurchblutung bei unterschiedlichem zerebralem Perfusionsdruck. (Mod. nach Harper u. Glass 1965)

rungen des zerebralen Blutflusses bzw. der Strömungsgeschwindigkeit in den Hirnbasisarterien indirekte Aussagen über die Fähigkeit der Arteriolen zur kompensatorischen Weit- oder Engstellung machen zu können.

Den stärksten Einfluss auf die Weite der intrazerebralen Arteriolen besitzt der CO_2-Partialdruck des Blutes. So führt Hyperkapnie zu einer ausgeprägten Weitstellung der Gefäße, während Hypokapnie kommt es zu einer Engstellung. Hieraus resultiert ein S-förmiger Zusammenhang zwischen pCO_2 und zerebralem Blutfluss (CBF) (◨ Abb. 14.1).

Gelegentlich wird in der Literatur auch von einem exponentiellen Zusammenhang zwischen den beiden Parametern pCO_2 und CBF gesprochen. Aus physiologischen Gründen macht dies jedoch keinen Sinn. Zwar erfolgt die Reaktion auf schlagartige Veränderungen der Umgebungsbedingungen in der Natur nach einem exponentiellen Muster, im vorliegenden Fall handelt es sich jedoch um einen kontinuierlichen Regelmechanismus mit der Möglichkeit sowohl der Dilatation als auch der Konstriktion von Gefäßen. Mit dem Erreichen der

▼

◨ Tabelle 14.2. Methoden zur Beurteilung der zerebralen Hämodynamik

	Direkte Methoden		Indirekte Methoden		
	CBF/CBV Ratio	Blutdruck-modulation	CO_2-Stimulation	Diamox-Stimulation	Apnoe-Hyper-ventilation
PET	++			(+)	
HMPAO-SPECT			+	+	
Xenon-SPECT	(+)		(+)	+	
fMRI	+			+	
Dopplersonographie		++	+	+	+

CBF/CBV Ratio als Quotient aus zerebralem Blutfluss und zerebralem Blutvolumen, *PET* Positronenemissionstomographie, *SPECT* Single-Photon-Emission-Computertomographie, *fMRI* funktionelle Kernspintomographie

maximalen Weite auf der einen und der maximalen Engstellung auf der anderen Seite liegen definierte Endpunkte vor. Dementsprechend kann die hieraus resultierende Kurve, mathematisch gesehen, nur einer hyperbolischen S-Kurve entsprechen.

Sinkt der zerebrale Perfusionsdruck durch ein vorgeschaltetes Strömungshindernis, kann die Hirndurchblutung über einen gewissen Bereich noch durch Erweiterung der intrazerebralen Widerstandsgefäße aufrechterhalten werden. In diesem Fall kommt es jedoch zu einer Linksverschiebung der pCO_2-CBF-Kurve, bis schließlich das Fehlen einer Änderung der Hirndurchblutung bei pCO_2-Änderungen maximal dilatierte Arteriolen und damit eine erschöpfte zerebrovaskuläre Reservekapazität anzeigt.

> Voraussetzung für die Bestimmung der zerebrovaskulären Reservekapazität mit Hilfe der transkraniellen Dopplersonographie ist die Annahme, dass bei Stimulation der zerebralen Arteriolen der Durchmesser der Hirnbasisarterien weitgehend konstant bleibt. Nur dann ist eine Proportionalität zwischen der Strömungsgeschwindigkeit in diesen Gefäßen und der Hirndurchblutung gegeben. Andernfalls wären bei der Doppleruntersuchung in Abhängigkeit von den zu erwartenden Durchmesseränderungen Über- oder Unterschätzungen im Vergleich mit Messungen der Hirndurchblutung zu erwarten. Zwar wurden an der Konstanz der großen Hirngefäße während CO_2-Änderungen Zweifel geäußert (Müller u. Radü 1987), verschiedene Untersuchungen schließen jedoch wesentliche Kaliberschwankungen aus (Huber u. Handa 1967; Kleiser et al. 1991b; Valdueza et al. 1997).

ℹℹ Praktische Hinweise

> Auch der Dopplerbefund der Periorbitalarterien kann wichtige Hinweise auf die zerebrale hämodynamische Situation geben. Wenn ein Nullfluss oder eine retrograde Strömung in diesem Gefäß anhand der Kompressionstests sicher ausgeschlossen werden können (einschließlich einer Kollaterale über die A. maxillaris) (► s. Kap. 9.3.3), liegt mit großer Wahrscheinlichkeit keine schwerwiegend verminderte zerebrovaskuläre Reservekapazität vor (Krapf et al. 1998). Der
> ▼

umgekehrte Schluss ist allerdings nicht möglich, da nur ein geringer Prozentsatz von Patienten mit pathologischem Befund an den Periorbitalarterien eine wesentliche Störung der zerebralen Hämodynamik aufweist.

Die Bestimmung der zerebrovaskulären Reservekapazität kann grundsätzlich an allen dopplersonographisch erreichbaren Arterien des vorderen und hinteren Hirnkreislaufs erfolgen. Wesentliche Unterschiede sind nicht zu erwarten (Barrett et al. 2001). Bei unzureichenden Untersuchungsbedingungen spricht auch nichts gegen den Einsatz von Signalverstärkern (Rohrberg u. Brodhuhn 2001). Aufgrund der Stimulationsart sind 3 indirekte Techniken zur dopplersonographischen Beurteilung der zerebrovaskulären Reservekapazität zu unterscheiden, die im Folgenden näher beschrieben werden.

14.2.1   Apnoe- und Hyperventilationstests

Bei diesem Verfahren wird die Tatsache ausgenutzt, dass es bei kooperativen Patienten in der Mehrzahl der Fälle durch Luftanhalten bzw. Hyperventilation möglich ist, eine relevante Erhöhung bzw. Erniedrigung des pCO_2 zu erreichen. Entsprechend sind bei diesem Test neben dem Dopplergerät keinerlei weitere Hilfsmittel erforderlich. Zwei unterschiedliche Messverfahren sind hierzu beschrieben.

Breath-holding-Index (BH-Index)
Bei dieser Methode wird der Patient aufgefordert, so lange wie möglich (wenigstens 30 s) die Luft anzuhalten (◘ Abb. 14.2). Aus dem relativen Anstieg der Blutströmungsgeschwindigkeit, dividiert durch die Zeit des Luftanhaltens, ergibt sich der sog. BH-Index. Als Normwert (◘ Tabelle 14.3) wurde 1,2±0,6 ermittelt (Markus u. Harrison 1992):

$$\text{BH-Index} = \frac{v_{Apnoe} - v_{Ruhe}}{v_{Ruhe} \cdot t_{Apnoe}} \cdot 100$$

v_{Ruhe} mittlere Strömungsgeschwindigkeit in Ruhe,
v_{Apnoe} mittlere Strömungsgeschwindigkeit nach ≥30 s Luftanhalten,
t_{Apnoe} Zeit des Luftanhaltens (wenigstens 30 s).

◘ Abb. 14.2. Beispiel eines Apnoetests bei einem gesunden Probanden. Mit v_{Apnoe} = 3,2 kHz, v_{Ruhe} = 2,4 kHz und einer Apnoezeit von 30 s errechnet sich ein BH-Index von 1,1

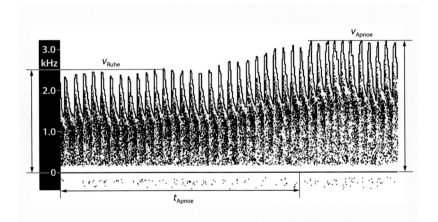

Untersuchungstechnik

◘ **Tabelle 14.3.** Normwerte der zerebrovaskulären Reservekapazität für verschiedene Methoden (zusammengefasst nach Angaben in der Literatur)

Methode	Normwert
Breath-holding-Index (BH-Index)	1,2±0,6
Hyperventilations-Apnoe-Test	>15% Anstieg *oder* Abfall
Normierte CO_2-Reaktivität (NCR)	24±7%/Vol.% CO_2
Vasomotorenreserve (VMR)	50±10%
2-Seiten-Methode	>10% Anstieg/ Abfall
Diamox-Reaktivität	38±15%

ⓘⓘ Praktische Hinweise

Der Beginn der Apnoephase sollte bevorzugt aus mittlerer Atemlage heraus erfolgen (Stoll et al. 1994). Aufgrund möglicher Erstickungsgefühle ist Luftanhalten nach Ausatmung für den Patienten unangenehm, Luftanhalten aus tiefer Inspiration führt regelmäßig zu einem unbewussten Valsalva-Manöver mit Erhöhung des intrakraniellen Drucks. Um einen zu niedrigen Strömungsgeschwindigkeitsanstieg aufgrund intrakranieller Drucksteigerung auszuschließen, empfiehlt es sich, immer den maximalen Anstieg der Strömungsgeschwindigkeit abzuwarten. Dieser wird regelmäßig erst 5–10 s nach Ende der Apnoephase erreicht.

Hyperventilations-Apnoe-Test

Gegenüber dem ausschließlichen Luft anhalten besitzt die Kombination von Hyperventilation mit anschließendem Luft anhalten (◘ Abb. 14.3) 2 wesentliche Vorteile (Widder 1992):

— **Bessere Compliance.** Manche Patienten sind kaum in der Lage, über einen längeren Zeitraum die Luft anzuhalten. Die Hyperventilation ist besser reproduzierbar und deren Effizienz kann unschwer vom Untersucher beobachtet werden (Totaro et al. 1999).

— **Klinisch eindeutigere Aussage.** Besser als bei ausschließlichem Luft anhalten gibt die Reaktion während Hyperventilation Auskunft darüber, ob eine vollständig er-

schöpfte oder noch grenzwertige zerebrovaskuläre Reaktivität vorliegt. Gemäß der in ► Abb. 14.1 gezeigten S-förmigen Kurve führt Hyperventilation bei grenzwertigem Befund noch zu einer messbaren Abnahme der Strömungsgeschwindigkeit in den Hirnbasisarterien, während bei Apnoe in beiden Fällen keine Reaktion mehr erfolgt.

Bei dem kombinierten Test wird der Patient zunächst aufgefordert, im Sekundentakt bzw. im Rhythmus des akustisch vom Dopplergerät wiedergegebenen Herzschlags (oder eines anderen Taktgebers) schnell ein- und auszuatmen (► s. nachstehende Übersicht). Die schnelle Atmung hat sich gegenüber der forcierten Atmung als günstiger erwiesen, da damit geringere intrakranielle Druckschwankungen auftreten, der Patient weniger belastet wird und er außerdem weniger dazu neigt, mit dem Kopf zu wackeln und damit die Sondenposition zu verändern. Nach ca. 30–40 s Dauer wird er aufgefordert, gemäß dem oben genannten Protokoll für den Apnoe-Test die Luft so lange wie möglich anzuhalten.

Ablauf des Hyperventilations-Apnoe-Tests

— 30–40 s Hyperventilation durch schnelle Atmung im Rhythmus des eigenen Herzschlags (aus dem Lautsprecher des Dopplergerätes)
— Messung des Basiswertes der maximalen Dopplerfrequenz oder des Meanwertes
— Möglichst langes Anhalten der Luft, dann normal weiteratmen (maximal ca. 30 s)
— Messung des Hyperkapniewertes der maximalen Dopplerfrequenz oder des Meanwertes 5–10 s später

ⓘⓘ Praktische Hinweise

Den Patienten zunächst hyperventilieren und erst anschließend die Luft anhalten zu lassen hat gegenüber dem umgekehrten Ablauf praktische Vorteile, da es während der Luftanhaltephase besser möglich ist, die Sonde ruhig zu halten, sodass größere Sicherheit hinsichtlich möglicher Schwankungen der Sondenposition besteht und damit auch kleinere Änderungen der Strömungsgeschwindigkeit in den Hirnbasisarterien noch erkennbar sind.

Eine schwerwiegend gestörte zerebrovaskuläre Reservekapazität ist auszuschließen, wenn während des Tests eine Änderung der Strömungsgeschwindigkeit (Abnahme oder Zu-

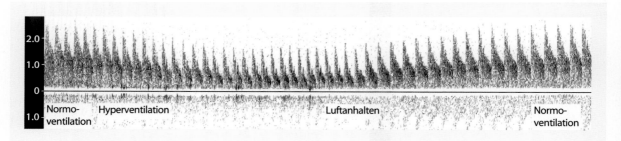

◘ **Abb. 14.3.** Beispiel eines Hyperventilations-Apnoetests bei einem gesunden Probanden mit kontinuierlicher Registrierung des Dopplerspektrums der A. cerebri media

nahme) im untersuchten Gefäß von wenigstens 15% gegenüber dem Basiswert zu erkennen ist (Widder 1992).

Auch die Reaktionsgeschwindigkeit der Hirngefäße auf Änderungen des pCO_2 spielt eine nicht unbedeutende Rolle für die Beurteilung der zerebrovaskulären Reservekapazität. So zeigt sich nach frischeren Ischämien (insbesondere Grenzzoneninfarkten) häufig eine erhebliche Verzögerung der üblichen Reaktionszeit von 10–20 s auf das Doppelte und mehr, was wahrscheinlich Ausdruck einer metabolisch gestörten Autoregulation ist. Systematische Untersuchungen hierzu liegen bislang jedoch nicht vor.

14.2.2 CO₂-Tests

Sofern nicht ausschließlich qualitative Ja-Nein-Aussagen wie bei Karotisverschlüssen im Vordergrund stehen, empfiehlt sich eine quantitative Bestimmung der zerebrovaskulären Reservekapazität mit kontinuierlicher Messung des endexspiratorischen CO_2-Anteils der Atemluft.

Apparative Voraussetzungen

Die kontinuierliche Messung des pCO_2 erfolgt üblicherweise durch Analyse der ausgeatmeten Luft mit einem sog. Kapnometer. Die ebenfalls zur pCO_2-Bestimmung verwendeten Hautsonden sind aufgrund ihrer Trägheit ungeeignet. Bei der Wahl des Gerätes sollte darauf geachtet werden, dass dieses zwischen 2 Exspirationszyklen keine Raumluftzufuhr zur Justierung des Nullpunktes benötigt, da ansonsten das unten beschriebene ventillose System nicht benutzt werden kann.

Zur Messung des CO_2-Anteils der Atemluft und zur Zufuhr eines erhöhten CO_2-Anteils hat sich die Verwendung einer Beatmungsmaske, wie sie in der Anästhesie benutzt wird, am besten bewährt. Wenn der Patient diese selbst in der Hand hält, wird sie üblicherweise gut toleriert. Die Verwendung eines Tubus ist grundsätzlich ebenfalls möglich, wird jedoch meist als unangenehmer empfunden. Um ein gleichmäßiges Luftangebot zu gewährleisten, wird außerdem ein ebenfalls in der Anästhesie gängiger Beatmungsbeutel mit 2–3 l Inhalt benötigt.

Zur Steuerung des Luftstroms stehen 2 Möglichkeiten zur Verfügung (◘ Abb. 14.4).

2-Ventil-System. Dieses Verfahren besitzt den Vorteil, den Ein- und Ausatmungsstrom zu trennen, was vom hygienischen Standpunkt die beste Lösung ist. Benötigt wird hierzu ein 2-Wege-Ventil, welches in der Anästhesie als Standardteil vorrätig ist. Dieses Ventil stellt jedoch einen erheblichen Atemwegswiderstand dar, der bei ängstlichen, wenig kooperativen Patienten zu Problemen führen kann.

Ventilloses System. Bei diesem Verfahren erfolgt die Ausatmung durch einen V-förmigen Schlitz im Beatmungsbeutel, der sich während des Einatmens weitgehend verschließt. Vorteilhaft ist hier der fehlende Atemwegswiderstand. Die Benutzung des ganzen Systems für Ein- und Ausatmung erfordert allerdings aus hygienischen Gründen häufige Desinfektion.

Zur Erhöhung des CO_2-Anteils der Atemluft sind 3 verschiedene Möglichkeiten denkbar:

- O_2-CO_2-Mischbatterie. Die Verwendung einer O_2-CO_2-Mischbatterie ist sicherlich die eleganteste, gleichzeitig aber auch die aufwändigste Lösung. Mit ihrer Hilfe lässt sich der CO_2-Anteil der Atemluft stufenlos regulieren.
- Carbogengas. Da hohe CO_2-Anteile in der Atemluft bei manchen Patienten Erstickungsgefühle hervorrufen, hat sich die Verwendung eines CO_2-Anteils von nur 5% bewährt. Dieser kann in Form von sog. »Carbogengas« zugeführt werden, das ein Festgemisch von 5% CO_2 in 95% O_2 enthält. Mit Carbogengas ist zuverlässig eine Erhöhung des CO_2-Anteils der Atemluft von wenigstens 1% zu realisieren.
- Beutelrückatmung. Obwohl die Erhöhung des CO_2-Anteils der Atemluft durch Rückatmung in einen größeren Plastikbeutel die technisch einfachste Lösung darstellt, ist deren Anwendung nur bedingt zu empfehlen. Da hierbei gleichzeitig auch der O_2-Anteil der Atemluft sinkt, ist bei Patienten mit erschöpfter CO_2-Reaktivität das Auftreten einer zerebralen Mangelversorgung nicht auszuschließen.

ⓘⓘ Praktische Hinweise

Bei der CO_2-Messung ist zu berücksichtigen, dass die zur Verfügung stehenden Geräte nicht in der Lage sind, den pCO_2 in mmHg, sondern lediglich den Volumenanteil an CO_2 in der Ausatemluft (Vol.% CO_2) zu bestimmen. Entsprechend ist es physikalisch korrekter, Angaben zur CO_2-Reaktivität nicht in %/mmHg, sondern in %/Vol.% CO_2 zu machen. Eine Umrechnung der beiden Werte ist nur mit Einschränkungen möglich, da der Zusammenhang zwischen Vol.% CO_2 und pCO_2 von verschiedenen Faktoren wie dem aktuellen Luftdruck und der Höhe des Messortes über dem Meeresspiegel abhängt. In der Praxis kann jedoch mit hinreichender Genauigkeit davon ausgegangen werden, dass 1 Vol.% CO_2 einem pCO_2 von ca. 6,5 mmHg entspricht.

Untersuchungstechniken

Für die Bestimmung der CO_2-Reaktivität werden in der Literatur 3 unterschiedliche Methoden angegeben (◘ Abb. 14.5).

Normierte CO₂-Reaktivität (NCR). Bei dieser Technik wird der relative Anstieg der mittleren Strömungsgeschwindigkeit während Erhöhung des CO_2-Anteils der Atemluft um 1%, bezogen auf den Ruhewert, bestimmt. Der Normwert der NCR

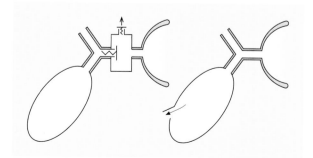

◘ **Abb. 14.4.** Möglichkeiten der CO_2-Zufuhr über ein 2-Ventil-System (*links*) sowie über ein ventilloses System (*rechts*)

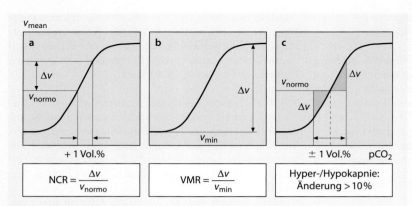

■ **Abb. 14.5.** Methoden zur Bestimmung der CO$_2$-Reaktivität. Weitere Erklärungen ► s. Text

liegt bei 24±5%/Vol.% CO$_2$ (Widder et al. 1986a). Bei Verwendung von Carbogengas ist der benötigte Anstieg von 1 Vol.% CO$_2$ regelmäßig ohne Schwierigkeiten zu erreichen (■ Abb. 14.6).

Vasomotorenreserve (VMR). Hierbei wird versucht, durch Variation des CO$_2$-Anteils der Atemluft die S-förmige CO$_2$-CBF-Kurve nachzuvollziehen und dabei den Abstand zwischen den beiden Asymptoten zu quantifizieren. Als Bezugsgröße gilt die mittlere Strömungsgeschwindigkeit in Ruhe, als Normwert der VMR werden 50±10% angegeben (Ringelstein et al. 1988). Die Technik setzt erhebliche Kooperation des Patienten voraus. Außerdem ist im pathologischen Fall die gewünschte maximale Konstriktion der Arteriolen auch bei extremer Hyperventilation kaum zu erreichen.

Hyper-Hypokapnie-Methode. Analog den bereits oben beim Hyperventilations-Apnoe-Test gemachten Vorgaben trägt dieses Vorgehen der Überlegung Rechnung, dass sich die charakteristischen Punkte der CO$_2$-CBF-Kurve anhand der jeweiligen Reaktion auf Hyper- und Hypokapnie definieren lassen (Widder 1989). Ein Anstieg und Abfall von mehr als 10% deutet auf eine ausreichende CO$_2$-Reaktivität hin. Sinkt der Anstieg der mittleren Strömungsgeschwindigkeit während Hyperkapnie unter 10%, ist der obere Knickpunkt der Kurve erreicht. Zeigt sich keine relevante Änderung sowohl unter Hyper- als auch Hypokapnie, liegt eine erschöpfte zerebrovaskuläre Reservekapazität vor.

ⓘ Praktische Hinweise

Bei Verwendung von Carbogengas können bei Bedarf CO$_2$-Zwischenwerte dadurch erreicht werden, dass das Anschlussstück nicht fest mit der Beatmungsmaske konnektiert, sondern in mehr oder weniger großem Abstand vor die Anschlussöffnung gehalten wird.

»Worst case« und Zeichen einer völlig aufgehobenen zerebrovaskulären Reservekapazität ist das Auftreten einer inversen CO$_2$-Reaktivität (■ Abb. 14.7). Durch Weitstellung der Arteriolen der nicht oder weniger betroffenen Gegenseite sinkt der verbliebene Kollateralfluss zur betroffenen Hemisphäre, sodass in diesem Fall die Strömungsgeschwindigkeit gegenüber Ruhewerten weiter abfällt. Umgekehrt ist hier während Hyperventilation durch die Konstriktion der Gefäße der Gegenseite eine leichte ipsilaterale Strömungszunahme zu verzeichnen. Der in der Literatur häufig verwendete Begriff des »intrazerebralen Stealeffekts« ist in diesem Fall nicht korrekt, da nicht Blut von der betroffenen Seite abgezogen wird, sondern sich lediglich die Kollateralversorgung verringert.

Fehlermöglichkeiten

Hauptfehlerquelle bei allen Arten der dopplersonographischen Bestimmung der zerebrovaskulären Reservekapazität sind unbeabsichtigte Veränderungen der Schallsondenposition und des Beschallungswinkels. Soweit möglich, sollte daher mit einer am Kopf fixierten Sonde gemessen werden. Wird die Untersuchung simultan auf beiden Seiten durchgeführt, ergibt sich zudem der Vorteil, Seitenunterschiede direkt erkennen zu können.

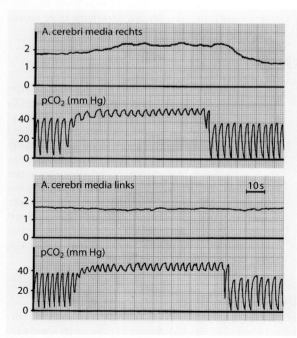

■ **Abb. 14.6.** Bestimmung der CO$_2$-Reaktivität bei einem Patienten mit Verschluss der linken A. carotis und ipsilateral erschöpfter zerebrovaskulärer Reservekapazität. Kontinuierliche Registrierung der mittleren Dopplerfrequenz der A. cerebri media sowie des CO$_2$-Anteils der Atemluft

■ **Abb. 14.7.** Inverse CO_2-Reaktivität in der linken A. cerebri media bei einem 34-jährigen Patienten mit beidseitigem Verschluss der A. carotis interna. Endexspiratorischer CO_2-Anteil der Atemluft (*unten*), zugehöriger Verlauf der systolisch-diastolischen (*dunkles Raster*) sowie der mittleren Strömungsgeschwindigkeit (*Linie*) in der linken A. cerebri media (*oben*)

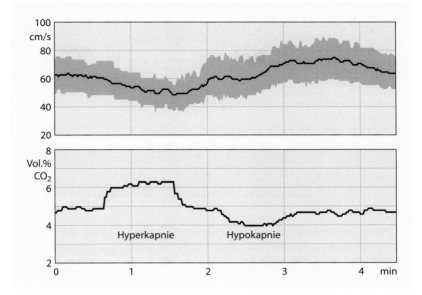

Die dopplersonographische Beurteilung der zerebrovaskulären Reservekapazität kann unmöglich werden, wenn Herzrhythmusstörungen vorliegen, die erhebliche Schwankungen in der mittleren Strömungsgeschwindigkeit verursachen.

Bei exakten Bestimmungen der zerebrovaskulären Reserve sollten ggf. auch Schwankungen des Blutdrucks beachtet werden. Zwar sind diese bei Verwendung von Carbogengas und kurzen Untersuchungszeiten zu vernachlässigen (Widder et al. 1986a), können im Einzelfall jedoch zu Fehlmessungen führen (Hetzel et al. 1999).

Vorsicht ist auch in den ersten Wochen nach einem Schlaganfall geboten. Bei großen Infarkten mit einer Ausdehnung von mehr als 4 cm kann es aufgrund des gestörten zerebralen Metabolismus in dieser Zeit zu falsch-positiven Werten kommen.

14.2.3   Diamox-Test

Der Karboanhydrasehemmer Acetazolamid (Diamox) beeinflusst u. a. durch Veränderung des Blut-pH die Weite der intrazerebralen Arteriolen. Nach intravenöser Bolusgabe von üblicherweise 1 g kommt es beim Gesunden innerhalb von 1–2 min zu einer deutlichen Steigerung der Hirndurchblutung, die ihr Maximum nach 5–15 min erreicht (Dahl et al. 1994; Piepgras et al. 1990; Ringelstein et al. 1992b; Sorteberg et al. 1989). Eine maximale Weitstellung der intrazerebralen Arteriolen ist jedoch durch Acetazolamid nicht zu erreichen (Démolis et al. 2000). Um eine möglichst vergleichbare Reaktion zu erhalten und die Nebenwirkungen gering zu halten, sollte die Dosierung individuell dem Körpergewicht angepasst werden und ca. 15 mg/kg KG betragen (Kleiser et al. 1994, Grossmann u. Köberle 2000).

Der relative Anstieg der mittleren Strömungsgeschwindigkeit in den Hirnbasisarterien liegt normalerweise in der Größenordnung von 38±15%, vereinzelt werden allerdings auch deutlich höhere Werte bis 62% genannt (Hamann et al. 1996). Die Verwendung von Absolutwerten sollte aufgrund

Ablauf des Diamox-Tests

— Anbringen einer am Kopf fixierten Sonde
— Bestimmung des Ruhewertes der Strömungsgeschwindigkeit
— i.v.-Gabe von 15 mg Diamox/kg KG (meist 1 g)
— Anleiten des Patienten zu ruhiger Atmung
— Nach 15 min Bestimmung des Belastungswertes

der erheblichen interindividuellen Variabilität der Blutströmungsgeschwindigkeit in Ruhe vermieden werden. Ähnlich der CO_2-Reaktivität ist eine eindeutige pathologische Reaktivität bei vorgeschaltetem Strömungshindernis dann zu diagnostizieren, wenn der Anstieg weniger als 10% beträgt oder sogar invers ausfällt.

Nebenwirkungen

Abhängig von der Dosierung ist mit gewissen Nebenwirkungen zu rechnen. Diese reichen von oralen Dysästhesien, Geschmacksstörungen und Kopfdruck bis zu ausgeprägten Kopfschmerzen, Schwindel, Übelkeit und Erbrechen (Kleiser et al. 1994). Schwerwiegende bleibende Nebenwirkungen sind jedoch nicht bekannt.

Fehlermöglichkeiten

Der Diamox-Test beinhaltet mehrere vermeidbare und unvermeidbare Fehlermöglichkeiten.

Probleme der Sondenpositionierung. Aufgrund der langen Wartezeit bis zum Erreichen des maximalen Anstiegs der Strömungsgeschwindigkeit ist dringend eine feststehende Sonde zu empfehlen. Bei wiederholtem Ansetzen der Sonde sind Fehler in der Größenordnung des pathologischen Schwellenwertes von 10% nicht zu vermeiden.

Probleme durch Hyperventilation. Um die unangenehmen Nebenwirkungen auszugleichen, reagieren manche Patien-

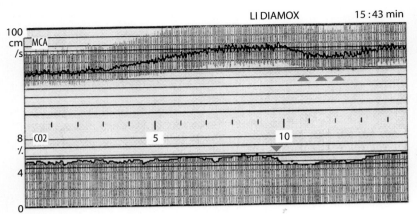

Abb. 14.8. Verlauf der Strömungsgeschwindigkeit in der linken A. cerebri media (*oben*) über 15 min nach i.v.-Gabe von 1 g Acetazolamid bei einem gesunden Probanden. Nach ca. 3 min kommt es über mehrere Minuten zu einem kontinuierlichen Anstieg der Strömungsgeschwindigkeit. Während der ersten 10 min wurde der Proband angehalten, unten Beobachtung des Kapnometers auch bei Auftreten von Nebenwirkungen konstant zu atmen. Beachte den Abfall der Strömungsgeschwindigkeit (▲) nach »Freigabe« der Atmung (▼)

ten mit Hyperventilation. Dies bewirkt jedoch eine Verminderung der Diamox-Reaktivität und kann daher zu falschpositiven Befunden führen (❑ Abb. 14.8). Um zuverlässige Ergebnisse zu erzielen, sollten die Patienten zu einer möglichst gleichmäßigen Atmung angehalten werden. Soweit vorhanden, ist auch die Verwendung eines Kapnometers zu empfehlen.

Acetazolamid-Nonresponder. In seltenen Fällen sind falschpositive Ergebnisse auch durch Fehlen einer Strömungsreaktion in den hirnversorgenden Arterien auf die Acetazolamidgabe zu erwarten (Kleiser et al. 1994). Die Ursache für das Auftreten derartiger »Acetazolamid-Nonresponder« ist nicht bekannt.

> Um auch geringere pathologische Befunde erfassen zu können, die lediglich mit einem verzögerten Anstieg der Strömungsgeschwindigkeit nach Acetazolamidgabe einher gehen, wurde von Stoll et al. (1996) empfohlen, statt des maximalen Anstiegs die Fläche unter der Geschwindigkeitskurve während eines Messzeitraums von 45 min zu verwenden. Zwar erscheint diese Zeit für praktische Zwecke inakzeptabel hoch, aufgrund der Erfahrung, dass im pathologischen Fall häufig eine extreme Verzögerung des Anstiegs sowohl nach Acetazolamid- als auch nach CO_2-Stimulation auftritt, ist der Vorschlag jedoch schlüssig und könnte grundsätzlich auch beim CO_2- und beim Apnoetest Verwendung finden. Untersuchungen hierzu liegen bislang allerdings nicht vor.

14.2.4 Andere Techniken zur Beurteilung der zerebralen Autoregulation

In den letzten Jahren sind mehrere Techniken zur Beurteilung der zerebrovaskulären Reservekapazität bzw. der zerebralen Autoregulation beschrieben worden, bei denen die Stimulation der intrazerebralen Arteriolen nicht durch Veränderung des pCO_2 bzw. pH, sondern durch Variation des Blutdrucks erfolgt. Zwar ist diese Art der Testung als »physiologischer« anzusehen, da für die Messung direkt die Hauptvariable der zerebralen Autoregulation, der Blutdruck, verwendet wird und nicht nur indirekte Parameter herangezogen werden, die verschiedenen zum Einsatz kommenden Methoden setzen jedoch einigen technischen Aufwand voraus und sind auch nicht an größeren Patientenkollektiven prospektiv validiert.

Apparative Voraussetzungen

Voraussetzung für alle Verfahren zur Messung der sog. dynamischen zerebralen Autoregulation ist neben dem üblichen Dopplergerät ein kontinuierliches Monitoring des systemischen Blutdrucks. Dies kann zwar grundsätzlich mit Hilfe einer arteriellen Blutdruckmessung erfolgen, macht jedoch aufgrund seiner Invasivität nur bei Patienten der Intensivstation Sinn, bei denen ohnehin ein arterieller Zugang vorliegt. Auf nichtinvasive Weise lässt sich der Blutdruck kontinuierlich z. B. mit Hilfe eines dynamischen Fingerblutdruckmessgerätes (z. B. Finapres Ohmeda) bestimmen, das zwar Absolutwerte nicht exakt erfasst und daher ggf. mit der konventionellen Riva-Rocci-Methode geeicht werden muss, jedoch Veränderungen des Blutdrucks von Herzschlag zu Herzschlag anzeigt. Die meisten der derzeit etablierten Verfahren benötigen außerdem große Blutdruckmanschetten für die Oberschenkel zur Variation des systemischen Blutdrucks.

Untersuchungstechnik

Bei der von Tiecks et al. (1995) vorgeschlagenen Methode erfolgt eine kontinuierliche Ableitung der Strömungsgeschwindigkeit in der A. cerebri media und des arteriellen Blutdrucks mit jeweiliger Mittelwertbildung sowohl während

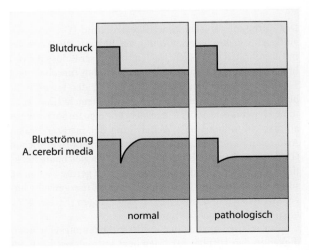

Abb. 14.9. Schematische Darstellung der Reaktion in den Hirnbasisarterien auf schlagartiges Ablassen des Drucks in Oberschenkelmanschetten mit einem hierdurch induzierten Blutdruckabfall

3-minütiger übersystolischer Kompression von beiden Oberschenkelblutdruckmanschetten als auch nach plötzlichem Ablassen des Drucks. Hierbei kommt es regelmäßig zu einem kurzen Abfall des systemischen Blutdrucks um mehr als 10 mmHg. Treten dabei lediglich geringere Blutdruckschwankungen auf, muss eine längere Kompressionszeit eingehalten werden, um sinnvolle Ergebnisse zu erhalten. Die Auswertung erfolgt durch Korrelation mit Modellkurven für die Reaktion der Blutströmung auf den Blutdruckabfall, die zugehörige Software ist in verschiedenen Geräten implementiert. Als Ergebnis wird ein sog. **Autoregulationsindex** (ARI) errechnet, der innerhalb gewisser, bislang noch nicht näher untersuchter Abweichungen mit der CO_2-Reaktivität korreliert (◻ Abb. 14.9) (White u. Markus 1997).

> Als Varianten dieser Methode wurden in letzter Zeit auch Techniken beschrieben, die keine Oberschenkelmanschetten mehr benötigen und bei denen die Autoregulation aus den bereits normalerweise in Ruhe auftretenden Blutdruckschwankungen bzw. nach Valsalva-Manöver (Tiecks et al. 1996) errechnet wird.
> ▼

Nachteilig hierbei ist, dass aufgrund der geringen und wenig exakt terminierten Blutdruckschwankungen größere Fehler möglich sind (vermindertes »Signal-Rausch-Verhältnis«), sodass diese Verfahren wahrscheinlich lediglich einer groben Orientierung dienen. Aufgrund der möglichen Komplikationen wenig sinnvoll erscheint der Vorschlag, als Stimulus eine kurzzeitige Karotiskompression zu verwenden (Smielewski et al. 1996).

Zusammenfassung

Die dopplersonographische Beurteilung der zerebrovaskulären Reservekapazität setzt eine Stimulation der intrazerebralen Arterien zur Veränderung ihrer Weite voraus. Dies kann durch Hyper- oder Hypoventilation (Luft anhalten) erfolgen, jedoch auch durch Erhöhung des CO_2-Anteils in der Atemluft oder Gabe von Acetazolamid (Diamox) sowie durch schnelle Variation des Blutdrucks mit Hilfe von Oberschenkelmanschetten. Alle Verfahren haben ihre spezifischen Vor- und Nachteile.

Doppler-/Duplexbefunde bei Stenosen und Verschlüssen

15 Stenosen und Verschlüsse der extrakraniellen A. carotis

Verschlussprozesse der extrakraniellen A. carotis sind zum weit überwiegenden Teil unmittelbar an der Karotisbifurkation bzw. in den ersten 2–3 cm nach Abgang der A. carotis interna lokalisiert. Entsprechend erfährt dieser Bereich im Folgenden die größte Beachtung. Stenosen und Verschlüsse werden dabei aus didaktischen Gründen getrennt betrachtet. Stenosen im weiteren Verlauf der A. carotis interna bis zur Schädelbasis sind demgegenüber seltener. Aufgrund einiger beachtenswerter Unterschiede bei der Ultraschalldiagnostik werden sie in einem eigenen Kapitel diskutiert. Den Abschluss bilden Verschlussprozesse der A. carotis communis und externa, die aufgrund ihrer untergeordneten Bedeutung nur relativ kurz gestreift werden.

15.1 Abgangsstenosen der A. carotis interna

Seit Einführung der farbkodierten Duplexsonographie ist es vielerorts üblich geworden, den Lokalbefund an der Karotisbifurkation ausschließlich an der farbkodierten Information festzumachen. Da die A. carotis interna jedoch kein isoliertes Gefäß ist, sondern die Hirnarterien in einem Verbundsystem stehen und vor- und nachgeschaltete Verschlussprozesse gleichfalls von Bedeutung sind, beinhaltet dieses Vorgehen erhebliche Risiken. Nicht zuletzt kann es dazu führen, dass die sonographischen Verfahren, wie dies z. B. in den angloamerikanischen Ländern der Fall ist, aufgrund der damit verbun-

denen Fehlbefunde einen Stellenwert besitzen, der deutlich unter ihren tatsächlichen Möglichkeiten liegt (▶ s. Kap. 15.1.5). Die sonographische Erkennung und Graduierung von Stenosen sollte daher immer das Resultat der Zusammenschau aller verfügbaren Kriterien sein (◘ Tabelle 15.1). Einen Überblick über die 4 wichtigsten Schritte gibt ◘ Abb. 15.1.

15.1.1 Definition des Stenosierungsgrades

Obwohl der Abgang der A. carotis interna die weitaus häufigste Lokalisation von Stenosen an den hirnversorgenden Arterien darstellt und kaum mehr zählbare Studien über deren Erkennung mit verschiedenen Untersuchungstechniken vorliegen, ist die Definition von Stenosierungsgraden der A. carotis interna in der Literatur bislang alles andere als einheitlich. Hauptursache hierfür ist, dass der Anfangsabschnitt der A. carotis interna regelmäßig eine beträchtliche Erweiterung gegenüber dem übrigen Gefäß aufweist (Karotisbulbus; ▶ s. Kap. 1.3.2). Entsprechend ergeben sich 2 grundsätzlich unterschiedliche Möglichkeiten zur Beurteilung von Stenosierungsgraden (◘ Abb. 15.2).

Lokaler Stenosierungsgrad. Dieser errechnet sich aus dem Verhältnis zwischen dem minimalen Restdurchmesser und dem lokalen, unstenosierten Lumen und gibt die beste Aussage über das tatsächliche Ausmaß der Stenosierung. Aus dem angiographischen Bild ist er meist nur annäherungsweise durch Interpolation zwischen dem unmittelbar prä- und poststenotischen Lumen bestimmbar, da anders als bei der Duplexsonographie der ursprüngliche Gefäßdurchmesser nicht zu erkennen ist.

Distaler Stenosierungsgrad. Er orientiert sich demgegenüber am distalen, unstenosierten Gefäßdurchmesser als Referenz. Da das Gefäßlumen der distalen A. carotis interna bis zur Schädelbasis weitgehend konstant bleibt, besitzt diese Definition den Vorteil, bessere Aussagen über die hämodynamischen Auswirkungen einer Stenose zu machen. Andererseits werden bei diesem Verfahren mäßiggradige Stenosen im Bereich des Karotisbulbus entweder nicht beachtet oder müssten sogar mit negativen Stenosierungsgraden belegt werden.

ECST-Kriterien

Da die Hämodynamik bei der Beurteilung der »Gefährlichkeit« einer Stenose von wesentlich geringerer Bedeutung ist als deren embolisches Risiko, welches mit dem tatsächlichen Ausmaß der Plaque zusammenhängt, wurde in Deutschland vom Arbeitskreis Gefäßdiagnostik der Deutschen Gesellschaft für Ultraschall in der Medizin (DEGUM) bereits vor Jahren der lokale Stenosierungsgrad als Standard empfoh-

Doppler-/Duplexbefunde

◨ **Tabelle 15.1.** Synopsis der auf der Beurteilung des Dopplerspektrums beruhenden Befunde bei »üblichen« Abgangsstenosen der A. carotis interna mit einer Länge von 1–2 cm

Stenosierungsgrad	≤50%	60%	70%	80%	90%	95%	100%
Stenosemaximum Systolische Maximalgeschwindigkeit	<120 cm/s	120 cm/s	200 cm/s	300 cm/s	>300 cm/s	Variabel	–
Systolische Maximalfrequenz[a]		<7 kHz	7 kHz	10 kHz	>10 kHz	*Variabel*	–
Enddiastolische Maximalgeschwindigkeit			<130 cm/s	≥130 cm/s	≥130 cm/s	Variabel	–
Poststenotisch Systolische Maximalgeschwindigkeit				>60 cm/s	<60 cm/s	Minimal	–
Strömungsstörungen		–	Leicht	Ausgeprägt	Ausgeprägt	Meist keine mehr	–
Konfettieffekt			–	Häufig vorhanden	Häufig vorhanden	–	
Prästenotisch A. carotis communis			Unauffälliges Strömungssignal	Meist erhöhte Pulsatilität	Meist erhöhte Pulsatilität	Verminderte Strömungsgeschwindigkeit mit erhöhter Pulsatilität	Erhöhte Pulsatilität
Stenoseindizes ICA/CCA-Index	<1,5	>1,5	≥2	≥4	≥4	Nicht verwertbar	
ICA/ICA-Index (»mean velocity ratio«)	<2	2	3	5	10	?	Nicht verwertbar
Weitere Befunde Periorbitalarterien			Unauffälliges Strömungssignal	Meist pathologisch	Pathologisch[b]		
A. cerebri anterior			Antegrad durchströmt	Variabel	Retrograd durchströmt		

[a] cw-Dopplerkriterien, bezogen auf eine Ultraschallsendefrequenz von 4–5 MHz.
[b] Pathologischer Befund: einseitiger Verlust der diastolischen Strömung, Nullfluss oder retrograde Strömung.
Die angegebenen Zahlenwerte dienen lediglich zur Orientierung und können im Einzelfall nach oben oder unten abweichen. Relevante Abweichungen sind insbesondere bei kontralateralen Karotisverschlüssen, bei sehr kurz- bzw. zu langstreckigen Gefäßeinengungen sowie bei Tandemstenosen zu erwarten (Einzelheiten s. Text). (Mod. nach de Bray u. Glatt 1995; Görtler et al. 1996, 1997)

len (Widder et al. 1986b). Er ging auch in die europäische Studie zur operativen Therapie symptomatischer Karotisstenosen ein (European Carotid Surgery Trialists' Collaborative Group 1991). Hierauf gründet sich die Bezeichnung »ECST-Kriterien«.

Merke

Im vorliegenden Buch beziehen sich alle Angaben über Einengungen ausschließlich auf den »lokalen Stenosierungsgrad«.

NASCET-Kriterien

In den angloamerikanischen Ländern wird hingegen bis heute überwiegend der distale Stenosierungsgrad als Maß verwendet. Da dieser im North American Symptomatic Carotid Endarterectomy Trial (NASCET) Anwendung fand, wird auch von »NASCET-Kriterien« gesprochen. Beim Vergleich von Studienergebnissen sind die unterschiedlichen Ansätze jeweils zu berücksichtigen (Barnett u. Warlow 1993; Nicolaides et al. 1996). Da die Beziehung zwischen dem Karotisbulbus und der distalen A. carotis interna relativ konstant ist, kann eine ungefähre Umrechnung gemäß ◨ Abb. 15.3 erfolgen.

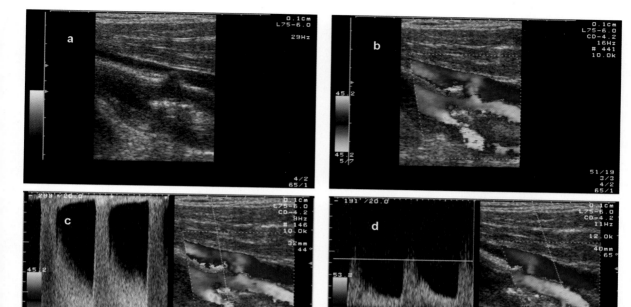

⬛ Abb. 15.1a–d. Schritte zur Graduierung einer Abgangsstenose der A. carotis interna. Im schwarzweißen (**a**) und farbkodierten (**b**) Schnittbild zwar Nachweis einer Stenose, aber keine genauere Einschätzung möglich. Das Dopplerspektrum im Stenosemaximum (**c**) lässt eine maximale systolische Strömungsgeschwindigkeit um 300 cm/s erkennen. Beachte dabei das nicht exakt definierbare Maximum aufgrund der limitierten Frequenzauflösung des Gerätes und der aufgrund des Aliaseffekts bedingten »Mitdarstellung« retrograder Strömungsanteile am oberen Bildrand, was die diagnostische Aus-

sage jedoch nicht relevant beeinträchtigt. Zusammen mit der maximalen poststenotischen Strömungsgeschwindigkeit von rund 85 cm/s (**d**) lässt sich ein lokaler Stenosierungsgrad von ca. 80% definieren. Die Zusatzkriterien in Form einer retrograden Strömung in den Periorbitalarterien und eines ICA/CCA-Indexes von 300/60 = 5 (maximale Strömungsgeschwindigkeit in der A. carotis communis 60 cm/s, nicht abgebildet) bestätigen den Befund einer umschriebenen, hochgradigen – jedoch noch nicht höchstgradigen – Abgangsstenose der A. carotis interna

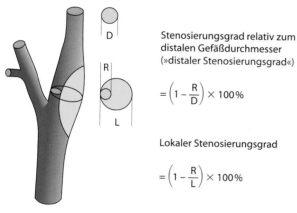

Stenosierungsgrad relativ zum distalen Gefäßdurchmesser (»distaler Stenosierungsgrad«)

$$= \left(1 - \frac{R}{D}\right) \times 100\%$$

Lokaler Stenosierungsgrad

$$= \left(1 - \frac{R}{L}\right) \times 100\%$$

⬛ Abb. 15.2. Berechnung des *lokalen Stenosierungsgrades* und des Stenosierungsgrades relativ zum distalen Gefäßdurchmesser (*distaler Stenosierungsgrad*). (Nach Widder et al. 1986 b)

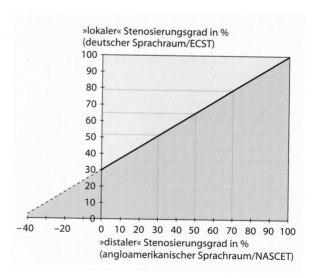

⬛ Abb. 15.3. Ungefährer Zusammenhang zwischen »lokalem« und »distalem« Stenosierungsgrad (nach Widder et al. 1986 b)

numerisch	deskriptiv
100%	höchstgradige Stenose
90%	höchstgradige Stenose
80%	hochgradige Stenose
70%	mittel- bis hochgradige Stenose
60%	mittelgradige Stenose
50%	mittelgradige Stenose
40%	geringgradige Stenose
30%	geringgradige Stenose
20%	geringfügige Wandveränderung
10%	geringfügige Wandveränderung
0%	

◘ **Abb. 15.4.** Deskriptive Einteilung des Schweregrades von Stenosen der A. carotis interna (ECST-Kriterien)

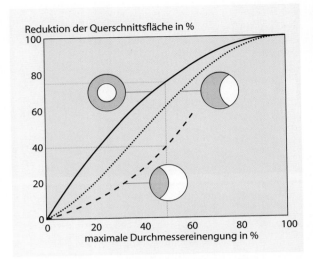

◘ **Abb. 15.5.** Beziehungen zwischen Querschnitts- und Durchmessereinengung bei konzentrischen und exzentrischen Stenosen

ⓘⓘ **Praktische Hinweise**

Der radiologischen Praxis einer möglichst exakten Graduierung von Stenosegraden folgend, hat sich in den vergangenen Jahren im deutschen Sprachraum die sonographische Einschätzung von Stenosen der A. carotis interna in durch 10 teilbare Prozentzahlen einschließlich der Angabe von Zwischenschritten (70–80%) weitgehend durchgesetzt. Angesichts der verschiedenen Fehlermöglichkeiten mag dies nicht immer sinnvoll sein und impliziert das Problem der »Pseudogenauigkeit«. Bei sorgfältiger Berücksichtigung aller Kriterien sind auf diese Weise jedoch differenzierte und reproduzierbare Verlaufsbeobachtungen möglich. Alternativ bietet sich die deskriptive Einteilung des Schweregrades an, die v. a. bei ausschließlichem Einsatz der cw-Dopplersonographie anzuraten ist. Die in diesem Buch verwendeten Definitionen finden sich in ◘ Abb. 15.4.

Vereinzelt wird in der Literatur auch die Querschnittseingung als Maß für Stenosen verwendet. Der Bezug zur Fläche könnte grundsätzlich als vorteilhaft angesehen werden, da Stenosen selten konzentrisch, sondern meist exzentrisch aufgebaut sind, sodass in einer Ebene möglicherweise ein zu niedriger, in der anderen Ebene jedoch ein zu hoher Einengungsgrad angenommen wird (◘ Abb. 15.5). Außerdem wurde mit Einführung der farbkodierten Duplexsonographie erstmals eine Methode verfügbar, mit der – falls nicht durch Schallschatten verdeckt – das Restlumen gegenüber dem ursprünglichen Lumen im transversalen Schnitt mit relativ hoher Auflösung dargestellt werden kann. Problematisch ist jedoch, dass bei höhergradigen Stenosen Flächenreduktionsgrade von mehr als 90% erreicht werden, sodass die Diskriminierung einer möglichen Progredienz schwierig wird. Dementsprechend hat sich diese Methode bislang nicht durchgesetzt.

15.1.2 Hauptkriterien der Stenosegraduierung

Die Erkennung und Graduierung von Stenosen der extrakraniellen A. carotis interna basiert im Wesentlichen auf der Verwendung von 4 Kriterien, die sich in ihrer Sensitivität und Spezifität vorteilhaft ergänzen (◘ Abb. 15.6).

Farbkodierte Darstellung des Stenosemaximums

Gering- bis mittelgradige Gefäßeinengungen lassen sich im farbkodierten Längsschnittbild regelmäßig an der Einschnürung des »Farbbandes« erkennen und – anhand des Vergleichs mit der schwarzweiß dargestellten unstenosierten Gefäßwand – auch recht exakt in ihrem Stenosierungsgrad bestimmen. Gleiches gilt für Querschnitte durch das Stenosemaximum, anhand derer v. a. exzentrische Einengungen dargestellt und graduiert werden können. Schwierigkeiten treten im Allgemeinen nur dann auf, wenn ein Schallauslöschungsartefakt (Schallschatten) den Blick auf das Stenosemaximum verhindert (▸ s. Abb. 15.14).

ⓘⓘ **Praktische Hinweise**

Bei der Graduierung exzentrischer Stenosen im Querschnitt des Gefäßes ist die Ebene entscheidend, in der die größte Durchmessereinengung erkennbar ist.

Je hochgradiger die Stenose ist, umso unsicherer wird jedoch die Stenosegraduierung anhand des farbkodierten Bildes. Hauptursachen hierfür sind:

Auflösungsprobleme der Farbkodierung. Wie bereits in Kap. 6.1.4 beschrieben, liegt die Auflösung der farbkodierten Darstellung im mm-Bereich. Angesichts der Tatsache, dass der Restdurchmesser einer 80%igen Karotisstenose bei ca. 1 mm liegt und der Unterschied zu einem Stenosierungsgrad von 90% nur 0,5 mm ausmacht, wird deutlich, warum die Methode hier überfordert ist. Hinzu kommt das Problem, dass im systolisch-diastolischen Verlauf und durch Veränderung der Farbverstärkung – auch im Power-Mode – erheblich variable Gefäßgrenzen und damit auch -durchmesser dargestellt werden können (◘ Abb. 15.7).

◼ **Abb. 15.6.** Diagnostische Domänen der verschiedenen sonographischen Kriterien, unterschieden in die 3 Hauptkriterien Farbdarstellung, intra- und poststenotische Strömungsgeschwindigkeit sowie Zusatzkriterien, die v. a. der Plausibilitätsüberprüfung der anhand der Hauptkriterien erhobenen Befunde dienen. (Nach Görtler et al. 1996, 1997)

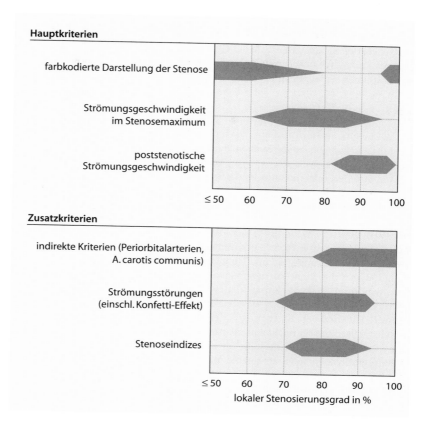

◼ **Abb. 15.7.** Graduierung von Stenosen der A. carotis interna im farbkodierten Duplexbild. Im **Längsschnitt** (*links*) besitzt die Darstellung im »Power-Mode« (*unten*) regelmäßig Vorteile gegenüber dem »Velocity-Mode«, da damit die Gefäßgrenzen klarer dargestellt werden. Der **Querschnitt** (*rechts*) eignet sich häufig für eine schnelle Ein-

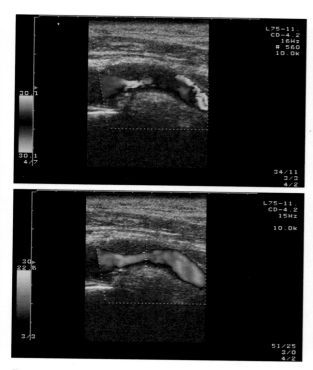

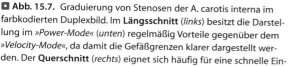

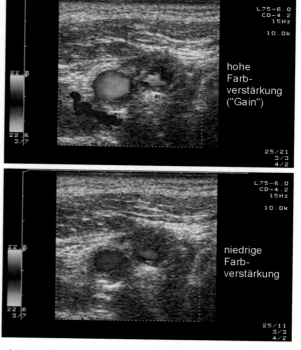

schätzung des Stenosierungsgrades, wenn, wie im vorliegenden Beispiel, das unstenosierte Lumen unschwer im schwarzweißen Bild abgrenzbar ist. Überstrahlartefakte bzw. eine zu geringe Farbverstärkung wirken sich jedoch auf das dargestellte Restlumen aus, sodass hierdurch erhebliche Unsicherheiten entstehen

Auftreten von Farbartefakten. Bedingt durch Strömungsstörungen und **Konfettieffekte** (▶ s. u.), die mit erheblichen Farbartefakten in- und außerhalb der Gefäßes einher gehen, kann es unmöglich oder zumindest sehr schwierig werden, das Restlumen sicher abzugrenzen.

ℹ️ **Praktische Hinweise**

Wie bereits mehrfach erwähnt, vermag die farbkodierte Gefäßdarstellung bei höhergradigen Stenosen das Maximum der Stenose zu lokalisieren, wenn im Rahmen der »optimierten Strömungsdarstellung« (▶ s. Kap. 6.3.2) an einer bestimmten Stelle im Gefäß ein lokales Aliasphänomen erkennbar wird.

Strömungsgeschwindigkeit im Stenosemaximum

Aufgrund des bereits mehrfach genannten Zusammenhangs zwischen Stenosierungsgrad und Dopplerfrequenzverschiebung hat sich die winkelkorrigiert gemessene Strömungsgeschwindigkeit (bzw. bei Einsatz der cw-Dopplersonde die systolische Maximalfrequenz) als zuverlässigster Parameter bei der Detektion von Einengungen der A. carotis interna bewährt. Allerdings führen Stenosen im Bereich des Abgangs des A. carotis interna frühestens ab einem lokalen Einengungsgrad von 50–60% zu einer signifikanten Erhöhung der Strömungsgeschwindigkeit. Hauptursache hierfür ist, dass aufgrund des regelmäßig erweiterten »Karotisbulbus« hämodynamische Auswirkungen von Stenosen erst bei höheren Einengungsgraden auftreten.

> Die hier vorgenommene Gleichsetzung von Dopplerfrequenz und Strömungsgeschwindigkeit beruht stets auf der Annahme, dass der Winkel zwischen Schallstrahl und Gefäß in der Größenordnung von 60° liegt. In diesem Fall resultiert eine Strömungsgeschwindigkeit von z. B. 120 cm/s in einer Dopplerfrequenz von 4 kHz (bei 4–5 MHz Sendefrequenz). Dieser »normale« Beschallungswinkel wird vom erfahrenen Untersucher zwar erstaunlich oft erreicht, angesichts der relativ häufig abknickenden Gefäßverläufe versteht es sich jedoch von selbst, dass die winkelkorrigierte Bestimmung der Strömungsgeschwindigkeit zu deutlich zuverlässigeren Ergebnissen führt und daher zumindest bei nichtexzentrischen Stenosen bevorzugt angewendet werden sollte (▶ s. Abb. 15.20).

Bei Verwendung der Spektrumanalyse ist eine maximale systolische Strömungsgeschwindigkeit von 120 cm/s bzw. eine Dopplerfrequenz von ca. 4 kHz (bezogen auf eine Sendefrequenz von 4 MHz) als Grenze zwischen normal und pathologisch anzusehen (◨ Abb. 15.8). Durchmessereinengungen von 70% resultieren – bei »normaler« Länge der Stenose von 1–2 cm – in Geschwindigkeiten von ca. 200 cm/s (bzw. 7 kHz Dopplerfrequenz), hochgradige Stenosen von 80% und mehr lassen Geschwindigkeiten von 300 cm/s und darüber (bzw. Dopplerfrequenzen von 10 kHz) erwarten.

> Im Einzelfall – insbesondere bei einfacheren Duplexgeräten, wenn die systolische Strömungsgeschwindigkeit aufgrund von Aliasphänomenen nicht abgrenzbar ist – kann auch die maximale enddiastolische Strömungsgeschwindigkeit zur Stenosegraduierung verwendet werden. Diese liegt bei hochgradigen Stenosen regelmäßig über 130 cm/s.

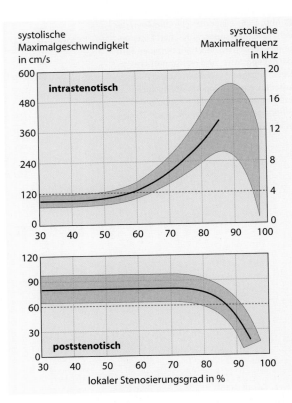

◨ **Abb. 15.8.** Zusammenhang zwischen dem lokalen Einengungsgrad bei Abgangsstenosen der A. carotis interna und der systolischen Maximalgeschwindigkeit (bzw. -frequenz) im Maximum der Stenose (*oben*) sowie poststenotisch (*unten*). Die Frequenzangaben beziehen sich auf eine Sendefrequenz von 4–5 MHz. *Graue Fläche:* Üblicher durch Unterschiede der Stenoselänge, Winkelartefakte, physiologische Erweiterung des Karotisbulbus und unterschiedliche Hirndurchblutungsgrößen bedingter Toleranzbereich

ℹ️ **Praktische Hinweise**

Steht nur die cw-Dopplersonde für die Diagnostik zur Verfügung, ist die systolische Maximalfrequenz im Stenosemaximum das wichtigste und meist einzige Hauptkriterium für die Stenosegraduierung. Maximalfrequenzen von ca. 7 kHz stellen in diesem Fall die Grenze dar, die auch ohne pathologischen Befund lediglich aufgrund eines geringen Winkels zwischen Schallstrahl und Gefäß bei medialer Gefäßabbiegung erreicht werden kann. Darüber hinaus gehende Maximalfrequenzen sind jedoch so gut wie immer mit dem Vorhandensein einer Stenose verbunden.

Abweichungen von den oben genannten Werten sind in 5 Fällen zu erwarten:

Höchstgradige Stenosen. Höchstgradige Stenosen, bei denen nur noch ein minimaler Blutstrom durch die Stenose hindurch gepresst wird, führen zu variablen Dopplerphänomenen im Stenosemaximum (▶ s. Abb. 15.8). In diesem Bereich gewinnt daher die poststenotische Strömungsgeschwindigkeit an Bedeutung (▶ s. u.).

Kontralaterale Karotisverschlüsse. Kontralaterale Karotisverschlüsse (oder sehr hochgradige Stenosen), bei denen

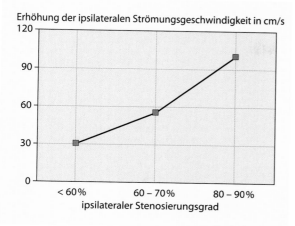

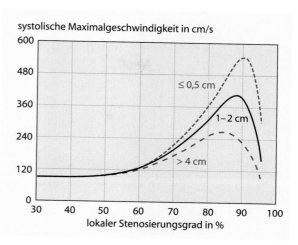

Abb. 15.9. Erhöhung der ipsilateralen Strömungsgeschwindigkeit bei Vorliegen einer sehr hochgradigen (>80%) kontralateralen Stenose (nach Henderson et al. 2000). Bei kontralateralem Verschluss sind darüber hinaus noch höhere Werte zu vermuten

Abb. 15.10. Zusammenhang zwischen dem Stenosierungsgrad und der zu erwartenden maximalen systolischen Strömungsgeschwindigkeit in Abhängigkeit von der Länge der Stenose. Hochgradige, kurzstreckige Stenosen führen zu deutlich höheren Strömungsgeschwindigkeiten als langstreckige Gefäßeinengungen. Bei Stenosierungsgraden von 70% und darunter macht sich der Unterschied demgegenüber nicht nennenswert bemerkbar

die betroffene Hirnhälfte über die ipsilaterale, stenosierte A. carotis interna versorgt wird, führen aufgrund der kompensatorischen Mehrperfusion zu erhöhten Strömungsgeschwindigkeiten, die um 25–35% höher liegen (Busuttil et al. 1996; Henderson et al. 2000) (■ Abb. 15.9). Bei der Graduierung derartiger Stenosen muss diese Situation mit berücksichtigt werden, da ansonsten zu hohe Stenosierungsgrade beschrieben werden.

Kurz-/langstreckige Stenosen. Diese verändern die Strömungsgeschwindigkeit in erheblichem Umfang. Gemäß dem in Kap. 2.3 genannten Gesetz von Hagen-Poiseuille wird der Strömungswiderstand einer Stenose von deren Länge mitbestimmt. Die oben genannten Angaben zu typischen Strömungsgeschwindigkeiten bei verschiedenen Stenosierungsgraden beruhen stets auf der Annahme einer »üblichen« Stenoselänge von 1–2 cm. Sehr kurzstreckige höhergradige Stenosen führen jedoch zu deutlich höheren Strömungsgeschwindigkeiten, während langstreckige Stenosen z. B. in Dissektionen mit erheblich langsameren Strömungsgeschwindigkeiten verbunden sein können (■ Abb. 15.10). Systematische Untersuchungen liegen hierzu in der Literatur allerdings nicht vor.

Tandemstenosen. Kombinierte extra- und intrakranielle Stenosen der A. carotis interna können extrakraniell zu niedrigeren Strömungsgeschwindigkeiten führen, als dies üblicherweise zu erwarten wäre. An eine zusätzliche höhergradige Stenose der intrakraniellen A. carotis interna ist immer dann zu denken, wenn die übrigen Kriterien der Stenosebeurteilung »pathologischer« ausfallen als es der Lokalbefund im Bereich der extrakraniellen Karotisstenose (farbkodiert sichtbarer Einengungsgrad, systolische Strömungsgeschwindigkeit) erwarten lässt (Stenose-Mismatch, ▶ s. Abb. 15.13).

Enge Gefäße. Bei schlanken, zart gebauten Personen, jedoch auch bei manchen Rauchern, finden sich häufig enge Gefäße mit hierdurch bedingten, relativ hohen Strömungsgeschwindigkeiten. Diese zeigen sich jedoch im gesamten Gefäßverlauf und überschreiten den in Kap. 34.1.2 angegebenen Toleranz-

bereich im Allgemeinen nicht. Im Zweifelsfall hilft die Bestimmung des Strömungsvolumens weiter, das normale Werte (▶ s. Kap. 34.1.3) zeigt.

Farbkodierte Darstellung des poststenotischen Gefäßes

Neben der Beurteilung des Stenosemaximums spielt auch die Bewertung des poststenotischen Gefäßdurchmessers eine nicht unwesentliche Rolle in der Bewertung von Karotisstenosen. Eine im Vergleich zu Normwerten (▶ s. Kap. 34.1.1) engkalibrige poststenotische A. carotis interna mit einem Durchmesser von 3,5 mm oder weniger (■ Abb. 15.11) lässt an 2 Situationen denken.

Karotisdissektion. Nicht selten stellen extrakranielle Karotisstenosen lediglich den sichtbaren Teil einer langgestreckten Dissektion der A. carotis interna dar (▶ s. Kap. 20.1.2). Da sich hieraus erheblich andere therapeutische Konsequenzen als bei umschriebenen Abgangsstenosen der A. carotis interna ergeben, sollte bei schmallumiger A. carotis interna ein derartiger Befund MR-angiographisch weiter abgeklärt werden.

Kollabiertes Gefäß. Ein poststenotisch verschmächtigtes Gefäßlumen deutet, sofern die Stenose isoliert ist und keine Hinweise auf eine Dissektion bestehen (ggf. MRA !), darauf hin, dass die betroffene A. carotis interna nur noch unwesentlich zur Durchblutung der ipsilateralen Hemisphäre beiträgt (Flussvolumenmessung !) und ein wesentlicher Teil der Perfusion über Kollateralen erfolgt (▶ s. auch Abb. 18.9).

> **Merke**
>
> Bei der Beurteilung von Karotisstenosen sollte stets der Durchmesser der poststenotischen A. carotis interna mitbewertet werden, um eine langstreckige Dissektion oder ein bereits »kollabiertes« Gefäß auszuschließen.

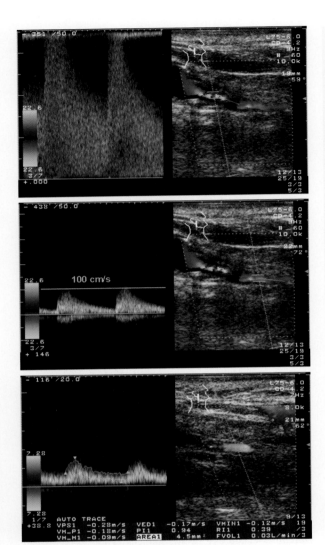

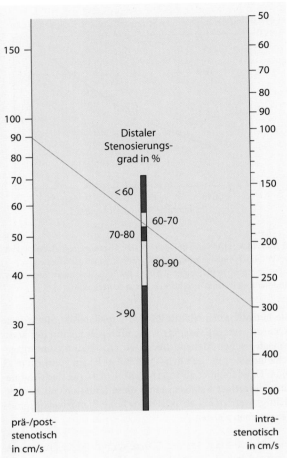

☑ **Abb. 15.11.** Sehr hochgradige Abgangsstenose der A. carotis interna mit poststenotisch ausgeprägt verschmächtigtem, »kollabiertem« Gefäßlumen (3,2 mm) und einem reduzierten Flussvolumen von nur noch 30 ml/min. Beachte dabei die poststenotisch scheinbar »unauffällige« Maximalgeschwindigkeit

☑ **Abb. 15.12.** Nomogramm zur Graduierung von Stenosen anhand der graphischen Interpolation der prä- bzw. poststenotischen sowie der intrastenotischen systolischen Maximalgeschwindigkeit. (Nach Ranke et al. 1995). Im Beispiel Bestimmung einer 70%igen Stenose (distaler (!) Stenosierungsgrad) bei Strömungsgeschwindigkeiten von 300 cm/s innerhalb und 90 cm/s hinter der Stenose

Poststenotische Strömungsgeschwindigkeit

Die differenzierte Einschätzung sehr hochgradiger Stenosen ist die Domäne der poststenotischen Strömungsgeschwindigkeit. Die Bestimmung der Strömungsgeschwindigkeit im Stenosemaximum versagt hier und es können sowohl hohe als auch niedrige Werte vorkommen (▶ s. Abb. 15.8). Der Einfluss der poststenotischen Strömungsgeschwindigkeit kann auf 2 Arten einkalkuliert werden.

Poststenotische Grenzgeschwindigkeiten. Die poststenotische systolische Maximalgeschwindigkeit liegt bei Stenosierungsgraden bis 80% typischerweise über 60 cm/s, sinkt dann jedoch ab einem Stenosierungsgrad von 90% unter diesen Wert ab (▶ s. Abb. 15.8). Um eine Verfälschung der Messwerte durch Strömungsstörungen zu vermeiden, sollte die Bestimmung möglichst weit kranial (wenigstens 3–4 cm distal der Stenose) erfolgen.

🛈🛈 Praktische Hinweise

Bei Einsatz lediglich der cw-Dopplersonde ist der poststenotische Gefäßverlauf bei sehr hochgradigen (»filiformen«) Stenosen häufig nicht mehr sicher zu verfolgen, da das Strömungssignal in diesem Fall sehr variabel ist und nicht mehr zuverlässig der A. carotis interna zugeordnet werden kann (▶ s. Abb. 15.25).

Stenosegradnomogramm. Das von Ranke et al. (1995) beschriebene Nomogramm (☑ Abb. 15.12) wurde ursprünglich für die Graduierung peripherer Arterien entwickelt, lässt sich jedoch auch an den hirnversorgenden Arterien sinnvoll einsetzen. Seine Anwendung setzt allerdings voraus, dass der unstenosierte Gefäßdurchmesser in der Stenose mit dem prä-/poststenotischen Gefäßdurchmesser identisch ist. Für Abgangsstenosen der A. carotis interna bedeutet dies, dass die Stenosegraduierung des Nomogramms dem distalen Stenosierungsgrad entspricht. Durch graphische Interpolation zwischen der intra- und prästenotischen systolischen Strömungsgeschwindigkeit ergibt sich jeweils ein konkreter Stenosierungsgrad, der innerhalb der bereits genannten Einschränkungen als recht verlässlich anzusehen ist. Aufgrund des in Kap. 2.3 beschriebenen Kontinuitätsgesetzes sind prä- und poststenotische Strömungsgeschwindigkeiten dabei gleichzusetzen. Dies ist vor allem bei Abgangsstenosen der A. carotis interna von Bedeutung, da hier keine prästenotische Strömung abgeleitet werden kann.

15.1.3 Nebenkriterien der Stenosegraduierung

Die Hauptbedeutung der im Folgenden genannten »Nebenkriterien« liegt zum einen darin, die Untersuchungssicherheit zu erhöhen, indem die Nebenkriterien zum Hauptbefund »passen« sollten, zum anderen jedoch auch bei unzureichenden Untersuchungsbedingungen (unkooperative Patienten, ungünstige anatomische Verhältnisse) noch eine verlässliche Aussage zu erzielen. Insbesondere die Kombination der zervikalen Auskultation in Zusammenschau mit dem Dopplerbefund der Periorbitalarterien sowie der A. carotis communis ermöglicht bei höhergradigen Stenosen und Verschlüssen der A. carotis interna eine bemerkenswert zuverlässige Beurteilung (◻ Tabelle 15.2).

Periorbitalarterien

Pathologische Befunde in den Periorbitalarterien (A. supratrochlearis) sind erst dann zu erwarten, wenn sich bei höheren Stenosierungsgraden der physiologische Druckgradient zwischen innen und außen verringert oder sogar umkehrt. Erfahrungsgemäß ist dies ab einem Stenosierungsgrad von ca. 80% der Fall. Bei darüber liegenden Durchmessereinengungen ist so gut wie immer mit einem pathologischen Strömungssignal zu rechnen.

Unauffällig ableitbare Periorbitalarterien zählen bei einem Verschluss der A. carotis interna (und offener A. carotis externa) zu den Raritäten. Umgekehrt kann es im Rahmen einer anatomischen Variante allerdings vorkommen, dass diese Gefäße bei völlig unauffälligen extrakraniellen Verhältnissen ein scheinbar pathologisches Signal zeigen. Entsprechend ist hier von einer nahezu 100% erreichenden Sensitivität bei etwas niedrigerer Spezifität auszugehen.

A. carotis communis

Etwa ab einem Stenosierungsgrad von 80% zeigt sich in der prästenotischen A. carotis communis eine zunehmend erhöhte Pulsatilität, die sich v. a. im Seitenvergleich bemerkbar

macht. Der Vergleich mit Normwerten ist hingegen wenig zuverlässig, da die Pulsatilität in Abhängigkeit von zahlreichen anderen Parametern (Herzklappenschluss, Elastizität des Aortenbogens, pCO_2, zerebrale Mikroangiopathie) erheblich variieren kann. Für die erhöhte Pulsatilität in der A. carotis communis wird im Klinikjargon häufig der Begriff Externalisierung verwendet.

Stenoseindizes

Da im angloamerikanischen Sprachraum die Durchführung von Ultraschalluntersuchungen nicht als ärztliche Aufgabe angesehen wird, besteht dort eine hohe Begeisterung für (scheinbar) objektive Parameter, welche die subjektiv gefärbte Einschätzung des Gesamtbefundes anhand zahlreicher Kriterien ersetzen. Aus der großen Zahl möglicher Rechenparameter erscheinen 2 Indizes am Wesentlichsten:

- ICA-CCA-Index. Der Quotient zwischen der maximalen systolischen Dopplerfrequenz in der A. carotis interna und communis liegt bei hochgradigen Stenosen über 4 (Edwards et al. 1994).
- ICA/ICA-Index (mean velocity ratio). Er errechnet sich als der Quotient zwischen der intra- und poststenotischen Strömungsgeschwindigkeit, wobei allerdings nicht die maximale systolische, sondern die intensitätsgewichtete mittlere Strömungsgeschwindigkeit (Meanwert) Anwendung findet (Ranke et al. 1999). Der mean velocity ratio quantifiziert letztlich die in ▶ Abb. 15.8 gezeigten Zusammenhänge, wobei ein Wert von mehr als 5 als beweisend für das Vorliegen einer hochgradigen Stenose gilt.

Die unkritische Verwendung von Stenoseindizes beinhaltet die Gefahr von Fehlbefunden, wenn z. B. aufgrund eines »Schallschattens« oder einer hoch liegenden Bifurkation einer der beiden Messparameter nicht zuverlässig gemessen werden kann oder komplexe Gefäßverhältnisse z. B. mit langstreckigen Dissektionen vorliegen.

> **Merke**
>
> Die Verwendung von Stenoseindizes stellt eine Hilfe bei der Stenosegraduierung dar, ersetzt jedoch nicht die zusammenfassende, individuelle Bewertung aller vorhandenen Befundkriterien.

Bedeutung kommt den genannten Stenoseindizes in 4 Fällen zu.

Verlaufsbeobachtungen. Da die absolut gemessenen Dopplerfrequenzen bei Untersuchung desselben Patienten mit verschiedenen Geräten technisch bedingt um 10–20% schwanken können (Ranke u. Trappe 1997), besitzt die Quotientenbildung den Vorteil, bei jedem Gerät (annähernd) den selben Wert zu liefern. Insbesondere bei Verwendung unterschiedlicher Geräte sind daher Verlaufsbeobachtungen von Stenosen zuverlässiger möglich.

Primär enge Gefäße. Bei Jugendlichen und sehr schlanken Personen, nicht selten jedoch auch bei langjährigen Rauchern, findet sich in allen untersuchten Gefäßen eine erhöhte Strömungsgeschwindigkeit aufgrund insgesamt enger Gefäße.

◻ **Tabelle 15.2.** Beurteilung von Karotisstenosen anhand der Zusammenschau von zervikaler Auskultation und Dopplerableitung der Periorbitalarterien sowie der A. carotis communis

	<70%	70%	80–90%	>90%
Auskultation	–	+	+	–
Periorbitalarterien	–	–	+	+
A. carotis communis	–	–	(+)	+

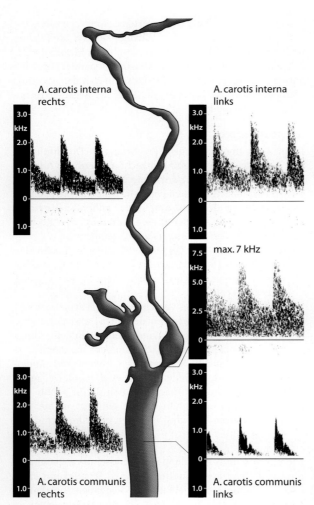

◨ Abb. 15.13. Dopplerspektren bei einer *Tandemstenose* aufgrund einer Karotisdissektion mit mehreren Stenosen im Verlauf der A. carotis interna. Beachte die angesichts der angiographisch hochgradigen Einengung nur relativ geringe Frequenzerhöhung am Karotisabgang. Dopplersonographisch richtungsweisend ist in diesem Fall, dass die ausgeprägt reduzierte Strömungsgeschwindigkeit und die erhöhte Pulsatilität in der A. carotis communis nicht durch den Lokalbefund an der A. carotis interna (maximale Dopplerfrequenz lediglich 7 kHz) zu erklären sind (ICA/CCA-Index > 4)

Die Stenoseindizes werden hiervon nicht beeinflusst, da sie von der absoluten Strömungsgeschwindigkeit unabhängige Relativmaße darstellen.

Tandemstenosen. Bei hintereinander geschalteten extra- und intrakraniellen Stenosen kann die systolische Maximalfrequenz im Bereich der extrakraniellen A. carotis interna niedrigere Werte anzeigen, als dies aufgrund des tatsächlichen Stenosierungsgrades zu erwarten wäre (◨ Abb. 15.13). Ein wichtiger Baustein für die Erkennung eines Stenose-Mismatch sind in diesem Fall pathologische Stenoseindizes bei einer nur mittelgradig erhöhten intrastenotischen Strömungsgeschwindigkeit. Zu weiteren Details ▸ s. Tabelle 15.5.

Hyperperfusion. Eine Hyperperfusion z. B. aufgrund einer Kollateralversorgung bei kontralateralem Karotisverschluss

(▸ s. Abb. 15.9), einer AV-Fistel (▸ s. Kap. 21.4) oder auch nach Subarachnoidalblutungen (▸ s. Kap. 22.2) wirkt sich erwartungsgemäß nicht nur in der A. carotis interna, sondern auch in der A. carotis communis strömungssteigernd aus, sodass der Quotient der Strömungsgeschwindigkeit nicht erhöht ist.

Strömungsstörungen

Wie bereits mehrfach diskutiert, besitzt die – überwiegend subjektive – Erfassung von Strömungsstörungen trotz der unzweifelhaften Präferenz quantifizierbarer Messwerte auch im Bereich der Karotisgabel in 2 Fällen wesentliche Bedeutung.

Maximum einer Stenose nicht darzustellen. An der Karotisgabel ist diese Situation v. a. dann gegeben, wenn der »Blick« auf das Gefäßinnere durch eine Verkalkung in der dem Schallkopf zugewandten Gefäßwand verdeckt wird (◨ Abb. 15.14). In diesem Fall muss sich die Beurteilung an den sonographischen Befunden vor und hinter dem Schallschatten orientieren, wobei letzteren die Hauptbedeutung zukommt. So zeigen sich, beginnend ab einem Einengungsgrad von ca. 70%, unmittelbar hinter Stenosen regelmäßig Ablösungsphänomene, die akustisch im Lautsprecher des Gerätes als »Schritte im Kies« imponieren und auch im Dopplerspektrum in charakteristischer Weise zu erkennen sind. Im Umkehrschluss ist eine höhergradige Stenose auszuschließen, wenn sich unmittelbar im Anschluss an einen Schallschatten keine relevante Strömungsstörung findet.

Stark gebogener Gefäßverlauf. In diesem Fall (z. B. bei Knickbildungen oder bei exzentrischen Stenosen) kann die Einstellung der Winkelkorrektur nicht zuverlässig erfolgen (▸ s. Abb. 5.17). Entsprechend sind auch hier Zusatzkriterien wie das Vorhandensein von Strömungsstörungen erforderlich, um zu einer zuverlässigen Aussage zu kommen.

Konfettieffekt

Eng im Zusammenhang mit energiereichen Strömungsstörungen bei hochgradigen Karotisstenosen steht das Auftreten des Konfettieffekts (Görtler et al. 1994c). Hierbei handelt es sich um Vibrationen der Gefäßwände, die sich als buntes Spektrum an Farbpunkten (»Konfetti«) im perivaskulären Weichteilgewebe darstellen (◨ Abb. 15.15). Die Farbpunkte beginnen typischerweise unmittelbar distal des Stenosemaximums und breiten sich fächerförmig nach distal aus (Deltaformation). Nach Untersuchungen von Arning (2001) besitzt der Nachweis eines »Konfettieffekts« einen sehr hohen prädiktiven Wert auf das Vorhandensein einer hochgradigen Stenose (oder eine Hyperperfusion aufgrund einer AV-Fistel). Allerdings zeigen nur ca. 70% aller hochgradigen Stenosen einen derartigen Effekt (◨ Abb. 15.16).

Intrakranielle Befunde

Aufgrund der meist guten Kollateralversorgung ist eine Reduktion der Strömungsgeschwindigkeit in den vorderen Hirnbasisarterien mit verringerter Pulsatilität allenfalls bei sehr hochgradigen Stenosen zu erwarten. Der Nachweis einer Kollateralisation über den R. communicans anterior und/

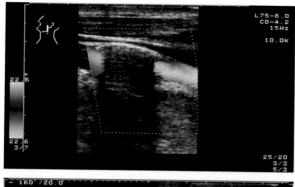

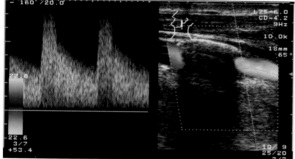

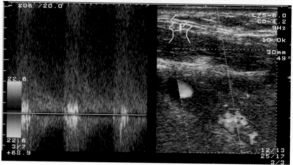

■ **Abb. 15.14.** Untersuchungsprobleme bei durch Schallauslöschung (»Schallschatten«) verdecktem Abgang der A. carotis interna. *Ausschluss einer höhergradigen Stenose (links):* Das Fehlen einer nachweisbaren Strömungsstörung sowohl im farbkodierten Bild als auch im Dopplerspektrum unmittelbar distal des »Schallschattens« schließt eine höhergradige Stenose von 70% oder mehr aus. *Nachweis einer höhergradigen Stenose (rechts):* Distal des »Schallschattens« erkennbare Aliasphänomene im farbkodierten Bild bzw. Strömungsstörungen im Dopplerspektrum weisen mit hoher Sicherheit eine höhergradige Stenose im nicht einsehbaren Gefäßbereich nach

■ **Abb. 15.15.** Perivaskuläre Gewebevibrationen (»Konfettieffekt«) im Bereich hochgradiger Karotisstenosen

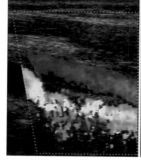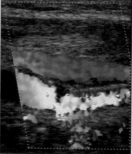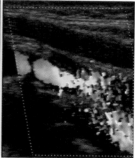

oder posterior unterstreicht den Befund einer sehr hochgradigen Stenose. Zur Beurteilung der hämodynamischen Bedeutung einer Stenose hilft die Bestimmung der zerebrovaskulären Reservekapazität (▶ s. Kap. 14.2) weiter.

15.1.4 Verlaufsbeurteilung von Stenosen

Einheitliche Kriterien für Verlaufsbeobachtungen von Stenosen der A. carotis interna existieren in der Literatur nicht. Es besteht lediglich insofern Übereinstimmung, dass für die Beurteilung einer möglichen Progredienz von Stenosen der empfindlichste und am besten reproduzierbare Parameter, die maximale systolische Strömungsgeschwindigkeit, eingesetzt werden sollte. Diese wird am wenigsten vom verwendeten Gerät beeinflusst (Schwartz et al. 1997). Die farbkodierte Lumendarstellung ist demgegenüber bei höhergradigen Stenosen als wesentlich weniger reproduzierbar anzusehen, systematische Untersuchungen hierzu liegen allerdings kaum vor.

Aufgrund des quadratischen Zusammenhangs zwischen Stenosierungsgrad und gemessenen Dopplerfrequenzen macht es wenig Sinn, als Maß für die Progredienz von Stenosen feste Absolutwerte der Strömungsgeschwindigkeit anzusetzen. Die Einteilung muss sich daher am Stenosierungsgrad orientieren. Drei Möglichkeiten werden hierzu in der Literatur beschrieben.

Einteilung in Stenosegradklassen. Die meisten Studien insbesondere des angloamerikanischen Sprachraums orientieren sich bei der Progredienzbeurteilung daran, ob Stenosegradklassen überschritten werden. Gemäß Kap. 15.1.1 sind hier allerdings ECST- und NASCET-Kriterien zu unterscheiden, für die jeweils andere Einteilungen (▶ s. Abb. 15.3) gelten.

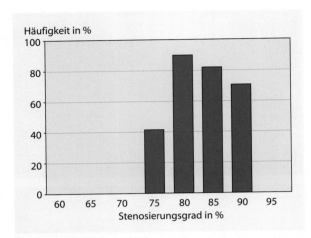

Häufigkeit in %

□ Abb. 15.16. Häufigkeit des Nachweises perivaskulärer Gewebe-vibrationen (»Konfettieffekt«) bei verschiedenen Stenosegraden der A. carotis interna. (Nach Arning 2001)

Nach den in Europa üblichen ECST-Kriterien erfolgt üblicherweise eine Gruppierung in die Stenosierungsgrade <70%, 70–79% und 80–99%, was einer recht groben und wenig differenzierten Einteilung entspricht.

Einteilung in 10%-Schritte. Eine derartige Einteilung wurde für den Einsatz in zukünftigen Interventions- und Verlaufsstudien vorgeschlagen (Dippel et al. 1997). Sie entspricht im Wesentlichen der in ► Tabelle 15.1 vorgestellten Klassifikation, allerdings erscheint für höchstgradige Stenosen ein Zwischenschritt erforderlich. □ Tabelle 15.3 enthält Vorschläge für eine differenzierte Beurteilung einer möglichen Stenoseprogredienz auf der Basis kombinierter sonographischer Kriterien. Bezogen auf die maximale Strömungsgeschwindigkeit ist demzufolge bei einer Zunahme um ca. 1/3 des ursprünglichen Wertes mit hoher Sicherheit eine relevante Zunahme der Einengung anzunehmen.

Dopplersonographische Maximalfrequenz. Aufgrund möglicher Fehler bei der winkelkorrigierten Messung von Strömungsgeschwindigkeiten mit der Duplexsonographie wurde erst unlängst von Guhr et al. (2003) bei hochgradigen Stenosen eine »Rückkehr« zur einfachen cw-Dopplersonographie als Referenz vorgeschlagen. So erwiesen sich die

maximal gemessenen Dopplerfrequenzen im Verlauf als besser reproduzierbar als die winkelkorrigiert gemessene Strömungsgeschwindigkeit. Frequenzänderungen über 2 kHz sind demnach stets mit einer Stenoseprogredienz verbunden.

15.1.5 Treffsicherheit

Über die Treffsicherheit der verschiedenen sonographischen Verfahren zur Erkennung und Graduierung von Karotisstenosen findet sich in der Literatur eine kaum mehr übersehbare Anzahl von Arbeiten. Beim überwiegenden Teil wurde als Vergleichsstandard die Röntgenangiographie gewählt. Die Treffsicherheit dieser Technik ist jedoch selbst eingeschränkt, da hier das ursprüngliche Gefäßlumen nicht dargestellt wird und nur durch Interpolation geschätzt werden kann. Außerdem ist die angiographische Darstellung meist auf wenige Schnittebenen beschränkt, während die Duplexsonographie einen quasi dreidimensionalen Eindruck des Gefäßes vermittelt.

Angesichts dieser Einschränkungen verwundert es, dass nur bei wenigen Untersuchungen in der Literatur das tatsächliche morphologische Substrat als Referenzkriterium verwendet wird (Görtler et al. 1996, 1997; Goodson et al. 1987; Pan et al. 1995; Suwanwela et al. 1996; Wain et al. 1998; Widder et al. 1987). Hierbei zeigt sich, dass bei sinnvoll kombinierter Anwendung der verschiedenen Doppler- und farbkodierten Duplexkriterien (► s. Abb. 15.6) die Ultraschalluntersuchung heute als Methode der Wahl und als zuverlässigste Technik zur Abklärung des Lokalbefundes an der Karotisbifurkation zu werten ist.

Anders lautende Aussagen aus dem angloamerikanischen Raum basieren im Wesentlichen auf der Korrelation mit der fehlerbehafteten Röntgenangiographie, v. a. aber auf einer bemerkenswert geringen Kenntnis der Methode (Eliaziw et al. 1995; s. auch Kommentar von Ringelstein 1995). Entsprechend verwundert es nicht, dass bis in die jüngste Zeit in angesehenen Zeitschriften eine z. T. heftige Diskussion darüber stattfindet, welche Kriterien denn nun für die Bewertung von Stenosierungsgraden verwendet werden sollten (Alexandrov et al. 1997; de Bray u. Glatt 1995; Dippel et al. 1999; Howard et al. 1996; Johnston u. Goldstein 2001; Nicolaides et al. 1996), die stark an die »Wiedererfindung des Rades« erinnert.

□ **Tabelle 15.3.** Sonographische Kriterien für die Beurteilung einer Progredienz von Abgangsstenosen der A. carotis interna

Ausgangs-stenosierungsgrad	%	Abnahme farb-kodierter Lumen-durchmesser	Zunahme intra-stenotische Maximalfrequenz[a]	Zunahme intra-stenotische Maximal-geschwindigkeit	Abnahme post-stenotische Maximal-geschwindigkeit
Geringgradig	0–40	≥10%			
Mittelgradig	45–65	≥10%		≥50 cm/s	
Mittel- bis hochgradig	65–75		≥2 kHz	≥75 cm/s	
Hochgradig	80–90		≥2 kHz	≥100 cm/s	
Höchstgradig	>90				≥20 cm/s

[a] Bezogen auf eine Dopplersendefrequenz von 4–5 MHz.

Grundvoraussetzung für eine zuverlässige sonographische Stenosegradbestimmung ist neben ausreichender Erfahrung des Untersuchers eine suffiziente Abbildungsqualität der Karotisgabel. Eine solche ist mit den inzwischen zur Verfügung stehenden Geräten in 90–95% der Fälle zu erzielen. In den übrigen Fällen ist der Untersucher gefordert, in ehrlicher Selbstbeschränkung Untersuchungsprobleme zu nennen und auf andere diagnostische Verfahren zu verweisen.

15.1.6 Fehlermöglichkeiten

Von den verschiedenen Fehlermöglichkeiten bei der Erkennung und Graduierung von Stenosen der A. carotis interna sind letztlich nur diejenigen zu vermeiden, die durch falsche Handhabung der Untersuchungsgeräte (»untersucherbedingte Fehler«) zustande kommen. In allen anderen Fällen ist es für den Untersucher v. a. wichtig, die Fehlermöglichkeiten zu kennen, um ggf. durch Heranziehen anderer Untersuchungskriterien und/oder -methoden zu einer zuverlässigen Klärung zu gelangen.

Untersucherbedingte Fehler

Die 3 wichtigsten vermeidbaren Fehler sind:

Falscher Beschallungswinkel. Das Vergessen (!) einer Winkelkorrektur, die Verwendung eines Beschallungswinkels von 70° und mehr sowie eine fehlerhafte Einstellung der Winkelkorrektur dürften in der Praxis die häufigsten Fehler darstellen. Letztere kommen v. a. dann zustande, wenn entweder das Gefäß im Längsschnitt nicht auf einer hinreichend langen Strecke »bandförmig« dargestellt ist (► s. Abb. 15.19), oder bei gebogenen Gefäßverläufen und exzentrischen Stenosen die Winkelkorrektur ohne kritische Überprüfung verschiedener Winkeleinstellungen platziert wird (◘ Abb. 15.17).

Nicht schlüssige Befunde. Ein weiteres wichtiges Qualitätskriterium der Ultraschalluntersuchung an den hirnversorgenden Arterien ist die Kombination zahlreicher direkter und indirekter Befundparameter. Berücksichtigung nur eines Parameters ohne Beachten der eigentlich selbstverständ-

lichen Forderung, dass Befunde in sich schlüssig sein müssen, kann zu erheblichen Fehlinterpretationen führen, welche die Methode dann fälschlich in Misskredit bringen. Auch dieser Punkt ist anhand der Bild- und Befunddokumentation regelmäßig nachprüfbar und stellt einen Baustein der formalen Qualitätskontrolle dar.

Überbewertung der Farbkodierung. Zwar ist die farbkodierte Gefäßdarstellung Methode der Wahl, um gering- und mittelgradige Stenosen zur Darstellung zu bringen. Bei höhergradigen Stenosen ist das Dopplerspektrum jedoch der wesentlich validere Parameter und sollte auch entsprechend gewertet werden.

> **Merke**
>
> Alle untersucherbedingten Fehler sind anhand der Bilddokumentation unschwer zu erkennen und stellen damit das wichtigste Kriterium bei der Qualitätskontrolle sonographischer Befunde dar.

Methodisch bedingte Fehler

Methodisch bedingte Fehlermöglichkeiten betreffen v. a. den Einsatz der »einfachen« cw-Dopplersonde (Arning 1994). Jeder Untersucher sollte hier die grundsätzliche Einschränkung kennen, dass geringgradige Stenosen nicht und mittelgradige Stenosen bis zu einem Stenosierungsgrad von ca. 70% nur mit erheblichen Einschränkungen zu diagnostizieren sind. In diesen Fällen hilft ausschließlich die Duplexsonographie weiter.

Morphologisch bedingte Fehler

Sowohl besondere lokale Befunde als auch komplexe Gefäßsituationen stellen eine Reihe von Fehlerquellen dar, die zu einer Über- oder Unterschätzung von Stenosen führen können (◘ Tabelle 15.4).

Kurzstreckige Stenose. Hochgradige, sehr kurzstreckige Stenosen mit einer Gesamtlänge <1 cm werden häufig überschätzt, da sie im Vergleich zu langstreckigen Stenosen bei dem selben Einengungsgrad zu deutlich höheren Strömungsgeschwindigkeiten führen können (► s. Abb. 15.10). Außerdem imponiert bei sehr kurzstreckigen Stenosen re-

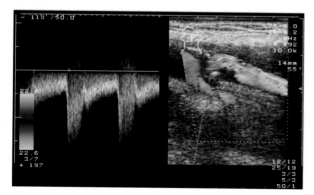

◘ **Abb. 15.17.** Bestimmung der Strömungsgeschwindigkeit im Maximum einer kurzstreckigen Stenose bei einem nach lateral verlaufenden Abgang der A. carotis interna. Bei dem »üblichen« nach kranial gekippten Schallfenster wäre ein Beschallungswinkel von annähernd 90° zu erwarten, weswegen in diesem Fall eine Kippung des Dopplerschallstrahls nach kaudal sinnvoll erscheint

◘ **Tabelle 15.4.** Fehlerquellen bei der doppler- und duplexsonographischen Einschätzung von Stenosen am Abgang der A. carotis interna

Einschätzung	Fehlerquelle
Stenosierungsgrad zu hoch eingeschätzt	Hyperperfusion (z. B. bei kontralateralem Karotisverschluss)
	Insgesamt eng gestellte Gefäße
	Sehr kurzstreckige Stenose
Stenosierungsgrad zu niedrig eingeschätzt	Langstreckige Stenose
	Zusätzliche intrakranielle Stenose (»Tandemstenose«)

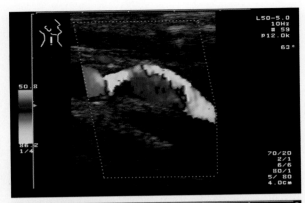

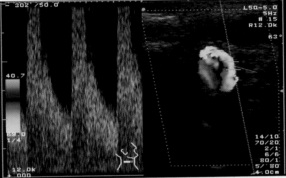

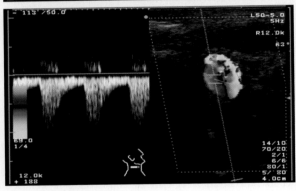

◘ Abb. 15.18. Ausgeprägt gedrehte Strömung hinter einer sehr kurzstreckigen Karotisstenose im Längs- und Querschnitt. Beachte den über 2–3 cm distal der Stenose noch nachweisbaren »Jet« mit hoher Strömungsgeschwindigkeit und die niederfrequentere »gedrehte« Komponente

gelmäßig eine ausgeprägte, bis weit in das poststenotische Lumen hinein reichende, schmal begrenzte **Jetströmung** mit im übrigen Gefäßlumen langsamer, gedrehter Strömung (◘ Abb. 15.18). Insbesondere im Querschnitt kann diese Situation mit einer lokalen Gefäßdissektion verwechselt werden.

Schallschatten. Wie bereits mehrfach beschrieben, können Schallauslöschungsphänomene den Blick auf das Stenosemaximum verhindern. In diesem Fall ist dann lediglich anhand der Beurteilung poststenotischer Strömungsstörungen eine Stenosegradeinteilung in »höhergradig« und »nicht höhergradig« möglich.

Tandemstenose. Zusätzlich vor- oder nachgeschaltete Stenosen führen dazu, dass die lokale Einengung an der extrakraniellen A. carotis interna möglicherweise unterschätzt wird. In diesem Fall sind die beiden Stenosen als Hintereinanderschaltung von 2 Strömungswiderständen anzusehen. Je stärker die zusätzliche Stenose ausgeprägt ist, umso mehr kommt es zu einem Abfall der Strömungsgeschwindigkeit in der zu beurteilenden Einengung (▶ s. Abb. 15.13). Hinweise für den wichtigsten Fall einer höhergradige intrakraniellen Tandemstenose gibt der bereits angesprochene **Stenose-Mismatch** mit nicht zusammenpassenden sonographischen Befunden (◘ Tabelle 15.5).

Kollateralversorgung. Erwartungsgemäß nimmt die Strömungsgeschwindigkeit in einer Karotisstenose zu, wenn das betroffene Gefäß zur Kollateralversorgung der kontralateralen Hemisphäre beiträgt (◘ Abb. 15.9). In diesem Fall wird bei unkritischer Betrachtung der maximalen Strömungsgeschwindigkeit der Stenosierungsgrad überschätzt.

Primär schlankes Gefäß. Liegt ein bereits primär schlankes oder eng gestelltes Gefäß vor, kommt es bei der Graduierung von Stenosen anhand der Strömungsgeschwindigkeit zu einer Überschätzung (◘ Abb. 15.19). Hilfreich sind in dieser Situation die Stenoseindizes, die von Absolutwerten der Strömungsgeschwindigkeit unabhängig sind.

Exzentrische Stenose. Bei exzentrisch verlaufenden, kurzstreckigen Stenosen können sich erhebliche Probleme mit der korrekten Einstellung der Winkelkorrektur ergeben. In diesem Fall sollten alle denkbaren Varianten der Winkelkorrektur »durchgespielt« werden, um einen Eindruck über die Fehlerbreite bei der Ermittlung der Strömungsgeschwindigkeit zu erhalten (◘ Abb. 15.20).

◘ Tabelle 15.5. Hinweise auf eine höhergradige intrakranielle Tandemstenose, die bei einer noch nicht hochgradigen Abgangsstenose der A. carotis interna für ein hochgradiges distales Strömungshindernis sprechen (»*Stenose-Mismatch*«)	
Lokalbefund	Im farbkodierten Bild noch nicht hochgradige Stenose mit einer intrastenotischen systolischen Strömungsgeschwindigkeit <250 cm/s
Mismatch-Kriterien	Pathologische Periorbitalarterien Im Seitenvergleich erhöhte Pulsatilität in der A. carotis communis ICA/CCA-Index ≥4 Poststenotische Strömungsgeschwindigkeit <60 cm/s (bei seitengleichem Gefäßdurchmesser !) Im Seitenvergleich reduziertes Strömungsvolumen in der poststenotischen A. carotis interna

Doppler-/Duplexbefunde

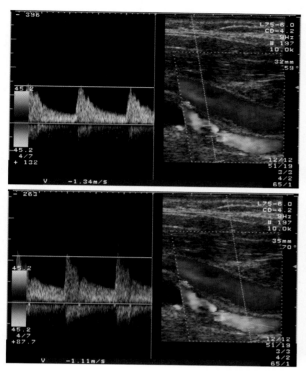

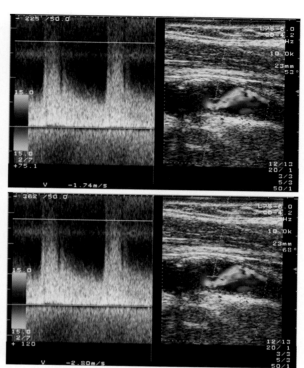

Abb. 15.19. »Pseudostenose« der A. carotis interna. Ein leichter – wahrscheinlich allerdings durch einen steilen Beschallungswinkel im Farbfenster bedingter – Aliaseffekt lässt das Vorliegen einer Stenose vermuten. Bei Bestimmung der maximalen systolischen Strömungsgeschwindigkeit ergeben sich rund 135 cm/s, was gemäß Tabelle 15.1 einer mittelgradigen Stenose entsprechen könnte. Ein Vergleich mit der Strömungsgeschwindigkeit weiter distal zeigt jedoch, dass insgesamt relativ hohe Strömungsgeschwindigkeiten vorliegen, sodass der Befund einer relevanten Stenose nicht sicher zu bestätigen ist (ICA/ICA-Index <2)

Abb. 15.20. Kurzstreckige, exzentrische Stenose am Abgang der A. carotis interna. Auch bei nach kaudal gekipptem Farbfenster und einem hierdurch »günstigen« Beschallungswinkel ergaben sich je nach Einschätzung des Stenoseverlaufs Strömungsgeschwindigkeiten zwischen 170 und 280 cm/s. Bei diesem nicht vermeidbaren Problem ist es für den Untersucher wesentlich, den möglichen »Spielraum« der Strömungswerte zu kennen und zusammen mit anderen Kriterien zu interpretieren

15.2 Schädelbasisnahe Stenosen der A. carotis interna

Stenosen mit einer Lokalisation kranial der ersten 2–3 cm nach Abgang der A. carotis interna (Abb. 15.21) sind aus klinischen und sonographischen Gründen von bifurkationsnahen Prozessen getrennt zu betrachten.

Andere Ätiologie. Im Gegensatz zu Abgangsstenosen der A. carotis interna, die weit überwiegend arteriosklerotisch bedingt sind (► s. Kap. 18.2), treten weiter kranial gelegene Stenosen v. a. bei Knickbildungen des Gefäßes (► s. Kap. 21.1), bei fibromuskulären Dysplasien (► s. Kap. 20.2) sowie bei Gefäßdissektionen (► s. Kap. 20.1) auf. Häufig bestehen dabei Überschneidungen, da Knickbildungen und fibromuskuläre Dysplasien ein Risiko für das Auftreten von Dissektionen darstellen.

Spezielle Untersuchungsprobleme. Da der gesamte Verlauf der A. carotis interna bis zur Schädelbasis nur relativ selten – bei sehr schlanken Personen – mit den üblichen Linearschallsonden suffizient beurteilt werden kann, ist die direkte Beurteilung von Stenosen (»Hauptkriterien«, ► s. Kap. 15.1.1) häufig schwierig, und es kommt den »Nebenkriterien« eine entscheidende Bedeutung zu.

Zusammenfassung

Die Ultraschalldiagnostik ist heute die Methode der Wahl zur Erkennung von Stenosen im Bereich der Karotisbifurkation, hinsichtlich der Treffsicherheit entspricht sie etwa der Röntgenkontrastangiographie. Bei der Bewertung der Literatur ist zu berücksichtigen, dass die Definition von Stenosierungsgraden im europäischen und angloamerikanischen Raum unterschiedlich gehandhabt wird. Entscheidend für eine zuverlässige Beurteilung ist die Kombination verschiedener doppler- und duplexsonographischer Parameter. Hauptkriterien sind die im farbkodierten Duplexsonogramm erkennbare Einengung des Gefäßlumens, die Strömungsgeschwindigkeit im Maximum der Stenose sowie die verbliebene poststenotische Strömungsgeschwindigkeit. Verschiedene Zusatzkriterien wie der Befund an den Periorbitalarterien, die Strömungskurve in der A. carotis communis, das Vorhandensein von Strömungsstörungen oder spezieller Stenoseindizes dienen v. a. der Plausibilitätsüberprüfung der erhobenen Befunde und helfen bei schwierigen Untersuchungsbedingungen.

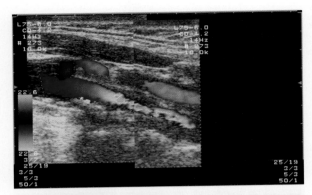

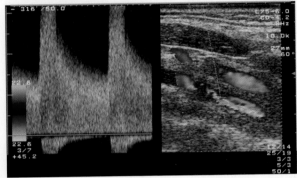

☐ **Abb. 15.21.** Langstreckige, ca. 2 cm kranial der Karotisbifurkation gelegene, hochgradige Stenose der A. carotis interna bei einem 58-jährigen Patienten mit ipsilateral rezidivierender Amaurosis fugax. Die Ätiologie ist bei ansonsten völlig unauffälligem Gefäßsystem und Fehlen wesentlicher vaskulärer Risikofaktoren unklar (Differenzialdiagnose Dissektion, fibromuskuläre Dysplasie, arteriosklerotisch). Nach Einsetzen eines Stents Sistieren der Symptomatik

ⓘⓘ   Praktische Hinweise

Soweit verfügbar, können bei schädelbasisnahen Stenosen – primär für den abdominellen Bereich konzipierte – Curved-array-Schallsonden eingesetzt werden (Todo et al. 2002). Aufgrund der niedrigen Sendefrequenz von 3–3,5 MHz ist die Eindringtiefe wesentlich höher, allerdings sind Einschränkungen der Auslösung in Kauf zu nehmen. Alternativ helfen im Einzelfall auch (transkranielle) 2-MHz-Dopplersonden weiter. Durch kontinuierliches Weiterschalten des Messvolumens, beginnend mit einer Tiefe von 30–40 mm, kann die A. carotis interna meist bis zu ihrem Eintritt in die Schädelbasis verfolgt werden. Zu beachten ist jedoch, dass aufgrund der niedrigeren Schallsendefrequenz die für die »übliche« cw-Dopplersonographie mit 4-MHz-Sendefrequenz genannten Normwerte halbiert werden müssen (► s. Kap. 4.1.2).

Erst in jüngster Zeit wurde die transorale Sonographie der A. carotis interna »wiederentdeckt« (Yasaka et al. 1998). Bei Verwendung einer Transrektal-, Transvaginal- oder auch Transösophagealsonde und Ankoppelung an den seitlichen Pharynx (in Lokalanästhesie) soll es möglich sein, den unmittelbar an der Schädelbasis gelegenen Abschnitt der A. carotis interna im Querschnitt zu untersuchen. Ob dieser Technik praktische Bedeutung zukommt, erscheint allerdings eher fraglich.

15.2.1   Diagnostische Kriterien

Bei der Diagnostik ist zu unterscheiden, ob das Stenosemaximum duplexsonographisch suffizient beurteilt werden kann.

Stenosemaximum farbkodiert beurteilbar

In dieser Situation gelten im Prinzip alle bereits in Kap. 15.1 genannten Kriterien. Allerdings sind 2 Besonderheiten zu beachten.

Prästenotische Strömungsgeschwindigkeit. Da bei schädelbasisnahen Stenosen die poststenotische Strömungsgeschwindigkeit häufig nicht mehr zuverlässig zu erfassen ist, sollte als Alternative hierzu die prästenotische Strömungsgeschwindigkeit bestimmt werden. Zur Stenosegradbestimmung eignet sich dabei das von Ranke et al. (1995) vorgeschlagene Nomogramm (► s. Abb. 15.12).

ⓘⓘ   Praktische Hinweise

Die Verwendung des in ► Abb. 15.12 gezeigten Nomogramms zur Stenosegradbestimmung setzt voraus, dass der prästenotische Gefäßdurchmesser dem unstenosierten Durchmesser im Bereich des Stenosemaximums entspricht (**Kontinuitätsgesetz**, ► s. Abb. 2.4). Die Bestimmung der prästenotischen Strömungsgeschwindigkeit sollte daher nicht im (dilatierten) Karotisbulbus erfolgen, sondern erst dann, wenn der Gefäßdurchmesser der A. carotis interna konstant ist.

Fahndung nach multiplen Stenosen. Da kranial gelegene Stenosen der A. carotis interna häufig durch Gefäßdysplasien bedingt sind, sollte stets der gesamte einsehbare Gefäßverlauf detailliert auf das Vorhandensein (weiterer) Einengungen beurteilt werden. Hierzu eignet sich v. a. die Technik der »optimierten Strömungsdarstellung« (► s. Kap. 6.3.2).

Stenosemaximum farbkodiert nicht beurteilbar

Wie bereits oben beschrieben, kommt in diesem Fall indirekten Befunden wesentliche Bedeutung zu. Als solche sind zu nennen:

- **Periorbitalarterien.** Bei hochgradigen Stenosen findet sich regelmäßig ein pathologischer Befund in den Periorbitalarterien.
- **A. carotis communis.** Bei hochgradigen Stenosen zeigt das Strömungssignal der A. carotis communis im Seitenvergleich eine erhöhte Pulsatilität (»Externalisierung«).
- **Prästenotische Strömungsgeschwindigkeit.** Bei hochgradigen Stenosen ist die Strömungsgeschwindigkeit (und das Strömungsvolumen) im vorgeschalteten Gefäßverlauf im Seitenvergleich signifikant vermindert. Außerdem zeigt das Strömungssignal eine erhöhte Pulsatilität.

ⓘⓘ   Praktische Hinweise

Seitenvergleiche der Strömungsgeschwindigkeit sind nur sinnvoll, wenn ein identischer Gefäßdurchmesser vorliegt. Da Gefäße nicht nur hinter, sondern auch vor hochgradigen Stenosen häufig eng gestellt sind (► s. Abb. 16.1), sollte bevorzugt das Strömungsvolumen (► s. Kap. 5.3.3) bestimmt werden.

— *Intrakranielle Gefäße.* Ein weiterer Baustein für die indirekte Erkennung hochgradiger schädelbasisnaher Stenosen ist der Nachweis einer Kollateralisation über den R. communicans anterior und/oder posterior.

15.2.2 Fehlermöglichkeiten

Soweit der Stenosebereich nicht unmittelbar darstellbar ist, können anhand der indirekten hämodynamischen Kriterien (»Nebenkriterien«) grundsätzlich nur hochgradige Stenosen ab einem Stenosierungsgrad von 70–80% detektiert werden. Der sonographische Untersucher sollte sich dieser Einschränkung stets bewusst sein und bei entsprechendem klinischem Verdacht zusätzlich andere bildgebende Untersuchungsverfahren einsetzen.

> **Merke**
>
> Wenn Stenosen nicht unmittelbar abgeleitet werden können, sind anhand indirekter Kriterien lediglich hochgradige Einengungen erfassbar.

Weitere wichtige Fehlerquellen sind:

Knickbildungen. Im Bereich von Knickbildungen ist die Beurteilung der Strömungsgeschwindigkeit erschwert, da die Winkelkorrektur häufig nicht zuverlässig eingestellt werden kann. Der Befund muss sich in diesem Fall v. a. an dem (Nicht)Vorhandensein von Strömungsstörungen orientieren (► s. Kap. 21.1.1).

Eng gestellte Gefäße. Wie oben bereits angesprochen, kommt es regelmäßig nicht nur nach, sondern auch vor sehr hochgradigen Stenosen zu einer Verminderung des ursprünglichen Gefäßdurchmessers. Die Ursache hierfür ist unbekannt. Zu diskutieren ist v. a. eine Tonussteigerung in der Gefäßwand aufgrund der vermehrten Pulswellen proximal von Strömungshindernissen. Fehlbeurteilungen der Blutströmung sind in diesem Fall nur dann zu vermeiden, wenn das Flussvolumen im Seitenvergleich bestimmt wird.

Langstreckige Stenosen. Gemäß hämodynamischen Gesetzen führen langstreckige Stenosen zu niedrigeren intrastenotischen Strömungsgeschwindigkeiten, als dies aufgrund des Stenosierungsgrades (► s. Abb. 15.10) zu erwarten wäre. Dies betrifft insbesondere langstreckige Dissektionen, in denen häufig scheinbar »normale« Strömungsgeschwindigkeiten gefunden werden (► s. Abb. 15.11). Auch hier hilft die Bestimmung des Flussvolumens weiter.

Externakollateralen. Bei annähernd gleichem Erscheinungsbild im farbkodierten Duplexsonogramm kann bei einem Verschluss des Gefäßes ein aus der proximalen A. carotis interna hervor gehendes Kollateralgefäß (z. B. A. pharyngea ascendens, A. occipitalis) mit einer langstreckigen Dissektion verwechselt werden (► s. Fallbeispiel 20.5). Dieser Fehler ist nur dann zu vermeiden, wenn bei sonographischem Hinweis auf eine Gefäßdissektion ergänzende MRT- und MRA-Aufnahmen gemacht werden.

Zusammenfassung

Kranial der Karotisbifurkation gelegene Stenosen der A. carotis interna sind meist durch Gefäßdysplasien und/oder -dissektionen verursacht. Sofern ihr Maximum im sonographisch darstellbaren Halsbereich liegt, gelten dieselben diagnostischen Kriterien und Treffsicherheiten wie für bifurkationsnahe Stenosen. Unmittelbar unter der Schädelbasis gelegene Stenosen sind demgegenüber nur dann – anhand indirekter Kriterien – zu erkennen, wenn sie bereits hochgradig sind.

15.3 Verschlüsse der A. carotis interna

Verschlüsse im Abgangsbereich der A. carotis interna stellen neben Stenosen den wichtigsten extrakraniellen Gefäßbefund dar. Aufgrund der unterschiedlichen therapeutischen Konsequenzen kommt der Differenzierung zwischen Verschlüssen und (filiformen) Stenosen große praktische Bedeutung zu.

15.3.1 Hauptkriterien der Verschlussdiagnostik

Methode der Wahl zur Differenzierung zwischen Verschluss und höchstgradiger, filiformer Stenose (synonym Pseudookklusion, subtotale Stenose) ist die farbkodierte Duplexsonographie. Die Diagnostik basiert auf den folgenden 3 Untersuchungsbedingungen bzw. -kriterien.

Low-flow-Einstellung. Grundvoraussetzung für die Abgrenzung zwischen vorhandener und nicht (mehr) vorhandener Blutströmung ist, dass aufgrund der Einstellung der Geräteparameter auch langsame Strömungen noch ausreichend erkannt werden können (◻ Abb. 15.22).

Abgrenzbare Gefäßwände. Zweite, gleichermaßen wichtige Voraussetzung für die Verschlussdiagnostik ist, dass sich die Gefäßwände der offenen oder verschlossenen A. carotis interna auf den ersten 2–3 cm im schwarzweißen Schnittbild eindeutig (!) abgrenzen lassen (AbuRahma et al. 1997).

Distale Farbfüllung. Da das Restlumen so gering oder durch einen »Schallschatten« verdeckt sein kann, dass es farbkodiert nicht zur Darstellung kommt, basiert die Diagnostik letztlich auf dem Ausschluss bzw. dem Nachweis von Blutströmung im weiteren Verlauf des Gefäßes. Ein offenes Gefäß ist dann anzunehmen, wenn die distale A. carotis interna auf einer Strecke von wenigstens 1,5–2 cm zwischen den beiden sichtbaren Gefäßwänden vollständig (!) mit Farbinformationen ausgefüllt ist (Görtler et al. 1994). Das Erscheinen einzelner Farbpunkte in der A. carotis interna ist hingegen nicht als Beweis für ein offenes Gefäß anzusehen, da es nach Karotisverschlüssen regelmäßig zum Einsprossen von Gefäßen in das verschlossene Lumen kommt und aufgrund der beschränkten Auflösung der Schallsonde Projektionsphänomene möglich sind (► s. Übersicht).

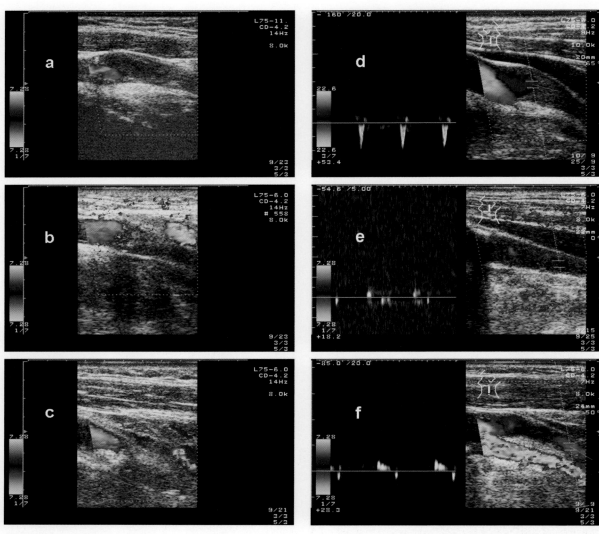

Abb. 15.22a–f. Farbduplexsonographische Diagnostik von Verschlüssen der A. carotis interna. **a, b, d, e** Eindeutig als verschlossen beurteilbare Gefäße; **c** bei fehlenden Gefäßwänden nicht eindeutig abklärbare Situation; **d** »Stumpfsignal« in einem kurzen Karotisstumpf; **e** um die Nulllinie pendelnde Signale, bedingt durch Längspulsationen des Gefäßes; **f** geringes Strömungssignal bei weiter *distal* gelegenem Gefäßverschluss

---

Ursachen für farbkodierte Strömungssignale in einer verschlossenen A. carotis interna

- Projektion von Strömungssignalen eines neben der A. carotis interna verlaufenden Gefäßes in das verschlossene Lumen
- Seitliches Einsprossen von kleinen Versorgungsgefäßen in das verschlossene Lumen
- Versorgung des verschlossenen Lumens durch einen offen gebliebenen »Stichkanal« (insbesondere bei Dissektionen) (Abb. 15.23)

ℹ️ Praktische Hinweise

Einen Sonderfall stellen Dissektionen dar, bei denen die sichtbare Gefäßaußenwand durch ein im Schnittbild nicht erkennbares Dissekat langstreckig eingeengt wird. Damit ist das
▼

oben genannte Kriterium der »distalen Farbfüllung« definitionsgemäß nicht erfüllt. Hierdurch bedingte Fehlbefunde sind jedoch nicht zu erwarten, da bei Dissektionen im Gegensatz zu filiformen Abgangsstenosen das farbkodiert dargestellte Restlumen regelmäßig über den gesamten extrakraniellen Verlauf der A. carotis interna verfolgt werden kann.

Mit der cw-Dopplersonographie können Verschlüsse zwar vermutet, jedoch nicht mit Sicherheit von höchstgradigen Stenosen unterschieden werden, da in diesem Fall sowohl das intra- als auch das poststenotische Dopplersignal sehr variabel oder überhaupt nicht detektierbar sein kann. Insbesondere relativ »normal« erscheinende Strömungssignale sind mit einiger Skepsis zu betrachten (Abb. 15.24), während ein geringes Strömungssignal mit stark verminderter Pulsatilität (**Pseudovene**) oder ein verlangsamter systolischer Anstieg (**Deltasignal**) eher auf ein noch offenes Gefäß distal einer filiformen Stenose hindeuten (Abb. 15.25).

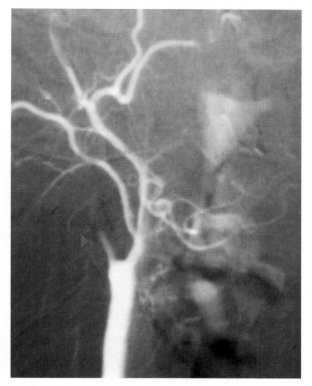

Abb. 15.23. Angiographischer Nachweis eines kurzen »Stich-kanals« bei Verschluss der A. carotis interna in Folge einer Dissektion

15.3.2 Nebenkriterien der Verschlussdiagnostik

Neben dem bereits mehrfach genannten Ziel, die Redundanz zu erhöhen (▶ s. nachstehende Übersicht), kommt den »Neben-kriterien« bei der Abklärung von Karotisverschlüssen v. a. die Aufgabe zu, bei ungünstigen Untersuchungsbedingun-gen und unklarem lokalem Befund ein höhergradiges Strö-mungshindernis auszuschließen.

> **Diagnostische Kriterien bei Verschluss der extrakraniellen A. carotis interna**
> (im Sinne einer maximalen Redundanz sollten alle Kriterien erfüllt sein)
>
> ▬ Hauptkriterien
> – Fehlen einer Strömung in der A. carotis interna auf einer längeren Strecke bei im Schnittbild gut sichtbarem Gefäß und »Low-flow-Einstellung« im farbkodierten Duplexsonogramm
> ▬ Nebenkriterien
> – Pathologischer Befund in den Periorbitalarterien
> – Verminderte Strömungsgeschwindigkeit und erhöhte Pulsatilität im Seitenvergleich in der A. carotis communis
> – Verminderte Pulsatilität im Seitenvergleich in der A. cerebri media
> – Nachweis einer Kollateralisierung über den Circulus Willisii

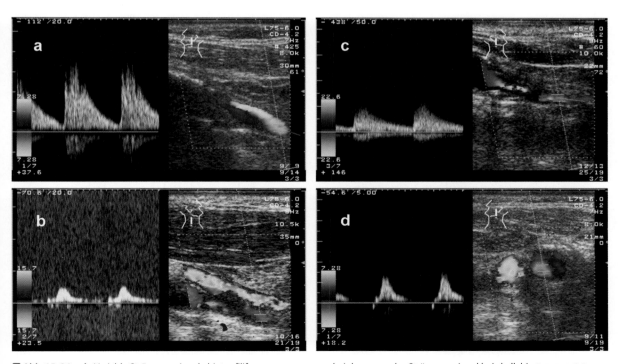

Abb. 15.24a–d. Variable Strömungssignale hinter filiformen Stenosen der A. carotis interna. **a** »Helixfluss« hinter einer durch Schallschatten verdeckten Stenose mit niedriger enddiastolischer Strömungskomponente; **b** »Deltasignal« hinter einer höchstgradigen Stenose ohne erkennbare Jetströmung im Stenosemaximum;

c scheinbar normales Strömungssignal bei »kollabiertem« postste-notischem Gefäßlumen; **d** »Deltasignal« im Querschnitt nach einer filiformen Stenose, beachte die kräftig dargestellte A. carotis externa (*links im Bild*)

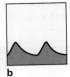

unstenosiert   **a**   **b**   **c**

◘ Abb. 15.25a–c. Synopsis möglicher Strömungssignale distal einer höchstgradigen Stenose *(Pseudookklusion)*. **a** Geringes Strömungssignal mit stark verminderter Pulsatilität *(Pseudovene)*, **b** verlangsamter systolischer Anstieg bei relativ »normal« konfiguriertem pulsatilem Verlauf, **c** verlangsamter systolischer Anstieg ohne diastolische Strömung *(Deltasignal)*

Zur Differenzialdiagnose zwischen Verschluss und Pseudookklusion tragen sie demgegenüber nicht bei, da es sich hierbei ausschließlich um hämodynamische Kriterien handelt, die in beiden Fällen mit einem pathologischen Befund einhergehen. Die wichtigsten »Nebenkriterien« sind:

- **Periorbitalarterien.** So gut wie immer zeigen die Periorbitalarterien einen pathologischen Befund mit Nullfluss oder einer retrograden Strömung.
- **A. carotis communis.** Typischerweise finden sich bei Verschluss der A. carotis interna in der A. carotis communis eine »Externalisierung« mit erhöhter Pulsatilität sowie eine Reduktion des Strömungsvolumens im Seitenvergleich.
- **Intrakranielle Befunde.** Aufgrund der meist guten Kollateralversorgung über den Circulus Willisii findet sich bei Karotisverschlüssen in den betroffenen Hirnbasisarterien nur relativ selten eine ausgeprägtere Strömungsverminderung. Typischerweise zeigt sich jedoch in der ipsilateralen A. cerebri media eine im Seitenvergleich verminderte Pulsatilität, was bei unklaren extrakraniellen Befunden als indirektes Kriterium zur Differenzierung zwischen einem Verschluss und einem lediglich unzureichend ableitbaren, offenen Gefäß beitragen kann (▶ s. nachstehende Übersicht). Gleiches gilt für den Befund einer Hyperperfusion des R. communicans anterior und/oder einer retrograden Strömungsrichtung im A1-Abschnitt der A. cerebri anterior mit der farbkodierten Duplexsonographie, die eine Kollateralversorgung über den vorderen Abschnitt des Circulus Willisii belegen.

> **Indirekte Hinweise auf eine offene A. carotis interna bei ungünstigen sonographischen Untersuchungsbedingungen im Bereich der Karotisbifurkation**
>
> - Antegrade, seitengleiche Periorbitalarterien
> - Seitengleiche A. carotis communis
> - Seitengleiche A. cerebri media
> - Antegrad durchströmte A. cerebri anterior
> - Kein Anhalt für Kollateralen über den R. communicans anterior und/oder posterior
> - Abfall der Strömungsgeschwindigkeit in der A. cerebri media bei Kompression der A. carotis communis

Beim Verschluss der A. carotis interna kommt es während ipsilateraler Kompression der A. carotis communis erwartungsgemäß zu keinem Effekt in der A. cerebri media. Zur Differen- ▼

zierung zwischen Verschluss und höchstgradiger Stenose kann der Kompressionstest allerdings nicht eingesetzt werden, da auch bei einer Pseudookklusion die ipsilaterale A. carotis interna nur minimal zur Versorgung der betroffenen Hemisphäre beiträgt. Umgekehrt ist jedoch ein relevanter Strömungsabfall während Karotiskompression als indirektes Zeichen zum Nachweis einer offenen A. carotis interna zu werten, wenn sich das Gefäß bei schlechten Untersuchungsbedingungen extrakraniell nicht darstellen lässt und die anderen intrakraniellen Befunde nicht eindeutig sind.

15.3.3   Differenzialdiagnostische Aspekte

Zusätzlich zur Möglichkeit der diagnostischen Abklärung vermittelt das sonographische Erscheinungsbild von Karotisverschlüssen einige weitere Informationen.

Ätiologie

Ein homogener, bis unmittelbar an den Abgang der A. carotis interna reichender Verschluss deutet auf einen das Gefäß verstopfenden Embolus aus dem Herzen oder Aortenbogen hin (◘ Abb. 15.26). Inhomogene Strukturen im Schnittbild der Karotisbifurkation – ggf. zusammen mit einem Schallschatten – sind zwar sicherlich kein Beweis für den thrombotischen Verschluss einer arteriosklerotisch bedingten Abgangsstenose der A. carotis interna, machen einen solchen jedoch wahrscheinlich. Ein sichtbarer Karotisstumpf spricht hingegen eher für einen von kranial nach kaudal thrombosierten Verschluss. Die Ursachen sind in diesem Fall breiter gestreut. Ist der Stumpf breit und rundlich, handelt es sich am ehesten um einen kardial embolischen oder primär arteriosklerotischen Verschluss des proximalen Karotissiphons, während ein spitz zulaufendes Gefäß an eine Dissektion denken lässt.

Alter

In begrenztem Umfang ergibt das Schnittbildsonogramm Hinweise darauf, wann sich der Gefäßverschluss ereignet hat. So ist bei älteren Verschlüssen typischerweise die Gefäßwand bindegewebig umgebaut und nur noch schemenhaft zu erkennen (▶ s. Abb. 15.22c). Aus dem (Nicht)Vorhandensein von

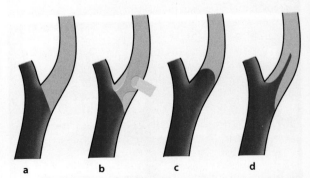

a   **b**   **c**   **d**

◘ Abb. 15.26a–d. Hinweise auf die Ursache von Karotisverschlüssen anhand des Erscheinungsbildes der Karotisbifurkation im Ultraschallschnittbild. **a** Homogener Verschluss bei kardialer Embolie, **b** inhomogene Wandveränderungen bei arteriosklerotischem Verschluss, **c** breiter »Karotisstumpf« bei von kranial nach kaudal thrombosiertem Verschluss, **d** spitz zulaufender Stumpf bei Karotisdissektion

Binnenreflexionen lassen sich demgegenüber keine Schlüsse auf das »Alter« des Verschlusses ziehen, da sich diese im Verlauf von Gefäßverschlüssen mehrfach ändern.

15.3.4   Fehlermöglichkeiten

Bei der Differenzierung zwischen höchstgradigen Karotisstenosen und -verschlüssen sind letztlich alle Ultraschallmethoden mit Ausnahme der farbkodierten Duplexsonographie überfordert. Fehler werden bei Anwendung dieser Technik nur dann auftreten, wenn die in der Übersicht auf S. 186 genannten Kriterien nicht zuverlässig erfüllt sind. Hier ist es dann Aufgabe des verantwortungsvollen Untersuchers, die Grenzen der Methode zu erkennen und andere diagnostische Verfahren (z. B. selektive DSA) zum Einsatz zu bringen. Bei unzureichenden Untersuchungsbedingungen an der Karotisbifurkation hilft ggf. auch der Einsatz von Signalverstärkern.

Zusammenfassung

Die farbkodierte Duplexsonographie, ggf. ergänzt durch den Einsatz von Signalverstärkern (z. B. Levovist), eignet sich zur zuverlässigen Erkennung von Verschlüssen der extrakraniellen A. carotis interna sowie zur Differenzierung von filiformen Stenosen. Voraussetzung hierfür ist, dass zum einen das verschlossene Gefäß im Schnittbild klar abzugrenzen ist und zum anderen durch Wahl geeigneter »Lowflow-Parameter« langsame Blutströmungen sicher erfasst werden können. Bei unklaren Verhältnissen helfen indirekte extra- und intrakranielle Parameter sowie – im Einzelfall – Kompressionsmanöver der A. carotis communis weiter.

15.4   Stenosen und Verschlüsse der A. carotis externa

Stenosen und Verschlüsse der A. carotis externa stellen im Allgemeinen einen Nebenbefund ohne klinische Bedeutung dar. Relevanz kommt ihnen lediglich in 3 Fällen zu:

- Als verwirrender Begleitbefund bei der sonographischen Beurteilung der A. carotis interna.
- Im Rahmen einer Ophthalmikakollaterale bei einem Verschluss oder einer sehr hochgradigen Stenose der ipsilateralen A. carotis interna. Bei okulären oder zerebralen Durchblutungsstörungen muss in diesem Fall u. a. auch an die Möglichkeit einer Streuung von Emboli aus der stenosierten A. carotis externa gedacht werden (Bogousslavsky et al. 1981; Finklestein et al. 1980).
- In der präoperativen Untersuchung vor Anlage eines extra-intrakraniellen Bypasses bei einem hämodynamisch unzureichend kompensierten Verschlussprozess im Bereich der A. carotis interna bzw. des Karotis-T.

15.4.1   Befunde bei Stenosen

Farbkodierte Stenosedarstellung

Hierbei gelten grundsätzlich die selben Regeln wie für die Erkennung von Abgangsstenosen der A. carotis interna. Nicht

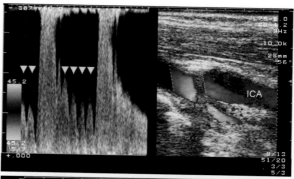
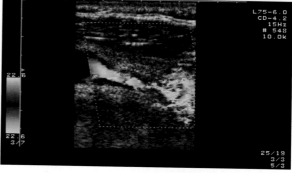

◨ Abb. 15.27. Beispiele hochgradiger Abgangsstenosen der A. carotis externa. Beachte die Reaktion auf intermittierende Kompression der ipsilateralen A. temporalis superficialis (▼) als entscheidendes Kriterium zur Differenzierung von einer Stenose der A. carotis interna (*oben*). Im unteren Bild ausgeprägter »Konfettieffekt« bei einer Externastenose

selten kommt es bei hochgradigen Stenosen der A. carotis externa zu einem »Konfettieffekt«, der dann die Untersuchbarkeit der A. carotis interna erschwert.

Dopplerbefunde im Stenosebereich

Bedingt durch den hohen peripheren Widerstand zeigen nur sehr ausgeprägte Stenosen hämodynamische Auswirkungen, sodass eine im Dopplerspektrum fassbare Stenose der A. carotis externa meist bereits recht hochgradig ist. Aufgrund der schon im nichtpathologischen Fall sehr variablen Blutströmung in der A. carotis externa ist als sicherer Grenzwert zwischen normal und pathologisch eine maximale systolische Strömungsgeschwindigkeit von 150–200 cm/s (bzw. eine systolische Maximalfrequenz von ca. 6 kHz bei 4 MHz Sendefrequenz) anzunehmen (◨ Abb. 15.27; Tabelle 15.6). Der Befund einer Stenose wird unterstützt, wenn ausgeprägte Strömungsstörungen vorliegen.

◨ Tabelle 15.6. Maximale systolische Strömungsgeschwindigkeiten bei Stenosen der A. carotis externa. (Nach Paivansalo et al. 1996)

Normalbereich	80±40 cm/s
Mittelgradige Stenose	140±49 cm/s
Hochgradige Stenose	230±95 cm/s

ⓘⓘ   Praktische Hinweise

Aufgrund der geringen klinischen Bedeutung von Stenosen der A. carotis externa macht eine Graduierung in konkreten Prozentwerten keinen Sinn, und es sollte eine deskriptive Einteilung in gering-, mittel- und hochgradig verwendet werden.

15.4.2   Befunde bei Verschlüssen

Verschlüsse der A. carotis externa haben im Allgemeinen keine klinische Bedeutung, da die Externaäste über ein ausgedehntes Kollateralnetz verfügen. Sonographisch zu diagnostizieren sind lediglich Abgangsverschlüsse, da weiter kranial gelegene Gefäßverschlüsse aufgrund der möglichen anatomischen Varianten regelmäßig übersehen werden.

Abgangsverschlüsse der A. carotis externa sind dadurch charakterisiert, dass es sich so gut wie immer nur um einen segmentalen Verschluss handelt. Im distalen Verlauf ist das Gefäß meist offen und retrograd – v. a. über die A. thyroidea superior – kollateralisiert. Richtungweisend ist der abgeschwächte oder fehlende Pulstastbefund der A. temporalis superficialis, die Ultraschalluntersuchung wird die Situation dann lediglich bestätigen.

15.4.3   Fehlermöglichkeiten

Das Hauptproblem von Stenosen der A. carotis externa liegt darin, Fehlbefunde bei der sonographischen Beurteilung der A. carotis interna zu verursachen. Zwei Situationen sind dabei zu beobachten.

Externa-Interna-Verwechslung. Gegenseitige Verwechslungen von Stenosen der A. carotis externa und interna sind (v. a. bei ausschließlichem Einsatz der cw-Dopplersonographie) nicht selten. Bei sorgfältiger Identifikation der Karotisäste unter Einsatz von Kompressionsmanövern der Externaäste (► s. Abb. 9.8) sind derartige Fehler jedoch weitgehend auszuschließen.

Einfluss auf die Periorbitalarterien. Aufgrund ihres Einflusses auf das Druckgleichgewicht in den periorbitalen Gefäßen (► s. Kap. 9.3.4) können insbesondere kombinierte Interna- und Externastenosen – ebenso wie Verschlüsse der A. carotis communis – zu schwer vorhersagbaren Dopplerbefunden führen. Der abgeschwächte oder fehlende Pulstastbefund der A. temporalis superficialis hilft hier im Einzelfall weiter (► s. Kap. 8.2).

Zusammenfassung

Stenosen und Verschlüsse der A. carotis externa sind nur von untergeordneter klinischer Bedeutung. Für ihre Erkennung gelten grundsätzlich dieselben Regeln wie für Verschlussprozesse der extrakraniellen A. carotis interna, hämodynamisch auffällig werden jedoch nur hochgradige Stenosen. Bei Verschlüssen trägt der Pulstastbefund der A. temporalis superficialis wesentlich zur Diagnose bei.

15.5   Stenosen und Verschlüsse der A. carotis communis

15.5.1   Befunde bei Stenosen

Während geringgradige Plaques im Verlauf der A. carotis communis ein häufiger Begleitbefund von Verschlussprozessen der A. carotis interna sind, stellen isolierte, höhergradige Stenosen des Gefäßes eher eine Rarität dar. Zu unterscheiden sind 3 Lokalisationen mit unterschiedlichen Befunden.

Abgangsstenosen

Gering- und mittelgradige Stenosen am Abgang der A. carotis communis werden regelmäßig sonographisch übersehen, da der Gefäßabgang einer direkten sonographischen Untersuchung im Allgemeinen nicht zugänglich ist und (noch) keine indirekten hämodynamischen Auswirkungen der Stenose vorliegen. An eine Untersuchung des Kommunisabgangs wird normalerweise nur in 2 Situationen zu denken sein:

- bei einem nicht anderen Stenosen zuzuordnenden Auskultationsbefund im Bereich der Supraklavikulargrube und/oder
- bei auffällig verminderter Pulsatilität (Pseudovene) im Dopplerspektrum der distalen A. carotis communis (Abb. 15.28).

Stenosen am Abgang der A. carotis communis lassen sich, soweit sie höhergradig sind, am besten mit der nach unten gerichteten cw-Dopplersonde (2–4 MHz Sendefrequenz) erkennen. Typisch ist eine lokale Strömungsbeschleunigung mit ausgeprägter Strömungsstörung als wichtigstes Kriterium. Eine farbkodierte Darstellung der Stenose ist demgegenüber aufgrund der »tiefen« Lage des Kommunisabgangs allenfalls auf der rechten Seite zu erreichen, stellt jedoch nicht die Regel dar. Zudem erschweren Atemexkursionen und das oft heftige Pulsieren des Aortenbogens die Beurteilbarkeit in erheblichem Umfang.

Stenosen im Verlauf

Stenosen im Verlauf der A. carotis communis lassen sich aufgrund der in diesem Bereich meist sehr guten Bildqualität bereits unschwer im schwarzweißen Schnittbild erkennen und lokalisieren (Abb. 15.29). Lediglich sehr echoarme Plaques können im Einzelfall übersehen werden. Hier hilft erwartungsgemäß die farbkodierte Darstellung weiter.

Hochgradige Stenosen im Verlauf der A. carotis communis sind selten und lassen dann meist an eine abgelaufene traumatische Gefäßwandläsion (z. B. Schlag auf den Hals, Strangu-

Oberarm-Kompression

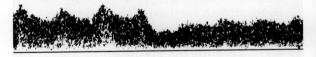

Abb. 15.28. *Pseudovene* bei dopplersonographischer Ableitung der rechten A. carotis communis mit und ohne Oberarmkompression. Ursächlich ist in diesem Fall eine hochgradige Stenose im Bereich des Truncus brachiocephalicus

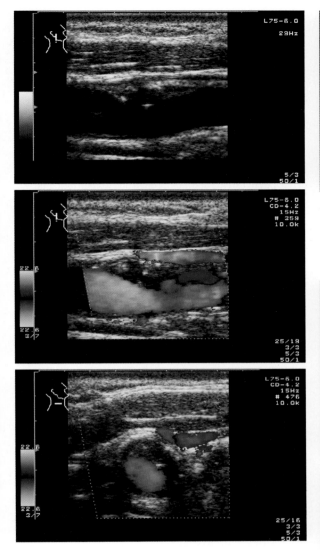

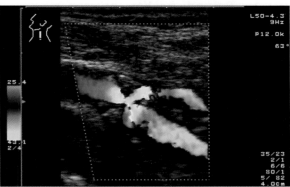

Abb. 15.30. Bifurkationsstenose der distalen A. carotis communis

Abb. 15.29. Mittelgradige, 40- bis 50%ige Stenose der rechten A. carotis communis unmittelbar unterhalb der Karotisbifurkation bei einem 70-jährigen Patienten mit ipsilateral rezidivierenden transitorisch ischämischen Attacken. Aufgrund des echoarmen, inhomogenen Erscheinungsbildes der Plaque kommt diese als Ursache von nach kranial streuenden Emboli durchaus in Frage

lation) denken. In typischer Weise zeigen dabei selbst recht hochgradige Einengungen nur relativ geringe Veränderungen im Dopplerspektrum. Methode der Wahl ist hier die farbkodierte Duplexsonographie, welche die Stenosen regelmäßig sowohl im Längs- als auch im Querschnitt zuverlässig darstellt.

Stenosen im Bifurkationsbereich

Stenosen der distalen A. carotis communis sind meist unschwer im schwarzweißen und farbkodierten Ultraschallbild zu lokalisieren (**Abb. 15.30**). Nur extrem selten handelt es sich dabei um eine lediglich die A. carotis communis betreffende Stenose. Meist liegt eine »Bifurkationsstenose« mit Betroffensein auch der A. carotis interna und externa vor. Die Befunde im Dopplerspektrum entsprechen denen, die bei isolierten Stenosen der beiden Karotisäste zu erhalten sind.

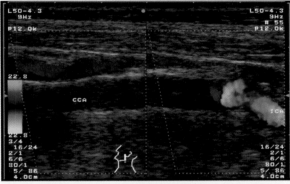

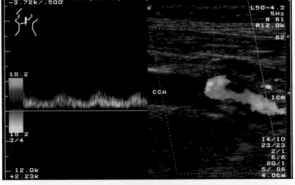

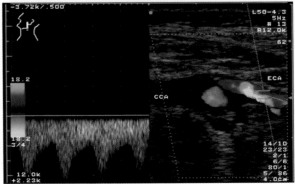

Abb. 15.31. Verschluss der A. carotis communis mit retrograd über die A. carotis externa versorgter A. carotis interna

15.5.2 Befunde bei Verschlüssen

Verschlüsse der A. carotis communis entstehen meist durch retrograde Thrombosierung eines Verschlusses der A. carotis interna oder durch Festsetzen eines kardialen Thrombus im Bereich der Karotisbifurkation. Bei einem Teil der letztgenannten Fälle bleibt die A. carotis interna offen. Sie wird dann retrograd über die A. carotis externa versorgt, die ihr Blut ebenfalls retrograd aus ihren Ästen erhält (◙ Abb. 15.31).

Die Duplexsonographie ist – auch im Vergleich zu invasiven angiographischen Verfahren – Methode der Wahl zur Erkennung von Verschlüssen der A. carotis communis. Die Diagnose ist als gesichert anzusehen, wenn die 3 typischen Befunde zu erkennen sind:

— Fehlende »Farbfüllung« des Gefäßes bei »Low-flow-Einstellung« in der farbkodierten Darstellung.
— Fehlendes Strömungssignal im Dopplerspektrum des Gefäßes bei möglichst niedrig eingestelltem Wandfilter.
— Eng gestelltes Gefäß bei bildgebender Darstellung im Seitenvergleich mit deutlichen Binnenreflexionen im Gefäßlumen.

Bei Verwendung der cw-Dopplersonde bereiten Verschlüsse der A. carotis communis v. a. dem Ungeübten erhebliche Probleme, da er beim Versuch, die Karotisbifurkation abzuleiten, oft eine verwirrende Anzahl von z. T. nach kranial, z. T. nach kaudal verlaufenden Gefäßen findet, die immer nur ein kurzes Stück verfolgbar und nicht zuzuordnen sind. Es handelt sich hier zumeist um erweiterte Äste des Truncus thyrocervicalis, die in die A. carotis externa einmünden und diese retrograd mit Blut versorgen.

Zusammenfassung

Abgangsstenosen der A. carotis communis werden im Allgemeinen sonographisch nur erkannt, wenn sie höhergradig sind und zu typischen poststenotischen Strömungsveränderungen führen. Für Stenosen im übrigen Verlauf des Gefäßes gelten die von der A. carotis interna bekannten Regeln. Verschlüsse der A. carotis communis führen dopplersonographisch zu verwirrenden Befunden, während die farbkodierte Duplexsonographie meist auf den ersten Blick eine eindeutige Diagnose erlaubt. Nicht selten bleiben bei einem Verschluss der A. carotis communis die A. carotis externa und interna offen und werden retrograd über die A. thyroidea superior versorgt.

16 Stenosen und Verschlüsse der Hirnbasisarterien

16.1   Besonderheiten der intrakraniellen Gefäßdiagnostik

Ähnlich wie bei den extrakraniellen hirnversorgenden Arterien beruht die Erkennung intrakranieller Strömungshindernisse ebenfalls nicht auf einer einzigen Gefäßableitung, sondern auf der Zusammenschau verschiedener extra- und intrakranieller Befunde. Im Vergleich zur Diagnostik an der extrakraniellen A. carotis interna bestehen jedoch 2 wesentliche Unterschiede, die im Folgenden näher beleuchtet werden sollen.

16.1.1   Zahlreiche Ursachen intrakranieller Verschlussprozesse

Während extrakranielle Verschlussprozesse überwiegend arteriosklerotisch verursacht sind, findet sich intrakraniell ein breites Spektrum an Ursachen (◘ Tabelle 16.1). Neben arteriosklerotischen Gefäßprozessen, die bei Diabetes mellitus oft isoliert intrakraniell auftreten, und den häufigen, schädelbasisnahen Dissektionen, umfasst dieses Gefäßdysplasien (► s. Kap. 20.2), Vaskulitiden, infektassoziierte Gefäßprozesse (► s. Kap. 19), teilrekanalisierte embolische Verschlüsse, Vasospasmen (► s. Kap. 22) sowie Moya-Moya-Syndrome (► s. Kap. 20.3). Zu Details sei auf die entsprechenden Kapitel verwiesen.

16.1.2   Beschränkung auf Strömungsparameter

Wie bereits in Kap. 6.1.4 erwähnt, reicht die Auflösung der transkraniellen Duplexsonographie nicht aus, um die Wände der intrakraniellen Gefäße im Schnittbild darzustellen und um den Gefäßdurchmesser zu bestimmen. Die farbkodierte Gefäßdarstellung dient daher v. a. dazu, den Gefäßverlauf sichtbar zu machen, während Einengungen nur anhand erhöhter Strömungsgeschwindigkeiten und/oder von Strömungsstörungen erkannt und beurteilt werden können. Die ausschließliche Anwendung von Strömungsparametern beinhaltet jedoch 2 grundlegende Probleme.

Erkennung nur höhergradiger Stenosen

Strömungsparameter führen erst bei höhergradigen Stenosen zu pathologischen Befunden. Vergleichbar der »einfachen« extrakraniellen Dopplersonographie ohne zusätzliche Bildgebung sind intrakraniell daher ebenfalls nur Stenosen ab einem Einengungsgrad von frühestens 50–60% – im Fall der distalen A. carotis interna sogar erst ab ca. 70% (► s. Kap. 16.2.1) – zu erkennen.

Differenzierung zwischen Stenose und Hyperperfusion

Erhöhte Strömungsgeschwindigkeiten (und die damit verbundenen Strömungsstörungen) sind ein unspezifisches Phänomen und können neben Gefäßverengungen auch durch primär eng gestellte Gefäße z. B. bei langjährigem Nikotinabusus, v. a. jedoch auch durch eine Hyperperfusion bedingt sein:

- Beim Verschluss einer größeren hirnversorgenden Arterie zeigen die zur Perfusion des betroffenen Hirnareals beitragenden Kollateralgefäße erwartungsgemäß eine erhöhte Strömungsgeschwindigkeit.
- Nach Rekanalisation von Gefäßverschlüssen kommt es in den wiedereröffneten Gefäßen aufgrund der gestörten Autoregulation im zugehörigen Hirngewebe vorübergehend zu einer Hyperperfusion (► s. Kap. 27.3).
- Vergleichbare Strömungsbeschleunigungen finden sich bei anderen Ursachen einer gestörten Autoregulation wie z. B. nach Schädel-Hirn-Traumen (► s. Tabelle 14.1) oder im Rahmen einer durch Schwangerschaft induzierten Hypertonie (Zunker et al. 2000).
- Arteriovenöse Malformationen und Fisteln führen in den sog. »Feedergefäßen« zu erhöhten Strömungsvolumina mit entsprechend erhöhter Strömungsgeschwindigkeit (► s. Kap. 21.4).
- Bei Anämien zeigen sich in Abhängigkeit des verbliebenen Hämatokritwertes in allen hirnversorgenden Arterien erhöhte Strömungsgeschwindigkeiten (Brass et al.

◻ **Tabelle 16.1.** Differenzialdiagnose intrakranieller Verschlussprozesse

Ursache	Differenzialdiagnostische Hinweise
Dissektionen	*String sign* in der extrakraniellen A. carotis interna (Bagatell)Trauma in der Anamnese Akut aufgetretene, halbseitige Kopfschmerzen Anisokorie (Miosis, seltener auch Mydriasis) Sichelförmiges Gefäßwandhämatom im MRT Nachweisbare Bindegewebeanomalien
Vaskulitiden (infektassoziierte Gefäßprozesse)	Entzündliche Laborveränderungen Kopfschmerzen, psychische Veränderungen, Krampfanfälle Nachweis einer entzündlichen Verquellung an den extrakraniellen Arterien (A. carotis, A. vertebralis, A. temporalis superficialis) Bei generalisierten Vaskulitiden meist mehrere Gefäßsegmente betroffen, daher auch multifokale kortikale/subkortikale Läsionen im MRT Bei lokalen Vaskulitiden umschriebener Entzündungsherd im MRT (z. B. Sinusitis)
Arteriosklerotische Gefäßprozesse	Zusätzliche extrakranielle Gefäßveränderungen Isolierte intrakranielle Stenosen v. a. bei Diabetes mellitus
(Teilrekanalisierte) kardiogene Thromben	Kurzstreckige Stenose, nur ein Gefäßsegment betreffend Lokalisation v. a. im Bereich von Gefäßverzweigungen Kardiale Veränderungen (z. B. Thromben, Aortenplaques) nachweisbar Keine lokale Gefäßwandläsion im hochauflösenden MRT
Kongenitale Gefäßdysplasien	Vor allem den Karotis-T-Bereich betreffend Häufig mit Dissektionen einhergehend Weitere extrakranielle Entwicklungsstörungen
Vasospasmen	Bei spontanen Vasospasmen fluktuierender Befund mit Neigung zu Rezidiven Migräneanamnese Typische Grunderkrankung (Subarachnoidalblutung, eitrige Meningitis)
Idiopathische Moya-Moya-Syndrome	Beidseitige, langsam progrediente Verschlussprozesse im Karotis-T-Bereich Beginn bereits in der Kindheit oder Jugend Ausschluss anderer Ursachen

1988). Als wahrscheinlichste Ursache hierfür ist die verminderte Sauerstoffbindungsfähigkeit des Blutes mit entsprechend erhöhtem Blutbedarf anzusehen.

16.2 Stenosen der intrakraniellen A. carotis interna

16.2.1 Diagnostische Kriterien

Die Erkennung von Stenosen im intrakraniellen Abschnitt der A. carotis interna beruht in erheblichem Umfang auf der Beurteilung indirekter Kriterien (extrakranielle A. carotis interna, Periorbitalarterien, A. cerebri anterior), die erst bei hochgradigen Stenosen auffällige Befunde liefern (◻ Tabelle 16.2). Die direkte transtemporale Untersuchung des Gefäßes oberhalb des Karotissiphons erfolgt anatomisch bedingt unter einem äußerst ungünstigen Beschallungswinkel von annähernd 90° (▶ s. Abb. 16.3), und bei der transorbitalen dopplersonographischen Ableitung ist der Beschallungswinkel völlig unbekannt. Entsprechend bringt die in anderen Gefäßregionen brauchbare Bestimmung der lokalen Strö-

mungsgeschwindigkeit hier keine zuverlässigen Ergebnisse. Verwertbar sind lediglich Strömungsstörungen, die jedoch erst bei höhergradigen Stenosen auftreten. Entsprechend sind im Bereich der distalen A. carotis interna grundsätzlich nur Stenosen mit einem Einengungsgrad von ca. 70% und mehr sonographisch detektierbar.

> **Merke**
>
> Stenosen im intrakraniellen Verlauf der A. carotis interna sind erst ab einem Stenosierungsgrad von ca. 70% sonographisch erkennbar.

Extrakranielle A. carotis interna

Soweit die extrakraniellen Abschnitte der A. carotis interna nicht direkt mitbetroffen sind (bei Dissektionen), ergeben sich extrakraniell lediglich bei hochgradigen Stenosen indirekte Hinweise auf ein weiter distal gelegenes Strömungshindernis. Typische Merkmale dabei sind:

- **Reduktion des Flussvolumens.** Die seitenvergleichende Beurteilung des Flussvolumens der extrakraniellen A. carotis interna eignet sich in besonderem Maße zur Be-

■ Tabelle 16.2. Synopsis dopplersonographischer Befunde bei hochgradigen Stenosen im intrakraniellen Verlauf der A. carotis interna

	Zwischen Schädelbasis und A. ophthalmica	Zwischen A. ophthalmica und R. communicans posterior	Zwischen R. communicans posterior und Karotis-T
Extrakranielle A. carotis interna	Vermindertes Strömungsvolumen, verminderte Strömungsgeschwindigkeit, erhöhte Pulsatilität		
Periorbitalarterien	Meist retrograd	Unauffällig	Unauffällig
Transorbital	Ausgeprägte Strömungsstörung	Eventuell Strömungsstörung	Nicht richtungsweisend
Distale A. carotis interna	Variabler Befund (unauffällig bis nicht ableitbar)	Eventuell poststenotische Strömungsstörung	Ausgeprägte Strömungsstörung
A. cerebri media (M1)	Bei unzureichender Kollateralversorgung eventuell verminderte Pulsatilität		Strömungsstörung
A. cerebri anterior (A1)	Bei sehr hochgradiger Stenose eventuell retrograd, jedoch auch im Einzelfall nicht nachweisbares Gefäß		Antegrade Strömung mit Strömungsstörung oder retrograd

urteilung unklarer Strömungsverhältnisse in der distalen A. carotis interna. Zu berücksichtigen sind allerdings physiologische Asymmetrien des Strömungsvolumens, die jedoch im Allgemeinen 30–40% nicht über- bzw. unterschreiten.

ⓘⓘ Praktische Hinweise

Bei intrakraniellen Karotisstenosen ist eine seitenvergleichende Beurteilung der Strömungsgeschwindigkeit in der extrakraniellen A. carotis interna nur bedingt hilfreich. Häufig handelt es sich um langstreckige Dissektionen, deren Lumeneinengung bis nach extrakraniell reicht und dort mit einer »unauffälligen« Strömungsgeschwindigkeit einher geht (▶ s. Fallbeispiel 20.4). Aber auch isolierte intrakranielle Karotisstenosen führen, wenn sie sehr hochgradig sind, regelmäßig zu einem »Kollabieren« des vorgeschalteten extrakraniellen Gefäßlumens (▶ Abb. 16.1).

▬ **Erhöhung der Pulsatilität.** Hochgradige distale Stenosen zeigen im Seitenvergleich eine erhöhte Pulsatilität

in der zuführenden A. carotis interna (und communis). Im Extremfall, bei höchstgradigen Stenosen, findet sich während der Diastole keine nennenswerte Blutströmung mehr oder es kommt sogar zu einem **Pendelfluss** (▶ Abb. 16.2) mit frühdiastolisch retrograder Komponente. Gering- und mittelgradige Stenosen führen demgegenüber zu keinen extrakraniellen Auffälligkeiten.

Periorbitalarterien

Die Ableitung der Periorbitalarterien ist von wesentlicher Bedeutung für die lokalisatorische Zuordnung hochgradiger Stenosen der intrakraniellen A. carotis interna:

▬ **Stenosen proximal der A. ophthalmica** verhalten sich für die Durchblutung der A. ophthalmica und der Periorbitalarterien wie vergleichbare Prozesse im extrakraniellen Abschnitt der A. carotis interna. Analog gelten die bereits dort genannten Befunde (▶ s. Kap. 9.3.3).

▬ **Stenosen distal der A. ophthalmica** führen demgegenüber erwartungsgemäß zu keinen Veränderungen im Strömungssignal der Periorbitalarterien.

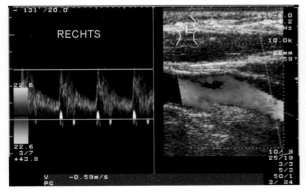

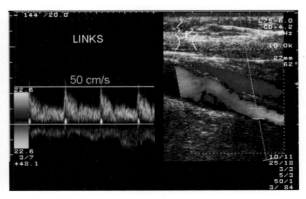

■ Abb. 16.1. Strömungsbefund in der extrakraniellen A. carotis interna bei hochgradiger Stenose im Bereich des Karotissiphons links. Beachte die annähernd gleiche Strömungsgeschwindigkeit auf beiden

Seiten. Linksseitig erscheint der Durchmesser der A. carotis jedoch deutlich reduziert (rechts 5,0, links 3,5 mm). Entsprechend findet sich linksseitig auch lediglich ein Strömungsvolumen von 100 ml/min

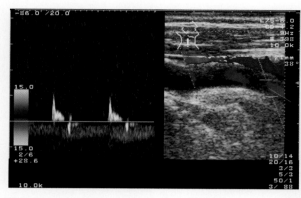

Abb. 16.2. Pendelfluss in der extrakraniellen A. carotis interna bei sehr hochgradiger Stenose im Bereich des ipsilateralen Karotissiphons

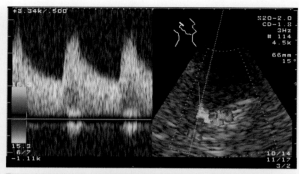

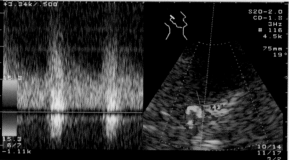

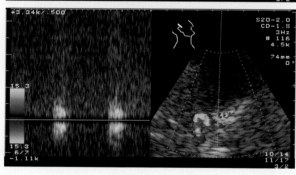

Transorbitale Doppleruntersuchung

Unmittelbar im Abgangsbereich der A. ophthalmica liegende hochgradige Stenosen sind unschwer an einer lokalen Strömungsstörung zu erkennen. Die absolute Strömungsgeschwindigkeit ist aufgrund des undefinierten Beschallungswinkels nicht zu verwerten, weswegen gering- und mittelgradige Stenosen übersehen werden. Liegt das Stenosemaximum weiter kaudal im Bereich der Schädelbasis, zeigen auch höhergradige Stenosen meist keine bis in den Karotissiphon reichenden, poststenotischen Ablösungsphänomene. Ursache hierfür ist, dass die Hauptdurchblutung in der distalen A. carotis interna in diesem Fall meist über die retrograd durchströmte A. ophthalmica erfolgt.

Distale A. carotis interna

Eine zuverlässige Ableitung der distalen A. carotis interna ist nur mit der farbkodierten Duplexsonographie möglich (► s. Abb. 16.4). Je nach Lokalisation der Stenose sind 3 Befundkonstellationen zu unterscheiden:

- **Stenosen proximal der A. ophthalmica** führen, sofern sie noch nicht höchstgradig sind, meist zu keinen verwertbaren Strömungsauffälligkeiten im distalen Gefäß, da sich die poststenotischen Strömungsstörungen bis dahin wieder normalisiert haben. Bei höchstgradigen Stenosen ist der Befund variabel und reicht von einer scheinbar normalen Strömung (bei Kollateralisierung über die A. ophthalmica und/oder den R. communicans posterior) bis hin zu einem farbduplexsonographisch nicht detektierbaren Gefäß.
- **Stenosen im oberen Karotissiphon** entziehen sich häufig dem direkten Nachweis und sind dann nur noch anhand der poststenotischen Strömungsstörungen erkennbar. Nicht selten ist in diesem Fall jedoch auch das Gefäß kranial des Abgangs des R. communicans posterior überhaupt nicht mehr ableitbar.
- **Stenosen im Karotis-T-Bereich,** sofern sie höhergradig sind, können unschwer an den ausgeprägten Strömungsstörungen erkannt werden, die sich typischerweise sowohl in die A. cerebri media als auch anterior hinein fortsetzen (Abb. 16.3).

Abb. 16.3. Farbkodierte Koronarschnitte bei hochgradiger Knickstenose im distalen Abschnitt der A. carotis interna wenige cm kaudal des Karotis-T. Stenosemaximum mit Strömungsstörung ohne erkennbare systolische Maximalfrequenz (*unten*); unmittelbar poststenotisch (*Mitte*); Abgang der A. cerebri media (*oben*)

ⓘⓘ Praktische Hinweise

Die Abgrenzung zu physiologischen Strömungsstörungen im Bereich des Karotis-T kann im Einzelfall schwierig sein. Grundsätzlich kann jedoch als Regel gelten, dass Strömungsstörungen, die in der A. cerebri media und anterior noch mehr als 5–6 mm nach ihrem Abgang nachweisbar sind, als pathologisch anzusehen sind (► s. Abb. 12.12).

Hauptstamm der A. cerebri media (M1)

In Abhängigkeit der Lokalisation des Strömungshindernisses in der A. carotis interna reichen die poststenotischen Strömungsstörungen bis in die A. cerebri media. Bei sehr hochgradigen Stenosen und unzureichender Kollateralversorgung über den R. communicans anterior zeigt die A. cerebri media eine verminderte Pulsatilität sowie eine gegenüber Normwerten verminderte Strömungsgeschwindigkeit.

Anfangsabschnitt der A. cerebri anterior (A1)

Der dopplersonographische Befund im A1-Abschnitt der A. cerebri anterior ist äußerst variabel und hängt zunächst einmal vom Stenosierungsgrad der A. carotis interna ab. Ist dieser noch nicht hochgradig, ist die A. cerebri anterior meist antegrad durchströmt, bei Karotis-T-Stenosen finden sich zusätzlich poststenotische Strömungsstörungen. Bei hochgradigen Stenosen im Karotissiphon ist hingegen die anatomische Situation im R. communicans anterior entscheidend. Ist dieser gut ausgebildet, besteht regelmäßig eine retrograde Durchströmung der A. cerebri anterior. Im anderen Fall ist die A. cerebri anterior meist nicht darstellbar oder lediglich mit stark verminderter Strömung abzuleiten.

16.2.2   Treffsicherheit und Fehlermöglichkeiten

Ein sehr hochgradiges, isoliertes Strömungshindernis der intrakraniellen A. carotis interna ist bei Beachtung aller (!) diagnostischen Kriterien kaum zu übersehen. Probleme können jedoch bei nachfolgenden Konstellationen auftreten.

Unzureichendes Schallfenster

»Standardproblem« jeder intrakraniellen Gefäßuntersuchung ist ein fehlendes oder unzureichendes temporales Schallfenster, da sich die Diagnostik dann ausschließlich auf die verfügbaren indirekten Kriterien beschränken muss. Im Zweifelsfall hilft hier der Einsatz von Ultraschallsignalverstärkern weiter.

Andere Ursachen der Strömungsstörung

Aufgrund des unspezifischen Charakters von Strömungsstörungen kommt deren exakter lokalisatorischer Zuordnung wesentliche Bedeutung zu. So erscheint bei Vorliegen einer Strömungsstörung im Bereich der distalen A. carotis interna (Untersuchungstiefe 60–70 mm) unter Verwendung der »einfachen« transkraniellen Dopplersonographie eine hochgradige Stenose des Gefäßes zwar möglich, 2 andere Befunde sind jedoch nicht auszuschließen (⬛ Abb. 16.4):

- Verschluss der distalen A. carotis interna mit turbulenter Kollateralversorgung über den R. communicans anterior und/oder posterior. Die Strömungsrichtung und die Untersuchungstiefe allein können nicht als Kriterium verwendet werden, da die Kollateralversorgung gleichermaßen auf die Schallsonde hin verläuft und es aufgrund des wenig selektiven Messvolumens nicht exakt möglich ist die Signale der A. cerebri media bzw. A. carotis interna und möglicher Kollateralgefäße (A. cerebri anterior, R. communicans posterior) zu unterscheiden.
- Abgangsstenose der A. cerebri media, deren Maximum bei elongiertem M1-Segment nicht selten ebenfalls bei 60–70 mm abzuleiten ist.

> **Merke**
>
> Eine zuverlässige Differenzialdiagnose im Tiefenbereich von 60–70 mm erfordert stets den Einsatz der farbkodierten Duplexsonographie, mit deren Hilfe die Gefäße im Bereich des Karotis-T-Abschnitts – unter der Voraussetzung eines ausreichenden temporalen Schallfensters – zuverlässig identifiziert werden können.

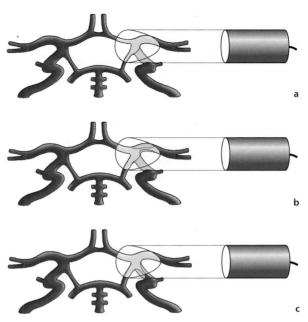

⬛ **Abb. 16.4a–c.** Probleme bei der Differenzierung von Strömungsstörungen in einer Untersuchungstiefe von 60—70 mm mit der »einfachen« transkraniellen Dopplersonographie. Verschluss der A. carotis interna mit turbulenter Hyperperfusion in den Kollateralen bei Hypoplasie der A. cerebri anterior und/oder des R. communicans posterior (**a**); Verschluss der A. carotis interna mit gut ausgebildetem Circulus Willisii, jedoch zusätzlicher hochgradiger Stenose der A. cerebri media (**b**); hochgradige Stenose der distalen A. carotis interna mit hierdurch bedingten lokalen Turbulenzen (**c**)

Tandemstenosen

Kombinierte extra- und intrakranielle Stenosen sowie langstreckige Stenosen, wie sie im Verlauf der A. carotis interna nicht selten vorkommen, können zu Fehleinschätzungen des Stenosierungsgrades führen. Dabei sind 4 Fälle mit unterschiedlichen extra- und intrakraniellen Stenosierungsgraden zu unterscheiden.

Stenosegrad extrakraniell = intrakraniell. Aufgrund der hintereinander geschalteten Strömungswiderstände werden beide Stenosen nach hämodynamischen Kriterien (Strömungsgeschwindigkeit, Strömungsstörungen) in ihrem Stenosierungsgrad um 5–10% niedriger eingeschätzt. Da dies im üblichen Toleranzbereich der Stenosegradbeurteilung liegt, ergeben sich hierdurch keine wesentlichen Probleme.

Stenosegrad extrakraniell > intrakraniell. In diesem Fall wird die intrakranielle Stenose übersehen, da sie gegenüber der extrakraniellen Stenose zu keinen nennenswerten hämodynamischen Auffälligkeiten führt.

Stenosegrad intrakraniell > extrakraniell. Bei stringenter Beachtung der Stenosekriterien sollte dieser Fall bereits im Rahmen der extrakraniellen Duplexsonographie bemerkt werden, wenn bei der Graduierung des Stenosierungsgrades ein »Stenose-Mismatch« erkennbar wird (▶ s. Tabelle 15.5).

Langstreckige extra-/intrakranielle Stenose (Dissektion). Wie bereits in Kap. 15.2.2 beschrieben, finden sich in diesem Fall trotz sichtbarer Einengung des Gefäßlumens im farbkodierten Bild »normale« Strömungsgeschwindigkeiten. Bei sorgfältiger Beachtung indirekter Kriterien, des Gefäßlumens im Seitenvergleich und zusätzlicher Flussvolumenbestimmung sind Fehlbefunde jedoch zu vermeiden.

Gering- und mittelgradige Stenosen

Aufgrund fehlender indirekter Hinweise sind mittelgradige Stenosen bis ca. 70 % Einengungsgrad kaum zu diagnostizieren und werden im Allgemeinen übersehen. Dies gilt insbesondere dann, wenn das Maximum der Stenose unmittelbar an der Schädelbasis liegt und Strömungsstörungen sich bis zum Abgang der A. ophthalmica bereits wieder normalisiert haben.

ℹℹ **Praktische Hinweise**

Erhöhte Strömungsgeschwindigkeiten und -störungen können auch bei insgesamt eng gestellten intrakraniellen Gefäßen (z. B. bei Rauchern, jungen Frauen) sowie bei Vorliegen einer Anämie auftreten. In diesem Fall ist der Seitenvergleich sowie der Vergleich mit den übrigen extra- und intrakraniellen Gefäßen entscheidend.

Zusammenfassung

Gering- und mittelgradige Stenosen im intrakraniellen Verlauf der A. carotis interna werden regelmäßig übersehen. Aber auch hochgradige Stenosen sind diagnostisch nicht unproblematisch, lassen sich jedoch durch sinnvolle Kombination extra- und intrakranieller Ultraschallbefunde mit hoher Zuverlässigkeit sichern bzw. ausschließen. Zwingende Voraussetzung ist dabei der Einsatz der transkraniellen farbkodierten Duplexsonographie mit der Möglichkeit, die distale A. carotis interna im Koronarschnitt darzustellen. Die Strömungsrichtung in den Periorbitalarterien weist auf die Lokalisation von Stenosen vor oder nach Abgang der A. ophthalmica hin.

16.3 Stenosen der A. cerebri media

16.3.1 Definition des Stenosierungsgrades

Im Gegensatz zur Gefäßdiagnostik der extrakraniellen A. carotis interna, für die eine differenzierte Einteilung der Stenosierungsgrade allgemein üblich ist (▶ s. Kap. 15.1), haben sich derartige Skalierungen an der A. cerebri media und anderen intrakraniellen Arterien (bislang) nicht durchgesetzt. Hierfür dürften v. a. 2 Gründe eine Rolle spielen.

Problem des Vergleichsstandards. Da die A. cerebri media deutlich kaliberschwächer als die A. carotis ist, lassen sich selbst bei Einsatz der relativ hoch auflösenden intraarteriellen DSA kaum exakte Prozentwerte für Stenosierungsgrade angeben. In verstärktem Umfang betrifft dies neuere Verfahren wie die CTA und MRA. Nicht zuletzt steht auch kein intraoperativer Befund als Vergleichsstandard zur Verfügung.

◧ **Tabelle 16.3.** Einteilung von Stenosierungsgraden an der A. cerebri media und anderen intrakraniellen Hirngefäßen

Numerisch	≤40%	45–65%	≥70%
Deskriptiv	Geringgradig	Mittelgradig	Hochgradig

Fehlende prädiktive Bedeutung. Aussagen zum klinischen Spontanverlauf extrakranieller Karotisstenosen beruhen überwiegend auf Prozentangaben des Stenosierungsgrades. Für die intrakraniellen Gefäße liegen keine vergleichbaren Studien vor.

Angesichts dieser Situation hat es sich für sonographische Gefäßuntersuchungen an den Hirnbasisarterien eingebürgert, Stenosen lediglich sehr grob einzuteilen (◧ Tabelle 16.3), obwohl anhand der Strömungsgeschwindigkeit der A. cerebri media v. a. für Verlaufsuntersuchungen ein recht differenzierter Parameter zur Verfügung steht.

16.3.2 Diagnostische Kriterien

Stenosen im Anfangsabschnitt der A. cerebri media (M1) können aufgrund der günstigen Untersuchungsbedingungen mit geringem Beschallungswinkel dopplersonographisch unschwer beurteilt werden. Allerdings gilt auch hier die grundsätzliche Einschränkung, dass erhöhte Strömungsgeschwindigkeiten in einem Gefäß sowohl durch eine Stenose als auch durch eine Hyperperfusion verursacht sein können.

Intrastenotische Strömungsgeschwindigkeit

Die duplexsonographisch gemessene Strömungsgeschwindigkeit im Stenosemaximum hat sich als zuverlässigster Parameter bei der Detektion von Einengungen im Hauptstamm der A. cerebri media bewährt. Mit geringen Einschränkungen gilt dies auch für die Bestimmung der systolischen Maximalfrequenz mit Hilfe der »einfachen« transkraniellen Dopplersonographie (◧ Abb. 16.5), da die A. cerebri media in ca. 80% aller Fälle mit einem Winkel von weniger als 30° zur Schallsonde hin verläuft und Messfehler daher nur minimal sind (▶ s. Tabelle 11.7).

Ab einem Einengungsgrad von ca. 50% führen Stenosen der A. cerebri media zu einer signifikanten Erhöhung der Strömungsgeschwindigkeit (◧ Tabelle 16.4). Aufgrund intraindividuell erhöhter Strömungsgeschwindigkeiten bei schlanken oder eng gestellten Gefäßen (z. B. bei jungen, schlanken Frauen oder langjährigen Rauchern) ist allerdings erst ab einer systolischen Maximalgeschwindigkeit von 160 cm/s und mehr mit hinreichender Sicherheit von einer Stenose auszugehen (◧ Abb. 16.6). Im Grenzbereich verlässlichere Werte liefert der Seitenvergleich, der im Normalfall 30 cm/s nicht überschreitet. Voraussetzung ist in diesem Fall eine zuverlässige winkelkorrigierte Messung der Strömungsgeschwindigkeit im farbkodierten Duplexsonogramm.

◻ Abb. 16.5. Transkranielle dopplersonographische Befunde bei einer hochgradigen Stenosierung im Hauptstamm der linken A. cerebri media bei einem 64-jährigen Patienten mit transitorischer Halbseitensymptomatik

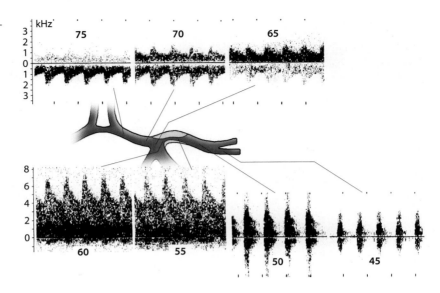

ⓘⓘ Praktische Hinweise

Die Hauptbedeutung der farbkodierten Duplexsonographie liegt darin, Stenosen der A. cerebri media exakt lokalisatorisch zuzuordnen. So gibt das Auftreten eines lokalen Aliasphänomens im Verlauf des Gefäßes eindeutige Hinweise auf eine Stenose mit umschriebener Strömungsbeschleunigung (◻ Abb. 16.7).

Prä-/poststenotische Strömungsgeschwindigkeit

Vergleichbar der Ultraschalluntersuchung an den extrakraniellen Gefäßen ergibt die poststenotische Strömungsgeschwindigkeit zusätzliche Hinweise zur Bewertung des Schweregrades von Stenosen (▶ s. auch Abb. 15.12). Ebenfalls vergleichbar der extrakraniellen Untersuchung sollte allerdings eine Messung wenigstens 1–2 cm distal der Stenose möglich sein, um nicht durch lokale Strömungsstörungen beeinträchtigte Resultate zu erhalten. Bei etwas weiter distal gelegenen Stenosen kann gemäß dem Kontinuitätsgesetz (▶ s. Abb. 2.4) auch die prästenotische Strömungsgeschwindigkeit als Referenz benutzt werden, da der Einfluss der lentikulostriatalen Äste auf das Strömungsvolumen vernachlässigbar ist. Eine Reduktion der prä- bzw. postenotischen Strömungsgeschwindigkeit um mehr als die Hälfte im Seitenvergleich deutet dabei auf ein sehr hochgradiges Strömungshindernis hin (▶ s. auch Kap. 11.4, Asymmetrieindex).

Strömungsstörungen

Hochgradige Stenosen ab ca. 70% führen innerhalb des Stenosemaximums zu Strömungsstörungen im Sinne von Turbulenzen, z. T. auch mit »Konfettieffekt« (▶ s. Abb. 15.15). Auch hier gilt die Regel, dass Stenosen umso höhergradiger einzuschätzen sind, je länger die Strecke ist, auf der sich post-

◻ Tabelle 16.4. Kriterien für den Nachweis von Stenosen der A. cerebri media. Frequenzwerte bezogen auf eine Sendefrequenz von 2 MHz

Stenosierungsgrad	Normalbefund	Grenzbefund	Mittelgradig	Hochgradig
Stenosemaximum				
Systolische Maximalgeschwindigkeit	<120 cm/s	≥120 cm/s	≥160 cm/s	≥220 cm/s
Systolische Maximalfrequenz	*<3 kHz*	*>3 kHz*	*>3,5 kHz*	*>6 kHz*
Seitendifferenz		<30 cm/s	>30 cm/s	
Strömungsstörungen		–	Grenzwertig	Ausgeprägt
Poststenotisch (bei proximalen Stenosen)				
Systolische Maximalgeschwindigkeit			Unauffällig	Vermindert
Strömungsstörungen			–	Ausgeprägt
Konfettieffekt			–	Eventuell vorhanden
Prästenotisch (bei distalen Stenosen)				
Systolische Maximalgeschwindigkeit			Unauffällig	Vermindert
Stenoseindizes				
MCA/ICA-Index		<2	≥2	≥3

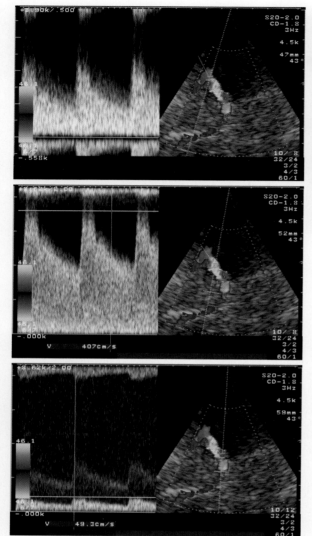

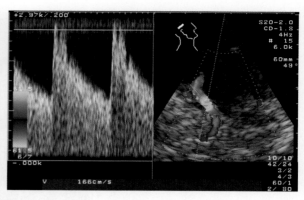

◘ **Abb. 16.7.** Lokales Aliasphänomen im Verlauf der A. cerebri media bei »optimierter Strömungsdarstellung« als Hinweis auf eine hier vorhandene mittelgradige Stenose

◘ **Abb. 16.6.** Duplexbefunde bei einer hochgradigen Stenose im M1-Segment der A. cerebri media. Maximale systolische Strömungsgeschwindigkeit um 400 cm/s (*Mitte*); zugehörige prä- (*unten*) und poststenotische (*oben*) Befunde

16.3.3 Differenzierung erhöhter Strömungsgeschwindigkeiten

Wie bereits oben beschrieben, handelt es sich bei Erhöhungen der Strömungsgeschwindigkeit und bei Strömungsstörungen um ein unspezifisches Phänomen, das sowohl durch Stenosen als auch eine Hyperperfusion – z. B. durch »Luxusperfusion« bei akuten zerebralen Ischämien – verursacht sein kann. Eine sichere Differenzierung ist nur möglich, wenn gleichzeitig der Gefäßdurchmesser bekannt ist, der bei der transkraniellen Duplexsonographie jedoch aus methodischen Gründen nicht erfasst werden kann (► s. Kap. 6.1.4). Einen brauchbaren Ausweg aus diesem Dilemma bringen 2 Ansätze.

MCA/ICA-Index. Der Verhältniswert zwischen den winkelkorrigiert gemessenen Strömungsgeschwindigkeiten in der A. cerebri media und der extrakraniellen A. carotis interna vermag erhöhte Strömungsgeschwindigkeiten in der A. cerebri media als Hyperperfusion (MCA/ICA ≤2) oder als Stenose (MCA/ICA ≥3) zu identifizieren. Ist die A. carotis interna gleichermaßen von einem stenosierenden Prozess betroffen (z. B. Dissektion mit Lumeneinengung der extrakraniellen A. carotis interna), kommt es allerdings zu einer Fehlinterpretation.

Begrenzte Strömungsgeschwindigkeit. Bei Hyperperfusion wird eine Steigerung des zerebralen Blutflusses um üblicherweise 100% nicht überschritten. Aufgrund des linearen Zusammenhangs zur Strömungsgeschwindigkeit im Gefäß kommt es daher auch maximal zu einer Verdoppelung der normalerweise zu erwartenden Strömungsgeschwindigkeiten. Im Falle der A. cerebri media sind entsprechend über ca. 200 cm/s hinausgehende systolische Strömungsgeschwindigkeiten nur durch eine Stenose zu erklären (quadratischer Zusammenhang zum Stenosierungsgrad) (◘ Abb. 16.8).

$$\text{Hyperfusion:} \quad V = v \cdot \frac{CBF_{Hyperfusion}}{CBF_{normal}}$$

CBF zerebraler Blutfluss
V   pathologische Strömungsgeschwindigkeit
v   normale Strömungsgeschwindigkeit

stenotisch Strömungsstörungen nachweisen lassen. Detaillierte Untersuchungen liegen hierzu in der Literatur allerdings nicht vor.

Weitere Befunde

Stenosen der A. cerebri media zeigen meist keine auffälligen extrakraniellen Ultraschallbefunde, da ihre hämodynamische Auswirkung auf die Gesamtdurchblutung der Hemisphäre relativ gering ist. Lediglich im Einzelfall – bei hypoplastischem A1-Segment der A. cerebri anterior – führen sehr hochgradige Stenosen in der ipsilateralen A. carotis interna zu einer im Seitenvergleich erniedrigten Strömungsgeschwindigkeit mit erhöhter Pulsatilität.

Doppler-/Duplexbefunde

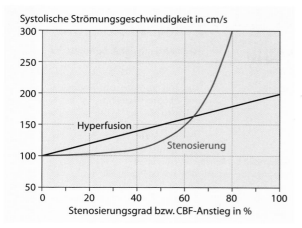

Abb. 16.8. Differenzierung zwischen Hyperperfusion und Stenose bzw. Vasospasmus in der A. cerebri media anhand der maximalen systolischen Strömungsgeschwindigkeit. Aufgrund des quadratischen Zusammenhangs mit dem Stenosierungsgrad sind bei höhergradigen Einengungen wesentlich höhere Strömungsgeschwindigkeiten zu erwarten als bei Hyperperfusion

Stenose bzw. Vasospasmus: $V = v \cdot \left(\dfrac{d}{D} \right)^2$

d   unstenosierter Durchmesser
D   stenosierter Durchmesser

16.3.4 Treffsicherheit und Fehlermöglichkeiten

Die Abklärung des Hauptstammes der A. cerebri media ist mit Hilfe der Doppler- und Duplexsonographie sehr zuverlässig möglich, die Treffsicherheiten sind hinsichtlich der Erkennung mittel- und hochgradiger Stenosen der extrakraniellen Duplexuntersuchung weitgehend gleichzusetzen. Über das M1-Segment hinaus sinkt die Treffsicherheit jedoch schnell ab. Stenosen im M2-Segment sind – wenn überhaupt – nur mit der farbkodierten Duplexsonographie zu erfassen. Hierbei ist der positive prädiktive Werte zwar hoch (ein positiver Ultraschallbefund bestätigt sich auch als Stenose), umgekehrt kann jedoch aus einem negativen Ultraschallbefund nicht auf das Fehlen einer Stenose in diesem Segment geschlossen werden. Darüber hinaus sind 2 Grundprobleme der Ultraschalldiagnostik an den intrakraniellen Gefäßen zu beachten.

Verwechslung mit Hyperperfusion

In den ersten 4–6 Wochen nach einem größeren Schlaganfall ist Vorsicht geboten, da die nach einer Spontanlyse eines intrakraniellen Gefäßverschlusses auftretende Hyperperfusion in dem betroffenen Gefäß den Befund einer (mittelgradigen) Stenose vortäuschen kann. Gleiches gilt für Subarachnoidalblutungen und entzündliche Hirnerkrankungen, die mit einer erheblichen zerebralen Hyperperfusion einher gehen können.

Probleme des temporalen Schallfensters

Verlässt man sich bei der Detektion von Stenosen der A. cerebri media ausschließlich auf die systolischen Maximalgeschwindigkeiten im Bereich der Stenose und post-stenotisch – was extrakraniell durchaus Sinn macht – sind falsch-negative Befunde kaum zu vermeiden. Diese sind dadurch bedingt, dass das nicht selten unzureichende temporale Schallfenster die Erfassung wenig energiereicher Frequenzanteile, wie sie regelmäßig bei hochgradigen Stenosen auftreten, verhindert (▶ s. Abb. 5.9). Im Gegensatz zur extrakraniellen Doppler- und Duplexableitung ist es daher bei der intrakraniellen Untersuchung entscheidend wichtig, stets auch Strömungsstörungen diagnostisch zu bewerten.

> **Zusammenfassung**
>
> Bei ausreichendem temporalem Schallfenster sind mittel- und hochgradige Stenosen im proximalen Abschnitt der A. cerebri media zuverlässig sowohl mit der Doppler- als auch mit der farbkodierten Duplexsonographie zu erkennen. Ab einer systolischen Maximalgeschwindigkeit von ca. 160 cm/s liegt mit hinreichender Sicherheit eine Stenose vor, allerdings können auch bei einer Hyperperfusion Strömungsgeschwindigkeiten in dieser Größenordnung auftreten. Sehr hochgradige Stenosen sind manchmal nur noch anhand der massiven Strömungsstörung zu erkennen, während die zu erwartenden hohen Strömungsgeschwindigkeiten aufgrund der Dämpfung durch den Schädelknochen nicht (mehr) zur Darstellung kommen.

16.4 Verschlüsse der intrakraniellen A. carotis interna

16.4.1 Diagnostische Kriterien

Die Erkennung intrakranieller Verschlüsse der A. carotis interna ist zuallererst Domäne der extrakraniellen Ultraschalluntersuchung, die intrakranielle Untersuchung trägt meist nur wenig zur weiteren Abklärung bei (◨ Tabelle 16.5). Aufgrund der Befunde sind 2 Lokalisationen zu unterscheiden.

Verschlüsse vor Abgang der A. ophthalmica

Vollständige Verschlüsse der A. carotis interna vor Abgang der A. ophthalmica führen so gut wie immer innerhalb von kurzer Zeit zu einem »Herunterwachsen« des Thrombus bis zur Karotisbifurkation. Von primär extrakraniellen Verschlüssen der A. carotis interna können sie dann im Prinzip nicht mehr unterschieden werden. Allerdings stellen das Vorhandensein eines Karotisstumpfes und das Fehlen wesentlicher arteriosklerotischer Veränderungen im Ultraschallschnittbild der Karotisbifurkation ein Indiz für einen primär intrakraniellen Verschluss dar (▶ s. Abb. 15.26). Der intrakranielle Befund entspricht gleichermaßen dem Befund extrakranieller Karotisverschlüsse mit Kollateralversorgung v. a. über den R. communicans anterior.

Verschlüsse nach Abgang der A. ophthalmica

Die Diagnostik basiert hier auf der Kombination zweier Befunde:

- extrakranielle Hinweise auf ein sehr hochgradiges Strömungshindernis in der distalen A. carotis interna und
- antegrade, meist recht kräftige Durchströmung der A. ophthalmica bzw. der Periorbitalarterien.

◘ Tabelle 16.5. Synopsis sonographischer Befunde bei Verschlüssen im intrakraniellen Verlauf der A. carotis interna

	Vor Abgang der A. ophthalmica	Nach Abgang der A. ophthalmica
Hauptkriterien		
Extrakranielle A. carotis interna	Meist auch extrakranieller Verschluss	Ausgeprägte Strömungsminderung und erhöhte Pulsatilität
Periorbitalarterien	Retrograd	Antegrad
Nebenkriterien		
Transorbital	Kein richtungweisender Befund	
Distale A. carotis interna	Variabel (nicht ableitbar oder vermindert bei Kollateralversorgung)	
A. cerebri media (M1)	Bei unzureichender Kollateralversorgung eventuell verminderte Pulsatilität	
A. cerebri anterior (A1)	Retrograd	

Eine sichere Differenzierung zwischen einem Verschluss und einer sehr hochgradigen Stenose ist nicht möglich, wenn die Stenose nicht unmittelbar sonographisch erfassbar ist. So kann eine nicht ableitbare distale A. carotis interna auch durch eine poststenotisch zu geringe Strömungsgeschwindigkeit bei ungünstigem Beschallungswinkel verursacht sein.

Einen klinisch bedeutsamen Sonderfall stellt der sog. **Karotis-T-Verschluss** dar, bei dem sowohl das kraniale Segment der A. carotis interna als auch die hier abgehende A. cerebri media und anterior – meist durch einen von kardial kommenden Thrombus – verschlossen sind. Aufgrund der wichtigen Differenzialdiagnose zum isolierten Verschluss der A. cerebri media werden die diagnostischen Kriterien im Kap. 16.5.1 besprochen.

16.4.2 Treffsicherheit und Fehlermöglichkeiten

Bei der Erkennung distaler Karotisverschlüsse sind im Wesentlichen 2 grundlegende Probleme zu berücksichtigen, die dem Untersucher bekannt sein sollten.

Differenzierung Verschluss/Stenose

Wie bereits oben erwähnt, können Verschlüsse und hochgradige Stenosen der distalen A. carotis interna nicht zuverlässig differenziert werden. Eine erhöhte Pulsatilität in der extrakraniellen A. carotis interna kommt in beiden Fällen vor. Das Fehlen einer nachweisbaren Strömung oder umgekehrt eine verminderte Strömung findet sich in der distalen A. carotis interna sowohl bei Verschlüssen als auch bei Stenosen. Einziges verlässliches Kriterium ist daher der unmittelbare Nachweis eines stenotischen Strömungssignals in dem betroffenen Gefäßabschnitt.

> **Merke**
>
> Eine Differenzierung zwischen einer hochgradigen Stenose und einem Verschluss der distalen A. carotis interna ist nur bei positivem Nachweis eines stenotischen Strömungssignals im betroffenen Gefäßabschnitt möglich.

Falsch-negative Befunde durch Kollateralen

Verwirrende und sonographisch auch bei Einsatz der farbkodierten Duplexsonographie nicht immer hinlänglich zu klärende Befunde können in den nachfolgenden Fällen auftreten.

Verschluss vor Abgang der A. ophthalmica. Aus der A. carotis interna abgehende Äste der A. carotis externa sowie persistierende Embryonalgefäße können den proximalen Abschnitt der A. carotis interna offen halten und im Einzelfall sogar ein bemerkenswert »normales« Strömungssignal hervorrufen.

Verschluss vor Abgang des R. communicans posterior. Bei eindeutig pathologischem Befund in der extrakraniellen A. carotis interna kann die distale A. carotis interna bei kräftig angelegtem R. communicans posterior über diesen von hinten versorgt werden und sonographisch »normal« erscheinen.

Verschluss nach Abgang des R. communicans posterior. Bei embryonaler Variante des R. communicans posterior mit Versorgung des hinteren Stromgebietes über die bis zu diesem Gefäßabgang offene A. carotis interna können im Einzelfall auch bei einem Karotis-T-Verschluss extrakraniell »normale« Strömungsverhältnisse vorliegen.

> **Zusammenfassung**
>
> Verschlüsse der A. carotis interna proximal des Abgangs der A. ophthalmica sind hinsichtlich ihrer Befunde extrakraniellen Karotisverschlüssen gleichzusetzen. Verschlüsse distal des Abgangs der A. ophthalmica sind meist nicht mit Sicherheit von hochgradigen Stenosen in diesem Bereich zu differenzieren. Zusätzlich können Kollateralgefäße der A. carotis interna zu verwirrenden Befunden führen.

16.5 Verschlüsse der A. cerebri media

Verschlüsse der A. cerebri media sind so gut wie immer mit schwerwiegenden neurologischen Ausfällen verbunden. Entsprechend besteht bei Indikationsstellung zur Ultraschalluntersuchung bereits ein entsprechender klinischer Verdacht, den es zu erhärten oder abzulehnen gilt. Zu den Besonderheiten der sonographischen Diagnostik beim akuten Schlaganfall sei auf Kap. 27 verwiesen.

◻ **Tabelle 16.6.** Synopsis der Befunde bei Verschluss der A. cerebri an verschiedenen Lokalisationen

	Karotis-T-Verschluss	Proximaler M1-Verschluss	Distaler M1-Verschluss	Hauptast-(M2-)Verschluss	Astverschluss
Hauptkriterien					
A. cerebri media (M1 proximal)	Nicht ableitbar	Nicht ableitbar	Mean <20 cm/s, ausgeprägt erhöhte Pulsatilität	Mean <40 cm/s, eventuell erhöhte Pulsatilität	Unauffällig (Mean >40 cm/s)
A. cerebri media (M1 distal)	Eventuell geringe Restströmung	Eventuell geringe Restströmung	Nicht ableitbar	Vermindert	Unauffällig
Asymmetrieindex (AI)	200%	200%	>50–100%	>20%	<20% (Normal)
Seitenvergleich	–	–	≥30% ipsilaterale Minderung der mittleren Strömungsgeschwindigkeit	≥30% ipsilaterale Minderung der mittleren Strömungsgeschwindigkeit	Unauffällig
Nebenkriterien					
A. carotis interna (extrakraniell)	Ausgeprägt vermindert	Eventuell mäßig vermindert	Eventuell mäßig vermindert	Unauffällig	Unauffällig
A. cerebri anterior	Nicht ableitbar	Meist erhöhte Strömung	Meist erhöhte Strömung	Meist unauffällig	Unauffällig
A. cerebri posterior	Erhöhte Strömung	Eventuell erhöhte Strömung	Eventuell erhöhte Strömung	Unauffällig	Unauffällig

16.5.1 Diagnostische Kriterien

Hauptkriterien

Aufgrund ihrer klinischen Bedeutung lassen sich 5 Lokalisationen abgrenzen, die im Folgenden betrachtet werden sollen (◻ Tabelle 16.6).

Karotis-T-Verschluss. Der Verschluss der distalen A. carotis interna im Bereich ihrer Aufteilung in die A. cerebri media und anterior (**Karotis-T**) stellt klinisch den ungünstigsten Fall dar, da alle vorderen Hirngefäße betroffen sind und die Kollateralisierung nur über die meist insuffizienten leptomeningealen Anastomosen erfolgen kann. Duplexsonographisches Kriterium ist eine nicht erkennbare A. cerebri media und anterior bei ansonsten gut dargestellten Hirnbasisarterien des hinteren Kreislaufs und der Gegenseite (▶ s. Abb. 27.5). Im Einzelfall finden sich multiple, dann allerdings nur punktuell ableitbare Gefäße im Bereich des Klivus, die möglicherweise **Heubner-Kollateralen** entsprechen.

Proximaler Hauptstammverschluss der A. cerebri media. Typischerweise findet sich hier eine kräftig perfundierte A. cerebri anterior bei fehlendem Nachweis der A. cerebri media (▶ s. Abb. 27.4).

❶❶ Praktische Hinweise

Die Diagnose eines völligen Verschlusses der A. cerebri media beruht im farbkodierten Duplexsonogramm so gut wie ausschließlich auf der fehlenden Darstellung des Gefäßes. Da intrakranielle Gefäße jedoch im Gegensatz zur extrakraniellen Untersuchung anhand des Schnittbildes nicht zuverlässig dargestellt werden können, ist nur dann eine eindeu- ▼

tige Aussage möglich, wenn aufgrund der Untersuchbarkeit anderer Hirnbasisarterien ein ausreichendes temporales Schallfenster nachgewiesen ist. Es genügt dabei nicht, sich auf die Ableitbarkeit der ipsilateralen A. cerebri posterior zu verlassen. Nicht selten ist bei schlechten Untersuchungsbedingungen das Knochenfenster so eingeschränkt, dass lediglich isoliert die hinteren Hirnbasisarterien dargestellt werden können. Es ist daher in jedem Fall stets auch der Nachweis entweder der ipsilateralen A. cerebri anterior oder – beim Karotis-T-Verschluss – der kontralateralen vorderen Hirnbasisarterien zu fordern.

Distaler Hauptstammverschluss der A. cerebri media. Charakteristischer Befund ist eine stark erniedrigte Strömungsgeschwindigkeit im Hauptstamm der A. cerebri media (**Meanwert** der Strömungsgeschwindigkeit <20 cm/s [1], **Asymmetrieindex** >50–100%) mit ausgeprägt erhöhter Pulsatilität (fehlende Diastole oder Pendelfluss). Die nachweisbare Strömung im Anfangsabschnitt der A. cerebri media ist dadurch bedingt, dass der Verschluss distal des Abgangs der Aa. lenticulostriatae liegt. Besteht eine verminderte Pulsatilität, ist dagegen an ein proximal gelegenes Strömungshindernis mit möglicherweise unzureichender Kollateralversorgung zu denken. Farbkodiert zeigt sich ein kurzer Mediastumpf, der nach 1–2 cm Länge abbricht.

Hauptastverschluss der A. cerebri media. Abhängig von der Größe des betroffenen Gefäßes zeigt sich eine mehr oder weniger ausgeprägte Reduktion der Strömungsgeschwindigkeit in der A. cerebri media im Seitenvergleich (**Meanwert**

---

[1] Alternativ zum exakteren **Meanwert** genügt es in der klinischen Routine, gemäß ▶ Abb. 5.23 eine grobe Mittelung der Strömungsgeschwindigkeit vorzunehmen.

<40 cm/s, **Asymmetrieindex** >20%, ▶ s. Abb. 27.6), die farbkodierte Untersuchung allein ist hier wenig richtungweisend.

> **ⓘⓘ Praktische Hinweise**
>
> Für praktische Belange bei der Versorgung akuter Schlaganfälle genügt im Allgemeinen ein einfacher Seitenvergleich. Findet sich in der betroffenen A. cerebri media eine Verminderung der arithmetisch gemittelten Strömungsgeschwindigkeit um 30% oder mehr, liegt mit hoher Wahrscheinlichkeit ein Verschluss der distalen Arterie bzw. eines ihrer Hauptäste vor.

Verschluss eines kleineren Mediaastes. Derartige Verschlussprozesse sind sonographisch nicht erfassbar.

Nebenkriterien

Da die A. cerebri media das größte intrakranielle Gefäß ist, finden sich bei ihrem Totalverschluss – zumindest bei akutem Auftreten – regelmäßig hämodynamische Auswirkungen auf die ipsilaterale A. carotis interna in Form einer im Seitenvergleich reduzierten Strömungsgeschwindigkeit und einer erhöhten Pulsatilität. Astverschlüsse der A. cerebri media hingegen zeigen extrakraniell keine Auffälligkeiten, was beim akuten Schlaganfall differenzialdiagnostisch verwertet werden kann.

16.5.2 Treffsicherheit und Fehlermöglichkeiten

Methode der Wahl zur Verifizierung von Verschlüssen der A. cerebri media insbesondere beim akuten Schlaganfall ist die farbkodierte Duplexsonographie, ggf. unterstützt durch den Einsatz von Ultraschallsignalverstärkern. Das Fehlen der A. cerebri media bei guten Untersuchungsbedingungen und klar abgrenzbarer A. carotis interna bzw. A. cerebri anterior sichert den Befund eines Mediahauptstammverschlusses. Mit vergleichbarer Treffsicherheit sind Karotis-T-Verschlüsse am Fehlen der A. cerebri media und anterior bei gleichzeitig eindeutiger Abbildung der ipsilateralen A. cerebri posterior sowie der kontralateralen A. cerebri anterior (oder anderer kontralateraler Gefäße des vorderen Kreislaufs) zu erkennen.

Einzige wesentliche Fehlerquelle ist das Nichtbeachten der Vorgabe, dass stets nicht nur die ipsilaterale A. cerebri posterior, sondern auch kontralaterale Gefäße (A. carotis interna, A. cerebri media und/oder A. cerebri anterior) dargestellt sein müssen. Da nur die Kombination auffindbarer und nicht auffindbarer Gefäßen als diagnostisches Kriterium brauchbar ist, zeigt sich die »einfache« transkranielle Dopplersonographie hier überfordert.

> **Zusammenfassung**
>
> Unter der Voraussetzung ausreichender Untersuchungsbedingungen sind Verschlüsse im Anfangsabschnitt der A. cerebri media einschließlich sog. Karotis-T-Verschlüsse mit Hilfe der farbkodierten Duplexsonographie zuverlässig zu erkennen. Kleinere Astverschlüsse werden regelmäßig
> ▼

übersehen. Die transkranielle Dopplersonographie kann derartige Verschlussprozesse zwar vermuten lassen, vermag sie jedoch nicht zu sichern.

16.6 Stenosen und Verschlüsse der übrigen Hirnbasisarterien

16.6.1 Stenosen und Verschlüsse der A. cerebri anterior

Diagnostische Kriterien

Stenosen im sonographisch beurteilbaren A1-Segment der A. cerebri anterior sind im Vergleich zu den oben genannten Lokalisationen selten. Die Diagnostik orientiert sich an 2 Kriterien.

Ableitung der A. cerebri anterior. Stenosen bei intaktem R. communicans anterior werden im Allgemeinen übersehen, da bei höherem Stenosierungsgrad die Kollateralversorgung von der kontralateralen Seite »anspringt«. Die ipsilaterale Stenose führt dann aufgrund des fehlenden hämodynamischen Bedarfs zu keinen auffälligen lokalen Strömungsphänomenen. Gleichermaßen ist auch die farbkodierte Duplexuntersuchung hinsichtlich der Erkennung von Verschlüssen im Anfangsabschnitt der A. cerebri anterior überfordert. Da Hypoplasien in diesem Bereich recht häufig sind (▶ s. Kap. 1.7.2), ist bei einem nichtableitbaren Gefäß keine zuverlässige Differenzierung zwischen einem Verschluss und einer anatomischen Variante möglich.

Ableitung des R. communicans anterior. Die sonographische Erkennung hochgradiger Verschlussprozesse der A. cerebri anterior bzw. deren Ausschluss basiert daher so gut wie ausschließlich auf der Beurteilung des R. communicans anterior. Findet sich eine isolierte Hyperperfusion im Bereich des R. communicans anterior, ohne dass höhergradige Stenosen und Verschlüsse der Karotiden eine mögliche Kollateralversorgung erklären, kann dies bei fehlender Darstellbarkeit der A. cerebri anterior als Hinweis auf einen Verschluss des Gefäßes gewertet werden. Umgekehrt spricht ein nicht ableitbarer A1-Abschnitt der A. cerebri anterior ohne lokale Strömungsbeschleunigung und Turbulenzen im Bereich des zu vermutenden R. communicans anterior eher für eine kongenitale Anomalie als für einen Gefäßverschluss, da in letzterem Fall ein »Anspringen« des R. communicans anterior zu erwarten wäre.

> **Merke**
>
> Der Strömungsbefund im Bereich des R. communicans anterior kann bei einer durch bildgebende Untersuchungen nicht darstellbaren A. cerebri anterior zur Differenzialdiagnose zwischen Verschluss und Hypo-/Aplasie beitragen.

Treffsicherheit und Fehlermöglichkeiten

Der Nachweis einer isolierten Hyperperfusion des R. communicans anterior besitzt einen hohen positiven prädiktiven

Wert für das Vorhandensein eines Strömungshindernisses der A. cerebri anterior. Umgekehrt ist bei Fehlen eines derartigen Befundes jedoch keine brauchbare Aussage möglich.

Vorsicht ist geboten, wenn gleichzeitig eine hochgradige Stenose oder ein Verschluss einer A. carotis interna vorliegt. In diesem Fall besteht das Problem, dass erhöhte Strömungsgeschwindigkeiten und Strömungsstörungen nicht nur bei Stenosen, sondern auch im Rahmen einer Kollateralversorgung über den R. communicans anterior auftreten können. Die in einer Tiefe von 70–80 mm ableitbaren Strömungsstörungen sind dann jedoch stets mit einer ipsilateral retrograd durchbluteten A. cerebri anterior (A1-Abschnitt) verbunden.

16.6.2 Stenosen und Verschlüsse der A. cerebri posterior

Diagnostische Kriterien
Abgangsstenosen der A. cerebri posterior sind relativ häufig. Nicht selten handelt es sich dabei um einen Restbefund bei teilrekanalisierten »Durchwanderungsthromben« des vertebrobasilären Gefäßsystems. In Abhängigkeit der recht variablen Ausbildung des R. communicans posterior sind 2 Lokalisationen mit unterschiedlichem doppler- und duplexsonographischem Befund zu unterscheiden.

Normaler R. communicans posterior. In diesem Fall gilt für den Anfangsabschnitt der A. cerebri posterior (P1-Segment) dieselbe Situation, wie diese bereits oben für die A. cerebri anterior bei intaktem R. communicans anterior beschrieben wurde: Stenosen führen lokal zu keinen pathologischen Strömungsphänomenen und werden daher übersehen. Auch Verschlüsse im P1-Segment sind nur indirekt daran erkennbar, wenn es im R. communicans posterior zu einer messbaren Hyperperfusion kommt. Für das P2-Segment gelten die unten genannten Kriterien.

Hypoplastischer R. communicans posterior. Bei fehlendem Einfluss des vorderen Hirnkreislaufs werden Stenosen sowohl im P1- als auch P2-Segment mit hoher Zuverlässigkeit nach den hinlänglich bekannten Kriterien anhand einer erhöhten Strömungsgeschwindigkeit ohne oder mit zusätzlicher Strömungsstörung erkannt (◘ Abb. 16.9). Die zu erwartenden Strömungsgeschwindigkeiten liegen dabei ca. 30–40% niedriger als die bei vergleichbaren Befunden in der

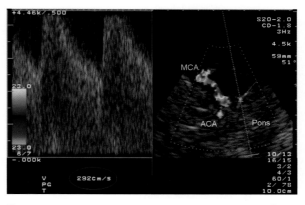

◘ **Abb. 16.9.** Hochgradige Stenose der A. cerebri posterior am Übergang zwischen P1- und P2-Segment bei sonographisch nicht erkennbarem R. communicans posterior

A. cerebri media (► s. Tabelle 16.4) auftretenden Werte. Aufgrund des variablen Gefäßverlaufs ist stets der farbkodierten Duplexsonographie der Vorzug zu geben.

Treffsicherheit und Fehlermöglichkeiten
Bei suffizienten Untersuchungsbedingungen sind höhergradige Stenosen der A. cerebri posterior mit Hilfe der farbkodierten Duplexsonographie recht zuverlässig zu diagnostizieren, Gleiches gilt auch für den Ausschluss einer Stenose. Aufgrund der zahlreichen anatomischen Varianten und der engen Nachbarschaft verschiedener Gefäße kann die transkranielle Dopplersonographie demgegenüber lediglich als grobe Screeningmethode angesehen werden, um auffällige Gefäßbefunde auszuschließen. Die Diagnostik von Verschlüssen der A. cerebri posterior ist sowohl doppler- als auch duplexsonographisch unzuverlässig.

> **Zusammenfassung**
>
> Aufgrund der zahlreichen anatomischen Varianten sind Verschlüsse der A. cerebri anterior und posterior sonographisch nur unsicher zu diagnostizieren. Gleiches gilt für Stenosen der A. cerebri anterior. Isolierte Stenosen der A. cerebri posterior sind demgegenüber anhand der typischen Strömungsauffälligkeiten häufig erkennbar.

17 Stenosen und Verschlüsse im vertebrobasilären Gefäßsystem

Das vertebrobasiläre Gefäßsystem besteht aus einer komplexen Verzweigung zahlreicher Gefäße. Aus didaktischen Gründen werden im Folgenden die einzelnen Gefäßabschnitte getrennt diskutiert. Ohne Beachtung der möglichen klinischen Bedeutung erfolgt dies in der Reihenfolge von kardial nach kranial.

17.1 Stenosen und Verschlüsse der A. subclavia

17.1.1 Auskultation und Palpation

Primäre Methode der Wahl zur Erkennung relevanter Subklaviastenosen und -verschlüsse ist nicht die Ultraschalldiagnostik, sondern die Kombination von Auskultation der Halsgefäße und Palpation des Radialispulses bzw. der seitenvergleichenden Blutdruckmessung an den Armen. Der Befund eines lokalen Stenosegeräusches im Bereich der Supraklavikulargrube in Verbindung mit einer ipsilateralen Blutdruckabschwächung sichert weitestgehend die Diagnose einer höhergradigen Stenose der A. subclavia. Umgekehrt ist bei einem nichtauskultierbaren Geräusch und einer reproduzierbaren Blutdruckdifferenz von mehr als 20% des systolischen Wertes der Gegenseite (üblicherweise wenigstens 30 mmHg) ein Verschluss des Gefäßes als weitgehend sicher anzusehen.

ⓘⓘ Praktische Hinweise

> Das von den Karotiden her bekannte Problem des negativen Auskultationsbefundes bei höchstgradigen Stenosen ergibt sich im Bereich der A. subclavia nicht. Aufgrund der meist guten Kollateralversorgung über die A. vertebralis und die zervikalen Gefäße kommt es hier – analog zur Situation in den parallelgeschalteten Vertebralarterien – bei weiter zunehmendem Stenosierungsgrad zu einem »Umschlagen« der Blutströmung auf die Kollateralen, sodass hochgradige Stenosen hier ohne das Zwischenstadium einer »Pseudookklusion« direkt in einen Verschluss übergehen.

Fehlermöglichkeiten

Ein falsch-positiver Auskultationsbefund kann sich bei einem von der Aorta fortgeleiteten Strömungsgeräusch ergeben. In diesem Fall findet sich jedoch in beiden Supraklavikulargruben ein positiver Auskultationsbefund. Grundsätzlich können falsch-positive Befunde auch bei einer hochgradigen Abgangsstenose der A. carotis communis auftreten. Die sonographische Untersuchung wird hier jedoch die Situation klären.

Der falsch-positive Befund eines Subklaviaverschlusses kann gestellt werden, wenn nicht die A. subclavia, sondern die A. axillaris oder die A. brachialis stenosiert oder verschlossen sind. Eine sorgfältige Auskultation und Palpation des Gefäßverlaufs helfen in diesem Fall jedoch weiter. Außerdem wird hier die A. subclavia doppler- und duplexsonographisch meist unauffällig abzuleiten sein.

ⓘⓘ Praktische Hinweise

> Die vergleichende Blutdruckmessung an den Armen kann insbesondere bei Patienten mit stark schwankenden Blutdruckwerten zu scheinbar pathologischen Seitenunterschieden führen. Obwohl nicht quantifizierbar, ist die vergleichende Pulstastung hier oft zuverlässiger, da bei einiger Übung durch zunehmenden Druck mit dem Finger auf die A. radialis Blutdruckunterschiede erstaunlich genau »ertastet« werden können. Nicht zuletzt lässt sich in vielen Fällen sogar das verspätete Eintreffen der Pulswelle am betroffenen Arm erfassen. Alternativ ist in Zweifelsfällen die simultane Blutdruckmessung an beiden Armen mit Hilfe von 2 Geräten zu empfehlen.

17.1.2 Sonographische Befunde an der A. subclavia

Die A. subclavia gehört nur mit ihrem proximalen Abschnitt zu den hirnversorgenden Arterien. Entsprechend beschränken sich die nachfolgenden Angaben auf diesen Teil des Gefäßes.

Diagnostische Kriterien

Im Vergleich zu den Arterien des Halses beschränkt sich die sonographische Beurteilung der A. subclavia auf einige wenige Kriterien.

Dopplerspektrum. Aufgrund des in Ruhe hohen peripheren Widerstands in haut- und muskelversorgenden Arterien wirken sich Stenosen der A. subclavia erst dann hämodynamisch aus, wenn sie bereits recht hochgradig sind. Dementsprechend führen Subklaviastenosen mit Lumeneinengungsgraden unter 60–70% – zumindest in Ruhe – zu keinen doppler- und duplexsonographisch fassbaren Veränderungen. Aber auch höhergradige Einengungen bereiten nicht selten diagnostische Probleme, wenn das Maximum der Stenose nicht zu lokalisieren ist. In diesem Fall muss sich die Beurteilung v. a. auf das Erkennen poststenotischer Veränderungen beschränken. Nicht zuletzt ist der Abgang der A. subclavia aufgrund der starken herzaktions- und atemabhängigen Exkursionen oft nur für Teile des Herzzyklus einstellbar, und überlagernde Venensignale sorgen für weitere Verwirrung, sodass Verschlüsse letztlich kaum zu sichern sind.

> **Merke**
>
> Die sonographische Diagnose eines Subklaviaverschlusses bei im Abgangsbereich nicht ableitbarem Gefäß ist lediglich mit Vorsicht zu stellen.

Farbkodierte Darstellung. Mit Hilfe der farbkodierten Duplexsonographie lässt sich die A. subclavia zwar regelmäßig in ihrem Verlauf darstellen, hinsichtlich der Erkennung von Stenosen und Verschlüssen gelten jedoch die bereits oben genannten Einschränkungen. So führt die Vielzahl der zervikalen Kollateralen beim Verschluss des Gefäßes nicht selten zu einem verwirrenden Gefäßbefund, außerdem ist der Abgang der A. subclavia mit den üblicherweise an den extrakraniellen Gefäßen verwendeten Linear-array-Sonden meist nur bei schlankeren Patienten darzustellen. Überlagernde Venensignale erschweren zusätzlich die Untersuchung.

Treffsicherheit und Fehlermöglichkeiten

Sofern nicht charakteristische Strömungssignale einer Stenose in Form einer ausgeprägten Strömungsstörung positiv nachweisbar sind, versagt im Allgemeinen die doppler- und duplexsonographische Abklärung von Stenosen der A. subclavia. Auch der Befund einer mäßigen Strömungsstörung ist nicht verwertbar, da es aufgrund von Überlagerungseffekten zu einem Verlust des systolischen Fensters kommen kann. Früher benutzte Kriterien wie der Verlust der diastolischen Rückströmung als Stenosekriterium haben sich ebenfalls nicht als valide erwiesen.

Erhöhte, winkelkorrigiert gemessene Strömungsgeschwindigkeiten sind dann zu verwerten, wenn es gelingt, sowohl im Stenosemaximum als auch prä- oder poststenotisch das Gefäß über eine hinreichend lange Strecke zuverlässig abzuleiten. Dies erscheint allerdings nur selten machbar. Die Bemessung erfolgt in diesem Fall nach dem in ▶ Abb. 15.12 ge-

zeigten Nomogramm. Aufgrund des äußerst variablen Blutbedarfs im Arm sind absolute Geschwindigkeitswerte für eine Stenosegraduierung nicht brauchbar und müssen stets in Relation zum unstenosierten Gefäß gesetzt werden. Es versteht sich von selbst, dass angesichts der nicht überschaubaren Winkelverhältnisse die Bestimmung der maximalen systolischen Dopplerfrequenz mit der einfachen Stiftsonde ohne gleichzeitige Winkelkorrektur zu keinen sinnvollen Ergebnissen führt.

Gleichermaßen wenig befriedigend erscheint der sonographische Nachweis bzw. Ausschluss von Verschlüssen der A. subclavia. Zwar kann versucht werden, den Gefäßstumpf farbkodiert darzustellen und auch ein entsprechendes Strömungssignal (**Stumpfsignal**) zu erhalten. Angesichts der Tatsache, dass der Beweis eines Subklaviaverschlusses bei Fehlen eines auskultierbaren Stenosegeräuschs und bestehender Blutdruckdifferenz >30 mmHg unschwer klinisch zu führen ist, erübrigen sich jedoch im Allgemeinen weitere Aktionen.

17.1.3 Sonographische Befunde an der A. vertebralis

Hauptdomäne der Ultraschalldiagnostik bei Verschlussprozessen der A. subclavia ist die Beantwortung der Frage, ob und inwieweit die vertebrobasiläre Durchblutung durch ein derartiges Geschehen beeinträchtigt ist. Methodisch ist dies eng an den bereits in Kap. 9.5.1 beschriebenen **Oberarmkompressionstest** gebunden, bei dem der betroffene Arm für eine kurze Zeit mit der Blutdruckmanschette übersystolisch komprimiert wird, um damit eine Ischämie in der Armmuskulatur zu erzeugen. Anschließend wird der Druck aus der Manschette möglichst schnell abgelassen, um die Reaktion der Vertebralispulskurve auf den verstärkten Blutbedarf im Arm aufgrund der bestehenden reaktiven Hyperämie zu beobachten.

Unterformen des Subclavian-steal-Effekts

Im pathologischen Fall sind 3 Befundkonstellationen mit fließenden Übergängen fassbar (◘ Abb. 17.1).

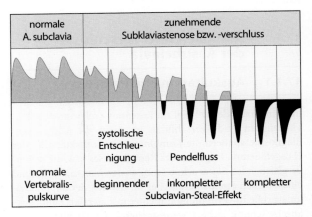

◘ **Abb. 17.1.** Pulskurvenformen der A. vertebralis bei zunehmendem hämodynamischem Einfluss einer proximalen Abgangsstenose bzw. eines Verschlusses der A. subclavia. Unter hämodynamischer Provokation (*Oberarmkompressionstest*) kommt es typischerweise zu einer »Verschlechterung« der Pulskurvenform um 1–2 Kategorien nach rechts. Weitere Erklärungen im Text

Doppler-/Duplexbefunde

Beginnender Subclavian-steal-Effekt. Reicht das Lumen der A. subclavia infolge einer Stenose nicht mehr für eine suffiziente Versorgung sowohl der A. vertebralis als auch des Armes aus, zeigt sich dies im Strömungssignal der A. vertebralis zunächst an einem kurzzeitigen Zusammenbrechen der systolischen Strömungskomponente bei erhaltenem diastolischem Fluss. Dieser Effekt wird in Anlehnung an den angloamerikanischen Begriff der systolic deceleration auch als systolische Entschleunigung bezeichnet.

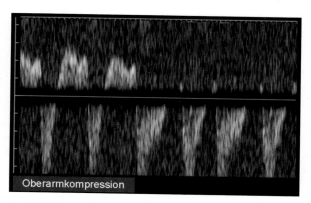

Abb. 17.2. In Ruhe (während Oberarmkompression) inkompletter, bei Belastung nach Kompressionsende kompletter Subclavian-steal-Effekt

ⓘⓘ Praktische Hinweise

Vom **Subclavian-steal-Effekt** klar zu unterscheiden ist das **Subclavian-steal-Syndrom**. Zwar besteht bei beiden die gemeinsame Basis einer Blutversorgung des Armes über eine retrograd versorgte A. vertebralis aufgrund eines Strömungshindernisses in der proximalen A. subclavia. Der **Subclavian-steal-Effekt** beschreibt jedoch lediglich die hämodynamische Auffälligkeit, während es sich bei letzterem um das Auftreten klinischer Symptome in Form von Schwindel und anderen neurologischen Auffälligkeiten bei körperlicher Belastung des betroffenen Armes handelt.

Inkompletter Subclavian-steal-Effekt. Bei weiter zunehmendem Stenosierungsgrad erreicht der systolische Strömungsabfall die Nulllinie oder wechselt sogar zur anderen Strömungsrichtung. Dieser Befund, bei dem das Blut während der Systole in der A. vertebralis von kranial nach kaudal, während der Diastole dann wieder von kaudal nach kranial fließt, wird als Pendelfluss bezeichnet. Derartige Strömungsphänomene können für Verwirrung bei anderen bildgebenden Verfahren (DSA, MRA) sorgen, wenn die systolische Blutflussmenge mit der diastolischen annähernd identisch ist und die betroffene A. vertebralis sich dadurch nicht oder nur sehr wenig kontrastiert darstellt.

Kompletter Subclavian-steal-Effekt. Ein solcher liegt vor, wenn bei sehr hochgradiger Subklaviastenose oder -verschluss die Strömungsrichtung in der ipsilateralen A. vertebralis sowohl während der Systole als auch während der Diastole retrograd, d. h. zum Arm hin gerichtet, verläuft.

ⓘⓘ Praktische Hinweise

Es herrscht in der Literatur keine Übereinstimmung darüber, ob sich die Einschätzung der Ausprägungsform eines Subclavian-steal-Effekts an der Situation in Ruhe oder während hämodynamischer Provokation im Rahmen des Oberarmkompressionstests zu orientieren hat. Nach Ansicht der Autoren sollten jeweils beide (!) Situationen beschrieben werden (z. B. »in Ruhe inkompletter Steal-Effekt, während Armbelastung kompletter Steal-Effekt«), um damit ein möglichst umfassendes Bild der hämodynamischen Beeinträchtigung zu geben (◻ Abb. 17.2).

Treffsicherheit und Fehlermöglichkeiten

Aufgrund der Möglichkeit zur Beurteilung hämodynamischer Phänome stellt die Doppler- und Duplexsonographie gegenüber (anderen) bildgebenden Verfahren (DSA, MRA) die einfachste und zuverlässigste Methode dar, um den Einfluss von Verschlussprozessen der A. subclavia (und des

Truncus brachiocephalicus, ▶ s. u.) auf die Hirndurchblutung abzuklären. In der MR-Angiographie nicht dargestellte Vertebralarterien bei Nachweis eines Subclavian-steal-Effekts im Ultraschall sind als Fehlbefunde der MRA zu interpretieren, sofern keine sequenzielle Bildfolge während Kontrastmittelgabe erfolgte.

Merke

Die dopplersonographische Ableitung der A. vertebralis ist gegenüber (anderen) bildgebenden Verfahren Methode der Wahl zur Beurteilung eines Subclavian-steal-Effekts und seiner Unterformen bei Verschlussprozessen der A. subclavia.

Dopplersonographische Fehlbefunde können auftreten, wenn bei Verschluss oder Hypoplasie der A. vertebralis kein Subclavian-steal-Effekt mit vertebrovertebralem Überlauf, sondern eine Mitversorgung des Armes über die A. occipitalis vorhanden ist. Aufgrund der engen Nachbarschaft zwischen A. vertebralis und A. occipitalis im Bereich des Mastoids sind Verwechslungen möglich, wenn lediglich die cw-Dopplersonographie zur Verfügung steht und die A. occipitalis im Ober-

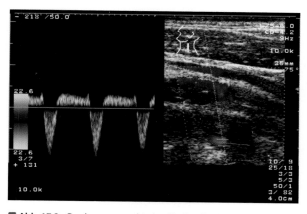

Abb. 17.3. Duplexsonographischer Nachweis eines inkompletten Subclavian-steal-Effekts mit Pendelfluss im intertransversalen Verlauf der linken A. vertebralis bei hochgradiger Stenose der ipsilateralen proximalen A. subclavia (ohne Oberarmkompression)

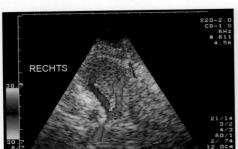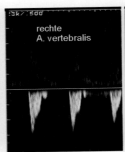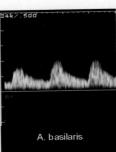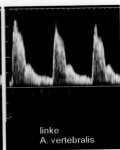

◘ Abb. 17.4. Befunde bei einem Subclavian-steal-Effekt rechts. Transnuchale Beschallung mit unauffälliger A. basilaris

armkompressionstest dieselbe Strömungszunahme zeigt, wie sie von der A. vertebralis beim kompletten Subclavian-steal-Effekt zu erwarten wäre. Bei farbkodierter Ableitung im intertransversalen Verlauf der A. vertebralis treten derartige Verwechslungen nicht auf (◘ Abb. 17.3).

17.1.4   Befunde an der A. basilaris

Die für die A. vertebralis beschriebenen Strömungsbefunde sind grundsätzlich auch in der A. basilaris nachzuweisen. Aufgrund der Versorgung des Gefäßes über beide Vertebralarterien findet sich nach Lösen der Oberarmkompression jedoch meist ein Normalbefund oder allenfalls eine systolische Entschleunigung (◘ Abb. 17.4). Eine komplette Strömungsumkehr in der A. basilaris gehört zu den Raritäten.

> **Zusammenfassung**
>
> Der Beitrag der Doppler- und Duplexsonographie zur Erkennung von Stenosen und Verschlüssen der A. subclavia ist relativ gering, da die Treffsicherheit aufgrund der häufig ungünstigen Untersuchungsbedingungen eingeschränkt ist. Zudem sind derartige Verschlussprozesse meist wesentlich einfacher durch Auskultation und seitenvergleichende Blutdruckmessung (bzw. Pulstastung) zu diagnostizieren. Die Hauptbedeutung der Sonographie liegt darin, den Einfluss auf die A. vertebralis und damit auf die Hirndurchblutung zu erfassen. Anhand des Strömungsbefundes der A. vertebralis können »Subclavian-steal-Effekte« und deren Vorformen differenziert beurteilt werden.

17.2   Stenosen und Verschlüsse des Truncus brachiocephalicus

Höhergradige Verschlussprozesse des Truncus brachiocephalicus sind relativ selten, sodass sie nur kurz gestreift werden sollen. Wichtig ist, bei einer Blutdruckdifferenz zuungunsten des rechten Armes und/oder einem Geräuschbefund in der rechten Supraklavikulargrube an sie zu denken und sie ggf. auszuschließen. Gleiches gilt, wenn das Strömungssignal der rechtsseitigen Karotisäste auffällig verändert erscheint.

Diagnostische Kriterien

Typische Strömungsbefunde in den Karotiden bei hochgradiger Stenose oder Verschluss des Truncus brachiocephalicus sind:

- verminderte Pulsatilität im Sinne einer poststenotischen Strömungskurve und/oder
- Carotid-steal-Effekt in Analogie zum Subclavian-steal-Effekt mit seinen verschiedenen Ausprägungsformen (v. a. systolische Entschleunigung und inkompletter Steal-Effekt). Ein kompletter Carotid-steal-Effekt ist hingegen – zumindest in Ruhe – nur in seltenen Fällen zu beobachten.

Ebenfalls analog zum Subclavian-steal-Effekt wird die Diagnose anhand der Strömungsreaktion in den Karotiden mit Hilfe des Oberarmkompressionstests (▶ s. Kap. 9.5.1) gesichert. Bemerkenswert dabei ist, dass häufig jeder Karotisast eine andere Steal-Unterform zeigt. Die A. vertebralis zeigt üblicherweise ebenfalls eine der Ausprägungsformen des Subclavian-steal-Effekts.

> Verschlüsse des Truncus brachiocephalicus gehen häufig mit recht »abenteuerlichen« Versorgungswegen der Hirndurchblutung einher. So kann ein vertebrovertebraler Überlauf mit retrograder Versorgung der rechten A. vertebralis zu einer wiederum anterograden Auffüllung der rechten A. carotis interna führen. Im Einzelfall finden sich jedoch auch der umgekehrte Weg mit Auffüllung der A. vertebralis über die A. carotis oder eine Kollateralversorgung über den Truncus thyrocervicalis zur A. carotis externa und von dort zu den übrigen Gefäßabschnitten.

Treffsicherheit und Fehlermöglichkeiten

Das Auffinden der A. carotis communis und ihrer Äste kann bei Verwendung der einfachen cw-Sonde Probleme bereiten, wenn deren poststenotisches Strömungssignal mit einer Vene (»Pseudovene«) verwechselt wird. Im übrigen ist – vergleichbar der sonographischen Abklärung des Subclavian-steal-Effekts – die Doppler- und Duplexsonographie Methode der Wahl zur Beurteilung der hämodynamischen Auswirkung von Verschlussprozessen des Truncus brachiocephalicus.

> **Merke**
>
> Bei Verschlussprozessen des Truncus brachiocephalicus finden sich sowohl in der A. carotis als auch in der A. vertebralis poststenotische Veränderungen mit reduzierter Pulsatilität oder die vom Subclavian-steal-Effekt her bekannten Kurvenformen (◘ Abb. 17.5).

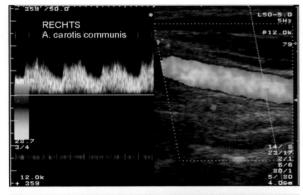

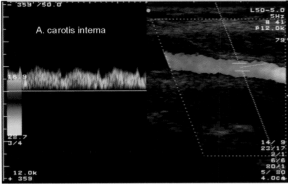

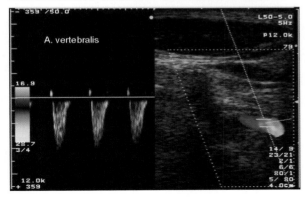

◘ Abb. 17.5. Ipsilaterale Strömungssignale in den Ästen der A. carotis (*Pseudovene*) und der A. vertebralis (*Subclavian-steal-Effekt*) bei hochgradiger Stenose des Truncus brachiocephalicus

17.3   Stenosen der A. vertebralis und A. basilaris

17.3.1   Besonderheiten der Gefäß- diagnostik an der A. vertebralis

Paarige Anlage der Vertebralarterien

Bedingt durch den paarigen Verlauf der Vertebralarterien mit intrakranieller Vereinigung zur unpaaren A. basilaris ergeben sich wesentliche hämodynamische Unterschiede zu den übrigen hirnversorgenden Arterien. Strömungsphysiologisch handelt es sich dabei um eine Parallelschaltung von Gefäß- widerständen, für welche die aus der Physik bekannten Kirch- hoff-Gesetze gelten. Das 2. Kirchhoff-Gesetz besagt, dass sich bei Parallelschaltungen von Widerständen die Stromstärken

in den einzelnen Leitungszweigen umgekehrt wie die einzel- nen Verzweigungswiderstände verhalten.

2. Kirchhoff-Gesetz
Die Zweigströme verhalten sich umgekehrt wie die Verzwei- gungswiderstände

$$I_1/I_2 = R_2/R_1$$

I   Stromstärke
R   Gefäßwiderstand

Berücksichtigt man anstatt der Gefäßwiderstände deren Durchmesser nach dem Gesetz von Hagen-Poiseuille (► s. Kap. 2.3), ergibt sich der Zusammenhang

$$I_1/I_2 = (d_1/d_2)^4$$

d   Gefäßdurchmesser

Da die Gefäßdurchmesser in der 4. Potenz in die Gleichung eingehen, resultiert hieraus, dass bereits relativ geringe Hypo- plasien einer A. vertebralis bzw. Stenosierungsgrade zu einem erheblichen Abfall der Durchblutung im betroffenen Gefäß führen (◘ Abb. 17.6).

Im Falle weitgehend symmetrischer Durchmesser der Aa. vertebrales wird schon bei einem einseitigen Stenosie- rungsgrad von 70% eine kritische Minderung der Durch- blutung im poststenotischen Gefäß von nur 1–2% der ur- sprünglichen Durchblutung erreicht, d. h. die kontralaterale A. vertebralis hat die Blutversorgung des hinteren Hirnkreis- laufes weitestgehend übernommen. Aufgrund der verblei- benden minimalen Strömung im prä- bzw. poststenotischen Gefäß ist – zumindest bei weiterer Progredienz der Stenose – mit einer spontanen Thrombosierung im betreffenden Seg- ment zu rechnen. Hochgradige Stenosen einer A. vertebralis

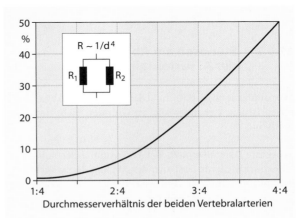

◘ Abb. 17.6. Rechnerischer Anteil der kaliberschwächeren bzw. stenosierten A. vertebralis an der Gesamtdurchblutung der A. basila- ris in Abhängigkeit vom Durchmesserverhältnis der beiden Gefäße. Der überproportional starke Abfall rührt daher, dass es sich bei den Vertebralarterien – strömungsphysiologisch gesehen – um eine Parallelschaltung zweier Strömungswiderstände handelt. Der Strömungswiderstand *R* ist nach dem Gesetz von Hagen-Poiseuille dem Gefäßdurchmesser in der 4. Potenz umgekehrt proportional

sind deshalb bemerkenswert selten und im Allgemeinen nur dann zu erwarten, wenn die kontralaterale A. vertebralis hypoplastisch, verschlossen oder ebenfalls höhergradig stenosiert ist.

Fehlender Nutzen der cw-Dopplersonographie

Wie bereits in Kap. 9.1 angesprochen, besitzt die cw-Dopplersonographie der A. vertebralis heute keine praktische Bedeutung mehr. Wenn sich nicht »zufällig« im Bereich der dopplersonographischen Ableitepunkte aufgrund einer ausgeprägten Strömungsstörung eine hochgradige Stenose nachweisen lässt, versagen alle übrigen dopplersonographischen Kriterien.

Die systolische Maximalfrequenz ist aufgrund des sehr variablen und nicht bekannten Beschallungswinkels an den beiden dopplersonographischen Ableitepunkten im Abgangsbereich der A. vertebralis und der Atlasschlinge wenig brauchbar. Weitere Strömungsparameter wie die Pulsatilität hängen aufgrund der oben genannten hämodynamischen Besonderheiten wesentlich vom dopplersonographisch nicht erfassbaren Gefäßdurchmesser ab.

Wohl eher aus historischen Gründen gehört die dopplersonographische Ableitung derzeit noch zum Ausbildungsprogramm in der neurologischen Ultraschalldiagnostik, und ist auch in der vertragsärztlichen Versorgung Bestandteil der dopplersonographischen Gefäßuntersuchung an den hirnversorgenden Arterien. Ohne Kenntnis des Gefäßdurchmessers ist die Untersuchung jedoch wertlos (Ausnahme Subclavian-steal-Effekt) und bindet nach Ansicht der Autoren nur unnötige Zeit. Alle im Folgenden gemachten Angaben beziehen sich daher auf die farbkodierte Duplexsonographie.

> **Merke**
>
> Die dopplersonographische Untersuchung der Vertebralarterien ist heute – mit Ausnahme der Abklärung eines klinisch zu vermutenden Subclavian-steal-Effekts – als obsolet anzusehen.

17.3.2   Stenosen am Abgang der A. vertebralis (V0)

Die duplexsonographische Diagnostik von Abgangsstenosen ist aus 2 grundsätzlichen Gründen nicht unproblematisch.

Begrenzte Darstellbarkeit. Bei Verwendung der »üblichen« Linear-array-Sonde lässt sich der Abgang der A. vertebralis v. a. linksseitig und bei adipösen Patienten mit Kurzhals nicht immer zuverlässig darstellen.

Knick- und Schlingenbildungen. Wie bereits in Kap. 1.3.1 beschrieben, stellen Knick- und Schlingenbildungen am Abgang der A. vertebralis eher die Regel als die Ausnahme dar, was die Differenzierung zwischen Stenose und Gefäßvariante im Einzelfall schwierig gestaltet. Insbesondere ist zu berücksichtigen, dass mäßige Strömungsstörungen am Abgang der A. vertebralis aufgrund des meist rechtwinkligen Gefäßabgangs physiologisch sind.

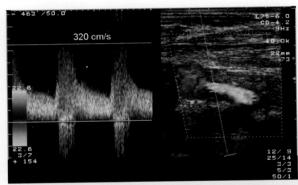

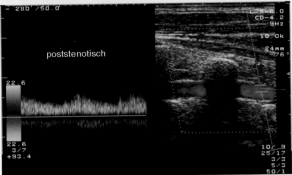

◘ Abb. 17.7. Abgangsstenose der A. vertebralis (*oben*). Beachte das deutlich pulsatilitätsgeminderte Störmungssignal (»Pseudovene«) im V2-Abschnitt der A. vertebralis (*unten*)

Diagnostische Kriterien

Die farbkodierte Gefäßdarstellung ist im Abgangsbereich der A. vertebralis häufig wenig richtungweisend, da aufgrund der bereits physiologischerweise vorhandenen Strömungsstörung keine optimale »Farbfüllung« des Gefäßes zu erreichen ist. Entsprechend sind Lumeneinengungen nur dann unmittelbar beurteilbar, wenn das Gefäß normo- oder sogar hyperplastisch ist und sich die Gefäßwände klar abgrenzen lassen (◘ Abb. 17.7).

Soweit angesichts der oft starken systolisch-diastolischen Exkursionen der supraaortalen Gefäßabgänge möglich, sollte bei Verdacht auf eine Abgangsstenose der A. vertebralis stets eine winkelkorrigierte Messung der **Strömungsgeschwindigkeit** angestrebt werden. Da aufgrund der variablen hämodynamischen Gegebenheiten keine Normwerte zur Verfügung stehen, kann eine Stenosegraduierung anhand des in ▸ Abb. 15.12 vorgestellten Nomogramms erfolgen. Als Referenz für das unstenosierte Gefäß wird die poststenotische Strömungsgeschwindigkeit im V1-Abschnitt des Gefäßes bestimmt.

Wie bereits oben erwähnt, sind mäßige **Strömungsstörungen** am Abgang der A. vertebralis als physiologisch anzusehen. Pathologisch zu verwerten sind daher nur ausgeprägte Strömungsstörungen, die dann auf eine bereits höhergradige Stenose der A. vertebralis hinweisen.

Treffsicherheit und Fehlermöglichkeiten

Wie in verschiedenen anderen Bereichen des vertebrobasilären Gefäßsystems besitzt die Ultraschalldiagnostik einen sehr hohen positiven prädiktiven Wert, d. h. bei positivem Nachweis einer Stenose liegt auch tatsächlich eine solche vor. Differenzialdiagnostisch sind dabei neben arteriosklerotischen Läsionen und Dissektionen auch Vaskulitiden in Erwägung zu ziehen (► s. Kap. 19.2). Umgekehrt ist der negative prädiktive Wert jedoch relativ gering. Dies gilt insbesondere für gering- und mittelgradige Stenosen, die fast regelmäßig übersehen werden.

17.3.3   Stenosen im prävertebralen Verlauf der A. vertebralis (V1)

Stenosen im prävertebralen Verlauf zwischen dem unmittelbaren Abgangsbereich und dem Eintritt in die Transversalforamina stellen lediglich eine hypothetische Lokalisation von Stenosen dar. Den Autoren ist kein Fall einer hier sonographisch oder anhand anderer bildgebender Verfahren erkennbaren, lokal begrenzten Stenose bekannt. Da das Gefäß in diesem Abschnitt regelmäßig gestreckt verläuft, sind auch keine Knickstenosen zu erwarten.

17.3.4   Stenosen im intertransversalen Verlauf der A. vertebralis (V2)

Diagnostische Kriterien

Höhergradige Stenosen im intertransversalen Verlauf der Vertebralarterien sind gleichermaßen Raritäten und meist nur im Zusammenhang mit Knickbildungen und Dissektionen des Gefäßes zu finden (► s. Kap. 21.4). Eine zuverlässige Diagnose ist mit der farbkodierten Duplexsonographie unschwer möglich, welche die Elongation des Gefäßes bzw.

die Einengung des durchströmten Lumens mit lokal erhöhter Strömungsgeschwindigkeit und Vorhandensein von Strömungsstörungen nachweist.

Treffsicherheit und Fehlermöglichkeiten

Ein häufiges Problem stellt die Differenzierung zwischen einer langstreckigen Dissektion und einer primären Hypoplasie dar. Drei diagnostische Kriterien helfen hier im Einzelfall weiter.

Unstenosiertes Lumen sichtbar. Eine einfache Klärung ist im Prinzip dann zu erreichen, wenn bei guten Untersuchungsbedingungen das (ursprüngliche) Lumen der A. vertebralis im schwarzweißen Schnittbild erkennbar ist, und sich das farbgefüllte Lumen deutlich enger darstellt (◘ Abb. 17.8). Allerdings gilt es zu beachten, dass Fehlbefunde resultieren können, wenn die Farbkodierung nicht entsprechend optimiert ist (Low-flow-Einstellung, ► s. Kap. 6.3.1).

Vergleich mit dem V0/V1-Abschnitt. Auch langstreckige Dissektionen der A. vertebralis enden so gut wie immer wenige cm vor Abgang des Gefäßes aus der A. subclavia. Entsprechend sollte der prävertebrale Befund mit dem intertransversal erkennbaren Lumen verglichen werden.

Vertebrobasilärer Übergangsbereich. Der Verlauf der Vertebralarterien in die A. basilaris folgt meist Gesetzmäßigkeiten, anhand derer sich Rückschlüsse auf Hypoplasien ziehen lassen. So verlaufen symmetrisch angelegte Vertebralarterien regelmäßig bis in die A. basilaris hinein weitgehend symmetrisch, während bei asymmetrischer Anlage das kaliberstärkere Gefäß meist unmittelbar vor der Einmündung in der

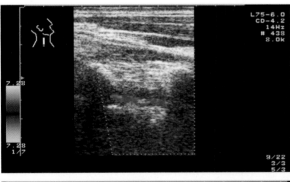
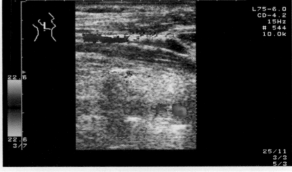
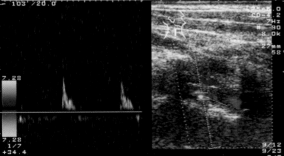
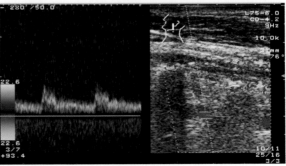

◘ **Abb. 17.8.** Eindeutig abgrenzbares ursprüngliches Lumen der A. vertebralis im V2-Abschnitt bei einer langstreckigen Dissektion (*links*). Hierzu im Vergleich lediglich unzureichende »Farbfüllung« der

A. vertebralis bei reduzierten Untersuchungsbedingungen (*rechts*). Zur Differenzierung entscheidend ist in diesem Fall das typische Strömungssignal (*unten*)

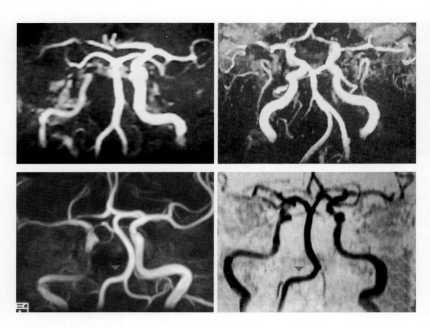

Abb. 17.9. Rückschlüsse auf bestehende Anlageasymmetrien der Vertebralarterien anhand des MR-angiographisch dargestellten Gefäßverlaufs im vertebrobasilären Übergangsbereich. (Weitgehend) gestreckter Gefäßverlauf bei symmetrischer Ausprägung (*oben*); zur hypoplastischen Seite hin abgeknickter Verlauf der kaliberstärkeren terminalen A. vertebralis (*unten*)

A. basilaris einen Bogen zur kontralateralen Seite hin beschreibt. Es versteht sich von selbst, dass diese Situation am besten durch die MR-Angiographie wiedergegeben wird (Abb. 17.9). Bei günstigen Untersuchungsbedingungen vermag jedoch auch die farbkodierte Duplexsonographie den vertebrobasilären Übergangsbereich hinreichend darzustellen.

17.3.5   Stenosen im Bereich der Atlasschlinge (V3)

Stenosen im Bereich der Atlasschlinge kommen ebenfalls meist nicht arteriosklerotisch, sondern v. a. durch Dissektionen, seltener auch durch Knickbildungen zustande (Abb. 17.10). Außerdem gilt die bereits oben genannte Regel, wonach höhergradige Stenosen nur dann auftreten, wenn kontralateral ein hypoplastisches oder ebenfalls stenosiertes Gefäß vorliegt. Andernfalls kommt es regelmäßig zu einem vollständigen Verschluss im betroffenen Segment.

Diagnostische Kriterien
Im günstigsten Fall ist die farbkodierte Duplexsonographie in der Lage, die Ursache der Stenosierung (Knick oder Dissektion) aufgrund des typischen Gefäßverlaufs bzw. des Kalibersprungs der A. vertebralis unmittelbar darzustellen. Im schwarzweißen Schnittbild ist die ursprüngliche Gefäßwand aufgrund der in diesem Bereich oft reduzierten Bildqualität allerdings nur in Einzelfällen erkennbar. Ansonsten gelten die üblichen Kriterien mit Bestimmung der winkelkorrigierten Strömungsgeschwindigkeit und Beurteilung von Strömungsstörungen.

Treffsicherheit und Fehlermöglichkeiten
Das Hauptproblem ist die Identifizierung hypoplastischer Gefäße v. a. bei adipöseren Patienten mit entsprechend reduzierter Bildqualität. Nicht selten finden sich in diesem Fall mehrere kleine arterielle Gefäße, die jedoch nicht sicher der A. vertebralis zugeordnet werden können. Die Erkennung von

Stenosen in normkalibrigen und hyperplastischen Gefäßen ist demgegenüber meist unschwer möglich.

17.3.6   Stenosen der intrakraniellen A. vertebralis (V4) und A. basilaris

Diagnostische Kriterien
Die sonographische Diagnostik von Stenosen des vertebrobasilären Übergangs gründet sich auf die direkte und indirekte Beurteilung des Gefäßes.

Direkte Beurteilung. Intrakranielle Stenosen sind bei transnuchaler Beschallung an einer lokalen Strömungsbeschleunigung mit Auftreten von Strömungsstörungen zu erkennen. Es versteht sich von selbst, dass dies nur für höhergradige Einengungen zutrifft. Da die Strömungsgeschwindigkeiten im vertebrobasilären Stromgebiet niedriger liegen als in den vorderen Hirnbasisarterien, sind als Grenze zwischen normal und pathologisch systolische Maximalgeschwindigkeiten von 100–120 cm/s (bzw. 2,5–3 kHz) zu werten (Tabelle 17.1).

ℹ️ **Praktische Hinweise**

Bei der transnuchalen Beschallung erweist sich auch die gepulste Dopplerstiftsonde als brauchbar. Zwar kann die Zuordnung zur A. vertebralis oder A. basilaris nur mit einiger Unsicherheit über die Tiefe erfolgen (Abb. 17.11), aufgrund ihrer geringen räumlichen Selektivität ist die eindimensionale Dopplertechnik der farbkodierten Duplexsonographie jedoch als »Screeningmethode« überlegen.

Indirekte Beurteilung. Hinweise in der extrakraniellen A. vertebralis auf eine Stenosierung im vertebrobasilären Übergangsbereich ergeben sich nur, wenn es sich um ein sehr hochgradiges Strömungshindernis handelt. Richtungweisend ist in diesem Fall eine erhöhte Pulsatilität im Seitenvergleich (► s. Abb. 17.10) bei nach proximal hin nachweislich (!) un-

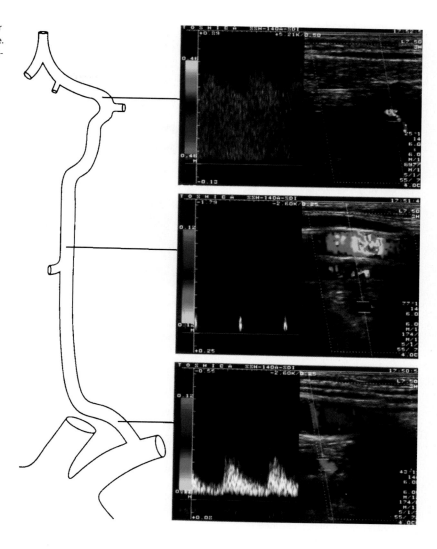

Abb. 17.10. Höhergradige Stenose der A. vertebralis im Bereich der Atlasschlinge. Beachte die im Verlauf des Gefäßes erheblich wechselnden Strömungssignale

Tabelle 17.1. Kriterien für den Nachweis von Stenosen der intrakraniellen A. vertebralis und A. basilaris. Frequenzwerte bezogen auf eine Sendefrequenz von 2 MHz

Stenosierungsgrad	Normalbefund	Grenzbefund	Hochgradig
Direkte Beurteilung des Stenosemaximums			
Systolische Maximalgeschwindigkeit	<100 cm/s	≥100 cm/s	≥120 cm/s
Systolische Maximalfrequenz	*<2,5 kHz*	*>2,5 kHz*	*>3 kHz*
Strömungsstörungen		–	Ausgeprägt
Indirekte Beurteilung der extrakraniellen A. vertebralis			
Pulsatilität		Unauffällig	Erhöht

auffälligem Gefäß. Weitere Voraussetzung hierfür sind hinreichend symmetrisch angelegte Gefäße, da ansonsten die Pulsatilität als Kriterium versagt (► s. Abb. 21.8).

  Praktische Hinweise

Im Einzelfall hilft auch die transtemporale duplexsonographische Untersuchung bei der Erkennung von Stenosen der

▼

A. basilaris. Ausgehend vom Basilariskopf ist das Gefäß bei guten Untersuchungsbedingungen im koronaren Schnittbild häufig über 1–2 cm nach kaudal verfolgbar, sodass höhergradige Stenosen im distalen Teil der A. basilaris sowohl erkannt als auch zuverlässig ausgeschlossen werden können.

Treffsicherheit und Fehlermöglichkeiten

Stenosen der A. cerebelli inferior posterior (PICA) können den Lokalbefund einer Stenose der intrakraniellen A. verte-

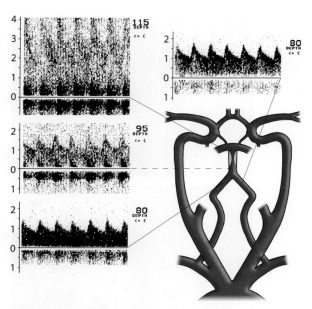

Abb. 17.11. Höhergradige Stenose der A. basilaris bei transnuchaler Untersuchung mit der transkraniellen Dopplersonographie. Das Stenosemaximum in einer Tiefe von 115 mm weist das Betroffensein der A. basilaris nach

Doppler-/Duplexbefunde

bralis vortäuschen. Meist verläuft dieses Gefäß bei transnuchaler Beschallung zwar in Richtung auf die Schallsonde, anatomische Varianten sind hier jedoch nicht selten. Da PICA-Stenosen andererseits zu ähnlichen therapeutischen Konsequenzen führen, sind solche Fehlbefunde nicht als gravierend einzustufen.

Während bei Überschreiten einer systolischen Maximalgeschwindigkeit von 120 cm/s (bzw. einer Maximalfrequenz von 3 kHz) mit hoher Sicherheit eine Stenose vorhergesagt werden kann, ist der umgekehrte Schluss nicht möglich. Aufgrund der zahlreichen anatomischen Varianten (▶ s. Kap. 1.6.2) und der kaum vorhersagbaren Kollateralen im vertebrobasilären Stromgebiet können »normale« Dopplerfrequenzen ein Strömungshindernis nicht zuverlässig ausschließen. Einzige Ausnahme ist, wenn bei guten Untersuchungsbedingungen mit der farbkodierten Duplexsonographie das vertebrobasiläre Gefäßsystem in seinem gesamten Verlauf eindeutig (!) dargestellt werden kann (▶ s. Abb. 12.10). Dies erfordert nicht selten den Einsatz von Signalverstärkern.

Zusammenfassung

Geringe und mittelgradige Einengungen der A. vertebralis und der A. basilaris sind sonographisch nicht erfassbar. Die Kombination von hoher Strömungsgeschwindigkeit mit Strömungsstörung weist bei transnuchaler Beschallung (Doppler- oder Duplexsonographie) eine hochgradige Stenose zuverlässig nach (hoher positiver prädiktiver Wert). Ein sicherer Ausschluss von Stenosen ist aufgrund der zahlreichen anatomischen Varianten jedoch nur dann möglich, wenn sich im farbkodierten Duplexsonogramm der gesamte Verlauf des Gefäßes kontinuierlich ohne umschriebene Aliasphänomene darstellen lässt.

17.4   Verschlüsse der A. vertebralis und A. basilaris

Bedingt durch die zahlreichen spinalen Kollateralen kommt es bei einer Thrombosierung im Verlauf des vertebrobasilären Gefäßsystems nur relativ selten zu einem Verschluss der gesamten A. vertebralis oder A. basilaris. Vielmehr bleiben, abhängig von der Strömungsphysiologie und der Weite der jeweiligen Kollateralen, einzelne Gefäßabschnitte üblicherweise offen. Aufgrund der unterschiedlichen Befunde sind 4 Verschlusslokalisationen zu unterscheiden.

17.4.1   Verschlüsse der proximalen A. vertebralis (V0–V1)

Verschlüsse der A. vertebralis vor Eintritt in die Transversalforamina sind nicht selten und stellen meist einen Zufallsbefund dar, da sie regelmäßig über spinale Gefäße kollateralisiert werden. Aufgrund der segmentalen Begrenzung und der Kollateralversorgung verursachen sie üblicherweise keine Hirnstamminfarkte. Zur Frage ihrer Beteiligung an einer vertebrobasilären Insuffizienz ▶ s. Kap. 21.3.2.

Diagnostische Kriterien

Leitbefund ist ein »atypisches« Strömungssignal in einer normalkalibrigen A. vertebralis. Aufgrund der komplexen Strömungsverhältnisse mit variablen Kollateralen kann dieses letztlich jede Form einer Strömungsverminderung mit normaler, erhöhter oder verminderter Pulsatilität aufweisen. Charakteristischerweise verändert sich die Signalform über den Verlauf der A. vertebralis am Hals. Im Einzelfall finden sich auch eine systolische Entschleunigung oder ein Pendelfluss.

Treffsicherheit und Fehlermöglichkeiten

Finden sich im intertransversalen Verlauf der A. vertebralis die oben genannten Strömungssignale und ist der proximale Gefäßabschnitt dann nicht darstellbar, besteht an der Diagnose eines Abgangsverschlusses kein Zweifel. Ein letztlich nicht lösbares diagnostisches Problem stellen jedoch primär hypoplastische Vertebralarterien dar. In diesem Fall ist nicht selten der proximale Gefäßabschnitt nicht zuverlässig darstellbar, und auch im Verlauf des Gefäßes können variable Strömungssignale detektierbar sein. Bei einem Gefäßdurchmesser <2,5 mm sollte die Diagnose eines proximalen Verschlusses daher nicht gestellt werden.

17.4.2   Verschlüsse im mittleren Abschnitt der A. vertebralis (V2–V3)

Diagnostische Kriterien

Segmentale Verschlüsse der A. vertebralis im Verlauf zwischen den Transversalfortsätzen oder auch im Bereich der Atlasschlinge zählen wahrscheinlich zu den Raritäten und sind den Autoren aus der eigenen Praxis nicht geläufig. Langstreckige Gefäßverschlüsse kommen demgegenüber jedoch im Rahmen von Dissektionen vor. Leitbefund in einem derartigen Fall ist eine im Schnittbild eindeutig abgrenzbare, normalkalibrige A. vertebralis ohne entsprechende Durchblutung bei Einsatz einer Low-flow-Einstellung (▶ s. Kap. 6.3.1).

Treffsicherheit und Fehlermöglichkeiten

Hauptfehlerquelle der Duplexuntersuchung ist die Beschreibung eines Verschlusses bei nicht ableitbarer A. vertebralis, ohne das Gefäßlumen eindeutig im Schnittbild nachgewiesen zu haben. Hierbei sind grundsätzlich auch Verwechslungen mit der V. vertebralis möglich, die unmittelbar neben der A. vertebralis verläuft. Bei Ableitung des Strömungssignals aus diesem Gefäß ist jedoch eine Differenzierung unschwer zu erreichen.

ⓘ Praktische Hinweise

Da Dopplersignale aus kleineren Venen nicht selten einen pulsatilen Charakter besitzen, kann im Einzelfall eine Abgrenzung von pathologisch veränderten Arterien schwierig sein. Abhilfe schafft hier die Durchführung eines kurzzeitigen Valsalva-Manövers, das charakteristischerweise zu einem vorübergehenden Sistieren der venösen Durchblutung führt.

17.4.3 Verschlüsse der distalen A. vertebralis (V4)

Diagnostische Kriterien

Die Diagnose eines intrakraniellen Verschlusses der A. vertebralis stützt sich im Wesentlichen auf 3 Befunde:
- Nachweis einer ausgeprägt erhöhten Pulsatilität in einer A. vertebralis bei deren extrakranieller Beschallung (häufig auch Pendelfluss) (► s. Fallbeispiel 20.9),
- Ausschluss einer Hypoplasie als Ursache der erhöhten Pulsatilität anhand des Duplexsonogramms,
- fehlende Hinweise auf eine höhergradige Stenosierung der A. vertebralis bei transnuchaler Beschallung.

> **Merke**
>
> Ein Pendelfluss ist auch in einer hypoplastischen A. vertebralis als pathologisch anzusehen, da ein solches Strömungsverhalten physiologisch nicht zu erklären ist.

Treffsicherheit und Fehlermöglichkeiten

Bei entsprechenden klinischen Ausfällen (z. B. Wallenberg-Syndrom) und Beachtung der oben genannten Kriterien ist

die Diagnose als sicher anzusehen (hoher positiver prädiktiver Wert). Der umgekehrte Schluss ist jedoch nicht möglich. Aufgrund der zahlreichen anatomischen Varianten und des möglicherweise guten Abflusses in eine weitgestellte A. cerebelli inferior posterior ist bei unauffälligem Dopplersignal der A. vertebralis ein Verschluss der distalen A. vertebralis zwischen A. cerebelli inferior posterior und dem Beginn der A. basilaris nicht mit Sicherheit auszuschließen.

ⓘ Praktische Hinweise

Bei der Beschreibung einer erhöhten Pulsatilität in der A. vertebralis ist Vorsicht geboten. Liegt ein annähernd 90° betragender Winkel zwischen Schallstrahl und Gefäß vor, was angesichts der meist recht tief im Gewebe liegenden Vertebralarterien häufig nicht zu vermeiden ist, zeigen sich auf dem Bildschirm nur relativ niedrige Dopplerfrequenzen. In einem solchen Fall kann der diastolische Strömungsanteil durch das Wandfilter abgeschnitten werden, was zur Fehldiagnose einer hohen Pulsatilität führt (► s. Abb. 5.14).

17.4.4 Verschlüsse der A. basilaris

Diagnostische Kriterien

Die für intrakranielle Verschlüsse der A. vertebralis genannten Kriterien gelten gleichermaßen für Verschlüsse der A. basilaris, wobei in diesem Fall typischerweise beide Vertebralarterien auffällige Dopplersignale zeigen (⬜ Abb. 17.12).

Treffsicherheit und Fehlermöglichkeiten

Auch hier gilt, dass bei hohem positivem prädiktivem Wert ein Basilarisverschluss nicht auszuschließen ist, wenn das extrakranielle Strömungsignal der A. vertebralis einen unauffälligen Befund zeigt (niedriger negativer prädiktiver Wert). Dies gilt insbesondere für sich langsam entwickelnde und ältere Basilaristhrombosen sowie für die klinisch schwierig erkennbaren Basilarisspitzenverschlüsse, bei denen psychische Auffälligkeiten im Vordergrund stehen.

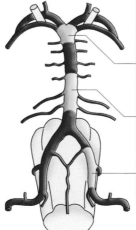

⬜ **Abb. 17.12.** Synopsis klinischer Befunde und typischer Strömungssignale in der extrakraniellen A. vertebralis bei Verschluss der distalen A. vertebralis und A. basilaris

Klinik	Doppler A. vertebralis	
	rechts	links
Bewusstseinsstörung, Agitiertheit, Störungen der Okulo- und Blickmotorik		
Bewusstseinsstörung, Tetraparese		
Drehschwindel, Ataxie, Schluck- und Sprechstörungen im Vordergrund		

Merke

Die Treffsicherheit bei der sonographischen Erkennung von Basilarisverschlüssen sinkt,
- je weiter distal der Verschluss liegt,
- je langsamer sich der Verschluss entwickelt hat,
- je länger das Verschlussereignis zurückliegt.

Die transnuchale Beschallung mit der farbkodierten Duplexsonographie bringt zusätzliche Sicherheit lediglich hinsichtlich des Ausschlusses einer Basilaristhrombose. Lässt sich der vertebrobasiläre Übergang in Y-Form kontinuierlich (!) und ohne Aliasphänomene darstellen, ist eine solche auszuschließen.

Die transtemporale Beschallung im Koronarschnitt hilft hier zusätzlich weiter. Zwar kann eine nicht darstellbare A. basilaris sowohl durch einen Verschluss als auch durch ungünstige Untersuchungsbedingungen bedingt sein. Unauffällig dargestellte Aa. cerebri posteriores ohne Nachweis eines von vorne perfundierten R. communicans posterior stellen jedoch ein gewichtiges Indiz gegen einen Basilarisverschluss dar (▸ s. Übersicht).

Duplexsonographische Kriterien bei Verschluss der A. basilaris (Basilaristhrombose)

- **Basilaristhrombose wahrscheinlich**
  - Ausgeprägt erhöhte Pulsatilität im Vergleich zu den vorderen Hirngefäßen oder Pendelfluss in beiden Vertebralarterien und/oder der A. basilaris bei transnuchaler Beschallung
- **Basilaristhrombose unwahrscheinlich**
  - Vertebrobasilärer Übergang bei transnuchaler Beschallung kontinuierlich und mit unauffälligem Strömungssignal bis wenigstens 100 mm Tiefe verfolgbar
  - A. cerebri posterior beidseits bei transtemporaler Beschallung mit unauffälligem Strömungssignal und ohne Nachweis eines von vorn perfundiertem R. communicans posterior ableitbar

Zusammenfassung

Nach Ausschluss einer Hypoplasie zeigen Verschlüsse der distalen A. vertebralis bzw. der A. basilaris typischerweise bereits extrakraniell eine ausgeprägt erhöhte Pulsatilität bzw. einen Pendelfluss. Die Treffsicherheit der Diagnose sinkt, je weiter kranial der Verschluss liegt, je langsamer er sich entwickelt hat und je länger das Ereignis zurückliegt. Die transnuchale Farbduplexsonographie kann Basilarisverschlüsse zwar nicht nachweisen, zeigt sich jedoch die typische Y-Form des vertebrobasilären Übergangs, ist eine Thrombose in diesem Bereich weitgehend auszuschließen.

Befundkonstellationen bei speziellen Fragestellungen

18   Arteriosklerotische Gefäßerkrankungen

Die Inzidenz von Schlaganfällen liegt in den westlichen Industrieländern seit Jahren unverändert bei 150–200 Fällen/100.000 Einwohner. Der überwiegende Teil davon ist durch arteriosklerotische Gefäßwandläsionen bedingt, die meist ein generalisiertes Geschehen darstellen, unter bestimmten Voraussetzungen jedoch auch fokal auf einzelne Gefäßabschnitte beschränkt bleiben können. Die im Folgenden gemachten Aussagen zur sonographischen Beurteilung arteriosklerotischer Gefäßwandläsionen betreffen überwiegend die extrakranielle A. carotis, da nur diese im Ultraschall hinreichend detailliert erfasst werden kann.

18.1   Diffuse Arteriopathien

18.1.1   Diffuse Gefäßwandverdickungen

Sonographische Beurteilung

Das sonographische Erscheinungsbild der normalen Gefäßwand setzt sich aus mehreren Schichten zusammen: Von innen nach außen folgt dem echoarmen Gefäßlumen eine schmale, echoreiche Lamelle, dann eine meist etwas breitere, echoarme Schicht, und schließlich ein nach außen hin oft unscharf begrenzter, echoreicher Saum (▶ s. Abb. 10.10). Bei den genannten Schichten handelt es sich nicht, wie man zunächst annehmen könnte, um die 3 Gefäßwandanteile Intima, Media und Adventitia, sondern um physikalisch bedingte Reflexionsphänomene an Grenzzonen unterschiedlicher Schallimpedanz. Von Terwey (1983) wurde hierfür der Begriff Grenzzonenreflex vorgeschlagen. Aufgrund von experimentellen Untersuchungen, wonach die lumennahe Reflexion die Lumen-Intima-Grenzschicht und das 2. echoreiche Band die Media-Adventitia-Grenzschicht darstellt, hat sich in den letzten Jahren der Begriff der Intima-Media-Dicke (angloamerikanisch IMT) allgemein durchgesetzt. Zur Technik der IMT-Beurteilung im Bereich der A. carotis communis als das am besten beurteilbare Gefäß der hirnversorgenden Arterien sei auf Kap. 10.3.3 verwiesen.

Die in der Literatur häufig zu findende Angabe, dass die Intima-Media-Dicke mit einer Messgenauigkeit von weniger als 1/10 mm beurteilbar sei (Riley et al. 1992), ist aus physikalischen Erwägungen heraus mit einiger Skepsis zu betrachten. Da auch bei einem hochauflösenden System mit einer Sendefrequenz von 7,5–10 MHz die axiale Auflösung maximal in der Größenordnung um 0,2 mm liegt, scheint es nur schwer vorstellbar, dass damit Gefäßwandveränderungen von weniger als 0,1 mm erfassbar sein sollen. Zumindest kann davon ausgegangen werden, dass sich die Messungen dann ausschließlich auf ein Gerät beziehen und bei Verwendung unterschiedlicher Geräte erheblich divergente Ergebnisse zu erwarten sind. Nicht zuletzt muss auch mit einer Interobservervariabilität in der Größenordnung von 0,1–0,2 mm gerechnet werden (Baldasarre et al. 2000; Kanters et al. 1997; Stensland-Bugge et al. 1997).

Bedeutung der Intima-Media-Dicke als Arteriosklerosemarker

Die Intima-Media-Dicke hat sich in den letzten Jahren als Marker der subklinischen Arteriosklerose etabliert und wird in zahlreichen Interventionsstudien (z. B. bei Statinen) als Messparameter für den Erfolg der therapeutischen Intervention verwendet. Sie liegt beim gesunden jungen Menschen bis zum Alter von 30–40 Jahren im Bereich von 0,5 mm (Rubba et al. 1994) und zeigt danach pro Lebensdekade eine Zunahme von rund 0,1 mm (Bots et al. 1997; Homma et al. 2001). Entsprechend sind beim gesunden älteren Menschen Werte um 0,8 mm zu erwarten (Ludwig et al. 1989; Ludwig u. Stumpe 1994). Eine Intima-Media-Dicke von 1 mm und darüber gilt im Allgemeinen als pathologisch, ab einem Wert von ca. 1,5 mm ist von einer ausgeprägten Gefäßwandveränderung auszugehen (◘ Abb. 18.1). Verlaufsuntersuchungen konnten zeigen, dass eine Verbreiterung der Intima-Media-Dicke um 0,2 mm das Risiko, einen Schlaganfall zu erleiden, jeweils um ca. 50% erhöht (O'Leary et al. 1999).

In den vergangenen Jahren konnten zahlreiche Risikofaktoren für das Auftreten einer erhöhten Intima-Media-Dicke identifiziert werden (s. nachstehende Übersicht). Das Vorhandensein mehrerer vaskulärer Risikofaktoren erhöht erwartungsgemäß auch die zu erwartende Intima-Media-Dicke (Baldasarre et al. 2000).

Ist eine diffuse Wandverdickung nur wenig echoreich und von homogener Struktur, muss bei entsprechender Klinik differenzialdiagnostisch neben einer arteriosklerotischen Veränderung auch an einen entzündlichen Prozess gedacht werden (▶ s. Kap. 19.1). Eine sichere Differenzierung anhand des sonographischen Erscheinungsbildes ist jedoch nicht möglich. Aufgrund der jüngsten Erkenntnisse zur entzündlichen (Mit)Verursachung arteriosklerotischer Gefäßläsionen ist hier ohnehin eine beträchtliche Überdeckung zu erwarten.

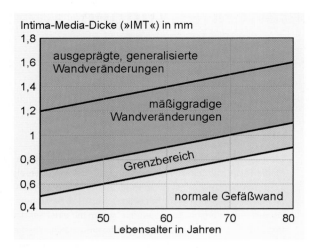

Abb. 18.1. Bewertung der Intima-Media-Dicke (»IMT«) in der A. carotis communis in Abhängigkeit vom Lebensalter

In der Literatur beschriebene Risikofaktoren für das Auftreten einer erhöhten Intima-Media-Dicke in der A. carotis communis

- Höheres Lebensalter
- Diabetes mellitus
- Übergewicht (erhöhter »Body-mass-Index«, BMI)
- Erhöhtes Gesamtcholesterin/vermindertes HDL-Cholesterin
- Erhöhte Triglyzeride
- (Systolische) Hypertonie
- Langjähriger Nikotinabusus
- Abgelaufene Infektion mit Chlamydia pneumoniae
- Abgelaufene Infektion mit Zytomegalievirus (CMV)
- Erhöhtes Homozystein
- Erhöhte Entzündungswerte (BSG, CRP)
- Vaskulitis
- Schlaf-Apnoe-Syndrom
- Familiäre Belastung mit Schlaganfällen und Herzinfarkten

Herdförmig begrenzte, unregelmäßige Gefäßwandverdickungen sind Zeichen einer (zusätzlichen) fokalen Arteriosklerose und üblicherweise als Plaques zu definieren (■ Abb. 18.2). Die Grenze zwischen einer erhöhten Intima-Media-Dicke und Plaques ist fließend und auch in der Literatur nicht näher definiert.

Bedeutung der Intima-Media-Dicke als »Fenster« zum Aortenbogen

Eine Intima-Media-Dicke bzw. umschriebene Plaques von 1,5 mm und mehr scheinen noch aus einem weiteren Grund von Bedeutung zu sein. So konnte gezeigt werden (Harer et al. 1997; Kallikazaros et al. 2000), dass dieser Befund erstaunlich eng mit dem Vorhandensein von Plaques in der Aorta korre-

liert (■ Abb. 18.3). Da diese in den letzten Jahren als relativ häufige Ursache embolischer Hirninfarkte identifiziert wurden (Amarenco et al. 1994; Donnan u. Jones 1995), ergibt sich damit die Möglichkeit, auf einfache Weise Aussagen über die Wahrscheinlichkeit generalisierter arteriosklerotischer Veränderungen im Aortenbogen zu machen.

Bei Vorhandensein einer entsprechenden Intima-Media-Dicke bzw. vergleichbarer Plaques in der A. carotis communis kann mit hoher Sicherheit davon ausgegangen werden, dass sich auch im Aortenbogen relevante und potenziell embolisationsfähige Gefäßwandveränderungen finden. Der umgekehrte Schluss ist allerdings nicht möglich: Eine unauffällige Intima-Media-Dicke schließt Aortenplaques nicht aus. Um-

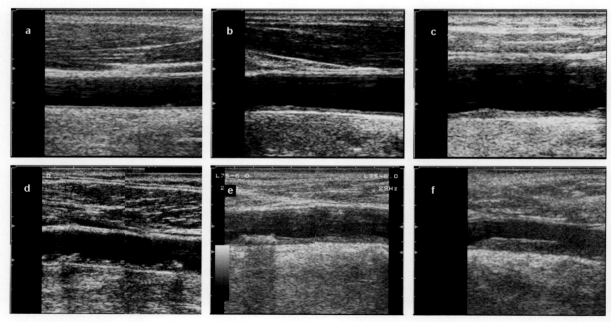

Abb. 18.2a–f. Beispiele für die Ausbildung der Gefäßwand in der A. carotis communis. Unauffälliges Gefäß in verschiedenen Altersstufen (**a**, **b**), generalisierte Wandverdickung (**c**), zusätzlich umschriebene Plaques (**d**, **e**), isolierte, langstreckige Plaque (**f**)

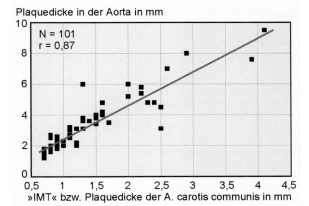

Abb. 18.3. Zusammenhang zwischen Wandveränderungen der A. carotis communis und Plaques im Bereich des Aortenbogens. (Nach Harer et al. 1997)

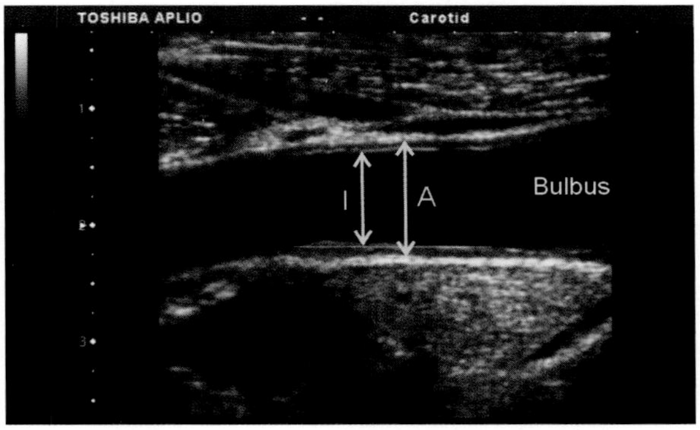

Abb. 18.4. Bestimmung des äußeren (A) und inneren (I) Gefäßdurchmessers im schwarzweißen Längsschnittsbild der A. carotis communis

schriebene Stenosen am Abgang der A. carotis interna eignen sich demgegenüber nicht als Prädiktor für Aortenplaques. Sie korrelieren wesentlich enger mit dem Vorhandensein von Stenosen im Bereich der Koronararterien (Hulthe et al. 1997) sowie mit Verkalkungen des Mitralrings (Adler et al. 1998).

> **Merke**
>
> Eine Intima-Media-Dicke (oder Plaquedicke) in der A. carotis communis von 1,5 mm und mehr weist zuverlässig auf relevante Aortenplaques hin, eine »normale« A. carotis communis schließt aortale Plaques jedoch nicht aus.

18.1.2 Dilatative Arteriopathien

Sonographische Beurteilung

Aussagen zu dilatativen Arteriopathien lassen sich sonographisch gleichermaßen bevorzugt in der A. carotis communis treffen, da hier der Gefäßdurchmesser am zuverlässigsten beurteilbar ist und beim Erwachsenen im Normalfall eine nur geringe Altersabhängigkeit zeigt (Sass et al. 1998). Erwartungsgemäß bestehen allerdings erhebliche Geschlechtsunterschiede (◻ Tabelle 18.1).

Als Messparameter finden in der Literatur sowohl der äußere Durchmesser zwischen den beiden Media-Adventitia-Grenzschichten (angloamerikanisch interadventitial diameter) als auch das innere Gefäßlumen Berücksichtigung (◻ Abb. 18.4). Da Letzteres durch Plaques oder auch entzündliche Gefäßveränderungen beeinträchtigt sein kann, sollte die

Beurteilung dilatativer Arteriopathien bevorzugt anhand des äußeren Durchmessers erfolgen. Für exakte Messungen kann auch das M-Mode-Bild zum Zeitpunkt der Enddiastole herangezogen werden (► s. Abb. 5.25).

Klinische Bedeutung

Von einer dilatativen Arteriopathie im engeren Sinne ist zu sprechen, wenn der Gefäßdurchmesser den Durchschnittswert um mehr als das 2fache der Standardabweichung überschreitet.

> **Merke**
>
> Ab einem äußeren Durchmesser der A. carotis communis von ca. 10 mm ist eine dilatative Arteriopathie anzunehmen.

Darüber hinaus besitzt die sonographische Bestimmung des Durchmessers der A. carotis communis weitere Bedeutung.

Korrelation mit der Intima-Media-Dicke. Zwischen der Intima-Media-Dicke und dem Gefäßdurchmesser der A. carotis communis besteht ein enger Zusammenhang. So entspricht eine Zunahme der Intima-Media-Dicke um 1 mm einer Dilatation des äußeren Gefäßdurchmessers um ca. 2 mm (Polak et al. 1996). Wahrscheinlich ist die Gefäßerweiterung dabei sekundäre Folge der Gefäßwandverdickung. Angesichts dieses Zusammenhangs überrascht nicht, dass der Gefäßdurchmesser mit verschiedenen vaskulären Risikofaktoren korreliert (Jensen-Urstad et al. 1999).

Beurteilung von Seitenunterschieden. Die Seitenunterschiede des Gefäßdurchmessers liegen normalerweise im Bereich von maximal 0,7 mm (Bingzhen et al. 1998). Größere Unterschiede weisen entweder auf Asymmetrien im Bereich des Circulus Willisii oder auf distal gelegene höhergradige Verschlussprozesse (► s. Abb. 16.1) hin.

Tabelle 18.1. Normwerte (Mittelwerte und Standardabweichung) des äußeren und inneren Durchmessers der A. carotis communis im Ultraschallbild. (Nach Crouse et al. 1996)

	Männer	Frauen
Äußerer Durchmesser	8,2±0,9	7,3±0,8
Innerer Durchmesser	6,5±0,9	5,8±0,7

Zusammenfassung

Die Intima-Media-Dicke (synonym Grenzzonenreflex) ist ein wesentlicher sonographischer Parameter zur Beurteilung diffuser arteriosklerotischer, im Einzelfall auch entzündlicher Gefäßwandveränderungen. Sie lässt sich am besten in der A. carotis communis beurteilen. In Abhängigkeit vom Lebensalter sind Werte über 0,8–1 mm als pathologisch anzusehen. Werte über ca. 1,5 mm korrelieren zusätzlich mit dem Vorhandensein von (generalisierten) Plaques im Aortenbogen. Wahrscheinlich als sekundärer Effekt von Gefäßwandverdickungen sind Erweiterungen des Gefäßdurchmessers anzusehen. Von einer dilatativen Arteriopathie ist zu sprechen, wenn der äußere Gefäßdurchmesser der A. carotis communis ca. 10 mm überschreitet.

18.2 Umschriebene Arteriopathien

18.2.1 Pathophysiologie fokaler Arteriopathien

Die Prädilektionsstellen umschriebener Gefäßveränderungen liegen aus hämodynamischen Gründen an Gefäßabgängen und -verzweigungen, da es hier zu Verwirbelungen mit erhöhten Scherkräften im Blutfluss kommt, die sowohl die Entstehung von Ablagerungen als auch von Gefäßwanderosionen begünstigen.

Über die absoluten Häufigkeiten gibt es in der Literatur stark schwankende Angaben, was v. a. mit der unterschiedlichen Zusammensetzung der untersuchten Patientengruppen zusammenhängen dürfte. Festzuhalten bleibt lediglich die Größenordnung, die besagt, dass bei 100 Patienten mit umschriebenen Verschlussprozessen der hirnversorgenden Arterien in ca. 1/3 der Fälle isolierte Stenosen und Verschlüsse an der Karotisbifurkation gefunden werden. Etwa 1/3 liegt intrakraniell, das restliche Drittel verteilt sich auf die Aortenbogenabgänge:

Häufigkeitsverteilung fokal umschriebener, arteriosklerotisch bedingter Gefäßstenosen und -verschlüsse

- 1/3 Abgänge des Aortenbogens
- 1/3 Karotisbifurkation
- 1/3 intrakranielle Gefäßaufzweigungen

Nach heutigem Kenntnisstand erfolgt die Entwicklung fokaler arteriosklerotischer Läsionen in mehreren Stufen (Abb. 18.5). Zunächst kommt es in Verbindung mit den oben genannten mechanischen Faktoren zur Ausbildung eines zunächst noch homogenen Intimapolsters (**Plaque**). Überschreitet die Dicke dieses Polsters einen bestimmten Umfang, führt dieses regelmäßig zu Ernährungsstörungen der Plaque, da die Gefäßintima über keine eigenen Blutgefäße verfügt und lediglich per diffusionem versorgt wird. Resultat ist eine zentrale Nekrose, die als **Atherom** bezeichnet wird (Abb. 18.6 und 18.7).

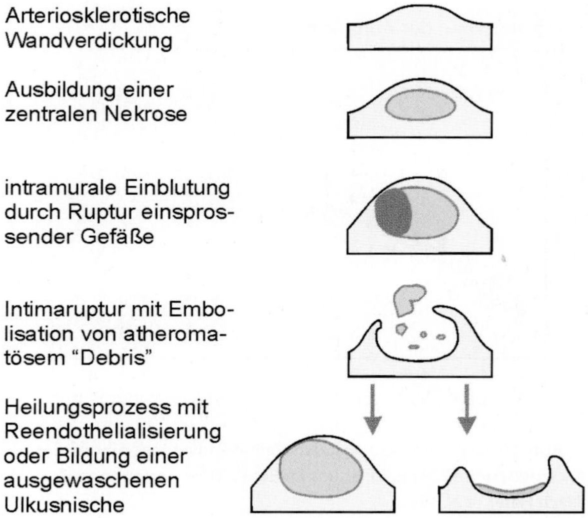

Abb. 18.5. Entwicklung arteriosklerotischer Plaques. *Von oben nach unten:* Arteriosklerotische Wandverdickung, Ausbildung einer zentralen Nekrose *(Atherom)*, intramurale Einblutung durch Ruptur einsprossender Gefäße, Intimaruptur mit nachfolgender Embolisation, Heilungsprozess mit Reendothelialisierung der Ulzeration *(links)* oder Bildung einer ausgewaschenen Ulkusnische *(rechts)*

Praktische Hinweise

Der Begriff **Plaque** wird vielerorts nur für geringgradige arteriosklerotische Gefäßauflagerungen benutzt, während höhergradige Veränderungen als **Stenosen** beschrieben werden. Ein Blick in das Fremdwörterbuch lässt erkennen, dass diese Differenzierung dem Sinn der beiden Begriffe nicht gerecht wird. Im vorliegenden Buch bezeichnet daher **Plaque** immer das morphologische Substrat einer Gefäßeinengung, während **Stenose** den hämodynamischen Befund einer Gefäßeinengung kennzeichnet.

Dieses Atherom kann sich organisieren und stabil bleiben. Komplikationen treten jedoch auf, wenn die das Atherom deckende Intimaschicht aufbricht (**Ulzeration**) und nekrotische Anteile nach kranial embolisieren oder sich im Rahmen der Defektheilung embolisationsfähige Thromben auf der Rupturstelle ablagern. Eine größere Zahl von Studien zum Vergleich zwischen dem Operationspräparat und der aktuellen klinischen Symptomatik weist – zumindest retrospektiv – auf diesen Zusammenhang hin.

Die Ruptur arteriosklerotischer Plaques wird durch 2 Faktoren begünstigt:

- **Mechanische Dehnung.** Größere arteriosklerotische Plaques stellen ein erhebliches Hindernis für die anbrandende Pulswelle dar. Hierdurch kommt es zu Längspulsationen des Gefäßes mit mechanischer Dehnung proximaler Plaqueanteile. Der überwiegende Teil von Ulzerationen bei Karotisstenosen findet sich im proximalen Bereich der Plaque.
- **Gefäßeinsprossung.** Reaktiv kommt es zum Einsprossen kleinster Gefäße in die mangelhaft versorgte Plaque. Diese Gefäße sind jedoch erheblich vulnerabel und neigen – insbesondere bei erhöhter mechanischer Beanspru-

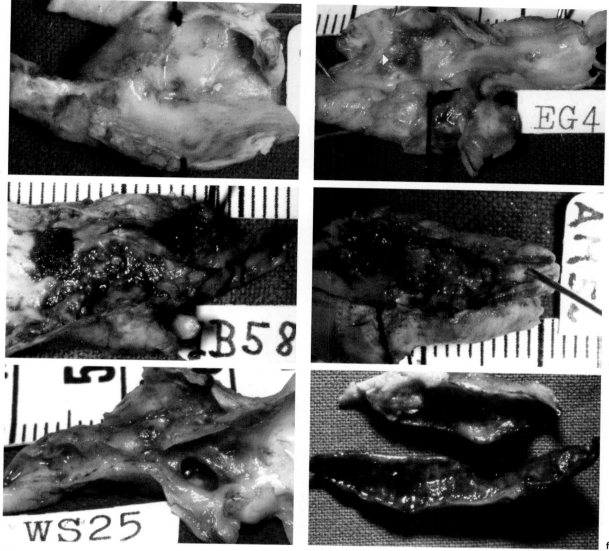

◻ Abb. 18.6a–f. Beispiele charakteristischer Befunde der Gefäßinnenwand operierter Karotisstenosen (nach Widder et al. 1990c). Glatte Oberfläche (**a**); Vernarbung (**▶**) nach stattgehabter Ruptur (**b**); thrombotische Auflagerungen (**c**); aufgebrochene, ausgeprägt ulzerierte Oberfläche (**d**); ausgewaschene Ulkusnische (**e**); Extraktionspräparat eines langstreckigen, organisierten Thrombus aus der A. carotis interna (**f**)

chung – zur Ruptur. Als Ergebnis kann es zur sog. intramuralen Einblutung in die Plaque kommen, die relativ schlagartig das Volumen der Plaque vergrößert und außerdem aufgrund der oberflächennahen Nekrose das Risiko einer Intimaruptur weiter erhöht.

Aber auch nach Ruptur einer Plaque mit hierdurch bedingter Ulzeration liegt kein Endzustand vor. Die Defektstelle unterliegt Selbstheilungsvorgängen, und im günstigsten Fall ergibt sich im Verlauf weniger Wochen eine Reendothelialisierung der Ulzeration. Nach Ausschwemmung embolisationsfähigen Materials kann es zum Bild einer glatt begrenzten Nische kommen, die im röntgenangiographischen Bild häufig als »Ulzeration« gedeutet wird, obwohl es sich hier letztlich nur um einen relativ unkritischen Residualzustand handelt.

> **Merke**
>
> Arteriosklerotische Plaques unterliegen einer dynamischen Entwicklung und verändern im Zeitverlauf häufig ihre Struktur.

18.2.2 Sonographische Beurteilung des Stenosierungsgrades

Die sonographischen Techniken zur Beurteilung des Stenosierungsgrades an der A. carotis wurden bereits im Kap. 15 ausführlich beschrieben und brauchen hier nicht weiter diskutiert werden. Insbesondere sei dabei auch auf die Kriterien zur Beurteilung einer möglichen Stenoseprogredienz hingewiesen (▶ s. Kap. 15.1.4).

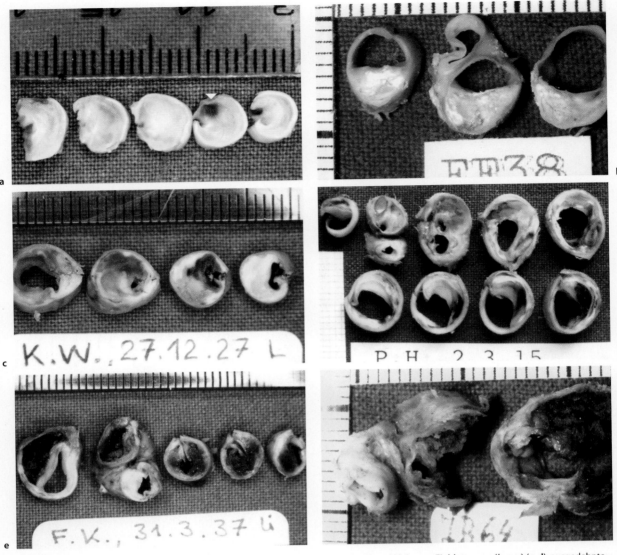

■ **Abb. 18.7a–e.** Beispiele charakteristischer Querschnitte operierter Karotisstenosen (nach Widder et al. 1990c). Überwiegend fibröse Plaque mit kleiner subintimaler Einblutung (**a**); ausgeprägt kalzifizierte Plaque, ersichtlich an den weißlich erscheinenden Kalkpartikeln (**b**); Mischatherome mit fibrösen Anteilen (*weiß*), Atheromen (*dunkelgelb*) und kleineren Einblutungen (*braun*) (**c, d**); ausgedehnte intramurale Einblutung mit zumindest überwiegend intakter fibröser Deckschicht (**e**); zum Gefäßlumen hin ulzerierter atheromatöser »Debris« nach älterer Einblutung (**f**)

18.2.3 Sonographische Beurteilung der Plaquemorphologie

Aussagen zum sonomorphologischen Erscheinungsbild von Plaques können sowohl deskriptiv als auch anhand einer abgestuften Klassifikation erfolgen.

Deskriptive Parameter

Um Verwirrungen und Fehlinterpretationen zu vermeiden, sollte sich die sonographische Beschreibung der Plaquestruktur grundsätzlich auf das beschränken, was tatsächlich im Ultraschallbild sichtbar ist. Pathoanatomische Begriffe wie »fibrös«, »bröckelig« und »ulzeriert« gehören nicht dazu. Im Einzelnen können sonographisch zu 3 Parametern Aussagen gemacht werden (■ Tabelle 18.2).

> **Merke**
>
> Bei der Beschreibung von Plaques sollten pathoanatomische Begriffe wie »fibrös«, »bröckelig« oder »ulzeriert«, die einen gesicherten sonographisch-morphologischen Zusammenhang vortäuschen, nicht verwendet werden.

Angaben zur Oberfläche. Als Plaqueoberfläche bezeichnet man die zum offenen Gefäßlumen gerichtete Grenzschicht einer Stenose. Soweit eine solche überhaupt sicht- oder zumindest vermutbar ist, können Abgrenzbarkeit, Form und Unterbrechungen der Kontur beschrieben werden.

Angaben zu Binnenechos. Das »Innere« einer Plaque kann ebenfalls anhand mehrerer Kriterien beschrieben werden. Da

■ **Tabelle 18.2.** Parameter zur sonomorphologischen Beschreibung von Plaques

Parameter	Sonomorphologische Beschreibung
Oberfläche	Gut/mäßig/schlecht abgrenzbar – nicht sichtbar *Schnittbildkriterium:* durchgehend – unterbrochen *Farbduplexkriterium:* regelmäßig – unregelmäßig
Binnenechos	Echoreich – echoarm – nicht sichtbar Homogen – inhomogen
Schallschatten	Ausgeprägt – gering – nicht vorhanden

die Basis häufig eine deutlich andere Echostruktur aufweist als die übrige Plaque, vernachlässigt man diese und beurteilt nur den für eine mögliche Embolisierung bedeutsameren zum Lumen hin gerichteten Anteil. Die Echodichte kann in verschiedenen Abstufungen als echoreich bis echoarm beschrieben werden. Referenzstrukturen sind hierbei das strömende Blut (maximal echoarm) sowie die schallkopfferne unstenosierte Gefäßwand (maximal echoreich). Außerdem kann die Verteilung der hellen Bildpunkte in einer Plaque zwischen homogen und inhomogen eingestuft werden.

Angaben zu Schallschatten. Eine besondere Bedeutung kommt sog. »Schallschatten«zu. Ist ein solcher erkennbar, liegt die einzige Situation vor, in der aufgrund des sonographischen Bildes unmittelbar Rückschlüsse auf die pathoanatomische Struktur möglich sind, da Schallschatten so gut wie immer durch einen erhöhten Kalkanteil in der Plaque (Kalzifizierung) verursacht werden.

Gray-Weale-Klassifikation

Komplexe Beschreibungen der Morphologie erfolgten bereits in den 80er-Jahren (Steffen et al. 1986; Widder u. Paulat 1987) und wurden seitdem in verschiedenen Studien erprobt. Im amerikanischen Sprachraum hat sich dabei die sog. Gray-Weale-Klassifikation durchgesetzt. Hier erfolgt die Einteilung des sonographischen Erscheinungsbildes von Plaques in 4 Kategorien (■ Abb. 18.8):

- **Typ 4:** überwiegend echoreich mit klar abgrenzbarer Plaqueoberfläche,
- **Typ 3:** gemischte Echogenität bei klar abgrenzbarer Oberfläche,
- **Typ 2:** gemischte Echogenität mit unterbrochener Oberfläche,
- **Typ 1:** überwiegend echoarm mit nur noch teilweise erkennbarer, unterbrochener Oberfläche.

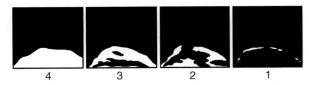

■ **Abb. 18.8.** »Gray-Weale-Klassifikation« der Sonomorphologie von Karotisplaques. Weitere Erläuterungen im Text

ⓘⓘ Praktische Hinweise

Die Klassifikation leidet v. a. darunter, dass viele Plaques im Schnittbild überhaupt nicht sichtbar sind und entsprechend keiner dieser Kategorien zuzuordnen sind. In diesem Fall kann die Morphologie nicht vorhergesagt werden, da sich sonographisch nicht sichtbare Plaques intraoperativ in bemerkenswerter Gleichverteilung sowohl als glatt begrenzt und fibrös als auch als »krümelig«-ulzeriert erwiesen (Widder et al. 1990c).

18.2.4 Klinische Bedeutung sonographischer Plaqueparameter

Bei extrakraniellen Karotisstenosen, die interventionellen Eingriffen sowohl in Form der Karotisoperation als auch der Katheterdilatation mit Stenteinlage zugänglich sind, werden zuverlässige Kriterien benötigt, mit Hilfe derer die Indikation zu derartigen Maßnahmen gestellt werden kann. Neben dem Auftreten frischer ipsilateraler neurologischer Symptome und dem Allgemeinzustand hat sich der Stenosierungsgrad als wichtigster Parameter erwiesen. Im Einzelfall tragen jedoch noch weitere Kriterien zur Abschätzung der Indikation bei.

> Anhaltspunkte <u>gegen</u> einen invasiven Eingriff (Operation, Angioplastie/Stent) bei Patienten mit höhergradigen, symptomatischen Abgangsstenosen der A. carotis interna
>
> - »Major stroke«
> - Schlechter Allgemeinzustand
> - Poststenotischer Gefäßdurchmesser ≤3 mm
> - Auftreten der (letzten) Symptomatik >2 Jahre
> - Ausgeprägte Mikroangiopathie im CT/MRT
> - Länge der Stenose <1 cm
> - Generalisierte Gefäßveränderungen in den extrakraniellen Gefäßen

> Anhaltspunkte <u>für</u> einen invasiven Eingriff (Operation, Angioplastie/Stent) bei Patienten mit hochgradigen, asymptomatischen Abgangsstenosen der A. carotis interna
>
> - Rasch progrediente Stenose
> - Verminderte zerebrovaskuläre Reservekapazität
> - Verschluss der kontralateralen A. carotis interna
> - Höhergradige Stenose im weiteren Verlauf der A. carotis interna (Tandemstenose)
> - Maximale intrastenotische Strömungsgeschwindigkeit ≥400 cm/s
> - Echoarme, inhomogene Plaquemorphologie im Ultraschallschnittbild
> - Starke Längspulsationen der Plaque

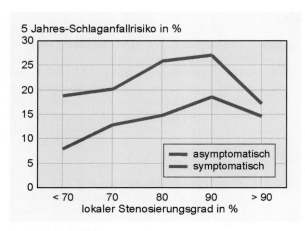

Abb. 18.9. Stenosierungsgrad der A. carotis interna und Risiko eines ipsilateralen Hirninfarktes. (Nach Alamowitch et al. 2001; Rothwell et al. 2003)

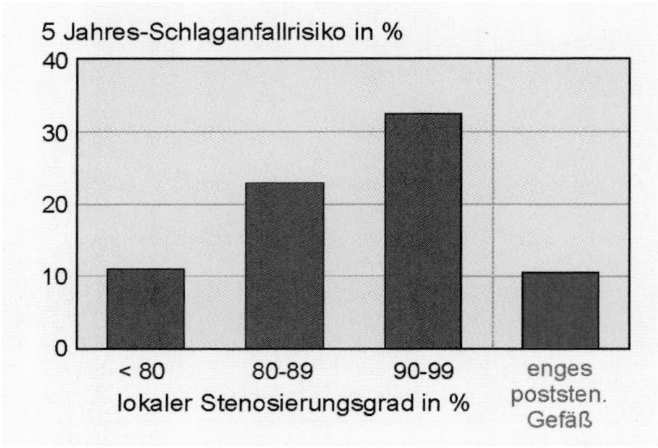

Abb. 18.10. Schlaganfallrisiko bei hochgradigen Stenosen der A. carotis interna in Abhängigkeit des postenotischen Gefäßdurchmessers. (Nach Rothwell u. Warlow 2000)

Bedeutung des Stenosierungsgrades

Durch zahlreiche Studien der letzten 20 Jahre konnte ein Zusammenhang zwischen dem Stenosierungsgrad von Karotisstenosen und dem Risiko, einen ipsilateralen Schlaganfall zu erleiden, belegt werden (■ Abb. 18.9). Wie in neueren Studien gezeigt wurde, erhöht sich das Risiko zusätzlich, wenn Stenosen eine Progredienz zeigen (Liapis et al. 2001; Muluk et al. 1999; Olin et al. 1998; Rockman et al. 1997). Außerdem deuten Untersuchungen darauf hin, dass hohe lokale Strömungsgeschwindigkeiten von mehr als 400 cm/s mit einer höheren Wahrscheinlichkeit von Plaqueulzerationen und damit mit einem zusätzlich erhöhten Schlaganfallrisiko verbunden sind (Beach et al. 1993).

Bedeutung des poststenotischen Gefäßdurchmessers

Bei sehr hochgradigen Karotisstenosen kommt gemäß einer Subgruppenanalyse des »European Carotid Surgery Trial« dem poststenotischen Gefäßdurchmesser erhebliche Bedeutung zu (Rothwell u. Warlow 2000). Erwies sich das poststenotische Gefäß als »kollabiert« mit einem Verhältnis <0,42 zwischen der poststenotischen A. carotis interna und der prästenotischen A. carotis communis, was einem poststenotischen Durchmesser von üblicherweise <3 mm entspricht, lag das Schlaganfallrisiko im Verlauf deutlich niedriger als bei »normalem« poststenotischem Gefäßlumen (■ Abb. 18.10). Die Ursache hierfür dürfte darin begründet sein, dass bei einem »kollabierten« poststenotischen Gefäßlumen die Kollateralversorgung bereits überwiegend die Versorgung der betroffenen Hemisphäre übernommen hat und die ipsilaterale A. carotis interna nur noch unwesentlich zur Hirnversorgung beiträgt. Es kann in diesem Fall auch spekuliert werden, dass das Risiko von »Abtropfthromben« geringer ist, wenn die Stenose eine weitere Progredienz zum Verschluss zeigt.

Bedeutung der Sonomorphologie

Die morphologische Beschreibung von Plaques im Ultraschallbild ist im Hinblick auf die Erkennung »gefährlicher« Stenosen wünschenswert. Die hierzu vorliegenden Studien berücksichtigten zwei Vergleichsparameter.

Sonomorphologie vs. Operationspräparat. Übereinstimmend konnten alle Untersuchungen einen zumindest indirekten Zusammenhang zwischen sonographischen Kriterien und morphologischen Befunden herstellen. So erwiesen sich echoarme, heterogene Plaques intraoperativ signifikant häufiger als Ulzerationen und/oder »krümelige« Mischatherome (**atheromatous debris**), während echoreiche, homogene Plaques mit regelmäßiger Kontur vermehrt eine glatte Oberfläche zeigten (AbuRahma et al. 1998; Bluth et al. 1986, 1988; O'Leary et al. 1987; Widder et al. 1990c; ■ Abb. 18.11). Relativiert wird diese Aussage allerdings dadurch, dass heterogene Plaques gehäuft bei höhergradigen Stenosen auftreten, für die ohnehin bereits ein erhöhtes Schlaganfallrisiko bekannt ist. Eine neuere Studie betont hierzu jedoch die zusätzliche Bedeutung des sonomorphologischen Erscheinungsbildes (AbuRahma et al. 2002b).

Sonomorphologie vs. Spontanverlauf. Auch im Langzeitverlauf zeigten Patienten mit echoarmen, heterogenen Plaques häufiger ipsilaterale ischämische Ereignisse (AbuRahma et al. 2002a; Langsfeld et al. 1989; Liapis et al. 2001; Widder et al. 1992). Als instabil und »komplex« sind nach Erfahrungen der Autoren insbesondere die Plaques einzuschätzen, die insgesamt echoarm und kaum sichtbar sind, im Gefäßlumen jedoch einzelne echoreiche Punkte zeigen (**echogenic spots**). Diese Plaques entsprechen Typ 1 der »Gray-Weale-Klassifikation«. Umgekehrt sinkt das Risiko mit zunehmendem Verkalkungsgrad der Plaque, was sonographisch an einer starken Schallschattenbildung zu erkennen ist (Hunt et al. 2002).

Für die praktische Anwendung limitierend ist die Tatsache, dass lediglich ca. 1/3 aller relevanten Plaques mit Lumeneinengungsgraden über 50% diesen typischen Kategorien zugeordnet werden kann (■ Tabelle 18.3), während der übrige Teil in einem undefinierten Zusammenhang mit der Morphologie steht. Dies betrifft insbesondere die häufige Kategorie der sehr echoarmen, im Ultraschallschnittbild nicht sichtbaren und morphologisch dann nicht zuzuordnenden Stenosen. Außerdem ist die Reproduzierbarkeit der sonomorphologischen Beurteilung bei subjektiver Auswer-

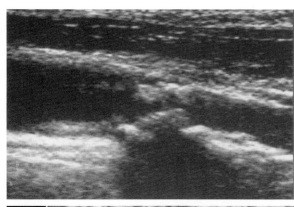

Stenosierungsgrad	80 % (300 cm/s)
Sonomorphologie	überwiegend echoreiche, mäßig inhomogene Plaque mit gut abgrenzbarer Kontur, aufgrund des Schallschattens Hinweise auf erhebliche Kalkeinlagerungen
Operationspräparat	glatte, fibröse Plaque

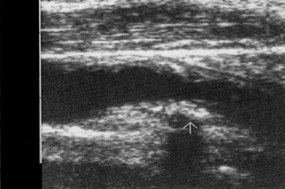

Stenosierungsgrad	60% (160 cm/s)
Sonomorphologie	echoreiche, überwiegend homogene Plaque mit gut abgrenzbarer Kontur.
Operationspräparat	fibröse Plaque mit rauher, jedoch nicht ulzerierter Oberfläche

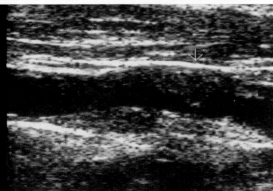

Stenosierungsgrad	80% (300 cm/s)
Sonomorphologie	an der medialen Gefäßwand überwiegend homogene, gut abgrenzbare Plaque. Stenoseanteil an der lateralen Gefäßwand nicht sicher abgrenzbar
Operationspräparat	Mischatherom, zum Teil fibrös, zum Teil ulzeriert mit zerfallendem, atheromatösem Debris

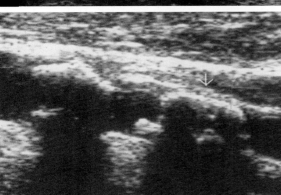

Stenosierungsgrad	70–80 % (280 cm/s)
Sonomorphologie	aufgrund des langstreckigen Schallschattens Plaque nicht abgrenzbar
Operationspräparat	ausgeprägt ulzerierte Plaque mir Verkalkungen

◘ Abb. 18.11. Beispiele intraoperativ korrelierter Ultraschallbilder von Karotisstenosen. (Nach Widder et al. 1990c)

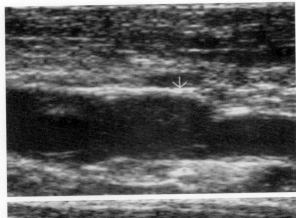

Stenosierungsgrad	90% (500 cm/s)
Sonomorphologie	maximal echoarme, nicht abgrenzbare Plaque
Operationspräparat	glatte, fibröse Plaque

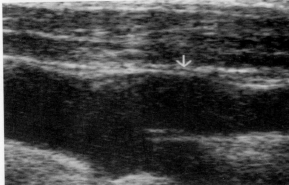

Stenosierungsgrad	80–90% (460 cm/s)
Sonomorphologie	maximal echoarme, nicht abgrenzbare Plaque
Operationspräparat	»krümeliges«, massiv ulzeriertes Mischatherom

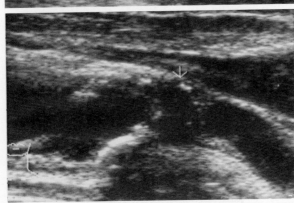

Stenosierungsgrad	80–90% (450 cm/s)
Sonomorphologie	überwiegend echoarme Plaque, mit einzelnen »echogenic spots« im Gefäßlumen
Operationspräparat	»krümeliges«, zum Teil kalzifiziertes Atherom mit mäßiger Ulzeration

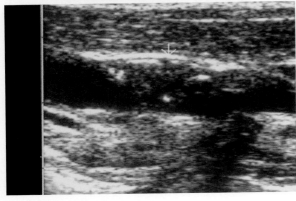

Stenosierungsgrad	90% (480 cm/s)
Sonomorphologie	überwiegend echoarme Plaque, mit einzelnen »echogenic spots« im Gefäßlumen
Operationspräparat	frische intramurale Blutung mit ausgedehnter Ulzeration

◘ **Abb. 18.11** (Fortsetzung)

▪ Tabelle 18.3. Morphologische Zuordnung von Karotis-plaques mit einem Stenosierungsgrad von 50% und mehr anhand des sonographischen Einscheinungsbildes	
»Stabile Plaque«	Klar abgrenzbare Plaqueoberfläche, echoreiche, homogene Struktur
»Komplexe Plaque«	Unregelmäßige Plaqueoberfläche, echoarme, heterogene Struktur (*echogenic spots*)
Keine Aussage	Im Ultraschallschnittbild nicht abgrenzbare, homogen-echoarme Plaque

tung nicht unproblematisch (Arnold et al. 1999; Hartmann et al. 1999; Joakimsen et al. 1997; Widder et al. 1990b).

Auch die Einführung der farbkodierten Duplexsonographie hat hier keine wesentliche diagnostische Verbesserung gebracht. Entgegen anfänglicher Erwartungen, anhand von Farbaussparungen entlang der Gefäßinnenwand und anhand von Verwirbelungen Aussagen über Ulzerationen machen zu können, blieben die bisherigen Erfahrungen enttäuschend (Sitzer et al. 1996). Die Ultraschalldiagnostik ist dabei jedoch in »guter Gesellschaft«: Studien zur Röntgenkontrastangiographie weisen für die Erkennung von Ulzerationen eine vergleichbar niedrige Treffsicherheit nach (Estol et al. 1991; Streifler et al. 1994).

ⓘⓘ Praktische Hinweise

Trotz der insgesamt geringen Zuverlässigkeit kommt der sonomorphologischen Einschätzung von Karotisplaques im Einzelfall Bedeutung zu. Insbesondere bei Patienten mit mittelgradigen Stenosen und ipsilateraler Symptomatik stellt sich häufig die Frage, ob die Gefäßveränderung in der A. carotis als Ursache für das ischämische Ereignis in Frage kommt. Lassen sich Plaques sonographisch als echoreich/ homogen bzw. echoarm/heterogen zuordnen, was bei mittelgradigen Stenosen relativ häufig möglich ist, hilft dies bei der Abschätzung der therapeutischen Konsequenzen.

Bedeutung der Stenoselänge

Auch die Länge und Breite einer Plaque können gewisse Hinweise auf die Morphologie geben. Ausgehend von der Überlegung, dass Plaquenekrosen (Atherome) mit der Gefahr späterer Ulzeration und Embolisierung nur dann auftreten, wenn das arteriosklerotische Imtimapolster nicht mehr ausreichend per diffusionem mit Blut versorgt wird, ist eine solche Situation zu erwarten, wenn das Plaquevolumen einen bestimmten Umfang überschreitet. Nach Erfahrungen der Autoren tritt dies üblicherweise frühestens ab einem Stenosierungsgrad von ca. 50% auf (≈4 mm Dicke). Weiterhin entscheidend ist auch die Länge der Plaque: So zeigen selbst hochgradige Einengungen nur extrem selten eine Ulzeration, wenn sie kurzstreckig sind. Als Grenze zwischen **kurzstreckig** und **langstreckig** ist hierbei eine Länge von 0,5–1 cm anzusehen.

Bedeutung von Längspulsationen

Ein weiteres Kriterium für ein erhöhtes Embolisationsrisiko scheinen starke Längspulsationen der Plaque zu sein, da hierbei die Wahrscheinlichkeit einer Intimaruptur steigt (Meairs et al. 1995). Nach Erfahrung der Autoren zeigen sich Ulzerationen bevorzugt an der proximalen Wand von Karotisplaques.

Bedeutung der zerebrovaskulären Reservekapazität

Eine verminderte oder erschöpfte zerebrovaskuläre Reservekapazität auf der Seite einer hochgradigen Karotisstenose gibt Hinweise auf das zu erwartende Risiko einer hämodynamisch bedingten Ischämie. Weitere Details ► s. Kap. 23.1.2.

Bedeutung sonstiger Befunde

Zwar nicht durch Studien gesichert, letztlich jedoch als »Binsenweisheit« anzusprechen ist die Tatsache, dass die Entfernung einer Stenose mit dem damit verbunden Eingriffsrisiko nur dann Sinn macht, wenn auch tatsächlich das Schlaganfallrisiko signifikant vermindert werden kann. Bei ausgeprägten generalisierten Gefäßveränderungen, welche insbesondere auch die A. carotis communis und damit den gesamten Aortenbogen betreffen (► s. Abb. 18.3), ist dies in Frage zu stellen, da alle diese Plaques weiterhin als Streuherde für Emboli in Frage kommen. Vergleichbares gilt bei Vorliegen einer ausgeprägten Mikroangiopathie, die bei »symptomatischen« Stenosen differenzialdiagnostisch als Ursache der Symptomatik in Erwägung zu ziehen ist.

Eine etwas andere Situation ergibt sich, wenn die Grenze der hämodynamischen Kompensationsfähigkeit erreicht ist. So konnte nachgewiesen werden, dass die Entfernung einer hochgradigen Karotisstenose bei kontralateralem Karotisverschluss mit relativ geringem Risiko möglich ist (Gasecki et al. 1995; Mackey et al. 1990; Rockman et al. 2002) und auch zu einer hämodynamischen Verbesserung auf der Seite des Karotisverschlusses führt (Markus et al. 1996; Rutgers et al. 2001; Vernieri et al. 2001; Visser et al. 1997; Widder et al. 1994).

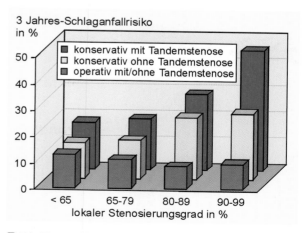

▪ Abb. 18.12. Schlaganfallrisiko in der Subgruppenanalyse der NASCET-Studie in Abhängigkeit zusätzlicher intrakranieller Stenosen (»Tandemstenosen«). Operativ versorgte symptomatische Stenosen zeigen sowohl mit als auch ohne »Tandemstenose« ein vergleichbares Schlaganfallrisiko und sind daher zusammengefasst. (Nach Kappelle et al. 1999)

Zusätzlich brachte die Subgruppenanalyse des »North American Symptomatic Carotid Endarterectomy Trial« (NASCET) eine bemerkenswerte Erfahrung, die bei der Beurteilung interventioneller Eingriffe bei Karotisstenosen zu berücksichtigen ist (Kappelle et al. 1999). So konnte gezeigt werden, dass bei Vorliegen zusätzlicher Stenosen im Karotis-T-Bereich (distale A. carotis interna und/oder Abgang der A. cerebri media oder anterior) im Spontanverlauf ein deutlich erhöhtes Schlaganfallrisiko besteht, das durch eine Desobliteration der extrakraniellen Karotisstenose vermindert werden kann (◩ Abb. 18.12). Ein vergleichbar erhöhtes Schlaganfallrisiko fand sich auch bei asymptomatischen »Tandemstenosen« (Dreijahresrisiko 13,9 vs. 8,2%), was als Hinweis darauf gewertet werden könnte, in einem solchen Fall auch eine hochgradige asymptomatische extrakranielle Karotisstenose operativ oder durch Stentimplantation zu beseitigen.

Zusammenfassung

Fokale Arteriopathien sind im Wesentlichen durch ihre umschriebene Lokalisation meist an Gefäßabgängen oder -verzweigungen, durch das Ausmaß der damit verbundenen Lumeneinengung (Stenosierungsgrad) und die morphologische Struktur charakterisiert. Zur Morphologie vermag das Ultraschallbild in beschränktem Umfang Aussagen zu machen. So sind homogen-echoreiche Plaques, v. a. bei Vorliegen ausgeprägterer Kalkeinlagerungen (Schallschatten), als stabil einzuschätzen, während heterogen-echoarme Plaques häufig mit Ulzerationen und/oder intramuralen Einblutungen assoziiert sind (komplexe Plaques). Zusammen mit weiteren Faktoren (z. B. postenotischer Gefäßdurchmesser, übrige Gefäße) kann die Ultraschalldiagnostik bei Karotisstenosen zur Beurteilung therapeutischer Optionen beitragen.

19 Entzündliche Gefäßerkrankungen

Entzündliche Gefäßerkrankungen stellen ein inhomogenes Kollektiv dar, das üblicherweise in primäre und sekundäre Vaskulitiden eingeteilt wird. Gemeinsames Merkmal ist eine entzündliche Infiltration der Gefäßwände mit Intimaverdickung, im Einzelfall jedoch auch aneurysmatischer Gefäßerweiterung. Betroffen sind sowohl Arterien als auch Venen, wobei letztere im Allgemeinen noch vor den Arterien erkranken.

Primäre Vaskulitiden werden neben histologischen Charakteristika und pathogenetischen Befunden nach der Größe der betroffenen Arterien unterschieden (□ Tabelle 19.1; Jennette et al. 1994). In der klinischen Praxis kommt es jedoch zu Überschneidungen, da Verschlussprozesse der größeren und damit sonographisch erfassbaren Arterien auch bei Vaskulitiden beschrieben wurden, die primär die kleineren Gefäße betreffen (Ritter et al. 2002; Schmidt et al. 2001). Es ist jedoch nicht auszuschließen, dass es sich hierbei um sekundäre Phänomene im Rahmen einer thrombotischen Vaskulopathie, bedingt durch eine Störung des Gerinnungssystems, handelt (Berlit 1996).

Die zahlenmäßig wohl wesentlich häufigeren sekundären Vaskulitiden treten im Gefolge von Autoimmunerkrankungen, Infektionen und malignen Krankheiten, jedoch auch bei Drogeneinnahme auf (► s. nachstehende Übersicht). Wenngleich sekundäre Vaskulitiden bevorzugt die kleinen Gefäße befallen, finden sich für nahezu alle genannten Erkrankungen in der Literatur zumindest kasuistische Hinweise auf ein (Mit)Betroffensein der großen Arterien. Dabei kann auch die extrakranielle A. carotis und A. vertebralis involviert sein (Schmidt et al. 2001; Reinhard et al. 2003).

Histologisch finden sich Intimaveränderungen im Sinne von Verquellungserscheinungen und entzündlicher Exsudatbildung, die im Initialstadium noch reversibel sind. Sie sind oft sichel- oder halbmondförmig ausgebildet und können daher bei ausschließlichem Bezug auf das T2-gewichtete Bild im MRT mit Dissektionen verwechselt werden (► s. Kap. 8.4.3). Sind alle Gefäßwandschichten betroffen, kann es bei infektiösen Vaskulitiden zur Ausbildung »mykotischer« Aneurysmen kommen (► s. Kap. 20.4.1). Nicht selten treten auch herdförmige Nekrosen auf, die sonographisch mit arteriosklerotischen Läsionen verwechselt werden können. Außerdem bilden sich im Bereich entzündlicher Intimaerkrankungen häufig sekundäre Thrombosen.

Ursachen sekundärer systemischer Vaskulitiden

- Kollagenosen (z. B. Lupus erythematodes, Sjögren-Syndrom)
- Rheumatische Systemerkrankungen (z. B. rheumatoide Arthritis)
- Infektionen (z. B. bakterielle Meningitiden, Borreliose, Zoster, Hepatits, HIV)
- Maligne Erkrankungen (z. B. Karzinome, lymphoproliferative Erkrankungen)
- Drogenmissbrauch (z. B. Heroin, Kokain)
- Medikamente (z. B. Hydralazin, Penicillamin)
- Andere Ursachen (z. B. monoklonale Gammopathie)

19.1   Takayasu-Arteriitis

Die in Europa seltene Gefäßerkrankung betrifft v. a. jüngere Frauen bis ca. 40 Jahre. Die Namensbezeichnung geht auf den Ophthalmologen Mikito Takayasu zurück, der das Krankheitsbild 1905 erstmals ausführlich beschrieb (Numano et al. 2000). Es bezeichnet eine chronisch verlaufende Vaskulitis v. a. des Aortenbogens und der daraus abgehenden Gefäßstämme. Von dieser Lokalisation rührt der häufig synonym verwendete Begriff des Aortenbogensyndroms (angloamerikanisch auch pulseless disease).

□ **Tabelle 19.1.** Einteilung primärer Vaskulitiden nach der Größe der betroffenen Gefäße. (Nach Jennette et al. 1994)

Große Arterien	Mittelgroße Arterien	Mittelgroße – kleine Gefäße	Kleine Gefäße
Takayasu-Arteriitis	Panarteriitis nodosa	Wegener-Granulomatose	Henoch-Schönlein-Purpura
Arteriitis cranialis	Kawasaki-Syndrom	Churg-Strauss-Syndrom	Leukozytoklastische Purpura
	Isolierte ZNS-Angiitis	Mikroskopische Polyangitis	Kryoglobulin-assoziierte Vaskulitis

Nach unspezifischen Initialsymptomen mit Fieber, Schwindel und allgemeinem Krankheitsgefühl, die dem fassbaren Ausbruch der Erkrankung oft um Monate vorausgehen, kommt es zu einer entzündlichen Verquellung der Innenwand der aortennahen Gefäße mit langstreckigen Stenosen bis hin zum Verschluss. Im Bereich der hirnversorgenden Arterien sind v. a. die A. subclavia und die A. carotis communis betroffen, nur selten überschreitet die Erkrankung die Karotisbifurkation. Im Einzelfall findet sich auch eine allgemeine Dilatation der Aortenbogenabgänge oder eine umschriebene aneurysmatische Erweiterung (Hotchi 1992). Nur selten besteht eine symmetrische Ausprägung des Befundes, meist ist eine Halsseite dominant betroffen.

Sonographische Beurteilung

Im schwarzweißen Ultraschallschnittbild der A. carotis communis ist die Diagnose unschwer anhand der typischen, konzentrischen Verdickung der Gefäßinnenwand (Intima-Media-Dicke) zu stellen (Taniguchi et al. 1997) (▣ Fallbeispiel 19.1). Diese ist homogen, relativ echoarm und besitzt eine überwiegend glatte, parallel zur Gefäßaußenwand verlaufende Oberfläche (sog. Maccaroni-Zeichen). Gleiches gilt für die häufig stärker betroffene A. subclavia, die üblicherweise jedoch zunächst anhand der farbkodierten Duplexsonographie identifiziert werden muss.

Eine sichere Differenzierung zu arteriosklerotischen Veränderungen ist nicht möglich. Diffuse arteriosklerotische Wandverdickungen bei Fettstoffwechselstörungen und Diabetes mellitus erscheinen allerdings häufig echoreicher, zeigen eine unregelmäßigere Oberfläche und sind fokal unterschiedlich ausgeprägt.

Der Befund im Anfangsabschnitt der A. vertebralis ist aufgrund der dort meist unzureichenden Gefäßdarstellung im schwarzweißen Schnittbild wenig richtungweisend. Anhand des Strömungsverhaltens lassen sich jedoch Aussagen über einen möglichen kompletten oder inkompletten Subclaviansteal-Effekt oder einen nicht selten auftretenden Verschluss des Gefäßes machen.

Klinische Bedeutung

Der Ultraschalldiagnostik kommt bei der Diagnose und Therapie des Takayasu-Syndroms wesentliche Bedeutung zu.

Frühdiagnose. Gemäß Untersuchungen von Schmidt et al. (2002) eignet sich die Sonographie in hervorragender Weise zur Erst- und Frühdiagnostik der Takayasu-Arteriitis bei Patientinnen mit Müdigkeit, Arthralgien und entzündlichen Laborzeichen. Auch gegenüber anderen bildgebenden Verfahren erscheint die Sensitivität der Ultraschalldiagnostik deutlich höher (Taniguchi et al. 1997).

Verlaufsbeobachtung. Mehrere Langzeituntersuchungen bestätigten den Nutzen der Sonographie für Verlaufsuntersuchungen (Fukudome et al. 1998; Park et al. 2001; Sun et al. 1996). Inwieweit der sonographische Befund als Marker für den Erfolg einer immunsuppressiven Therapie verwendet werden kann, erscheint bislang allerdings widersprüchlich.

Zerebrale Hämodynamik. Die Bestimmung der zerebrovaskulären Reservekapazität liefert quantitative Informationen über eine mögliche Beeinträchtigung der zerebralen Hämodynamik.

> **Zusammenfassung**
>
> Die Takayasu-Arteriitis findet sich v. a. bei jüngeren Frauen und betrifft die Aortenbogenäste. Sonographisch zeigt sich typischerweise eine konzentrische, echoarme Gefäßinnenwandverdickung (Maccaroni-Zeichen). Die Ultraschalluntersuchung eignet sich für Kontrolluntersuchungen im Verlauf der Erkrankung.

19.2 Arteriitis cranialis (Arteriitis temporalis)

Die Arteriitis cranialis (synonym Horton-Arteriitis) ist die häufigste Immunvaskulitis des höheren Lebensalters. Der hierfür oft benutzte Begriff der Arteriitis temporalis ist irreführend, da die Erkrankung zwar schwerpunktmäßig die Äste der A. carotis externa einschließlich der A. ophthalmica, jedoch auch andere extra- und intrakranielle Gefäße wie die A. vertebralis, A. subclavia und A. axillaris betreffen kann (Reinhard et al. 2003b). Entsprechend bunt ist das Bild möglicher Ausfallerscheinungen, das von Sehstörungen über zerebrale Ischämien bis hin zu Ischämien im Bereich des Armes reicht. Nicht selten findet sich die Erkrankung im Gefolge einer mit generalisierten Muskelschmerzen einher gehenden Polymyalgia rheumatica. Laborchemisch imponieren regelmäßig eine stark erhöhte Blutsenkungsgeschwindigkeit (BSG) und ein erhöhtes C-reaktives Protein (CRP).

Sonographische Beurteilung

Die Untersuchung sollte mit einer möglichst hochfrequenten Schallsonde (wenigstens 7,5 MHz) erfolgen, der Fokus sollte auf ca. 5 mm eingestellt werden. Die A. temporalis superficialis wird zunächst im Bereich ihres Hauptstamms vor dem Tragus im farbkodierten Längs- und/oder Querschnittbild identifiziert und dann nach kranial in ihre Äste verfolgt. Der Druck der Sonde auf die Hautoberfläche sollte dabei so gering wie möglich gehalten werden. In der überwiegenden Zahl der Fälle findet sich eine Bifurkation mit Teilung in einen frontalen und lateralen Ast (► s. Abb. 1.5), nur relativ selten zeigen sich gar keine Aufteilung oder eine Trifurkation. Bei Angabe okzipitaler Kopfschmerzen sollte auch versucht werden, die A. occipitalis über dem Mastoid darzustellen. In jüngster Zeit wurde gleichermaßen ein Befall der A. vertebralis beschrieben (Reinhard et al. 2003b), sodass ggf. auch hier auf das Vorliegen entzündlicher Auffälligkeiten geachtet werden sollte.

Bei Schwerpunktbefall der A. temporalis superficialis werden in der Literatur 4 sonographische Befunde als charakteristisch beschrieben:

Halo-Zeichen. Konzentrische, häufig multisegmentale Einengung der A. temporalis superficialis im farbkodierten Duplexsonogramm mit einer echoarmen Gefäßwandverdickung von 0,3–1,2 mm im Ultraschallbild (Schmidt et al. 1997) (▣ Abb. 19.1) – vergleichbar dem Befund an der A. carotis bei der Takayasu-Arteriitis.

Fallbeispiel 19.1

Die 18-jährige kaufmännische Angestellte klagte bei Aufnahme über ein in den Wochen zuvor zunehmendes, diffuses Schwindelgefühl und Gangunsicherheit. Die Blutsenkungsgeschwindigkeit war grenzwertig erhöht, pathologische Befunde ergaben sich auch für das C-reaktive Protein. Die übrigen Entzündungsparameter waren negativ.

Im Schnittbildsonogramm der rechten A. carotis communis zeigte sich eine ausgeprägte, konzentrische Verdickung der Gefäßinnenwand, die A. carotis interna stellte sich hingegen unauffällig dar. Die maximale systolische Strömungs-

geschwindigkeit lag im Bereich der Einengung bei 200 cm/s. Die rechte A. carotis sowie die Vertebralarterien ließen sich regelrecht darstellen.

Unter langfristiger Kortisontherapie kam es zu einer gewissen Rückbildung der Schwindelsymptomatik, weitere Beschwerden traten nicht auf. Bei sonographischer Kontrolle 2 Jahre später fand sich unverändert eine langstreckige Einengung der rechten A. carotis communis. Zusätzlich war jedoch inzwischen auch im Abgangsbereich der linken A. carotis communis eine ca. 50%ige Einengung des Gefäßlumens erkennbar.

Längsschnitt durch die rechte A. carotis communis (*links*) und interna (*rechts*). Beachte die unauffällige Darstellung der A. carotis interna

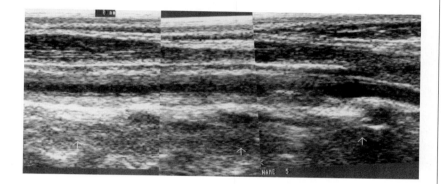

Aortenbogen-DSA mit Nachweis einer ausgeprägten Einengung der linken A. carotis communis (◄). (Radiologische Universitätsklinik Ulm)

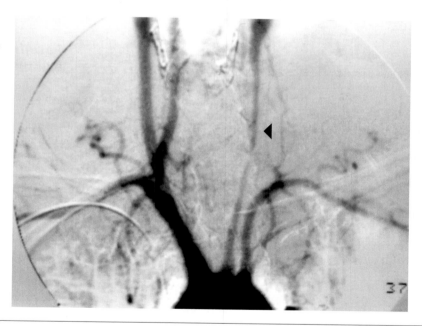

Fehlende Gefäßpulsationen. Gemäß Untersuchungen von Reinhard et al. (2003a) besitzt das (weitgehende) Fehlen sichtbarer Gefäßpulsationen der A. temporalis superficialis im M-Mode-Bild (▶ s. auch Abb. 5.25) – bzw. deren Reduktion im Seitenvergleich – einen hohen prädiktiven Wert für das Vorliegen einer entzündlichen Gefäßverquellung.

Nachweis eines Gefäßverschlusses. Wie von Angiographien bekannt, stellt der Nachweis eines Verschlusses der A. temporalis superficialis einen gewichtigen Hinweis auf eine Arteriitis dar. Problematisch ist allerdings, dass ein solcher Befund nur dann zu stellen ist, wenn das verschlossene Gefäß im schwarzweißen Ultraschallschnittbild eindeutig (!) als echo-

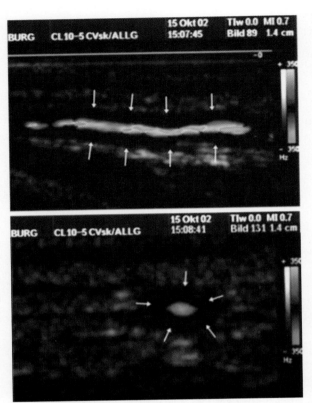

□ **Abb. 19.1.** Konzentrische Einengung der A. temporalis superficialis bei einer Arteriitis cranialis im Längs- (*oben*) und Querschnitt (*unten*) (Prof. Dr. A. Hetzel, Freiburg)

armes Band abgrenzbar ist. Nach Erfahrung der Autoren ist dies nur relativ selten der Fall.

Verminderte Strömungsgeschwindigkeit. Bisher lediglich eine Arbeit berichtet über eine ausgeprägte, distal betonte Verminderung der intensitätsgewichteten Strömungsgeschwindigkeit (Meanwert) in der A. temporalis superficialis bei Patienten mit Arteriitis cranialis im Vergleich mit dem Normalkollektiv (Lauwerys et al. 1997; □ Tabelle 19.2).

Klinische Bedeutung

Während frühere Versuche, mit Hilfe der Doppler- und schwarzweißen Duplexsonographie an der A. temporalis superficialis Aussagen über den Krankheitsverlauf zu machen,

keine brauchbaren Resultate ergaben, liegen inzwischen Untersuchungen mehrerer Arbeitsgruppen vor, die im Vergleich mit dem histologischen Befund über eine beträchtliche Treffsicherheit der farbkodierten Duplexsonographie bei der Diagnose der Arteriitis cranialis berichten (Schmidt et al. 1997, 2002; Schmidt 2003; Stammler et al. 2000; Venz et al. 1998). Insbesondere der positive prädiktive Wert erscheint dabei hoch, d. h. bei eindeutigem Vorliegen von einem oder mehreren der oben genannten Kriterien erscheint die Diagnose einer Arteriitis cranialis sehr wahrscheinlich (Reinhard et al. 2003a). Umgekehrt kann allerdings bei Fehlen der genannten Kriterien eine Vaskulitis nicht ausgeschlossen werden (Schmid et al. 2002). Weitgehende Übereinstimmung besteht in der Literatur, dass ein Verschwinden des Halo-Zeichens unter immunsuppressiver Therapie mit der Normalisierung der laborchemischen Entzündungsparameter korreliert.

Zusammenfassung

Die Arteriitis cranialis (Arteriitis temporalis) ist eine häufige Immunvaskulitis des höheren Lebensalters und kann alle extra- und intrakraniellen Gefäße betreffen. Vergleichbar dem Befund bei der Takayasu-Arteriitis zeigt sich bei einem Teil der Patienten sonographisch eine konzentrische Gefäßinnenwandverdickung der A. temporalis superficialis (Halo-Zeichen). Weitere diagnostische Kriterien sind das Fehlen einer Gefäßpulsation, eine verminderte Blutströmung sowie ein nachweisbarer Verschluss des Gefäßes.

19.3 (Para)infektiöse zerebrale Vaskulitiden

Infektiös und parainfektiös bedingte Vaskulitiden stellen eine inhomogene Gruppe sekundärer Gefäßkomplikationen dar. Die Befunde an den großen Arterien sind jedoch im Allgemeinen bemerkenswert uniform. Eine Sonderstellung nimmt lediglich die eitrige Meningitis ein, die im Folgenden getrennt betrachtet werden soll.

19.3.1 Vaskulitiden bei eitriger Meningitis

Im Gegensatz zu sonstigen Vaskulitiden sind vaskuläre Komplikationen bei eitrigen Meningitiden durch 3 Pathomechanismen gekennzeichnet:

- **Vaskulitis.** Wie bei anderen Vaskulitiden kommt es zu einer subintimalen Infiltration der Arterienwand mit Entzündungszellen. Hieraus resultieren eine Intimaverdickung bzw. -ödem, die bis zum Verschluss des Gefäßes führen können.
- **Eitrige Ummauerung.** Durch das eitrige Exsudat im Subarachnoidalraum kann es zu einer mechanisch bedingten Einschnürung der basalen Gefäße kommen.
- **Vasospasmus.** Wahrscheinlich bedingt durch die Freisetzung vasokonstriktorischer Mediatoren kann sich eine funktionelle Engstellung der im Subarachnoidalraum verlaufenden Gefäße entwickeln, wie sie von der Subarachnoidalblutung bestens bekannt ist (► s. Kap. 22.2).

□ **Tabelle 19.2.** Normale Strömungsgeschwindigkeiten in der proximalen und distalen A. temporalis superficialis (*Meanwert*) sowie pathologische Veränderungen bei Patienten mit Arteriitis cranialis (Mittelwert und Standardabweichung). (Nach Lauwerys et al. 1997)

	Proximal	Distal
Normalbefund	57±2 cm/s	43±2 cm/s
Arteriitis temporalis	31±6 cm/s	6±4 cm/s

⬛ Tabelle 19.3. Doppler-/duplexsonographische Befunde bei bakteriellen Meningitiden im Vergleich zu Normwerten

	Stenose ohne Hirndruck	Stenose mit Hirndruck	Stenose mit Hyperperfusion	Hyperperfusion ohne Stenose
Lokale Strömungsgeschwindigkeit	↑	±/↓	↑	↑
MCA/ICA-Index	↑	↑	↑	±
Strömungsvolumen A. carotis interna	±/↓	↓	±	↑
Pulsatilität A. carotis interna	±/↑	↑	±	±/↓

Die funktionellen Auswirkungen aller 3 Mechanismen sind allerdings trotz unterschiedlicher Pathogenese identisch, indem sie zu Stenosen im Bereich der großen Hirnbasisarterien führen.

Hinzu kommen Komplikationen von Seiten der »vaskulären Endstrecke«:

– **Hirndruckerhöhung.** Durch das sich regelmäßig entwickelnde Ödem kann es zu einer Erhöhung des Hirndrucks mit Erhöhung des peripheren Gefäßwiderstandes kommen.
– **Hyperperfusion.** Bei Wiedereröffnung stenosierter und/oder verschlossener Gefäßareale sowie aufgrund einer möglichen Paralyse der zerebralen Autoregulation kann es zu einer segmentalen oder generalisierten Hyperperfusion kommen (▶ s. Kap. 16.1.2).

Sonographische Beurteilung

Die oben genannten vaskulären Komplikationen führen in Kombinationen mit den Problemen der vaskulären Endstrecke zu 4 sonographischen Konstellationen (⬛ Tabelle 19.3). Eine zuverlässige Differenzierung erscheint dabei nur möglich, wenn neben der Strömungsgeschwindigkeit in den Hirnbasisarterien (v. a. A. cerebri media) auch der MCA/ICA-Index (▶ s. Kap. 16.3.3), das Strömungsvolumen in der A. carotis interna sowie ggf. auch die Pulsatilität der Strömungskurven in den hirnversorgenden Arterien heran gezogen werden. Letztere ist dabei am wenigsten standardisiert und wird lediglich bei ausgeprägter Hirndruckerhöhung zu einem eindeutigen pathologischen Befund führen (▶ s. Kap. 28.1). Bei positivem Nachweis erhöhter Strömungsgeschwindigkeiten gelten die in ▶ Tabelle 16.4 genannten Kriterien für die Beurteilung des Stenosierungsgrades.

Klinische Bedeutung

Bislang liegen nur wenige systematische Untersuchungen zum Nutzen der Ultraschalldiagnostik bei bakteriellen Meningitiden vor. Müller et al. (1996) fanden an einem größeren Kollektiv von 33 bakteriellen und 30 viralen Meningitiden charakteristische Befunde für die dopplersonographisch gemessene Strömungsgeschwindigkeit und Pulsatilität in der A. cerebri media in Abhängigkeit des anhand der Glasgow coma scale (GCS) beurteilten klinischen Befundes (⬛ Tabelle 19.4). Zwei prospektive Studien berichten übereinstimmend über einen ungünstigeren Verlauf bei den Patienten, die bereits in den ersten Tagen Stenosen der Hirnbasisarterien aufwiesen (Ries et al. 1997a; Müller et al. 1998).

19.3.2   Andere (para)infektiöse Vaskulitiden

Bei den nicht durch eitrige Meningitiden, sondern durch andere Infektionen verursachten Vaskulitiden sind 2 Gruppen zu unterscheiden:

– **Vaskulitiden mit häufig multifokalen Stenosen** bei systemischen bakteriellen, viralen oder Pilz-Infektionen.
– **Fokale Begleitvaskulitiden** bei umschriebenen Entzündungsprozessen im Kopf-Hals-Bereich, welche lediglich die unmittelbar angrenzenden Gefäße betreffen (⬛ Fallbeispiel 19.2).

Sonographische Beurteilung

Bei den nicht durch eitrige Menigitiden verursachten Vaskulitiden gelten im Prinzip gleichermaßen die oben genannten sonographischen Kriterien. Da üblicherweise jedoch weder relevante Hirndruckerhöhungen noch Vasospasmen oder eine exsudative Ummauerung der Gefäße vorliegen, ist die Situation wesentlich einfacher und reduziert sich auf die Differenzierung zwischen Stenose und Hyperperfusion. Hierfür gelten die in Kap. 16.3.3 genannten Kriterien.

Klinische Bedeutung

Die hauptsächliche Bedeutung der Ultraschalldiagnostik liegt in der Möglichkeit zu engmaschigen Kontrollen des Befundes (⬛ Fallbeispiel 19.3), während die Sonographie in der oft schwierigen Differenzialdiagnose meist nur einen untergeordneten Beitrag liefern kann.

⬛ Tabelle 19.4. Korrelation hämodynamischer Parameter der A. cerebri media (Mittelwert und Standardabweichung) und der Glasgow coma scale (GCS) bei Patienten mit bakterieller Meningitis. (Nach Müller et al. 1996)

	Mean-Strömungsgeschwindigkeit in cm/s	Pulsatility-Index
Referenz	57±13	0,8±0,2
GCS 14–15	71±18	0,9±0,2
GCS 10–13	55±21	1,4±0,6
GCS 3–9	42±21	2,8±2,1

Fallbeispiel

Fallbeispiel 19.2

Der 9-jährige Schüler entwickelte während des Aufenthalts in einem Landschulheim eine akute rechtsseitige Hemiparese, die sich innerhalb eines Tages weitgehend zurückbildete. In den letzten Wochen zuvor leichtes Fieber und insgesamt verminderte Belastbarkeit. Das initial im Aufnahmekrankenhaus durchgeführte kraniale CT war unauffällig, auch das 2 Tage später erfolgte MRT ergab keinen Anhalt für eine substanzielle Hirnschädigung.

In der Ultraschalldiagnostik wurde der Verdacht auf eine Dissektion der linken A. carotis interna aufgrund einer im Seitenvergleich schmächtigeren linken A. carotis interna und Hinweis auf ein hochgradiges intrakranielles Strömungshindernis geäußert. Die MRT bestätigt den Befund einer hochgradigen, kurzstreckigen Stenose der distalen linken A. carotis interna (◄). Aufgrund der ausgeprägten linksbetonten Verschwellung der Nasennebenhöhlen erscheint als Ursache jedoch eine infektassoziierte Vaskulitis wahrscheinlicher.

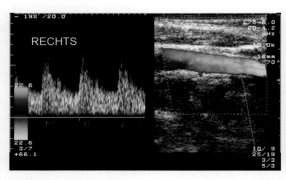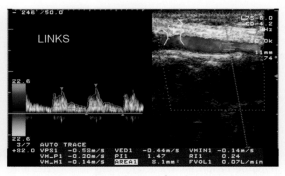

Farbduplexsonogramm der A. carotis interna. Beachte das im Seitenvergleich deutlich verschmächtigte Lumen der linken A. carotis interna mit einem Strömungsvolumen von 70 ml/min

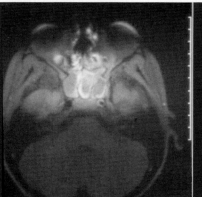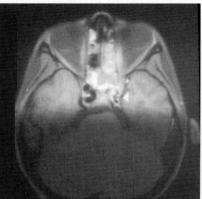

MRT der Schädelbasis. Ausgeprägte Verquellung der Nasenschleimhäute und der Ethmoidalhöhle

---

Zusammenfassung

Vaskulitiden im Rahmen infektiöser Erkrankungen treten aufgrund ihres systemischen Charakters häufig multifokal auf, können jedoch auch isoliert bleiben und sind dann differenzialdiagnostisch nur schwer einzuschätzen. Eine Sonderform stellen durch eitrige Meningitiden ausgelöste Vaskulitiden dar, da der sonographische Strömungsbefund in diesem Fall durch eine Erhöhung des Hirndrucks wesentlich beeinflusst sein kann.

Fallbeispiel 19.3

Bei der 60-jährigen Patientin kam es vor 15 Monaten nach einem Urlaubsaufenthalt zu einer zunehmenden Bewusstseinstrübung. Bei der klinischen Abklärung konnte im Liquor eine pilzbedingte Meningoenzephalitis (Kokzidioidomykose) nachgewiesen werden, damals fanden sich Stenosen der A. cerebri media beidseits. Eine fungizide Therapie führte zu einer raschen Besserung der Symptomatik.

Im Dezember 2000 kam es erneut zur Aufnahme wegen perakut einsetzendem Drehschwindel und stärkster Hinterkopfschmerzen. Bei der transnuchalen Duplexuntersuchung zeigte sich im Bereich der A. basilaris (8–9 cm Untersuchungstiefe) eine höhergradige Stenose mit maximalen systolischen Strömungsgeschwindigkeiten um 180 cm/s (*links oben*), die auch angiographisch bestätigt werden konnte. Die Stenosen im vorderen Stromgebiet waren nicht mehr nachweisbar. Unter fungizider Langzeittherapie und Antikoagulation kam es im Verlauf mehrerer Kontrollen im Verlauf eines Jahres zu einer weitgehenden Rückbildung der Stenosierung auf Werte um 90 cm/s systolisch (Dr. Hubert Stiegler, Krankenhaus München-Schwabing).

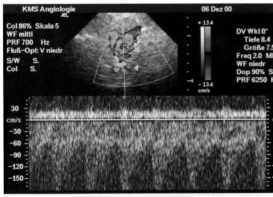

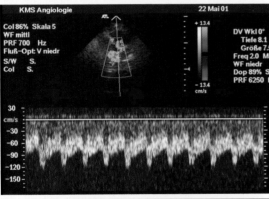

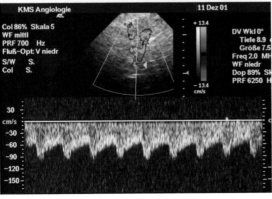

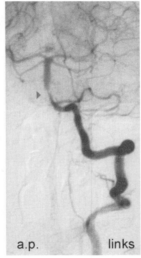

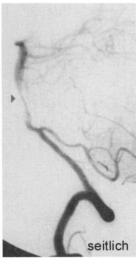

a.p.   links   seitlich

20 Andere Gefäßerkrankungen

Nichtarteriosklerotische, nichtentzündliche Gefäßerkrankungen beruhen in hohem Maße auf einer angeborenen Schwäche des Bindegewebes (angloamerikanisch connective tissue disorders), die mit unterschiedlicher Häufung zu Dissektionen, Aneurysmen, arteriovenösen Fisteln und/oder Gefäßverschlüssen führen können (Schievink et al. 1994; ◘ Tabelle 20.1). Insbesondere bei abortiven Bindegewebeerkrankungen werden Gefäßläsionen häufig erst dann manifest, wenn zusätzliche Faktoren wie ein akuter Infekt oder eine übermäßige mechanische Dehnung der Gefäßwand hinzu kommen.

20.1 Dissektionen

Gefäßdissektionen sind im jugendlichen und jüngeren Erwachsenenalter wahrscheinlich die häufigste Ursache von Verschlussprozessen der hirnversorgenden Arterien und gleichermaßen von Hirninfarkten (Schievink 2001). Ätiologisch werden traumatische und spontane Dissektionen unterschieden. Die Übergänge sind jedoch fließend, da bei entsprechender Risikokonstellation leichte Traumen oder schnelle Kopfbewegungen die Wahrscheinlichkeit für das Auftreten einer Dissektionen weiter begünstigen. Dissektionen treten meist einseitig auf, in ca. 20% der Fälle finden sich jedoch beidseitige Läsionen, nicht selten auch in Kombination des vorderen und hinteren Kreislaufs (Guillon et al. 1998).

Symptomatik

Regelmäßiges Leitsymptom ist ein meist abrupt einsetzender, einseitiger Hals-, Gesichts- oder Kopfschmerz, der häufig als »Zervikalsyndrom« oder »Migräne« missdeutet wird (Guillon et al. 1998). Aber auch die weiteren Begleitsymptome geben aufgrund ihrer Vieldeutigkeit Anlass zu Fehlinterpretationen. Neben dem bei Karotisdissektionen häufig auftretenden Horner-Syndrom können ischämische oder Druckläsionen im peripheren Verlauf nahezu aller Hirnnerven auftreten und im Einzelfall sogar die einzige Auffälligkeit darstellen (◘ Abb. 20.1; Mokri et al. 1996). Auch isolierte Läsionen des oberen Plexus brachialis wurden als Folge von Vertebralisdissektionen beschrieben (Hetzel et al. 1996).

> **Merke**
>
> Einseitige Kopfschmerzen in Verbindung mit Hirnnervenausfällen und/oder einem Horner-Syndrom sollten stets an eine Dissektion der hirnversorgenden Arterien denken lassen.

Das Intervall zwischen der Dissektion und dem Auftreten klinischer Symptome kann Minuten bis mehrere Tage, im Einzelfall sogar Wochen betragen. Ursache ist meist eine Embolisation von Thromben aus der Dissektion. Nur relativ selten, insbesondere bei bis zur intrakraniellen Karotisaufzweigung (Karotis-T) reichenden Dissektionen, kommt es zu hämodynamisch bedingten Hirninfarkten. Typisches Bild bei Vertebralisdissektionen ist das Wallenberg-Syndrom durch direkten Verschluss der A. cerebelli inferior posterior (PICA), im Einzelfall können jedoch alle dem hinteren Kreislauf zuzuordnenden Ausfälle einschließlich amnestischer Syndrome auftreten (Sturzenegger 1994).

◘ **Tabelle 20.1.** Vaskuläre Komplikationen hereditärer Bindegewebeerkrankungen. (Nach Schievink et al. 1994)

	Dissektionen	Aneurysmen	Arterielle Verschlüsse	Arteriovenöse Fisteln
Ehlers-Danlos-Syndrom (Typ IV)	++	++	–	+++
Marfan-Syndrom	++	+/++	–	–
Fibromuskuläre Dysplasie	++	++	(+)	–
Osteogenesis imperfecta	+	–	–	+
Pseudoxanthoma elasticum	+	++	+++	+
Neurofibromatose (Typ 1)	-	+/++	+++	+
Polyzystische Nierenerkrankung	+	+++	–	–

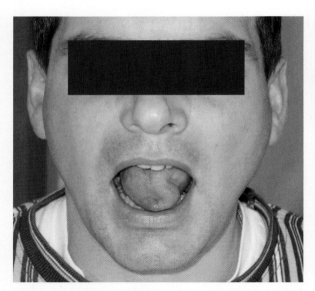

Abb. 20.1. Hypoglossusparese links als einziges Ausfallsymptom bei einer Dissektion der linken A. carotis interna mit ausgeprägter pseudoaneurysmatischer Erweiterung des Gefäßes unterhalb der Schädelbasis

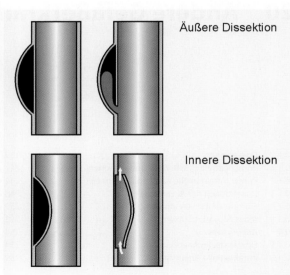

Abb. 20.2. Ausprägungsformen arterieller Dissektionen. Äußere Dissektion (*oben*) mit subadventitialer Einblutung und ggf. Ausbildung eines zum Gefäßlumen hin offenen »Pseudoaneurysmas«. Innere Dissektion (*unten*) mit subintimaler Einblutung und Ausbildung einer Gefäßstenose. Im Einzelfall kann es hier zur Ausbildung eines von Blut durchströmten »falschen« Lumens kommen

Pathogenese

Bei ca. 20–25% der spontanen Dissektionen lässt sich eine angeborene oder erworbene Bindegewebeschwäche nachweisen, die insbesondere die elastischen Gefäßwandfasern betrifft (Schievink 1998) (▶ s. nachstehende Übersicht). Weitere, seit langem bekannte Risikofaktoren sind angeborene Gefäßmissbildungen (z. B. beim Ehlers-Danlos-Syndrom, ▶ s. Fallbeispiel 20.13), jedoch auch »banale« Knick- und Schlingenbildungen. In jüngster Zeit wurde zusätzlich auch eine Assoziation mit Homozysteinämien (Pezzini et al. 2002), entzündlichen Gefäßwandläsionen sowie auch banalen Infekten (Grau et al. 1999) beschrieben. Für letzteres könnte nicht zuletzt die saisonale Häufung von Dissektionen im Herbst und Winter sprechen. Ein verstärktes Vorkommen von Dissektionen sekundär zu arteriosklerotischen Gefäßwandläsionen kann vermutet werden, ist bislang jedoch nicht gesichert.

Risikofaktoren für das Auftreten spontaner Gefäßdissektionen

- Hereditäre Bindegewebeerkrankungen
- Angeborene Gefäßmissbildungen
- Entzündliche Kollagenosen
- Fibromuskuläre Dysplasien
- Knick- und Schlingenbildungen
- Vorausgegangene Infekte
- Homozysteinämie
- (Bagatell)Traumen

Dissektionen treten bevorzugt an Stellen auf, an denen die Arterie am Knochen fixiert ist, und proximal oder distal davon eine erhebliche Mobilität des Gefäßes mit erhöhter mechanischer Beanspruchung besteht. Diese Situation betrifft die A. carotis beim Eintritt in die Schädelbasis, jedoch auch beim Austritt aus dem knöchernen Kanal in den Sinus cavernosus. Im Bereich der A. vertebralis sind v. a. das proximale V1-Segment vor Eintritt in die Transversalforamina sowie der kraniozervikale Übergang (V3-Segment) betroffen.

Morphologisch sind 2 Läsionstypen zu unterscheiden (▶ Abb. 20.2), die jedoch nicht selten in Kombination auftreten.

Innere Dissektion. Durch eine spontane Einblutung zwischen Gefäßintima und -media oder durch einen Intimariss kommt es zum Eintritt von Blut in die Arterienwand (**intramurale Blutung**) mit einer hieraus resultierenden Einengung des Lumens bis hin zum völligen Verschluss des Gefäßes. Diese Art der Läsion tritt bevorzugt schädelbasisnah auf und zeigt häufig sowohl nach kranial als auch nach kaudal ein Fortschreiten bis zum nächsten größeren Gefäßabgang, wo die Dissektion dann im Allgemeinen zum Stillstand kommt. Sowohl beim Verschluss des Gefäßes, bei der Rekanalisation als auch bei Ausbildung eines blutdurchströmten **falschen Lumens** durch proximale und distale Intimaeinrisse kann es zu einer Embolisation von Thromben kommen. Die Wahrscheinlichkeit für das Auftreten eines Hirninfarkts steigt dabei mit dem Grad der Stenosierung (Baumgartner et al. 2001).

Äußere Dissektion. Intramurale Einblutungen zwischen Media und Adventitia führen zu einer Erweiterung des Gefäßes nach außen, die annähernd symmetrisch (»spindelförmig«) oder asymmetrisch (»sackförmig«) sein kann. Hierdurch kann es zu einer lokalen Kompression der in enger Nachbarschaft liegenden Hirnnerven kommen. Tritt die Blutungshöhle in Kontakt mit dem Gefäßlumen, entwickelt sich nicht selten ein sog. **Pseudoaneurysma**. Trotz ihres eindrücklichen Erscheinungsbildes in der MRA und/oder

DSA führen äußere Dissektionen nur selten zu zerebralen Ischämien (Baumgartner et al. 2001; Touzé et al. 2001).

Bildgebende Diagnostik

Wie bereits in Kap. 8.4.3 beschrieben, hat die kombinierte Kernspintomo- und -angiographie (MRT/MRA) heute die Röntgenkontrastangiographie (DSA) bei der Diagnostik von Dissektionen weitgehend ersetzt. Bevorzugt nach Fettsuppression zeigt sich in den axialen T1-gewichteten Schnittbildern die meist halbmondförmige Einengung oder Aussackung (angloamerikanisch crescent sign) des Gefäßlumens (▶ s. Abb. 8.5). Diagnostische Unsicherheiten dieser Technik v. a. bzgl. hämodynamischer Veränderungen lassen sich durch die Kombination mit der Ultraschalldiagnostik überwinden.

> **Merke**
>
> MRT/MRA und Ultraschalldiagnostik sind komplementäre Methoden bei der Diagnostik von Dissektionen an den hirnversorgenden Arterien.

20.1.1 Primär extrakranielle Karotisdissektionen

Dissektionen im Bereich der A. carotis communis und der Karotisbifurkation haben meist 2 Ursachen:
- Traumatische Dissektionen nach stumpfen Halsverletzungen und iatrogen durch versehentliche Punktion der A. carotis beim Legen eines Jugulariskatheters sowie durch »Aufspießen« der Gefäßwand mit einem arteriellen Katheter, jedoch auch durch Hyperextension des Kopfes z. B. bei Verkehrsunfällen (Okada et al. 1999).

- Spontane Dissektionen im Gefolge von Dissektionen der Aorta ascendens, die sich in die supraaortalen Gefäße hinein fortsetzen (Arning et al. 1995). Derartige Dissektionen können arteriosklerotisch, jedoch auch entzündlich v. a. im Rahmen einer Lues entstehen. Häufig zeigen sie ein langstreckig offenes, ante- oder retrograd von Blut durchströmtes »falsches« Lumen.

Sonographische Beurteilung

Aufgrund der für die Ultraschalldiagnostik günstigen Lokalisation ist mit Hilfe der Duplexsonographie im Allgemeinen eine Prima-vista-Diagnostik möglich. Vier charakteristische Befunde sind zu unterschieden.

Intramurale Einblutung. Der Befund einer umschriebenen, nichtarteriosklerotischen Gefäßwandverdickung in Zusammenhang mit einer perakut druckdolenten A. carotis weist auf eine intramurale Einblutung in die Gefäßwand hin (◨ Fallbeispiel 20.1). Differenzialdiagnostisch in Erwägung zu ziehen sind ein »mykotisches« Aneurysma (▶ s. Kap. 20.4.1), bei dem jedoch typischerweise die aneurysmatische Aussackung im Vordergrund steht, sowie eine arteriosklerotische Plaque. Letztere betrifft lediglich die Gefäßintima, während die übrigen Gefäßwandstrukturen intakt erscheinen.

Nachweis eines »falschen Lumens«. Bei Vorhandensein eines perfundierten falschen Lumens lässt sich im schwarzweißen Schnittbild eine meist kräftig transversal hin und her schwingende Dissekatmembran erkennen, welche das Gefäßlumen in 2 Kompartimente mit unterschiedlichem Strömungsverhalten unterteilt (◨ Abb. 20.3). Abhängig von der individuellen hämodynamischen Konstellation zeigt die Dopplerpulskurve im »falschen« Lumen eine antegrade, alternierende oder sogar retrograde Strömung. Im »richtigen« Lumen finden sich zusätzlich zum »normalen« Strömungssignal unterlagert

---

> **Fallbeispiel**
>
> **Fallbeispiel 20.1**
> Der 55-jährige Schreinermeister wurde beim Handballspiel von einem Ball an der rechten Halsseite getroffen. Unmittelbar danach bemerkte er Halsschmerzen, er konnte das Spiel jedoch noch zu Ende führen. In der folgenden Nacht verstärkten sich die Halsschmerzen in erheblichem Umfang. Er suchte deswegen am Folgetag den Hausarzt auf, der ihn zur sonographischen Untersuchung überwies.
> Sonographisch zeigte sich im Seitenvergleich eine deutliche Dilatation und Verbreiterung des Karotisbulbus rechts auf 13 mm. Am proximalen Ende des Karotisbulbus echoarme, homogene Struktur mit einer maximalen Dicke von 4 mm. Angesichts der Vorgeschichte war von einer traumatischen Karotisdissektion mit Einblutung in die Gefäßwand auszugehen.
> Im Verlauf von mehreren Wochen kam es zu einer inkompletten Rückbildung der Gefäßerweiterung und des Blutungspolsters. Neurologische Ausfälle traten zu keiner Zeit auf. Therapeutisch erhielt der Patient ASS.

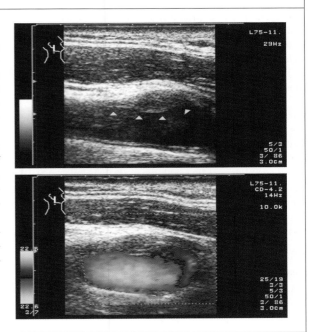

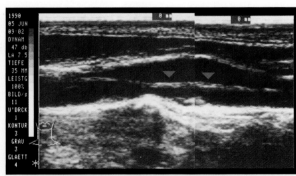

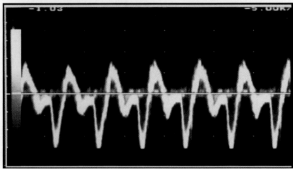

□ Abb. 20.3. Dissektion im Bereich des Aortenbogens auf dem Boden einer Lues mit bis in die A. carotis communis und interna reichender Gefäßwandablösung. Im schwarzweißen Schnittbild ist in der Mitte des Gefäßes ein hin und her pendelndes Dissekat erkennbar (*oben*), das im Dopplerspektrum ein Pendelsignal zeigt (*unten*)

intensitätsreiche, alternierende Signale, die keiner Strömung entsprechen, sondern durch das Hin- und Herpendeln der Dissekatmembran verursacht sind.

Nachweis einer Intimalefze. Kurzstreckige, lokal begrenzte Dissekate zeigen oft frei im Gefäßlumen pendelnde Intimalefzen (angloamerikanisch intimal flap) (□ Fallbeispiel 20.2). Zumindest kleinere Dissekate verschwinden erfahrungsgemäß mit zunehmendem Abstand zu dem Ereignis oder legen sich, häufig »ummauert« von einem Thrombus, wieder an die Gefäßwand an. Als »Restbefund« älterer Dissekate zeigen sich nicht selten in einem ansonsten völlig unauffälligen Gefäß umschriebene Wandauflagerungen.

Kurzstreckige, »zipflige« Stenosen. Im Gefolge von Traumen der Gefäßwand (z. B. Strangulation), jedoch auch nach arterieller Katheterisierung mit »Aufspießen« der Gefäßwand, können sich kurzstreckige Stenosen ausbilden, die im Einzelfall auch hochgradig sein können (□ Fallbeispiel 20.3). Die Unterscheidung von kongenitalen Plikaturen der Gefäßwand, die sonographisch identisch aussehen, kann im Einzelfall schwierig sein.

Klinische Bedeutung

Dissektionen im Bereich der proximalen A. carotis sind selten und gehen noch seltener mit zerebralen Ischämien einher. Da der sonographische Befund meist sehr eindrücklich erscheint, ist daher bei einer isolierten und nicht den Aortenbogen mitbetreffenden Dissektion vor übertriebenem Aktio-

nismus zu warnen. Lediglich im Einzelfall wird ein interventionelles Vorgehen mit Einlage eines Stents sinnvoll sein. Die Ultraschalldiagnostik ist Methode der Wahl zur Verlaufsbeobachtung.

20.1.2   Primär intrakranielle Karotisdissektionen

Von der Schädelbasis ausgehende Dissektionen der A. carotis interna stellen den weitaus überwiegenden Teil auftretender Dissektionen an den hirnversorgenden Arterien dar. Meist handelt es sich um subintimale Dissektionen mit Stenose oder Verschluss des Gefäßes im Bereich des Eintritts in die Schädelbasis. Das Dissekat kann dabei langstreckig bis nach proximal zur Karotisbifurkation reichen. Oberhalb der Schädelbasis liegende Dissektionen treten v. a. bei Kindern auf (Fullerton et al. 2001), sind bislang jedoch nur wenig untersucht.

Sonographische Beurteilung

Hinsichtlich der sonographischen Befunde sind 4 Konstellationen zu unterscheiden (□ Abb. 20.4).

Kurzstreckige, schädelbasisnahe Dissektion. Da der Dissektionsbereich einer direkten sonographischen Untersuchung nicht zugänglich ist, unterscheiden sich die Befunde nicht von denen bei arteriosklerotischen Stenosen. Einziges Differenzierungskriterium ist das Fehlen sonstiger arteriosklerotischer Gefäßwandveränderungen an den extrakraniellen Gefäßen. Zu den Befundkonstellationen ▶ s. Kap. 16.2.1 und 16.4.1. Es versteht sich von selbst, dass schädelbasisnahe Dissektionen nur dann sonographisch zu diagnostizieren sind, wenn sie mit einer höhergradigen Stenosierung einher gehen.

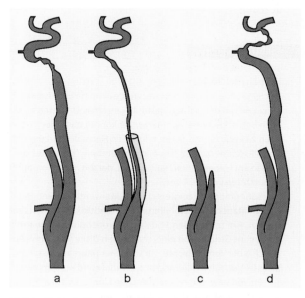

□ Abb. 20.4a–d. Typische Gefäßbefunde bei Dissektionen der distalen A. carotis interna. Kurzstreckige, schädelbaisnahe Dissektion (**a**); langstreckige, proximal bis zur Karotisbifurkation reichende Dissektion mit »*string sign*« und im extrakraniellen Ultraschallschnittbild sichtbarem ursprünglichem Gefäßlumen (**b**); Verschluss der A. carotis interna mit spitz zulaufendem Gefäßstumpf (**c**); Dissektion im kranialen Abschnitt der A. carotis interna (»*Karotis-T*«) (**d**)

Fallbeispiel 20.2

Das 7-jährige Mädchen erlitt vor einer Woche einen leichten Unfall, als sie mit ihrem Roller stürzte und sich die Lenkstange dabei links in den Hals drückte. Unmittelbar danach klagte sie über Übelkeit und erbrach einmalig. In den nächsten Tagen berichtete sie neben einer lokalen Druckdolenz der linken Halsseite linksseitige Schläfenkopfschmerzen. Neurologische Ausfälle traten zu keiner Zeit auf.

Bei der sonographischen Untersuchung (Dr. H. Stiegler, Krankenhaus München-Schwabing) war bereits im schwarzweißen Schnittbild ein kurzstreckiger, zirkulärer Abriss der Gefäßintima in der linken A. carotis communis zu erkennen. Kranial davon zeigte sich eine pendelnde Struktur. In der farbkodierten Darstellung fanden sich hier Zeichen einer hochgradigen Stenose, bedingt durch eine Einrollung der Gefäßintima. Im Transversalbild ließ sich ein sichelförmiges Restlumen abgrenzen.

Aufgrund des instabilen Gefäßbefundes erfolgte eine gefäßchirurgische Intervention mit Gefäßnaht (PD Dr. R. Brandl, Krankenhaus München-Schwabing).

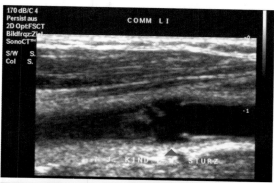

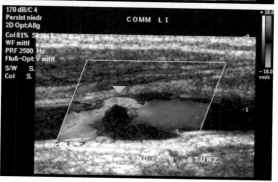

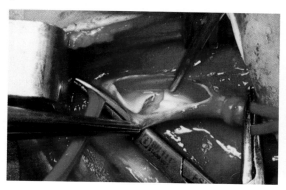

Schädelbasisnahe primär äußere Dissektionen mit aneurysmatischer Aussackung und ohne wesentliche Stenosierung des Gefäßes sind sonographisch meist nicht zu erkennen.

Als weiteres differenzialdiagnostisches Kriterium für Dissektionen in dieser Lokalisation wurde von Guillon et al. (2000) die Dehnbarkeit der extrakraniellen A. carotis beschrieben. So sollen systolisch-diastolische Durchmesserschwankungen von mehr als 12%, bezogen auf den Durchmesser während der Diastole, bevorzugt bei Patienten mit Karotisdissektionen auftreten. Pathophysiologischer Hintergrund hierfür ist das häufige Vorkommen von Bindegewebeerkrankungen bei Dissektionen. Die Beurteilung der Pulsationen erfolgt am geeignetsten im M-Mode-Bild, an dem die Gefäßdurchmesserschwankungen direkt ausgemessen werden können (▶ s. Abb. 5.25). Zukünftige Untersuchungen werden die Validität dieses Befundes noch bestätigen müssen.

Langstreckige, nach proximal reichende Dissektion. Befund im extrakraniellen Duplexsonogramm ist hier eine sich unmittelbar nach dem Karotisbulbus deutlich verjüngende A. carotis interna (**string sign**) mit im Seitenvergleich erheblich reduziertem Strömungsvolumen. Da langstreckige extrakranielle Gefäßverjüngungen jedoch auch beim »Kollabie-

ren« des Gefäßes vor einem nur den Karotissiphon betreffenden, hochgradigen Strömungshindernis auftreten können (▶ s. Abb. 16.1), ist der sichere (!) Nachweis einer Dissektion in dieser Situation nur dann erbracht, wenn sich das ursprüngliche, unstenosierte Gefäßlumen als echoarme Struktur um das stenosierte Lumen herum im farbkodierten Duplexbild erkennen lässt (◘ Fallbeispiel 20.4).

Sonographisch kann eine langstreckige, von der Schädelbasis nach proximal reichende Dissektion der A. carotis nur dann sicher diagnostiziert werden, wenn sich extrakraniell das ursprüngliche, unstenosierte Gefäßlumen im Schnittbild um das verbliebene, stenosierte Lumen abgrenzen lässt.

Dissektionsbedingter Gefäßverschluss. Charakteristischerweise zeigt sich in diesem Fall im extrakraniellen Farbduplexbild ein nicht mehr perfundierter, spitz zulaufender Stumpf (▶ s. auch Abb. 15.26). In dem offen gebliebenen Anfangsabschnitt der A. carotis interna findet sich meist ein geringer Pendelfluss (Stumpfsignal, ▶ s. Abb. 15.22d).

Dissektion im Karotis-T-Bereich. Primär intrakranielle Dissektionen finden sich v. a. im Kindesalter, die Befundkonstel-

Fallbeispiel

Fallbeispiel 20.3

Bei dem 63-jährigen Rentner, der einige Tage zuvor einen leichten linkshirnigen Schlaganfall erlitten hatte, erfolgte zur Differenzierung zwischen einer filiformen Stenose und einem Verschluss der linken A. carotis interna eine selektive arterielle DSA der hirnversorgenden Arterien. Die kontralaterale rechte A. carotis interna zeigte sonographisch vor dem Eingriff lediglich geringfügige Plaques. Während der DSA imponierte unerwartet eine höhergradige, »zipflige« Stenose am Abgang der rechten A. carotis interna, die angesichts des Vorbefundes am ehesten als Dissekat durch den initial bis zur Bifurkation vorgeschobenen Katheter zu interpretieren ist. Eine rechtshirnige

Symptomatik trat nicht auf. Sonographisch konnte die neu aufgetretene Stenose bestätigt werden. Aufgrund einer ausgeprägten »Jetströmung« mit nachfolgendem »Helixfluss« war auch an eine längerstreckige Dissektion zu denken, eine im Lumen pendelnde Gefäßwand ließ sich jedoch nicht nachweisen.

Bedingt durch den hämodynamisch zunehmend schlecht kompensierten Verschluss der linken A. carotis interna erfolgte die Einlage eines Stents in die rechte A. carotis. Nach dem Eingriff zeigte sich das Gefäß offen, der Patient ist seit mehreren Jahren ohne neue Symptome.

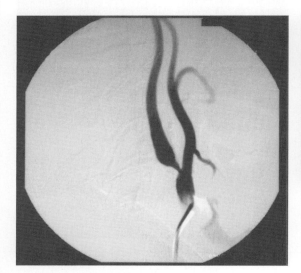

Katheter-DSA der rechten Karotisbifurkation

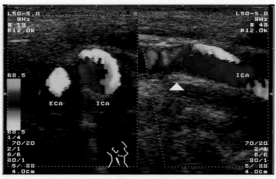

Nachweis einer kurzstreckigen Abgangsstenose der rechten A. carotis interna (▲) mit ausgeprägtem poststenotischem »Helixfluss« im farbkodierten Duplexsonogramm

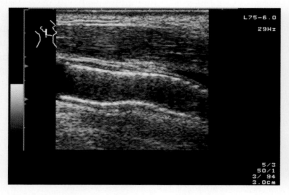

Mit Stent versorgtes Gefäß im schwarzweißen und farbkodierten Duplexbild

lationen sind in Kap. 16 beschrieben. Nicht selten ist auch der Anfangsabschnitt der A. cerebri media und/oder anterior mit betroffen. Differenzialdiagnostisch ist v. a. an ein primäres Moya-Moya-Syndrom (► s. Kap. 20.3) oder eine Vaskulitis (► s. Kap. 19.3) zu denken. Eine sonographische Abgrenzung ist nicht möglich und erfordert in jedem Fall eine hochauflösende MRT und MRA der intrakraniellen A. carotis interna.

Diagnostische Fallstricke

Bei der sonographischen Untersuchung auf Dissektionen im Bereich der Schädelbasis gilt stets zu berücksichtigen, dass diese anhand indirekter Zeichen lediglich dann nachzuweisen sind, wenn sie mit höhergradigen Stenosen einher gehen. Unterhalb eines Stenosierungsgrades von 70–75% werden sie übersehen. Entsprechend ist bei typischem Befund zwar eine

Fallbeispiel

Fallbeispiel 20.4

Die 27-jährige Büroangestellte erlitt an ihrem Arbeitsplatz einen Unfall, als sie auf nassem Linoleum ausrutschte und auf die rechte Körperseite fiel. Unmittelbar danach bemerkte sie kurzzeitig retroaurikuläre rechtsseitige Schmerzen, die sie jedoch nicht weiter beachtete. Sechs Tage später erfolgte eine notfallmäßige Klinikaufnahme wegen Kopfschmerzen, Übelkeit mit Erbrechen, Pelzigkeitsgefühl der linken Körperseite, Flimmern vor den Augen sowie pulssynchronem Ohrgeräusch.

Neurologisch bestanden eine diskrete Halbseitensymptomatik links sowie ein inkomplettes Horner-Syndrom rechts. Computertomographisch zeigte sich ein frischer Hirninfarkt im Bereich der rechtsseitigen Basalganglien. Sonographisch konnte aufgrund der Befundkonstellation eines schmalen, perfundierten Lumens innerhalb einer echoarmen Struktur, die dem aneurysmatisch erweiterten ursprünglichen Gefäßlumen entspricht, die »Prima-vista-Diagnose« einer Dissektion der rechten A. carotis interna gestellt werden. Beachte dabei die scheinbar »unauffällige« Strömungsgeschwindigkeit.

Klinisch kam es zu einer weitgehend kompletten Rückbildung der Halbseitensymptomatik innerhalb weniger Tage. Neuropsychologische Defizite mit Konzentrations- und Gedächtnisstörungen besserten sich jedoch nur zögerlich. Neue Ereignisse traten im Beobachtungszeitraum von 2 Jahren nicht auf (in den ersten 3 Monaten Antikoagulation).

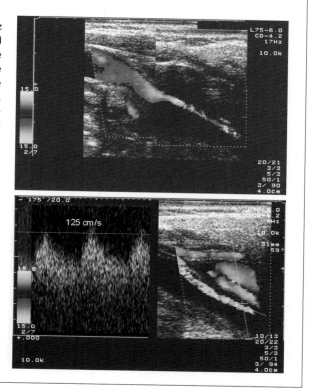

Dissektion zu sichern oder zumindest wahrscheinlich zu machen, umgekehrt schließt ein unauffälliger Befund jedoch eine derartige Gefäßläsion nicht aus, weswegen die Sonographie bei entsprechendem klinischem Verdacht stets in Kombination mit der MRT erfolgen sollte.

Auch bei scheinbar typischem **string sign** an der extrakraniellen A. carotis interna sind Fehlbefunde nicht auszuschließen. So kann bei Verschluss der A. carotis interna im Bereich der Schädelbasis eine aus der A. carotis interna abgehende A. pharyngea ascendens oder A. occipitalis (◘ Fallbeispiel 20.5) ein disseziertes, jedoch offenes Gefäß vortäuschen, das Gleiche gilt für persistierende primitive Gefäße (▶ s. Abb. 1.10). Erst unlängst wurde der Fall eines sich entwickelnden Vas vasorum beschrieben, das in die distale A. carotis interna drainierte und als Teilrekanalisation einer Dissektion fehlgedeutet wurde (Kemeny et al. 1998).

Anders als bei arteriosklerotischen, fokal begrenzten Gefäßläsionen gibt die Dopplersonographie der Periorbitalarterien bei Dissektionen nur begrenzt Hinweise auf die Lokalisation des Verschlussprozesses (◘ Fallbeispiel 20.6). Eine retrograd durchströmte A. supratrochlearis lässt zwar das Maximum der Dissektion proximal des Abgangs der A. ophthalmica vermuten, kann jedoch, da bei Dissektionen auch die A. ophthalmica mitbetroffen ist und verschlossen sein kann, Ausdruck eines retrograd über Externaäste versorgten Auges sein.

Eine unauffällige Strömungsgeschwindigkeit in der extrakraniellen A. carotis interna kann bei langstreckiger, bis nach proximal reichender Gefäßeinengung zum Übersehen einer Dissektion führen, wenn entweder nur die einfache cw-Dopplersonographie zur Verfügung steht oder bei der Duplexsonographie der im Seitenvergleich verringerte Gefäßdurchmesser nicht erkannt wird. Bei entsprechendem klinischem Verdacht sollte daher stets eine Bestimmung des Strömungsvolumens erfolgen (▶ s. Fallbeispiel 20.4). Zusätzlich ist häufig auch das Strömungssignal in der A. carotis richtungsweisend, das im Seitenvergleich eine erhöhte Pulsatilität zeigt (▶ s. Fallbeispiel 20.6).

Klinische Bedeutung

Wie bereits oben mehrfach erwähnt, sollte die Ultraschalluntersuchung bei der Diagnostik von Karotisdissektionen stets in Kombination mit der MRT/MRA eingesetzt werden, da sich beide Verfahren hervorragend ergänzen. Neben der Primärdiagnostik kommt der Sonographie wesentliche Bedeutung bei Verlaufsuntersuchungen zu. Da bei Dissektionen das initial verschlossene oder hochgradig stenosierte Gefäß häufig innerhalb von Tagen bis Wochen eine (partielle) Rekanalisierung zeigt (Kremer et al. 2003), ist die Ultraschalluntersuchung wie keine andere Methode geeignet, den Verlauf zu verfolgen und damit wichtige Hinweise für das therapeutische Vorgehen zu geben. Aufgrund des sich im Verlauf einer Dissektion möglicherweise ändernden Gefäßdurchmessers sollte die Beurteilung immer anhand der Bestimmung des Strömungsvolumens erfolgen.

Merke

Aufgrund des sich ändernden Gefäßdurchmessers sollten Verlaufsuntersuchungen bei Karotisdissektion stets das Strömungsvolumen berücksichtigen.

Fallbeispiel 20.5

Der 27-jährige Soldat erlitt eine akute rechtshirnige Ischämie mit leichter Halbseitensymptomatik links. Im Computer- und Kernspintomogramm zeigte sich ein kleiner Territorialinfarkt im Inselbereich rechts. Aufgrund des scheinbar typischen sonographischen Befundes mit langstreckig verfolgbarem, filiformem Gefäßlumen (Strömungsvolumen 20 ml/min) wurden eine Dissektion der A. carotis interna als Ursache angenommen und eine Antikoagulation begonnen.

Wegen rezidivierender, kurzzeitiger Kribbelparästhesien am linken Arm mit Ausbreitung auf das linke Bein trotz Antikoagulation erfolgte mehrere Monate später eine angiographische Abklärung. Diese zeigte überraschenderweise einen Verschluss der rechten A. carotis interna distal einer anatomischen Variante mit Abgang der A. occipitalis aus der A. carotis interna ca. 3 cm distal der Bifurkation. Dieses Gefäß war als Restlumen der A. carotis interna fehlgedeutet worden. Retrospektiv hätte das Fehlen eines das perfundierte Lumen umgebenden echoarmen Areals (► s. Fallbeispiel 20.4) die Diagnose einer Dissektion in Frage stellen können.

Die Kribbelparästhesien sistierten unter antikonvulsiver Therapie, sodass von fokalen Anfällen als Ursache auszugehen ist. Die weitere Abklärung mittels transösophagealer Echokardiographie (TEE) ergab einen Vorhofseptumdefekt mit großem offenem Foramen ovale. Dies könnte darauf hindeuten, dass der Karotisverschluss durch einen venösen Thrombus verursacht wurde.

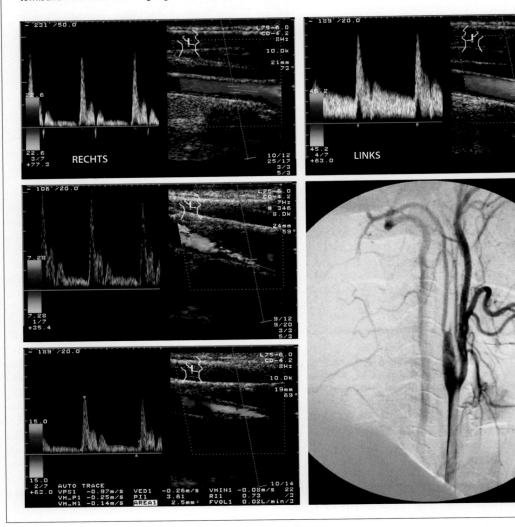

Fallbeispiel

Fallbeispiel 20.6

Die 8-jährige Schülerin stürzte beim Schlittschuhlaufen mit dem Kopf auf das Eis. Bewusstlosigkeit bestand nicht, Minuten nach dem Sturz klagte sie jedoch über starke Kopfschmerzen und zeigte eine Halbseitenschwäche links. Am selben Tag noch erfolgte unter der Verdachtsdiagnose einer zerebralen Kontusionsblutung eine stationäre Aufnahme. Ein wenige Stunden nach dem Ereignis durchgeführtes kraniales Computertomogramm zeigte jedoch keinen pathologischen Befund. Eine Gefäßuntersuchung erfolgte nicht.

Die Symptomatik bildete sich in den folgenden Tagen zunächst völlig zurück, 5 Tage nach dem Ereignis kam es jedoch zu einer plötzlichen Verschlechterung mit nun kompletter Hemiplegie der linken Körperseite. Die jetzt notfallmäßig auf der pädiatrischen Intensivstation durchgeführte extrakranielle Doppleruntersuchung zeigte rechtsseitig in der A. carotis communis und interna im Seitenvergleich deutlich verminderte Dopplerfrequenzen sowie eine erhöhte Pulsatilität. Die A. suptratrochlearis war antegrad. Angesichts der Vorgeschichte und eines bestehenden rechtsseitigen Horner-Syndroms bestand bereits anhand dieser Untersuchung kein Zweifel an der Diagnose einer intrakraniellen Karotisdissektion. Angiographisch konnte der Befund bestätigt werden.

Im Verlauf einiger Wochen bildete sich die Symptomatik gut zurück, unter initialer Antikoagulation und anschließender Thrombozytenaggregationshemmung traten keine weiteren Ereignisse mehr auf. Mehrere Jahre nach dem Insult ist die Patientin bis auf eine diskrete Restsymptomatik beschwerdefrei. Die Einengung der A. carotis interna hat sich allerdings nur mäßig zurückgebildet.

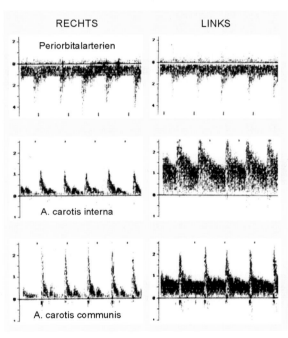
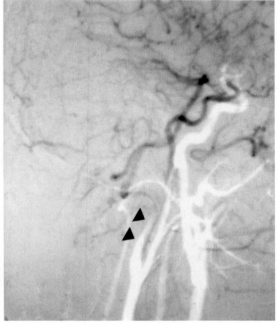

Noch nicht abschließend geklärt ist die Bedeutung der dopplersonographischen Mikroembolidetektion bei Dissektionen. Nach Untersuchungen von Srinivasan et al. (1996) zeigten sich bei Karotisdissektionen mit akuten neurologischen Ausfällen bei 70% der Patienten Mikroembolisignale (MES), während dies nur bei 14% der asymptomatischen Dissektionen der Fall war. In einer prospektiven Studie fanden Molina et al. (2000) weitere ischämische Ereignisse überwiegend in Form von transitorisch ischämischen Attacken bei 6/13 Patienten mit MES, jedoch nur bei 1/15 ohne MES. Oiveira et al. (2001) konnten demgegenüber diesen Zusammenhang bei Beobachtung von 27 Patienten (14 davon zeigten MES) nicht bestätigen.

20.1.3 Dissektionen der A. vertebralis

Bedingt durch den Verlauf des Gefäßes mit häufigem Wechsel zwischen »freiem« Verlauf und Fixierung an den knöchernen Transversalfortsätzen und dem Schädel können Vertebralisdissektionen grundsätzlich im gesamten Verlauf des Gefäßes auftreten. Aufgrund der besonderen Hypermobilität in diesen Bereichen bestehen jedoch 2 Prädilektionsstellen:

— **V3-Segment (Atlasschlinge)** bis zur Eintrittsstelle des Gefäßes in den Schädel durch das Foramen magnum. Dissektionen sind hier bei plötzlicher Hyperextension des Kopfes, z. B. bei Achterbahnfahrten (Biousse et al. 1995), beschrieben, jedoch auch im Rahmen chiropraktischer Manöver (Hufnagel et al. 1999; Rothwell et al. 2001; Smith et al. 2003). Klinisch problematisch ist hier das häufig un-

charakteristische Prodromalstadium mit uncharakteristischen Nackenschmerzen (»Zervikalsyndrom«) (■ Fallbeispiel 20.7).

— **V1-Segment** unmittelbar am Eintritt der A. vertebralis in den Querfortsatz des (meist) 6. Halswirbels. Aufgrund der guten Kollateralversorgung über die Spinalarterien führen derartige Dissektionen nur selten zu Hirninfarkten, können jedoch Ursache einer akuten ischämischen Halsmarkläsion sein (Crum et al. 2000).

> **Merke**
>
> Traumatische Dissektionen der A. vertebralis betreffen meist den Bereich der Atlasschlinge (V3-Segment).

Sonographische Beurteilung

Entsprechend den beiden Prädilektionsstellen gilt es, bei klinischem Verdacht und/oder auffälligem Strömungsbefund im intertransversalen Gefäßverlauf die A. vertebralis nach kranial und nach kaudal in ihrem Verlauf zu verfolgen (■ Fallbeispiel 20.8). Im Einzelfall können Dissektionen jedoch auch monosegmental zwischen 2 Transversalfortsätzen auftreten (Hoffmann et al. 1993; Sturzenegger et al. 1993). Für die Diagnostik derartiger Einengungen gelten die hinlänglich bekannten sonographischen Kriterien (▶ s. Kap. 17.3). Im Rahmen von Aortendissektionen kann auch der Vertebralisabgang mit betroffen sein und ein durchströmtes »falsches Lumen« zeigen, das dann zu dem bereits bei der A. carotis genannten mehrphasigen Signal führt.

> **Fallbeispiel**
>
> **Fallbeispiel 20.7**
>
> Bei der 24-jährigen Erzieherin kam es wenige Minuten nach einem chiropraktischen Manöver erstmals zu starken Hinterkopfschmerzen und Drehschwindel mit Übelkeit und Erbrechen. In den folgenden Stunden klang die Schwindelsymptomatik wieder ab, es verblieben jedoch ein erheblicher okzipitaler Kopfschmerz und ein Benommenheitsgefühl. Eine weitere diagnostische Abklärung unterblieb.
>
> Zwei Wochen später traten morgens plötzlich ein starker, anhaltender Drehschwindel sowie eine ausgeprägte Stand- und Gangunsicherheit auf. Kernspintomographisch zeigte sich am folgenden Tag ein ausgedehnter rechtsseitiger Kleinhirninfarkt. Dopplersonographisch fand sich eine deutlich steno-
>
> sierte rechte A. vertebralis im Bereich der Atlasschlinge (maximale systolische Frequenz 6 kHz mit ausgeprägter Strömungsstörung), die gegenseitige A. vertebralis war nur fraglich ableitbar. In der farbkodierten Duplexsonographie konnte eine Dissektion der rechten A. vertebralis im Bereich der Atlasschlinge anhand der hier erkennbaren Einengung des durchströmten Gefäßlumens nachgewiesen werden, die linke A. vertebralis war hypoplastisch.
>
> Im weiteren Verlauf erholte sich die Patientin gut, weitere Ereignisse traten unter Antikoagulation nicht auf. Ein Jahr nach dem Ereignis konnte das Gefäß wieder völlig unauffällig im farbkodierten Duplexbild dargestellt werden.

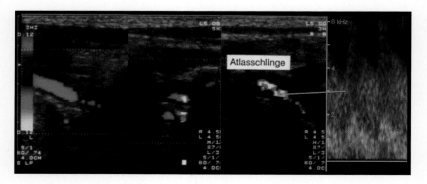

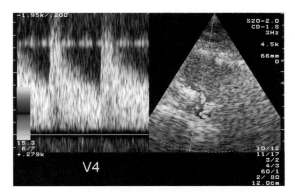

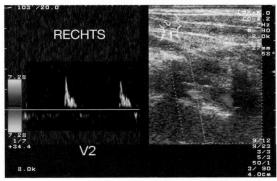

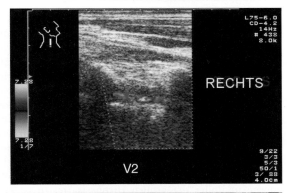

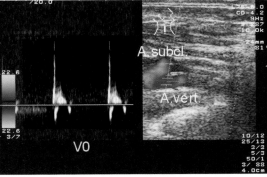

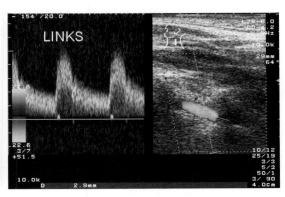

Fallbeispiel 20.8

Der 43-jährige Lagerarbeiter wurde an Silvester im Heimatkrankenhaus wegen heftiger rechtsseitiger Kopf- und Halsschmerzen sowie eines diskreten Schwindelgefühls aufgenommen, die beim Aufwachen nach dem Mittagschlaf begonnen hatten. Anamnestisch bestanden bereits seit 3 Wochen halbseitige Kopfschmerzen, die vom Neurologen als atypische Migräne interpretiert wurden. In der Nacht nach Aufnahme kam es zu einem akuten Drehschwindel mit Übelkeit und Erbrechen, weswegen eine Verlegung in die nächste Stroke Unit erfolgte. Bei Aufnahme bestanden zusätzlich eine Fazialisparese und ein Zungenabweichen nach rechts, eine ausgeprägte Hemiataxie und leichte Halbseitenschwäche rechts sowie eine Dysarthrie.

Das kraniale Computertomogramm mit 2-mm-Schichtung der hinteren Schädelgrube ergab Hinweise auf einen Kleinhirninfarkt rechts. Sonographisch fand sich bei annähernd symmetrisch angelegten Vertebralarterien (unten) ein Pendelfluss im V0- und V2-Segment rechts. Wenige cm distal der Atlasschlinge (V4) zeigte sich bei transnuchaler Beschallung eine erhöhte Strömungsgeschwindigkeit, sodass die Diagnose einer Vertebralisdissektion gestellt wurde.

Unter Antikoagulation traten keine erneuten Ereignisse mehr auf. Zehn Tage später konnte der Patient erstmals am Rollator mobilisiert werden. Bei Verlegung in die Anschlussheilbehandlung Ende Januar bestanden nur noch mäßige neurologische Ausfälle. Die letzte Ultraschallkontrolle zeigte einen unveränderten Befund.

Diagnostische Fallstricke

Diagnostische Probleme ergeben sich v. a. dann, wenn die A. vertebralis in ihrem Verlauf insbesondere im Bereich der Atlasschlinge nicht sicher dargestellt werden kann. In diesem Fall ist zunächst durch Einsatz von **Low-flow-Parametern** (▶ s. Kap. 6.3.1) sicherzustellen, dass die fehlende Darstellbarkeit nicht auf einem technischen Problem beruht. Ein letztlich nicht lösbares Problem sind ausgeprägte degenerative Wirbelsäulenveränderungen, die den Blick auf das Gefäß verhindern können.

Ein nur scheinbares Problem stellt die Tatsache dar, dass bei hypoplastischem Gefäß die Atlasschlinge häufig auch beim Gefäßgesunden nicht abgrenzbar ist. In dieser Situation ist jedoch das Strömungssignal im V2-Abschnitt richtungsweisend, das bei Dissektionen regelmäßig einen über die bei Hypoplasien »normale« Pulsatilitätserhöhung hinaus gehenden Befund mit völlig fehlender diastolischer Strömung zeigt (❏ Fallbeispiel 20.9). Ursache hierfür ist die Erfahrung, dass es bei primär bereits geringem Gefäßlumen im Rahmen von Dissektionen so gut wie nie zu Stenosen, sondern unmittelbar zu einem Totalverschluss des Gefäßes kommt.

Wie im Bereich des vorderen Hirnkreislaufs führen intrakraniell gelegene Vertebralisdissektionen – bei nicht hypoplastischem Gefäß – nur dann zu hämodynamischen Auswirkungen auf den extrakraniellen Gefäßverlauf, wenn diese sehr hochgradig sind. Entsprechend gilt auch hier, dass bei positivem Nachweis einer Gefäßläsion der Ultraschallbefund als weitgehend sicher anzusehen ist (hoher positiver prädiktiver Wert), während umgekehrt bei unauffälligem Gefäßbefund eine Dissektion nicht ausgeschlossen werden kann (niedriger negativer prädiktiver Wert).

ⓘⓘ Praktische Hinweise

> Erst unlängst wurde auf die Verwechslungsmöglichkeit von Vertebralisdissektionen mit Riesenzellarteriitiden hingewiesen (Reinhard et al. 2003b). Zwar zeigen Arteriitiden sonographisch typischerweise eine konzentrische Lumeneinengung (»Halozeichen«, ▶ s. Kap. 19.2), während Dissektionen meist mit einem exzentrisch gelegenen Restlumen einhergehen, diese Differenzierung ist jedoch nicht zuverlässig. Insbesondere bei älteren Patienten mit scheinbar eindeutiger »Vertebralisdissektion« sollte daher differenzialdiagnostisch an das Vorliegen einer Arteriitis gedacht und auf Entzündungszeichen im Labor (erhöhte Blutsenkungsgeschwindigkeit, C-reaktives Protein) geachtet werden.

Klinische Bedeutung

Bei mit Schwindel oder anderen – oft diffusen – Hirnstammsymptomen einhergehenden, akut aufgetretenen Nackenschmerzen stellt die farbkodierte Duplexsonographie die Methode der Wahl dar, um schnell und mit hoher Treffsicherheit einen ersten Eindruck über die Durchblutungssituation im hinteren Hirnkreislauf zu gewinnen, aus dem dann die Indikation zu weiteren diagnostischen Maßnahmen abgeleitet werden kann.

Zusammenfassung

Gefäßdissektionen an den hirnversorgenden Arterien sind relativ häufig, laufen meist jedoch ohne schwerwiegende Komplikationen ab. Hauptlokalisation ist die Schädelbasis. Klinisch richtungweisend sind Kopfschmerzen sowie isolierte Hirnnervenausfälle und/oder ein Horner-Syndrom. Morphologisch sind subintimale Einblutungen mit hieraus resultierenden Gefäßstenosen von Einblutungen zwischen Media und Adventitia mit nach außen gehendem »Pseudoaneurysma« zu unterscheiden. Häufig findet sich auch eine Kombination beider Läsionsformen. In Abhängigkeit von Lokalisation, Ausprägung und Ausdehnung sind die sonographischen Befunde sehr vielfältig. Soweit im farbkodierten Duplexbild erkennbar, ist der Befund eines »string sign« im Bereich der extrakraniellen A. carotis interna diagnostisch richtungweisend, jedoch nur dann beweisend, wenn das ursprüngliche Gefäßlumen noch erkennbar ist. Die Ultraschalldiagnostik (einschließlich sonographischer Bestimmung des Strömungsvolumens) eignet sich bei Dissektionen in hervorragender Weise für Verlaufskontrollen, die für das therapeutische Vorgehen entscheidend sind.

20.2 Fibromuskuläre Dysplasien (FMD)

Die fibromuskuläre Dysplasie (FMD) ist eine – in abortiver Form wahrscheinlich recht häufige – nichtarteriosklerotische, nichtentzündliche Erkrankung v. a. der Nierenarterien und der Karotiden, es können jedoch auch andere Gefäße betroffen sein. Pathoanatomisch handelt es sich um eine meist langsam progrediente, häufig multifokal und beidseits auftretende fibrotische Umwandlung glatter Muskelzellen der Gefäßmedia; seltener ist auch die Gefäßintima involviert (Schievink u. Bjornsson 1996). An den hirnversorgenden Arterien finden sich die Veränderungen überwiegend unmittelbar unterhalb der Schädelbasis im Bereich der A. carotis interna. Ein Befall der intrakraniellen A. carotis interna und/oder der großen Hirnbasisarterien ist eher selten.

Betroffen sind v. a. jüngere Frauen, eine hereditäre Komponente der Erkrankung ist wahrscheinlich. Aufgrund der Nierenbeteiligung geht die fibromuskuläre Dysplasie häufig mit einem renovaskulären Bluthochdruck einher. Rund 20% der betroffenen Patienten zeigen zusätzlich auch intrakranielle Aneurysmen, was die relative Häufigkeit intrakranieller Blutungen erklärt (Meitinger 1982). Eine spezifische Therapie ist nicht bekannt.

Angiographisch werden nach Osborne u. Anderson (1977) 3 Typen unterschieden:

- **Typ 1: Perlschnurförmige** Aneinanderreihung kurzstreckiger Gefäßeinengungen (angloamerikanisch string of beads), Zwischen den Gefäßeinengungen ist das Lumen normal oder leicht aneurysmatisch erweitert.
- **Typ 2: Röhrenförmige** Einengung an typischer Stelle mit oder ohne nachfolgende aneurysmatische Erweiterung.
- **Typ 3: Exzentrische halbmondförmige** Einengung an typischer Stelle.

Befundkonstellationen

Fallbeispiel 20.9

Der 39-jährige Geschäftsführer eines Handwerksbetriebs wurde in den frühen Morgenstunden von seiner Ehefrau am Bettrand sitzend vorgefunden. Er sei nicht ansprechbar gewesen, habe unverständliche Laute von sich gegeben und einmalig erbrochen.

Bei Aufnahme in der Klinik fand sich ein unruhiger und agitierter, nichtkooperativer Patient. Paresen waren nicht erkennbar, auf Schmerzreize erfolgten gezielte Abwehrbewegungen. Ein Meningismus bestand nicht. Die Pupillen zeigten eine deutliche Mydriasis beidseits bei erhaltener Lichtreaktion, die übrigen Hirnnerven waren unauffällig. Insbesondere waren auch – soweit untersuchbar – keine Augenmotilitätsstörung und kein Nystagmus zu erkennen.

Das initiale kraniale Computertomogramm war, soweit bei Bewegungsartefakten beurteilbar, unauffällig. Unter der Verdachtsdiagnose einer Enzephalitis erfolgte eine Liquoruntersuchung, die jedoch – wie auch das übrige Notfalllabor – keinen richtungweisenden Befund ergab.

Eine Klärung der Symptomatik konnte durch die Ultraschalluntersuchung erreicht werden: Der Befund einer im Seitenvergleich bei gut abgrenzbarem Gefäßlumen ausgeprägt verminderten Strömung mit hoher Pulsatilität erlaubte die »Prima-vista-Diagnose« eines distalen Vertebralisverschlusses rechts (*oben*).

Die Verwirrtheit bildete sich innerhalb weniger Stunden weitgehend zurück. In den Vordergrund traten jetzt eine Schwindelsymptomatik und Ataxie. In der MRA bestätigte sich ein Verschluss der rechten A. vertebralis, das MRT zeigte einen lateralen Brücken- und Kleinhirninfarkt rechts. Im Verlauf eines Vierteljahres kam es zu einer Teilrekanalisation des Vertebralisverschlusses, der auch sonographisch nachweisbar war (*unten*).

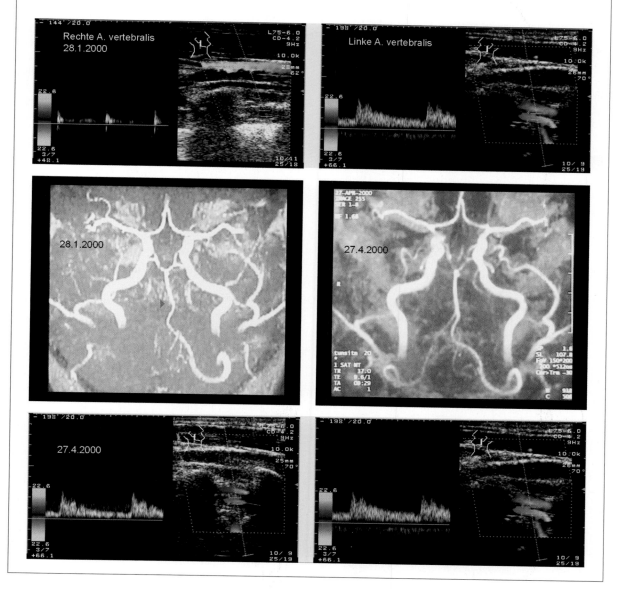

Aus heutiger Sicht muss bezweifelt werden, ob es sich bei den Typen 2 und 3 tatsächlich um fibromuskuläre Dysplasien und nicht um spontane oder traumatische Dissektionen handelt. Einzelne, untypische Einengungen sind daher nur dann als fibromuskuläre Dysplasie zu interpretieren, wenn sich gleichzeitig »perlschnurförmige« Läsionen in anderen Gefäßabschnitten nachweisen lassen (Mettinger u. Ericson 1982).

Sonographische Beurteilung

Doppler- und duplexsonographisch ist eine fibromuskuläre Dysplasie immer dann in Erwägung zu ziehen, wenn sich eine umschriebene Stenosierung nicht am Abgangsbereich der A. carotis interna, sondern einige cm weiter kranial im Verlauf des Gefäßes findet und darüber hinaus keine wesentlichen arteriosklerotischen Gefäßveränderungen nachweisbar sind (◘ Fallbeispiel 20.10). Der Befund mehrerer Einengungen erhärtet die Diagnose.

> **Merke**
>
> Bei distal der Karotisbifurkation gelegenen und nicht mit Knickbildungen einhergehenden Stenosen der extrakraniellen A. carotis interna ist differenzialdiagnostisch an erster Stelle an eine fibromuskuläre Dysplasie zu denken.

Die Treffsicherheit der Ultraschalluntersuchung bei fibromuskulären Dysplasien ist begrenzt, da sich derartige Gefäßprozesse meist weit kranial unter der Schädelbasis finden.

Entsprechend ist auch bei Verwendung der farbkodierten Duplexsonographie in diesem Bereich die Bildqualität häufig bereits so schlecht, dass der Befund nur noch vermutet werden kann.

Klinische Bedeutung

Häufigste klinische Manifestation einer fibromuskulären Dysplasie ist ein renovaskulärer Bluthochdruck. Nur relativ selten stellt eine solche Gefäßerkrankung die Ursache zerebraler Ischämien dar (Van Damme et al. 1999). Wichtigste Komplikation im Bereich der hirnversorgenden Arterien ist wahrscheinlich die Neigung zur Ausbildung von Dissektionen. Ob darüber hinaus ein Risiko aufgrund wandadhärenter Thromben oder zusätzlicher arteriosklerotischer Veränderungen besteht, ist unbekannt. Auch bei einem Teil von **Moya-Moya-Erkrankungen** (▶ s. Kap. 20.3) dürfte es sich letztlich um fibromuskuläre Dysplasien handeln.

ⓘⓘ **Praktische Hinweise**

> Beim (zufälligen) Befund einer als fibromuskuläre Dysplasie zu interpretierenden Stenose im Verlauf der A. carotis interna sollte auch bei asymptomatischem Status daran gedacht werden, dass derartige Läsionen gehäuft mit intrakraniellen Aneurysmen einher gehen. Entsprechend ist in diesem Fall ein kraniales MRT zum Nachweis einer größeren derartigen Gefäßmissbildung zu empfehlen.

Fallbeispiel

Fallbeispiel 20.10

Die 51-jährige, bislang völlig gesunde Patientin kam wegen einer Amaurosis fugax des rechten Auges zur Untersuchung, ein neurologisches Defizit war nicht zu eruieren. Im farbkodierten Duplexsonogramm der rechten A. carotis interna fand sich ca. 4 cm distal der Bifurkation eine 2-malige Einschnürung mit lokalem Aliasphänomen. Die maximale Strömungsgeschwindigkeit in diesem Bereich betrug 170 cm/s vs. 70 cm/s in der proximal davon liegenden A. carotis interna. Darüber hinaus zeigte sich auch auf der linken Seite unter dem Kieferwinkel eine leichte Einengung mit einer maximalen Strömungsgeschwindigkeit von 140 m/s. Aufgrund des multifokalen Befundes wurde der Verdacht auf eine fibromuskuläre Dysplasie geäußert, der angiographisch bestätigt werden konnte.

Unter Therapie mit Thrombozytenaggregationshemmern traten bei der Patientin über mehrere Jahre hinweg keine ischämischen Ereignisse mehr auf.

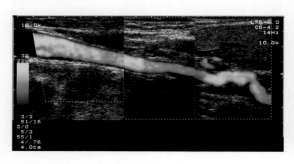

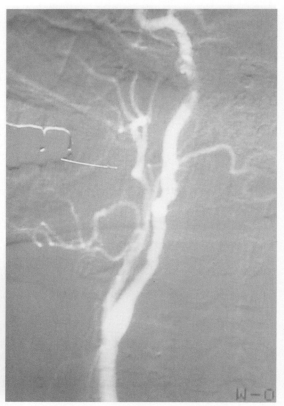

Zusammenfassung

Fibromuskuläre Dysplasien sind »perlschnurförmige«, meist multiple Einziehungen der Gefäßwand, die mit einem erhöhten Dissektionsrisiko einher gehen. Im extrakraniellen farbkodierten Duplexsonogramm imponieren sie als kurzstreckige Stenosen im Verlauf der A. carotis interna. Da sich Dysplasien häufig unmittelbar unter der Schädelbasis befinden, sind sie nur bei guten Untersuchungsbedingungen erkennbar.

20.3 Moya-Moya-Erkrankung

Die in asiatischen Ländern relativ häufige und dort auch intensiv untersuchte Moya-Moya-Erkrankung ist morphologisch durch nicht infektiöse und nicht arteriosklerotische, progrediente Verschlussprozesse im Endabschnitt der A. carotis interna beider Seiten unmittelbar vor ihrer Aufzweigung (Karotis-T) gekennzeichnet. Häufig sind auch die Anfangsabschnitte der A. cerebri media und anterior sowie der R. communicans posterior betroffen. In der asiatischen Literatur werden 2 Häufigkeitsgipfel, im Kindesalter sowie in der 4. Lebensdekade, beschrieben. In Ländern mit überwiegend kaukasischer Bevölkerung scheint demgegenüber eine annähernde Gleichverteilung der verschiedenen Altersgruppen bis etwa zum 50. Lebensjahr vorzuliegen (Chiu et al. 1998). Ihren Namen verdankt die Moya-Moya-Erkrankung dem Moya-Moya-Phänomen, den im angiographischen Bild »rauchartig« erscheinenden, kleinen Kollateralgefäßen im Bereich der Schädelbasis (Moya Moya, japan. Rauch), die sich im Verlauf der Erkrankung ausbilden (◼ Abb. 20.5).

Die klinische Symptomatik ist zum einen gekennzeichnet durch transitorische und/oder bleibende zerebrale Ischämien, die meist embolischer Natur sind, aufgrund der ungünstigen Lage der Verschlusslokalisation jedoch auch hämodynamisch verursacht sein können. Zum anderen treten bei diesen Patienten gehäuft, bedingt durch das pathologische Gefäßnetzwerk, zerebrale Blutungen auf, was bei der Differenzialdiagnose basal gelegener Hirnblutungen zu berücksichtigen ist.

Moya-Moya-Erkrankung – ein eigenständiges Krankheitsbild?

Das »Research Committee on Spontaneous Occlusion of the Circle of Willis of the Ministry of Health and Welfare of Japan« (Ikezaki et al. 1997) sieht die Diagnose einer Moya-Moya-Erkrankung nur vor, wenn es sich um einen bilateralen intrakraniellen Verschlussprozess mit Moya-Moya-Kollateralen handelt, dem keine der bekannten Ätiologien zugrunde liegt. Tritt der Gefäßprozess nur einseitig auf, wird von einem Verdacht oder einer wahrscheinlichen Moya-Moya-Erkrankung gesprochen. Ausgeschlossen müssen in diesen Fällen jeweils insbesondere arteriosklerotische, autoimmunologische, entzündliche, hereditäre und andere bekannte Ursachen sein, wie z.B. der Zustand nach Radiatio. Sind derartige Ätiologien nicht auszuschließen oder mit Wahrscheinlichkeit für den Verschlussprozess verantwortlich zu machen, sollte definitionsgemäß nur von einem Moya-Moya-Syndrom gesprochen werden.

Auch wenn es sich hierbei um eine für den klinischen Gebrauch pragmatische Einteilung handelt, die zur Systematisierung der bei dieser Erkrankung in der medizinischen Literatur verwendeten Begriffsvielfalt beiträgt, resultiert nach Ansicht der Autoren daraus nicht zwangsläufig, dass es sich bei der Moya-Moya-Erkrankung um ein (ätiologisch) eigenständiges Krankheitsbild handelt. Für ein möglicherweise »nur« Epiphänomen bei einer hereditär oder entzündlich bedingten Gefäßerkrankung sprechen der histologische Befund mit fibröser Verdickung der Gefäßintima und Umbau elastischer Fasern, wie er in ähnlicher Weise auch bei fibromuskulären Dysplasien gefunden wird, das nicht seltene Mitbetroffensein anderer Gefäße des Körpers (Ikeda 1991), das gleichzeitige Vorhandensein vaskulärer Anomalien wie persistierender primitiver Gefäße (Komiyama et al. 1999), die enge chromosomale Verbindung zu Erkrankungen wie der Neurofibromatose (Yamauchi et al. 2000) sowie der Nachweis entzündlicher Parameter bei einem Teil der »Moya-Moya-Erkrankungen« (El Ramahi u. Al Rayes 2000; Soriano et al. 2000; Yamamoto et al. 1998).

Auch das beidseitige Betroffensein der distalen A. carotis interna und der progrediente Verlauf sprechen nicht gegen diese Annahme, da auch Vaskulitiden und fibromuskuläre Dysplasien nicht selten beidseitig auftreten und häufig ein

◼ **Abb. 20.5.** »Moya-Moya-Gefäße« im angiographischen a.p.-Bild des Karotis-T-Bereichs beidseits. (Aus Horn et al. 2001)

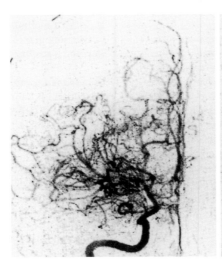
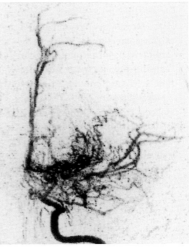

progredienter Verlauf zu erkennen ist. Die Häufung der Moya-Moya-Netze im jüngeren Lebensalter mag damit zusammen hängen, dass die Angioneogenese in späteren Jahren verringert ist und sich diese dann nicht mehr ausbilden (Yoshimoto et al. 1996). Immerhin wurden jedoch auch im höheren Lebensalter Moya-Moya-Gefäßnetze beschrieben (Seki et al. 2001).

Sonographische Beurteilung

Sonographisch ist von einem Moya-Moya-Phänomen zu sprechen, wenn sich – zusätzlich zum Nachweis eines höhergradigen Verschlussprozesses der distalen A. carotis interna – im farbkodierten Duplexsonogramm Hinweise auf das Vorhandensein eines pathologischen Netzwerks im Abgangsbereich der A. cerebri media (und anterior) ergeben. Charakteristischer Befund ist ein buntes Bild verschiedener Farbpunkte, die keinem größeren Hirnbasisgefäß zugeordnet werden können und bei der Dopplerableitung Signale unterschiedlichster Frequenz und Strömungsrichtung aufweisen (Fallbeispiel 20.11). Im Zweifelsfall hilft hier auch der Einsatz von Ultraschallsignalverstärkern weiter. Das distale M1-Segment der A. cerebri media ist demgegenüber meist wieder eindeutig abgrenzbar – häufig sind allerdings Strömungsgeschwindigkeit und Pulsatilität deutlich vermindert.

Klinische Bedeutung

Neben der Primärdiagnostik des intrakraniellen Verschlussprozesses – üblicherweise in Kombination mit MRT und MRA – ermöglicht die farbkodierte Duplexsonographie Verlaufskontrollen. Diese beruhen im Wesentlichen auf 2 Befunden:

- Messung des Strömungsvolumens in allen 4 extrakraniellen hirnversorgenden Arterien.
- Bestimmung der zerebrovaskulären Reservekapazität in der betroffenen A. cerebri media im Seitenvergleich. Die dopplersonographische Ableitung sollte dabei möglichst weit von der Verschlusslokalisation entfernt erfolgen (distales M1- oder M2-Segment), um sicherzugehen, dass man sich nicht (mehr) im Bereich der Kollateralgefäße befindet. Die Benutzung von Moya-Moya-Gefäßen als Referenz macht wenig Sinn, da hier wechselnde Befunde möglich sind.

Zusammenfassung

Das »Moya-Moya-Phänomen« ist durch multiple kleine Kollateralgefäße im Bereich der vorderen Hirnbasisarterien gekennzeichnet, die sich im Zusammenhang mit einer hochgradig stenosierten oder verschlossenen distalen A. carotis interna entwickeln. Eine eigenständige »Moya-Moya-Erkrankung« liegt nur vor, wenn andere Ursachen (Vaskulitis, Dissektion, Arteriosklerose) ausgeschlossen sind, was kaum zuverlässig möglich ist. Duplexsonographisch zeigt sich – neben dem eigentlichen Gefäßverschluss – ein buntes Bild verschiedener Farbpunkte mit variablen Strömungssignalen, die keinem größeren Hirnbasisgefäß zugeordnet werden können.

20.4 Aneurysmen

20.4.1 Extrakranielle Aneurysmen

Aneurysmen der extrakraniellen hirnversorgenden Arterien sind relativ selten. Als Aneurysma verum werden Aneurysmen bezeichnet, die alle 3 Gefäßwandschichten (Intima, Media, Adventitia) betreffen. Differenzialdiagnostisch sind dabei zu diskutieren:

- Angeborenes Aneurysma. Relevante Gefäßaussackungen an den extrakraniellen Arterien im Rahmen angeborener Bindewebeerkrankungen gehören zu den Raritäten. Allerdings zeigen sich im Bereich des Karotisbulbus nicht selten fließende Übergänge zwischen einer »normalen« Ausbildung (▶ s. Kap. 1.3.2) und einer als Normvariante, im Einzelfall jedoch auch als pathologisch anzusehenden Gefäßdilatation.
- »Mykotisches« Aneurysma. Obwohl der Begriff an eine »Mykose« denken lässt, handelt es sich hierbei um den Oberbegriff für entzündliche Aneurysmen (Fallbeispiel 20.12), bedingt durch eine umschriebene Infektion der Gefäßwand. Häufigste Ursachen hierfür sind lokal-entzündliche Prozesse im Kopf- und Halsbereich einschließlich eitriger Zahnerkrankungen (Knouse et al. 2002; Nader et al. 2001), im Einzelfall jedoch auch eine hämatogene Streuung z. B. im Rahmen einer Endokarditis (Hubaut et al. 1997). Die Ausprägung der aneurysmatischen Erweiterung ist meist gering, sodass der Befund nur bei eingehender Suche im schwarzweißen Ultraschallschnittbild erkennbar ist. Typischerweise gehen entzündliche Aneurysmen mit einer druckschmerzhaften A. carotis einher.

> **Merke**
>
> Bei einer »Karotidodynie« ist an ein entzündliches (»mykotisches«) Aneurysma zu denken und entsprechend sonographisch abzuklären.

Neben dem »Aneurysma verum« werden 3 weitere Befundkonstellationen mit dem Begriff eines »Aneurysmas« verknüpft.

Sekundäres Aneurysma. Aneurysmatische Erweiterungen nach Karotisoperationen mit Patcheinlage sind relativ häufig. Da es sich hierbei um einen wesentlichen Aspekt postoperativer sonographischer Kontrollen handelt, werden sie in Kap. 30.1.4 ausführlicher behandelt.

Pseudoaneurysma. Einblutungen zwischen Media und Adventitia im Rahmen einer äußeren Dissektion führen zu einer lokalen Gefäßausweitung, ohne dass dabei die Kontinuität der Gefäßinnenwand beeinträchtigt ist. Weitere Details ▶ s. Kap. 20.1.

»Falsches« Aneurysma (Aneurysma spurium). Als solches wird eine Blutungshöhle im Gewebe aufgrund einer Undichtigkeit der Gefäßwand bezeichnet. Diese entsteht meist traumatisch nach einer Gefäßpunktion oder im Rahmen einer Nahtinsuffizienz nach Karotisoperation (▶ s. Abb. 30.9), kann jedoch auch durch eine spontane Gefäßruptur im Rahmen einer kongenitalen Gefäßdysplasie auftreten (Fallbeispiel 20.13). Typi-

Fallbeispiel 20.11

Der Beginn der Symptomatik reicht bei der inzwischen 40-jährigen Altenpflegerin bereits 10 Jahre zurück. Damals rezidivierende Schwäche und Pelzigkeit im rechten Arm sowie Wortfindungsstörungen. Im kranialen CT wurde eine hypodense Zone links frontal, parietookzipital und okzipital beschrieben, sonographisch wurde ein Verschluss der linken A. carotis interna diagnostiziert. Eine Ursache der Symptomatik konnte nicht gefunden werden. Anamnestisch seit dem 15. Lebensjahr Einnahme von Kontrazeptiva, außerdem 5–10 Zigaretten/Tag.

In der letzten Zeit jetzt Klagen über zunehmende Müdigkeit, unsystematischen Schwindel und Fallneigung. Sonographisch geringe Restströmung in der A. carotis interna beidseits (rechts 60 ml/min, links nicht messbar). Bei transtemporaler Beschallung von links stellt sich überwiegend der hintere Kreislauf mit kräftigem Strömungssignal dar, während im vorderen Kreislauf nur punktförmig Strömungssignale abzuleiten sind.

Im kranialen MRT ausgeprägte Grenzzonenischämie links mit linksseitiger »Hemiatrophie«. Nach Gadoliniumgabe zeigt sich rechts basal ein Gefäßnetz (»Moya-Moya-Netz«), während ein solches links nicht sicher erkennbar ist.

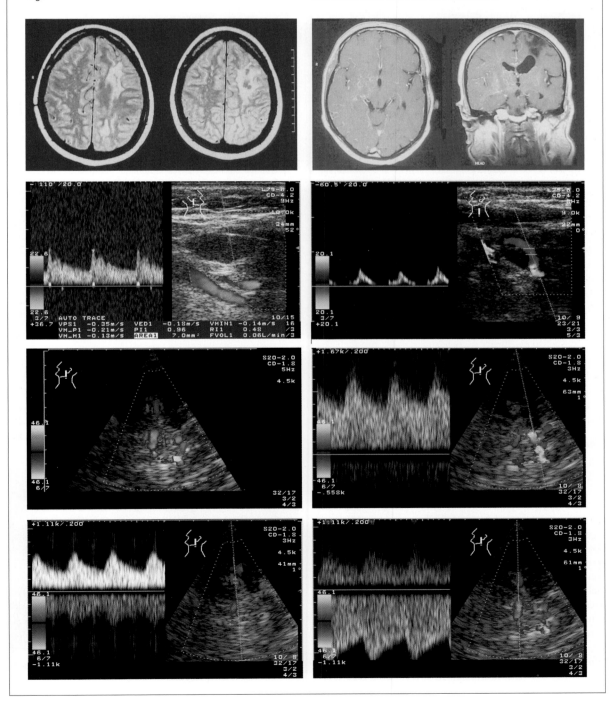

Fallbeispiel

Fallbeispiel 20.12

Die 46-jährige Hausfrau klagte aus völligem Wohlbefinden heraus über einen morgens erstmals bemerkten, ausgeprägten Schmerz im Bereich der rechten Halsseite. Neurologische Ausfälle lagen nicht vor.

Sonographisch zeigte sich eine Verdickung der Gefäßwand im Bereich des Karotisbulbus, die auch zu einer leichten Einengung des Gefäßinnenlumens führte. Differenzialdiagnostisch sind in diesem Fall sowohl ein »mykotisches Aneurysma« als auch eine spontane Dissektion zu diskutieren. Eine Klärung konnte nicht erreicht werden. Sämtliche Laborparameter waren unauffällig. Eine operative Exploration wurde von der Patientin abgelehnt.

Unter symptomatischer Schmerztherapie gestaltete sich der Verlauf recht protrahiert. Im Verlauf einiger Monate klangen die Schmerzen jedoch langsam ab, der sonographische Befund war zuletzt nicht mehr nachzuweisen.

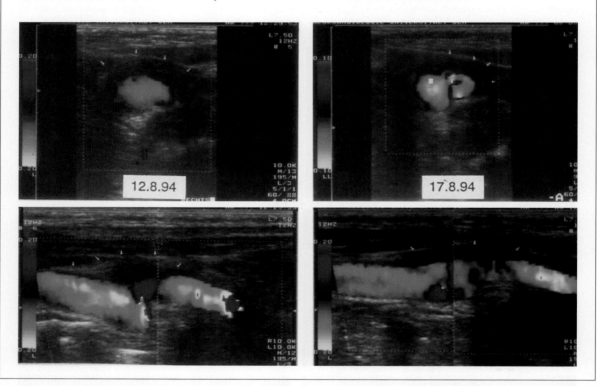

scherweise zeigen die farbkodierte Darstellung und das Dopplersignal in schnellem Wechsel in der Blutungshöhle Hin- und Rückflussphänomene (angloamerikanisch to and fro sign).

Sonographische Beurteilung

Bei der sonographischen Erkennung von Aneurysmen sind 2 Lokalisationen zu unterscheiden:

Karotisbulbus. Ausgehend von den in ► Tabelle 1.5 dargestellten Normwerten für den Karotisbulbus erscheint ab einem Außendurchmesser von 14–15 mm (Mittelwert ± 2-mal Standardabweichung) die Diagnose einer aneurysmatischen Erweiterung gerechtfertigt (■ Abb. 20.6). Alternativ ist – insbesondere bei dilatativen Arteriopathien mit insgesamt weiten Gefäßen – auch eine individuelle Orientierung am Durchmesser der A. carotis communis möglich. Wird dieser im Bifurkationsbereich um 50% und mehr überschritten, ist ein Aneurysma zu vermuten.

Übriger Gefäßverlauf. Aneurysmen an anderen Stellen im Verlauf der extrakraniellen A. carotis und vertebralis sind meist weniger ausgeprägt und häufig nur bei subtiler Beurteilung der Gefäßwandschichten erkennbar. Es versteht sich von selbst, dass dies nur dort möglich ist, wo der Intima-Media-Komplex (► s. Kap. 18.1.1) beurteilbar ist.

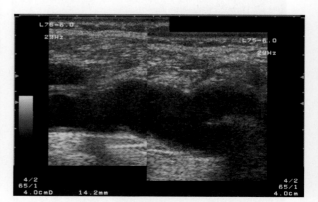

■ **Abb. 20.6.** Aneurysmatische Erweiterung der A. carotis communis (14 mm) nach Karotisoperation mit Patchplastik

Fallbeispiel 20.13

Die 40-jährige Hausfrau und Mutter von 2 Kindern wurde vom Ehemann am Morgen des 23. 9. 2000, neben dem Frühstückstisch liegend, bewusstlos aufgefunden, die Arme an den Körper angezogen, Speichel vor dem Mund, jedoch ohne Einnässen und Zungenbiss. Bei Aufnahme in der Klinik zeigte die schlanke Patientin eine Hemiparese rechts sowie eine expressive Sprachstörung, die sich innerhalb von wenigen Minuten zurückbildeten.

Sonographisch imponierte initial im Bereich der Vertebralarterien eine erhöhte Pulsatilität links, die sich innerhalb von 1 ¹/₂ Stunden jedoch wieder normalisierte. Rechts bestand eine Hypoplasie mit 2,1 mm Durchmesser. Außerdem ergaben sich Hinweise auf eine ältere Dissektion der rechten A. carotis interna (3,2 mm Durchmesser, 70 ml/min Strömungsvolumen), was auch in der MRA bestätigt werden konnte.

Nachdem die rechtsseitige Symptomatik wieder völlig verschwunden war, kam es am Tag darauf zu einer leichten Halb-

seitensymptomatik links, die sich jedoch gleichermaßen wieder völlig zurückbildete. Im MRT zeigten sich Ischämiezonen im rechten Thalamus sowie paramedian im Bereich des Pons. Die kardiale Abklärung einschließlich Gerinnungs- und Vaskulitisparameter erbrachten keinen richtungweisenden Befund.

Anlässlich einer MRA-Kontrolle 2 Wochen später (9.10.2000) erschien überraschenderweise die rechte A. carotis interna wieder unauffällig dargestellt, was am 20.10.2000 auch sonographisch bestätigt werden konnte (Strömungsvolumen 300 ml/min). Die weitere Abklärung ergab den Befund eines Ehlers-Danlos-Syndroms mit einer offensichtlich ausgeprägten Schwäche der Gefäßwand, welche für die wechselnden Befunde verantwortlich erscheint.

Anfang Februar 2001 bemerkte die Patienten plötzlich eine schmerzhafte Schwellung in der rechten Supraklavikulargrube. Sonographisch zeigte sich ein »falsches Aneurysma« mit typischem »To-and-fro-Strömungssignal«. Außerdem stellte

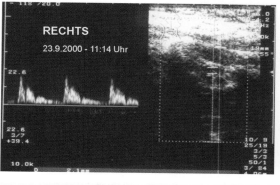
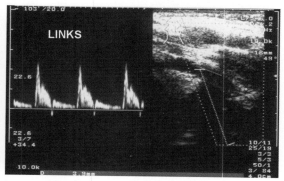
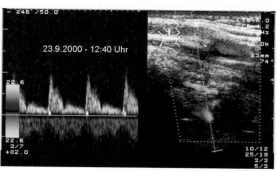
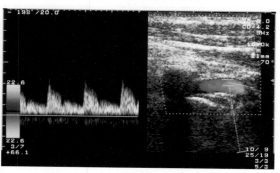
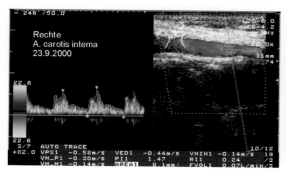
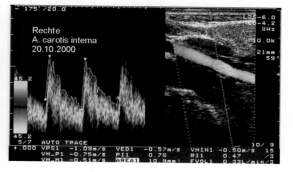

Fallbeispiel 20.13 (Fortsetzung)

sich die linke A. vertebralis gegenüber den Voruntersuchungen deutlich engkalibriger dar. Auch im Fall des »falschen Aneurysmas« kam es zu einer spontanen Rückbildung. Weitere zere- brale Ereignisse traten seitdem nicht auf. Therapeutische Möglichkeiten für die Grunderkrankung bestehen leider nicht.

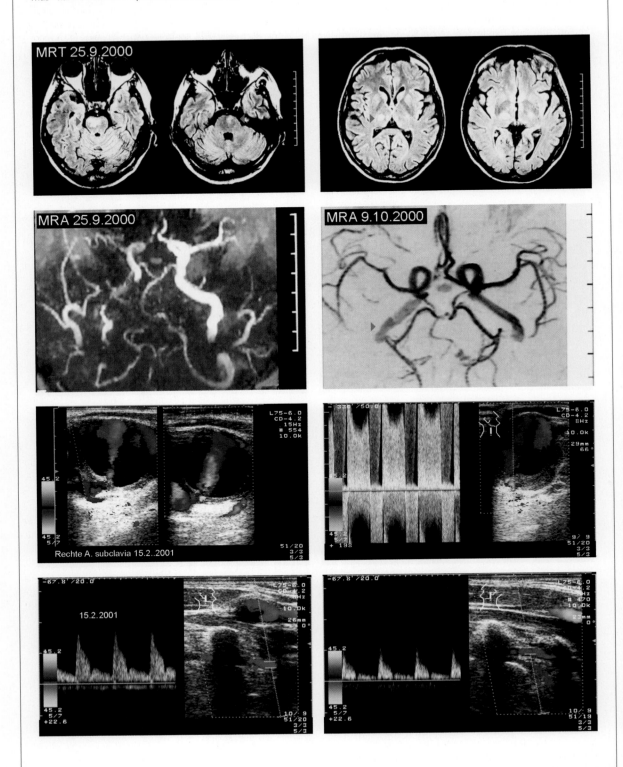

Ansonsten muss sich die Einschätzung auf die in diesem Fall wenig zuverlässige farbkodierte Gefäßdarstellung verlassen, die nur gröbere Auffälligkeiten zur Darstellung bringt.

Klinische Bedeutung

Die farbkodierte Duplexsonographie ist Methode der Wahl zur Abklärung pulsierender Tumoren am Hals (► s. Kap. 31.1) sowie zum Ausschluss eines spontanen oder »mykotischen« Aneurysmas bei Karotidodynie. Meist ist hier eine »Prima-vista-Diagnose« möglich.

20.4.2 Intrakranielle Aneurysmen

Im Gegensatz zur Situation bei den extrakraniellen Gefäßen kommen an den intrakraniellen Gefäßen Aneurysmen relativ häufig vor. Sie entstehen an anlagebedingten Schwachstellen der Gefäßwand und können bei Ruptur zu Subarachnoidalblutungen führen. Zu unterscheiden sind sackförmige und fusiforme Aneurysmen. Der überwiegende Teil (80–90%) ist im vorderen Abschnitt des Circulus Willisii, v. a. im Bereich des R. communicans anterior, lokalisiert.

Sonographische Beurteilung

Die Erkennung von Aneurysmen gründet sich im farbkodierten Ultraschallbild auf den Nachweis eines farbgefüllten »Anhängsels« an einem Gefäß. Die Differenzierung zu Gefäßen erfolgt dadurch, dass diese bei Hin- und Herschwenken der Schallsonde weiterverfolgt werden können, während Aneurysmen als isolierte Strukturen erscheinen. Da jedoch auch intrakranielle Gefäßäste nicht selten nur relativ punktförmig dargestellt werden können, ergibt sich daraus insbesondere bei kleineren Aneurysmen eine geringe Treffsicherheit (◘ Abb. 20.7). Erst wenn der Durchmesser einer farbkodierten Struktur wesentlich größer ist als der von Gefäßen, kann der Verdacht auf ein Aneurysma geäußert werden.

Im Idealfall lässt sich innerhalb größerer Aneurysmen sowohl eine Hin- als auch eine Rückflusskomponente (to and fro sign) abgrenzen (► s. Fallbeispiel 20.13). Ansonsten ist das Dopplersignal im Bereich von Aneurysmen sehr variabel: Es finden sich sowohl unauffällige Strömungssignale als auch pathologische Befunde (niederfrequente, bidirektionale systolische Pulsationsphänomene oder Pendelfluss). Es versteht sich von selbst, dass thrombosierte Aneurysmen mit der farbkodierten Duplexsonographie nicht dargestellt werden können.

> In einer in jüngerer Zeit publizierten Arbeit beschreiben Schuknecht et al. (1999) im Vergleich zur kontralateralen Seite signifikant höhere Strömungsgeschwindigkeiten (108±23 vs. 80±23 cm/s) und Pulsatilitätsindizes PI (1,5±0,4 vs. 0,9±0,1) in Hirnarterien mit größeren sackförmigen Aneurysmen, wenn der Dopplerschallstrahl unmittelbar auf Höhe des Ostiums des Aneurysmas positioniert wird. Die Bedeutung dieses Befundes dürfte v. a. darin liegen, dass bei mäßigeren, umschriebenen Strömungsveränderungen im Verlauf einer Hirnarterie nicht nur an eine arteriosklerotische oder dissektionsbedingte Stenose, sondern auch an eine Gefäßeinziehung aufgrund eines Aneurysmas gedacht werden sollte.

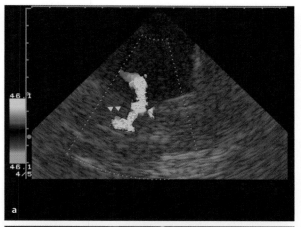

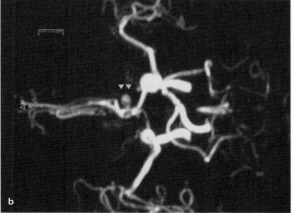

◘ **Abb. 20.7a, b.** Aneurysma der A. cerebri anterior (A2-Segment). Mit einer Größe von 5 × 7 mm ist das Aneurysma zu klein, als dass es sonographisch (**a**) als solches von Gefäßästen differenziert werden könnte. Erst bei Kenntnis des MR-angiographischen Befundes (**b**) kann das Aneurysma im farbkodierten Duplexbild vermutet werden

Klinische Bedeutung

Seit Einführung der farbkodierten Duplexsonographie liegt eine Reihe von Arbeiten vor, die über den Nachweis intrakranieller Aneurysmen mit dieser Technik berichten. Nach anfänglicher Euphorie finden sich in neueren Studien an größeren Kollektiven jedoch Bedenken hinsichtlich des Nutzens der Sonographie (Klötzsch et al. 1996) – nicht zuletzt angesichts der heute zur Verfügung stehenden bildgebenden Alternativverfahren wie der CT- und der MR-Angiographie. Demnach sind größere Aneurysmen zwar detektierbar, die untere Nachweisgrenze liegt aber in der Größenordnung von 5–8 mm (Baumgartner et al. 1994; Martin et al. 1994b; White et al. 2001), was für eine sinnvolle klinische Anwendung nicht ausreichend ist. Möglicherweise besitzt die Sonographie allerdings eine gewisse Bedeutung bei der Kontrolle nach Coiling-Eingriffen, um eine mögliche Restperfusion nachzuweisen (Fischer et al. 1998; Lindner et al. 1997).

Zusammenfassung

Aneurysmen im Bereich der extrakraniellen hirnzuführenden Arterien sind selten. Zwar finden sich häufig Erweiterungen des Karotisbulbus, meist handelt es sich jedoch um Normvarianten und nicht um Aneurysmen. Bei druckschmerzhafter A. carotis ist an ein entzündliches (»mykotisches«) Aneurysma zu denken. »Falsche« Aneurysmen entstehen bei Rupturen der Gefäßwand, wenn das ausströmende Blut im umliegenden Gewebe eine nicht- oder nur teilthrombosierte Blutungshöhle verursacht. Intrakranielle Aneurysmen finden sich bevorzugt im vorderen Abschnitt des Circulus Willisii. Größere Aneurysmen ab 5–8 mm Durchmesser sind im farbkodierten Duplexbild als isolierte »farbgefüllte« Strukturen außerhalb von Gefäßen zu erkennen. Für den Einsatz als Screeningverfahren reicht die Treffsicherheit jedoch nicht aus.

21　Gefäßanomalien und -missbildungen

21.1　Knick- und Schlingenbildungen

Gekrümmte Gefäßverläufe können grundsätzlich in sämtlichen extra- und intrakraniellen hirnversorgenden Arterien vorkommen. Prädilektionsstellen für Knick- und Schlingenbildungen sind jedoch die Bereiche der Gefäße, die eine besondere Flexibilität erfordern, um Kopfdrehungen zu ermöglichen. Hierzu zählen der extrakranielle Verlauf der A. carotis interna unterhalb der Schädelbasis sowie der Abgang und die Atlasschlinge der A. vertebralis. Seltener betroffen sind der Verlauf der A. vertebralis zwischen den Transversalfortsätzen sowie der Abgang der A. carotis communis. Wesentliche intrakranielle Knick- und Schlingenbildungen kommen gleichermaßen selten vor.

Die Wahrscheinlichkeit von Knick- und Schlingenbildungen (angloamerikanisch **kinkings** und **coilings**) steigt mit zunehmendem Alter. Als Ursachen hierfür sind die altersbedingte Erschlaffung der muskulären Gefäßwandanteile, die wahrscheinlich hypertoniebedingte Kranialverlagerung des Aortenbogens sowie die Verringerung der Körperhöhe infolge des Zusammensinkens der Bandscheiben zu vermuten. Ein erheblich gekrümmter Gefäßverlauf ist im Bereich der A. carotis interna sowie am Abgang der A. vertebralis bei etwa der Hälfte der älteren Menschen anzutreffen. Meist handelt es sich hierbei allerdings lediglich um sog. **Elongationen** (angloamerikanisch **tortuosity**).

Von einer Knickbildung im eigentlichen Sinne ist erst dann zu sprechen, wenn der Winkel zwischen den beiden Gefäßschenkeln im Umschlagbereich weniger als 90° beträgt (◘ Abb. 21.1) und eine eng umschriebene Knickstelle im Ultraschallbild erkennbar ist. Es versteht sich von selbst, dass die Übergänge hierbei fließend sind und je nach Kopfhaltung unterschiedliche Knickwinkel auftreten können. Frauen zeigen wesentlich häufiger derartige Gefäßveränderungen als Männer, die Ursache hierfür ist unbekannt (Macchi et al. 1997).

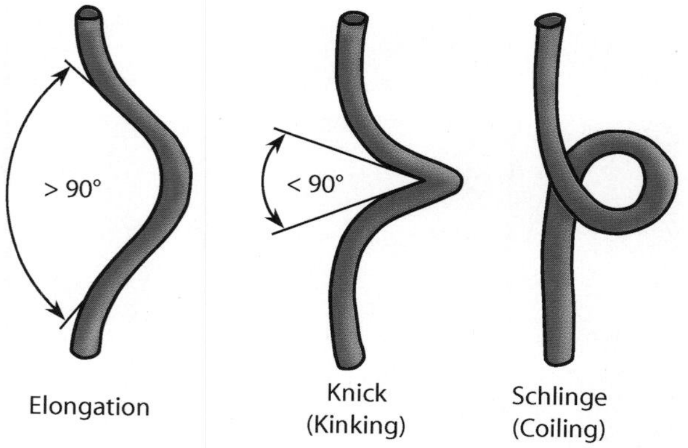

◘ **Abb. 21.1.** Erscheinungsbild von Elongationen, Knick- und Schlingenbildungen

21.1.1　Sonographische Beurteilung

Lokalisation in der A. carotis interna

Mit Hilfe der farbkodierten Duplexsonographie lassen sich gebogene Verläufe der A. carotis interna darstellen, sofern diese im proximalen Abschnitt des Gefäßes vorliegen (◘ Abb. 21.2). Anhand der möglichst kontinuierlichen winkelkorrigierten Messung der Strömungsgeschwindigkeit über den Verlauf der Knickbildung hinweg sind Aussagen über das Vorliegen einer möglichen Knickstenose zu machen. Die Bewertung orientiert sich dabei an der Einschätzung von Stenosierungsgraden der extrakraniellen A. carotis interna (► s. Tabelle 15.1). Wesentlich ist dabei auch die Suche nach umschriebenen Wandverdickungen, Plikaturen und Dissekaten im schwarzweißen Schnittbild (◘ Abb. 21.3), während funktionelle Untersuchungen bei verschiedenen Kopfdrehungen im Allgemeinen zu keinen verwertbaren Ergebnissen führen.

Bei der sonographischen Diagnostik sind 2 grundlegende Schwierigkeiten zu berücksichtigen.

Problem der kranialen Lokalisation. Die Mehrzahl der Knick- und Schlingenbildungen findet sich nicht unmittelbar im Bereich der Karotisbifurkation, sondern weiter kranial unter der Schädelbasis. Bei adipösen Patienten mit Kurzhals ist dieser Bereich häufig jedoch nicht zuverlässig beurteilbar.

ℹ️ℹ️　**Praktische Hinweise**

Reicht die »übliche« Schallsonde mit einer Sendefrequenz von 7,5 MHz nicht aus, um kranial unter dem Kieferwinkel
▼

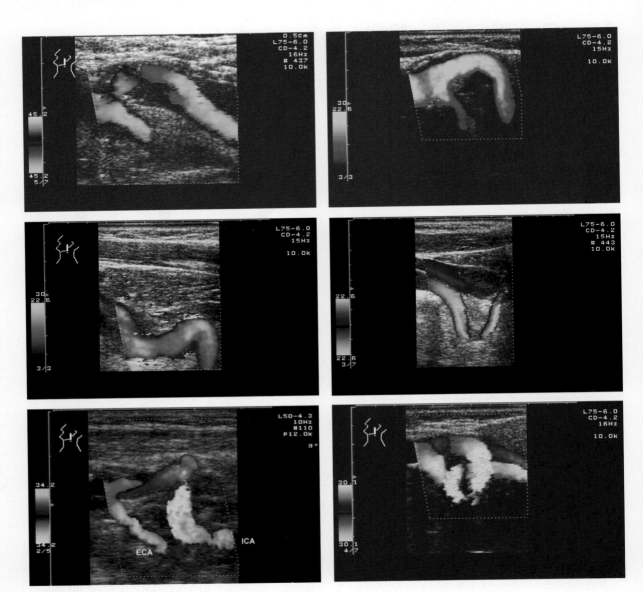

◘ Abb. 21.2. Längsschnitte von Knickbildungen der A. carotis interna

gelegene Knickbildungen zu erkennen, hilft häufig die Benutzung einer niederfrequenteren 5-MHz- oder sogar 3,5-MHz-Sonde weiter. Die hierdurch zu erwartende Auflösungsminderung ist bzgl. der farbkodierten Darstellung nur minimal (▶ s. Kap. 6.1.4).

Problem der Winkelkorrektur. Die Beurteilung von durch Knickbildungen verursachten Stenosen (**Knickstenosen**) ist anhand der Bestimmung der Strömungsgeschwindigkeit nicht zuverlässig durchführbar, da unmittelbar im Bereich von Knickbildungen keine hinreichend genaue Winkelkorrektur möglich ist (▶ s. Abb. 5.20). Von wesentlicher diagnostischer Bedeutung ist in diesem Fall das Auftreten von Strömungsstörungen. Zwar finden sich solche auch physiologischerweise im Bereich von Knickbildungen (▶ s. Abb. 2.6), sie sind jedoch längstens 5–10 mm distal der maximalen Knickstelle wieder verschwunden. Über eine größere Distanz nach-

weisbare Strömungsstörungen sind als beweisend für das Bestehen einer höhergradigen Knickstenose anzusehen. Umgekehrt bedeutet dies jedoch, dass gering- und mittelgradige Knickstenosen regelmäßig übersehen werden.

Andere Lokalisationen

Knick- und Schlingenbildungen der A. vertebralis sind relativ häufig (◘ Abb. 21.4), zu deren klinischer Wertigkeit liegen jedoch keinerlei Erfahrungen vor. Auf den seltenen Fall einer kopfdrehungsabhängigen Abknickung der A. vertebralis wird in Kap. 21.3.2 hingewiesen. Ebenfalls relativ selten sind Knickbildungen der A. carotis communis, ggf. auch des Truncus brachiocephalicus oder der A. subclavia (◘ Abb. 21.5). Sie treten bevorzugt im Rahmen vorbestehender Gefäßanomalien auf, ggf. verstärkt oder induziert durch eine Schilddrüsenoperation oder eine chronische Bronchitis mit länger dauerndem Husten.

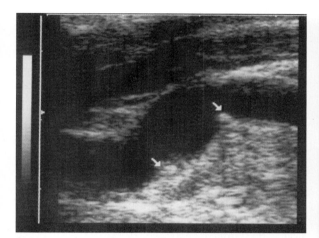

Abb. 21.3. Beispiel einer noch nicht sehr ausgeprägten Knick-bildung der A. carotis interna (zumindest bei der aktuellen Kopfhal-tung), die jedoch an den Knickstellen Wandläsionen vermuten lässt

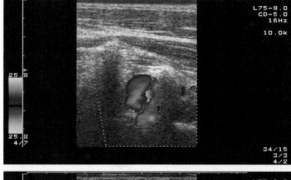

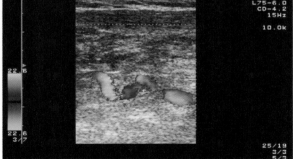

Abb. 21.4. Knickbildung (*oben*) und langstreckige Elongation (*unten*) der A. vertebralis im V2-Abschnitt

21.1.2 Klinische Bedeutung

Knickstenosen als Schlaganfallursache

Knick- und Schlingenbildungen der A. carotis interna werden nicht selten für das Auftreten zerebraler ischämischer Symptome verantwortlich gemacht. Aufgrund ihres häufigen Vorkommens ist ihre klinische Bedeutung jedoch sehr umstritten. Auch liegen keinerlei prospektive Studien hierzu vor.

Während eine hämodynamische Genese von Ischämien durch Abknickung des Gefäßes aufgrund der im vorderen Stromgebiet meist guten Kollateralversorgung sehr selten ist, scheint eine Streuung wandadhärenter Thromben aus dem

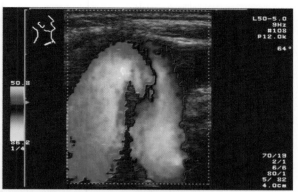

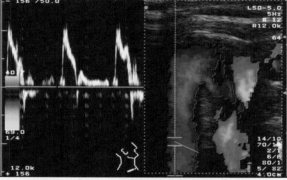

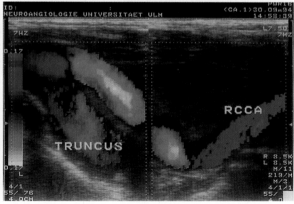

Abb. 21.5. Knickbildungen der A. subclavia (*oben* und *Mitte*) sowie der A. carotis communis im unteren Halsabschnitt (*unten*)

Knickbereich eher möglich. Voraussetzung hierfür ist allerdings das Vorliegen einer Gefäßinnenschichtläsion, wie dies im Langzeitverlauf mechanisch belasteter Knickbildungen durchaus zu erwarten ist. Auch das gehäufte Auftreten von Gefäßdissektionen bei Kinkings (Barbour et al. 1994) spricht für diese Vermutung. Relevante Wandschädigungen sind jedoch allenfalls bei Vorliegen einer umschriebenen Knickstelle oder sogar einer Knickstenose mit verdickter Gefäßwand zu erwarten, während Elongationen und Schleifenbildungen mit einiger Wahrscheinlichkeit als ungefährliche Zufallsbefunde einzustufen sind.

Knickbildungen und Karotischirurgie

Werden Karotisoperationen allein aufgrund des Ultraschallbefundes ohne Angiographie durchgeführt, ist es für den Operateur von Bedeutung, ob die Stenose im Bereich einer Knickbildung liegt bzw. poststenotisch ein elongierter Gefäßverlauf vorliegt. Liegt einer der beiden genannten Fälle vor, ist möglicherweise statt einer üblicherweise durchgeführten Thrombendarteriektomie eine Kürzungsoperation (▶ s. Kap. 30.1.4) sinnvoll.

Zusammenfassung

Gekrümmte Gefäßverläufe sind häufige Zufallsbefunde an den Karotiden, ihre Wahrscheinlichkeit steigt mit zunehmendem Alter. Zu unterscheiden sind Elongationen sowie Knick- und Schlingenbildungen. Ein hierdurch erhöhtes Schlaganfallrisiko ist allenfalls bei ausgeprägten Abknickungen aufgrund von Gefäßinnenwandläsionen zu erwarten. Die farbkodierte Duplexsonographie ermöglicht die Erkennung von Knickbildungen, sofern diese nicht zu weit kranial unter der Schädelbasis liegen. Knickstenosen sind v. a. anhand auftretender Strömungsstörungen zu bewerten.

21.2   Hypoplasien der A. carotis

Ausgeprägte kongenitale Hypoplasien der A. carotis und ihrer Äste sind sehr selten, sodass bei ihrem Auftreten immer Zweifel angebracht sind, ob es sich hierbei nicht um eine erworbene Engstellung des Gefäßes aufgrund eines vor- oder nachgeschalteten Strömungshindernisses (▶ s. Kap. 16.2.1) bzw. um eine langstreckige Dissektion (▶ s. Kap. 20.1.2) handelt. Leichtere Kaliberunterschiede im Bereich um 10% sind hingegen häufiger anzutreffen. Hierbei ist meist die linke A. carotis das kaliberstärkere Gefäß.

21.2.1   Sonographische Beurteilung

Der Befund einer Hypoplasie der A. carotis interna kann selbstverständlich nur mittels der Duplexsonographie gestellt werden, dopplersonographisch ergeben sich keine eindeutigen Befunde. Die Differenzialdiagnose ist jedoch schwierig (▶ s. nachstehende Übersicht) und meist nur indirekt anhand des Fehlens pathologischer Strömungsphänomene in den Hirnbasisarterien und den Periorbitalarterien möglich.

Differenzialdiagnostische Erwägungen bei vermuteter »Hypoplasie« der A. carotis interna

- Verschluss der A. carotis interna mit nach kranial führendem Ast der A. carotis externa (▶ s. Fallbeispiel 20.5)
- Langstreckige, nach kaudal bis zur Bifurkation reichende Dissektion (▶ s. Abb. 15.11)
- »Kollabiertes« Gefäß bei hochgradigem Strömungshindernis im weiteren Gefäßverlauf

Eine Rarität sind Aplasien einer A. carotis interna. Im Schnittbild zeigt sich in diesem Fall typischerweise die solitär am Hals verlaufende A. carotis externa. Die Differenzierung von einem Verschluss der A. carotis interna ist meist unschwer

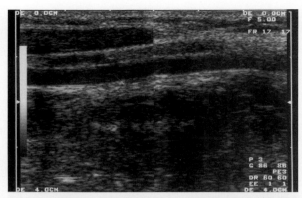
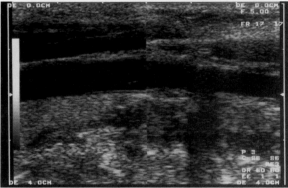

◨ Abb. 21.6. Aplasie der rechten A. carotis interna mit solitär am Hals verlaufender A. carotis externa

möglich, da das erkennbare Gefäß im gesamten Verlauf am Hals keine Durchmesserschwankung und insbesondere auch keinen Karotisbulbus (▶ s. Kap. 1.3.1) aufweist (◨ Abb. 21.6). Die Periorbitalarterien sind bei Karotisaplasie so gut wie immer unauffällig von innen nach außen perfundiert.

21.2.2   Klinische Bedeutung

Kongenitale Hypo- und Aplasien der A. carotis stellen im Allgemeinen einen Zufallsbefund dar und besitzen als solche keine klinische Bedeutung. Gemäß Erfahrungen aus Japan, wo derartige Anomalien offensichtlich häufiger auftreten, sind sie oft mit anderen Anomalien (z. B. bei Neurofibromatose) verbunden. In höherem Lebensalter können derartige Dysplasien mit zerebralen Ischämien einhergehen, wenn zusätzlich arteriosklerotische Veränderungen auftreten, welche die in diesem Fall nicht selten bereits von Geburt an eingeschränkte Kompensationsfähigkeit der zerebralen Durchblutung weiter vermindern.

Zusammenfassung

Im Bereich der A. carotis sind leichte Kaliberunterschiede zwar recht häufig, ausgeprägtere Hypoplasien jedoch selten. Differenzialdiagnostisch sind stets langstreckige Dissektionen sowie ein »kollabiertes« Gefäß bei vor- oder nachgeschaltetem Gefäßprozess in Erwägung zu ziehen.

Befundkonstellationen

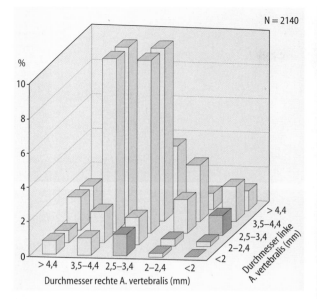

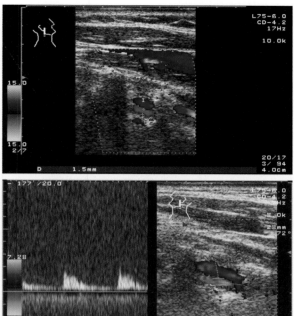

Abb. 21.7. Durchmesser der A. vertebralis im Seitenvergleich bei 2140 konsekutiv untersuchten Patienten. In 9 % der Fälle lag eine ausgeprägte Hypo- oder Aplasie der A. vertebralis mit einem Durchmesser <2,5 mm und einem Überwiegen der rechten Seite (3:2) vor. Bei 2 % waren beide Vertebralarterien massiv hypoplastisch (Summe der Durchmesser <5 mm)

Abb. 21.8. Hypoplasie der rechten A. vertebralis mit einem Durchmesser von 1,5 mm mit typischer Reduktion der diastolischen Strömung bzw. erhöhter Pulsatilität bei (weitgehend) fehlendem Anschluss des Gefäßes an die A. basilaris

21.3 Hypoplasien der A. vertebralis

Die Vertebralarterien zeigen beim Erwachsenen einen durchschnittlichen Durchmesser von 3,4 mm. Die rechte A. vertebralis ist dabei meist etwas kaliberschwächer (Medianwert rechts 3,0, links 3,5 mm; Schleyer 2003). Aber auch ausgeprägtere Kaliberasymmetrien stellen weniger die Ausnahme als die Regel dar, wobei üblicherweise eine hypoplastische A. vertebralis einer Seite mit einem deutlich kaliberstärkeren, »hyperplastischen« Gefäß der Gegenseite assoziiert ist (☐ Abb. 21.7).

21.3.1 Sonographische Beurteilung

Methode der Wahl zur Beurteilung von Vertebralishypoplasien ist die Duplexsonographie, mit welcher der Durchmesser des Gefäßes direkt gemessen werden kann (☐ Abb. 21.8). Der Durchmesser sollte dabei aufgrund der besseren Auflösung bevorzugt anhand des schwarzweißen Schnittbildes im intertransversalen Verlauf des Gefäßes (V2-Abschnitt) bestimmt werden. Nur bei nicht eindeutig darstellbaren Gefäßwänden sollte hierfür die farbkodierte Darstellung eingesetzt werden.

> **Merke**
>
> Soweit möglich, sollte die Bestimmung des Gefäßdurchmessers der A. vertebralis im intertransversalen Verlauf anhand des schwarzweißen Schnittbildes erfolgen.

Definition der Hypoplasie

Von einer Hypoplasie ist zu sprechen, wenn der Durchmesser einer A. vertebralis weniger als 2,5 mm beträgt (☐ Ta-

belle 21.1; Delcker u. Diener 1992). Bei ansonsten normaler Ausbildung des vertebrobasilären Gefäßsystems trägt das hypoplastische Gefäß in diesem Fall weniger als 10% zur vertebrobasilären Gesamtdurchblutung bei (► s. Abb. 17.6). Ursache für diese überproportionale Strömungsreduktion ist die paarige Anlage der Vertebralarterien mit gemeinsamer Endstrombahn, die eine Parallelschaltung von 2 Strömungswiderständen darstellt. Da der Gefäßwiderstand nach dem Gesetz von Hagen-Poiseuille dem Gefäßdurchmesser in der 4. Potenz umgekehrt proportional ist (► s. Kap. 17.3.1), führen bereits relativ geringe Kaliberunterschiede zu erheblichen Differenzen in den zum Gehirn führenden Strömungsvolumina.

Beurteilung von Hypoplasien

Einseitig hypoplastische Vertebralarterien mit einem Durchmesser von weniger als 2,5 mm versorgen (bei kontralateraler Hyperplasie) überwiegend – über die Spinalarterien – die

Tabelle 21.1. Bewertung von Kaliberunterschieden der Vertebralarterien

Durchmesser	Bewertung
>4 mm	Hyperplasie
3–4 mm	Normales Kaliber
2,5 mm	Grenzwertige Hypoplasie
<2,5 mm	Hypoplasie

zervikale Muskulatur. Entsprechend zeigt sich bei intertransversaler Dopplerableitung eines solchen Gefäßes eine erhöhte Pulsatilität. Da andererseits jedoch auch distale Verschlussprozesse des Gefäßes mit einer erhöhten Pulsatilität im vorgeschalteten Gefäßabschnitt einhergehen, ergibt sich hier ein letztlich nicht lösbares differenzialdiagnostisches Problem.

> **Merke**
>
> Bei einseitiger Hypoplasie der A. vertebralis ist eine erhöhte Pulsatiliät in dem betroffenen Gefäß nur mit Vorbehalt als pathologisch zu werten, da es sich auch um eine physiologische Strömungssituation bei fehlendem Anschluss des Gefäßes an die A. basilaris handeln kann.

ⓘ Praktische Hinweise

> Eine im Einzelfall brauchbare Hilfe bei der Differenzierung zwischen distalem Verschlussprozess und physiologischem Strömungsverhalten bei einseitiger Vertebralishypoplasie bietet die Beobachtung des »Grades« der Pulsatilitätserhöhung. So sind ein »Pendelfluss« oder ein völliges Fehlen einer diastolischen Strömungskomponente (Wandfilter soweit wie möglich reduzieren !) mit hoher Wahrscheinlichkeit als pathologisch anzusehen (▶ s. Fallbeispiel 20.8 und Abb. 17.8), da dieser Befund bei hypoplastischen Vertebralarterien so gut wie nie auftritt.

Beurteilung von Hyperplasien

Ein hyperplastisches Gefäß ist zu diagnostizieren, wenn der Durchmesser 4 mm deutlich übersteigt. Zeigt die A. vertebralis einer Seite einen Durchmesser von 4,5 mm und mehr, ist regelmäßig mit einer Hypoplasie des kontralateralen Gefäßes zu rechnen (◘ Abb. 21.9).

21.3.2   Klinische Bedeutung

Erhöhtes Risiko zerebraler Ischämien

Hypoplasien einer A. vertebralis mit kompensatorischer Hyperplasie der anderen Seite sind v. a. für das Stromgebiet der A. cerebelli inferior posterior (PICA) von Bedeutung, da diese üblicherweise noch vor dem Zusammenschluss zur A. basilaris aus der A. vertebralis hervorgeht. Neben den unten beschriebenen kopfdrehungsabhängigen, kurzzeitigen Hirnstammsyndromen bei Abklemmen des kaliberstärkeren Gefäßes ist nach neueren Untersuchungen davon auszugehen, dass hypoplastische Vertebralarterien – insbesondere auch bei bilateraler Hypoplasie – mit einem erhöhten Risiko von Hirnstamminfarkten (insbesondere Wallenberg-Syndrom) einhergehen (Chaturvedi et al. 1999; Schleyer 2003).

Kopfdrehungsabhängige Durchblutungsstörungen

Abknickungen einer A. vertebralis bei bestimmten Kopfhaltungen sind als physiologisch anzusehen und werden durch die paarige Anlage der beiden Vertebralarterien »aufgefangen«. Ausfallssymptome des hinteren Hirnkreislaufs können im Einzelfall jedoch auftreten, wenn eine A. vertebralis ausgeprägt hypoplastisch ist und das andere, hyperplastische Gefäß aufgrund im Alter auftretender osteochondrotischer

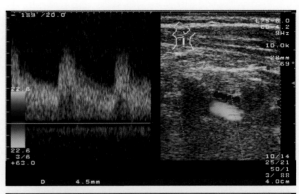

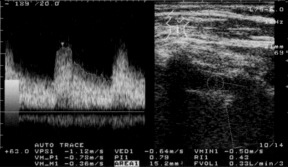

◘ **Abb. 21.9.** Hyperplasie der linken A. vertebralis mit einem Durchmesser von 4,5 mm und einem Strömungsvolumen von rund 300 ml/min bei Aplasie der rechten A. vertebralis

Veränderungen bereits bei »üblichen« Kopfdrehungen komprimiert wird (Brautaset 1992; Puca et al. 2000) (◘ Fallbeispiel 21.1).

Klinisch ist ein entsprechender Verdacht zu äußern, wenn reproduzierbar (!) Drehschwindelattacken mit Nystagmus bei definierten Kopfdrehungen auftreten, die – ebenfalls reproduzierbar – innerhalb weniger Sekunden nach Zurückdrehen des Kopfes wieder völlig verschwinden (Strupp et al. 2000) (▶ s. Übersicht).

> **Hinweise auf ein intermittierendes Kompressionssyndrom der A. vertebralis**
>
> — Reproduzierbare Drehschwindelattacken bei bestimmten Kopfhaltungen
> — Nystagmus sowie ggf. weitere Hirnstammausfälle während der Attacken
> — Verschwinden der Symptome innerhalb weniger Sekunden nach Zurückdrehen des Kopfes
> — Eine der beiden Vertebralarterien deutlich hypoplastisch

Vertebrobasiläre Insuffizienz

Zwar wird die Diagnose einer »vertebrobasilären Insuffizienz« bei Schwindelzuständen und Synkopen häufig gestellt, meist handelt es sich jedoch um eine Verlegenheitsdiagnose ohne sachlich begründeten Gefäßbefund. Es ist stets zu bedenken, dass das Leitsymptom des Schwindels wesentlich mehr nichtvaskuläre als vaskuläre Ursachen besitzt. Nicht zuletzt ist der Begriff »Schwindel« in der deutschen Sprache äußerst viel-

Fallbeispiel 21.1

Der 46-jähriger Dachdecker leidet seit kurzer Zeit an einem provozierbaren massiven Drehschwindel bei Kopfdrehung nach rechts. Mehrfach kam es dabei auch zu Synkopen.

Sonographisch (Dr. Stiegler, Krankenhaus München-Schwabing) fanden sich eine Abgangsstenose der linken A. vertebralis sowie ein Verschluss der rechten A. vertebralis. Bei Kopfdrehung nach rechts kam es reproduzierbar zu einem Sistieren der Blutströmung im Bereich der linken Atlasschlinge.

Angiographisch konnte eine Knickstenose am Abgang der linken A. vertebralis bestätigt werden, die bei Kopfdrehung zu einem »Verdämmern« der Kontrastmittelsäule im weiteren Verlauf des Gefäßes führte. Nach interventioneller Einlage eines Stents sistierte die Symptomatik.

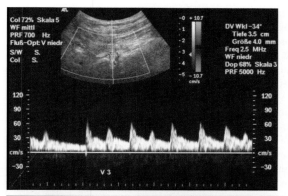

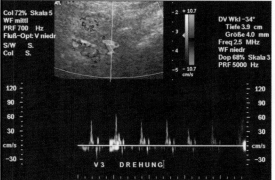

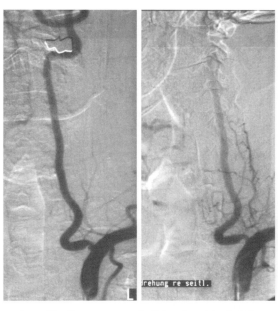

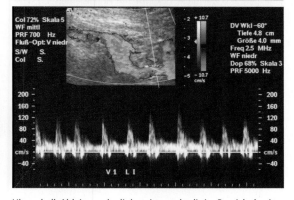

Angiographie: Abgangsstenose der linken A. vertebralis. Bei Kopfdrehung nach rechts (*rechtes Bild*) Sistieren der Kontrastmittelfüllung

Ultraschall: Ableitung der linken A. vertebralis im Bereich der Atlasschlinge ohne (*oben*) und mit (*Mitte*) Kopfdrehung.
Unten: Abgang der linken A. vertebralis (aufgrund des annähernd 90° betragenden Beschallungswinkels keine Messung der Strömungsgeschwindigkeit möglich)

deutig und reicht von akuten Drehschwindelattacken mit Übelkeit und Erbrechen bis hin zu diffusem Unsicherheitsgefühl.

Bisher nur wenig beachtet wurde jedoch die Tatsache, dass für die Hämodynamik im hinteren Stromgebiet weniger die Frage einer einseitigen Hypoplasie mit Hyperplasie der Gegenseite, sondern das Zusammenspiel der beiden Vertebralarterien von wesentlicher Bedeutung ist. Geht man von einer Gesamtquerschnittsfläche beider Vertebralarterien von üblicherweise ca. 18 mm² (Schleyer 2003) und einem Gesamtflussvolumen von 160–180 ml/min aus, errechnet sich

aufgrund des linearen Zusammenhangs zwischen Querschnitt und Flussvolumen (▶ s. Kap. 5.3.3) ein Abfall der Vertebralisdurchblutung unter 100 ml/min, wenn die Querschnittsfläche 10 mm² unterschreitet. Diese Situation betrifft 1–2% der Bevölkerung.

Für die Hämodynamik im hinteren Stromgebiet bedeutet dies, dass die Versorgung bei diesem Personenkreis zu einem erheblichen Teil über die A. carotis interna und über embryonal hyperplastisch ausgelegte Rr. communicantes posteriores erfolgen muss. Die sehr dünnkalibrige A. basilaris mit ihren zahlreichen Ästen stellt dann die Grenzzone zwischen dem vorderen und hinteren Stromgebiet dar. Es ist bislang zwar nicht durch prospektive Studien belegt, im Analogschluss zu den übrigen Grenzzonengebieten jedoch höchst wahrscheinlich, dass in diesem Bereich damit eine besondere Vulnerabilität gegenüber Blutdruckschwankungen (◘ Fallbeispiel 21.2) sowie – aufgrund der niedrigen Strömungsgeschwindigkeit – möglicherweise auch eine verstärkte Neigung zur Thrombenbildung besteht (◘ Abb. 21.10).

Da die Berechnung der Gesamtquerschnittsfläche recht »unhandlich« ist, genügt in der Praxis für einen ersten Eindruck eine Addition der Gefäßdurchmesser der Vertebralarterien. Im Normalfall beträgt die Summe der Gefäßdurchmesser 6–8 mm (◘ Tabelle 21.2). Unterschreitet die Durchmessersumme einen Wert von 4–5 mm, ist von einer ausgeprägten vertebrobasilären Hypoplasie auszugehen, die den gesamten hinteren Kreislauf einschließlich der A. basilaris betrifft. Die Aa. cerebri posteriores werden in diesem Fall regelmäßig vom vorderen Stromgebiet versorgt, was sich im farbkodierten Duplexsonogramm eindrücklich nachweisen lässt (► s. Fallbeispiel 21.2).

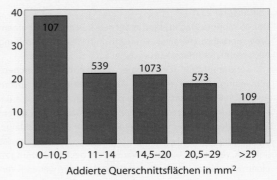

Anteil vertebrobasilärer Ischämien in %

◘ **Abb. 21.10.** Anteil vertebrobasilärer Ischämien bei Patienten mit Hirninfarkten im hinteren (n=491) und vorderen (n=1908) Stromgebiet. (Nach Schleyer 2003)

Fallbeispiel

Fallbeispiel 21.2

Der 51-jährige Geschäftsmann erlitt aus völliger Gesundheit heraus an einem heißen Sommertag nach längerer Autofahrt eine mehrere Stunden andauernde amnestische Episode. Eine Migräne war nicht bekannt, ein Anfallsleiden lag nicht vor, ein offenes Foramen ovale sowie eine Gefäßdissektion konnten ausgeschlossen werden.

Sonographisch ergab sich als einzige Auffälligkeit eine ausgeprägte Hypoplasie des vertebrobasilären Systems mit einem Durchmesser der A. vertebralis rechts von 1,5 mm, links von 2,4 mm (Durchmessersumme 3,9 mm, Gesamtquer-

schnitt 6,3 mm²). Die A. cerebri posterior war auf beiden Seiten (überwiegend) von der A. carotis interna versorgt, was auch im MRT bestätigt werden konnte. Die A. basilaris ließ sich im farbkodierten Duplexsonogramm weder transnuchal noch transtemporal sicher darstellen.

Bei fehlenden anderen Erkrankungen und bekannter Hypotonie ist ein Blutdruckabfall mit vorübergehender Grenzzonenischämie in basalen Hirnstrukturen als wahrscheinlichste Ursache der Symptomatik anzunehmen.

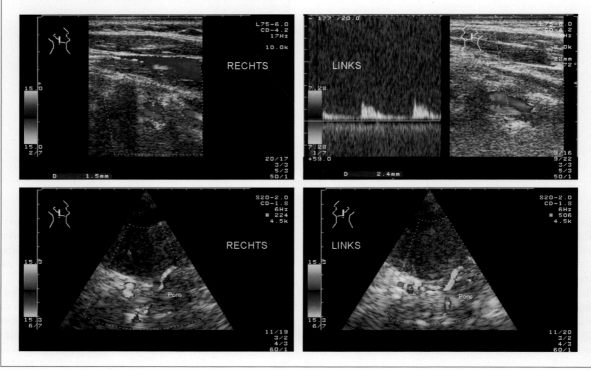

◻ Tabelle 21.2. Bewertung der Durchmessersumme der Vertebralarterien				
<4 mm Ausgeprägte Hypoplasie	4,0–5,5 mm Mäßige Hypoplasie	6–8 mm Normalbefund	8,5–9 mm Mäßige Hyperplasie	>9 mm Ausgeprägte Hyperplasie

Merke

Wird bei Addition der Gefäßdurchmesser der A. vertebralis ein Summenwert von 5 mm nicht überschritten, ist von einer **vertebrobasilären Hypoplasie** mit embryonaler Anlagevariante der A. cerebri posterior auszugehen.

Zusammenfassung

Eine asymmetrische Anlage der A. vertebralis stellt eher die Regel als die Ausnahme dar. Hypoplasien der A. vertebralis mit einem Durchmesser von 2,5 mm und weniger sind bei 5–10% der Bevölkerung zu finden, das kontralaterale Gefäß ist dann meist hyperplastisch. Beidseitige Hypoplasien der A. vertebralis dürften eine Rolle bei der Entwicklung transitorischer und bleibender Ischämien im hinteren Stromgebiet spielen.

21.4 Arteriovenöse Malformationen und Fisteln

Arteriovenöse Kurzschlüsse (Angiome, AV-Fisteln) können im Rahmen einer kongenitalen Gefäßmissbildung oder Bindegewebeschwäche, jedoch auch traumatisch oder spontan ohne ersichtlichen Grund auftreten. Grundsätzlich können sie an jeder Stelle des Gefäßsystems vorkommen.

21.4.1 Sonographische Beurteilung

Die sonographische Beurteilung arteriovenöser Kurzschlüsse konzentriert sich v. a. auf die Beurteilung der versorgenden Gefäße (angloamerikanisch **feeder**). Die hierbei zu erhebenden Befunde sind letztlich für alle Lokalisationen identisch (s. nachstehende Übersicht). Die darüber hinaus gehenden Besonderheiten werden bei der Beschreibung der häufigsten klinischen Konstellationen aufgeführt.

Sonographische Befunde in den versorgenden Gefäßen (feeder) arteriovenöser Fisteln und Angiome

- Deutlich erhöhtes Strömungsvolumen
- Häufig Dilatation der vorgeschalteten Gefäßabschnitte
- Turbulenzen aufgrund der Hyperperfusion
- erniedrigte Pulsatilität aufgrund der Herabsetzung des peripheren Widerstandes
- Bei intrazerebralen Angiomen ausgeprägt reduzierte oder völlig aufgehobene CO_2-Reaktivität
- Kräftig perfundierte Venen mit arterienähnlichem Strömungscharakter

21.4.2 Klinische Bedeutung

Extrakranielle Karotis-Jugularis-Fistel

Bei arteriovenösen Kurzschlüssen zwischen der A. carotis einschließlich ihrer extrakraniellen Äste (v. a. der A. thyroidea superior) und der V. jugularis handelt es sich so gut wie immer um Folgen einer Gefäßwandläsion durch einen zentralen Venenkatheter. Klinische Leitsymptome sind neben der typischen Vorgeschichte ein palpatorisch fassbares Schwirren am Hals sowie ein auskultierbares, meist höherfrequentes Stenosegeräusch über der betreffenden Region.

Sonographisch ist der Verdacht auf eine AV-Fistel zu äußern, wenn bei Beschallung der Halsgefäße punktförmig massive Strömungsstörungen detektierbar sind, die nicht eindeutig einer Stenose zugeordnet werden können. Bei detailliertem Suchen mit der farbkodierten Duplexsonographie ist meist der Fistelkanal direkt nachweisbar. Der Vergleich mit dem Strömungsvolumen der kontralateralen A. carotis communis erlaubt Aussagen über das Fistelvolumen.

Durale AV-Fisteln der Schädelbasis

Bei Auftreten eines pulssynchronen Ohrgeräusches ist neben Stenosen im Bereich des Karotissiphons immer an eine arteriovenöse Fistel zu denken (▶ s. nachstehende Übersicht), die typischerweise im Bereich der Dura mater an der Schädelbasis liegt (Arning et al. 1997). Derartige Gefäßkurzschlüsse treten meist spontan ohne erkennbaren Anlass durch Erweiterung vorbestehender arteriovenöser Mikroshunts auf. Lediglich im Einzelfall ist ein Zusammenhang mit einer Sinusvenenthrombose, möglicherweise im Rahmen eines grippalen Infekts, jedoch auch mit einer längeren Kälteexposition des ungeschützten Kopfes, z. B. beim Skifahren, zu eruieren.

Häufigste Ursachen pulssynchroner Ohrgeräusche. (Nach Sila et al. 1987; Thie et al. 1993)

- Lokale Ursachen im Ohr, z. B. Tumoren des Innenohrs
- Stenosen der hirnversorgenden Arterien, z. B. schädelbasisnahe Dissektionen, fibromuskuläre Dysplasien, Karotissiphonstenosen
- Hyperfusion, z. B. durale AV-Fisteln (meist Dura, seltener Pia oder zervikal), Karotis-Kavernosus-Fisteln, Glomustumoren der Schädelbasis
- Sonstige Ursachen, z. B. Sinusvenenthrombose, Pseudotumor cerebri mit intrakranieller Hypertension

Die Versorgung erfolgt üblicherweise über Äste der A. carotis externa, wobei v. a. die A. occipitalis, die A. auricularis posterior, die A. meningea media sowie die A. pharyngea ascendens mit ihren Endästen betroffen sind. Nur in seltenen Fällen bestehen auch Verbindungen von der A. vertebralis (Arning et al. 1999). Der Abfluss erfolgt meist in den Sinus transversus oder sigmoideus und von dort in die V. jugularis. Die Diagnose ist häufig bereits klinisch zu stellen, wenn bei Positionierung des Stethoskops im Bereich des Mastoids ein lokales Gefäßgeräusch auskultierbar ist und der vom Patienten häufig als sehr störend empfundene Tinnitus bei lokaler Druckausübung mit dem Finger weniger wird oder sogar verschwindet. Nur am Rande sei erwähnt, dass dieses Manöver bei kleineren Fisteln auch zu einem spontanen Verschluss führen kann.

Sonographisch sind bei derartigen Fisteln der Lokalbefund und die Auffälligkeiten in den »Feedergefäßen« zu unterscheiden.

Lokalbefund. Im Bereich der Schädelbasis finden sich meist zahlreiche, in wechselnde Richtungen verlaufende Gefäße mit hoher Dopplerfrequenz und ausgeprägten Strömungsstörungen. Nicht selten ist auch ein Möwenschreiphänomen detektierbar (▶ s. Abb. 5.8). Aufgrund der größeren Eindringtiefe eignet sich die cw-Dopplersonde meist besser als die Duplexsonographie zum Nachweis derartiger Fistelgefäße.

Die farbkodierte Darstellung bringt im Allgemeinen keine wesentlichen zusätzlichen Aspekte, da aufgrund der ausgeprägten Strömungsstörung einzelne Gefäße nicht differenziert werden können.

Da kleinere Fisteln nur erkannt werden können, wenn die Dopplerableitung in möglichst unmittelbarer Nähe der Fistel erfolgt, sollte ggf. die gesamte extrakranielle Schädelbasis auf das Vorliegen pathologischer Befunde abgesucht werden. Hierzu eignet sich die transkranielle 2-MHz-Dopplersonde, mit der eine schrittweise Abklärung der verschiedenen Tiefenbereiche zwischen üblicherweise 30 und 70 mm möglich ist. Die transkranielle Doppler- bzw. Duplexsonographie bringt im Allgemeinen keine zusätzlichen Erkenntnisse, da aus methodischen Gründen die Schädelbasis nur unzureichend beurteilbar ist.

Befunde in zuführenden Gefäßen. Die Bestimmung des Strömungsvolumens der A. carotis externa im Seitenvergleich ist von wesentlicher Bedeutung für das therapeutische Vorgehen (◘ Fallbeispiel 21.3). Die Differenz gibt einen ungefäh-

---

Fallbeispiel

Fallbeispiel 21.3

Der 33-jährige Arzt bemerkte aus völligem Wohlbefinden heraus ein linksseitiges, pulssynchrones Ohrgeräusch, das im Verlauf einiger Wochen erheblich an Lautstärke zunahm.

Bei der klinischen Untersuchung konnte das Geräusch mit Punctum maximum hinter dem linken Ohr auskultatorisch bestätigt werden. Sonographisch zeigte sich in der linken A. carotis externa eine ausgeprägte Hyperperfusion mit einem Strömungsvolumen von 700 ml/min (rechts 150 ml/min). Bei Ableitung im linken Kieferwinkel fand sich ein kräftiges Gefäß, das bis unterhalb des Mastoids verfolgt werden konnte. Dort ließen sich mehrere Gefäße mit hohem diastolischem Strömungssignal ableiten. Angesichts dieser Befundkonstellation bestand kein Zweifel am Vorliegen einer retroaurikulären AV-Fistel. Aufgrund des hohen Fistelvolumens wurde die Indikation zu einem interventionellen Vorgehen gestellt.

Ein erster Therapieversuch durch Embolisation misslang und führte zu Komplikationen in Form einer zunächst kompletten peripheren Fazialisparese. Erst bei einer ausgedehnten operativen Skelettierung konnte ein weitgehender Verschluss der Fistel erreicht werden.

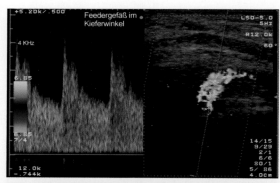

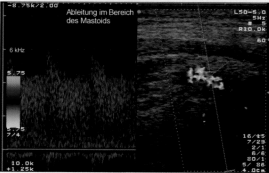

Arteriovenöse Fistel im Bereich der Schädelbasis. Das Duplexsonogramm der ipsilateralen A. carotis externa zeigt ein beträchtliches Flussvolumen von 700 ml/min (*links*). Ableitung eines Feedergefäßes (wahrscheinlich A. retroauricularis) im

Bereich des Kieferwinkels (*rechts oben*). Teile der Durafistel an der unteren Schädelbasis mit typischem, wenig pulsatilem Strömungssignal (*rechts unten*)

ren Hinweis auf das Shuntvolumen und damit auf die kardiale Belastung. Von einer relevanten Belastung ist auszugehen, wenn das Shuntvolumen etwa 500 ml/min und mehr erreicht.

ⓘ Praktische Hinweise

Die bei größeren AV-Fisteln regelmäßig anzutreffende Hyperperfusion der A. carotis externa kann zum Fehlbefund einer höhergradigen Stenose dieses Gefäßes führen. Typischerweise sind jedoch in diesem Fall ein oder mehrere hyperperfundierte Gefäßäste in Richtung auf das Ohr weiterzuverfolgen. Da die zuführenden Gefäße regelmäßig die A. carotis interna überkreuzen, ist insbesondere bei ausschließlicher Verwendung der Dopplersonographie auch eine Verwechslung mit einer Stenose der A. carotis interna möglich (◨ Abb. 21.11). Richtungweisend ist hier, dass proximal und distal der vermeintlichen Stenose das Strömungssignal in der A. carotis interna völlig unauffällig ist und sich insbesondere im Verlauf keine poststenotischen Ablösungsphänomene ableiten lassen.

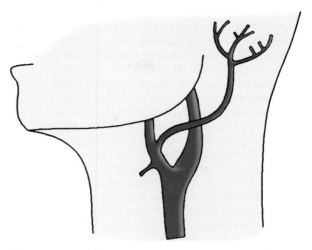

◨ **Abb. 21.11.** Schematische Darstellung einer retroaurikulär liegenden AV-Fistel mit einem die A. carotis interna überkreuzenden Versorgungsgefäß

Fallbeispiel

Fallbeispiel 21.4

Der 52-jährige Zimmermann stürzte während der Arbeit 4–5 m tief von einer Dachfläche. Als Folge des hierbei erlittenen Schädel-Hirn-Traumas entwickelte sich ein beidseitiges epidurales Hämatom, das neurochirurgisch entfernt wurde. Postoperativ erholte er sich gut, bemerkte jedoch in der Folgezeit ein zischendes, pulssynchrones Ohrgeräusch beidseits.

Bei der klinischen Untersuchung ein Jahr nach dem Unfallereignis konnte im Bereich der gesamten Schädelkalotte ein hochfrequentes, pulssynchrones Strömungsgeräusch auskultiert werden, das insbesondere auch bei Positionierung des Stethoskops auf den Augenbulbi mit Rechtsbetonung sehr laut war. Sonographisch zeigte die rechte A. carotis interna extrakraniell ein Strömungsvolumen von rund 900 ml/min, links konnten 350 ml/min gemessen werden. Die rechtsseitigen Periorbitalarterien waren retrograd perfundiert. Intrakraniell fanden sich im farbkodierten Duplexbild in der Mittellinie multiple, keinem einzelnen Gefäß zuzuordnende Farbpunkte, dopplersonographisch konnten verschiedene Strömungssignale mit ausgeprägter Strömungsstörung, z. T. auch mit »Möwenschreiphänomen« (unten), gefunden werden. Die A. cerebri media und anterior waren demgegenüber regelrecht ableitbar.

Die angiographische Abklärung bestätigte den Befund einer traumatischen Karotis-Kavernosus-Fistel mit Übertritt von Blut aus der A. carotis interna. Eine vorgeschlagene interventionelle Therapie mit Ballonverschluss der Fistel wurde vom Patienten abgelehnt.

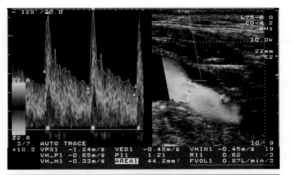

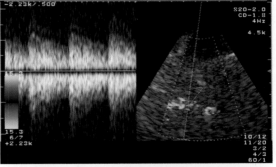

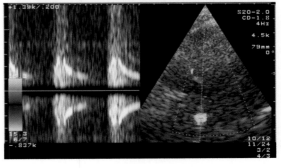

Karotis-Kavernosus-Fisteln

Fistelbildungen beim Durchtritt der intrakraniellen A. carotis interna durch den Sinus cavernosus (»direkte Karotis-Kavernosus-Fisteln«) entstehen meist im Gefolge von Schädel-Hirn-Verletzungen (◘ Fallbeispiel 21.4), können jedoch auch spontan auftreten. Aufgrund des häufig beträchtlichen Shuntvolumens stellen sie nicht selten eine zwingende Indikation zu interventionellen Eingriffen dar. Auch hier ist die Verdachtsdiagnose bereits klinisch zu stellen – aufgrund des meist ausgeprägten Ohrgeräusches und des positiven Auskultationsbefundes, insbesondere bei Positionierung des Stethoskops über dem Augenbulbus. Durch die lokale Erhöhung des Blutdrucks in den abführenden Venen findet sich häufig auch eine Protrusion des Augenbulbus mit pulsierender Injektion der Sklera und Chemosis. Sonographisch sind 3 Befunde zu erheben.

Intrakranieller Lokalbefund. Die transtemporale Untersuchung der Hirnbasisarterien sichert die Verdachtsdiagnose einer direkten Karotis-Kavernosus-Fistel, wenn in einer Tiefe von 60–70 mm multiple, keinem einzelnen Gefäß zuzuordnende »Farbpunkte« mit Zeichen einer massiven Strömungsstörung im Dopplerspektrum erfassbar sind (▶ s. Fallbeispiel 21.4). Die A. cerebri media und die A. cerebri anterior lassen sich hingegen meist mit völlig unauffälligem Strömungssignal ableiten.

Befunde in den Periorbitalarterien. Aufgrund des extrem geringen peripheren Widerstands im intrakraniellen Stromgebiet sind die Periorbitalarterien so gut wie immer ausgeprägt retrograd durchströmt, wobei eine Differenzierung von den ebenfalls massiv perfundierten Venen der Orbitahöhle häufig kaum möglich ist.

Extrakranielle Duplexbefunde. Wie bei den duralen Fisteln liegt die Hauptbedeutung der Duplexuntersuchung darin, durch quantitative Bestimmung der Flussmenge in der A. carotis interna im Seitenvergleich das Shuntvolumen abzuschätzen.

Intrazerebrale Gefäßmalformationen

Bei der Erkennung der meist kongenital bestehenden Gefäßknäuel (Angiome und Kavernome) ist der Beitrag der Doppler- und Duplexsonographie nur marginal, da diese mit wesentlich niedrigerer Nachweisgrenze durch Computer- und Kernspintomographie diagnostiziert werden können (Baumgartner et al. 1996b). Auch wird bei angiombedingten neurologischen Ausfällen und/oder zerebralen Krampfanfällen die Ultraschalluntersuchung so gut wie nie die als erste durchgeführte diagnostische Methode sein. Entsprechend kommt der Sonographie allenfalls in der Operationsplanung oder bei postoperativen Kontrollen eine gewisse Bedeutung zu (Klötzsch et al. 1995).

Bei größerem Durchmesser des Angioms sind die versorgenden Gefäße (feeder) gegenüber Normwerten deutlich hyperperfundiert und zeigen dopplersonographisch häufig Turbulenzen. Eine Abgrenzung von erhöhten Dopplerfrequenzen bei Stenosen kann anhand der Reaktion auf Hyperventilation erfolgen: Aufgrund der Entkopplung des Angioms von der zerebralen Autoregulation liegt der Strömungsabfall in den Versorgungsgefäßen während Hyperventilation deutlich unter den normalerweise zu erwartenden Werten (▶ s. Tabelle 14.2). Postoperativ sinkt erwartungsgemäß die Perfusion in den betroffenen Gefäßen und es kommt zu einer Anhebung der zerebrovaskulären Reservekapazität.

> **Zusammenfassung**
>
> Arteriovenöse Kurzschlüsse können kongenital, traumatisch oder spontan auftreten. Fisteln zwischen der A. carotis und der V. jugularis nach zentralvenösen Punktionsversuchen sind duplexsonographisch klar zu diagnostizieren, meist ist sogar der Fistelkanal darstellbar. Schwieriger ist der direkte Nachweis duraler Fisteln im Bereich der Schädelbasis, die häufig zu störenden Ohrgeräuschen führen. Die Flussvolumenbestimmung in der A. carotis externa weist hier die kardiale Belastung nach. Fisteln zwischen der intrakraniellen A. carotis interna und dem Sinus cavernosus sind bei entsprechender Klinik sonographisch eindeutig abzuklären, das Fistelvolumen kann durch Seitenvergleich in der extrakraniellen A. carotis interna abgeschätzt werden. Bei intrazerebralen Angiomen kommt der Doppler- und Duplexsonographie angesichts aussagekräftigerer bildgebender Methoden keine wesentliche Bedeutung zu.

22 Vasospasmen

Zusammenfassung

Spontane Vasospasmen mit fluktuierenden Verschlussprozessen der hirnversorgenden Arterien sind – v. a. im Zusammenhang mit einer Migräne – wahrscheinlich häufiger
als bisher angenommen. Zukünftige Untersuchungen mit
Ultraschall und MRA werden sich mit dieser Frage be-
schäftigen müssen.

22.1 Spontane Vasospasmen

Vasospasmen bei Manipulationen an einem Gefäß (z. B. im
Rahmen der Röntgenkontrastangiographie) oder in dessen
Nähe (z. B. bei HNO-ärztlichen Eingriffen) sind seit vielen
Jahren bekannt. Spontan auftretende Vasospasmen im Rahmen einer Migräne wurden zwar verschiedentlich vermutet,
jedoch nie tatsächlich nachgewiesen. Dies änderte sich mit
Entwicklung der Ultraschall- und MRA-Technik, die beide
nichtinvasive repetitive Untersuchungen ermöglichen. Soweit
den Autoren bekannt, liegen mit diesen Methoden inzwischen
4 Fallberichte über nachgewiesene Vasospasmen vor, davon
3 im Zusammenhang mit einer Migräneanamnese (Arning
et al. 1998; Iu u. Lam 2001; Prodan et al. 2002; Schlüter u.
Kissig 2002).

Sonographische Beurteilung
Charakteristischer Befund eines Vasospasmus ist ein rasch
fluktuierender Gefäßstatus an den hirnversorgenden Arterien mit höhergradiger Stenose oder sogar Verschluss (Fallbeispiel 22.1).

Klinische Bedeutung
Zum jetzigen Zeitpunkt liegt die hauptsächliche klinische
Bedeutung in der Erkenntnis, dass spontane Vasospasmen
größerer Arterien offensichtlich möglich sind. Bei fluktuierenden Befunden sollte daher an die Möglichkeit einer derartigen Situation gedacht werden.

22.2 Vasospasmen bei Subarachnoidalblutungen

Neben Nachblutungen stellen Vasospasmen die wichtigste
und häufigste Komplikation spontaner und traumatischer
Subarachnoidalblutungen dar. Sie entwickeln sich im Allgemeinen mit einer Latenzzeit von 3–5 Tagen nach dem Ereignis und kommen durch Einwirkung vasokonstriktorischer
Blutabbauprodukte zustande. Hierdurch kommt es zu segmentalen Gefäßeinengungen mit dopplersonographisch
nachweisbarer Erhöhung der Strömungsgeschwindigkeit
(Abb. 22.1). Aufgrund der durch die Stenose bedingten
Mangeldurchblutung können verzögerte neurologische Defizite auftreten. Die Erkennung von Vasospasmen war die
erste Anwendung der transkraniellen Dopplersonographie
nach ihrer Entwicklung durch Aaslid (Aaslid et al. 1982).

22.2.1 Grundlegende methodische Probleme

Bereits aus den 80er-Jahren des letzten Jahrhunderts liegt
eine große Zahl von Publikationen vor, die den Wert der
transkraniellen Dopplersonographie bei der Erkennung von
Gefäßspasmen nach Subarachnoidalblutungen und bei der

Fallbeispiel

Fallbeispiel 22.1 (nach Arning et al. 1998)
Bei der 32-jährigen Frau waren in der Anamnese multiple Epi-
soden einer linksseitigen Amaurosis fugax sowie einer transitorischen Halbseitensymptomatik rechts zu eruieren. Im MRT
zeigte sich ein linkshirniger Grenzzoneninfarkt, die farbkodierte Duplexuntersuchung ergab jedoch keinen korrelierenden
pathologischen Befund. Während der stationären Rehabilitation kam es zu einer erneuten Sehstörung. Eine sofort durchgeführte Ultraschalluntersuchung zeigte eine filiforme Stenose
4 cm oberhalb des Abgangs der linken A. carotis interna sowie
indirekte Hinweise auf eine weiter kranial gelegene, höhergradige Stenose auch der rechten A. carotis interna. Bei Kontrolle
des Befundes 18 h später fanden sich beidseits wieder unauffällige Verhältnisse. Sechs Wochen später konnte im Rahmen einer weiteren Attacke mit Sehstörung erneut eine rasch reversible Stenose der linken A. carotis interna nachgewiesen werden.
Nach Behandlung mit einem Kalziumantagonisten war die Patientin mit Ausnahme von 3 sehr kurzen Attacken mit Sehstörungen über einen Zeitraum von 12 Monaten unauffällig.

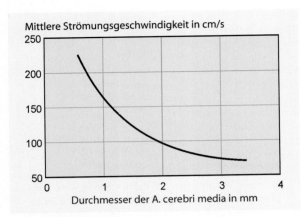

Abb. 22.1. Effekt vasospastisch bedingter Durchmesseränderungen der A. cerebri media auf die dopplersonographisch gemessene Strömungsgeschwindigkeit. (Nach Aaslid 1986)

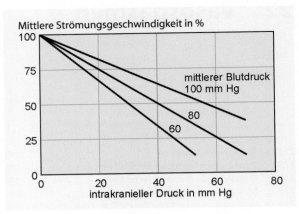

Abb. 22.2. Einfluss von Erhöhungen des Hirndrucks auf die Strömungsgeschwindigkeit in der A. cerebri media in Abhängigkeit des systemischen Blutdrucks. (Nach Klingelhöfer et al. 1991)

Therapiekontrolle nach Gabe von Kalziumantagonisten beschreiben. Anfang der 90er-Jahre kamen jedoch zunehmend skeptische Aussagen zum Wert der Methode hinzu (Grosset et al. 1993; Laumer et al. 1993; Lennihan et al. 1993). Insbesondere 3 Probleme werden genannt:

- fehlender Zusammenhang zwischen erhöhten Dopplerfrequenzen und dem Auftreten eines neurologischen Defizits,
- fehlender Zusammenhang zwischen erhöhten Dopplerfrequenzen und dem Auftreten kritischer Vasospasmen,
- fehlende Treffsicherheit der Doppleruntersuchung bei der Erkennung von Vasospasmen.

Vorhersage eines neurologischen Defizits

Dass zwischen der Dopplerfrequenzerhöhung und dem Auftreten eines neurologischen Defizits nur ein marginaler Zusammenhang besteht, verwundert aufgrund der Erfahrungen bei arteriosklerotischen Stenosen nicht. Je nach Ausmaß der Kollateralversorgung wirken sich selbst relativ hochgradige Stenosen hämodynamisch nur unbedeutend aus (▶ s. Kap. 23.1.2), und das Entstehen von Thromben im poststenotischen Bereich hängt mehr von der Gerinnungssituation als vom Stenosierungsgrad ab.

Erkennung eines kritischen Vasospasmus

Der fehlende Zusammenhang zwischen hohen Dopplerfrequenzen und dem Auftreten »kritischer« Vasospasmen im Angiogramm mag auf den ersten Blick verwunderlich erscheinen, da aus strömungsphysiologischen Gründen eine umgekehrt quadratische Proportionalität zwischen der Strömungsgeschwindigkeit und dem Gefäßdurchmesser besteht (▶ s. Kap. 2.3). Diese Beziehung setzt jedoch einen mit zunehmendem Stenosierungsgrad sinkenden oder zumindest gleichbleibenden peripheren Widerstand voraus, wie dies bei extrakraniellen Stenosen der Fall ist. Bei Subarachnoidalblutungen ist dies aber nicht gegeben, sodass bei alleiniger Beobachtung der lokalen Strömungsgeschwindigkeit Fehlinterpretationen in beide Richtungen möglich sind.

Unterschätzung von Vasospasmen. Insbesondere bei schwereren Subarachnoidalblutungen kann es zu einem relevanten Anstieg des Hirndrucks mit hierdurch erhöhtem peripherem

Widerstand und Abnahme der Strömungsgeschwindigkeit kommen (**Abb. 22.2**). Daher gilt es, bei der Beurteilung von Vasospasmen nicht nur die Strömungsgeschwindigkeit, sondern auch die Pulsatilität als Kriterium für einen erhöhten Hirndruck (▶ s. Kap. 28.1) zu beobachten (Klingelhöfer et al. 1991, 1996; Steinmeier et al. 1993).

Überschätzung von Vasospasmen. Sinkt der zuvor erhöhte Hirndruck wieder ab, kommt es regelmäßig zu einer überproportionalen Verminderung des peripheren Widerstands und damit zu einer Hyperperfusion. Eine hierdurch bedingte Überbewertung von Vasospasmen kann unschwer durch Berücksichtigung des MCA/ICA-Index (▶ s. Kap. 16.3.3) vermieden werden.

Treffsicherheit der Doppleruntersuchung

Der Vorwurf einer insgesamt mangelnden Treffsicherheit der Dopplersonographie bei der Erkennung von Vasospasmen rührt möglicherweise daher, dass in der Anfangszeit die Methode unkritisch überbewertet wurde. Tatsächlich sind jedoch 3 Einschränkungen zu berücksichtigen, die von der Erkennung arteriosklerotischer Stenosen bestens bekannt sind.

Nur direkte Ableitungen zuverlässig. Vergleichbar den übrigen Gefäßen sinkt die Treffsicherheit der Doppler- und Duplexsonographie, wenn die Beurteilung lediglich anhand indirekter Kriterien erfolgen kann. Vasospasmen, die (noch) nicht mit einer sehr hochgradigen Stenosierung einhergehen, sind daher nur dann erkennbar, wenn sie ein sonographisch zugängliches Gefäßsegment betreffen.

Winkelabhängigkeit des Dopplersignals. Bei Untersuchung mit der einfachen transkraniellen Dopplerstiftsonde ist stets die Winkelabhängigkeit der Dopplerfrequenzen zu berücksichtigen. Steht keine farbkodierte Duplexsonographie zur Verfügung (Proust et al. 1999), muss daher bei der Ableitung der A. cerebri anterior und posterior mit einer reduzierten Treffsicherheit gerechnet werden.

Berücksichtigung der Kollateralversorgung. Die doppler- und duplexsonographische Beurteilung von Stenosen (und Va-

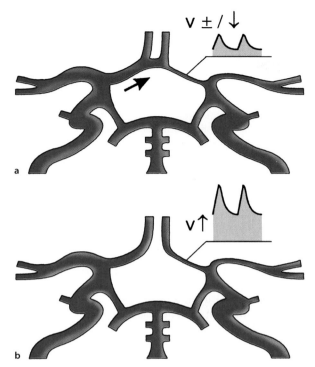

◻ Abb. 22.3a,b. Probleme bei der dopplersonographischen Erkennung von Vasospasmen im A1-Segment der A. cerebri anterior in Abhängigkeit von der Anlage des R. communicans anterior. Bei gut ausgebildetem R. communicans anterior und entsprechender Kollateralversorgung ist die Strömungsgeschwindigkeit im vasospastischen A1-Segment normal oder sogar erniedrigt (**a**). Nur bei hypoplastischem oder ebenfalls von einem Vasospasmus betroffenen R. communicans anterior kommt es im A1-Segment zu einer erhöhten Strömungsgeschwindigkeit (**b**)

sospasmen) beruht auf dem Nachweis von Strömungsveränderungen. Bei guter Kollateralversorgung über den R. communicans anterior kann der hämodynamische Effekt eines Spasmus im A1-Segment der A. cerebri anterior jedoch aufgehoben sein (◻ Abb. 22.3). Ein gut kollateralisierter

Vasospasmus wird aber auch zu keinen hämodynamischen Problemen führen.

Fasst man die Kritikpunkte zusammen, kommt man zu dem letztlich banalen Schluss, dass die Ultraschalldiagnostik – wie auch im Falle ihrer Anwendung bei arteriosklerotischen Gefäßläsionen – selbstverständlich nicht in der Lage ist, physikalisch Unmögliches zu leisten. Beachtet man jedoch die im Grundlagenteil dieses Buches beschriebenen Einschränkungen, kann die Methode insbesondere über Gefäßspasmen im Hauptstamm der A. cerebri media sehr zuverlässige Aussagen machen.

22.2.2 Sonographische Beurteilung

Da Gefäßspasmen bezüglich ihres hämodynamischen Effektes arteriosklerotischen Stenosen gleichzusetzen sind, gelten grundsätzlich die bereits in Kap. 16.2.1 genannten Kriterien. Im Folgenden sollen daher lediglich nochmals zusammenfassend die wichtigsten Befunde kurz beschrieben und auf wesentliche Besonderheiten der Vasospasmusdiagnostik eingegangen werden (◻ Tabelle 22.1).

Blutströmungsgeschwindigkeit

Anders als bei arteriosklerotischen Stenosen beruhen bei Vasospasmen die meisten Zahlenangaben in der Literatur auf der intensitätsgewichteten mittleren Strömungsgeschwindigkeit bzw. Dopplerfrequenz (Meanwert). Das Auftreten einer intensitätsgewichteten mittleren Strömungsgeschwindigkeit von 120 cm und mehr (=3 kHz bei 2 MHz Sendefrequenz) in der A. cerebri media weist – sofern keine Gefäßstenosen auf anderer Grundlage bestehen – auf das Vorliegen eines Gefäßspasmus hin (Sloan et al. 1989), ab ca. 200 cm/s liegt ein kritischer Vasospasmus vor. Bezüglich der A. cerebri anterior und posterior sind die angegebenen Werte um 20–25% zu reduzieren. Die Diagnose kann insbesondere dann als gesichert gelten, wenn ein derartiges Dopplersignal nur einseitig abzuleiten ist. Steigt gleichzeitig auch der intrakranielle Druck an, kann eine

◻ Tabelle 22.1. Dopplersonographische Merkmale von Vasospasmen in der A. cerebri media; Frequenzangaben bezogen auf eine Sendefrequenz von 2 MHz

Erhöhte Dopplerfrequenzen bzw. Strömungsgeschwindigkeiten	Meanwert	≥3 kHz (120 cm/s) = grenzwertig, ≥4 kHz (160 cm/s) = signifikant, ≥5 kHz (200 cm/s) = kritisch
	Maximalwert	≥4 kHz (160 cm/s) = relevant, ≥6 kHz (220 cm/s) = kritisch
Und/oder Erhöhter MCA/ICA-Index	MCA/ICA >3,0	
Und/oder Anstieg der Strömungsgeschwindigkeit während der 1. Woche	50%/Tag bzw. 1 kHz (40 cm/s)/Tag	
Und/oder Erhöhte Pulsatilität	Pulsatility-Index (PI) >1,0 Resistance-Index (RI) >0,6	

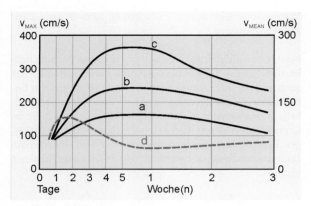

Abb. 22.4a–d. Verlauf der Strömungsgeschwindigkeit in den Hirnbasisarterien bei verschiedener Ausprägung von Vasospasmen. **a** Mäßiger, **b** signifikanter, **c** kritischer Anstieg der Strömungsgeschwindigkeit; **d** kurzzeitiger Anstieg, gefolgt von einem oft dramatischen Abfall der Strömungsgeschwindigkeit bei intrakranieller Druckerhöhung

Zunahme der Strömungsgeschwindigkeit allerdings ausbleiben (■ Abb. 22.4).

Bezogen auf die maximale systolische Strömungsgeschwindigkeit (Maximalwert) gilt die von arteriosklerotischen Stenosen her bekannte Regel, wonach oberhalb von ca. 160 cm/s (=4 kHz bezogen auf 2 MHz Sendefrequenz) eine relevante Einengung vorliegt. Kritische Strömungsgeschwindigkeiten sind – ebenfalls analog zu arteriosklerotischen Läsionen – ab einer maximalen Strömungsgeschwindigkeit von ca. 220 cm/s (= 6 kHz bei 2 MHz Sendefrequenz) zu erwarten.

MCA/ICA-Index

Insbesondere zur Differenzierung zwischen einer Hyperperfusion und einem Vasospasmus eignet sich der Quotient der Dopplerfrequenzen zwischen der A. cerebri media und der A. carotis interna (MCA/ICA-Index). Wie bereits in Kap. 16.3.3 beschrieben, liegt dieser im Normalfall (und bei Hyperperfusion) bei 2,0 oder darunter. Werte >3,0 deuten auf einen relevanten Vasospasmus hin.

Anstieg der Strömungsgeschwindigkeit

Ein Anstieg der mittleren Strömungsgeschwindigkeit um ca. 50%/Tag während der ersten 4–6 Tage nach einer Subarachnoidalblutung deutet auf einen sich entwickelnden Vasospasmus hin (Grosset et al. 1993). Die Beurteilung von Dopplerfrequenzanstiegen ist v. a. in der A. cerebri anterior hilfreich, da hier Absolutmessungen der Strömungsgeschwindigkeit aufgrund des stark streuenden Beschallungswinkels nur sehr begrenzt möglich sind. Die Bewertung ab-

soluter Strömungsgeschwindigkeitsänderungen ist aufgrund der im Einzelfall doch erheblich divergierenden Normalwerte lediglich in der A. cerebri media zu empfehlen. Als pathologisch gilt dabei ein Anstieg der mittleren Strömungsgeschwindigkeit von 40–50 cm/s pro Tag.

Pulsatilität

Den höchsten prädiktiven Wert für das Auftreten neurologischer Komplikationen besitzt erwartungsgemäß die Beobachtung der Pulsatilität. Gemäß Kap. 28.1 deutet eine Erhöhung der Pulsatilität unabhängig von der absoluten Höhe der Blutströmungsgeschwindigkeit auf das Vorliegen eines erhöhten intrakraniellen Drucks hin. Als Grenzwerte sind ein Pulsatility-Index (PI) von 1,0 bzw. ein Resistance-Index (RI) von 0,6 anzunehmen (Klingelhöfer et al. 1991). Derartig erhöhte Werte sind regelmäßig mit einem intrakraniellen Druck von 20 mmHg und mehr vergesellschaftet. Selbstverständliche Voraussetzung hierfür ist, dass sich der Patient (weitgehend) im Zustand der Normokapnie befindet und eine »normale« Herzrate vorliegt. Da die Pulsatilität im Einzelfall auch durch kardiale Faktoren (z. B. Aorteninsuffizienz) beeinflusst sein kann, sollte insbesondere der zeitliche Verlauf des systolisch-diastolischen Verhältnisses beobachtet werden.

Zusammenfassung

Vasospasmen sind bedeutsame Komplikationen von Subarachnoidalblutungen, die sich mit einer Latenzzeit von 3–5 Tagen nach der Blutung entwickeln. Hämodynamisch sind sie arteriosklerotischen Stenosen gleichzusetzen, sodass für ihre Erkennung die bekannten dopplersonographischen Kriterien gelten. Die Treffsicherheit ist in der A. cerebri media sehr hoch, in der A. cerebri anterior aufgrund des undefinierten Beschallungswinkels und anatomischer Varianten nur mäßig. Bei gleichzeitiger intrakranieller Druckerhöhung nimmt die Strömungsgeschwindigkeit ab, was zu Fehlinterpretationen führen kann. Richtungsweisend ist in diesem Fall die Erhöhung der Pulsatilität des Strömungssignals. Eine Hyperperfusion kann von einem Vasospasmus anhand des MCA/ICA-Index abgegrenzt werden.

22.3   Vasospasmen bei entzündlichen Hirnerkrankungen

Eine der Komplikationen bei entzündlichen Hirnerkrankungen – insbesondere im Rahmen eitriger Meningitiden – sind Vasospasmen der Gefäßwände. Die zugehörigen diagnostischen Kriterien werden bei den zerebralen Vaskulitiden (► s. Kap. 19.3.1) diskutiert.

Befundkonstellationen

23 Störungen der zerebralen Hämodynamik

Störungen der zerebralen Hämodynamik treten auf, wenn die Fähigkeit der zerebralen Widerstandsgefäße zur Dilatation und/oder Konstriktion – des Hauptmechanismus zur Sicherstellung einer angemessenen Hirndurchblutung – eingeschränkt oder aufgehoben ist. Ursachen dieses Funktionsverlustes können strukturelle Veränderungen der intrazerebralen Arterien und Arteriolen oder Störungen der für ihre Dilatation und Konstriktion verantwortlichen Regulationsmechanismen sein (▶ s. Kap. 2.2.2). Sklerose und Hyalinose als die häufigsten strukturellen Veränderungen führen zu einer Gefäßwandhypertrophie mit Reduktion des Gefäßlumens und der Wandelastizität. Aber auch bei normaler Anatomie und intakter Physiologie kann die Dilatations- und/oder Konstriktionsfähigkeit der zerebralen Widerstandsgefäße eingeschränkt oder aufgehoben sein. Dies ist dann der Fall, wenn zur Kompensation von Störungen der Hirndurchblutung bereits eine (maximale) Dilatation oder Konstriktion eingetreten ist (▶ s. Kap. 14.1).

> **Ursachen für eine Einschränkung oder den Verlust der Dilatations- und/oder Konstriktionsfähigkeit zerebraler Widerstandsgefäße**
>
> - **Gefäßerkrankungen und Regulationsstörungen**
>   - Zerebrale Mikroangiopathie
>   - Migräne
>   - Hyperperfusionssyndrom
>   - Zerebrale Ischämie
>   - Schädel-Hirn-Trauma
>
> ▼

> - **Erschöpfter Kompensationsmechanismus**
>   - Vorgeschalteter Gefäßverschluss/-stenose
>   - Massiver systemischer Blutdruckabfall (Synkope, Operation unter extrakorporaler Zirkulation)
>   - Hypertensive Krise

Die Bestimmung der Dilatations- und Konstriktionsfähigkeit der zerebralen Widerstandsgefäße als auch die Bestimmung des zerebralen Gefäßwiderstands ermöglichen daher Aussagen zu Störungen der zerebralen Hämodynamik. Sonographisch ist dies durch Messung der zerebrovaskulären Reservekapazität (Doppler-CO_2-Test, Hyperventilations-/Apnoe-Test, Breath-holding-Test), der zerebralen arteriovenösen Transitzeit und der Pulsatilität der Dopplerströmungskurve möglich.

Die durch Kompression der extrakraniellen A. carotis verursachten Änderungen von Strömungsgeschwindigkeit und Strömungsrichtung in den Hirnbasisarterien geben darüber hinaus Auskunft über das zu erwartende Ausmaß hämodynamischer Störungen bei einem zukünftigen Verschluss der extrakraniellen Arterie.

> **Sonographische Verfahren zur Beurteilung aktueller und zukünftiger Störungen der zerebralen Hämodynamik**
>
> - **Zerebrovaskuläre Reservekapazität**
>   - Stimulationstests mit Hyper-/Hypokapnie (*Doppler-CO_2-Test, Hyperventilations-/Apnoe-Test, Breath-holding-Test*)
> - **Zerebraler Gefäßwiderstand**
>   - Pulsatilität der Dopplerströmungskurve
>   - Zerebrale arteriovenöse Transitzeit
> - **Zerebrale Blutflussänderung**
>   - Kompressionstest an der extrakraniellen A. carotis

23.1 Extra- und intrakranielle Verschlussprozesse

23.1.1 Bestimmung der zerebrovaskulären Reservekapazität

Die Bestimmung der zerebrovaskulären Reservekapazität ist Methode der Wahl zur Beurteilung aktueller Störungen der zerebralen Hämodynamik infolge extra- und intrakranieller Verschlussprozesse. Sie kann dopplersonographisch relativ einfach und schnell durchgeführt werden (▸ s. Kap. 14.2). Limitationen sind ein insuffizientes temporales Schallfenster, eine kardiale Arrhythmie ein Verschluss des zur Ableitung üblicherweise herangezogenen Hauptstamms der A. cerebri media und sehr komplexe intrakranielle Kollateralflussverhältnisse, aufgrund derer die Größe des nachgeschalteten Stromgebiets der abgeleiteten Arterie, dessen Reservekapazität beurteilt wird, nicht mehr abgeschätzt werden kann.

23.1.2 Klinische Bedeutung der Reservekapazität

Patienten mit aufgehobener zerebrovaskulärer Reservekapazität infolge eines extra- oder intrakraniellen Verschlusses der A. carotis zeigen oft Symptome, die für einen Schlaganfall oder eine zerebrale Ischämie untypisch sind, wie z. B. fluktuierend progrediente kognitive Defizite oder Visusstörungen (ischämische Demenz, ischämische Ophtalmopathie). In der zerebralen Schnittbildgebung lassen sich 1–2 cm große Infarkte nachweisen, die konfluieren können und sich sichelförmig im subkortikalen Marklager zwischen dem Stromgebiet der A. cerebri media und den Stromgebieten von A. cerebri anterior und posterior von frontal bis nach okzipital ausdehnen (Krapf et al. 1998; ▸ s. Abb. 8.4). Nach länger dauerndem Verlauf kommt es infolge eines progredienten Neuronenuntergangs zum Bild einer Hemiatrophie. Eine dopplersonographisch aufgehobene zerebrovaskuläre Reservekapazität ermöglicht in dieser Situation die Sicherung der Pathogenese und des Kausalzusammenhangs mit einem Verschlussprozess an der A. carotis (◻ Fallbeispiel 23.1).

Anhand der zerebrovaskulären Reservekapazität kann darüber hinaus das Risiko eines zukünftigen Schlaganfalls beim Vorliegen extra- und intrakranieller Verschlussprozesse abgeschätzt werden. Einschränkungen der Reservekapazität infolge von Stenosen sind dabei frühestens ab einem Stenosegrad von 80% (lokale Durchmesserreduktion) zu erwarten.

Zerebrovaskuläre Reservekapazität bei asymptomatischer Karotisstenose

Eine dopplersonographisch aufgehobene zerebrovaskuläre Reservekapazität bei Patienten mit hochgradigen asymptomatischen Karotisstenosen ist ein unabhängiger Prädiktor für eine ipsilaterale Ischämie. Das in der Literatur angegebene jährliche Risiko variiert allerdings erheblich und liegt zwischen 1–10% für einen Schlaganfall und 4–14% für eine Ischämie (Schlaganfall oder TIA) (Markus u. Cullinane 2001; Silvestrini et al. 2000). Nach operativer Desobliteration der Arterie normalisiert sich die Reservekapazität regelmäßig. Allerdings hat sich die Erwartung, damit eine klarere Operationsindikation bei asymptomatischen Karotisstenosen stellen zu können, nur begrenzt erfüllt, da eine relevant verminderte zerebrovaskuläre Reservekapazität bei Patienten mit asymptomatischen Karotisstenosen sehr selten ist (Widder 1992).

Zerebrovaskuläre Reservekapazität bei symptomatischer Karotisstenose

Bei der Indikationsstellung zur Operation symptomatischer hochgradiger Karotisstenosen besitzt die zerebrovaskuläre Reservekapazität keine Bedeutung, da eine Operationsindi-

kation bereits aufgrund von Stenosegrad und Symptomatik gegeben ist. Von Relevanz ist sie aber bei der Planung des Operationszeitpunkts. So zeigen Patienten mit einer aufgehobenen Reservekapazität während der Wartezeit zur Endarteriektomie ein ca. 10fach höheres Risiko für einen schweren Schlaganfall als Patienten mit einer normalen Reaktivität. Für einen 4-wöchigen Zeitraum lag das kumulative Risiko für Patienten mit aufgehobener Reaktivität bei 27% gegenüber 5% für Patienten ohne diesen Befund (Blaser et al. 2002).

Zerebrovaskuläre Reservekapazität bei asymptomatischem Karotisverschluss

Patienten mit einem zufällig entdeckten, asymptomatischen Karotisverschluss zeigen nur in Ausnahmefällen eine aufgehobene zerebrovaskuläre Reservekapazität. Es kann daher davon ausgegangen werden, dass ein derartiger Gefäßverschluss kein erhöhtes Schlaganfallrisiko darstellt.

Zerebrovaskuläre Reservekapazität bei symptomatischem Karotisverschluss

Nach akutem Karotisverschluss kommt es regelmäßig in ca. 2/3 aller Fälle zu einer Erholung einer eingangs pathologischen zerebrovaskulären Reservekapazität im Verlauf weniger Monate (Widder et al. 1994). Eine fehlende Normalisierung ist meist nur dann zu erwarten, wenn kontralateral eine hochgradige Stenose oder ein beidseitiger Verschluss der A. carotis interna vorliegt. Wird die kontralaterale Karotisstenose operativ entfernt, ist in der Mehrzahl der Fälle mit einer Erholung der zerebrovaskulären Reservekapazität auch auf der verschlossenen Seite zu rechnen. Normalisiert sich die Reservekapazität nicht, ist das Risiko für eine zerebrale Ischämie und einen Schlaganfall erhöht und liegt bei ca. 8 bzw. 6% jährlich (Markus u. Cullinane 2001).

Zerebrovaskuläre Reservekapazität bei Herzoperationen

Bis zu 16% der Patienten mit koronarer Herzkrankheit weisen höhergradige Karotisstenosen oder einen Karotisverschluss auf. Im Falle einer Herzoperation mit extrakorporaler Zirkulation wird daher regelmäßig die Frage nach einer »prophylaktischen« Operation mittel- und höhergradiger Stenosen gestellt. Dies basiert auf der Annahme, dass es infolge des niedrigen arteriellen Systemdrucks unter der extrakorporalen Zirkulation zu einem kritischen Abfall des poststenotischen zerebralen Perfusionsdrucks kommt. Bereits theoretisch ist dies frühestens ab einem Stenosegrad von 80% lokaler Durchmesserreduktion zu erwarten, allerdings auch nur dann, wenn gleichzeitig eine relevante Einschränkung der zerebrovaskulären Reservekapazität vorliegt. Dies bestätigte sich in einer kürzlich vorgestellten Untersuchung, bei der Patienten mit hochgradigen Stenosen und Verschlüssen der A. carotis und präoperativ normaler Doppler-CO_2-Reaktivität keine erhöhte intraoperative Schlaganfallrate gegenüber Patienten ohne Verschlussprozess aufwiesen (Lubahn et al. 2000).

23.1.3 Durchführung des Karotiskompressionstests

Der Karotiskompressionstest muss als eine invasive Methode angesehen werden und sollte nur unter enger Indikations-

Fallbeispiel 23.1

Die Aufnahme der 38-jährigen Patientin erfolgte aufgrund eines leichten linkshemisphärischen Schlaganfalls mit nicht-flüssiger Aphasie. Im kranialen CT demarkierte sich ein vorderer Grenzzoneninfarkt (*rechts*), angiographisch zeigten sich die das ipsilaterale Karotis-T bildenden Arterien verschlossen (*unten rechts*). Die Hemisphäre war trotz eines Kollateralgefäß-netzes im Bereich der Stammganglien (Moya-Moya-Phänomen) bei aufgehobener zerebrovaskulärer Reservekapazität im Doppler-CO_2-Test und Diamox-SPECT insuffizient perfundiert. Da kein ausreichend kaliberstarkes intrakranielles Empfänger-gefäß für einen extra-intrakraniellen Bypass vorhanden war, wurde ein Jahr danach eine Enzephalomyosynangiose links angelegt.

Etwa 5 Jahre vor der aktuellen Symptomatik hatte die Patientin eine passagere rechtshemisphärische Symptomatik mit Hemiparese links erlitten. Da sich damals ein insuffizient kollateralisierter Verschluss der rechten distalen A. carotis interna gezeigt hatte, war kurz darauf ein extra-intrakranieller Bypass rechts angelegt worden, der anhand der aktuellen Angiographie eine Versorgung des Mediastromgebiets rechts über die A. carotis externa rechts sicherstellte (*unten*). Nebenbefundlich hatte bereits damals eine Minderperfusion auch der klinisch und computertomographisch asymptomatischen linken Hemisphäre bestanden. Seit diesem Erstereignis vor 5 Jahren wiederholte stationäre Behandlungen als Folge rezidivierender, progredienter Sprach-, Konzentrations- und Aufmerksamkeitsstörungen, die zwischenzeitlich zur Berentung geführt hatten. Als deren Ursache muss anhand des Schnittbildverlaufs (*rechts*) eine persistierende Minderperfusion der linken, nicht Bypass-versorgten Hemisphäre mit progredienter Hemisphärenatrophie und hämodynamischen Infarkten verantwortlich gemacht werden (Computertomographien und Angiographie: Prof. Dr. W. Döhring, Magdeburg)

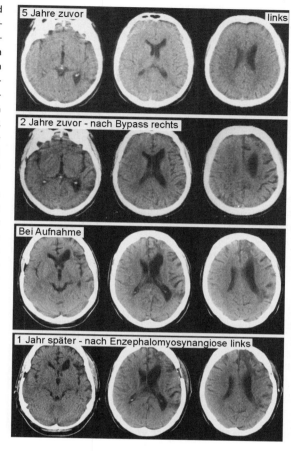

5 Jahre zuvor — links

2 Jahre zuvor - nach Bypass rechts

Bei Aufnahme

1 Jahr später - nach Enzephalomyosynangiose links

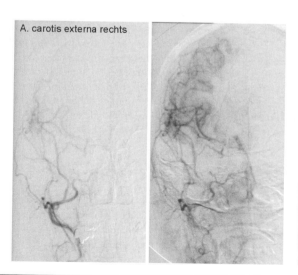

A. carotis externa rechts

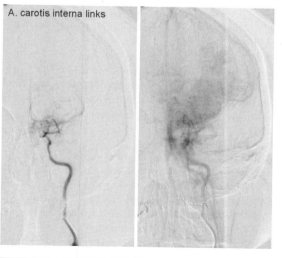

A. carotis interna links

stellung (▸ s. Kap. 13.2.2) und strikter Beachtung aller Vorsichtsmaßnahmen (▸ s. Kap. 11.3.1) durchgeführt werden.

23.1.4 Klinische Bedeutung des Karotiskompressionstests

Ein zukünftig zu erwartender Gefäßverschluss kann definitionsgemäß nicht anhand der aktuell bestehenden Gefäßsituation abgeklärt werden, sondern erfordert zwangsläufig die »Simulation« des Verschlusses durch kurzzeitige Kompression der A. carotis communis. Zur Beurteilung des Kompressionseffekts im Hinblick auf das zu erwartende Ischämierisiko können die vom intraoperativen Karotisclamping bekannten Kriterien verwendet werden (▸ s. Kap. 30.1.2).

Der Karotiskompressionstest liefert Informationen zu möglichen zukünftigen Kollateralwegen einschließlich deren Bedeutung für die Hirndurchblutung. Diese Fragestellung ergibt sich im Wesentlichen in 4 Fällen.

> Klinische Indikationen zur Durchführung
> eines Karotiskompressionstests
>
> — Geplante oder mögliche dauerhafte Ligatur der
>   A. carotis interna
> — Vorübergehende Unterbrechung des Blutflusses
>   über die A. carotis interna bei Eingriffen
> — Verschluss der A. carotis interna mit kontralateraler
>   Stenose der Arterie
> — Hochgradige Stenose der A. carotis interna bei
>   asymptomatischen Patienten

Karotiskompressionstest vor Ligatur der A. carotis

Im Rahmen einer Reihe operativer Eingriffe am Hals (z. B. bei Halstumoren mit »neck dissection«), an der Schädelbasis (z. B. bei Meningeom) oder beim Ausschalten von Aneurysmen der großen Hirnbasisarterien kann eine Ligatur der A. carotis interna erforderlich sein oder ist zumindest ins Kalkül zu ziehen (⬛ Fallbeispiel 23.2). Zwar kommt es hierbei regelmäßig im Verlauf von einigen Wochen zu einer Verbesserung der zerebralen Hämodynamik durch Ausbildung präformierter Kollateralen (Coyle u. Panzenbeck 1990; Widder et al. 1994), trotzdem ist jedoch bei immerhin 10–20% der Fälle mit einer dauerhaft unzureichenden Kollateralversorgung zu rechnen.

> Arbeiten aus früheren Jahren ohne vorherige hämodynamische Abklärung nennen ein Schlaganfallrisiko von 30–50% bei derartigen Eingriffen. Da allerdings ein erheblicher Teil der Insulte erst Stunden bis Tage später auftrat, ist von einem relativ hohen Anteil embolischer Ereignisse durch »Abtropfthromben« nach Karotisverschluss auszugehen.
>
> Alternativ kann zu Beginn solcher Eingriffe ein temporärer Verschluss der A. carotis interna mit einem Ballonkatheter durchgeführt werden. Untersuchungen zur Wertigkeit der transkraniellen Dopplersonographie während des Ballonokklusionstests liegen nur in relativ geringem Umfang vor (Giller et al. 1994; Schneweis et al. 1997). In der Mehrzahl der

▼

Fälle mit zerebralen Symptomen während des Tests betrug der Abfall der Strömungsgeschwindigkeit in der A. cerebri media mehr als 50–60%, allerdings traten im Einzelfall auch bereits bei einem Abfall von mehr als 30% ischämische Ausfälle auf. Der Vorteil einer kurzzeitigen manuellen Karotiskompression ist, dass bereits vor Durchführung invasiver diagnostisch-therapeutischer Maßnahmen zumindest eine grobe Einschätzung des zu erwartenden Abklemmrisikos möglich ist.

Karotiskompressionstest vor Operation/ Dilatation an der A. carotis

Eine vorübergehende Unterbrechung des Blutflusses über die A. carotis interna ist bei einer Reihe operativer und interventioneller Eingriffe notwendig. So erfordern sowohl die »konventionelle« Karotischirurgie als auch Katheterdilatation (PTA) von Karotisstenosen eine mehr oder weniger lang dauernde Unterbrechung des Blutstroms in der A. carotis interna. Zum Kompressionstest vor diesen Eingriffen ▸ s. Kap. 30.1.1.

Karotiskompressionstest bei Verschluss und kontralateraler Stenose der A. carotis

In einem solchen Fall gilt es zu klären, welchen Beitrag die kontralaterale A. carotis interna zur Versorgung der vom Verschluss betroffenen Hemisphäre leistet. Bei überwiegender Versorgung über den R. communicans anterior wird man sich wesentlich eher – auch bei einer bislang asymptomatischen Stenose – dazu entschließen, diese operativ zu entfernen, um bei einer möglichen Progredienz der Stenose keine zerebrale Minderversorgung zu provozieren. Bei überwiegender Versorgung über den R. communicans posterior (keine Strömungsabnahme auf der Verschlussseite während kontralateraler Karotiskompression) werden hingegen Verschluss und Stenose bzgl. therapeutischer Konsequenzen getrennt zu betrachten sein.

Karotiskompressionstest bei hochgradiger asymptomatischer Stenose der A. carotis

Der (relativ seltene) Befund einer unzureichenden Kollateralversorgung über den Circulus Willisii deutet darauf hin, dass bei einer weiteren Progredienz der Stenose nicht nur embolisch, sondern auch hämodynamisch verursachte Schlaganfälle auftreten können (⬛ Abb. 23.1). Da nach derzeitigem Wissensstand operative Maßnahmen bei asymptomatischen Karotisstenosen nur in relativ wenigen Fällen indiziert sind, kann die vorsorgliche Abklärung möglicher Kollateralwege daher als »Baustein« für die therapeutische Entscheidungsfindung dienen.

> Zusammenfassung
>
> Störungen der zerebralen Hämodynamik lassen sich durch Bestimmung der zerebrovaskulären Reservekapazität, der Pulsatilität der Dopplerströmungskurve intrakranieller Arterien, der zerebralen arteriovenösen Transitzeit und des Effekts einer extrakraniellen Karotiskompression auf intrakranielle Strömungsverhältnisse beurteilen. Die zerebrovaskuläre Reservekapazität und der Karotiskompressionstest erlauben bei Verschlussprozessen an den extra- und intrakraniellen Arterien die Erkennung aktueller und zu erwartender zerebraler Minderperfusionen.

Fallbeispiel 23.2

Bei dem 52-jährigen Patienten bestand eine eiternde Hypopharynxfistel rechts, nachdem vor einem Jahr bei Radikaloperation eines Schilddrüsenkarzinoms die rechte Karotisgabel reseziert und die A. carotis mit einem Dacroninterponat überbrückt worden war.

Die Vorstellung erfolgte zur Beurteilung einer Kollateralversorgungsmöglichkeit der rechten Hemisphäre für den Fall einer Interponatresektion bei Reoperation. Ein Karotiskompressionsversuch rechts war bei Verdacht auf entzündliche Interponatinfiltration nicht möglich (*unten*). Bei Kompression der linken A. carotis prompte Zunahme der Strömungsgeschwindigkeit in der rechten A. cerebri anterior (A1-Segment), Strömungsumkehr in der linken A. cerebri anterior (A1-Segment) und mäßiger Abfall der Strömungsgeschwindigkeit in der linken A. cerebri media (*rechts*), sodass ein ausreichender Kollateralfluss im Bedarfsfall auch von links nach rechts angenommen wurde. Bei Reoperation Resektion des entzündlichtumorös infiltrierten Interponats, ein dafür angelegter Venenbypass vom Truncus brachiocephalicus zur distalen A. carotis interna zeigte sich bei der ersten postoperativen Ultraschallkontrolle verschlossen. Der Patient war jedoch klinisch asymptomatisch, die rechte A. cerebri media hatte eine mäßig verminderte Strömungsgeschwindigkeit bei kräftigem Kollateralfluss von links (*unten rechts*).

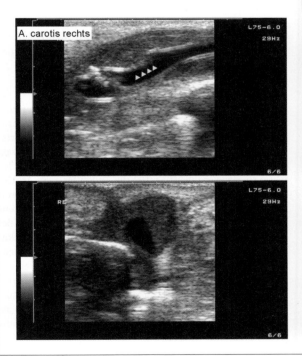

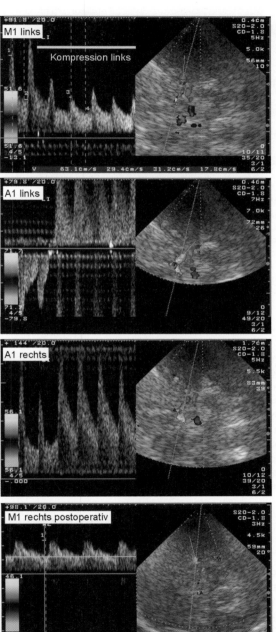

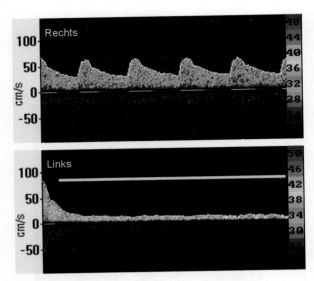

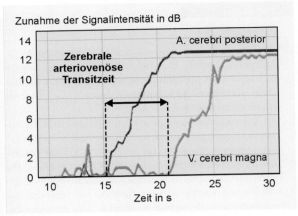

□ **Abb. 23.2.** Latenz des Anstiegs der Signalintensität zwischen A. cerebri posterior (P2-Segment) und V. cerebri magna (Galen) nach kubitaler i.v.-Bolusinjektion eines Ultraschallkontrastmittels (zerebrale arteriovenöse Transitzeit). (Nach Puls et al. 1999)

□ **Abb. 23.1.** Beurteilung der intrakraniellen Kollateralisation bei bislang asymptomatischer, in den hochgradigen Bereich hinein progredienter Stenose der linken A. carotis interna. Während der Kompression der linken A. carotis communis Abfall der Strömungsgeschwindigkeit in der ipsilateralen A. cerebri media auf ca. 20% des Ausgangswerts. Damit Nachweis einer Hypoplasie des R. communicans anterior und posterior links

23.2   Zerebrale Mikroangiopathie

Zerebrale Mikroangiopathien führen, zumindest in späteren Stadien, zu typischen Befunden im Computer- und Kernspintomogramm mit diffusen, multipel verstreuten ischämischen Narben v. a. in den Stammganglien und im Marklager des Gehirns. Soweit sie nicht zufällig sensomotorische Areale und Bahnen betreffen, verläuft die Erkrankung klinisch häufig über lange Zeit asymptomatisch oder führt zu einem langsam progredienten dementiellen Prozess (Multiinfarktdemenz). Methode der Wahl zu ihrer Erkennung ist heute die Kernspintomographie.

23.2.1   Dopplersonographische Befunde bei Mikroangiopathie

Dopplersonographisch finden sich bei zerebraler Mikroangiopathie sowohl Hinweise auf die verminderte Dilatations- und Konstriktionsfähigkeit zerebraler Arteriolen – möglicherweise als unmittelbare Folge der histologisch dabei nachgewiesenen Hyalinose – als auch auf einen daraus resultierenden erhöhten Strömungswiderstand des zerebralen Gefäßbetts.

Veränderungen der Pulsatilität

Patienten mit ausgeprägter Mikroangiopathie zeigen einen erniedrigten diastolischen Strömungsanteil in sämtlichen Hirnbasisarterien mit entsprechend erhöhter Pulsatilität (**pulsatility index**, PI ≥1,0) (Förstl et al. 1989; Provinciali et al. 1990). Erwartungsgemäß steigt die Pulsatilität mit der Dauer einer dabei häufig zugrundeliegenden Hypertonie und eines Diabetes (Cho et al. 1997; Lippera et al. 1997).

Von Ries et al. (1993) wurde als Parameter zur Unterscheidung zwischen vaskulären Demenzen und Demenzen des Alzheimer-Typs der **effective pulsatility range** (EPR) vorgeschlagen. Dieser berechnet sich als

$$EPR = v_{mean} + v_{dia} - v_{sys}$$

aus der intensitätsgewichteten mittleren (v_{mean}), der diastolischen (v_{dia}) und der systolischen (v_{sys}) Strömungsgeschwindigkeit. Werte unter –5 cm/s sollen mit hoher Treffsicherheit nur bei Patienten mit ausgeprägter Mikroangiopathie vorhanden sein.

Veränderung der arteriovenösen Transitzeit

Puls et al. (1999) stellten als Parameter zur Bestimmung des zerebralen Gefäßwiderstands die arteriovenöse Transitzeit vor (□ Abb. 23.2). Mittels transkranieller farbkodierter Duplexsonographie werden nach kubitaler i.v.-Injektion von 5 ml Ultraschallsignalverstärker (Levovist, 400 mg/ml, Injektionsgeschwindigkeit 1 ml/s) die Zeiten bis zum Anstieg der Signalintensität in der A. cerebri posterior (P2-Segment) und in der V. cerebri magna (Galen) bestimmt. Die Differenz zwischen beiden (= arteriovenöse Transitzeit) entspricht der Passagedauer des Signalverstärkers durch die Mikrozirkulation. Diese war bei Patienten mit einer vaskulären Demenz signifikant länger als bei Patienten mit Alzheimer-Demenz oder altersvergleichbaren Normalpersonen, zudem korrelierte die Transitzeit bei vaskulärer Demenz mit deren Ausmaß. Vergleichbare Befunde fanden Liebetrau et al. (2002) bei Patienten mit »cerebral autosomal dominant arteriopathy with subcortical infarcts and leukoencephalopathy« (CADASIL), einer hereditären Form der zerebralen Mikroangiopathie.

Veränderungen der zerebrovaskulären Reservekapazität

Zerebrale Mikroangiopathien führen zu einer Reduktion der zerebrovaskulären Reservekapazität, die aber gegenüber den von zerebrovaskulären Verschlussprozessen her bekannten Werten nur relativ gering ist. Zu erwarten ist eine Reduktion auf allenfalls 30–50% der mit den verschiedenen Untersuchungsverfahren genannten Normwerte (▶ s. Kap. 14.2.1) (Isaka et al. 1994; Kuwabara et al. 1992; Pfefferkorn et al. 2001; Terborg et al. 2000). Zwar wird in der Literatur als Diskriminationsschwelle zwischen vaskulären und Alzheimer-Demenzen ein Breath-holding-Index von 0,3–0,4 genannt (Marcos et al. 1997), allerdings dürften bei derartig geringfügigen Veränderungen – wenn überhaupt – nur quantitative Tests eine reproduzierbare Erfassung bieten.

23.2.2 Klinische Bedeutung

Bei Verwendung der Pulsatilität – sowohl als »pulsatility index« als auch in Form der »effective pusatility range« – basiert die Beurteilung letztlich auf dem Vorhandensein einer erniedrigten diastolischen Strömungsgeschwindigkeit als Folge des erhöhten zerebralen Gefäßwiderstands. Eine solche kann jedoch auch bei verminderter kardialer Auswurffraktion, bei Aorteninsuffizienz sowie bei erhöhten Hirndruckwerten vorkommen. Differenzialdiagnostisch ist bei erhöhter Pulsatilität und dem klinischen Befund relativ diskreter neurologischer Ausfälle und/oder einer Vigilanzstörung immer auch an eine zerebrale Raumforderung mit erhöhtem Hirndruck zu denken. Die Spezifität der Pulsatilität muss daher als gering eingeschätzt werden.

Die zerebrovaskuläre Reservekapazität ist bei Patienten mit zerebraler Mikroangiopathie gegenüber Normalpersonen bzw. nichtvaskulären Demenzpatienten zwar reduziert, allerdings ist der Überschneidungsbereich im Gruppenvergleich groß, sodass eine diagnostische Aussage für den einzelnen Patienten damit praktisch nicht möglich ist.

Größere Unterschiede mit allerdings ebenfalls deutlichem Überlappungsbereich zwischen Patienten mit vaskulärer Demenz und/oder zerebraler Mikroangiopathie gegenüber nichtvaskulären Demenzen sowie Normalpersonen zeigen sich für die arteriovenöse Transitzeit. Inwieweit sie geeignet ist, zerebrale Mikroangiopathien sonographisch zu erfassen, kann derzeit noch nicht abgeschätzt werden.

> **Zusammenfassung**
>
> Zerebrale Mikroangiopathien führen sonographisch zu einer erhöhten Pulsatilität intrakranieller Arterien und einer verminderten zerebrovaskulären Reservekapazität, die beide aber nur eine geringe diagnostische Spezifität und Sensitivität besitzen. Inwieweit die bei Mikroangiopathien verlängerte zerebrale arteriovenöse Transitzeit geeignet ist, diese sonographisch zu erfassen, kann derzeit noch nicht eingeschätzt werden.

23.3 Migräne

Die genaue Pathogenese von Migräneanfällen ist bis heute nicht geklärt. Zumindest als Sekundärphänomen kommt es jedoch bei Anfällen meist zu einer Vasokonstriktion mit anschließender -dilatation. Untersuchungen mit kombiniertem Einsatz nuklearmedizinischer Verfahren und transkranieller Dopplersonographie lassen vermuten, dass dies nicht nur die zerebralen Widerstandsgefäße, sondern auch die großen Hirnbasisarterien betrifft, die üblicherweise sonographisch abgeleitet werden (Friberg et al. 1991; Kruuse et al. 2003). Zum einen würde der rasche Wechsel zwischen Konstriktion und Dilatation die teils widersprüchlichen sonographischen Befund erklären, zum anderen wäre aber – bei Änderung des Durchmessers der abgeleiteten Hirnbasisarterien – der häufig (intuitiv) angenommene Zusammenhang zwischen Strömungsgeschwindigkeit bzw. Dopplerfrequenzverschiebung und zerebralem Blutfluss aufgehoben. Eine pathophysiologische Interpretation sonographischer Befunde wäre damit praktisch unmöglich.

Bei raschen Änderungen der Dopplerfrequenzverschiebung bzw. Strömungsgeschwindigkeit mit insbesondere auch Befunden, die für höhergradige Stenosen sprechen, sollte auch an Migräne-assoziierte Vasospasmen gedacht werden (▶ s. Kap. 22.1), wobei selbstverständlich auch hier die oben genannten methodischen Einschränkungen gelten.

23.3.1 Dopplersonographische Befunde bei Migräne

Dopplerbefunde während Migräneattacken

Untersuchungen von Patienten während Migräneattacken führten zu widersprüchlichen Ergebnissen. Dies betrifft Veränderungen der Pulsatilität bei einfacher Migräne und klassischer Migräne mit Aura als auch die Dopplerfrequenzverschiebung, für die eine Erhöhung und Erniedrigung gefunden wurde (Pierelli et al. 1991; Thie et al. 1990b; Zanette et al. 1992).

Dopplerbefunde im Intervall

Übereinstimmung besteht dagegen darin, dass zumindest ein Teil der Migränepatienten eine deutlich erhöhte, »überschießende« zerebrovaskuläre Reagibilität bereits auf geringe pCO_2-Änderungen zeigt (Fiermonte et al. 1995; Harer u. von Kummer 1991; Thie et al. 1990a; Thomas et al. 1990; Thomsen et al. 1995).

23.3.2 Klinische Bedeutung

Auch wenn die diagnostische Sensitivität einer erhöhten zerebrovaskulären Reaktivität wegen der großen Spannbreite der Gefäßreagibilität bei Migränepatienten niedrig ist, hat jedoch der im Intervall erhobene Befund eines Anstiegs der Dopplerfrequenzverschiebung in den Hirnbasisarterien unter CO_2-Stimulation von mehr als 27%/Vol.% CO_2 einen hohen prädiktiven Vorhersagewert für eine Migräne (Kleiser et al. 1991a). Dies mag im Einzelfall bei der Differenzialdiagnose komplizierter Migränearten mit neurologischen Ausfällen eine gewisse Bedeutung besitzen.

> Versuche, eine »überschießende« CO_2-Reaktivität bei Migräne durch Gabe von Metoprolol zu reduzieren, um damit einen prädiktiven Parameter für die Wirksamkeit der Prophylaxe zu erhalten, zeigten keinen signifikanten Effekt (Kastrup et al. 1998).

Zusammenfassung

Untersuchungen zur Dopplerfrequenzverschiebung und Pulsatilität in den Hirnbasisarterien während Migräne-attacken sind widersprüchlich, methodisch problematisch und ergeben keine praktisch brauchbaren Ansätze. Dagegen ist der im Intervall erhobene Befund einer deutlich »überschießenden« zerebrovaskulären Reservekapazität ein starker Prädiktor für das Vorliegen einer (insbesondere komplizierten) Migräne, ohne dass daraus bisher therapeutische Konsequenzen gezogen werden konnten.

23.4 Schädel-Hirn-Trauma

23.4.1 Dopplersonographische Befunde

Dopplersonographisch kann es nach einem Schädel-Hirn-Trauma zu Änderungen der Strömungsgeschwindigkeit und der Pulsatilität in den Hirnbasisarterien und zu Störungen der zerebralen Autoregulation kommen.

Änderungen der Strömungsgeschwindigkeit

Die Angaben zur Strömungsgeschwindigkeit scheinen widersprüchlich, da bei schwereren Schädel-Hirn-Traumen sowohl erhöhte als auch erniedrige Geschwindigkeiten beschrieben werden. Ursache dafür ist die variable Ausprägung von Traumafolgen, die eine gegenläufige Wirkung auf die Strömungsgeschwindigkeit haben, vergleichbar der Situation nach einer Subarachnoidalblutung:

- **Verminderte Strömungsgeschwindigkeiten.** Diese treten als Folge einer intrakraniellen Druckerhöhung auf und gehen so gut wie immer mit einer dafür charakteristischen Erhöhung der Pulsatilität einher (▶ s. u.).
- **Erhöhte Strömungsgeschwindigkeiten.** Ursache nicht selten zu beobachtender erhöhter Strömungsgeschwindigkeiten in den Hirnbasisarterien nach Schädel-Hirn-Traumen sind Vasospasmen als Folge einer traumatischen Subarachnoidalblutung oder eine Hyperperfusion infolge einer gestörten Autoregulation. Die Grenzwerte und Verlaufsbefunde entsprechen denen bei spontaner Subarachnoidalblutung (▶ s. Kap. 22.2).

Änderung der Pulsatilität

Erwartungsgemäß ist die Pulsatilität ein wesentlicher Verlaufsparameter zur Beurteilung der zerebralen Funktion nach Schädelhirntraumen, korreliert sie doch eng mit dem intrakraniellen Druck (▶ s. Kap. 28.1).

Störung der zerebralen Autoregulation

Schwerere Schädel-Hirn-Traumen führen regelmäßig zu einer mehr oder weniger ausgeprägte Störung der zerebralen Autoregulation. Diese kann auf 2 unterschiedliche Arten beurteilt werden:

- **Autoregulationsindex (ARI).** Untersuchungen zur Autoregulation durch Variation des systemischen Blutdrucks mit Bestimmung des Autoregulationsindex (dynamische Autoregulationsbestimmungen, ▶ s. Kap. 14.2.4) wurden von Junger et al. (1997) und Newell et al. (1997) berichtet. Dabei zeigte sich, dass bereits bei leichteren Schädel-

hirntraumen vorübergehende Störungen der Autoregulation nicht selten sind.
- **CO_2-Reaktivität.** Klingelhöfer u. Sander (1992) berichteten über eine Verminderung der CO_2-Reaktivität als indirekten Autoregulationsparameter, dem eine gewisse prognostische Bedeutung zukommen soll (▶ s. u.).

23.4.2 Klinische Bedeutung

Veränderungen der Strömungsgeschwindigkeit in den Hirnbasisarterien nach einem Schädel-Hirn-Trauma sind – vergleichbar dem Zustand nach einer Subarachnoidalblutung – nur eingeschränkt interpretierbar (▶ s. Kap. 22.2). Sehr niedrige initiale »Mean-Strömungsgeschwindigkeiten« von weniger als ca. 30 cm/s können im Einzelfall hilfreich sein, da sie erfahrungsgemäß mit einer ungünstigen Prognose verbunden sind (Chan et al. 1992). Erhöhte Strömungsgeschwindigkeiten infolge von Vasospasmen, meist bedingt durch eine traumatische Subarachnoidalblutung, weisen auf ein erhöhtes Risiko später Ischämien hin (Lee et al. 1997; Romner et al. 1996).

Zwar ist die Pulsatilität der geeignetste Strömungsparameter zur Erkennung erhöhter intrakranieller Druckwerte, allerdings ist ihre initiale prognostische Aussagefähigkeit beschränkt, da mit Ausnahme schwerster Schädel-Hirn-Traumen in den ersten Stunden nach dem Ereignis meist noch keine relevante Hirndruckerhöhung vorliegt.

Ein Zusammenhang zwischen einer initial gestörten dynamischen Autoregulation und der klinischen Prognose konnte nicht gefunden werden. Demgegenüber wiesen Patienten mit einer ungünstigen Prognose CO_2-Reaktivitäten < 10 %/Vol% CO_2 auf (Klingelhöfer u. Sander 1992).

Zusammenfassung

Schädel-Hirn-Traumen können in variabler Kombination und Ausprägung zu einem erhöhten Hirndruck, Vasospasmus und einer Störung der zerebralen Autoregulation führen, weshalb beobachtete Veränderungen der Strömungsgeschwindigkeit und Pulsatilität in den Hirnbasisarterien sowie die Ergebnisse von Autoregulationsuntersuchungen oft nur eingeschränkt interpretierbar und prognostisch verwertbar sind. Zudem treten die Veränderungen häufig erst im Krankheitsverlauf auf, sodass sie in der Initialphase keine Aussagen erlauben.

23.5 Autonome Regulationsstörungen

In der Literatur setzt sich zunehmend eine Klassifikation orthostatischer Dysregulationen durch, die sich primär an der pathologischen Kreislaufreaktion orientiert (▢ Tabelle 23.1). Sie ersetzt die z. T. verwirrende Nomenklatur und kann durch die Zusammenfassung pathophysiologisch homogener Kreislaufreaktionen richtungsweisend für die weitere Diagnostik und Therapie sein, da nicht selten eine kausale Behandlung der zugrunde liegenden Ätiologien nur eingeschränkt möglich ist und therapeutische Maßnahmen auf die Vermeidung oder Abschwächung symptomatischer Kreislaufregulationsstörungen zielen.

◻ Tabelle 23.1. Klassifikation, zugrunde liegende Kreislaufstörung und diagnostische Kriterien orthostatischer Dysregulationen. (Nach Diehl u. Linden 1999)

Kreislaufdysregulation	Allgemeine Blutdruck- und Pulsreaktion	Diagnostische Kriterien bei Kipptischuntersuchung	Synonyme
Hypoadrenerge orthostatische Hypotension (HOH) ohne kardiale Denervierung	Blutdruckabfall mit deutlichem Pulsanstieg	Innerhalb von 3 min nach Stehen anhaltender schrittweiser Blutdruckabfall um ≥20 oder auf ≤90 mmHg systolisch mit Herzfrequenzanstieg	Sympathikotone Dysregulation, hyperadrenerge orthostatische Dysregulation, hyperdiastolische Dysregulation
Hypoadrenerge orthostatische Hypotension (HOH) mit kardialer Denervierung	Blutdruckabfall ohne deutlichen Pulsanstieg	Innerhalb von 3 min nach Stehen anhaltender schrittweiser Blutdruckabfall um ≥20 oder auf ≤90 mmHg systolisch ohne/mit langsamem Herzfrequenzanstieg	Asympathikotone Dysregulation, hypoadrenerge orthostatische Dysregulation
Posturales Tachykardiesyndrom (POTS)	Massiver Pulsanstieg ohne Blutdruckabfall	Innerhalb von 10 min nach Stehen Herzfrequenzanstieg um ≥30/min oder auf ≥120/min ohne relevante Blutdruckänderung	Orthostatische Tachykardie, posturales Tachykardiesyndrom, idiopathische Hypovolämie
Neurokardiogene Synkope (NKS)	Plötzlicher Blutdruckabfall mit Pulsabfall	Innerhalb von 45 min nach Stehen plötzlicher Blutdruckabfall um ≥50 mmHg systolisch ohne Tachykardie (oft Bradykardie)	Vasovagale Synkope, neurokardiogene Synkope, *neurally mediated syncope*

23.5.1 Grundlagen

Primär handelt es sich bei orthostatischen Dysregulationen um Störungen der peripheren Kreislaufreaktion, deren unterschiedliche Pathophysiologie zu der in ▶ Tabelle 23.1 genannten Klassifikation geführt hat. Eine unerwartete Zunahme der Pulsatilität und Abnahme der Strömungsgeschwindigkeit in den Hirnbasisarterien kurz vor Eintritt der klinischen Symptomatik – auch als paradoxe Reaktion bezeichnet – wird oft als Hinweis auf eine Störung auch der zerebralen Autoregulation interpretiert. Möglicherweise handelt es sich dabei aber nur um sekundäre Reaktionen auf eine Hypokapnie infolge Hyperventilation (Lagi et al. 2001).

Klinische Folge aller Kreislaufregulationsstörungen ist die Synkope, ein Sturz mit Bewusstseinsverlust. Beträgt die Zeit der zerebralen Hypoperfusion weniger als die dafür erforderlichen etwa 5 s, treten Symptome auf, die vom Patienten als Benommenheit, Leeregefühl im Kopf, Taumeligkeit und Schwächegefühl beschrieben werden und häufig unter dem Begriff der Präsynkope zusammengefasst werden. Dauert die zerebrale Hypoperfusion dagegen länger als ca. 10 s, treten begleitende Myoklonien auf, die zur Begriffsbildung der konvulsiven Synkope geführt haben.

Mit Ausnahme neurokardiogener Synkopen lassen sich die verschiedenen Orthostasesyndrome in der Regel bereits durch einen einfachen und im Vergleich zur Kipptischuntersuchung schnell durchzuführenden Schellong-Test induzieren und differenzieren. Bei Letzterem erfolgen Blutdruck- und Pulsmessungen in 1–2 min Abstand während einer 5-minütigen Ruhephase im Liegen und eines sich anschließenden, maximal 10 min dauernden aktiven Stehens.

> **Merke**
>
> Mit Ausnahme neurokardiogener Synkopen lassen sich orthostatische Dysregulationen bereits im Schellong-Test identifizieren und hinreichend differenzieren.

23.5.2 Kipptischuntersuchung

Indikationen zur Kipptischuntersuchung sind der anamnestische und/oder klinische Verdacht auf eine neurokardiogene Synkope bzw. die weitergehende Abklärung von Synkopen, deren Genese nach kardialen und angiologischen Basisuntersuchungen (einschließlich Schellong-Test) ungeklärt geblieben ist.

Auf ein transkranielles Dopplermonitoring wird im klinischen Routinebetrieb häufig verzichtet. Da jedoch synkopale Symptome nur auftreten, wenn sich die periphere Kreislaufdepression auch auf die zerebrale Durchblutung auswirkt, gibt ein zusätzliches transkranielles Dopplermonitoring Einblicke in die zur Symptomatik führende Interaktion zwischen peripherer Dysregulation und zentraler Gegenregulation.

Apparative Voraussetzungen

Grundsätzlich werden neben einem Kipptisch, einer konventionellen Blutdruckmanschette und einem Dopplergerät mit am Kopf fixierter Sonde keine weiteren Gerätschaften benötigt.

Empfehlenswert ist jedoch ein elektronisches Blutdruckmessgerät für regelmäßige Messungen im 30- bis 60-s-Takt. Noch eleganter, aber auch wesentlich teurer, ist der Einsatz eines kontinuierlichen Blutdruckmesssystems. Auch ein stufenlos elektronisch regelbarer Kipptisch erleichtert die Untersuchungsdurchführung und -aufzeichnung, insbesondere bei Induktion einer Synkope.

> Bisher selten praktiziert, aber möglicherweise gerade bei transkranieller Dopplerableitung zur Erklärung der beobachteten Veränderungen der Strömungskurve von wesentlicher Bedeutung, ist die zusätzliche kontinuierliche Bestimmung des endexspiratorischen CO_2-Anteils der Atemluft während der Untersuchung. Grund dafür ist, dass manche Patienten bei dem Test zu starker Hyperventilation neigen, was aufgrund der pCO_2-Abhängigkeit der Dopplerfrequenzverschiebung in den Hirnbasisarterien zu Messfehlern in der Größenordnung um 20% führen kann (Cencetti et al. 1997). Eine generelle Hyperventilation kurz vor Eintritt einer Synkope könnte zudem Ursache der in dieser Situation beobachteten »paradoxen« Änderungen der Strömungskurve mit Pulsatilitätsanstieg und Strömungsgeschwindigkeitsabfall sein (s. u.) (Lagi et al. 2001).

Untersuchungsablauf

Die Durchführung der Untersuchung erfolgt heute im Allgemeinen nach dem Westminster-Protokoll (▶ s. nachstehende Übersicht) (Fitzpatrick et al. 1991). Dabei liegt der Patient für 15 min zunächst flach und entspannt bei kontinuierlicher Messung von Blutdruck, Puls und Dopplerfrequenzverschiebung in einer A. cerebri media. Er ist für die nachfolgende Kippung üblicherweise mit einem breiten Gurt in Hüft-/Oberschenkelhöhe fixiert. Nach der Ruhephase erfolgt über ca. 10 s die Kippung bis zu einem Winkel von 60–80°. Dabei ist darauf zu achten, dass der Ort der Blutdruckmessung unverändert auf Herzhöhe bleibt. Bei Messung mit elektronischen Geräten am Handgelenk bzw. nichtinvasiver kontinuierlicher Messung am Finger muss der Arm dazu im 90°-Winkel vom Körper adduziert sein oder angewinkelt vor die Brust geführt werden. Letzteres kann jedoch zu einem Abknicken der A. brachialis im Ellenbogenbereich mit resultierender Blutdruckfehlbestimmung führen. Die Ableitung wird nach Aufrichtung bis zum Eintritt einer Synkope, mindestens aber 30–45 min fortgesetzt. Im Fall einer Synkope wird der Tisch wieder in die horizontale Position zurückgekippt.

ⓘⓘ Praktische Hinweise

> Die empfohlene Ableitzeit von 45 min ergibt sich aus Untersuchungen an Patienten mit neurokardiogenen Synkopen. Unter oben genanntem Vorgehen kam es dabei nach 25±10 min zum spontanen Auftreten einer Synkope. Statistisch ist zu erwarten, dass bei 45 min Ableitung nur ca. 2–3% der Patienten mit neurokardiogener Synkope nicht als solche diagnostiziert werden können.

> **Ablauf der Kipptischuntersuchung mit transkranieller Dopplersonographie zur Abklärung von Synkopen (Westminster-Protokoll)**
>
> - Kontinuierliche transkranielle Doppleruntersuchung mit am Kopf fixierter Sonde
> - Blutdruck- und Pulsmessung während der gesamten Untersuchung (bevorzugt kontinuierlich, andernfalls alle 1/2–1 min)
>
> ▼

> - 15 min entspanntes Liegen in horizontaler Position
> - Kippen über ca. 10 s in aufrechte Position bis zu einem Kippwinkel von 60–80°
> - 30–45 min Stehen in aufrechter Position mit einem Kippwinkel von 60–80°

Auswertung der Ergebnisse

Die Auswertung der Veränderungen von Blutdruck und Puls mit entsprechender Klassifizierung des Orthostasesyndroms erfolgt entsprechend Tabelle 23.1. An dieser Stelle soll daher nur auf die bei den einzelnen Orthostasesyndromen beobachteten Veränderungen der intrakraniellen Dopplerströmungskurve eingegangen werden. ◻ Abbildung 23.3 zeigt die für die einzelnen Orthostasesyndrome typischen Verläufe von Herzfrequenz, Blutdruck und Dopplerströmungskurve.

Normale Regulation mit konstantem oder leicht reduziertem Blutdruck. Es treten allenfalls geringfügige Reduktionen der systolischen, diastolischen und mittleren intensitätsgewichteten Dopplerfrequenzverschiebung auf, der Pulsatilitätsindex (PI) bleibt konstant (Daffertshofer et al. 1991).

Schrittweiser Blutdruckabfall mit/ohne deutlichem Pulsanstieg. Dies wurde v. a. bei Patienten mit Störungen des autonomen Nervensystems infolge neurologischer Erkrankungen untersucht. Dabei kommt es parallel zum Blutdruckabfall zu einem Abfall der Dopplerfrequenzverschiebung in der A. cerebri media, die deutlich stärker die Diastole als die Systole betrifft und zu einem massiven Anstieg der Pulsatilität führt (Daffertshofer et al. 1991; Diehl et al. 1991a) (▶ s. Abb. 23.3a). Unmittelbar vor bzw. bei Eintritt einer Synkope kann eine spätdiastolische Flussumkehr beobachtet werden (Yonehara et al. 1994). Unklar ist, ob die Veränderungen der zerebralen Strömungskurve auf eine Störung auch der zerebralen Autoregulation hinweisen, oder ob sie Folge eines durch die zerebrale Autoregulation nicht mehr zu kompensierenden Perfusionsabfalls sind. Bisherige Untersuchungen liefern hierzu widersprüchliche Befunde (Brooks et al. 1989; Daffertshofer et al. 1991; Yonehara et al. 1994).

Massiver Pulsanstieg ohne Blutdruckabfall. Trotz stabiler Blutdruckwerte treten nach kurzer Standzeit präsynkopale Symptome auf, nach länger Standzeit kann es zur Synkope kommen. Einhergehend mit der Symptomatik wird ein sukzessiver Abfall der Dopplerfrequenzverschiebung bei Ableitung der A. cerebri media beobachtet, als dessen Ursache eine Erhöhung des zerebrovaskulären Widerstands diskutiert wird (Novak et al. 1998; Sandroni et al. 1996) (▶ s. Abb. 23.3b).

Plötzlicher Blutdruckabfall mit Pulsabfall. Diese Patienten zeigen während der Präsynkope und Synkope eine relativ homogene Reaktion. Trotz dabei ausgeprägter Blutdruckabfälle reduziert sich die systolische Dopplerfrequenzverschiebung in der A. cerebri media kaum, während es zu einem erheblichen Absinken des diastolischen Wertes kommt, mit dadurch massivem Anstieg des Pulsatilitätsindexes (▶ s. Abb. 23.3.c). Eberhardt et al. (2002) berichten bei Kindern von einem abrupten Sistieren der Diastole unmittelbar vor bzw. bei der Synkope. Grubb et al. (1991) und Diehl u. Berlit

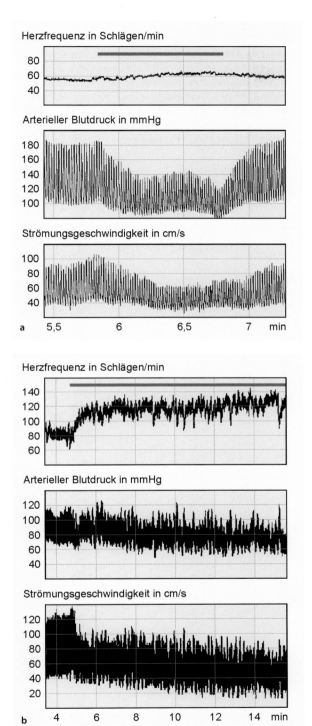

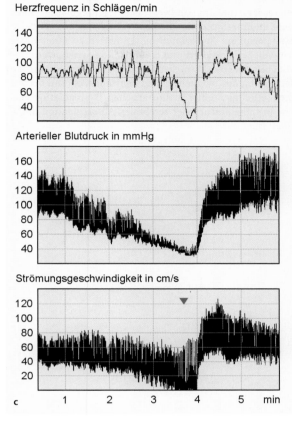

Abb. 23.3a–c. Typischer Verlauf von Herzfrequenz, Blutdruck und Dopplerströmungskurve unter Orthostase (**▬**) bei orthostatischer Hypotension (**a**), posturalem Tachykardiesyndrom (**b**) und neurokardiogener Synkope (**▼**) (**c**). Weitere Erklärungen s. Text. (Nach Diehl u. Berlit 1996; Diehl u. Linden 1999)

(1995) interpretieren den Anstieg der Pulsatilität in der Dopplerströmungskurve bei deren gleichzeitigem Abfall in der Blutdruckkurve im Sinne einer aktiven zerebralen Widerstandserhöhung durch Konstriktion zerebraler Arteriolen. Lagi et al. (2001), die bei der Untersuchung zusätzlich auch den endexspiratorischen pCO_2 bestimmten, gehen von einer physiologischen Reaktion infolge einer Hypokapnie aus, da sie bei ihren Patienten vor Eintritt der Synkope jeweils eine Hyperventilation mit Abfall des pCO_2 beobachten konnten.

23.5.3 Klinische Bedeutung

Die Durchführung einer transkraniellen Dopplersonographie während der Kipptischuntersuchung gibt Einblicke in die zur Symptomatik führende Interaktion zwischen peripherer Dysregulation und zentraler Gegenregulation. Sie erlaubt im Einzelfall daher die Beurteilung, weshalb vergleichbare periphere Reaktionen bei Patienten zu einer unterschiedlichen Prävalenz und Frequenz von Synkopen führen. Mit Hilfe der transkraniellen Dopplersonographie könnte es darüber hinaus möglich sein zu beurteilen, ob und bei welchen Ätiologien einer orthostatischen Dysregulation auch eine primäre Störung der zerebralen Autoregulation mitbeteiligt ist.

Zusammenfassung

Bei der Abklärung von Synkopen liefert die dopplersonographische Ableitung der Hirnbasisarterien während der Kipptischuntersuchung zusätzliche Informationen zur Interaktion zwischen peripherer Dysregulation und zentraler Gegenregulation und ist möglicherweise in der Lage, eine primäre zerebrale Mitbeteiligung in Form einer gestörten Autoregulation zu erkennen.

Befundkonstellationen

24 Funktionelle Dopplersonographie

Neuronale Aktivierung führt zu einer Erhöhung des Stoffwechsels und konsekutiv des Blutbedarfs in der entsprechenden Hirnregion. Dieser von nuklearmedizinischen Untersuchungen wie der Positronenemissionstomographie (PET) und Single-Photonen-Emissions-Computertomographie (SPECT) und von funktionellen Kernspinuntersuchungen (fMRT) bekannte Effekt lässt sich auch dopplersonographisch nachweisen. Gegenüber diesen Verfahren kann die hohe zeitliche Auflösung der Ultraschalluntersuchung dabei Informationen über die Dynamik des Hirnstoffwechsels vermitteln. Nachteil ist allerdings ihre geringe räumliche Auflösung, die durch die Größe der Stromgebiete der großen Hirnbasisarterien bestimmt wird.

Merke

Die funktionelle Dopplersonographie besitzt im Gegensatz zu anderen Verfahren wie fMRT und SPECT eine hohe zeitliche, jedoch geringe räumliche Auflösung.

Prinzipiell lassen sich Stimuli aus dem gesamten Bereich der Kognition (sensibel, sensorisch, mental) zur Induktion einer neuronalen Aktivierung und nachfolgenden zerebralen Blutflussänderung einsetzen. Praktische Bedeutung haben bislang allerdings nur die visuelle Stimulation (insbesondere unter methodischen Gesichtspunkten) und die mentale Stimulation unter dem Gesichtspunkt der Hemisphärenlateralisierung erlangt.

24.1 Methodische und physiologische Grundlagen

Innerhalb der Grenzen der Autoregulation des zerebralen Blutflusses (angloamerikanisch pressure flow autoregulation), die bei Normotonikern bei mittleren arteriellen Blut-

druckwerten von 60 und 150 mmHg liegt, wird der zerebrale Blutfluss durch metabolische Kopplung (angloamerikanisch flow metabolism autoregulation) dem zerebralen Stoffwechsel angepasst.

24.1.1 Strömungsvolumen und Dopplerfrequenzverschiebung

Die quantitative Bestimmung von Blutflussänderungen anhand sonographisch gemessener Änderungen der Dopplerfrequenzverschiebung setzt eine direkte Proportionalität zwischen beiden Größen voraus. Nach der Formel

$$\Delta I = F \cdot \Delta v$$

mit ΔI Änderung des Strömungsvolumens,
    F   Querschnittsfläche ($\pi/4 \cdot d^2$),
    Δv Änderung der Strömungsgeschwindigkeit

besteht eine Proportionalität zwischen der Änderung des Blutflusses (Strömungsvolumens) und der Strömungsgeschwindigkeit, wenn der Gefäßquerschnitt am Ort der Messung der Strömungsgeschwindigkeit (weitgehend) konstant ist. Huber u. Handa (1967) konnten zeigen, dass es unter CO_2-Stimulation zu einer deutlichen Änderung des Querschnitts der zerebralen Widerstandsgefäße – kleiner Arterien und Arteriolen – nicht aber der Hirnbasisarterien kommt. Dies konnte auch für eine Stimulation mit Azetazolamid bestätigt werden, bei der sich der Durchmesser der A. cerebri media in einer hochauflösenden Kernspintomographie vor und nach Stimulation identisch darstellte (Schreiber et al. 2000). Korrelationen zwischen Ultraschall und SPECT bei funktioneller Stimulation mit verschiedenen Modalitäten legen nahe, dass dies auch für diese Art der Stimulation zutrifft. Unter Berücksichtigung der in Kap. 4.1.2 genannten Dopplergleichung

$$v = \Delta f \cdot c/(2 \cdot f_o \cdot \cos \alpha)$$

mit Δf Dopplerfrequenzverschiebung zwischen Sende- und
        Empfangsfrequenz,
   c   Schallgeschwindigkeit im Medium,
   f_o Sendefrequenz,
   α Beschallungswinkel

kann die Änderung der Strömungsgeschwindigkeit nach

$$\Delta I = F \cdot (\Delta f_{Stim} - \Delta f_{Ruhe}) \cdot c/(2 \cdot f_o \cdot \cos \alpha)$$

durch die Änderung der Dopplerfrequenzverschiebung ersetzt und der Zusammenhang zwischen der Änderung des

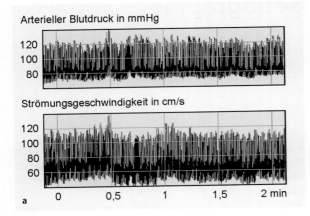

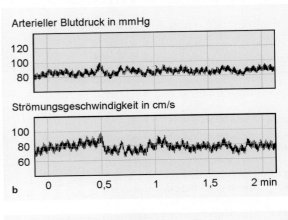

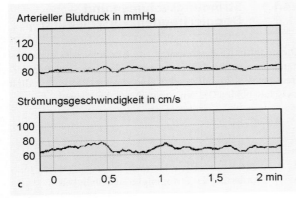

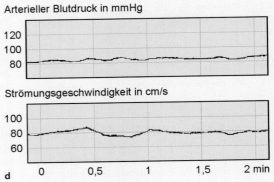

Abb. 24.1a–d. Physiologische Schwankungen des Blutdrucks und der Dopplerströmungskurve in der A. cerebri media. Pulswellen bei ungefilterter Strömungskurve (**a**), respiratorische Wellen bei 30/min-Tiefpassfilterung (**b**), M-Wellen bei 12/min-Tiefpassfilterung (**c**), B-Wellen bei 6/min-Tiefpassfilterung (**d**). (Nach Diehl u. Berlit 1996)

Strömungsvolumens (Blutfluss) in einer zerebralen Hirnbasisarterie und der dort abgeleiteten Änderung der Dopplerfrequenzverschiebung beschrieben werden. Aufgrund der unbekannten Querschnittsfläche der Hirnbasisarterie und des unbekannten Beschallungswinkels bei der transkraniellen Dopplersonographie ist eine Messung des Blutflusses allerdings nicht möglich. Da jedoch Gefäßquerschnitt, Beschallungswinkel, Schallgeschwindigkeit und Sendefrequenz bei der Untersuchung konstant sind, können induzierte Änderungen des Blutflusses anhand proportionaler Änderungen der Dopplerfrequenzverschiebung quantitativ bestimmt werden (Bishop et al. 1986).

24.1.2 Physiologische Variation des zerebralen Blutflusses

Die durch funktionelle Aktivierung erzielbaren Änderungen liegen z. T. innerhalb des Bereichs spontaner Schwankungen der Dopplerströmungskurve und können zu Problemen bei deren Abgrenzung führen. Folgende Spontanschwankungen treten physiologischerweise auf (Abb. 24.1):

— **Pulsatilitäts-(P-)Wellen.** Pulsatilitätswellen entsprechen den Systole-Diastole-Schwankungen im Herzzyklus, ihre Frequenz entspricht der Herzfrequenz. Da diese außerhalb des zerebralen Autoregulationsbereichs liegt, wer-

den sie auf den zerebralen Blutfluss und die Blutflussgeschwindigkeit übertragen, was zur typischen Strömungskurve hirnversorgender Arterien führt.

— **Respiratorische (R-)Wellen.** Sie entstehen durch die Atmung, ihre Frequenz liegt zwischen 10 und 20/min. In der Regel können sie in der Dopplerströmungskurve noch ohne Herausfilterung der höherfrequenten Pulsatilitätswellen erkannt werden. Ihre Vermittlung erfolgt indirekt über den Blutdruck. Respiratorische Schwankungen der zerebralen Strömungsgeschwindigkeit sind infolge der Autoregulation gegenüber denen des Blutdrucks um ca. 30° nach links phasenverschoben (Diehl u. Berlit 1996).

— **Mayer-(M-)Wellen.** Die dafür verantwortlichen langsamen Blutdruckschwankungen um 6/min wurden erstmals von Mayer (1876) beschrieben. Sie entstehen durch Änderungen des extrakraniellen Gefäßwiderstands infolge Aktivitätsänderungen des Sympathikus, dessen Einfluss gegenüber dem Parasympathikus insbesondere im Stehen zum Tragen kommt. Die Linksphasenverschiebung dieser Schwankungen der zerebralen Strömungsgeschwindigkeit gegenüber dem Blutdruck beträgt ca. 90° (Diehl u. Berlit 1996).

— **B-Wellen.** Sie wurden erstmals als langsame (1/min) Schwankungen des intrakraniellen Drucks bei Patienten mit schweren Schädel-Hirn-Traumen beschrieben (Lundberg 1960). Sie scheinen Folge einer rhythmischen

Schwankung des Gefäßdurchmessers kleiner pialer Arterien mit konsekutiven Schwankungen des zerebralen Blutvolumens zu sein (Auer u. Sayama 1983). Dies würde auch ihr bevorzugtes Auftreten bei Hirndruckerhöhung erklären, da hierbei intrakranielle Volumenänderungen überproportionale Druckänderungen zur Folge haben. Phasenweise lassen sich B-Wellen jedoch auch bei gesunden Personen nachweisen (Diehl et al. 1991b).

Bei einer Latenz von 5–10 s zwischen Stimulationsreiz und Maximum der Änderung in der Dopplerströmungskurve lassen sich die der evozierten Dopplerfrequenzverschiebung überlagerten P-Wellen durch einen Tiefpassfilter eliminieren. Zur Unterdrückung der langsameren R-, M- und B-Wellen ist dagegen eine reizgetriggerte Mittelung über mehrere Reiz-Ableit-Zyklen erforderlich. Reichen hierfür bei visueller Stimulation bereits 5–10 Zyklen aus, können bei mentaler Reizung und Ableitung der A. cerebri media 20 Zyklen und mehr erforderlich sein.

24.2 Transkranielle Dopplersonographie bei visueller Stimulation

24.2.1 Physiologische Besonderheiten

Die visuelle Stimulation eignet sich methodisch besonders gut zur Untersuchung hirnaktivitätsbedingter Änderungen der Dopplerfrequenzverschiebung. Da die A. cerebri posterior fast ausschließlich visuelle Kortexareale im Okzipitallappen versorgt, führt eine visuelle Aktivierung zur Zunahme der dort abgeleiteten Dopplerfrequenzverschiebung zwischen 10 und 40% und kommt normalerweise bereits in der direkt abgeleiteten Strömungskurve zur Darstellung (◘ Abb. 24.2). Das Ausmaß der Aktivierung wird durch Kontrast, Form, Farbe und zeitliche Änderung des visuellen Reizes bestimmt und ist hoch bei hellen, kontrastreichen, komplexen, farbigen und schnell wechselnden Bildern bzw. Mustern (z. B. wechselndes Schachbrettmuster) knapp unterhalb der Verschmelzungsgrenze von 14–16 Hz (Aaslid 1987; Conrad u. Klingelhöfer 1989).

Der Effekt beginnt unmittelbar nach Darbietung des Stimulus und erreicht innerhalb von 5–10 s sein Maximum (Guhr 2002). Bei einfachen Reizen (Flackerlicht) kommt es nach 10 s infolge Adaptation häufig zu einer leichten Abnahme mit anschließendem Plateau bzw. 2. Maximum (Klingelhöfer et al. 1997). Die Abnahme der Amplitude beginnt mit einer Latenz von bis zu 4 s nach Ende der Stimulation und erreicht innerhalb von weiteren ca. 10 s den Ausgangswert, wobei Nachschwankungen um die Nulllinie auftreten können. Als Reizdauer bei einfachen Reizen bieten sich daher 10–20 s an, die Reizpausen sollten nicht unter 20 s liegen.

24.2.2 Untersuchung

Gerätetechnische Voraussetzungen

Apparativ sollte die Möglichkeit einer bilateral simultanen dopplersonographischen Ableitung bestehen. Die verwendete Software muss eine ereigniskorrelierte Mittelung mehrerer

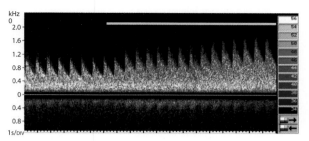

◘ **Abb. 24.2.** Änderung der Dopplerfrequenzverschiebung in der A. cerebri posterior eines Probanden nach Augenöffnung

Reiz-Antwort-Zyklen ermöglichen, wobei eine manuelle Auswahlmöglichkeit für die in die Mittelung einzubeziehenden Reizzyklen wünschenswert ist. Für eine standardisierte Reizpräsentation werden bei komplexen Reizen (z. B. wechselndes Schachbrettmuster) heute üblicherweise PC-Bildschirme verwendet. Flackerlichtreize mit entsprechenden Lampen, eine Nystagmustrommel oder die Präsentation heller farbiger Figuren sind gleichfalls geeignet.

Sonographische Ableitung

Die Untersuchung erfolgt zweckmäßigerweise in einem leicht abgedunkelten Raum, der Patient sitzt oder liegt mit leicht erhöhtem Kopf/Oberkörper. Die transkraniellen Dopplersonden werden mit Hilfe handelsüblicher Gestelle über dem temporalen Knochenfenster platziert und die A. cerebri posterior (bevorzugt das P2-Segment mit nach okzipital gerichteter Strömung) eingestellt.

> Das distal des Abgangs des R. communicans posterior gelegenen P2-Segment versorgt hauptsächlich visuelle Kortexgebiete, sodass bei dessen Ableitung ein größtmöglicher Effekt auf die Dopplerfrequenzverschiebung nach visueller Stimulation erwartet werden kann.

Durchführung der Stimulation

Der Patient wird aufgefordert, die Augen zu schließen. Bei weitgehend störungsfreier Dopplerströmungskurve erfolgt die Aufforderung zum Augen öffnen. Bei orientierender Stimulation ist der Blick in eine helle Lichtquelle zur Stimulation ausreichend. Bei standardisierter Reizung mit Blitz-/Flackerlicht werden eine Reizfrequenz von 15/s, eine Reizdauer von 20 s und eine anschließende Reizpause von ebenfalls 20 s empfohlen. Das Ende der Reizung wird mit der Aufforderung zum Augenschluss mitgeteilt. Durch reizgetriggerte Mittelung von 5–20 derartiger Zyklen werden die langsamen physiologischen Schwankungen der Strömungskurve weitgehend unterdrückt.

❶❶ Praktische Hinweise

> Eine Reizung mit Blitz-/Flackerlicht ist auch bei geschlossenen Augenlidern möglich, sodass damit auch bewusstseinsgestörte und inkooperative Patienten untersucht werden können.

Auswertung und Beurteilung

Parameter der Auswertung sind die maximale prozentuale Amplitudenänderung und ggf. die Latenz vom Zeitpunkt der

Stimulation bis zum Erreichen der maximalen prozentualen Amplitudenänderung. Dazu wird die Frequenzverschiebung am Ende des 20-sekündigen Augenschlusses jeweils als 100% für die nachfolgende Stimulation gesetzt.

Bei Normalpersonen werden unter der oben genannten Reizung Anstiege der Dopplerfrequenzverschiebung um 40% beobachtet. Amplitudenanstiege von <20% bzw. Seitendifferenzen von >15% des Amplitudenanstiegs werden bereits als pathologisch beurteilt (Diehl u. Berlit 1996).

24.2.3   Klinische Bedeutung

Eine orientierende visuelle Stimulation, bei der der Patient nach Augenschluss in helles Licht schaut, dient in der Dopplersonographie häufig als Identifizierungskriterium für die A. cerebri posterior (▶ s. Kap. 11.3.1). In standardisierter Form wird die visuelle Stimulation bei Erkrankungen, die das visuelle System betreffen, und bei Migräne zur Untersuchung der dabei ablaufenden neurophysiologischen Kopplungsmechanismen eingesetzt.

24.3   Transkranielle Dopplersonographie bei mentaler Stimulation

24.3.1   Physiologische Besonderheiten

Im Gegensatz zur visuellen Stimulation führen mentale Stimulationen meist nur zur Aktivierung kleinerer Bezirke des von der A. cerebri media versorgten Kortex. Evozierte Änderungen des Flussvolumens betreffen daher oft nur einen kleinen Anteil am gesamten Flussvolumen der Arterie und haben nur eine geringe Änderung der Dopplerfrequenzverschiebung (5–15%) zur Folge, die sich kaum von physiologischen Hintergrundschwankungen abhebt.

Mentale Stimulation wird heute v. a. zur Hemisphärenlateralisierung eingesetzt. Eine linkshemisphärische Lateralisierung der Sprache wird dann angenommen, wenn die durch den verbal-kognitiven Stimulus induzierte Zunahme der Dopplerfrequenzverschiebung in der linken A. cerebri media größer ist als in der rechten. Hierbei kann jedoch die Mitaktivierung der kontralateralen Hemisphäre zu gravierenden Fehlbefunden führen. Verbal-kognitive Reize aktivieren, wie nahezu alle mental induzierten neuronalen Aktivierungen, beide Hemisphären. Überraschenderweise fanden Rihs et al. (1995) im Rahmen von Untersuchungen zur sprachdominanten Hemisphäre bei 14 rechtshändigen Probanden nach verbal-kognitiver Stimulation bei 3 Probanden in der rechten A. cerebri media eine stärkere Zunahme der Dopplerfrequenzverschiebung als in der entsprechenden linken Arterie. Ursache dafür ist eine, in Erwartung der Präsentation des verbal-kognitiven Reizes, gesteigerte Aufmerksamkeit, die, da rechtshemisphärisch lokalisiert, zu einem Anstieg der Dopplerfrequenzverschiebung in der rechten A. cerebri media führt. Falls dieser, wie bei den 3 oben genannten Probanden anzunehmen, über dem verbal-kognitiv induzierten Anstieg in der linken A. cerebri media liegt, zeigt die gesamte Stimulation einen Shift (Differenz des prozentualen Anstiegs

zwischen linker und rechter A. cerebri media) zur rechten Hemisphäre.

Zwei Modifikationen der Testdurchführung bzw. -auswertung werden beschrieben, um in diesen Situationen die (Fehl-)Diagnose einer Sprachdominanz der rechten Hemisphäre zu vermeiden:

- »Angekündigte« Sprachstimulation. Knecht et al. (1996) stellten einen Testablauf vor, bei dem 5 s vor der Präsentation des verbal-kognitiven Stimulus ein akustischer Signalton gegeben wird, der die in Kürze folgende sprachabhängige Stimulation »ankündigt« und als dessen unmittelbare Folge es regelmäßig, durch eine aufmerksamkeitsbedingte Aktivierung mit Überwiegen der rechtshemisphärischen Antwort, zu einem Shift zur rechten Hemisphäre kommt. Dieser lässt nach einigen s wieder nach, sodass während der sich anschließenden verbal-kognitiven Stimulation die Aktivierung der sprachdominanten Hemisphäre, in der Regel der linken, überwiegt.
- Sprachlateralisationsindex. Das Prinzip dieses von Rihs et al. (1999) vorgestellten Indexes beruht auf dem Vergleich des oben genannten Shifts nach verbal-kognitiver Stimulation mit dem Shift nach räumlich-visueller Stimulation. Dieser Shift (Lateralisation) weist für verbal-kognitive Reize normalerweise zur dafür dominanten linken Hemisphäre, für räumlich-visuelle Reize nach rechts. Kommt es nach verbal-kognitiver Stimulation zu einem Shift nach rechts, der aber deutlich geringer ausfällt als der Rechtsshift nach räumlich-visueller Stimulation, wird ersterer als Folge einer aufmerksamkeitsbedingt überproportionalen Mitaktivierung der rechten Hemisphäre bei jedoch linkshemisphärischer Lateralisierung (Dominanz) der Sprache interpretiert.

24.3.2   Untersuchung

Gerätetechnische Voraussetzungen

Die apparativen Voraussetzungen entsprechen denen bei visueller Stimulation, wobei eine bilateral simultane Ableitung erforderlich ist. Zur standardisierten Reizpräsentation sollte ein PC-Bildschirm benutzt werden.

Sonographische Ableitung

Die Ableitbedingungen sind denen bei visueller Stimulation vergleichbar. In der Regel erfolgt die Untersuchung bei verbal-kognitiver Stimulation im Sitzen vor/mit Blick auf einen Bildschirm. Abgeleitet wird der Hauptstamm (M1-Segment) der A. cerebri media.

Durchführung der Stimulation

Zur Ermittlung der sprachdominanten Hemisphäre ist in jedem Fall eine standardisierte Reizung erforderlich. Als Beispiele seien hier die auch mittels Wada-Test (▶ s. Kap. 24.3.3) evaluierten Untersuchungsgänge kurz skizziert:

- Knecht et al. (1996) präsentieren 5 s nach einem akustischen Signalton für 2,5 s auf einem Bildschirm einen Buchstaben. Für die nächsten 15 s sollen so viele Wörter wie möglich mit dem präsentierten Buchstaben als Anfangsbuchstaben gedanklich gebildet werden. Ein sich anschließender 2. Signalton beendet diese Phase und es erfolgt die Aufforderung, die zuvor überlegten Wörter innerhalb der nächsten ca. 15 s aufzuzählen. Anschließend erfolgt eine Erholungspause, bevor 60 s nach dem 1. Signalton der 2. Zyklus mit einem erneuten 1. Signalton eingeleitet wird. Insgesamt werden mindestens 20 Zyklen mit wechselnden Buchstaben durchgeführt.

— Rihs et al. (1999) führen 3 verbal-kognitive Stimulationen (lautes Lesen, Vergleich von Wortsynonymen, Vergleich von Satzsyntax) und 2 rechtshemisphärische Stimulationen (Gesichtervergleich, Mustervergleich) durch. Jede der insgesamt 5 Stimulationen erfolgt für 20 s mit anschließend 20 s Pause bei geschlossenen Augen. Ein derartiger Aktivitäts-Pause-Zyklus wird für jede Stimulation 10-mal wiederholt.

Auswertung

Das Maß für die Auswertung ist bei dem von Knecht et al. (1996) präsentierten Verfahren der angekündigten Sprachstimulation das Maximum der Differenz zwischen prozentualer Amplitudenänderung in der linken und rechten A. cerebri media. In die Auswertung geht ausschließlich die Aktivierung während der gedanklichen Wörterbildung ein, die verbale Aufzählung im Anschluss daran soll eine entsprechende mentale Aktivität zuvor sicherstellen.

Rihs et al. (1999) verwenden einen sog. Sprachlateralisationsindex (▶ s. Kap. 24.3.1).

24.3.3   Klinische Bedeutung

Praktische Bedeutung könnte der Untersuchung zur Hemisphärenlateralisation und hier insbesondere der bei verbal-kognitiver Stimulation zur Bestimmung der sprachdominanten Hemisphäre zukommen, wenn epilepsie- oder andere neurochirurgische Eingriffe erwogen werden. Bei Untersuchungen von Knecht et al. (1998) und Rihs et al. (1999) ergaben sich zwischen der bilateral simultan durchgeführten Dopplerableitung der A. cerebri media mit mentaler Stimulation und dem sog. Wada-Test nach Injektion von Amobarbital in die A. carotis identische Ergebnisse für die sprachdominante Hemisphäre. Allerdings liegt zwischenzeitlich mit der funktionellen Kernspintomographie eine weitere nichtinvasive Methode vor, die eine entsprechende Erkennung mit hoher Zuverlässigkeit erlaubt.

Zusammenfassung

Die Aktivierung von Hirnregionen führt erwartungsgemäß zu einer verstärkten Durchblutung im betreffenden Areal. Dopplersonographisch ist dieser Effekt mit hoher zeitlicher, jedoch schlechter räumlicher Auflösung nachzuweisen. Bei visueller Aktivierung sind Strömungszunahmen in der A. cerebri posterior bis zu 40% zu erwarten, die bereits in der normalen Strömungskurve erkannt werden können. Die Zunahme in der A. cerebri media bei mentaler Aktivierung liegt hingegen lediglich bei 10–15% und erfordert eine getriggerte Mittelwertbildung über mehrerer Reiz-Ableit-Zyklen. Praktische Bedeutung haben die Tests bei der Identifikation von Gefäßen (A. cerebri posterior) und der sprachdominanten Hemisphäre.

25 Zerebrale Mikroembolisignale

Heute ist allgemein akzeptiert, dass die im Strömungsspektrum intrakranieller Arterien auftretenden high-intensity transient signals (HITS) in aller Regel im Blutstrom schwimmenden Emboli entsprechen. Terminologisch hat sich daher der Begriff »Embolisignale« bzw. – der Größe und dem klinisch asymptomatischen Auftreten Rechnung tragend – Mikroembolisignale (MES) durchgesetzt. Es muss jedoch betont werden, dass die Korrektheit dieser Terminologie ganz wesentlich von der Untersuchungssituation abhängt. Bedingungen, unter denen es zu akustischen Grenzflächen innerhalb des Blutstroms mit vergleichbaren Signaleffekten kommen kann – stenotische Turbulenzen, poststenotische Ablösungsphänomene, die Separation von Bereichen unterschiedlicher Strömungsgeschwindigkeit an Strömungsteilern und Gefäßbiegungen – müssen dabei berücksichtigt werden (Hennerici 1994). Gegebenenfalls sollte in diesen Situationen, abweichend von der oben genannten Terminologie, ohne nähere Wertung der Ursache weiterhin lediglich von »high-intensity transient signals« gesprochen werden.

25.1 Morphologische und sonographische Grundlagen

Bereits seit Entwicklung der Dopplersonographie ist bekannt, dass größere im Blutstrom schwimmende, geformte Elemente bzw. Luftbläschen zu kurzdauernden, hochamplitudigen Störungen der Dopplerströmungskurve führen. Die initialen Untersuchungen von Spencer et al. (1969) bei Tauchern in der Dekompressionsphase ließen noch keinen Zweifel an Luftblasen als Ursache dieser Signale. Aber bereits bei ihrem Nachweis durch Padayachee et al. (1986a) zu Beginn der Shuntphase während Karotisendarteriektomie waren sie nur noch mit einer gewissen Wahrscheinlichkeit auf diese Genese zurückzuführen. Die Unsicherheit über die Art und Zusammensetzung der diesen Signalen zugrundeliegenden Emboli in Verbindung mit der bisweilen schwierigen Abgrenzung von Mikroembolisignalen gegenüber anderen Störungen der Strömungskurve schränkten in der Folgezeit die klinische Bedeutung und Akzeptanz der Methode nicht unerheblich ein.

25.1.1 Sonographische Differenzierung von Emboli

Signalintensität und -dauer

Durch Injektion von Luftbläschen und festen Partikeln – Koagulationsthromben, Thrombozytenaggregate, Atherommaterial und Fett – ins Gefäßsystem können im Strömungsmodell (Markus u. Brown 1993) und im Tierversuch (Markus et al. 1994b; Russel et al. 1991) Mikroembolisignale generiert werden. Bei vergleichbarer Größe führen Luftbläschen aufgrund ihrer gegenüber dem strömenden Blut erheblich anderen Impedanz zu den stärksten Signalen (◘ Abb. 25.1). Deutlich niedrigere Signalintensitäten zeigen Koagulations- und Atheromthromben, die jeweils noch über der von Thrombozytenaggregaten liegen. Da jedoch für alle Materialien gilt, dass die Signalintensität mit der Größe eines Embolus zu-

◘ **Abb. 25.1.** Einfluss von Emboluszusammensetzung (*links*), -größe (*Mitte*) und -geschwindigkeit (*rechts*) auf die Signalintensität und Signaldauer von Mikroembolisignalen im Dopplerspektrum. Rückstreuung von Luft >>Koagulationsthromben >Atherome >Thrombozytenaggregate

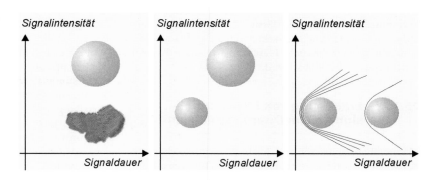

nimmt, ist damit in vivo bei unbekannter Embolusgröße keine Differenzierung zu erreichen.

Gleiches gilt auch für die Signaldauer, die neben der Embolusgröße – große Emboli befinden sich länger im dopplersonographischen Messvolumen – auch durch die im Herzzyklus und über den Gefäßquerschnitt erheblich variierende Strömungsgeschwindigkeit des Embolus bestimmt wird (Droste et al. 1994b). Auch eine für die Strömungsgeschwindigkeit korrigierte Signaldauer ermöglicht daher ohne Kenntnis der Embolusgröße keine Rückschlüsse auf die Emboluszusammensetzung (Smith et al. 1998a).

Sauerstoffinhalation

Eine interessante Möglichkeit zur Differenzierung gasförmiger und solider Emboli wurde erstmals von Kaps et al. (1997) vorgestellt. Unter Einatmung von reinem Sauerstoff nahm die Frequenz von Mikroembolisignalen bei Patienten mit mechanischen Herzklappenprothesen auf 2% des Ausgangswerts ab. Bei einer sich anschließenden hyperbaren Sauerstoffatmung verdreifachte sich deren Zahl im Vergleich zur normobaren Sauerstoffatmung. Die Erklärung für die starke Abnahme der Mikroembolisignale unter Sauerstoffatmung liegt in der höheren Löslichkeit des Sauerstoffs im Blut gegenüber dem Stickstoff-Sauerstoff-Gemisch der Luft. Ursache der bei diesen Patienten detektierbaren Mikroembolisignale sind Gasbläschen, die durch Kavitation an Herzklappenprothesen entstehen und im Falle einer Sauerstoffatmung wieder in Lösung gehen, bevor sie die zerebrale Zirkulation erreichen. Eine höhere Sauerstoffvorsättigung des Blutes infolge hyperbarer Sauerstoffatmung vermindert diesen Effekt. Vergleichbare Untersuchungen bei Patienten mit arteriellen Emboliquellen blieben ohne Einfluss auf die Frequenz der Mikroembolisignale, was für partikuläre Emboli in diesen Fällen spricht (Droste et al. 1997).

Mehrfrequenzdopplersonographie

Russell u. Brucher (2002) verwendeten zur Differenzierung von gasförmigen und festen Emboli transkranielle Dopplersonden, die in der Lage sind, unterschiedliche Schallsendefrequenzen (2 und 2,5 MHz) zu emittieren. Sie nutzen den Effekt aus, dass die rückgestreuten Signalintensitäten von der Sendefrequenz abhängen und dieser Zusammenhang sich für gasförmige und solide Emboli unterschiedlich verhält (◘ Abb. 25.2). Dies beruht darauf, dass ein teil der von Gasbläschen rückgestreuten Energie auf Bläschenoszillationen zurückzuführen ist, deren Ausmaß von der Sendefrequenz abhängt (► s. Kap. 7.2.1). Dagegen zeigen Partikel für die gewählten Sendefrequenzen praktisch keinen Unterschied in der Rückstreuung. Allerdings wird der sendefrequenzabhängige Teil der von Gasbläschen rückgestreuten Energie von Faktoren wie z. B. dem Hämatokrit und der Bläschengröße beeinflusst, sodass die Zuverlässigkeit der Differenzierung zwischen Bläschen und Partikeln durch die Untersuchungssituation (transpulmonale Bläschen, arterieller Eingriff, Herzoperation) beeinflusst wird.

25.1.2   Erkennung von Mikroembolisignalen im Dopplerspektrum

Mikroembolisignale können akustisch an ihrem charakteristischen »zirpenden« oder »ploppenden« Geräusch erkannt

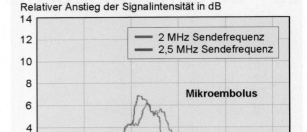

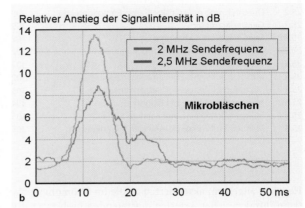

◘ **Abb. 25.2a,b.** Rückgestreute Signalintensitäten eines Embolus distal einer Karotisstenose (**a**) und eines Kontrastmittelbläschens (**b**) bei Mehrfrequenzbeschallung mit 2 und 2,5 MHz. (Nach Russel u. Brucher 2002)

werden, dem eine von ihrer Impedanz abhängige, über dem Niveau des strömenden Blutes liegende Schallrückstreuung während der Passage durch das Ultraschallfeld zu Grunde liegt. Dementsprechend werden sie im Dopplerspektrum als nur Millisekunden andauernder Anstieg der Schallenergie gegenüber dem übrigen Spektrum abgebildet (◘ Abb. 25.3). Sie können typischerweise zu jedem Zeitpunkt des Herzzyklus auftreten. Da sie eine definierte Geschwindigkeit innerhalb der zahlreichen Geschwindigkeitskomponenten des Blutstroms besitzen und mit dem Blutstrom schwimmen, liegen sie bzw. ihr Intensitätsmaximum innerhalb des Dopplerspektrums (► s. nachstehende Übersicht).

Signalamplitude

Wichtigstes Kriterium bei der Erkennung von Mikroembolisignalen ist die rückgestreute Schallenergie, die mehr oder weniger deutlich über der des Dopplerspektrums von strömendem Blut liegt. Der Intensitätsunterschied bzw. -anstieg wird bestimmt durch die Größe, die Geschwindigkeit und die Zusammensetzung des Embolus sowie durch die Wahl und Einstellung des Ultraschallgeräts. Letztere bestimmen die spontanen Intensitätsunterschiede innerhalb des Dopplerspektrums, von denen sich das Mikroembolussignal abgrenzen lassen muss. Bei den derzeit handelsüblichen Geräten liegt diese Schwelle bei 7–12 dB (◘ Abb. 25.4). (Zur Definition

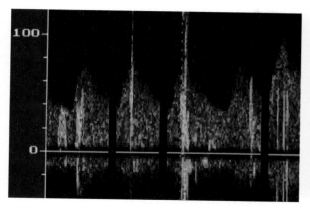

Abb. 25.3. Beispiele von Mikroembolisignalen im Doppler-spektrum

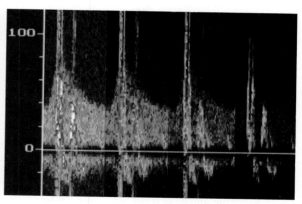

Abb. 25.5. Übersteuerung des Dopplerdecoders infolge hoher Energie des Mikroembolisignals mit von links nach rechts abnehmender Verstärkung (gain). Verstärkungsabhängig geht das Mikroembolisignal über das normale Strömungsspektrum hinaus und besitzt damit eine scheinbar andere Geschwindigkeit als das strömende Blut

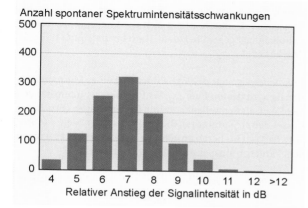

Abb. 25.4. Verteilung der Signalintensität spontaner Intensitätsschwankungen im Dopplerspektrum bei 15-minütiger Untersuchung von 7 gesunden Probanden mit sonographisch normalem Gefäßstatus

Emboli in Blutrichtung schwimmen und nicht schneller als die schnellsten Komponenten des strömenden Blutes sein können. Dies schließt allerdings nicht aus, dass das sichtbare Signal über das Dopplerspektrum hinausgeht. Hierbei handelt es sich jedoch um einen sog. Übersteuerungsartefakt, der insbesondere bei gasförmigen Emboli mit hoher Signalintensität auftritt (Abb. 25.5). Reduziert man in diesem Fall die Verstärkung, zeigt sich, dass das Signalmaximum innerhalb des normalen Strömungsspektrums liegt und die Intensität lediglich nach beiden Seiten hin abfällt.

Kriterien für die Erkennung von Mikroembolisignalen im Dopplerspektrum

- Akustisch charakteristisches »zirpendes« oder »ploppendes« Geräusch
- Energiemaximum des Signals über dem des übrigen Dopplerspektrums (zuverlässige Diskrimination geräteabhängig ab 7–12 dB)
- Signaldauer 10–100 ms (1–300 ms)
- Signal innerhalb des Dopplerspektrums (Ausnahme: Übersteuerungsartefakte)
- Signal unidirektional in Richtung des strömenden Blutes (Ausnahme: Übersteuerungsartefakte)
- Auftreten regellos über den Herzzyklus verteilt

---

des dB ► s. Kap. 3.2). Die Wahl des Schwellenwerts bestimmt wesentlich die Übereinstimmung auch geübter Untersucher bei der Zuordnung eines Signals zu einem Embolus (Markus et al. 1997). Diese ist umso größer, je deutlicher die Schwelle über den spontanen Intensitätsschwankungen liegt.

Konsequenterweise können dadurch aber kleine Partikel übersehen werden, da die durch sie rückgestreute Schallenergie gering ist und innerhalb des Bereichs spontaner Intensitätsschwankungen liegt. Da insbesondere bei unzureichenden Untersuchungsbedingungen die Methode hier an ihre physikalischen Grenzen stößt, die auch durch automatisierte Detektionsalgorithmen nicht überschritten werden können, sollten zumindest von technischer Seite optimierte Untersuchungsbedingungen sichergestellt sein (► s. Kap. 25.2.1).

Signalcharakteristik

Mikroembolisignale weisen üblicherweise eine Dauer von 10–100 ms auf. Signaldauern <10 ms können bei kleinen Emboli auftreten, lassen sich aber mit der in den meisten Geräten zur Anwendung kommenden Fast-Fourier-Transformation zeitlich nicht mehr auflösen und darstellen. Mikroembolisignale müssen zwangsläufig innerhalb des normalen Dopplerspektrums auftreten, da die zugrunde liegenden

25.1.3 Differenzierung von Artefakten

Störsignale im Rahmen mechanischer Artefakte (z. B. Ankoppelungsprobleme der Sonde, Schlucken, Kauen, Sprechen) und elektronischer Störungen können einen ähnlichen Charakter wie Mikroembolisignale haben, sodass deren Differenzierung von derartigen Artefakten bisweilen schwierig sein kann.

Bidirektionale Signale

Insbesondere mechanische Artefakte besitzen regelmäßig ein symmetrisch um die Nulllinie gelegenes, bidirektionales Sig-

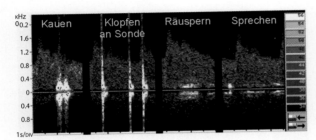

◘ Abb. 25.6. Beispiele von mechanisch bedingten Artefaktsignalen im Dopplerspektrum

nal im Spektrum und dauern mit Ausnahme von Klopfartefakten an der Sonde mehr als 200 ms (◘ Abb. 25.6). Eine Hilfe bei der Unterscheidung bietet die beidseitig simultane Ableitung, die insbesondere elektrische Artefakte und Störungen durch Kopfbewegungen unschwer erkennen lässt.

Andererseits kann ein technischer Artefakt vorgetäuscht werden, wenn größere Gasbläschen zu einem bidirektionalen Signal infolge ausgeprägter Übersteuerung des Verstärkers im Dopplergerät führen (► s. Abb. 25.5). Das Signalmaximum findet sich dabei jedoch typischerweise nach wie vor in Strömungsrichtung.

Herzzyklusfixierte Signale

Strömungsartefakte durch nahe am Ableitort gelegene Stenosen, hyperperfundierte Kollateralgefäße oder Gefäßbiegungen können Mikroembolisignalen in der Signalintensität und -charakteristik sehr ähnlich sein. Zur Abgrenzung ist deren Auftreten in der Regel an immer derselben Stelle innerhalb des Herzzyklus entscheidend. Bisweilen kann bei Patienten mit Herzklappenprothesen der Klappenschluss als Störsignal im Dopplerspektrum detektiert werden, welches typischerweise immer zum gleichen Zeitpunkt im Herzzyklus auftritt.

25.1.4 Automatische Detektion von Mikroembolisignalen

Die Beurteilung des akustischen Signals in Kombination mit der Beobachtung des Dopplerspektrums durch einen erfahrenen Untersucher ist die sicherste Methode zur Erkennung von Mikroembolisignalen. Allerdings lässt sich dies in der klinischen Routine weder unmittelbar bei der Untersuchung noch zeitversetzt nach digitaler Aufzeichnung realisieren. Daher wird man üblicherweise auf eine »automatische« Detektion – zumindest zur Vorselektion Emboli-verdächtiger Signale – zurückgreifen. Diese werden von den verschiedenen Herstellern mit z. T. erheblichem technischem Aufwand angeboten und stellen häufig eine Kombination einfacherer Einzelverfahren dar, die heute in den meisten Dopplergeräten bereits implementiert sind.

Schwellenwertdetektoren

Der am weitesten verbreitete Schwellenwertalgorithmus bezieht sich auf das sonographische Hauptkriterium, dass Mikroembolisignale eine höhere Signalintensität aufweisen als die »normale« Blutströmung. Allerdings ist der Schwellenwert keine geräteübergreifend reproduzierbare Größe, da

die Gerätehersteller unterschiedliche Techniken zur Ermittlung sowohl der Mikroembolisignalintensität als auch der Hintergrundintensität des Dopplerspektrums benutzen. Daher können bestenfalls gerätespezifische Schwellenwerte angegeben werden, die bei den üblicherweise verwendeten Geräten im Bereich zwischen 7 und 12 dB liegen.

Im Gegensatz zu den Signalintensitäten gasförmiger Emboli sind diejenigen von klinisch relevanteren soliden Partikeln niedriger und liegen näher an den spontanen Intensitätsschwankungen des Dopplerspektrums, sodass dieser Parameter für die Erkennung solider Emboli eine nur geringe Sensitivität hat. Verschiedene Modifizierungen und Alternativen wurden daher vorgeschlagen, müssen ihre Praktikabilität in der Praxis aber noch zeigen.

Frequenzfilterung. Durch zusätzliche Frequenzfilterung werden zum Zeitpunkt des Auftretens des Mikroembolisignals nur die Frequenzen des Signals und nicht die des gesamten Dopplerspektrums zur Ermittlung der Intensität herangezogen. Dadurch erhöht sich die Intensität des Mikroembolisignals gegenüber dem Hintergrundsignal um 3 dB (Markus et al. 1999).

Signalenergie. Statt der Signalintensität eines Mikroembolisignals wird dessen Energie, das Produkt aus Intensität und Zeitdauer, als Schwellenkriterium herangezogen (Brucher u. Russel 2002). Zumindest theoretisch sollten sich dadurch feste Partikel bis herab zu einer Größe von 80 µm gegenüber dem Hintergrundspektrum detektieren lassen.

> Seit kurzem werden auch Geräte mit Schwellenwertalgorithmen für die maximal zu erwartende Signaldauer eines Embolus – berechnet anhand seiner Strömungsgeschwindigkeit und der Messvolumenlänge – und die Bidirektionalität angeboten (Brucher u. Russel 2002), 2 Kriterien, die bei der Differenzierung von Mikroembolisignalen gegenüber Artefakten relevant sind. Ein Überschreiten der maximal erwarteten Signaldauer und ein bidirektionales Signal mit vergleichbarer Intensität beidseits der Nulllinie führen dabei zur Klassifizierung als Artefakt.

Mehrkanalverfahren (Multi-gate-Technik)

Die Artefaktdifferenzierung mit Hilfe des Mehrkanalverfahrens beruht auf der Überlegung, dass Emboli sich im Gegensatz zu Artefakten mit dem strömenden Blut weiter bewegen und daher entlang eines Gefäßes verfolgt werden können. Entsprechend besitzen sog. Bi- oder Multi-gate-Geräte 2 oder mehr hintereinanderliegende Messvolumina, die regelmäßig auf mikroemboliverdächtige Signale »abgefragt« werden (der Verdacht auf ein Mikroembolisignal wird dabei anhand eines Schwellenwertalgorithmus in mindestens einem der Messvolumina, normalerweise dem proximal gelegenen, erhoben). Taucht in einem Messvolumen ein solches Signal auf und wird es wenig später in dem weiter distal gelegenen Messvolumen (üblicherweise 5–10 mm Abstand) »wiedergefunden«, wird es als Mikroembolisignal akzeptiert, andernfalls als Artefakt verworfen, da letztere üblicherweise in beiden Kanälen des Gerätes (weitgehend) gleichzeitig auftreten (◘ Abb. 25.7).

Mikroembolisignal der A. cerebri media

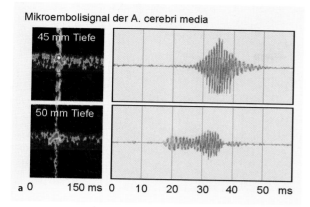

a 0   150 ms 0   10   20   30   40   50   ms

Artefaktsignal der A. cerebri media

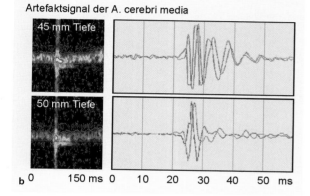

b 0   150 ms 0   10   20   30   40   50   ms

◘ Abb. 25.7a,b. Zeitversetzte Darstellung eines Mikroembolisignals in den beiden Kanälen eines Multi-gate-Gerätes (a) gegenüber dem zeitgleichen Auftreten eines Artefaktsignals (b)

Bei einem gewählten Messvolumenabstand von 10 mm konnte mit diesem Verfahren eine zuverlässige Differenzierung von Mikroemboli- und Artefaktsignalen gezeigt werden (Smith et al. 1996). Emboli erscheinen hierbei im 2. Messvolumen mit einer zeitlichen Verzögerung von 5–15 ms, was – übereinstimmend mit den physiologischen Erwartungen – einer durchschnittlichen Geschwindigkeit von 50–100 cm/s entspricht. Interessanterweise scheinen sich Gasbläschen vereinzelt erheblich langsamer fortzubewegen, was auf eine passagere Wandadhäsion und den Einfluss nichtlaminarer Strömungen zurückgeführt wird (Molloy u. Markus 1996). Im Falle geringer gewählter Abstände – nach Erfahrung der Autoren sind aufgrund der individuellen anatomischen Situation oft nur 5 mm möglich – ergeben sich für Emboli entsprechend kürzere Laufzeiten.

Bei einigen Geräten erfolgt die Differenzierung zwischen Mikroemboli- und Artefaktsignalen nicht unmittelbar anhand der Laufzeitdifferenz, sondern aus einer sich daraus berechnenden Distanz. Das Produkt aus der gemessenen Laufzeit und der dopplersonographisch bestimmten Strömungsgeschwindigkeit eines Embolus ergibt eine berechnete Distanz, die der Embolus in dieser Zeit zurückgelegt haben sollte und die im Idealfall der gewählten Messvolumendistanz entspricht. Die Verteilung dieser in der Literatur auch als »fiktive« oder »theoretische« Distanz bezeichneten Wegstrecke (Smith et al. 1997; Droste et al. 1997) wird durch die gewählte Messvolumendis-
▼

tanz, aber auch durch den Beschallungswinkel beeinflusst (Smith et al. 1996). Ein steigender Beschallungswinkel und ein abnehmender Abstand der Messvolumina resultieren in kleineren berechneten zurückgelegten Distanzen. Duplexsonographisch lassen sich beim überwiegenden Teil der Patienten infolge des distal in der A. cerebri media gelegenen Messvolumens Beschallungswinkel von 20–30° nachweisen. In dieser Situation ist die berechnete zurückgelegte Distanz eines Embolus oft deutlich geringer als der geräteseitig voreingestellte Schwellenwert, was zur Fehleinschätzung des Mikroembolisignals als Artefakt führt. Daher muss u. U. für die Laufzeit bzw. die berechnete zurückgelegte Distanz ein eigener Schwellenwert zur Differenzierung von Mikroemboli- und Artefaktsignalen ermittelt werden.

Neuronale Netzwerke

Hierbei handelt es sich um »lernende« Computer mit einer Software, die die von geübten Untersuchern gesammelten Erfahrungen bei der Embolidetektion in die laufende Untersuchung mit einbezieht (Siebler et al. 1994b). Ähnlich dem Blick des Untersuchers werden Mustervergleiche mit gespeicherten Daten vorgenommen, sodass hier zahlreiche, für den Untersucher allerdings nicht direkt erkennbare Kriterien in die Beurteilung eingehen. So attraktiv das Verfahren vom Prinzip her ist, unterliegt es hinsichtlich der Sensitivität bei der Erkennung solider Emboli den Einschränkungen des Intensitätsschwellenverfahrens und hat durch die oben genannten Entwicklungen an Bedeutung verloren.

25.2   Durchführung der transkraniellen Embolidetektion

25.2.1   Geräteparameter

Aufgrund der hohen Abhängigkeit der transkraniellen Embolidetektion von gerätetechnischen Parametern wurde empfohlen, diese bei entsprechenden Untersuchungen jeweils anzugeben (► s. nachstehende Übersicht) (Ringelstein et al. 1998). Auf einzelne Parameter soll im Folgenden näher eingegangen und für sie ggf. Vorschläge zur Einstellung gegeben werden.

> Geräteparameter/-einstellungen und Ableitbedingungen, die einen Einfluss auf die Detektion von Mikroembolisignalen haben und bei Untersuchung angegeben werden sollten
> − Sendefrequenz
> − Dynamischer Bereich des Ultraschallgeräts
> − Hoch- und Tiefpassfiltereinstellung
> − Untersuchungstiefe und untersuchte Arterie
> − Algorithmus zur Berechnung der relativen Signalintensität eines Mikroembolisignals gegenüber der Intensität von strömenden Blut (»Embolus-Blut-Verhältnis«)
> − Detektionsschwelle für Mikroembolisignale
> − Größe des Messvolumens
> − Frequenz- und Zeitauflösung der FFT
> − FFT-Zeitüberlappung
> − Untersuchungszeit

Sendefrequenz

Höhere Sendefrequenzen als die bei transkranieller Untersuchung üblicherweise gewählten 2 MHz besitzen eine deutlich niedrigere Sensitivität, sodass vergleichbare Untersuchungen extrakraniell mit z. B. 4-MHz-Sonden nicht ohne weiteres möglich sind.

Dynamischer Bereich

Große Gasbläschen mit hoher Signalintensität (>30 dB) können zu einer Übersteuerung des Eingangsverstärkers des Ultraschallgeräts führen.

ⓘⓘ Praktische Hinweise

Die beste Erkennbarkeit von Mikroembolisignalen im Dopplerspektrum ist dann gegeben, wenn die Gesamtverstärkung des Strömungssignals so weit reduziert wird, dass dieses nur noch schwach mit einer einzigen Farbe bzw. einem einzigen Grauwert dargestellt wird. Auf diese Weise imponieren Mikroembolisignale regelmäßig sehr deutlich auf dem Bildschirm, und es wird der gesamte Dynamikbereich des Geräts von üblicherweise 30 dB für ihre Erkennung ausgenutzt (► s. Abb. 25.5).

Hoch- und Tiefpassfilter

Beide sollten während der Untersuchung konstant gehalten werden. Für den Hochpassfilter werden 50 oder 100 Hz empfohlen.

Untersuchungstiefe

Aufgrund des sich in Abhängigkeit der Untersuchungstiefe ändernden Beschallungswinkels und dessen Einfluss auf die Differenzierung zwischen Mikroemboli- und Artefaktsignalen bei Mehrkanalgeräten sollte die Untersuchungstiefe konstant gehalten werden. Dies gilt insbesondere für wiederholte Untersuchungen zur Beurteilung der Embolifrequenz im Zeitverlauf.

Relativer Intensitätsanstieg

Der relative Intensitätsanstieg eines Mikroembolisignals bezeichnet die Signalintensität in dB, die über derjenigen des strömenden Blutes liegt. Da es sich bei dB um eine logarithmisch skalierte Einheit handelt (► s. Kap. 3.2) und die Signalintensität eines Mikroembolisignals bzw. von strömendem Blut bereits deren Signalintensitäten relativ zu nichtströmendem Blut/Gewebe ausdrückt, entspricht der relative Intensitätsanstieg dem Verhältnis der Signale eines Embolus zum strömenden Blut (angloamerikanisch embolus blood ratio, EBR).

Da zur Ermittlung der rückgestreuten Intensität eines Embolus und der des strömenden Blutes als sog. »Hintergrundsignal« geräteabhängig ganz unterschiedliche Algorithmen verwendet werden, ist ein geräteübergreifender Vergleich praktisch nicht möglich.

Zum Zeitpunkt – genauer für den Zeitraum – des Auftretens des Mikroembolisignals wird z. B. als Intensität des Embolus registriert:

- die Intensität nur der Geschwindigkeiten, mit denen der Embolus sich fortbewegt,
- ein Mittelwert aller Intensitäten des Dopplerspektrums,
- ein Mittelwert aller Intensitäten des dargestellten Skalenausschnitts (◻ Abb. 25.8).

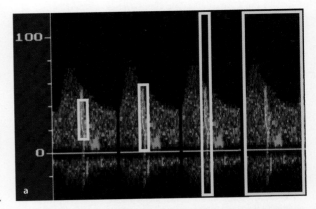

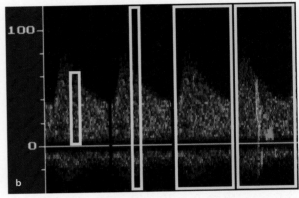

◻ **Abb. 25.8a,b.** Dopplerspektrum- und Bildausschnitte, die gerätespezifisch bei der Berechnung des relativen Intensitätsanstiegs eines Mikroembolisignals als Embolusintensität (**a**) bzw. Intensität des »Hintergrundsignals« (**b**) herangezogen werden. Weitere Erklärungen ► s. Text

Es ist unschwer nachvollziehbar, dass in der oben genannten Reihenfolge die ermittelte Intensität des Embolus abnimmt und z. B. auch von der Wahl der Skaleneinstellung abhängen kann.

Zur Ermittlung des Hintergrundsignals herangezogen werden z. B.

- Dopplerspektrum oder Bildausschnitt eines vergleichbaren Zeitraums im davor liegenden Herzzyklus ohne Embolussignal,
- Dopplerspektrum oder Bildausschnitt eines oder mehrerer davor liegender Herzzyklen,
- das gesamte Dopplerspektrum des Bildausschnitts oder der gesamte Bildausschnitt zum Zeitpunkt des Embolussignals (► s. Abb. 25.8).

Konstante Bedingungen bei der Ermittlung des relativen Intensitätsanstiegs setzen daher die Kenntnis der im eigenen Gerät zur Anwendung kommenden Algorithmen voraus.

Merke

Insbesondere bei Verlaufsuntersuchungen ist bei Verfahren, die den gesamten Bildausschnitt zur Ermittlung des relativen Intensitätsanstiegs verwenden, darauf zu achten, dass die gewählten Skaleneinstellungen nicht verändert werden.

Detektionsschwelle

Angesichts der Problematik der Schwellenwertangabe zur Abgrenzung von Mikroembolisignalen gegenüber spontanen Intensitätsschwankungen des Dopplerspektrums empfiehlt es sich, den Wert für das eigene Ultraschallgerät an einigen gesunden Probanden durch z. B. 15-minütige Untersuchungen selbst zu ermitteln. Ausgehend von 3 dB sollte die Schwelle schrittweise erhöht werden, bis gerade keine automatische Abspeicherung des normalen Dopplersignals mehr erfolgt.

Prinzipiell kann dieses Vorgehen auch bei jeder Patientenuntersuchung vorgenommen werden, wobei sichergestellt sein sollte, dass in dieser Phase keine Mikroembolisignale aufgetreten sind. Die Vorteile dabei, z. B. die Berücksichtigung der individuellen temporalen Schallfensterqualität, sind aber eher gering, der zeitliche Aufwand ist dagegen beträchtlich.

Größe des Messvolumens

Experimentelle Untersuchungen zeigen, dass es mit zunehmendem Messvolumen zu einem Anstieg des Signals strömenden Blutes kommt (Droste et al. 1994a). Dieser bei niedriger Geräteverstärkung noch vernachlässigbare Effekt nimmt bei höherer Verstärkung überproportional zu, sodass insbesondere bei soliden Emboli der häufig nur geringe Intensitätsunterschied zwischen Mikroembolisignal und »Hintergrundsignal« noch weiter abnimmt. Physikalisch erscheint dies nachvollziehbar, da bei einem größeren Messvolumen die von einem Embolus zurückgestreute Energie dieselbe bleibt, während wesentlich mehr strömende Erythrozyten zum Dopplersignal beitragen. Ziel sollte es daher sein, zur Embolidetektion ein möglichst kleines Messvolumen einzusetzen. Grenzen werden diesem Vorgehen durch ein nicht ausreichendes temporales Schallfenster gesetzt.

> **Merke**
>
> Die axiale Ausdehnung des Messvolumen sollte in der Größenordnung von 3–5 mm liegen und 10 mm nicht überschreiten.

Fast-Fourier-Transformation (FFT)

Um auch sehr kurze Mikroembolisignale in der Größenordnung von 10 ms erkennen zu können, sollte die zeitliche Auflösung der Spektrumdarstellung im selben Bereich liegen. Dies kollidiert jedoch mit 2 anderen Wünschen:

- Zum einen sollte angesichts der üblichen Dopplerfrequenzen in der A. cerebri media von systolisch um 2 kHz der dargestellte Messbereich ±4 kHz (= ±PRF/2, ▶ s. Kap. 5.3.4) nicht übersteigen, damit das Dopplerspektrum noch hinlänglich »groß« dargestellt werden kann.
- Zum anderen sollte die Frequenzauflösung der FFT, die durch die Anzahl der Ultraschallimpulse definiert ist, aus denen das Spektrum analysiert wird (üblicherweise 64, 128, 256 oder 512 »FFT-Punkte«), möglichst hoch sein.

Bei 512 FFT-Punkten und einer PRF von 8 kHz (125 µs/Impuls) ergibt sich jedoch eine zeitliche Auflösung von nur (512 × 125 µs =) 64 ms, sodass kurze Mikroembolisignale nicht mehr zuverlässig detektiert werden. Entsprechend muss für die Embolidetektion zwangsläufig eine »schlechte« FFT gewählt werden.

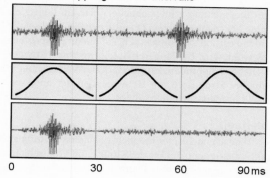

Fehlende Überlappung der FFT-Intervalle

a 0 30 60 90 ms

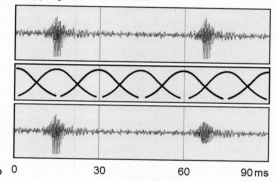

Überlappung der FFT-Intervalle

b 0 30 60 90 ms

Abb. 25.9a,b. Übersehen von Mikroembolisignalen durch die FFT-Analyse (nach Markus 1995). Da die Empfindlichkeit der FFT-Intervalle aus technischen Gründen am Anfang und am Ende der Messintervalle abnehmen muss, können bei fehlender Überlappung (**a**) der Intervalle dazwischen liegende Signale übersehen werden. Bei ausreichender Überlappung (**b**) ist dies nicht der Fall, die abgebildete Signalintensität kann jedoch niedriger als die tatsächliche sein. Darstellung jeweils des hochfrequenten Dopplersignals mit hochintensen Mikroembolisignalen (*oben*), der Empfindlichkeit der FFT-Intervalle im zeitlichen Verlauf (Hamming-Filter) (*Mitte*) und des resultierenden Signals nach Filterung (*unten*)

> **Merke**
>
> Als FFT-Auflösung sollten 64 oder 128 Punkte gewählt werden.

FFT-Überlappung

Von Markus (1995) wurde auf die Notwendigkeit einer zeitlichen Überlappung der einzelnen FFT-Messsegmente hingewiesen, die bei den heute üblichen, mit schnellen Rechnern ausgestatteten Geräten kein Problem darstellen sollte. Bei älteren Geräten ist dies häufig nicht erfüllt (■ Abb. 25.9), im Zweifelsfall sollte der Gerätehersteller befragt werden.

> **Merke**
>
> Die FFT-Überlappung sollte mindestens 60% betragen.

25.2.2   Sonographische Ableitung

Die Untersuchung erfolgt üblicherweise am liegenden Patienten bei leicht erhöhtem Oberkörper. Ein Wechsel der liegenden Position zum Sitzen, z. B. auf einem entsprechenden Liegestuhl, wird bei längerer Ableitung vom Patienten als angenehm empfunden, kann jedoch zur Verlagerung intrakranieller Strukturen mit Herausgleiten der untersuchten Arterie aus dem Schallfeld führen.

Ableitzeit

Dem Wunsch nach einer möglichst langen Ableitung stehen praktische Gesichtspunkte des Klinik- und Praxisablaufs sowie die zwar geringe, aber kaum zu vermeidende Belastung des Patienten entgegen. Angestrebt wird üblicherweise eine einstündige Ableitung. Dies beruht auf Langzeituntersuchungen, bei denen Patienten mit Mikroembolisignalen während 24-stündiger Untersuchung praktisch keine Mikroemboli-freien Intervalle von einer Stunde und mehr aufwiesen (Droste et al. 1996). Bei unruhigen Patienten mit akuten zerebralen Ischämien sind dagegen häufig lediglich 20–30 min realistisch.

> Für die erforderliche Ableitzeit entscheidend dürfte sein, ob es klinisch von Bedeutung ist, bei einem Patienten ggf. auch nur einen einzelnen Embolus nachzuweisen, oder ob vielmehr die Frequenz der Emboli der wesentliche Faktor ist. Zumindest bei Patienten mit symptomatischen Gefäßstenosen scheint unter klinischen Gesichtspunkten kein Unterschied zwischen einzelnen und keinen Mikroembolisignalen zu bestehen (Goertler et al. 2002). Ein oder 2 Mikroembolisignale bei einer 30-min-Detektion führen dabei zu einem vernachlässigbaren Fehler bei der Abschätzung der in einer Stunde zu erwartenden Signale und gehen nicht mit einem klinisch relevant erhöhten Ischämierisiko gegenüber keinen Mikroembolisignalen einher (Goertler et al. 2002).

Sondenfixierung

Es versteht sich von selbst, dass die langen Untersuchungszeiten die Verwendung einer am Kopf fixierten Sonde erfordern. Je nach Philosophie des jeweiligen Herstellers werden hierzu zahlreiche Halterungen mit typischen Vor- und Nachteilen angeboten. Prinzipiell sollte die Fixierung um so schwächer sein, je kooperativer der Patient ist und je länger die Ableitung erfolgt. Die Artefakterkennung kann deutlich verbessert werden, wenn eine bilateral simultane Ableitung erfolgt.

25.2.3   Signalaufzeichnung und Dokumentation

Die sicherste, aber auch aufwändigste Art der Dokumentation ist die Aufzeichnung des unbearbeiteten »Dopplerrohsignals«, d. h. des aus den beiden Lautsprechern kommenden akustischen Signals, mit Hilfe eines analogen Kassetten- oder – mit besserer Qualität – digitalen Audiosignal-Recorders. Dieser Weg mit digitaler Aufzeichnung wird v. a. im Rahmen wissenschaftlicher Untersuchungen beschritten, da er eine informationsverlustfreie nachträgliche Auswertung und Überprüfung durch andere Untersucher erlaubt. In der Routinepraxis werden – bei Verwendung einer automatisierten Mikroembolisignalerkennung (▶ s. Kap. 25.1.4) – üblicherweise nur die Sequenzen gespeichert, in denen die Automatik ein Mikroembolisignal vermutet. Im elegantesten Fall erfolgt dies durch Speicherung der unbearbeiteten Dopplerfrequenzen (Dopplerrohsignal). So kann nicht nur das Dopplerspektrum beurteilt, sondern auch das akustische Signal in die Nachbearbeitung miteinbezogen werden. Einfachere Geräte zeichnen im Gegensatz dazu nur das Dopplerspektrum 1–2 s vor und nach dem Mikroembolisignal auf.

25.3   Klinische Bedeutung

Eine Embolie zerebraler Endarterien durch kardiale oder im arteriellen Gefäßsystem entstandene Thromben wird für die Mehrzahl der ischämischen Schlaganfälle als Ursache verantwortlich gemacht. Die Annahme einer zerebralen Embolie beruht dabei in der Regel auf dem Nachweis einer potenziellen Embolusquelle und einem für Endarterienverschlüsse charakteristischen Infarktmuster im zerebralen CT oder MRT. Für das pathophysiologische Verständnis und die Therapie einer zerebralen Ischämie im individuellen Fall wären allerdings der direkte Nachweis von Emboli in der zerebralen Strombahn, ihre Assoziation mit dem Auftreten klinischer Symptome, ihre Frequenz im Zeitverlauf und unter einer antithrombotischen Therapie und Informationen zu ihrer Zusammensetzung äußerst hilfreich. Dopplersonographisch detektierbare Mikroembolisignale könnten hier als Surrogat dienen, wenn die ihnen zugrunde liegenden asymptomatischen (Mikro-)Emboli in Auftreten und Frequenz mit dem Risiko einer zerebralen Embolie korrelieren.

25.3.1   Mikroembolisignale bei arteriellen Gefäßstenosen

Stenosen an den extra- und intrakraniellen hirnzuführenden Arterien führen zu über 90% durch arterioarterielle Embolien zu einer klinischen Symptomatik. Nur ein kleiner Teil der durch Stenosen verursachten zerebralen Ischämien ist Folge einer hämodynamischen Minderperfusion.

Extrakranielle Stenosen

Mikroembolisignale distal einer Stenose der A. carotis finden sich vermehrt in klinischen Situationen, die mit einem erhöhten Schlaganfallrisiko assoziiert sind. So sind – vergleichbar dem Schlaganfallrisiko – Prävalenz und Frequenz von Mikroembolisignalen bei symptomatischen und insbesondere rezidivierend symptomatischen Stenosen erhöht (Markus et al. 1995; Siebler et al. 1994a; Valton et al. 1998), unter thrombozytenaggregationshemmender Medikation und bei poststenotischer Engstellung der Arterie erniedrigt (Blaser et al. 2003; Goertler et al. 2001), nehmen mit steigendem Stenosegrad zu bzw. größer werdendem Abstand zu einer Ischämie ab (Eicke et al. 1995; Markus et al. 1995; Siebler et al. 1993) und lassen sich durch Operation der Stenose reduzieren (Siebler et al. 1993; van Zuilen et al. 1995).

Mikroembolisignale distal symptomatischer Stenosen sind ein unabhängiger Prädiktor für (frühe) Reischämien (Molloy u. Markus 1999; Valton et al. 1998) und ein Marker für die Effektivität einer antithrombotischen Sekundärprävention (Goertler et al. 2002). Ihre Persistenz nach Einleitung einer antithrombotischen Therapie geht mit einem 40fach erhöhten Risiko einer frühen Reischämie einher, wohingegen ihr Sistieren dieses Risiko auf das Niveau von Patienten ohne initiale Mikroembolisignale senkt. Dabei war eine Antikoagulation mit Heparin (aPTT ≥2fache Norm) ohne Einfluss auf die Prävalenz und Frequenz von Mikroembolisignalen, die sich nur durch Thrombozytenaggregationshemmer beeinflussen ließ (Goertler et al. 2002) (◪ Fallbeispiel 25.1).

Die Untersuchungen legen nahe, dass die Detektion von Mikroembolisignalen bei Patienten mit symptomatischen Stenosen wahrscheinlich die Beurteilung sowohl der sekundärpräventiven Wirksamkeit antithrombotischer Substanzklassen und Substanzen als auch deren Wirksamkeit am einzelnen Patienten erlaubt.

Inwieweit dies auch für Patienten mit asymptomatischen Stenosen zutrifft, bei denen Mikroembolisignale sehr viel seltener nachgewiesen werden, ist Gegenstand laufender multizentrischer Studien. Ein prädiktiver Wert auch in dieser Situation kann zumindest vermutet werden (Siebler et al. 1995).

Intrakranielle Stenosen

Mit Ausnahme der A. cerebri media liegen nur Einzelfallbeschreibungen vor. Mikroembolisignale ließen sich bei ca. 30% symptomatischer hochgradiger, nicht jedoch bei mittelgradigen symptomatischen und bei asymptomatischen Stenosen

nachweisen (Droste et al. 2002; Segura et al. 2001; Sliwka et al. 1997a; Wong et al. 2001).

Dissektionen

Mikroembolisignale werden auch distal hochgradiger Stenosen und Verschlüsse infolge symptomatischer extrakranieller Gefäßdissektionen beobachtet (Droste et al. 2001; Koennecke et al. 1997; Molina et al. 2000). Im Zusammenhang mit einer Antikoagulation sind die Ergebnisse widersprüchlich. Allerdings ist es bemerkenswert, dass bei bisher nur kleinen Patientenkollektiven bei relativ vielen Patienten die Einleitung einer Antikoagulation mit Heparin (aPTT ≥2fache Norm) keinen Einfluss auf die Frequenz von Mikroembolisignalen hatte.

25.3.2 Mikroembolisignale bei Herzerkrankungen

Kardiogene Embolien werden in bis zu 25% aller zerebralen Ischämien als Ursache vermutet, am häufigsten infolge eines Vorhofflimmerns, einer linksventrikulären Insuffizienz und von Herzklappenerkrankungen. In Bezug auf die Detektion von Emboli müssen hierbei Untersuchungen an Patienten mit künstlichen Herzklappen von anderen kardialen Erkrankungen unterschieden werden, da für erstere vergleichbare Einschränkungen wie für diagnostische und therapeutische Gefäßeingriffe gelten (► s. Kap. 25.3.3).

Fallbeispiel

Fallbeispiel 25.1

Der 66-jährige Patient stellte sich mit seit 6 h bestehender Hemiparese des linken Arms vor (▼) (unten). Bereits am Vortag war es zeitlich unabhängig voneinander passager zu einer - Hypästhesie des linken Arms (▼) und einem rechts okulären Schleiersehen (▼) gekommen. Seit einer aortokoronaren Bypassoperation vor einem Monat Einnahme von ASS 100 mg/Tag, damals waren nebenbefundlich mittelgradige Karotisstenosen diagnostiziert worden. Jetzt fand sich in der extra- und transkraniellen Ultraschalluntersuchung eine 90%ige Karotisstenose rechts mit normaler CO_2-Reaktivität in der ipsilateralen

A. cerebri media. In einer einstündigen Emboliedetektion traten 54 Mikroembolisignale in der rechten A. cerebri media auf. Nach einem i.v.-Bolus von 500 mg Aspisol vorübergehende Reduktion der Mikroembolisignale, 2 h später wieder 60/h. Unter einer 3-tägigen Antikoagulation mit Heparin (aPTT ≥2fache Norm) wurden am 3. Tag 57 Mikroembolisignale registriert. Heparin wurde gestoppt und eine Medikation von ASS 100 mg/Tag und Tiklopidin 500 mg/Tag begonnen. Darunter sistierten die Mikroembolisignale innerhalb kurzer Zeit und traten bis zur Karotisoperation nicht mehr auf.

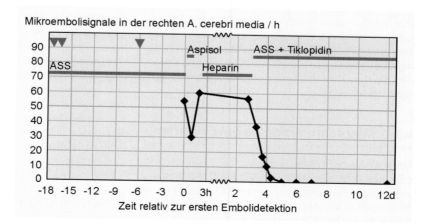

Vorhofflimmern

Mikroembolisignale konnten bei Patienten mit symptomatischem Vorhofflimmern in 15–20% der Fälle nachgewiesen werden, bei asymptomatischem Vorhofflimmern schwankte dieser Anteil zwischen 4 und 16% (Batista et al. 1999; Cullinane et al. 1998; Infeld et al. 1996; Tinkler et al. 2002; Tong et al. 1994). Für symptomatische Patienten scheint dabei ein Zusammenhang mit einer Antikoagulation vorzuliegen, für asymptomatische Patienten wird dieser anhand einer kürzlich veröffentlichten Untersuchung erstmals vermutet.

> Anhand bisheriger Studien zum Auftreten von Mikroembolisignalen bei Patienten mit arterioarteriellen bzw. kardiogenembolischen Ischämien – letztere insbesondere bei Vorhofflimmern – kann vermutet werden, dass es im Gefolge eines symptomatischen Gefäßprozesses zu einer zwar zeitlich begrenzten, aber kontinuierlichen »Mikroembolisierung« nach zerebral kommt, wohingegen eine klinisch symptomatische kardiogene Embolie eine eher singuläre Embolisierung ist. Mikroembolisignale erscheinen daher bevorzugt bei Gefäßerkrankungen, nicht aber bei Herzerkrankungen als »Emboliemarker« von Bedeutung.

Andere Herzerkrankungen

Kleine Untersuchungsserien und Einzelfälle liegen zu verschiedenen anderen Herzerkrankungen vor, in denen bei Patienten mit Herzinsuffizienz, Herzklappenerkrankungen und akutem Herzinfarkt eine erhöhte Prävalenz von Mikroembolisignalen gefunden wurde (Georgiadis et al. 1997; Nabavi et al. 1998a; Nadareishvili et al. 1999).

Künstliche Herzklappen

An Patienten mit künstlichen Herzklappen wurde bereits sehr früh versucht, Mikroembolisignale als Marker der klinischen Wirksamkeit einer Antikoagulation heranzuziehen. Dies stützte sich auf die Annahme, dass sie das sonographische Korrelat embolisierender Klappenthromben sind (Sturzenegger et al. 1995). Zwischenzeitlich ist bekannt, dass es sich hierbei um relativ harmlose, kavitationsbedingte Gasbläschen handelt. Sie entstehen an künstlichen Herzklappen infolge klappenbewegungsbedingter umschriebener Unterdruckzustände, die zum Übertritt physikalisch gelösten Stickstoffs in die Gasphase führen. Ihre Zahl wird nahezu ausschließlich durch den implantierten Klappentyp bestimmt (Sliwka u. Georgiadis 1998). Die Beantwortung der bei symptomatischen Patienten klinisch wichtigen Frage nach zusätzlich embolisierenden Klappenthromben und deren Beeinflussbarkeit durch Modifizierung einer antithrombotischen Therapie ist daher an den Einsatz von Ultraschallgeräten gebunden, die eine Differenzierung zwischen soliden und gasförmigen Emboli erlauben.

25.3.3 Mikroembolisignale bei Eingriffen

In allen Situationen, in denen es zu einer Eröffnung des arteriellen Systems kommt, muss prinzipiell mit der Einbringung von Luft in das System gerechnet werden. Auch wenn dies nur in kleinsten Mengen passiert, ist diese bei der Detektion solider Partikel äußerst störend, da Gasbläschen aufgrund des hohen Impedanzunterschieds gegenüber Blut sehr viel sensitiver detektiert werden und mit den derzeit handelsüblichen Geräten nicht von soliden Emboli differenziert werden können. Da nicht allzu große Gasbläschen im Gegensatz zu soliden Partikeln durch Verformung das zerebrale Kapillarnetz passieren können (Helps et al. 1990), ist das Risiko einer durch sie induzierten zerebralen Embolie und Ischämie gering. Untersuchungen zum Zusammenhang zwischen Prävalenz und Frequenz von Mikroembolisignalen und dem zerebralen Ischämierisiko führen damit zwangsläufig zu widersprüchlichen Ergebnissen, da die Befunde wesentlich durch das unbekannte und variable Verhältnis der morphologisch unterschiedlichen Emboli bestimmt werden. Dieses Dilemma versucht man teilweise zu lösen, indem verschiedene Phasen eines Eingriffs getrennt ausgewertet werden, in denen die Wahrscheinlichkeit für den einen oder anderen Embolityp deutlich überwiegt.

Die Einbringung von Kontrastmittel kompliziert die Situation nochmals, da es hierbei zu akustischen Grenzflächen gegenüber Blut kommen kann. Diese können ebenfalls Ursache hochintenser transienter Ultraschallsignale sein, besitzen aber keine klinische Bedeutung.

Karotischirurgie

Kontinuierliches Monitoring der ipsilateralen Hirnbasisarterien während Karotisoperationen erlaubt neben Aussagen über Veränderungen der zerebralen Hämodynamik auch den Nachweis intraoperativ auftretender Mikroembolisignale. Im Rahmen des operativen Eingriffs werden dabei 3 Phasen unterschieden.

Freipräparieren des Gefäßes. Mikroembolisignale in dieser Phase korrelieren nach Gaunt et al. (1996) mit dem Vorhandensein einer instabilen, ulzerierten Plaque. Ihr gehäuftes Auftreten (>10) ist mit postoperativen zerebralen Ischämien und neuen Ischämien im MRT assoziiert (Ackerstaff et al. 1995; Gaunt et al. 1994).

Wiedereröffnen des abgeklemmten Gefäßes. Hierbei kommt es regelmäßig gehäuft zu Mikroembolisignalen, die überwiegend durch kleine Luftbläschen bedingt sind. Ein Zusammenhang zwischen deren Auftreten und perioperativen Komplikationen besteht nicht.

Unmittelbare postoperative Phase. Ein Persistieren von Mikroembolisignalen über die unmittelbare Zeit nach Wiedereröffnen der abgeklemmten A. carotis interna hinaus und während der ersten 1–2 h postoperativ bei 10–30% der Patienten konnte in mehreren Untersuchungen als Risiko für eine frühe postoperative Reischämie und eine lokale Thrombose im Operationsgebiet verifiziert werden (Ackerstaff et al. 2000; Gaunt et al. 1994; Laman et al. 2002; Levi et al. 1997). Als Schwellenwert wurden 50 Mikroembolisignale/h bzw. 0,9/min beschrieben. Dextraninfusionen führten in diesen Situationen zur Reduktion bzw. zum Sistieren der Mikroembolisignale, allerdings erst nach einigen Stunden (Lennard et al. 1999; Levi et al. 2001).

> Nach eigenen Erfahrungen lassen sich Mikroembolisignale in der unmittelbar postoperativen Phase auch durch eine i.v.-Bolusinjektion von 500 mg Lysin-Azetylsalizylat (Aspisol) bzw.
> ▼

– bei einer vorbestehenden Medikation von Azetylsalizylsäure
– mit zusätzlich 75 mg Clopidogrel rasch zum Sistieren bringen.
Im Falle einer Vormedikation mit Clopidogrel oder gar Kombination von Clopidogrel und Azetylsalizylsäure werden derartige postoperative Mikroembolisignale praktisch nicht beobachtet.

Bemerkenswert ist, dass die Rückkopplung an den Operateur durch hörbar gemachte Mikroembolisignale zu einer signifikanten Reduktion deren Frequenz führt (Smith et al. 1998) und dass durch Einführung des intraoperativen Embolimonitorings eine Reduktion der perioperativen Komplikationsrate um 60% eintrat (Naylor et al. 2000).

Karotisangioplastie

Für interventionelle perkutane Karotisangioplastien wurden gegenüber der Endarteriektomie 4- bis 8fach (mit Stent) höhere Mikroembolisignalraten beschrieben (Crawley et al. 1997; Jordan et al. 1999). Keine der dazu vorliegenden Untersuchungen (Markus et al. 1994a) konnte dabei einen Zusammenhang mit dem Auftreten postoperativer Ischämien nachweisen.

Herzoperation mit extrakorporaler Zirkulation

Bei Herzoperationen mit extrakorporaler Zirkulation lassen sich regelmäßig Mikroembolisignale nachweisen, die wahrscheinlich auf 3 Ätiologien zurückzuführen sind.

Oxygenierung. Bei der Oxygenierung in der Herzlungenmaschine entstehen offensichtlich Mikrobläschen, deren Auftreten mit dem Oxygenierungsverfahren korreliert und die durch arterielle Filter reduziert werden können (Padayachee et al. 1987; Pugsley et al. 1994).

Inkomplette kardiale Entlüftung. Mikroembolisignale infolge (größerer?) Luftblasen werden bei Freigabe der kardialen Zirkulation nach Operationen am offenen Herzen beobachtet und machen bei Klappenoperationen 85% aller bei diesen Operationen auftretenden Mikroembolisignale aus (Barbut et al. 1996).

Klemmvorgänge an der Aorta. Gegenüber Klappenoperationen treten Mikroembolisignale bei koronaren Bypassoperationen deutlich seltener (1/10) auf und sind gleichmäßiger über die gesamte Operation verteilt. Schwerpunkte des Auftretens sind das komplette Abklemmen bzw. Freigeben der Aorta vor/nach distaler Bypassnaht (18–34%) und das Freigeben der teilausgeklemmten Aorta nach der proximalen Bypassnaht (13–24%). Atherothrombotische Emboli aus Aortenplaques wären in dieser Situation neben Luftbläschen eine plausible Ätiologie (Barbut et al. 1994; Bräkken et al. 1997).

Pugsley et al. (1994) konnten im Rahmen von Bypassoperationen zeigen, dass die Verwendung eines 40-μm-Filters in der arteriellen Linie der Herzlungenmaschine zu einer deutlichen Reduktion von Mikroembolisignalen führt und dies mit einer geringeren Inzidenz postoperativer neuropsychologischer Symptome korreliert. Zahlreiche weitere Untersuchungen mit sich widersprechenden Aussagen zur Relevanz detektierter Mikroembolisignale unterliegen der Einschrän-

kung, dass gerätetechnisch keine differenzierte Betrachtung von Mikroembolisignalen unterschiedlicher Genese möglich war.

Invasive diagnostische Eingriffe

Gerraty et al. (1996) wiesen bei allen Angiographien der A. carotis transiente hochintense Signale in der ipsilateralen A. cerebri media nach, die bei klinisch komplikationsloser Angiographie ohne MRT-Veränderungen einhergingen und deren Zahl mit der Menge des applizierten Kontrastmittels korrelierte.

Während perkutaner transluminaler Koronarangiographie traten 70% der aufgezeichneten Mikroembolisignale im Rahmen von Flüssigkeits- oder Kontrastmittelinjektionen auf, 30% standen in Zusammenhang mit Katheterbewegungen insbesondere im Aortenbogen (Bladin et al. 1998).

25.3.4 Mikroembolisignale beim akuten Schlaganfall

Bei unselektierten akuten Schlaganfallpatienten wurden Mikroembolisignale bei ca. der Hälfte der Patienten auf der Seite der symptomatischen Hemisphäre gefunden, die in ihrer Prävalenz mit zunehmendem Abstand von der Ischämie abnehmen (Sliwka et al. 1997b). Da der Nachweis von Mikroembolisignalen mit klinischen und technischen Befunden korreliert, die für eine zerebrale Embolie als Schlaganfallursache sprechen (Daffertshofer et al. 1996; Grosset et al. 1994), hängt ihre Prävalenz ganz wesentlich von der Zusammensetzung der Schlaganfallätiologien in einem untersuchten Patientenkollektiv ab. Patienten mit Ischämien infolge einer zerebralen Mikroangiopathie zeigen praktisch nie Mikroembolisignale, bei Patienten mit vermuteter arterioarterieller Embolie werden diese am häufigsten beobachtet.

25.3.5 Mikroembolisignale bei anderen Erkrankungen

Mikroembolisignale wurden bei einer Reihe weiterer Erkrankungen gefunden, die pathophysiologisch mit einer Aggregation von Blutbestandteilen einhergehen, wie ein Antiphospholipid-Antikörper-Syndrom (Specker et al. 1997), ein Lupus erythematodes (Kumral et al. 2002), ein Eisenmenger-Syndrom (Droste et al. 1999b), ein Sneddon-Syndrom (Sitzer et al. 1995), eine Polyzythämie (del Sette et al. 1995) und eine essenzielle Thrombozythämie (Blaser et al. 2001). In letzterem Fall konnten mit Hilfe der transkraniellen Embolidetektion die pathophysiologisch für die Symptomatik verantwortlich zu machende Thrombozytenaggregationen im arteriellen System und deren therapeutische Beeinflussung unmittelbar gezeigt werden (◨ Fallbeispiel 25.2).

Fallbeispiel 25.2

Der 69-jährige Patient stellte sich mit rechtsseitigen Parästhesien vor, die innerhalb der letzten 24 h 3-mal aufgetreten
(▼▼▼) (*unten*) und nach 10–30 min jeweils komplett remittiert
waren. Vergleichbare Parästhesien, damals mit rechts okulären
Sehstörungen, waren bereits vor 3 Wochen aufgetreten. Seit
3 Monaten erfolgte eine intermittierende Selbstmedikation
mit ASS wegen rezidivierender Kopfschmerzen. Extra- und
transkranielle Ultraschalluntersuchung, EKG und Echokardiographie waren ohne relevanten pathologischen Befund. In
einer einstündigen Embolidetektion zeigten sich in der rechten
A. cerebri media 14, in der linken 4 Mikroembolisignale, die
nach Beginn einer Sekundärprävention mit ASS – eingeleitet
durch einen i.v.-Bolus von 500 mg Aspisol – innerhalb von Stunden sistierten (*unten*). Nach 14-tägigem symptom- und mikro-
embolisignalfreiem Verlauf erfolgte die stationäre Aufnahme
zur weitergehenden Abklärung einer aufgefallenen Thrombo-
zytose. In Vorbereitung auf eine Knochenmarkpunktion wurde
ASS pausiert. Es kam zum Wiederauftreten von Mikroembolisignalen und nach 5 Tagen zu 2 TIA (▼▼). Im venösen Blut zeigten sich zu diesem Zeitpunkt spontan aufgetretene, reversible

Thrombozytenaggregate (Prof. Dr. G. Lutze, Magdeburg). Nach
umgehender Knochenmarkpunktion wurde ASS erneut angesetzt und nach Diagnose einer essenziellen Thrombozythämie
zusätzlich eine Hydroxykarbamidzytostase. Unter dieser Medikation traten seit dieser Zeit keine Symptome und Mikroembolisignale mehr auf.

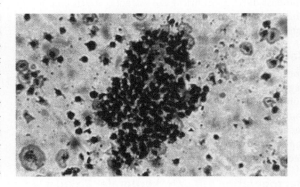

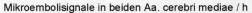

Mikroembolisignale in beiden Aa. cerebri mediae / h

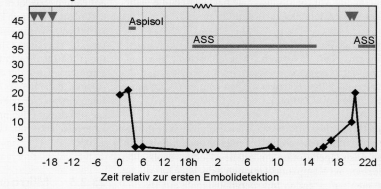

Zeit relativ zur ersten Embolidetektion

Zusammenfassung

Feste Partikel oder Gasbläschen, die im Blut schwimmen, führen im Dopplerspektrum zu charakteristischen Mikroembolisignalen. Diese sind kurzdauernd (10–100 ms), zeigen eine
7–30 dB über dem Niveau des Strömungssignals liegende Intensität und imponieren akustisch als »ploppende« oder »zir-
pende« Geräusche. Da ihre unmittelbare Beobachtung angesichts relativ langer Untersuchungszeiten von 30–60 min zeit-
aufwändig ist, stehen automatisierte Detektionsverfahren zur
Verfügung. Diese beruhen im Wesentlichen auf einer Schwel-
lenwertdetektion (z. B. der Signalintensität) und Mehrkanal-
verfahren (Multi-gate-Technik). Letztere nützt den Effekt aus,
dass Emboli zeitlich versetzt an hintereinanderliegenden Mess-
stellen in einem Gefäß auftreten, was bei Artefakten nicht der
Fall ist. Die Mikroembolisignalen zugrunde liegenden Emboli

sind selbst asymptomatisch, korrelieren aber in bestimmten
klinischen Situationen mit dem Risiko einer zerebralen Embolie. Bei symptomatischen Karotisstenosen sind Mikroembolisignale Prädiktoren einer Reischämie und eignen sich wahrscheinlich zur Kontrolle der Wirksamkeit einer antithrombotischen Therapie. Mikroembolisignale bei Patienten mit
Herzklappenprothesen entsprechen überwiegend harmlosen,
kavitationsbedingten Luftbläschen. Während Operationen mit
extrakorporaler Zirkulation können sehr viele Mikroembolisignale – überwiegend als Folge von Luftbläschen – auftreten, die
in der Regel ohne Folgen bleiben. Mirkroembolisignale insbesondere unmittelbar postoperativ nach Eingriffen an der
A. carotis sind dagegen mit Thromben im Operationsbereich
und frühen postoperativen zerebralen Ischämien assoziiert.

26 Kardialer Rechts-links-Shunt

Kardiale Rechts-links-Shunts, die bei der diagnostischen Abklärung zerebraler Ischämien gefunden werden, haben ihre Ursache fast ausnahmslos in Vorhofseptumanomalien, d. h. einem offenen Foramen ovale oder einem Vorhofseptumdefekt. Ventrikelseptumdefekte sowie große Vorhofseptumdefekte, die bis zur Klappenebene reichen und die Mitralklappe mit einbeziehen, werden in der Regel bereits im Säuglings- und Kindesalter aufgrund ihrer hämodynamischen Auswirkungen im Pulmonal- und Körperkreislauf symptomatisch. Über die Häufigkeit nichtkardialer Rechts-links-Shunts, insbesondere intrapulmonal, kann nur spekuliert werden. Diese werden zwar regelmäßig beim Nachweis linksatrialen Kontrastmittels ohne echokardiographisch sichtbaren intrakardialen Kontrastmittelübertritt vermutet, jedoch nur selten direkt verifiziert.

26.1 Anatomie und Pathophysiologie

Ein offenes Foramen ovale (angloamerikanisch patent foramen ovale, PFO) als Residuum des präpartalen Fetalkreislaufs findet sich nach einer umfangreichen Sektionsstatistik in 34% Jugendlicher und junger Erwachsener. Im mittleren Alter liegt die Inzidenz bei 25%, während im hohen Alter (>80 Jahre) ein offenes Foramen ovale nur noch bei ca. 20% der Fälle nachgewiesen werden kann (Hagen et al. 1984). Die Größe schwankt dabei zwischen 1 und 11 mm, nimmt mit zunehmendem Alter zu und liegt im Median bei 5 mm.

In der Literatur wird unter dem Begriff des offenen Foramen ovale bisweilen auch ein atrialer Septumdefekt subsummiert. Auch wenn die morphologischen Unterschiede eher gering scheinen, sind die funktionellen beträchtlich:

- **Atrialer Septumdefekt (ASD).** Fehlende Überlappung zwischen Septum secundum und Septum primum in einem Bereich des Vorhofseptums mit der Konsequenz eines permanent offenen Shunts.
- **Offenes Foramen ovale (PFO).** Das Septum primum überspannt die Fossa ovalis und überlappt im gesamten Randbereich das Septum secundum, ist aber nicht (hinreichend) an diesem angewachsen (◘ Abb. 26.1). Dadurch besteht ein Ventilmechanismus, der bei Erhöhung des rechtsatrialen Drucks wirksam wird.

Das Auftreten eines Rechts-links-Shunts beim Vorliegen eines offenen Foramen ovale setzt damit eine kurzzeitige oder chronische Druckerhöhung im rechten Vorhof voraus (▶ s. nachstehende Übersicht). Thromben z. B. im Gefolge einer tiefen Beinvenenthrombose können so ins arterielle System übertreten und zu einer zerebralen Embolie (paradoxe Embolie) führen (Lethen et al. 1997; Stöllberger et al. 1993).

Wichtigste Ursachen eines erhöhten rechtsatrialen Drucks mit möglichem Übertritt venöser Thromben in das arterielle Gefäßsystem.

(Nach Job u. Hanrath 1996)

- Husten
- Valsalva-Manöver
- Obstruktives Schlafapnoesyndrom
- Pulmonalstenose
- Chronisch obstruktive Lungenerkrankung
- Lungenembolie
- Überdruckbeatmung
- Tauchen

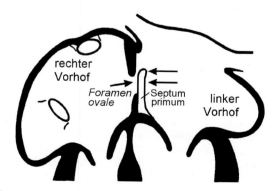

◘ **Abb. 26.1.** Anatomie des Foramen ovale (nach Job u. Hanrath 1996). Die fetal offene Verbindung zwischen den beiden Vorhöfen verschließt sich normalerweise postpartal während des 1. Lebensjahres durch Verschmelzen des Septum primum mit dem umliegenden Gewebe

26.2 Nachweis durch Echokardiographie

Zum Nachweis eines kardialen Rechts-links-Shunts ist die transösophageale Echokardiographie (TEE) Methode der Wahl. Ihr Vorteil gegenüber der transkraniellen Dopplersonographie besteht im direkten Nachweis von Lokalisation und Ursache des Shunts und der Detektion möglicher weiterer kardialer Pathologika. Demgegenüber kommt der transthorakalen Echokardiographie (TTE) keine Bedeutung zu, da sie keine ausreichende Treffsicherheit besitzt (Belkin et al. 1994; Di Tullio et al. 1993; Nemec et al. 1991) (▶ s. Fallbeispiel 26.1).

In der klinischen Praxis können Schluckstörungen, Aphasie, Neglekt oder Somnolenz bei Patienten mit einem Schlaganfall jedoch erhebliche Hindernisse für eine transösophageale Echokardiographie darstellen. Zusätzliche Probleme bei der Durchführung von Valsalva-Manövern können eine mangelnde Kooperationsfähigkeit durch Sedierung (Devuyst et al. 1997), aber auch der unvollständige Glottisschluss bei liegender Ösophagussonde sein. Dies macht die Untersuchung recht aufwändig, für Patienten relativ unangenehm und nicht immer zuverlässig.

26.2.1 Echokardiographiebefunde

Nach einer zerebralen Ischämie und Nachweis eines offenen Foramen ovale scheinen Shuntausmaß und Vorliegen zusätzlicher kardialer Pathologika entscheidende Faktoren für die Verlaufsprognose zu sein (▶ s. Kap. 26.4.1). Nicht zuletzt die Abschätzung des Shuntausmaßes anhand verschiedener Untersuchungsverfahren, die Gleichsetzung von Shuntausmaß und Größe des zugrunde liegenden offenen Foramen ovale sowie unterschiedliche Definitionen bei der Diagnose kardialer Pathologika führen dabei immer wieder zu diskrepanten Einschätzungen und Empfehlungen.

> So fanden z. B. Schuchlenz et al. (2002) echokardiographisch bei femoraler Kontrastmittelinjektion zwar eine Korrelation zwischen der Größe des offenen Foramen ovale und dem semiquantitativen Shuntausmaß, nicht aber bei kubitaler Kontrastmittelinjektion. Die in der TEE gemessene PFO-Größe war darüber hinaus signifikant geringer als die mittels Katheterangiographie, durch Ballonkreuzung bestimmte (5,2 vs. 8,3 mm).

Im Folgenden sind die bei der Rechts-links-Shunt-Diagnostik wesentlichen transösophagealen echokardiographischen Befunde und Definitionen widergegeben.

Offenes Foramen ovale (PFO)

Echokardiographisch wird ein offenes Foramen ovale diagnostiziert als fehlende Konturunterbrechung des atrialen Septums und intermittierender Rechts-links-Shunt, provoziert durch Valsalva-Manöver oder Husten. Als Methoden stehen hierzu sowohl die Schnittbildsonographie mit Echokontrastmittelgabe als auch die »native« farbkodierte Duplexsonographie zur Verfügung (Mugge et al. 1995; Stoddard et al. 1993). Beide Techniken werden dabei als komplementäre Methoden angesehen (Schneider et al. 1996), von denen aber zweifellos die Kontrastmittelgabe unter Valsalva-Manöver die höhere Sensitivität besitzt. Hierbei wird ein offenes Foramen ovale dann angenommen, wenn innerhalb von 3 Herzzyklen nach vollständiger rechtsatrialer Kontrastierung ein Kontrastmittelübertritt (≥1 Kontrastmittelbläschen) beobachtet werden kann (Di Tullio et al. 1993; Homma et al. 2002; Kerr et al. 2000).

Die Größe eines offenes Foramen ovale wird durch die maximale Separation zwischen Septum primum und Septum secundum bestimmt, wobei bei Werten <2 mm ein offenes Foramen ovale als klein, bei solchen ≥2 mm als groß beschrieben wird (Homma et al. 2002).

Atrialer Septumdefekt (ASD)

Im Gegensatz zum offenes Foramen ovale stellt sich ein Vorhofseptumdefekt echokardiographisch als Konturunterbrechung des atrialen Septums mit kontinuierlichem interatrialem Shunt während des gesamten Herzzyklus dar, dessen Größe dem maximalen Durchmesser der Konturunterbrechung entspricht.

Atriales Septumaneurysma (ASA)

Die vermehrte Auslenkung des Vorhofseptums während des Herzzyklus nach links- und/oder rechtsatrial wird als Hypermobilität beschrieben. Einheitlich anerkannte echokardiographische Grenzwerte, einerseits gegenüber einem Normalbefund, andererseits gegenüber einem Vorhofseptumaneurysma, existieren dabei aber nicht. Die derzeitigen Definitionen verwenden die maximale Protrusion aus der Septumebene heraus nach links- bzw. rechtsatrial und die Länge des mobilen Anteils der Septumbasis.

Auslenkungen von >10 mm von der Septumebene nach rechts- oder linksatrial werden von Mas et al. (2001) als Aneurysma angegeben und als klein (11–14 mm) bzw. groß (≥15 mm) beschrieben.

Demgegenüber sprechen Hanley et al. (1985) erst bei Auslenkungen ≥15 mm oder bei einem Abstand von ≥15 mm zwischen maximaler rechtsatrialer und linksatrialer Auslenkung während eines Herzzyklus in Verbindung mit einer Länge der mobilen Septumbasis von ≥15 mm von einem Vorhofseptumaneurysma.

Ausmaß eines Rechts-links-Shunts

Ausmaß bzw. Größe des Shunts werden echokardiographisch nach Kontrastmittelgabe unter Valsalva-Manöver abgeschätzt.

Mas et al. (2001) werten 3–9 Kontrastmittelbläschen linksatrial innerhalb von 3 Herzzyklen nach maximaler rechtsatrialer Füllung als kleinen, 10–30 Mikrobläschen als mäßig großen und >30 Mikrobläschen als großen Shunt.

Homma et al. (2002) geben einen identischen oberen Grenzwert für kleine Shunts an, differenzieren aber nicht mehr zwischen mäßig großen und großen Shunts.

PFO-Größe vs. Shuntausmaß

Zwar wird in der Literatur eine Korrelation zwischen der Zahl der transösophageal echokardiographisch detektierten Kontrastmittelbläschen im linken Vorhof und der Größe des offenen Foramen ovale beschrieben (Homma et al. 1994), im Einzelfall ist jedoch ein allzu enger Zusammenhang nicht zu erwarten. Die Mikrobläschenzahl hängt ganz wesentlich von weiteren Faktoren wie dem verwendeten Kontrastmittel, der Kooperation des Patienten beim Valsalva-Manöver, der exak-

Fallbeispiel 26.1

Der 53-jährige Patient wurde mit einer Hemiparese rechts und einer nichtflüssigen Aphasie aufgenommen, die sich im weiteren Verlauf nur inkomplett zurückbildeten. Aufgrund eines Rechts-links-Shunts in der transösophagealen Echokardiographie bei darüber hinaus ätiologisch nicht richtungsweisenden Befunden wurde von einer kardiogenen Embolie als Ursache ausgegangen.

Bereits 14 Monate zuvor waren ebenfalls linkshemisphärisch rezidivierende TIA aufgetreten. Die extra- und transkranielle

Ultraschalluntersuchung hatten damals keine Auffälligkeiten gezeigt. Nach intravenöser Kontrastmittelgabe waren in der linken A. cerebri media zahlreiche, im Einzelnen nicht mehr zählbare Mikroembolisignale nachgewiesen worden (*unten*), die auf einen größeren Rechts-links-Shunt hingedeutet hatten. Weitere Maßnahmen waren jedoch unterblieben, da 2-malige transthorakale Ultraschalluntersuchungen des Herzens in den sich anschließenden Wochen keinen pathologischen Befund gezeigt hatten.

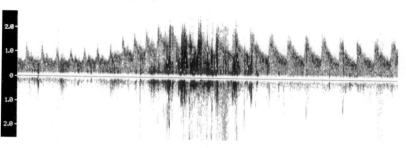

ten Triggerung des Valsalva-Manövers und den anatomischen bzw. strömungsphysiologischen kardialen Verhältnissen ab (Schuchlenz et al. 2002).

Einzelne Mikrobläschen (<10) wurden bei einer echokardiographisch bestimmten PFO-Größe bis 2 mm beschrieben (Homma et al. 1994). Mehr als 10 Mikrobläschen waren regelmäßig mit einem größeren offenen Foramen ovale vergesellschaftet.

26.3 Nachweis durch transkranielle Dopplersonographie (PFO-Test)

Die transkranielle Dopplersonographie ist eine einfach durchzuführende Alternative zur transösophagealen Echokardiographie mit hoher Sensitivität und Spezifität (Chimowitz et al. 1991; Droste et al. 1999a; Jauss et al. 1994; Stendel et al. 2000; Teague u. Sharma 1991) (◻ Fallbeispiel 26.1), deren Ergebnisse zudem nur wenig untersucherabhängig sind. Lediglich Rechts-links-Shunts geringen Ausmaßes werden im Einzelfall übersehen, was die Brauchbarkeit der Methode jedoch nicht wesentlich einschränkt (Di Tullio et al. 1993; Droste et al. 1999a; Stendel et al. 2000; van Camp et al. 1993).

26.3.1 Ultraschallkontrastmittel

Der Nachweis eines offenen Foramen ovale bei der transkraniellen Dopplersonographie setzt die intravenöse Injektion eines nichtlungengängigen Ultraschallkontrastmittels voraus. Es kommen 3 unterschiedliche Substanzen in Frage.

Agitierte Kochsalzlösung. Hierbei wird ein Gemisch von 6–7 ml isotoner 0,9%iger Kochsalzlösung mit 1–2 ml Eigenblut sowie 0,2 ml Raumluft zwischen 2 Spritzen gemischt, bis sich ein dichter Schaum bildet und keine einzelnen Luft-

bläschen mehr zu erkennen sind. Der Blutanteil dient zur Stabilisierung der entstandenen Luftmikrobläschen, die über einen Zeitraum von 30–60 s erhalten bleiben.

Agitierte Gelatinelösung. Hierzu werden 8–9 ml einer injizierbaren Gelatinelösung (z. B. Gelifundol) mit einer geringen Menge Luft ähnlich der oben genannten Technik agitiert, bis sich auch hier ein dichter Schaum ohne erkennbare größere Bläschen zeigt. Die Stabilität dieser Lösung ist mit lediglich 20–30 s meist etwas geringer. Danach können sich wieder größere Luftbläschen bilden, die zur Untersuchung nicht verwendet werden sollten. Albert et al. (1997) ziehen eine agitierte Gelatine einer Kochsalzlösung vor, da sie beim offenen Foramen ovale aufgrund einer höheren Mikrobläschenzahl die Treffsicherheit erhöht.

ℹ️ Praktische Hinweise

Bei Selbstzubereitung von Ultraschallkontrastmitteln empfiehlt es sich, Einmalspritzen mit Schraubgewinde zu verwenden. Andernfalls kann beim forcierten Hin- und Herbewegen der Lösung zwischen den Spritzen deren Anschlusskonus aus dem Dreiwegehahn rutschen, was insbesondere bei Verwendung der agitierten Kochsalzlösung mit Blut zu hygienischen Problemen führt.

Kommerziell erhältliches Ultraschallkontrastmittel. Die technisch einfachste und zuverlässigste, allerdings auch teuerste Lösung ist die Verwendung eines kommerziell erhältlichen Ultraschallkontrastmittels (z. B. Echovist). Bei Letzterem handelt es sich um an Galaktose gebundene, mikroskopisch kleine Luftbläschen (mittlerer Durchmesser 2 μm), die nach Zugabe von Aqua ad injectabilia eine mehrere Minuten lang stabile Suspension bilden, sodass die Handhabung ohne Zeitdruck erfolgen kann. Nach peripher-venöser Injektion lösen sich die Bläschen allerdings rasch auf, sodass sie das (zerebrale) arterielle System – sofern kein Rechts-links-Shunt vorliegt – nicht erreichen (▶ s. Kap. 7.1.2).

> **Merke**
>
> Beim Einsatz selbst hergestellter Kontrastmittel ist zu beachten, dass es sich hierbei nach deutschem Arzneimittelrecht um einen Behandlungsversuch mit entsprechender Aufklärungspflicht handelt.

26.3.2 Dopplersonographische Einstellungen

Die Dopplerableitung während der transkraniellen Kontrastmitteldopplersonographie ist am zuverlässigsten bei simultaner Ableitung beider Aa. cerebri mediae im Abgangsbereich (60–65 mm Tiefe) durch 2 am Kopf fixierte Sonden. Nach Erfahrung der Autoren ist in der klinischen Routine jedoch auch die einseitige Ableitung mit handgehaltener Sonde ausreichend, allerdings wird in diesem Fall ein Helfer für die Applikation des Kontrastmittels benötigt. Bei einseitiger Untersuchung empfiehlt sich die Ableitung der linken A. cerebri media, da Mikrobläschen aus anatomischen Gründen bevorzugt in die linke Karotis einströmen (Devuyst et al. 1997).

26.3.3 Durchführung des PFO-Tests

Unmittelbar nach Herstellung werden wenigstens 5 ml des Ultraschallkontrastmittels intravenös als Bolus innerhalb von maximal 2–3 s über eine ausreichend dicke Kanüle appliziert, um eine möglichst hohe Kontrastmitteldichte im rechten Vorhof zu erzielen. Dabei sollte der Patient liegen und der Arm mit der Injektionskanüle sich in Körperhöhe befinden.

> Nach Untersuchungen von Hamann et al. (1998) ist die Sensitivität des Tests bei Injektion des Kontrastmittels in die V. femoralis besser als bei Applikation in die Armvene. Dies ist auf den direkt auf das Foramen ovale gerichteten Fluss aus der V. cava inferior zurückzuführen. Aus Praktikabilitätsgründen kommt dieses Verfahren allerdings eher selten in Frage. Als »zweitbeste« Methode sollte jedoch darauf geachtet werden, die Injektion am rechten Arm vorzunehmen, da hierdurch im rechten Vorhof eine größere Kontrastmitteldichte zu erzielen ist.

In jedem Fall sollte es bei Durchführung des PFO-Tests mindestens 2 Durchgänge mit unterschiedlichem Ablauf geben (▶ s. nachstehende Übersicht).

PFO-Test während Valsalva-Manöver. Zur Aktivierung des bei einem offenen Foramen ovale vorliegenden Ventilmechanismus sollte eine deutliche Erhöhung des rechtsatrialen Drucks erfolgen. Der Patient wird hierbei 10 s nach Applikation des Kontrastmittelbolus aufgefordert, ein Valsalva-Manöver mit Luftanhalten und Pressen für einen Zeitraum von 5 s durchzuführen. Im Falle eines kardialen Rechts-links-Shunts treten die durch die injizierten Bläschen verursachten Mikroembolisignale in der Regel innerhalb weniger Sekunden nach Ende des Manövers auf. Zeigen sich beim 1. Durchgang keine Mikroembolisignale, sollte im 2. Durchgang noch-

mals derselbe Ablauf mit einer auf 5 s verkürzten Latenz zwischen Kontrastmittelinjektion und Beginn des Valsalva-Manövers erfolgen.

 Praktische Hinweise

> Im Gegensatz zur Echokardiographie ist Husten beim PFO-Test im Rahmen des Valsalva-Manövers weniger geeignet, da die hierbei auftretenden Sondenartefakte Schwierigkeiten bei der Identifizierung von Mikroembolisignalen verursachen und zu einer niedrigeren Spezifität des Tests führen.

PFO-Test unter Normoventilation. Zeigen sich nach Valsalva-Manöver Mikroembolisignale, gilt es im 2. Durchgang zu klären, ob der Shunt auch ohne Erhöhung des rechtsatrialen Drucks wirksam ist. Hierbei wird der Patient aufgefordert, gleichmäßig und ruhig zu atmen. Im positiven Fall erscheinen üblicherweise ca. 5–10 s nach Kontrastmittelinjektion Mikroembolisignale im Dopplersonogramm der abgeleiteten Hirnbasisarterie (◻ Abb. 26.2).

> **Ablauf des transkraniellen PFO-Tests**
>
> **— Vorbereitung**
> – Liegende Position des Patienten
> – Erklären und Üben des Valsalva-Manövers
> – Bevorzugt Ableitung der linken A. cerebri media im Abgangsbereich aus der A. carotis interna (60–65 mm Tiefe)
> – Bevorzugt Punktion der rechten V. antecubitalis im Bereich der Ellenbeuge
> – Präparation von wenigstens 10 ml Ultraschallkontrastmittel
>
> **— 1. Durchgang**
> – Bolusinjektion von 5 ml Kontrastmittel
> – 10 s nach Injektion Durchführung des zuvor mit dem Patienten geübten Valsalva-Manövers
> – 5 s Dauer des Valsalva-Manövers
> – 20–25 s Beobachtungszeit nach Injektion
>
> **— 2. Durchgang, wenn beim 1. Durchgang viele Mikroembolisignale auftreten**
> – Bolusinjektion von 5 ml Kontrastmittel
> – Patienten ruhig atmen lassen
> – 20–25 s Beobachtungszeit nach Injektion
>
> **— 2. Durchgang, wenn beim 1. Durchgang keine Mikroembolisignale auftreten**
> – Wiederholung des Ablaufs wie im 1. Durchgang, jedoch Start des Valsalva-Manövers schon 5 s nach Kontrastmittelinjektion

Entscheidend für den Erfolg des Valsalva-Manövers ist, dass dieses möglichst exakt dann einsetzt, wenn das Maximum der Kontrastmitteldichte im rechten Vorhof erreicht ist. Bei kubitalem Injektionsort und Ausschluss einer kardialen Insuffizienz mit relevanter venöser Einflussstauung ist dies ca. 10 s nach Beginn der Injektion der Fall (Heinel 1999) (◻ Abb. 26.3).

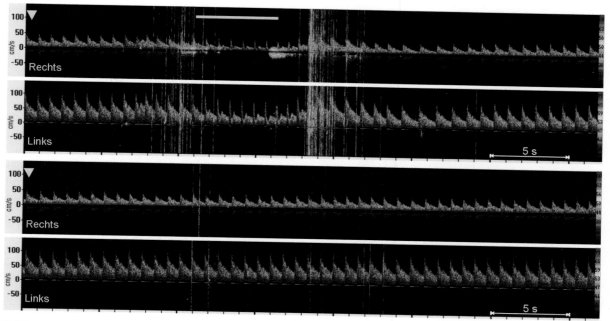

◘ Abb. 26.2. Darstellung eines dopplersonographischen PFO-Tests mit (obere Strömungskurven) und ohne Valsalva-Manöver (untere Strömungskurven), jeweils nach Bolusinjektion (▼) von 5 ml Echovist 300 mg/ml in die rechte Kubitalvene. Auftreten zahlreicher, jedoch einzeln zählbarer Mikroembolisignale in beiden Aa. cerebri mediae noch vor Beginn des Valsalva-Manövers (▬). Provokation eines »Schauers« von Mikroembolisignalen durch das Valsalva-Manöver. Bei Ableitung ohne Valsalva-Manöver lediglich einzelne Mikroembolisignale

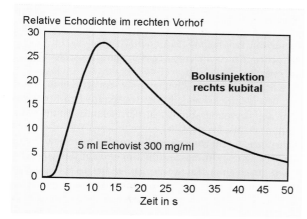

◘ Abb. 26.3. Durchschnittlicher Anstieg der Echodichte im rechten Vorhof im Verhältnis zur Ausgangsdichte (relative Echodichte) nach rechtskubitaler Bolusinjektion von 5 ml Echovist 300 mg/ml. (Nach Heinel 1999)

ⓘⓘ Praktische Hinweise

Eine effektive Durchführung des Valsalva-Manövers kann anhand der dopplersonographischen Strömungskurve durch Abnahme der Strömungsgeschwindigkeit und Zunahme der Pulsfrequenz während des Pressvorgangs und gegenläufigen Reaktionen zu Beginn der sich anschließenden Normoventilation kontrolliert werden.

26.3.4 Dopplersonographische Befunde

Nachweis eines Rechts-links-Shunts

Bereits das Auftreten eines einzelnen Mikroembolisignals spricht formal für das Vorliegen eines Rechts-links-Shunts, auch wenn dem funktionell und wahrscheinlich auch klinisch als Schlaganfallursache (▶ s. Kap. 26.4.1) keine Bedeutung zukommt.

Sehr kleine, ausnahmsweise länger persistierende Bläschen können durch Passage des Lungenkapillarnetzes – auch ohne Postulierung eines pulmonalen Shunts – ins arterielle System gelangen. Da es sich hierbei nur um einzelne Mikrobläschen handelt, ist nicht zu erwarten, dass dadurch ein funktionell relevanter Shunt falsch-positiv diagnostiziert wird. Falsch-positive Befunde infolge der Verkennung von Artefakten als Mikroembolisignale oder einer »konkurrierenden« Ursache für Mikroembolisignale (▶ s. Kap. 25.1) sind nach Erfahrung der Autoren ohne praktische Bedeutung.

Falsch-negative Befunde können sich ergeben, wenn das Valsalva-Manöver zu früh oder zu spät einsetzt und das Kontrastmittel den rechten Vorhof noch nicht bzw. schon passiert hat. Ein hinreichend exaktes »Timing« des Manövers und ggf. Wiederholung mit veränderten Latenzen ist daher zu empfehlen. Dadurch sollten sich zumindest größere Shunts, für die ein Zusammenhang mit einer zerebralen Ischämie vermutet werden kann, diagnostizieren lassen.

PFO und/oder ASD als Shuntursache

Aufgrund der Annahme, dass Mikrobläschen über einen intrakardialen Shunt früher das zerebrale Gefäßsystem erreichen als insbesondere über einen intrapulmonalen Shunt, werden kurze Latenzen zwischen Kontrastmittelinjektion

◘ Tabelle 26.1. Bewertung des Shuntausmaßes anhand der in einer A. cerebri media nachgewiesenen Mikroembolisignale während Valsalva-Manöver. (Nach Jauss u. Zanette 2000; Serena et al. 1998)

Anzahl der Mikroembolisignale	Shuntausmaß
≤10	Minimal
>10, aber noch einzeln zählbar	Mittelgradig
Durchgehender »Schauer«, nicht mehr einzeln zählbar	Groß

und Auftreten von Mikroembolisignalen als Hinweis auf ein offenes Foramen ovale und/oder einen atrialen Septumdefekt gewertet. Da die Latenzzeiten für derartige kardiale und für pulmonale Shuntursachen aber nicht unerheblich überlappen, ist im Einzelfall keine zuverlässige Differenzierung möglich (Horner et al. 1997). Unter Berücksichtigung dieser Einschränkung wird eine Detektionszeit von 20–25 s nach Kontrastmittelinjektion zum Nachweis eines kardialen Shunts empfohlen (Droste et al. 1999a).

Ausmaß eines Rechts-links-Shunts

Anhand der detektierten Mikroembolisignale kann das Shuntausmaß semiquantitativ abgeschätzt werden (◘ Tabelle 26.1). Ein durchgehender »Schauer« von Mikroembolisignalen ohne einzeln abgrenzbare Signale wird dabei in der angloamerikanischen Literatur als curtain bezeichnet (Jauss u. Zanette 2000; Serena et al. 1998). Mikroembolisignale auch ohne Valsalva-Manöver deuten zusätzlich auf einen permanenten Shunt z. B. bei atrialem Septumdefekt hin.

Untersuchungen zum Zusammenhang des dopplersonographisch abgeschätzten Shuntausmaßes und der Größe eines zugrundeliegenden offenen Foramen ovale liegen nicht vor.

26.3.5 Nebenwirkungen

Insbesondere kommerziell erhältliche Kontrastmittel sind hinsichtlich möglicher Nebenwirkungen ausgiebig untersucht. Ein Risiko ist bis heute nicht bekannt geworden. Bei den selbst hergestellten Ultraschallkontrastmitteln ist grundsätzlich dann ein Risiko zu diskutieren, wenn größere Luftblasen in den arteriellen Kreislauf übertreten. In der Literatur sind Komplikationen dieser Art bislang nicht beschrieben, jedoch auch nur wenig untersucht. In eigenen Tierversuchen konnten nach Injektion der 3 oben genannten agitierten Kontrastmittel (und Luftmengen zu ihrer Herstellung) in die A. carotis interna keine pathologischen Befunde in Kaninchengehirnen nachgewiesen werden (Görtler et al. 1995).

26.4 Klinische Bedeutung

Eine Reihe neurologischer Erkrankungen und Störungen wurde nicht zuletzt infolge des einfachen Nachweises mittels transkranieller Kontrastmitteldopplersonographie auf einen Zusammenhang mit einem Rechts-links-Shunt hin unter-

sucht. Ein sicherer Kausalzusammenhang mit einzelnen Erkrankungen kann derzeit häufig aber nicht ausreichend belegt werden.

26.4.1 Zerebrale Ischämie

Kryptogener Schlaganfall

Insbesondere jüngere Patienten mit einer trotz umfangreicher Diagnostik ungeklärten Ursache einer zerebralen Ischämie (kryptogene Ischämie) weisen signifikant häufiger einen Rechts-links-Shunt auf als Patienten mit bekannter Schlaganfallursache und Normalpersonen vergleichbaren Alters (Chant u. McCollum 2001; Overell et al. 2000). Darüber hinaus haben diese Patienten echokardiographisch und dopplersonographisch ein größeres Shuntausmaß (>10 Mikroembolisignale in der transkraniellen Kontrastmitteluntersuchung) (Homma et al. 1994; Serena et al. 1998), einen größeren Durchmesser ihres offenen Foramen ovale (>4 mm) (Schuchlenz et al. 2000) und häufiger ein assoziiertes Vorhofseptumaneurysma (Cabanes et al. 1993).

Die Angaben zum Risiko einer erneuten Ischämie dieser Patienten schwanken erheblich. Ursachen sind die oft kleinen Patientenzahlen, die kurzen Beobachtungszeiten, die unterschiedlichen Verfahren zum Shuntnachweis und, insbesondere bei retrospektiven Auswertungen, die fehlende Differenzierung nach Shuntausmaß, Größe des offenen Foramen ovale und assoziierten kardialen Pathologika. So wird das jährliche Risiko für einen erneuten Schlaganfall mit 1,3–1,8% (Mas et al. 2001; Nedeltchev et al. 2002) und das für eine Reischämie (TIA oder Schlaganfall) mit 3,4–7% angegeben (Cujec et al. 1999; Mas u. Zuber 1995; Nedeltchev et al. 2002).

Klinisch relevant scheinen erst ein größerer Shunt (>10 Mikroembolisignale in der transkraniellen Kontrastmitteldopplersonographie), ein permanenter Shunt ohne Ventilmechanismus und/oder ein assoziiertes Vorhofseptumaneurysma zu sein (Anzola et al. 2003; de Castro et al. 2000; Mas et al. 2001). In diesen Situationen liegt das jährliche Risiko für einen erneuten Schlaganfall bei 3,8% (vs. 0,6%) und für einen Reischämie bei 4,2–8,2% (vs. 0,7–1,4%).

Auch wenn in einzelnen Fällen eine paradoxe Embolie im Rahmen einer tiefen Beinvenenthrombose pathophysiologisch evident scheint (Foerch et al. 2002; Isayev et al. 2002) (◘ Fallbeispiel 26.2), gelingt der Nachweis einer derartigen Thrombose häufig nicht (Lamy et al. 2002; Ranoux et al. 1993). Autoptisch und echokardiographisch beschriebene intraforaminale Thromben bei Patienten mit offenem Foramen ovale (Chant u. McCollum 2001) sowie das nur bei einem zusätzlichen Vorhofseptumaneurysma erhöhte Schlaganfallrisiko (Mas et al. 2001) sprechen neben einer tiefen Beinvenenthrombose auch für das Vorhofseptum selbst als Ort der Thrombus- bzw. Embolusentstehung.

Neurochirurgische Eingriffe

Etwa 45% aller neurochirurgischen Eingriffe in der hinteren Schädelgrube und 35% der Eingriffe am kraniozervikalen Übergang erfolgen in sitzender Position des Patienten (Schaffranietz et al. 2000). Pulmonale Luftembolien durch Luftaspiration in das venöse System infolge eröffneter zerebraler Sinus lassen sich eingriffsabhängig in 35–75% dieser Opera-

---

Fallbeispiel 26.2

Bei dem 32-jährigen Patienten traten am Tag der Ankunft am Urlaubsort beim Heben einer Badetasche plötzlich eine Unsicherheit und massive Probleme beim Sprechen auf. Vorausgegangen waren am Vortag und am Tag des Ereignisses jeweils sehr lange Autofahrten. Klinisch bei Krankenhausaufnahme am Urlaubsort ausgeprägte Dysarthrophonie, Blickrichtungsnystagmus in alle Richtungen, linksbetonte Extremitätenataxie und Bradydysdiadochokinese rechts. Im kranialen Computertomogramm großer Infarkt im Stromgebiet der A. cerebelli inferior posterior (PICA) rechts. Bei Kontrolle Demarkierung eines kleinen Infarkts auch in der linken Kleinhirnhemisphäre sowie Dilatation des supratentoriellen Ventrikelsystems als Ausdruck einer Liquorzirkulationsstörung (*rechts oben*). Extra- und intrakranielle hirnversorgende Arterien, Risikofaktoren, EKG und Labor einschließlich eines erweiterten Gerinnungsstatus jeweils ohne pathologischen Befund. Bei der transkraniellen Dopplersonographie mit Kontrastmittel während Valsalva-Manöver »Schauer« noch einzeln zählbarer Mikroembolisignale (*rechts unten*), als dessen Ursache sich in der transösophagealen Echokardiographie ein offenes Foramen ovale bei hypermobilem Vorhofseptum zeigte (Computertomographie: Prof. Dr. W. Döhring, Magdeburg).

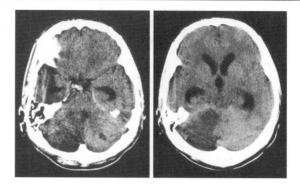

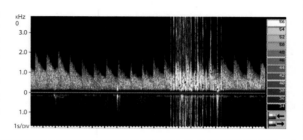

---

tionen mittels präkordialer Dopplersonographie oder transösophagealer Echokardiographie nachweisen (Black et al. 1988; Stendel et al. 2000). Bei größeren, zu einer Erhöhung des pulmonalarteriellen Drucks führenden Luftembolien besteht dadurch im Falle eines offenen Foramen ovale zusätzlich das Risiko einer arteriellen zerebralen Luftembolisation. Derartige paradoxe Luftembolien wurden bei echokardiographischem Monitoring intraoperativ bei 14% der Eingriffe in sitzender Position nachgewiesen (Mammoto et al. 1998) und führen bei ca. 1% dieser Eingriffe zu einer zerebralen Ischämie (Schubert 1997).

Obwohl gemäß einer kürzlich durchgeführten Umfrage die Kenntnis eines Rechts-links-Shunts vor einer neurochirurgischen Operation in sitzender Position in 3/4 der Fälle zu einer modifizierten Operationslagerung und Beatmungsstrategie führt, erfolgt nur in 45% der Patienten eine gezielte präoperative Shuntdiagnostik (Schaffranietz et al. 2000). Methode der Wahl ist hier die transkranielle Kontrastmitteldopplersonographie.

Tauchen

Paradoxe Luftembolien bei Tauchern mit Rechts-links-Shunt und offenem Foramen ovale werden als Ursache zerebraler Symptome im Rahmen der Dekompressionskrankheit vermutet (Bove 1998), jedoch auch in den Fällen, in denen die Gasaustauschzeiten beim Auftauchen beachtet wurden. Aufgrund der sehr niedrigen Inzidenz ernsthafter Dekompressionssymptome wurde ein prinzipielles Screening bisher für nicht indiziert erachtet. Aber auch in klinisch asymptomatischen Fällen finden sich bei Tauchern vermehrt zerebrale Läsionen im Kernspintomogramm (Knauth et al. 1997; Reul et al. 1995; Schwerzmann et al. 2001). Deren multiples Auftreten war mit dem Vorliegen eines großen Rechts-links-Shunt (>20 Mikroembolisignale in der transkraniellen Kontrastmitteldopplersonographie) assoziiert (Knauth et al. 1997). Zumindest ein größerer Shunt könnte in dieser Situation für ein erhöhtes zerebrales Ischämierisiko sprechen.

26.4.2 Migräne

Eine Assoziation zwischen einer Migräne mit Aurasymptomatik und einem Rechts-links-Shunt bzw. offenem Foramen ovale wurde von mehreren Autoren beschrieben (Anzola et al. 1999; del Sette et al. 1998; Lamy et al. 2002). Einen möglicherweise kausalen Zusammenhang deutet der klinische Verlauf von Patienten an, deren offenes Foramen ovale im Rahmen der Sekundärprophylaxe nach einem kryptogenen Schlaganfall mit einem Schirm verschlossen worden war. In 80% dieser Patienten sistierte oder besserte sich die Migräne relevant, in 70% trat eine zuvor bestehende Aura nicht mehr auf (Morandi et al. 2003).

26.4.3 Transiente globale Amnesie

Klötzsch et al. (1996c) berichten über Patienten mit einer transienten globalen Amnesie, bei denen in mehr als der Hälfte ein Rechts-links-Shunt nachgewiesen werden konnte. Anamnestisch gab ebenfalls ca. die Hälfte der Patienten an, dass dem Ereignis ein schweres Heben vorausgegangen sei, was zumindest bei einem Teil der Patienten eine paradoxe Embolie als Ursache nahe legt. Dagegen fanden Akkawi et al. (2001) keine Assoziation einer transienten globalen Amnesie mit einem Rechts-links-Shunt.

Zusammenfassung

Die transkranielle Kontrastmitteldopplersonographie ist bei der Abklärung eines Rechts-links-Shunts in ihrer Treffsicherheit mit der transösophagealen Echokardiographie vergleichbar. Besteht ein Rechts-links-Shunt, zeigen sich wenige Sekunden nach intravenöser Bolusgabe eines kommerziell erhältlichen oder selbst hergestellten Ultraschallkontrastmittels und einem sich an die Injektion anschließenden Valsalva-Manöver Mikroembolisignale in den Hirnbasisarterien. Die Zahl der detektierbaren Mikroembolisignale gibt Aufschluss über die hämodynamische Relevanz eines in den meisten Fällen zugrunde liegenden offenen Foramen ovale, bis zu 10 Mikroembolisignale gelten als unspezifisch. Das Vorliegen eines hämodynamisch relevanten Rechts-links-Shunts gilt als unabhängiger Risikofaktor für das Auftreten zerebraler Ischämien, da auf diese Weise Thromben und Gasbläschen (bei Tauchern und im Rahmen neurochirurgischer Eingriffe in sitzender Position) vom venösen in das arterielle Gefäßsystem gelangen können.

27 Ultraschall beim akuten Schlaganfall

Spätestens seit dem Nachweis der Thrombolyse als wirksamer Therapie beim Hirninfarkt und der Entwicklung des »Stroke-Unit-Konzepts« ist unbestritten, dass der Schlaganfall ein Notfall ist, der einer unverzüglichen Diagnostik und Therapie bedarf.

In diesem Zusammenhang stellt sich selbstverständlich auch die Frage nach dem Beitrag des Ultraschalls. Immerhin nennen die »Empfehlungen der Deutschen Gesellschaft für Neurologie für die Einrichtung von Stroke Units« (Ringelstein 1998) die Möglichkeit einer umfassenden extra- und transkraniellen Ultraschalldiagnostik in 24-h-Bereitschaft als eine der Grundvoraussetzungen für die Versorgung auf einer Stroke Unit. Allerdings schränken die »Leitlinien der Deutschen Gesellschaft für Neurologie für Diagnostik und Therapie der akuten zerebralen Ischämie« (Hacke et al. 2002) den Einsatz der Ultraschalluntersuchung dahingehend ein, dass diese zwar so früh wie möglich durchgeführt werden sollte, »jedoch ohne Verzögerung allgemeiner oder spezifischer Therapiemaßnahmen«.

Der geringe Stellenwert der Gefäßdiagnostik bei therapeutischen Entscheidungen überrascht, ist doch die Gabe von Thrombolytika bisher die einzig wirksame spezifische Behandlungsmöglichkeit. Eine Rekanalisation von Gefäßverschlüssen setzt letztlich jedoch voraus, dass ein solcher überhaupt vorliegt oder zumindest wahrscheinlich ist. Erst in jüngster Zeit wurden mehrere Untersuchungen durchgeführt, welche die klinische Bedeutung des Gefäßstatus beim akuten Schlaganfall zeigen (▶ s. Kap. 27.1.5). Dass darüber noch kein allgemeiner Konsens besteht, ist v. a. auf die lange Zeit fehlenden Gefäßuntersuchungen in der akuten Schlaganfallphase zurückzuführen. Grund dafür dürfte wiederum das Fehlen eines verbreiteten, nichtinvasiven diagnostischen Verfahrens gewesen sein, das in dieser Situation eine rasche und zuverlässige Gefäßdiagnostik erlaubte.

Analysiert man die nach einem Schlaganfall bestehenden diagnostischen Erfordernisse, lassen sich 3 grundsätzlich unterschiedliche Arten der sonographischen Abklärung unterscheiden, die um eine mögliche therapeutische Anwendung ergänzt werden (▶ s. nachstehende Übersicht). Üblicherweise folgen diese in der unten genannten Reihenfolge aufeinander, wobei sich in der Praxis selbstredend Überschneidungen in der zeitlichen Abfolge ergeben werden.

Beitrag der Sonographie zu Diagnostik und Therapie nach einem akuten Schlaganfall

━ Primäre Notfalldiagnostik
━ Akzelerierte Thrombolyse
━ Monitoring von Spontanverlauf und therapeutisch induzierten Veränderungen
━ Postprimäre Ursachenabklärung

27.1 Primäre Notfalldiagnostik

27.1.1 Besonderheiten der Notfalldiagnostik

Die »Primärdiagnostik« beim akuten Schlaganfall ist im Vergleich zur sonographischen »Routinediagnostik« durch eine Reihe von Besonderheiten gekennzeichnet (▶ s. nachstehende Übersicht).

Extra- und/oder intrakranieller Verschluss als häufigste Gefäßpathologie

Stellen intrakranielle Verschlüsse insbesondere der A. cerebri media eine ausgesprochene Rarität bei der sonographischen »Routinediagnostik« dar, sind sie der führende pathologische Befund im Rahmen der primären Notfalldiagnostik des akuten Schlaganfalls. Angiographisch konnten Verschlüsse der A. carotis interna und/oder der A. cerebri media in 65% der Fälle nachgewiesen werden, wenn die Untersuchung innerhalb von 6 h nach Beginn der Schlaganfallsymptomatik erfolgte (Fieschi et al. 1989). Ihre Prävalenz sinkt mit größer werdendem Zeitfenster und liegt innerhalb eines 24- bzw. 48-h-Zeitintervalls bei 40 bzw. 30% (Fields et al. 1968; Olsen et al. 1985). Ursache hierfür ist die in dieser Situation rasche Spontanrekanalisation innerhalb von Stunden bis wenigen Tagen (Ringelstein et al. 1992a).

Befundkonstellationen

Frage nach Verschlusslokalisation und hämodynamischer Beeinträchtigung

Die Lokalisation eines Verschlusses einer großen extra- und/ oder intrakraniellen hirnzuführenden Arterie und die Abschätzung des dadurch bedingten Ausmaßes der hämodynamischen Beeinträchtigung sind die wesentlichen Fragestellungen an die sonographische Primärdiagnostik. Liegt ein derartiger Gefäßverschluss mit konsekutiver Minderperfusion einer bzw. großer Anteile einer Hemisphäre vor, kann durch Rekanalisation innerhalb der ersten 3–6 h nach Eintritt der Schlaganfallsymptome eine klinische Besserung bzw. eine ausbleibende Verschlechterung erwartet werden (▸ s. Kap. 27.1.5).

Begrenzte Untersuchungszeit

Angesichts des kurzen therapeutischen Zeitfensters von nur wenigen Stunden muss in einer optimal geführten Stroke Unit die komplette Diagnostik einschließlich Computertomographie, Herz-Kreislauf-Monitoring und Notfalllabor in einem Zeitraum von 45–60 min erfolgen. Damit stehen für die gesamte Ultraschalluntersuchung maximal 10–15 min zur Verfügung.

> **Merke**
>
> Mehrere, z. T. redundante Einzeluntersuchungen oder Untersuchungsverfahren – in der sonographischen »Routinediagnostik« zur Erhöhung der Befundsicherheit oft empfohlen – sollten zugunsten der für die Beantwortung der Fragestellung geeignetsten Untersuchung und Methode vermieden werden.

Erschwerte Untersuchungsbedingungen

Der überwiegende Teil der mit einer akuten Symptomatik untersuchten Patienten ist nur wenig kooperativ und z. T. auch erheblich unruhig. Außerdem befinden sich die Patienten regelmäßig auf einer Liege oder in einem Bett. Insgesamt sind die Bedingungen für die Durchführung einer zuverlässigen Untersuchung ungünstig.

 Praktische Hinweise

> Bei Patienten mit Neglekt und/oder spontaner Kopfwendung empfiehlt es sich, die Untersuchung soweit wie möglich unter Beibehaltung der vom Patienten selbst eingenommenen Kopfrotation durchzuführen.

Erhöhter diagnostischer Entscheidungsdruck

Nicht zu unterschätzen ist die Tatsache, dass das Ergebnis der sonographischen Untersuchung unmittelbare therapeutische Konsequenzen besitzen kann, die möglicherweise eingreifend sind und bei falscher Indikation eine Verschlechterung der klinischen Situation nach sich ziehen können (▸ s. Kap. 27.1.5). Eine Überprüfung des Befundes zu einem späteren Zeitpunkt durch einen anderen Untersucher – in der sonographischen »Routinediagnostik« durchaus üblich – scheidet aufgrund des geringen Zeitfensters aus.

> **Besonderheiten der primären Notfalldiagnostik nach akutem Schlaganfall**
>
> — Intrakranielle Gefäßverschlüsse als häufigster pathologischer Befund
> — Verschlusslokalisation und Ausmaß der zerebralen Minderperfusion als wesentliche Fragestellungen
> — Begrenzte Untersuchungszeit
> — Erschwerte Untersuchungsbedingungen
> — Erhöhter diagnostischer Entscheidungsdruck

Zusammenfassend erfordert die Ultraschalluntersuchung in der Primärdiagnostik des akuten Schlaganfalls einen der Untersuchungssituation angepassten Untersuchungsablauf mit insbesondere gezielter Auswahl des geeignetsten sonographischen Verfahrens und Beschränkung auf die wichtigsten Fragestellungen.

> **Merke**
>
> Ist trotz angepasstem Untersuchungsablauf, Wahl des geeignetsten sonographischen Verfahrens und Beschränkung auf die wichtigsten Fragestellungen innerhalb von 10-15 min keine eindeutige diagnostische Aussage möglich, sollten die Untersuchung abgebrochen und andere Methoden (CT- oder MR-Angiographie) eingesetzt werden.

27.1.2   Wahl des sonographischen Verfahrens

Die begrenzte Untersuchungszeit bei der primären Notfalldiagnostik nach einem akuten Schlaganfall erlaubt nicht die in der »Routinediagnostik« häufig praktizierte Befundabsicherung durch mehrere, z. T. redundante Einzeluntersuchungen. So sind z. B. nach Darstellung eines A.-carotis-interna-Verschlusses in der farbkodierten Duplexsonographie prä- und postokklusive Pulsatilitätsänderungen oder eine Strömungsumkehr in der A. supratrochlearis für die Verschlussdiagnose entbehrlich. Daher sollte in dieser Situation primär das zur Beantwortung der Fragestellung geeignetste sonographische Verfahren gewählt werden.

Wertigkeit sonographischer Verfahren im extrakraniellen vorderen Stromgebiet

Zwar hat die cw-Dopplersonographie den Vorteil, aufgrund der einfachen Gerätetechnik überall verfügbar zu sein, die Nachteile überwiegen jedoch bei weitem. Bei der Erkennung von Karotisverschlüssen reicht die Treffsicherheit nicht aus und die indirekten Hinweise auf intrakranielle Gefäßverschlüsse sind aufgrund der Verwechslungsmöglichkeit mit Externaästen insbesondere bei unruhigen Patienten nicht zuverlässig. Die Erkennung höhergradiger Karotisstenosen als Hauptdomäne des Verfahrens ist in der Notfallsituation ohne relevante Bedeutung und spielt erst bei der (späteren) Ursachenabklärung des Schlaganfalls eine Rolle (▸ s. Kap. 27.4).

Allein die Untersuchung der Strömungsrichtung der A. supratrochlearis bei distalem A.-carotis-interna-Verschluss kann in Bezug auf dessen Lokalisation zum Abgang der A. ophtalmica hilfreich sein.

ⓘ Praktische Hinweise

Die Untersuchung des extrakraniellen Karotissystems sollte in der primären Notfalldiagnostik des akuten Schlaganfalls unmittelbar mit der farbkodierten Duplexsonographie begonnen werden. Bei distalem A.-carotis-interna-Verschluss erlaubt eine ergänzende cw-Dopplersonographie der A. supratrochlearis die Verschlusslokalisation in Bezug zum Abgang der A. ophtalmica. Der extrakranielle Einsatz von Ultraschallsignalverstärkern – bisweilen zur Abgrenzung eines A.-carotis-interna-Verschlusses von einer Pseudookklusion eingesetzt (▶ s. Kap. 7.3.1) – ist verzichtbar, da diese Differenzierung aufgrund der gleichen zerebral hämodynamischen Auswirkung beider Befunde in der Notfallsituation ohne Bedeutung ist.

Wertigkeit sonographischer Verfahren im intrakraniellen vorderen Stromgebiet

Die extrakranielle Verschlussdiagnostik mittels farbkodierter Duplexsonographie beruht auf der fehlenden farbkodierten Strömungsdarstellung des im sw-Bild identifizierten Gefäßlumens. Aufgrund des deutlich geringeren Gefäßkalibers intrakranieller Arterien und der gleichzeitig schlechteren Ortsauflösung transkranieller Sonden lassen sich intrakranielle Arterien jedoch nicht bereits im sw-Bild, sondern nur durch ein entsprechendes Farbsignal identifizieren. Ein verschlussbedingt fehlendes Farbsignal muss daher regelmäßig von insuffizienten Schallbedingungen (z. B. schlechtes Knochenfenster), schwer detektierbaren minimalen Strömungen und von anatomischen Varianten differenziert werden. In dieser Situation ist die gleichzeitige Darstellung aller nichtverschlossenen Arterien entscheidend. Entsprechend sind alle Maßnahmen und Verfahren, die möglichst viele intrakranielle Arterien gleichzeitig in ihrer Lokalisation zueinander abbilden, zur Diagnostik geeignet. Innerhalb der sonographischen Verfahren ergibt sich damit eine Überlegenheit der signalverstärkten transkraniellen Duplexsonographie gegenüber der nichtverstärkten Untersuchung und nochmals gegenüber der transkraniellen Dopplersonographie. Erstere erlaubt als einziges sonographisches Verfahren mit ausreichender Sicherheit die Diagnose eines in der Akutsituation in bis zu 2/3 der Fälle zu erwartenden intrakraniellen Verschlusses des Karotis-T, der A. cerebri media oder multipler Mediaäste (Goertler et al. 1998). Mit Hilfe eines Signalverstärkers gelingt die Diagnosestellung in ca. 90% der Fälle gegenüber 50–60% ohne Signalverstärker (Gerriets et al. 2002; Goertler et al. 1998).

ⓘ Praktische Hinweise

Die transkranielle farbkodierte Duplexuntersuchung ist Methode der Wahl zur Untersuchung der Hirnbasisarterien beim akuten Schlaganfall. Die Gabe eines Signalverstärkers ist häufig erforderlich, die Entscheidung dazu sollte bei nicht optimalen Abbildungsbedingungen frühzeitig getroffen werden.

Entgegen früheren Annahmen in der Literatur (Kaps et al. 1992; Alexandrov et al. 1994; Zanette et al. 1989) ist nach Erfahrung der Autoren der Nutzen der »einfachen« gepulsten Dopplersonographie beim akuten Schlaganfall äußerst skeptisch zu

▼

sehen. Zwar sind Gefäßverschlüsse mit dieser Methode zu vermuten, aufgrund der bekannten Unsicherheiten mit dem temporalen Schallfenster und der häufigen anatomischen Varianten im Bereich des Circulus Willisii sind jedoch sowohl der positive als auch der negative prädiktive Wert nicht ausreichend, um hieraus therapeutische Entscheidungen ableiten zu können.

Wertigkeit sonographischer Verfahren im extrakraniellen hinteren Stromgebiet

Zwar kann mit der cw-Dopplersonographie bei Ableitung an der Atlasschlinge aufgrund einer Pendelströmung in beiden Vertebralarterien im Einzelfall eine Basilaristhrombose korrekt diagnostiziert werden, für eine zuverlässige Diagnostik ist jedoch die Kenntnis des jeweiligen Gefäßdurchmessers und damit der Einsatz der Duplexsonographie Voraussetzung.

Wertigkeit sonographischer Verfahren im intrakraniellen hinteren Stromgebiet

Aufgrund anatomischer Varianten und nicht vorhersagbarer Kollateralen (▶ s. Kap. 1.6.2) ermöglicht die transnuchale Dopplersonographie keinen zuverlässigen Ausschluss einer Basilaristhrombose (Brandt et al. 1999). Wenn diese entscheidende Frage jedoch nicht mit hinreichender Wahrscheinlichkeit zu klären ist, kann – ebenso wie extrakraniell – auf die Untersuchung verzichtet werden.

Auch im hinteren Stromgebiet ist die farbkodierte Duplexsonographie Voraussetzung für eine ausreichend zuverlässige Diagnosestellung (Koga et al. 2002). Der »diagnostische Gewinn« beim Einsatz von Signalverstärkern ist bei der transnuchalen Untersuchung des intrakraniellen vertebrobasilären Gefäßsystems jedoch deutlich geringer als bei der transtemporalen Untersuchung, da damit zwar in vielen Fällen eine Basilaristhrombose ausgeschlossen, ein Verschluss der Arterie aber dennoch nicht ausreichend sicher diagnostiziert werden kann (▶ s. u.).

Merke

Die farbkodierte Duplexsonographie ist die sonographische Methode der Wahl in der primären Notfalldiagnostik des akuten Schlaganfalls, da nur sie eine ausreichend sichere Diagnose eines in dieser Situation häufigen extra- oder intrakraniellen Gefäßverschlusses erlaubt.

27.1.3 Lokalisationsdiagnostik

Insbesondere im Zusammenhang mit der systemischen und lokalen Lysetherapie ist eine schnelle und zuverlässige Lokalisation des für den akuten Schlaganfall verantwortlichen extrakraniellen und/oder intrakraniellen Gefäßprozesses von wesentlicher Bedeutung (▶ s. Kap. 27.3.1). Dazu sollte – wenn irgend möglich – dieser im farbkodierten Duplexbild direkt dargestellt werden (▶ s. Kap. 15.3.1, 16.5.1, 17.4). Indirekte Hinweise wie Veränderungen des Strömungssignals in vorgeschalteten Gefäßen hängen von der individuellen anatomischen Situation und Kollateralisationsmöglichkeit ab, sodass sie im Fall ihres Nachweises die Diagnose eines Verschlussprozesses stützen können, bei ihrem Fehlen diesen aber nicht ausschließen.

Veränderungen von Strömungsgeschwindigkeit und Pulsatilität in den vorgeschalteten extra- und intrakraniellen Arterien können in der Postprimärphase darüber hinaus zunehmend von einem sich entwickelnden Hirndruck infolge des ischämischen Hirnödems beeinflusst werden.

Sonographische Untersuchung des extrakraniellen vorderen Stromgebiets

Drei Befundkonstellationen sind, da sie zu einer zerebralen hämodynamischen Beeinträchtigung führen können, von Relevanz.

Verschluss der extrakraniellen A. carotis interna. Die Diagnose erfolgt unmittelbar mit der farbkodierten Duplexsonographie. Sind die Periorbitalarterien dabei retrograd durchströmt, kann von einer ab dem A.-ophthalmica-Abgang wieder offenen Arterie ausgegangen werden, was bei einem (zusätzlichen) Verschluss intrakranieller Gefäße von Bedeutung im Hinblick auf die Frage nach einer Lysetherapie ist.

Verschluss der A. carotis interna im Felsenbein (Pars petrosa) oder Siphon (Pars cavernosa). Die extrakranielle A. carotis interna zeigt hierbei ein charakteristisches Stumpfsignal. Die Periorbitalarterien in Abhängigkeit der Verschlusslokalisation retrograd, antegrad bzw. nicht ableitbar (◻ Abb. 27.1).

Verschluss der distalen A. carotis interna oder der A. cerebri media. Bei antegrad durchströmten Periorbitalarterien zeigt die extrakranielle A. carotis interna in Abhängigkeit der Verschlusslokalisation ein mehr oder weniger vermindertes Signal, normalerweise jedoch kein Stumpfsignal (▶ s. Abb. 27.1).

Allerdings wird das extrakranielle Strömungssignal neben der Verschlusslokalisation ganz wesentlich durch die anlagebedingten Gefäßkaliber des R. communicans posterior und der A. cerebri anterior mitbestimmt, über die das Blut bei einem Karotis-T- bzw. Mediaverschluss »abfließen« kann. Der Zusammenhang zwischen intrakranieller Verschlusslokalisation und extrakraniellem Signal unterliegt daher einer beträchtlichen interindividuellen Variabilität, sodass der intrakranielle Befund erst durch eine transkranielle Untersuchung gesichert werden kann. Dennoch kann der extrakranielle Befund in dieser Situation hilfreich sein, wenn z. B. intrakraniell schwer interpretierbare Kollateralgefäße mit hohen Strömungsgeschwindigkeiten und Strömungsstörungen gefunden werden.

 Praktische Hinweise

> Fehlt ein bereits offensichtlich pathologisches extrakranielles Stumpfsignal, ist der verlässlichste Parameter für die Vorhersage intrakranieller Verschlussprozesse die seitenvergleichende Beurteilung der Strömungsgeschwindigkeit in der A. carotis interna. Ist diese im Vergleich zum kontralateralen Gefäß auf der betroffenen Seite um 50% oder mehr vermindert, liegt mit an Sicherheit grenzender Wahrscheinlichkeit ein größeres intrakranielles Strömungshindernis vor.

Sonographische Untersuchung des intrakraniellen vorderen Stromgebiets

Methode der Wahl ist die transkranielle farbkodierte Duplexsonographie. Bei diagnostisch unzureichendem temporalem Schallfenster, das in 40–50% der Fälle zu erwarten ist, hilft die Verwendung eines Signalverstärkers (z. B. 4 g Levovist 300 mg/ml, 2,4 ml Sonovue 5 mg/ml), wobei sich die Applikation in Form von 2–3 i.v.-Boli als diagnostisch effektiv und praktikabel erwiesen hat (Goertler et al. 1998; Nabavi et al. 1998b; Postert et al. 1998). Wenige Sekunden nach Injektion kommt es regelmäßig zu einem massiven »Aufleuchten« aller perfundierten Gefäße. Der meist ausgeprägte Überstrahlungseffekt führt dazu, dass es selbst bei nicht optimaler Sondenhaltung zu einer Darstellung des Circulus Willisii kommt – ein bei unruhigen Patienten nicht zu unterschätzender Vorteil (◻ Abb. 27.2).

 Praktische Hinweise

> Aufgrund der begrenzten Untersuchungszeit in der Notfalldiagnostik des Schlaganfalls sollte längeres Suchen eines geeigneten temporalen Schallfensters unbedingt vermieden werden. Zur schnellen Orientierung über die Untersuchungsbedingungen bietet sich das intrakranielle Schnitt-
> ▼

intrakraniell	extrakraniell	intrakraniell	extrakraniell

◻ **Abb. 27.1.** Extrakranielle Doppler-/Duplexbefunde in der A. carotis interna in Abhängigkeit von der intrakraniellen Verschlusslokalisation

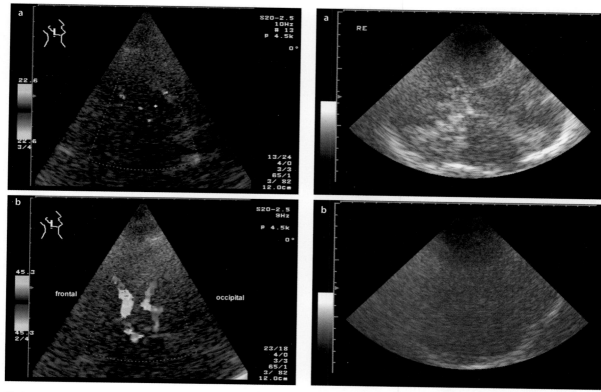

◘ Abb. 27.2a,b. Im axialen Schnittbild ohne Signalverstärkung keine Darstellung der Hirnbasisarterien infolge unzureichenden Knochenfensters (**a**) bei einer 69-jährigen Patientin mit akuter rechtshirniger Ischämie. Nach i.v.-Bolus von 4 g Levovist (300 mg/ml) eindeutige Darstellung des gesamten Circulus Willisii (**b**)

◘ Abb. 27.3a,b. Beurteilung des temporalen Schallfensters anhand der Darstellbarkeit intrakranieller Leitstrukturen (Hirnstamm, Klivus, Keilbeinflügel) im Schnittbildsonogramm des Gehirns. Gute (**a**) und schlechte (**b**) Untersuchungsbedingungen

bild an. Sind die wichtigsten Leitstrukturen (Pons, Klivus, Felsenbein) nicht auf den ersten Blick klar zu differenzieren (◘ Abb. 27.3), erübrigt sich im Allgemeinen weiteres Suchen und es sollten Signalverstärker eingesetzt werden.

Ziel der transkraniellen Untersuchung ist der Nachweis bzw. Ausschluss nachfolgender Gefäßpathologien, da diesen eine prognostische Bedeutung zukommt (▸ s. Kap. 27.1.5).

Hauptstammverschluss der A. cerebri media. Eine bei guten Untersuchungsbedingungen bzw. nach Gabe eines Signalverstärkers von ipsilateral nicht darstellbare A. cerebri media bei Darstellung aller anderen ipsilateralen Hirnbasisarterien des vorderen Kreislaufs erlaubt die »Prima-vista-Diagnose« eines Mediahauptstammverschlusses (Kenton et al. 1997; Seidel et al. 1995) (◘ Abb. 27.4).

Karotis-T-Verschluss. Sind zusätzlich auch das A1-Segment der A. cerebri anterior und die distale A. carotis interna nicht abgrenzbar, ist mit Wahrscheinlichkeit die Diagnose eines Karotis-T-Verschlusses zu stellen. Unabdingbare Voraussetzung für eine zuverlässige Beurteilung ist jedoch, dass bei ipsilateraler Beschallung die A. cerebri posterior und (!) Teile des gegenüberliegenden vorderen Gefäßsystems eindeutig darstellbar sind. Andernfalls könnten die fehlenden Farbsignale auch Folge eines nur partiellen Knochenfensters sein (Goertler et al. 1998; Postert et al. 1999a) (◘ Abb. 27.5).

Distaler Hauptstammverschluss oder multiple Astverschlüsse der A. cerebri media. Ist die A. cerebri media oder zumindest ihr Anfangsabschnitt darstellbar, gibt deren Strömungssignal zusätzliche Hinweise auf weiter distal gelegene Verschlussprozesse. Richtungweisend sind hierbei sowohl Absolutwerte der Strömungsgeschwindigkeit als auch der Seitenvergleich (◘ Abb. 27.6). Der Seitenvergleich erfolgt anhand des

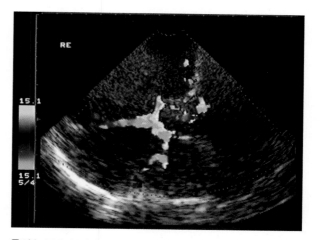

◘ Abb. 27.4. Mediahauptstammverschluss rechts bei einer 37-jährigen Patientin mit akuter Hemiparese links

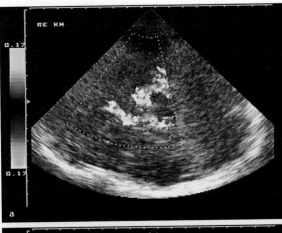

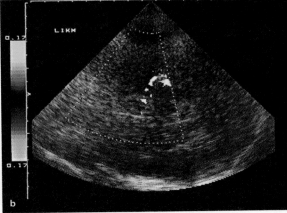

◪ **Abb. 27.5a,b.** Karotis-T-Verschluss (**a**) und unklarer Gefäßstatus infolge eines partiellen Knochenfensters (**b**) bei 2 Patienten mit akutem hemisphäriellem Schlaganfall. Diagnose des T-Verschlusses anhand der farbkodierten Darstellung kontralateraler Arterien des vorderen Kreislaufs bei Beschallung von der Seite der symptomatischen Hemisphäre

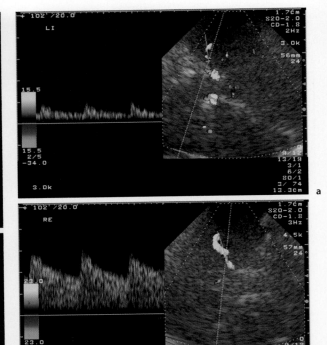

◪ **Abb. 27.6a,b.** Verminderte Strömungsgeschwindigkeit im linken proximalen Mediahauptstamm (**a**) gegenüber normaler Strömungsgeschwindigkeit rechts (**b**) bei einem 46-jährigen Patienten mit akutem linkshirnigem Schlaganfall

sog. **Asymmetrieindex** (Zanette et al. 1989) (▶ s. Kap. 11.4.2). Mittlere intensitätsgewichtete Strömungsgeschwindigkeiten (mean) <40 cm/s bzw. ein Seitenunterschied >20% nach dem Asymmetrieindex sprechen dabei für multiple Mediaastverschlüsse, Geschwindigkeiten <20 cm/s bzw. ein Asymmetrieindex >50–100% für einen distalen Hauptstammverschluss (▶ s. Tabelle 16.6).

Dies setzt allerdings voraus, dass vorgeschaltete Strömungshindernisse (z. B. A.-carotis-interna-Verschluss) ausgeschlossen sind, da sie ebenfalls entsprechende Änderungen von Strömungsgeschwindigkeit und Asymmetrieindex verursachen können. Eine verminderte Pulsatilität kann in diesen Fällen als indirektes Zeichen dienen. Da der Asymmetrieindex primär keine der beiden Strömungsgeschwindigkeiten als normal oder pathologisch klassifiziert, ist die Interpretation eines pathologischen Index als ipsilaterale Strömungsverminderung (gegenüber einer kontralateralen Erhöhung) darüber hinaus nur bei einer normalen kontralateralen Strömungsgeschwindigkeit möglich.

Verschluss der A. carotis interna. Eine fehlende Farbkodierung des intrakraniellen Endabschnitts der A. carotis interna

bei Darstellung der A. cerebri media und des A1-Segments der A. cerebri anterior, letztere in der Regel mit verminderter Pulsatilität bzw. retrograder Strömungsrichtung, erlauben die Diagnosestellung.

Sonographische Untersuchung des extrakraniellen hinteren Stromgebiets

Zur Kompensation von Verschlussprozessen der A. vertebralis stehen zahlreiche Kollateralisationsmöglichkeiten zur Verfügung (extrakranielle Kollaterale aus dem A.-carotis-externa-Stromgebiet, ▶ s. Kap. 1.8.2, paarige Vertebralarterien und Rr. communicantes posteriores). Ein Verschluss der A. vertebralis führt daher nur bei kontralateraler Hypoplasie, fehlender Anlage der Rr. communicantes posteriores und distaler Lokalisation (V3- oder V4-Segment) zu einer kritischen Minderperfusion des distal des Verschlusses gelegenen Versorgungsgebiets. Die durch einen Vertebralisverschluss verursachte akute klinische Symptomatik ist in der Regel Folge einer Verlegung des Abgangs der A. cerebelli inferior posterior.

Die Ultraschalluntersuchung zielt daher auf den Nachweis indirekter Zeichen eines Verschlusses der A. vertebralis im V4-Segment bzw. der A. basilaris. Die Interpretation derartiger indirekter Zeichen setzt allerdings die Kenntnis des (ausgesprochen variablen) Kalibers der Vertebralarterien voraus.

Verschluss der intrakraniellen A. vertebralis (V4-Segment). Bei normal weitem Gefäßlumen und typischem Pendelfluss in

Fallbeispiel

Fallbeispiel 27.1

Die stationäre Aufnahme des 52-jährigen Patienten erfolgte aufgrund einer leichten Hemiparese links und einer Sprach-/Sprechstörung. Kraniales Computertomogramm und Duplexsonographie der Karotiden waren ohne pathologischen Befund. Die Symptomatik remittierte innerhalb der nächsten 2 Tage ohne spezifische Therapie. In den Morgenstunden des 3. Tages erneute Symptomatik mit Schwankschwindel, Sehstörungen, Kaltschweißigkeit und zunehmender Vigilanzstörung, im Kontroll-CT weiterhin kein pathologischer Befund. In den Nachmittagsstunden traten fokale Myoklonien der linken Körperseite hinzu, weshalb der Patient in die Neurologie verlegt wurde. Hier bei Aufnahme soporös, dyskonjugierte, schwimmende Bulbi, Spontannystagmus mit rotatorischer Komponente und leichte Pupillenanisokorie. Kornealreflex beidseits fehlend, Würgereflex schwach, Muskeltonus schlaff ohne Spontanmotorik, Pyramidenbahnzeichen beidseits positiv. Duplexsonographisch zeigten sich bei nicht hypoplastischen Vertebralarterien beidseits systolische Spitzen von 10–40 cm/s im V2- und V3-Segment (*unten*). Transnuchal bei guten Untersuchungsbedingungen zahlreiche Strömungssignale in verschiedene Richtungen ohne identifizierbares vertebrobasiläres Y sowie Verdacht auf retrograd durchströmte distale A. basilaris via R. communicans posterior links (*rechts*). Die bei weiterhin unauffälligem CT umgehend veranlasste DSA zeigte einen Basilarisverschluss im proximalen und mittleren Segment (*oben rechts*). Unter lokaler Thrombolyse passagere partielle Rekanalisationen der Arterie. In der Kontroll-DSA nach Thrombolyse Reverschluss, sonographisch ebenfalls unverändert zur Initialuntersuchung. (Angiographie: Prof. Dr. W. Döhring, Magdeburg)

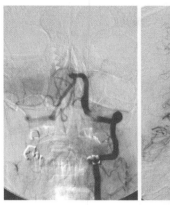
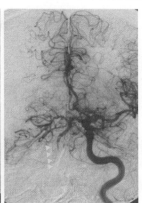

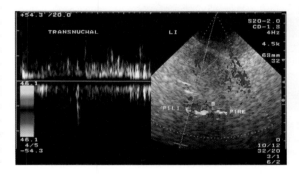

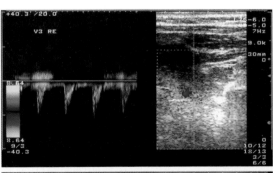

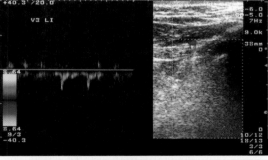

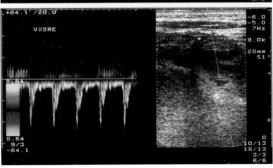

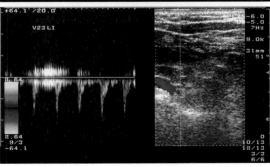

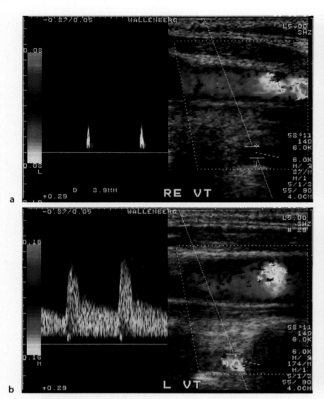

◻ Abb. 27.7a,b. Distaler Vertebralisverschluss rechts mit Stumpf-signal (a) in der gut abgrenzbaren rechten extrakraniellen A. verte-bralis gegenüber normaler Strömungsgeschwindigkeit links (b) bei einem Patienten mit akutem rechtsseitigem Wallenberg-Syndrom

◻ Abb. 27.8a,b. »Vertebrobasiläres Y« vor (a) und nach (b) Gabe eines Signalverstärkers. Ohne Signalverstärker lediglich isoliert in einer Tiefe von 90 mm nachweisbares Gefäß, nach Signalverstärkung Verlauf der Vertebralarterien bis in die A. basilaris verfolgbar

einer A. vertebralis kann bei entsprechender klinischer Symp-tomatik (Wallenberg-Syndrom) die Diagnose eines Ver-schlusses im distalen Abschnitt der A. vertebralis mit Ver-legung des Abgangs der A. cerebelli inferior posterior als ge-sichert gelten (◻ Abb. 27.7).

A.-basilaris-Verschluss. Ein beidseitiger Pendelfluss in den extrakraniellen Vertebralarterien bei einer akut aufgetre-tenen Bewusstseinsstörung lässt an der Diagnose einer Basi-laristhrombose keinen Zweifel und wird ggf. die Indikation zur selektiven Katheterlyse stellen (◻ Fallbeispiel 27.1). So hoch der positive prädiktive Wert ist, so niedrig ist allerdings auch der negative prädiktive Wert, insbesondere für eine Thrombose der mittleren und distalen A. basilaris, d.h., ein unauffälliger extrakranieller Ultraschallbefund schließt eine Basilaristhrombose nicht zuverlässig aus. Ursachen hierfür sind bei in diesen Fällen offener A. cerebelli inferior posterior eine mögliche Kollateralisation über Kleinhirnarterien zu zahlreichen präformierten Kollateralen im Bereich der Basi-larisspitze sowie anatomische Varianten.

Sonographische Untersuchung des intrakraniellen hinteren Stromgebiets

Zur Orientierung und für die Identifizierung der einzelnen Gefäße ist die Darstellung des typischen Y der Hirnstamm-arterien entscheidend. Da beim Fehlen eines oder mehrerer der 3 beteiligten Gefäßsegmente andere Ursachen als ein Ver-schluss auch nach Gabe von Signalverstärkern nicht ausge-

schlossen werden können, ist eine sichere Verschlussdiag-nostik allein durch die transnuchale Untersuchung nicht möglich. So können die A. vertebralis aufgrund einer Hypo-plasie und die A. basilaris aufgrund einer zu tiefen Lage oder eines atypischen lateralen Verlaufs nicht darstellbar sein (Stolz at al. 2002c). Bei einem proximalen A.-basilaris-Ver-schluss kommen nach Erfahrung der Autoren die V4-seg-mente infolge der dort stehenden bzw. nur minimal pendeln-den Blutsäule in der Regel ebenfalls nicht zur Darstellung. Das in dieser Situation komplett fehlende Y ermöglicht allerdings keine ausreichende Orientierung mehr über die gewählte Schnittebene, was jedoch Voraussetzung für die Verschluss-diagnostik ist.

Dagegen – und im Gegensatz zur extrakraniellen Unter-suchung, mit der ein Verschluss der A. basilaris sehr wahr-scheinlich zu machen, aber nicht auszuschließen ist – kann mit Hilfe der transnuchalen Untersuchung ein Basilarisver-schluss weitgehend ausgeschlossen werden. Entscheidendes diagnostisches Kriterium ist die kontinuierliche (!) Darstel-lung des typischen Y der Hirnstammgefäße bis in eine Tiefe von ca. 100 mm ohne irgendwelche Abbrüche und ohne auffällige Aliasphänomene (◻ Abb. 27.8). Liegt diese Situation vor und findet sich am distalen Ende der A. basilaris ein un-auffälliges Strömungssignal, kann eine Basilaristhrombose mit hoher Zuverlässigkeit ausgeschlossen werden. Ist trotz Signalverstärker keine kontinuierliche Verfolgung des verte-brobasilären Verlaufs möglich, ist die diagnostische Aussage hingegen nicht mehr als sicher einzustufen. In Abhängigkeit vom klinischen Bild werden in diesem Fall andere Untersuchungsverfahren (CT-, MR-Angiographie, arterielle DSA) folgen müssen. Über die Häufigkeit nicht eindeutig durchführbarer Untersuchungen der genannten Art liegen bislang keine Daten an größeren Kollektiven vor.

> Eine Basilaristhrombose ist farbduplexsonographisch auszuschließen, wenn das vertebrobasiläre Gefäßsystem
>
> - kontinuierlich,
> - bis in eine Tiefe von ca. 100 mm,
> - ohne (größere) Kaliberschwankungen,
> - ohne auffällige Aliasphänomene und
> - ohne auffälliges Dopplersignal an der Basilarisspitze
>
> abgeleitet werden kann.

27.1.4 Ausmaß der hämodynamischen Beeinträchtigung

Die Lysetherapie akuter Hirngefäßverschlüsse zielt im Wesentlichen auf die Erhaltung der sog. Penumbra ab. Dieses Areal, das den bereits irreversibel geschädigten Infarktkern umgibt, besitzt über noch vorhandene Kollateralen eine Restperfusion, die den Zellstoffwechsel noch für einige Stunden aufrechterhält (▶ s. Kap. 2.2.2). Wird diese im Einzelfall äußerst variable Zeit überschritten, bis es zur Rekanalisation des zugrunde liegenden Gefäßverschlusses kommt, steht dem Risiko einer Einblutung unter einer Lyse kein zu erwartender klinischer Nutzen mehr gegenüber. Um dieses Dilemma zu überwinden, wird derzeit intensiv über Methoden geforscht, die Aussagen über die Qualität der Kollateralversorgung in dem vom Gefäßverschluss betroffenen Areal machen könnten. Zwei Möglichkeiten kommen dabei zur Anwendung und werden nachfolgend vorgestellt.

Postokklusive Strömungssignale

Ähnlich wie bei der CT-Angiographie zeigen sich auch im farbkodierten Bild nicht selten distal von Karotis-T- und Mediahauptstammverschlüssen Strömungssignale, die auf eine Kollateralisation hinweisen (▶ Abb. 27.9). Deren systematische Untersuchung als Information zusätzlich zum Befund im Hauptstamm der A. cerebri media erfolgte duplexsonographisch bisher nicht.

Hirnperfusion

Methode der Wahl zur Beurteilung des Ausmaßes einer verschlussbedingten zerebralen Minderperfusion ist deren direkter Nachweis. Auch wenn dies quantitativ nur mittels Positronenemissionstomographie möglich ist, liefern auch Single-Photonen-Emissions-Computertomographie (SPECT), Perfusions-CT und Perfusions-MRT eine klinisch brauchbare, semiquantitative Abschätzung. Diesen Schnittbildverfahren vergleichbar erlaubt die Injektion von Ultraschallkontrastmitteln in Verbindung mit neueren Ultraschalltechniken wie **contrast harmonic imaging** oder **stimulated acoustic emission** (▶ s. Kap. 7.2.2) auch sonographisch die Messung der zerebralen Hirnparenchymperfusion. Während dieses Verfahren am Herz und an der Leber bereits zur

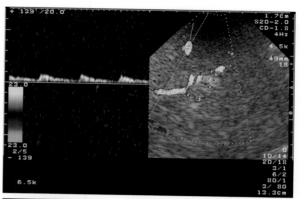
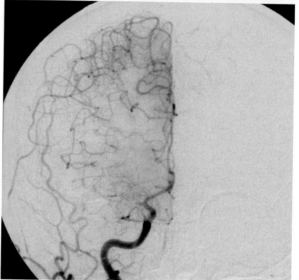

☐ **Abb. 27.9a,b.** Hauptstammverschluss der A. cerebri media rechts bei einer 44-jährigen Patientin mit akutem rechtshirnigem Schlaganfall. Sonographisch (**a**) fehlende Darstellung des Mediahauptstamms mit Nachweis von Kollateralgefäßen im Bereich der Inselzisterne. Angiographisch (**b**) Kollateralisierung des Verschlusses über kortikale Anastomosen zwischen dem Anterior- und Mediastromgebiet. (Angiographie: Prof. Dr. W. Döhring, Magdeburg)

Beantwortung klinischer Fragestellungen eingesetzt wird, hat die zerebrale Perfusionsmessung derzeit noch experimentellen Charakter. Dass mit ihr in Zukunft aber durchaus ein Verfahren zur Beantwortung der klinisch wichtigen Frage nach dem Ausmaß der hämodynamischen Beeinträchtigung eines Gefäßverschlusses in der akuten Schlaganfallsituation möglich sein könnte, zeigen erste Untersuchungen an Schlaganfallpatienten.

Postert et al. (1999b) berichten über 2 Patienten mit akutem Schlaganfall jeweils als Folge eines Mediahauptstammverschlusses, deren initiales CT unauffällig war bzw. eine fraglich beginnende Dichteminderung der Stammganglien zeigte. In den sonographischen Perfusionsaufnahmen – basierend auf der Einstromkinetik bzw. dem maximalen Echogenitätsanstieg im Contrast-harmonic-B-Bild nach i.v.-Bolus eines Ultraschallkontrastmittels (▶ s. Kap. 7.3.2) – zeigte sich bei beiden Pa-

▼

tienten ein Perfusionsdefekt in den Stammganglien sowie bei einem Patienten zusätzlich im Marklager. Letzterer entwickelte einen Infarkt des gesamten Mediastromgebiets, wohingegen der Infarkt bei dem 2. Patienten auf die Stammganglien beschränkt blieb. In einer größeren Serie der gleichen Arbeitsgruppe (Federlein et al. 2000) an 21 Patienten war im Fall eines Mediahauptstammverschlusses der positive prädiktive Wert für einen über die Stammganglien hinausgehenden Infarkt bei initialer Minderperfusion von zerebralem Marklager 100%. Der negative prädiktive Wert bei unauffälliger Perfusionsuntersuchung lag bei knapp 60%, da lakunäre und kleinere Territorialinfarkte außerhalb der gewählten dienzephalen Schnittebene (▶ s. Kap. 12.3.1) der Detektion erwartungsgemäß entgehen.

Keinen essentiellen Beitrag zur Frage der hämodynamischen Beeinträchtigung liefern hingegen die etablierten Verfahren der sonographischen Funktionsdiagnostik. Die Beurteilung des Circulus Willisii ist in der Akutversorgung des Schlaganfalls ohne Bedeutung, das gleiche gilt für die Bestimmung der zerebrovaskulären Reservekapazität.

27.1.5   Klinische Bedeutung

Bei Durchführung der Ultraschalluntersuchung in der Primärdiagnostik des akuten Schlaganfalls stellen sich im Hinblick auf die klinische Bedeutung 2 Fragen:

- Wie zuverlässig ist der Ultraschall bei der Erhebung des Gefäßbefundes und dessen zerebral hämodynamischer Auswirkung gegenüber nichtsonographischen Verfahren wie CT-, MR- oder digitaler Subtraktionsangiographie bzw. Perfusionsmessungen mittels CT, MRT oder SPECT?
- Welche Bedeutung haben sonographisch erhobener Gefäßbefund bzw. Perfusion für die Prognose und die Therapie?

Validität des sonographischen Befundes

Die Beurteilung der Zuverlässigkeit des erhobenen sonographischen Befundes setzt eine Untersuchung unter den in der primären Notfalldiagnostik vorliegenden, erschwerten Bedingungen voraus. Zudem fordert der sich in dieser Situation rasch ändernde Gefäßstatus die zeitnahe Durchführung einer entsprechenden Referenzmethode.

In 2 dazu vorliegenden Untersuchungen wurden 39 Patienten innerhalb von 12 h nach mittelschwerem bis schwerem Schlaganfall mit einer CT-Angiographie als Referenzmethode (Postert et al. 1999a) bzw. 31 Patienten innerhalb von 6 h nach Insult mit CT- oder MR-Angiographie als Referenz (Gerriets et al. 2002) untersucht. Sonographisches Verfahren war in beiden Studien die transkranielle farbkodierte Duplexsonographie, ggf. unter Zuhilfenahme eines Signalverstärkers. Übereinstimmend wurde die A. cerebri media in 27 Fällen als verschlossen, in 3 als strömungsbeschleunigt und in 39 als offen mit normalem Strömungssignal diagnostiziert. In einem Fall wurde eine offene Arterie bei fehlendem Farbsignal infolge eines partiellen Knochenfensters als Verschluss missinterpretiert. Sonographisch war bei 90% der konsekutiven Patienten eine Diagnosestellung möglich.

Vergleichsuntersuchungen zu Perfusionsmessungen liegen bisher nur für Normalpersonen (Meves et al. 2002) bzw. als Fallbeschreibung bei einem Patienten mit einem Schlaganfall vor (Meyer et al. 2003) und erlauben trotz in diesen Fällen übereinstimmender Ergebnisse zwischen Sonographie und Kernspintomographie derzeit keine ausreichende Beurteilung der klinischen Praktikabilität.

Durchführbarkeit und Zuverlässigkeit der sonographischen Akutdiagnostik beim Schlaganfall können damit in 5 Kernaussagen zusammengefasst werden.

Sonographische Verfahren. Lediglich die farbkodierte Duplexsonographie ist hinreichend valide und stellt eine realistische Alternative zu anderen bildgebenden, nicht oder wenig invasiven Verfahren wie der CT- und MR-Angiographie dar (◘ Tabelle 27.1). Die extra- und intrakranielle Dopplersonographie liefert keine hinreichend zuverlässigen Informationen, weshalb auf sie nicht zuletzt aus Zeitgründen verzichtet werden sollte.

◘ **Tabelle 27.1.** Vergleich verschiedener Untersuchungsverfahren für die Notfalldiagnostik von Hirngefäßverschlüssen

Technik	Vorteile	Nachteile
Farbkodierte Duplexsonographie	Schnell, auch bei unruhigen Patienten durchführbar, extra- und intrakranielle Untersuchung möglich	Methodische Grenzen, untersucherabhängig, erfordert häufig Signalverstärker
CT-Angiographie	Schnell, gute Detailauflösung, Kombination mit ohnehin erforderlichem Schnittbild-CT zum Blutungsausschluss	Risiko durch jodhaltiges Kontrastmittel, schnelle Injektion beinhaltet Gefahr von Paravasaten, begrenzter Einsatz bei unruhigen Patienten
MR-Angiographie	Kein Kontrastmittel erforderlich, Kombination mit Perfusionsuntersuchungen	Relativ lange Untersuchungszeit, daher nicht bei unruhigen Patienten, nicht bei Herzschrittmachern
Selektive arterielle DSA	Sehr gute Detailauflösung, Möglichkeit der lokalen Lyse	Beträchtliches Risiko durch Katheter, erfordert 24-h-Bereitschaft eines Neuroradiologen

Vorderes Stromgebiet. Unter der Voraussetzung ausreichender Untersuchungsbedingungen sind im vorderen Stromgebiet Karotis-T-, Mediahauptstamm- und Mediahauptastverschlüsse etwa genauso zuverlässig wie mit der CT- und MR-Angiographie zu erkennen bzw. auszuschließen. Im Gegensatz zu CT- und MR-Angiographie umfasst die Sonographie immer auch den extrakraniellen Status, der die Diagnose eines extrakraniellen Karotis- und eines Siphonverschlusses erlaubt.

Hinteres Stromgebiet. Die sonographische Treffsicherheit im hinteren Stromgebiet ist eingeschränkt. Zwar sind der positive und negative prädiktive Wert bei Berücksichtigung enger Kriterien sehr hoch, in relativ vielen Fällen sind diese Kriterien jedoch nicht erfüllt, sodass dann auf andere diagnostische Maßnahmen ausgewichen werden muss.

Ultraschallsignalverstärker. In der überwiegenden Zahl der Fälle erfordert eine schnelle und zeitgerechte sonographische Notfalldiagnostik den Einsatz von Signalverstärkern. Damit ist eine diagnostische Aussage in 90% der Fälle möglich.

Perfusion. Aussagen zur Kollateralversorgung bzw. zur Restperfusion distal von Gefäßverschlüssen sind derzeit noch nicht ausreichend evaluiert, könnten in der Zukunft aber das diagnostische Spektrum ergänzen.

Basierend auf diesen Punkten findet sich in ◘ Abb. 27.10 ein rationelles Ablaufschema für die Durchführung der sonographischen Notfalldiagnostik beim akuten Hirninfarkt. Soweit nicht der Seitenvergleich von entscheidender Bedeutung ist (z. B. Vertebralisdurchmesser, Asymmetrieindex), genügt es im Allgemeinen, sich auf die betroffene Seite zu beschränken und die umfassende Abklärung der Gefäßsituation auf die »postprimäre« Versorgung zu verschieben.

Bedeutung für Prognose und Therapie

Klinisch-therapeutisch kommt dem sonographisch erhobenen Gefäßstatus in zweifacher Hinsicht Bedeutung zu.

Verlaufsprognose. Innerhalb eines Untersuchungszeitraums von ca. 12 h nach Eintritt der klinischen Schlaganfallsymptomatik ist der sonographisch erhobene Gefäßstatus ein aussagekräftiger Prädiktor für den weiteren klinischen Verlauf (Baracchini et al. 2000; Goertler et al. 1998; Postert et al. 1999a; Toni et al. 1998). Patienten mit einem Verschluss oder einer verminderten Strömungsgeschwindigkeit in der A. cerebri media zeigen – sofern es nicht zu einer raschen Rekanalisation kommt – im postakuten Verlauf keine klinische Besserung bzw. verschlechtern sich und sind zu einem hohen Prozentsatz bleibend behindert bzw. versterben. Demgegenüber kommt es bei offener, mit normaler Strömungsgeschwindigkeit ableitbarer A. cerebri media bei den meisten Patienten zu einer frühen klinischen Besserung ohne schwerwiegende residuale Behinderung.

Je früher nach einem Schlaganfall ein Patient untersucht wird, umso mehr Gewicht hat der Gefäßstatus gegenüber dem Schweregrad der neurologischen Symptomatik und dem Ausmaß der Ischämie im Schnittbild für den weiteren Verlauf. Innerhalb der ersten 3–5 h erlaubt z. B. ein schweres bzw. leichtes neurologisches Defizit keine unabhängige Prognose einer entsprechenden zukünftigen Behinderung (Lotze et al. 2003). Ab ca. 12–15 h »verliert« sich der Zusammenhang zwischen Gefäßbefund und klinischem Verlauf. Zu diesem Zeitpunkt

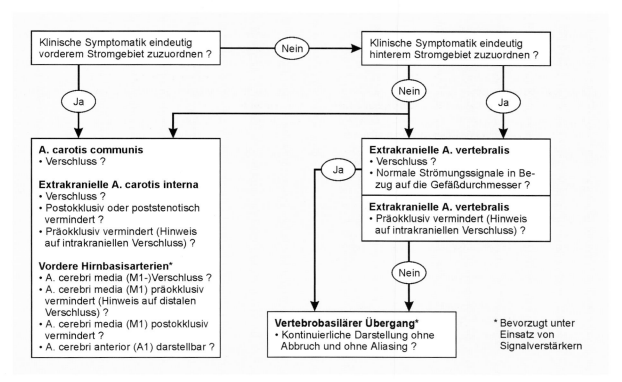

◘ **Abb. 27.10.** Ablaufschema der farbkodierten Duplexuntersuchung an den extra- und intrakraniellen Gefäßen beim akuten Schlaganfall

ist nicht mehr zu erwarten, dass sich ein schweres klinisches Defizit weitgehend zurückbildet, auch wenn die A. cerebri media ein normales Strömungssignal zeigt (▶ s. Kap. 27.3.1).

Thrombolyseentscheidung. Trifft das pathophysiologische Konzept der Penumbra zu, das um den irreversibel geschädigten Infarktkern einen funktionell gestörten Bereich postuliert, in dem eine geringe Restperfusion den Zellstoffwechsel noch für einige Stunden aufrecht erhält, dann sollte die erfolgreiche Rekanalisation einer verschlossenen A. cerebri media innerhalb dieser Zeit mit einer (mindestens partiellen) Besserung der neurologischen Symptomatik einhergehen. Da eine intravenöse Thrombolyse erheblich zu einer frühen Rekanalisation beiträgt (Gerriets et al. 2000), können mit Hilfe der Ultraschalluntersuchung Patienten identifiziert werden, die einen hohen Nutzen von einer Lyse haben (▶ s. Kap. 27.3.1).

Gleichfalls können – bei Erwägung einer arteriellen Lyse – Patienten mit einem dafür geeigneten Gefäßverschluss rasch identifiziert werden. Wird ein derartiger Befund anhand von CT/MRT und klinischem Defizit vermutet, zeigt die nachfolgende Angiographie in bis zu 2/3 der Fälle keinen lysierbaren Befund und bleibt ohne spezifische therapeutische Konsequenz (Furlan et al. 1999). Dies erscheint bei einem Angiographierisiko schwerwiegender Komplikationen von 1% nicht vertretbar.

Inwieweit eine intravenöse Thrombolyse bei einer (bereits wieder?) offenen, normal durchströmten A. cerebri media eine erhöhte Blutungsgefahr ohne erwartbaren therapeutischen Nutzen darstellt (Demchuk et al. 2001), kann zum jetzigen Zeitpunkt noch nicht beurteilt werden, wird aber in Zukunft sicher Gegenstand entsprechender sonographischer Untersuchungen sein.

> **Zusammenfassung**
>
> Gegenüber der üblichen sonographischen Routinediagnostik besitzt die Notfallabklärung beim akuten Schlaganfall wesentliche Besonderheiten: Die zur Verfügung stehende Untersuchungszeit ist auf allenfalls 10–15 min beschränkt, die Untersuchungsbedingungen sind schwierig, und es besteht ein hoher Entscheidungsdruck. Die Untersuchung konzentriert sich daher auf den Nachweis und die Lokalisation eines Verschlusses einer großen hirnzuführenden Arterie als wahrscheinliche Ursache einer zerebralen Minderperfusion. Dieser ist regelmäßig nur mit der farbkodierten Duplexsonographie zu führen, die einfache Dopplertechnik hat dabei sowohl extra- als auch transkraniell keine Bedeutung. In vielen Fällen ist allerdings der Einsatz von Signalverstärkern unabdingbar. Durch Kombination von extra- und transkranieller Untersuchung sind Verschlussprozesse im vorderen und hinteren Kreislauf etwa genauso zuverlässig wie mit der CT- und MR-Angiographie zu erkennen bzw. auszuschließen. Ein pathologischer Befund in der A. cerebri media ist prognostisch ungünstig und identifiziert Patienten, die von einer Thrombolyse besonders profitieren können.

27.2 Ultraschall-akzelerierte Thrombolyse

Alexandrov et al. 2000 stellten eine Untersuchung vor, bei der unter einem kontinuierlichen transkraniellen Dopplermonitoring mit handelsüblichen Geräten (gepulste 2-MHz-Sonde, 128 mW/cm²) zur Kontrolle des rekanalisierenden Effekts einer intravenösen tPA-Lyse beim akuten Schlaganfall sich unter Thrombolyse 20% der Patienten dramatisch bzw. komplett besserten. Nach 24 h waren es sogar 40% der Patienten. Diese Zahlen lagen deutlich über der anhand der National Institute of Neurological Disorders and Stroke (NINDS) rt-PA-Studie (1995) erwarteten Häufigkeit, wonach nach 24 h nur 27% der Patienten unter rt-PA und 12% unter Plazebo eine dramatische Besserung bzw. Restitution gezeigt hatten. Da der einzige Unterschied dieser Studie zur NINDS-Studie das transkranielle Dopplermonitoring war, vermuteten die Autoren einen potenzierenden Effekt des Ultraschalls auf die Thrombolyse.

27.2.1 Ultraschallwirkung auf den Thrombus

Bereits die alleinige Anwendung von Ultraschall – ohne Gabe eines Thrombolytikums – hat in einem Frequenzbereich von 20 kHz–1 MHz bei Energien von 1–35 W/cm² in experimentellen Studien eine Thrombus-reduzierende Wirkung. Da sich diese unter Gabe eines gashaltigen Ultraschallkontrastmittels deutlich steigern lässt (Birnbaum et al. 1998; Nedelmann et al. 2002), wird vermutet, dass hierbei Kavitationseffekte mit einer Fragmentierung des Thrombus eine entscheidende Rolle spielen.

Zahlreiche experimentelle Untersuchungen existieren zur akzelerierenden Wirkung des Ultraschalls bei einer medikamentösen Thrombolyse und zu dem dieser Wirkung zugrunde liegenden Mechanismus. Im Gegensatz zur direkten Thrombus-reduzierenden Wirkung zeigen bereits Energien von 0,2–1 W/cm² einen Thrombolyse-akzelerierenden Effekt. Unter der Insonation dringt rt-PA vermehrt und tiefer in den Thrombus ein (Francis et al. 1995) und wird schneller und intensiver an Fibrin gebunden (Siddiqi et al. 1998). Es kommt zu einer reversiblen Deaggregation noch nicht vernetzter Fibrinfasern mit dadurch möglicherweise besserer Penetrations- und Bindungsmöglichkeit des Thrombolytikums (Braaten et al. 1997). Der Fluss im Thrombusbereich steigt, möglicherweise als Folge kavitationsbedingter Veränderungen der Thrombusstruktur (Siddiqi et al. 1995). Eine Lockerung der Fibrinmatrix durch den Ultraschall wird daher als verantwortlicher Wirkmechanismus angenommen.

27.2.2 Präklinische transkranielle Untersuchungen

Haupthindernis bei der transkraniellen Beschallung ist die Absorption der emittierten Energie an der Schädelkalotte, die im Frequenzbereich des diagnostischen Ultraschalls >90% beträgt. Daher liegt der Gedanke nahe, aufgrund der besseren Transmission des Schädels niedrigere Sendefrequenzen im kHz-Bereich einzusetzen. Deren Besonderheit ist eine nahezu halbkugelförmige Abstrahlung des Ultraschalls, die eine Fokussierung auf ein Gefäß oder einen Verschluss nicht erforderlich macht. Eine akzelerierende Wirkung des Ultraschalls auf eine medikamentöse Thrombolyse zeigte sich jedoch auch bei der transkraniellen Anwendung, wobei die Effekte bei Flussmodellen (Behrens et al. 2001; Ishibashi et al. 2002; Spengos et al. 2000) ausgeprägter als bei solchen ohne Flusssimulation waren (Behrens et al. 1999). Die Wirkung war – wie nicht anders erwartet – bei niedrigen Sendefrequenzen und hoher Energie am ausgeprägtesten (Behrens et al. 2001), aber auch in Bereichen nahe an der diagnostischen Sonographie (0,5 kHz mit 0,13 W/cm² bzw. 1 MHz mit 0,5 W/cm²) konnten mittels zusätzlichem Ultraschall 3- bis 4fach höhere Rekanalisationsraten gegenüber einer alleinigen Thrombolyse erzielt werden (Ishibashi et al. 2002; Spengos et al. 2000).

27.2.3 Anwendung beim akuten Schlaganfall

Eine gezielte Anwendung von Ultraschall als therapeutisches Verfahren wurde bisher nur von Eggers et al. (2003) berichtet. Zusätzlich zu einer intravenösen rt-PA-Gabe wurden 11 Patienten mit einem akuten Schlaganfall infolge eines Mediaverschlusses randomisiert einer kontinuierlichen transkraniell duplexsonographischen Beschallung während der einstündigen Lyse ausgesetzt. Bei 14 Kontrollpatienten wurde der Gefäßbefund alle 20 min sonographisch kontrolliert. Am Ende der einstündigen kontinuierlichen Beschallung war die Rekanalisationsrate in der Gruppe mit kontinuierlicher Beschallung etwas höher als in der Kontrollgruppe, allerdings waren auch mehr parenchymatöse Blutungen aufgetreten. Der klinische Verlauf war in der Behandlungsgruppe leicht besser als in der Kontrollgruppe.

Derzeit finden 3 multizentrische randomisierte Phase-II-Studien zur Beurteilung von Wirkung und Nebenwirkung der Ultraschall-akzelerierten Thrombolyse beim akuten Schlaganfall statt. In der »Combined Lysis of Thrombus in Brain Ischemia with Transcranial Doppler Ultrasound and Systemic tPA« (CLOTBUST-)Studie erfolgt während der 1-stündigen Thrombolyse die Beschallung des Bereichs des Mediahauptstamms mit einem auch zur Diagnostik verwendeten, handelsüblichen transkraniellen Dopplergerät, in der »Acceleration of Thrombolysis with Ultrasound« (ARTUS-)Studie geschieht dies mittels transkranieller Duplextechnik. Im Gegensatz zu diesen beiden Studien verwendet die »Transcranial low frequency Ultrasound Mediated Thrombolysis Brain Ischemia« (TRUMBI-)Studie eine Sendefrequenz von nur 300 kHz, bei der auf eine Fokussierung verzichtet werden kann. Von allen 3 Studien werden insbesondere auch wichtige Informationen zu möglichen Nebenwirkungen – allen voran Blutungen – erwartet. Zwar sprechen tierexperimentelle Untersuchungen bisher nicht für ein erhöhtes Blutungsrisiko, allerdings gibt es derzeit nur sehr begrenzte Erfahrung insbesondere bei der transkraniellen Anwendung von niederfrequentem Ultraschall bei Normalpersonen und Schlaganfallpatienten und könnte bereits eine frühe Rekanalisation an sich mit einem erhöhten Blutungsrisiko assoziiert sein (► s.o.).

Zusammenfassung

Ultraschall besitzt in dem auch diagnostisch eingesetzten Energiebereich <1 W/cm² eine akzelerierende Wirkung auf eine medikamentöse Thrombolyse. Haupthindernis bei der transkraniellen Anwendung ist die Schallabsorption an der Schädelkalotte, die im diagnostischen Frequenzbereich von 1–2 MHz bei ca. 90% der emittierten Energie liegt. Wirksamkeit und Sicherheit einer Ultraschallakzelerierten Thrombolyse sind Gegenstand laufender Studien.

27.3 Sonographisches Monitoring in der Akutphase

Im Anschluss an die primäre Notfalldiagnostik schließen sich auf der Stroke Unit neben der klinischen Überwachung ein Basismonitoring allgemeiner Herz-Kreislauf-Funktionen und ein spezifisches Monitoring des zerebrovaskulären und zerebralen Verlaufs an. Sonographische Verlaufsuntersuchungen dienen dabei der Kontrolle des Erfolgs einer rekanalisierenden Therapie und der rechtzeitigen Erkennung sekundärer zerebraler Komplikationen wie Hyperperfusion, intrakranieller Raumforderung und Infarkteinblutung.

27.3.1 Rekanalisation von Gefäßverschlüssen

Zur Lysetherapie gehört ganz selbstverständlich auch die Kontrolle des Therapieerfolgs. Hier ist die Ultraschalldiagnostik aufgrund ihrer Nichtinvasivität und ihrer geringen Kosten ohne Frage Methode der Wahl. Rekanalisationen der A. cerebri media kommen allerdings auch spontan vor und stellen in den ersten 14 Tagen nach einem frischen Verschluss des Gefäßes eher die Regel als die Ausnahme dar (◨ Abb. 27.11). Rund die Hälfte der Rekanalisationen tritt bereits innerhalb der ersten 48 h auf (Alexandrov et al. 1994; Kaps et al. 1992; Ringelstein et al. 1992a).

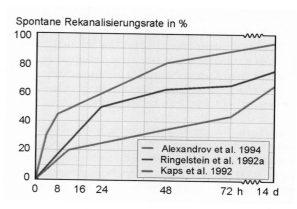

◨ **Abb. 27.11.** Spontane Rekanalisation akuter Verschlüsse der A. cerebri media

◩ Tabelle 27.2. *Thrombolysis-in-brain-infarction-*(TIBI-)Graduierung des dopplersonographischen Strömungssignals im Bereich der A. cerebri media zur Beschreibung der Phasen einer Flussrestitution unter Thrombolyse. (Nach Burgin et al. 2000; Demchuk et al. 2001)

TIBI-Grad	Strömungssignal	
0	Fehlend	Kein regulär pulsatiles Strömungssignal trotz Hintergrundrauschen
1	Minimal	Systolische Spitzen (auch beidseits der Nulllinie) oder niedriges systolisches Signal ohne Diastole
2	Pseudovenös	Reduzierte systolische Strömungsgeschwindigkeit und Pulsatilität, verzögerter systolischer Anstieg
3	Vermindert	Reduzierte Strömungsgeschwindigkeit (im Seitenvergleich >30%), normale Strömungscharakteristik
4	Beschleunigt	Erhöhte Strömungsgeschwindigkeit (im Seitenvergleich >30% oder mean >80 cm/s), Turbulenzen
5	Normal	Normale Strömungsgeschwindigkeit und -signal

TIBI-Graduierung

Die Thrombolysis-in-brain-infarction-(TIBI-) Graduierung wurde als Maß für eine semiquantitative Erfassung des Rekanalisationsvorgangs mit Hilfe der transkraniellen Dopplersonographie eingeführt (Burgin et al. 2000; Demchuk et al. 2001). Sie lehnt sich an die in der interventionellen Kardiologie verbreitete Thrombolysis-in-myocardial-infarction-(TIMI-)Graduierung an (◩ Tabelle 27.2).

Allerdings stellt die TIBI-Graduierung – anders als die TIMI-Graduierung an den Koronarien – keine Abfolge von Strömungsverhältnissen dar, wie sie im Rahmen der Rekanalisation eines Mediahauptstammverschlusses durchlaufen werden. So sind die unter den TIBI-Graden 1–3 aufgeführten Kriterien charakteristisch für ein Strömungssignal im Mediahauptstamm bei vor- bzw. nachgeschaltetem Verschlussprozess und nicht Korrelat einer Rekanalisation dieser Arterie. Da darüber hinaus die Erstellung der TIBI-Graduierung auf dopplersonographischen Untersuchungen akuter Schlaganfallpatienten beruht, unterliegt sie zwangsläufig den in ► Kap. 27.1.2 gemachten methodischen Einschränkungen.

> Limitierend ist auch, dass bei den der Klassifikation zugrunde liegenden Untersuchungen der extrakranielle Gefäßstatus nicht systematisch untersucht wurde und dass als Referenzmethoden MR-, CT- und digitale Subtraktionsangiographien verwendet wurden mit unterschiedlicher Sensitivität und Spezifität für einzelne Verschlussprozesse. Zudem war der Zeitabstand zwischen Referenzmethode und transkranieller Dopplersonographie im Median zwar <3 h, aber in ca. je einem 1/4 der Untersuchungen lag er bei 3–24 h bzw. >24 h.

Trotz dieser Einschränkungen kann, insbesondere wenn unter Monitoring ein normales dopplersonographisches Strömungssignal in der A. cerebri media (Grad 5) nachweisbar ist, wo zuvor unter vergleichbaren Bedingungen kein oder nur ein minimales Signal ableitbar war (Grade 0 oder 1), von der Rekanalisation eines initialen Verschlusses der Arterie ausgegangen werden. Die Einbeziehung sowohl der dazwischen liegenden Graduierungen als auch die Interpretation einer Änderung von einem zum unmittelbar nächsten Grad als fortschreitende Rekanalisation ist dagegen problematisch. So sprechen die unterschiedlich verminderten Signale vielmehr für unterschiedliche Verschlusslokalisationen und lassen sich Änderungen auch durch andere Ursachen als eine Rekanalisation im eigentlichen Sinne erklären (► s. o.).

Klinische Bedeutung

Gerade das sonographische Monitoring nach akutem Schlaganfall hat erheblich zum Verständnis der für den klinischen Verlauf entscheidenden Pathophysiologie akuter Gefäßverschlüsse und der Wirkung und Wirksamkeit der Lysetherapie beigetragen.

Eine rasche Rekanalisation von Verschlüssen großer Hirnbasisarterien (Karotis-T, Mediahauptstamm) wird spontan praktisch nicht beobachtet, wogegen es unter einer intravenösen Thrombolyse innerhalb der nächsten 2 h immerhin zu einer Rekanalisation in 50% der Fälle kommt. Astverschlüsse (auch multipel) zeigen dagegen bereits spontan eine frühe Rekanalisationsrate in dieser Größenordnung (Gerriets et al. 2000). Durch intravenöse Thrombolyse innerhalb des 3-h-Zeitfensters kann bei Patienten mit einer kardiogenen Embolie die Rekanalisationsrate innerhalb der ersten 6 h nach dem Schlaganfall gegenüber dem spontanen Verlauf vervierfacht werden. Nach dieser Zeit sind keine lysebedingten Rekanalisationen mehr zu erwarten (Molina et al. 2001a).

Übereinstimmend führte in nahezu allen Untersuchungen eine rasche Rekanalisation zu einer frühen Besserung des neurologischen Defizits, kleineren Infarkten in der Schnittbildgebung und einer niedrigeren Zahl von Patienten mit bleibender Behinderung (Felberg et al. 2002; Molina et al. 2001a). Eine klinische Verbesserung scheint dabei möglich, wenn es innerhalb der ersten 5 h zur Rekanalisation kommt (Christou et al. 2000).

Späte (6–24 h), nicht aber frühe (<6 h) spontane Rekanalisationen gingen bei 50–60% der Patienten mit einer hämorrhagischen Transformation des Infarkts einher, ohne dass es dabei allerdings zu einer klinischen Verschlechterung kam. Unter einer intravenösen Thrombolyse traten dagegen auch bei Patienten mit einer frühen Rekanalisation hämorrhagische Infarkttransformationen mit o.g. Häufigkeit auf (Molina et al. 2001b, 2002). Zukünftige Untersuchungen werden zeigen, inwieweit und unter welchen Umständen eine Rekanalisation selbst ein Risikofaktor für eine zerebrale Blutung insbesondere nach Thrombolyse ist.

27.3.2 Hyperperfusion

Im Rahmen der Rekanalisation findet sich dopplersonographisch häufig eine deutlich erhöhte Strömungsgeschwindigkeit in dem betroffenen Gefäß. Hierbei kann es sich sowohl um eine inkomplette Rekanalisierung mit noch persistierender Stenose als auch um eine Hyperperfusion bei weitgestellten Arteriolen handeln. Die Unterscheidung dieser beiden Ursachen ist von therapeutischer Bedeutung, da Hyperperfusionen mit einer erhöhten Blutungsgefahr einhergehen und den intrakraniellen Druck erhöhen können. So ist in diesem Fall eher der Perfusionsdruck zu senken, während bei Stenosen das Gegenteil angezeigt ist.

Die Differenzierung zwischen Hyperperfusion und Stenose ist sonographisch nicht unproblematisch, es bieten sich jedoch 3 Unterscheidungshilfen an (▸ s. Kap. 16.3.3).

Höhe der Strömungsbeschleunigung. Da zwischen dem Strömungsvolumen und der Strömungsgeschwindigkeit ein linearer Zusammenhang besteht und das Strömungsvolumen bei einer Hyperperfusion sich so gut wie nie mehr als verdoppelt, ist in dieser Situation auch allenfalls eine Verdoppelung der Strömungsgeschwindigkeit gegenüber Normwerten zu erwarten (ca. 200 cm/s bzw. 5 kHz bei 2 MHz Sendefrequenz). Höhere Strömungsgeschwindigkeiten werden dagegen nur bei Stenosen erreicht, da hier ein quadratischer Zusammenhang zum Stenosierungsgrad besteht (▸ s. Abb. 16.8).

Kurz- vs. langstreckige Strömungsbeschleunigung. Typisches Merkmal einer Hyperperfusion ist, dass diese den gesamten Gefäßabschnitt betrifft und nicht nur – wie manche Stenosen – lokal auftritt. Dieses Unterscheidungsmerkmal ist allerdings nicht generell anwendbar, da auch Stenosen (oder Vasospasmen, ▸ s. Kap. 22.2) im Einzelfall sehr langstreckig sein können.

MCA/ICA-Index. Im Normalfall und auch bei einer Hyperperfusion liegt der Quotient zwischen der maximalen systolischen Strömungsgeschwindigkeit in der A. cerebri media (MCA) und der A. carotis interna (ICA) derselben Seite im Bereich von 1,0–2,0. Je mehr der MCA/ICA-Index den Wert von 2 überschreitet, um so größer ist die Wahrscheinlichkeit, dass es sich um eine intrakranielle Stenose handelt. Ab einem Wert von 3 liegt eine solche mit hoher Treffsicherheit vor (▸ s. nachstehende Übersicht).

Bewertung des MCA/ICA-Index

- 1,0–2,0: Normal-/Hyperperfusion
- 2,0–3,0: Intrakranielle Stenose möglich
- >3,0: Intrakranielle Stenose sicher

27.3.3 Mittellinienverlagerung bei großem Hirninfarkt

Ein infarktbedingtes, therapieresistentes Ödem, dessen raumfordernde Wirkung sekundär zu einer Einklemmung des Hirnstamms führt (**maligner Mediainfarkt**), ist eine schwerwiegende Komplikation großer supratentorieller Infarkte, die in 80% der Fälle zum Tod führt und deren Mortalität durch eine Dekompressionskraniotomie deutlich gesenkt werden kann (Rieke et al. 1995). Allerdings besteht bis heute kein allgemeiner Konsens, anhand welcher Kriterien der Zeitpunkt der neurochirurgischen Intervention entschieden werden soll. Zur Anwendung kommen klinische Kriterien (Pupillendilatation/-anisokorie, progrediente Bewusstseinsstörung), funktionelle (großer Perfusionsdefekt im initialen MRT) und morphologische Schnittbildkriterien (Mittellinienverlagerung). Nach Erfahrung der Autoren kann der Übergang von einer reversiblen zu einer irreversiblen Schädigung basaler Hirnstrukturen in dieser Situation derart rasch ablaufen, dass eine Intervention nach Eintritt der oben genannten klinischen Kriterien nicht mehr in jedem Fall zu einer Remission der sekundären Verschlechterung führt. Andererseits sollten große Perfusionsdefekte zumindest in einer sehr frühen Phase bei erfolgreicher Rekanalisation nicht zwangsläufig zu großen Infarkten führen (▸ s. Kap. 27.3.1). Eine Mittellinienverlagerung im zerebralen Schnittbild könnte daher ein geeignetes Kriterium sein.

Durchführung der Untersuchung

Der 3. Ventrikel als Mittellinienstruktur und seine Verlagerung sind mit der transkraniellen B-Bild-Sonographie einfach darzustellen und quantitativ messbar (Seidel et al. 1996). In der dienzephalen Schnittebene (▸ s. Kap. 12.3.1) kommt er in der Mittellinie mit bilateral echogener Ventrikelwand zwischen den echoarmen Thalami und ventral der echoreichen Glandula pinealis zur Darstellung (◻ Abb. 27.12). Nach Messung der Distanz zwischen Sondenauflagefläche und Ventrikelmitte sowohl von rechts als auch links errechnet sich die Mittellinienverlagerung nach der Formel

$$\frac{(\text{Distanz}_{\text{rechts}} - \text{Distanz}_{\text{links}})}{2}$$

Klinische Bedeutung

Gerriets et al. (2001) untersuchten bei 42 Patienten mit akutem schwerem Schlaganfall über einen Zeitraum von 2 Tagen alle 8 h die Mittellinienverlagerung des 3. Ventrikels (◻ Abb. 27.13). Alle nichtkraniotomierten Patienten mit einer Verlagerung von mehr als 2,5 mm nach 16 h, 3,5 mm nach 24 h und 4 mm nach 32 h starben, wohingegen alle Patienten mit jeweils maximal dieser Verlagerung überlebten. Auch unter Berücksichtigung des Messfehlers und der damit wahrscheinlich vorhandenen (geringen) Überlappung der Gruppen scheint die sonographisch gemessene Dynamik der Verlagerung des 3. Ventrikels ein geeigneter Parameter zu sein, rechtzeitig einen letal verlaufenden großen Hemisphäreninfarkt zu erkennen.

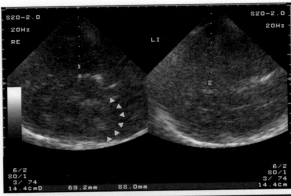

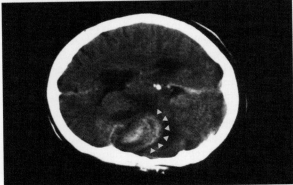

□ Abb. 27.12. Verlagerung des 3. Ventrikels aus der Mittellinie um 9,4 mm nach rechts (*oben*) infolge einer sonographisch und computertomographisch (*unten*) sichtbaren intrazerebralen Blutung in einen links temporoparietalen ischämischen Infarkt

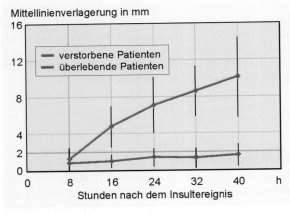

□ Abb. 27.13. Sonographisch gemessene Mittellinienverlagerung (Mittelwert mit Standardabweichung) bei überlebenden und verstorbenen Patienten mit schwerem Hirninfarkt (nach Gerriets et al. 2001)

27.3.4 Sekundäre intrazerebrale Blutung

Während akute ischämische Hirninfarkte zu keiner Änderung der Echogenität des betroffenen Gewebeareals im Vergleich zur Umgebung führen, stellen sich intrazerebrale Blutungen als deutlich echogene Strukturen dar (Seidel et al. 1993), die sich in der transkraniellen B-Bild-Sonographie mit einem prädiktiven Wert von 91% nachweisen bzw. 95% aus-

schließen ließen (Mäurer et al. 1998). Insbesondere kleinere (<1 cm) und hochparietal gelegene Blutungen entgehen der Sonographie allerdings regelmäßig. Die Methode ist daher keine diagnostische Alternative zur Computertomographie für die initiale Unterscheidung zwischen Blutung und Infarkt.

Möglicherweise sind damit aber sonographische Kontrollen bei fluktuierendem Verlauf nach einer Lysetherapie möglich, bei denen sich regelmäßig die Frage nach einer sekundären Einblutung stellt (► s. Abb. 27.12), zumal sich CT-Kontrollen in dieser Situation aufwändig und unter dem Aspekt des Patientenüberwachung nicht unproblematisch gestalten (Kaps et al. 1996).

> **Zusammenfassung**
>
> In der sich an die Notfalldiagnostik anschließenden Überwachungsphase eignet sich die Sonographie zur Verlaufsbeobachtung medikamentös induzierter und spontaner Rekanalisationen. Darüber hinaus können spezifisch neurologische Komplikationen wie eine zerebralen Hyperperfusion, eine infarktbedingte Raumforderung mit Mittellinienverlagerung und größere Infarkteinblutungen bei sekundärer klinischer Verschlechterung frühzeitig erkannt werden. Wichtigster Parameter für die Unterscheidung zwischen Hyperperfusion und Reststenose nach einer Rekanalisation ist die Höhe der lokalen Strömungsbeschleunigung, für einen »malignen« Mediainfarkt die Mittellinienverlagerung des 3. Ventrikels.

27.4 Postprimäre Diagnostik

Nach Abschluss der primären Notfalldiagnostik und in der Regel bereits während der akuten Monitoringphase stehen in den folgenden 24–48 h auf der Stroke Unit Fragen zur Vermeidung von Schlaganfallrezidiven im Vordergrund. Hier geht es v. a. darum, die Ursache des stattgehabten Insults zu erkennen.

27.4.1 Ursache des Gefäßverschlusses

Zwar wird bereits die sonographische Notfalluntersuchung nicht selten quasi als »Nebenbefund« Hinweise auf die Ursache des Hirninfarktes geben (z. B. Dissektion, generalisierter arteriosklerotischer Gefäßprozess), deren systematische Abklärung ist jedoch Aufgabe der »postprimären Phase«. Die Ultraschalldiagnostik kann hier einen nicht unwesentlichen Beitrag leisten. Ausgehend von den häufigsten Schlaganfallursachen sollen im Folgenden die wichtigsten differenzialdiagnostischen Überlegungen (□ Tabelle 27.3) aus dem Blickwinkel der Sonographie zusammenfassend diskutiert werden.

Embolien aus Herz und Aortenbogen

Wie bereits beschrieben (► s. Kap. 18.1.1), ermöglicht die sonographische Beurteilung der A. carotis communis Rückschlüsse auf arteriosklerotische Läsionen im Aortenbogen. Finden sich in diesem Gefäß umschriebene Plaques oder eine Intima-Media-Dicke von 1,5 mm oder mehr, ist mit hoher

Tabelle 27.3. Beitrag der Ultraschalldiagnostik zur Ursachenabklärung nach einem Schlaganfall

Ursache	Diagnostik
Embolien aus Herz und Aortenbogen	
Herzrhythmusstörungen oder kürzlich erlittener Herzinfarkt	EKG-Monitoring, Anamnese
Kardialer Thrombennachweis	Transösophageale Echokardiographie
Schlagartiger Beginn der Symptomatik	Anamnese
Sekundäre Einblutung in Ischämieareal	CT
Generalisierte Plaques in der A. carotis communis	*Duplexsonographie*
Karotisverschluss ohne arteriosklerotische Zeichen	*Duplexsonographie*
Arteriosklerotische Makroangiopathie	
Vorausgegangene ipsilaterale TIA	Anamnese
Vaskuläre Risikofaktoren	Anamnese
Arteriosklerotische Stenose der Hirngefäße	*Duplexsonographie*
Zerebrale Mikroangiopathie	
Multiple »lakunäre« Marklagerläsionen	MRT (oder CT)
Persistierende oder labile Hypertonie	Blutdruckmonitoring
Eng umschriebene Symptome	Klinik
Erhöhte Pulsatilität in hirnversorgenden Arterien	*Dopplersonographie*
Verminderte zerebrovaskuläre Reserve ohne höhergradige Stenosen oder Hirndruckzeichen	*Dopplersonographie*
Verlängerte zerebrale arteriovenöse Transitzeit	*Duplexsonographie*
Gefäßdissektion	
(Bagatell-)Trauma in der Anamnese	Anamnese
Kopfschmerzen, Hirnnervenausfälle	Klinik
Neigung zu Bindegewebedefekten	Anamnese, Biopsie
Typischer Gefäßbefund mit »string sign«	*Duplexsonographie, MRT*
Gerinnungsstörungen (primäre und sekundäre)	
Exsikkose, erhöhter HK	Anamnese, Labor
Pathologische Gerinnungsparameter	Labor
Ovulationshemmer und Nikotinabusus	Anamnese
Zuvor körperliche Belastung oder langes Stehen/Sitzen	Anamnese
Offenes Foramen ovale	*TCD oder transösophageale Echokardiographie*
Vaskulitiden	
Kopfschmerzen, psychische Veränderungen, zerebrale Krampfanfälle	Klinik
Pathologische Entzündungsparameter	Labor
Multiple kortikale/subkortikale Hirnläsionen	MRT (oder CT)
Kaliberschwankungen kleiner Gefäße	Arterielle DSA
Entzündliche Gefäßveränderungen	Biopsie
»Makkaroni-« oder »Halozeichen« an Karotiden oder A. temporalis superficialis	*Duplexsonographie*

Wahrscheinlichkeit davon auszugehen, dass dieser Befund in generalisierter Weise auch im Aortenbogen vorliegt.

Für die Ursachenabklärung von Bedeutung ist gleichermaßen die sonographische Beurteilung des okkludierten Gefäßlumens bei Verschluss der A. carotis interna (▶ s. Abb. 15.26). Zeigt dieses wesentliche arteriosklerotische Veränderungen, ist mit Wahrscheinlichkeit von der Progredienz einer höhergradigen Stenose zum Verschluss auszugehen. Erscheinen das Gefäß und die Gefäßwände hingegen völlig unauffällig, handelt es sich eher um ein kardiogen-embolisches Geschehen, möglicherweise allerdings auch um eine Dissektion an der Schädelbasis mit »Herunterwachsen« der thrombosierten Blutsäule bis zur Karotisbifurkation.

Letztlich wird im Einzelfall auch die Detektion zerebraler Mikroembolisignale zur Abklärung beitragen. Treten Mikro-

embolisignale nicht nur ipsilateral, sondern ebenso in den übrigen Stromgebieten einschließlich des vertebrobasilären Gebiets bei Ableitung der A. cerebri posterior auf, ist dies als Hinweis auf eine kardiogen-embolische Genese oder eine mit der Aggregation von Blutbestandteilen einhergehenden Erkrankung (▶ s. Kap. 25.3.5) zu werten.

Arteriosklerotische Makroangiopathie

Bei der Abklärung arteriosklerotischer Schlaganfallursachen ist die Duplexsonographie ohne Frage Methode der Wahl. Das Vorliegen einer höhergradigen arteriosklerotischen Karotisstenose ipsilateral zur Seite des Hirninfarkts sichert weitgehend den Befund einer stenosebedingten zerebralen Embolisierung. Schwieriger ist die Situation bei gering- und mittelgradigen Karotisstenosen. In diesem Fall ist eine Embolisierung aus der Stenose zwar grundsätzlich möglich, zunächst gilt es jedoch, andere, wahrscheinlichere Ursachen auszuschließen. Nicht zuletzt wird hier im Einzelfall das sonomorphologische Erscheinungsbild der Stenose zur Diagnosefindung beitragen (▶ s. Kap. 18.2.4).

Zerebrale Mikroangiopathie

Der Beitrag der Ultraschalldiagnostik zur Erkennung einer zerebralen Mikroangiopathie ist erfahrungsgemäß nur marginal. Methode der Wahl sind hier bildgebende Untersuchungen des Gehirns, insbesondere die Kernspintomographie, welche die kleinen, subkortikal gelegenen Infarkte nachweist. Die Befunde einer erhöhten Pulsatilität in der Dopplerkurve der hirnversorgenden Arterien, einer reduzierten zerebrovaskulären Reservekapazität oder einer verlängerten zerebralen arteriovenösen Transitzeit stellen lediglich eine Ergänzung der bereits bekannten Diagnose dar (▶ s. Kap. 23.2). Die Beschränkung auf den Ultraschallbefund ohne Durchführung einer CT oder MRT ist nicht zu empfehlen, da eine erhöhte Pulsatilität auch bei erhöhten Hirndruckwerten, z. B. aufgrund einer zerebralen Raumforderung, auftreten kann. Auch eignet sich die Ultraschalldiagnostik nicht als frühdiagnostisches Kriterium. Die typischen Dopplerbefunde einer zerebralen Mikroangiopathie sind erst dann zu erwarten, wenn CT und MRT bereits ausgeprägte vaskuläre Schäden zeigen.

Gefäßdissektionen

Zusammen mit der Kernspintomographie ist die Duplexsonographie Methode der Wahl zur Erkennung von Dissektionen. Das Vorhandensein eines »string signs« an der A. carotis interna oder der A. vertebralis (▶ s. Kap. 20.1.1) sichert den Befund. Bei Verdacht auf eine intrakranielle Dissektion wird allerdings auf ein Kernspintomo- und -angiogramm kaum verzichtet werden können, da nur so der Lokalbefund an der Schädelbasis geklärt werden kann.

Gerinnungsstörungen

Auf den ersten Blick ebenfalls nur marginal ist der Beitrag der Ultraschalldiagnostik zur Abklärung von Gerinnungsstörungen. Zwar ist dies bevorzugt Aufgabe der Labordiagnostik, der Anteil eindeutig nachweisbarer Gerinnungs-

störungen ist erfahrungsgemäß jedoch eher gering, und oft ist im Nachhinein auch der Nachweis einer passageren Thromboseneigung aufgrund von Exsikkose, körperlicher Extrembelastung und/ oder einer venösen Thrombose z. B. im Rahmen des sog. »Economy-class-Syndroms« (Nissen 1994) nicht mehr zu führen. In diesen Fällen bleibt häufig nur die Abklärung eines offenen Foramen ovale als indirekter Hinweis auf eine möglicherweise stattgefundene venös-arterielle Embolisierung. Hier ist die transkranielle Dopplersonographie nach i.v.-Gabe von lufthaltigem Kontrastmittel hervorragend geeignet, relevante Rechts-links-Shunts nachzuweisen (▶ s. Kap. 26.3). In einzelnen Fällen können mit Hilfe der transkraniellen Dopplersonographie auch zirkulierende Partikel in Form von Mikroembolisignalen nachgewiesen werden (▶ s. Kap. 25.3.5).

Vaskulitiden

Da entzündliche Gefäßerkrankungen bevorzugt die kleineren intrazerebralen Gefäße betreffen, die sonographisch nicht beurteilbar sind, sind nach wie vor die selektive arterielle DSA und die Hirnbiopsie Methode der Wahl, um bei unauffälligem oder wenig charakteristischem Laborbefund eine zerebrale Vaskulitis auszuschließen. Bei einer Takayasu-Arteriitis, die v. a. bei jüngeren Frauen in die Differenzialdiagnose nach einem Schlaganfall einzubeziehen ist, erlaubt die Duplexsonographie jedoch eine »Prima-vista-Diagnose« (▶ s. Kap. 19.1). Inwieweit vergleichbare Gefäßveränderungen, wie erst unlängst publiziert (▶ s. Kap. 19.2), die Diagnose einer Arteriitis cranialis sichern können, bleibt abzuwarten.

Zusammenfassung

In den ersten 24–48 h nach einem akuten Schlaganfall steht die differenzierte Ursachenabklärung im Vordergrund, um Insultrezidive zu vermeiden. Neben den »traditionellen« Möglichkeiten der Ultraschalldiagnostik bei der Abklärung arteriosklerotischer und dissektionsbedingter Gefäßverschlüsse und -stenosen liefert die Sonographie auch einen Beitrag insbesondere zur Differenzierung kardiogen-embolischer Ischämien.

28 Diagnostik bei erhöhtem Hirndruck

Die Erkennung einer intrakraniellen Druckerhöhung und Abschätzung deren Ausmaßes anhand von Veränderungen der Pulsatilität und der Strömungsgeschwindigkeit in den Hirnbasisarterien war eine der ersten klinischen Anwendungen der transkraniellen Dopplersonographie (Hassler et al. 1988). Hohe Bedeutung hat diese Bestimmung zwischenzeitlich bei der Diagnose eines zerebralen Kreislaufstillstands im Rahmen der Hirntoddiagnostik erlangt (▶ s. Kap. 29).

Seit langem wird darüber hinaus versucht, aus der arteriellen Blutdruckkurve mit Hilfe von Parametern der Dopplerströmungskurve intrakranieller Arterien wie Pulsatilität, Pulszykluslänge und Strömungsgeschwindigkeit, die intrakranielle Druckkurve zu rekonstruieren und den intrakraniellen Druck quantitativ zu bestimmen (Aaslid et al. 1986; Buhre et al. 2003; Klingelhöfer et al. 1988; Shiogai et al. 1992; Schmidt et al. 1997; Schmidt et al. 2001).

> Die intrakranielle Druckkurve wird dabei als Ergebnis (»Outputvariable«) von Blutdruckkurve und Dopplerströmungsparametern (»Inputvariablen«) angesehen. Anhand einer exemplarischen invasiven intrakraniellen Druckmessung wird die Bedeutung und der Zusammenhang der Inputvariablen für bzw. mit der Outputvariablen ermittelt und in Form einer mathematischen Gleichung möglichst genau beschrieben. Mit Hilfe dieser Gleichung könnte dann eine nichtinvasive Berechnung der Outputvariablen (des intrakraniellen Drucks) erfolgen.

Bis heute ist es allerdings nicht gelungen, Absolutwerte des intrakraniellen Drucks interindividuell reproduzierbar zu bestimmen. So sind insbesondere mit den bisher gewählten Inputvariablen dynamische Regulationsvorgänge noch nicht ausreichend abgebildet und zeigt sich der Zusammenhang von Input- und Outputvariablen abhängig von der Ätiologie der intrakraniellen Druckerhöhung (Schmidt et al. 2003).

Auch die bei steigendem Hirndruck verminderte Schwingungsfähigkeit nichtvaskulärer intrakranieller Strukturen (Septum pellucidum, Wand des 3. Ventrikels) wurde zur semiquantitativen Abschätzung des Hirndrucks benutzt (Becker et al. 1994a; Michaeli u. Rappaport 2002), eine relevante kli-

nische Bedeutung haben diese Verfahren bis heute allerdings nicht erlangt.

Dagegen scheint die Erweiterung der Durascheide des N. opticus im schwarzweißen Schnittbild ein sonographisch zuverlässig zu erhebender Parameter einer intrakraniellen Druckerhöhung zu sein (Helmke u. Hansen 1996a).

28.1 Pulsatilität in den Hirnbasisarterien

Erhöhte Hirndruckwerte wirken sich hämodynamisch wie ein erhöhter peripherer Widerstand aus. Entsprechend den Ausführungen zur Strömungsphysiologie (▶ s. Kap. 2.5) zeigt sich daher eine Änderung des intrakraniellen Drucks in erster Linie an einer veränderten Pulsatilität in den hirnzuführenden Arterien.

28.1.1 Dopplersonographische Befunde

Pulsatilitätsindex bei erhöhtem Hirndruck

Ein Pulsatilitätsindex (PI) von 1,0 und mehr – berechnet nach Gosling u. King (1974) als

$$\text{Pulsatilitätsindex (PI)} = (\text{Systole} - \text{Diastole}) / \text{Mean}$$

(▶ s. Kap. 5.2.4) – zeigt beim Herz- und Gefäßgesunden sowie beim (annähernd) normokapnischen Patienten mit normalen Pulsraten um 60–80/min pathologisch erhöhte intrakranielle Druckwerte von mehr als 20 mmHg an. Bei sehr hohen intrakraniellen Druckwerten ist der Einfluss des pCO_2 vernachlässigbar, sodass die Doppleruntersuchung dann auch bei der häufig durchgeführten mäßiggradigen Hyperventilation eindeutige Ergebnisse bringt (Homburg et al. 1993).

> **Merke**
>
> Ein Druckanstieg um 10 mmHg führt regelmäßig zu einer Erhöhung des Pulsatilitätsindex (PI) in der Größenordnung von 25–50%.

Strömungskurve bei erhöhtem Hirndruck

Übersteigen die intrakraniellen Druckwerte den enddiastolischen Perfusionsdruck, kommt es zu einem Pendelfluss mit systolisch nach kranial gerichteter Komponente, während in der Diastole die Strömungsgeschwindigkeit bzw. die Pulswelle wieder nach kaudal zurück verläuft (▶ Abb. 28.1). Bei extremen Druckwerten verschwindet auch der Pendelfluss und weicht sog. kleinen systolischen Spitzen, die fortgeleiteten Pulsationen ohne effektive Blutströmung entsprechen und

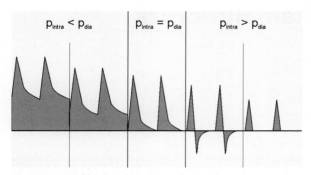

◻ Abb. 28.1. Veränderungen der Pulskurve in den Hirnbasisarterien bei von links nach rechts zunehmender Erhöhung des intrakraniellen Drucks. p_{intra}, intrakranieller Druck; p_{dia}, diastolischer Blutdruck

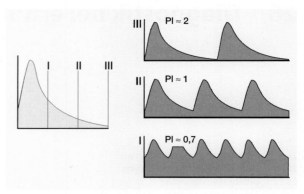

◻ Abb. 28.2. Änderungen der Pulsatilität bei unterschiedlichen Herzfrequenzen

typischerweise als relativ schmale, senkrechte »Striche« im Dopplerspektrum imponieren. Üblicherweise überschreiten sie eine »Strömungsgeschwindigkeit« von 50 cm/s (bzw. 1,0–1,5 kHz bei 2 MHz Sendefrequenz) nicht.

> **Zeichen eines massiv erhöhten intrakraniellen Drucks**
>
> — »Pendelfluss« mit diastolisch zurücklaufender Pulswelle
> — »Kleine systolische Spitzen« bis 50 cm/s ohne diastolische Strömung

28.1.2　Einfluss von Störgrößen

Da die Pulsatilität in den Hirnbasisarterien von zahlreichen individuellen Faktoren abhängig ist, kann es bei »Normabweichungen« der in ◻ Tabelle 28.1 genannten Herzkreislaufparametern zu einer falschen Abschätzung intrakranieller Druckwerte kommen. Beim Vorliegen derartiger »Störgrößen« ist daher zumindest einmalig als Referenz eine intrakranielle Druckmessung wünschenswert. Notfalls genügt auch ein aktuelles kraniales Computertomogramm, das indi-

rekte Hinweise auf die aktuelle Höhe des intrakraniellen Drucks gibt.

Herzfrequenz

Falsch-negative Befunde des Pulsatilitätsindexes (zu niedrig eingeschätzte intrakranielle Druckwerte) sind bei Patienten mit Tachykardien über 80–100 Herzaktionen/min zu erwarten, bei denen zumindest bei noch nicht sehr hohen intrakraniellen Druckwerten der diastolische Abfall der Strömungsgeschwindigkeit nicht realistisch beurteilt werden kann (◻ Abb. 28.2). Umgekehrt sind falsch-positive Ergebnisse (zu hoch eingeschätzte intrakranielle Druckwerte) bei Bradykardien möglich, die zu einer erhöhten Pulsatilität führen.

Verschlussprozesse hirnversorgender Gefäße

Sowohl falsch-negative als auch falsch-positive Werte des Pulsatilitätsindexes (zu niedrig oder zu hoch eingeschätzte intrakranielle Druckwerte) sind zu erwarten, wenn gleichzeitig höhergradige Verschlussprozesse der extra- oder intrakraniellen Hirngefäße vorliegen. Richtungweisend ist in einem solchen Fall, dass die Strömungssignale der verschiedenen Hirnbasisarterien einschließlich der Vertebralarterien erheblich unterschiedliche Signale aufweisen, was bei einer generalisierten Hirndruckerhöhung nicht zu erwarten ist.

◻ Tabelle 28.1. Fehlermöglichkeiten bei der Einschätzung des intrakraniellen Drucks anhand der Pulsatilität des Dopplersignals

Einflussgröße	Fehleinschätzung des intrakraniellen Drucks als	
	zu hoch	**zu niedrig**
Blut-pCO_2	Hypokapnie	Hyperkapnie
Herzfrequenz/Pulsrate	Bradykardie	Tachykardie
Herzklappenfunktion	Aorteninsuffizienz	Aortenstenose
Kardiale Auswurfleistung	Erniedrigt	–
Verschlussprozesse der hirnversorgenden Gefäße	Variable Fehleinschätzung je nach Stenosen und Kollateralverhältnissen	

28.1.3 Klinische Bedeutung

Aufgrund der zahlreichen Einflussgrößen ist eine Korrelation zwischen dem intrakraniellen Druck und dem Pulsatilitätsindex als dem aussagekräftigsten dopplersonographischen Einzelparameter nur im intraindividuellen Verlauf möglich (Rath u. Richter 1993). Absolutwerte für den intrakraniellen Druck können damit nicht angegeben werden.

28.2 Durchmesser des N. opticus

28.2.1 Anatomische und physiologische Grundlagen

Morphologischer Aufbau des Sehnervs

Der Sehnerv ist über die ganze Länge seines Verlaufs bis zum Durchtritt durch die Sklera des Auges (Lamina cribrosa) von Pia mater umgeben. Die Dura mater dagegen zieht als Fortsetzung des intrakraniellen Periosts erst ab dem Canalis nervi optici des Schläfenbeins mit dem Nerv und teilt sich in der Orbita in 2 Blätter, von denen das eine zum orbitalen Periost, das andere zur äußeren Hülle des N. opticus wird. Am Auge geht der die äußere Sehnervhülle darstellende Teil der Dura mater in die Sklera des Bulbus über. Vom Canalis nervi optici bis zur Lamina cribrosa besitzt der Sehnerv damit eine dem Gehirn vergleichbare Hüllstruktur einschließlich Subarachnoidealraum. Letzterer kommuniziert direkt mit dem entsprechenden intrakraniellen Raum.

Intrakranielle Drucksteigerung

Eine als Zeichen einer intrakraniellen Drucksteigerung auftretende Stauungspapille ist vorwiegend auf eine Druckerhöhung des Liquors in den Hüllen des Sehnervs zurückzuführen. Der erhöhte intrakranielle Druck wird so auf die Axone des Nervs übertragen, was zu einer Stagnation des venösen Rückflusses aus Retina und Sehnervenkopf und Rückstauung des zerebralwärts gerichteten axoplasmatischen Flusses führt (Huber 1998). Bei einer intrakraniellen Druckerhöhung ist daher eine Erweiterung des intraorbital gelegenen Liquorraums um den N. opticus zu erwarten.

28.2.2 Transbulbäre B-Bild-Sonographie des N. opticus

Geräteeinstellungen

Die bei der extrakraniellen Gefäßdiagnostik zur Anwendung kommenden Linear-array-Schallsonden eignen sich auch zur Untersuchung der Orbita. Bei einer Untersuchungstiefe von 2–3 cm empfiehlt sich bei den üblicherweise verwendeten Breitbandschallwandlern eine Mittenfrequenz von 7,5 MHz. Die Schallleistung sollte so gering wie möglich sein, der mechanischer Index (▶ s. Kap. 3.3.1) bei 0,1–0,3 liegen.

Durchführung der Untersuchung

Die Untersuchung erfolgt am liegenden Patienten. Bei geschlossenen Augen sollte der Patient leicht in Richtung seiner Füße blicken. Unter Verwendung von Ultraschallkontaktgel

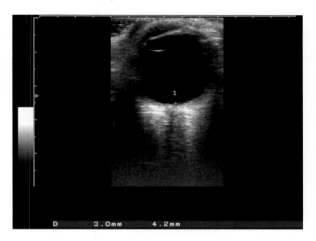

◘ **Abb. 28.3.** Transbulbäre Darstellung des N. opticus mit Durchmesserbestimmung unmittelbar vor Nerveneintritt in die Lamina cribrosa

wird der Schallkopf leicht lateral der Augenmitte vorsichtig auf das geschlossene Oberlid aufgesetzt, wobei der Handballen der Untersuchungshand auf der Stirn des Patienten aufliegen sollte. In der axialen Schnittebene kann der Abgang des Sehnervs aus dem Bulbus durch kraniokaudales Kippen des Schallkopfs in der Regel problemlos eingestellt werden. Unter Umständen muss die Sonde dazu etwas nach kaudal verschoben werden, wodurch allerdings Anteile der Linse im Schallfeld liegen.

Die Messung des Durchmessers des N. opticus (einschließlich seiner echoreichen Hüllen) erfolgt 3 mm hinter der Bulbuswand. Die Abgrenzung der echoarmen Sehnervhüllen vom ebenfalls echoarmen Nerv gelingt im nichtpathologischen Fall nicht immer, stellt bei erweitertem perinervalem Liquorraum jedoch kein Problem dar (◘ Abb. 28.3).

28.2.3 Klinische Bedeutung

Der maximale Durchmesser des Sehnervs (einschließlich seiner Hüllen) liegt bei gesunden Kindern (≥4 Jahre) zwischen 4 und 4,5 mm. Werte über 5 mm sind bei ihnen wie auch bei Erwachsenen pathologisch und waren in allen Untersuchungen dazu mit einer symptomatischen intrakraniellen Druckerhöhung assoziiert (Blaivas et al. 2003; Helmke u. Hansen 1996b; Newman et al. 2002).

Im Gegensatz zur Stauungspapille tritt die Änderung des Nervendurchmessers innerhalb von Minuten nach Änderung des intrakraniellen Drucks auf (Brzezinska u. Schumacher 2002).

Zusammenfassung

Erhöhte Hirndruckwerte führen zu einem Anstieg der Pulsatilität im Dopplersonogramm der Hirnbasisarterien. Ab einem Hirndruck von ca. 20 mmHg ist mit einem Pulsatilitätsindex von 1,0 zu rechnen, pro 10 mmHg steigt die Pulsatilität um 25–50% an. Hirndruckwerte, die über den diastolischen Druck hinausgehen, führen zu »Pendelfluss« und »kleinen systolischen Spitzen«. Eine nichtinvasive Hirndruckmessung mit Hilfe des arteriellen Blutdrucks und der Dopplerströmungskurve bzw. strömungsphysiologischer Parameter intrakranieller Arterien ist bis heute nicht möglich. Ein erhöhter intrakranieller Druck kann auch anhand der Zunahme des Gesamtdurchmesser des Sehnervs (Nerv einschließlich seiner Hüllen) auf über 5 mm in der transbulbären Schnittbildsonographie erkannt werden.

29 Diagnostik des zerebralen Kreislaufstillstands

Das Persistieren eines den zerebralen Perfusionsdruck über-
steigenden Hirndrucks ist über einen längeren Zeitraum hinweg aufgrund des damit verbundenen zerebralen Kreislaufstillstands nicht mit dem Leben vereinbar. Da hierbei typische
Strömungskurven im Dopplersonogramm der Hirnbasisarterien auftreten (► s. Kap. 28.1.1), eignet sich die transkranielle Doppleruntersuchung zur Feststellung des irreversiblen zerebralen Kreislaufstillstands im Rahmen der sog.
Hirntoddiagnostik (Harders 1989; Hassler et al. 1991; Newell
et al. 1989; Ries u. Moskopp 1989; Zurynski et al. 1991). In
Deutschland wurde die Methode 1991 in die Empfehlungen
des wissenschaftlichen Beirats der Bundesärztekammer aufgenommen und seitdem in den »Richtlinien zur Feststellung
des Hirntodes« als Methode zum Nachweis der Irreversibilität
des zerebralen Funktionsausfalls fortgeschrieben (Wissenschaftlicher Beirat der Bundesärztekammer 1998).

29.1   Stellenwert der Dopplersonographie

Doppler vs. EEG/FAEP

Gegenüber den traditionellen Verfahren der Hirnstromablei-
tung (EEG) und der frühen akustisch evozierten Potenziale
(FAEP) bietet die Ultraschalluntersuchung den Vorteil, dass
sie unabhängig von möglichen Intoxikationen und wenig
störanfällig ist. Außerdem ist sie sowohl bei supra- als auch
bei infratentoriellen sowie bei primären und sekundären
Hirnschädigungen gleichermaßen zuverlässig einzusetzen
(► s. nachstehende Übersicht). Die umfassenden Einsatzmög-
lichkeiten liegen darin begründet, dass dopplersonographisch Aussagen sowohl über die Hemisphären- als auch über
die vertebrobasiläre Durchblutung gemacht werden können
und damit ein Überblick über die Versorgung des gesamten
Gehirns zu gewinnen ist, während das EEG und die FAEP
nur jeweils den Kortex bzw. den Hirnstamm berücksichtigen.
Zumindest in der Bundesrepublik Deutschland ist jedoch
der Hirntod als Funktionsverlust aller Hirnstrukturen definiert.

Nicht zuletzt ergibt sich für elektrophysiologische Untersuchungen das Problem, dass deren Beurteilung durch den

Einsatz stark dämpfender Medikamente (z. B. Barbiturate)
eingeschränkt sein kann. So weisen die Richtlinien der deutschen Bundesärztekammer darauf hin, dass aufgrund der un-
gesicherten Konzentrations-Wirkungs-Beziehungen dieser
Medikamente »im Zweifelsfall« (zusätzlich) der Nachweis
eines zerebralen Kreislaufstillstands zu fordern ist.

**Wertigkeit der Dopplersonographie
bei der Hirntoddiagnostik im Vergleich zu anderen
Zusatzverfahren (EEG, FAEP)**

- **Vorteile**
  - Auch bei intoxikierten Patienten anwendbar
  - Wenig störungs- und artefaktempfindlich
  - Unabhängig von der Art der zerebralen
    Schädigung
  - Bei strikter Beachtung der Kriterien keine falsch-
    positiven Befunde
- **Nachteile**
  - Probleme bei unzureichendem temporalem
    Schallfenster
  - Ableittechnik erfordert einige Erfahrung
  - Falsch-negative Befunde möglich (Reperfusion,
    AV-Fistel, fehlende Hirndrucksteigerung,
    Kalottendefekt)

Doppler vs. Angiographie/Szintigraphie

Der Nachweis eines zerebralen Kreislaufstillstands ist neben
der Dopplersonographie auch mit der zerebralen arteriellen
Angiographie und der Hirnperfusionsszintigraphie zu erbringen. Beide Methoden sind allerdings relativ aufwändig
und erfordern meist den Transport des Patienten in den jeweiligen Untersuchungsraum. Umlagern und Manipulationen am Patienten können jedoch zu einem weiteren
Anstieg eines möglicherweise nur grenzwertig erhöhten
Hirndrucks und damit zu einer zusätzlichen Schädigung
führen. Außerdem sind bei der Angiographie durch die Applikation des Kontrastmittels bei vorhandener Störung der
Blut-Hirn-Schranke Sekundärschäden nicht auszuschließen.
Gemäß den genannten Richtlinien ist daher die Indikation
zur selektiven arteriellen Angiographie nur dann zu stellen,
wenn »Möglichkeiten therapeutischer Konsequenzen« bestehen.

29.2   Formaler Ablauf der Hirntoddiagnostik

Während in den Richtlinien der deutschen Bundesärztekammer für das EEG und die evozierten Potenziale sehr de-

taillierte Angaben zu deren Durchführung gemacht werden, beschränken sich die Aussagen zur Dopplersonographie auch in der jüngsten Fortschreibung (Wissenschaftlicher Beirat der Bundesärztekammer 1998) nur auf einen kurzen Abschnitt mit für den praktischen Einsatz kaum brauchbaren Hinweisen. Daher findet sich im Folgenden eine detaillierte Anleitung für die Hirntoddiagnostik unter Heranziehung der Dopplersonographie:

Formaler Ablauf der in 4 Abschnitte gegliederten Hirntoddiagnostik
- Überprüfung der Grundvoraussetzungen
- Untersuchung der Hirnstammreflexe
- Nachweis der Irreversibilität der Hirnschädigung
- Nachweis des Atemstillstands

ⓘⓘ Praktische Hinweise

Auch wenn der Ausfall der Hirnstammreflexe häufig erst der Anlass zur Frage nach einem möglichen Hirntod ist, ist bei der formalen Hirntoddiagnostik die oben genannte Reihenfolge unbedingt einzuhalten. Nur wenn die Forderungen eines Abschnitts zutreffen, sollte zum nächsten Abschnitt gegangen werden. Irritationen in der Interpretation von Befundkonstellationen treten nach Erfahrung der Autoren und anhand der Literatur (von Reutern et al. 1998) auf, wenn insbesondere die Ergebnisse technischer Untersuchungen zum Nachweis der Irreversibilität durchgeführt werden, bevor die Hirnschädigung anhand der Grundvoraussetzungen und dem Fehlen der Hirnstammreflexe formal überhaupt festgestellt worden ist.

Überprüfung der Grundvoraussetzungen

Die in den Richtlinien der deutschen Bundesärztekammer genannten Ausschlusskriterien für die Durchführung der Hirntoddiagnostik (z. B. Schock, metabolisches oder endokrines Koma, Hypothermie) werden bei den sich üblicherweise auf der Intensivstation befindenden Patienten kein Problem darstellen. Schwierigkeiten bereiten kann im Einzelfall die Forderung nach einem ausreichenden Blutdruck. So ist für die zuverlässige Durchführung der dopplersonographischen Untersuchung in jedem Fall ein minimaler systolischer Blutdruck von 80 mmHg notwendig.

Untersuchung der Hirnstammreflexe

Der Ausfall der 5 Hirnstammreflexe (Lichtreaktion, okulozephaler Reflex, Kornealreflex, Trigeminusschmerzreaktion, Würgreflex) wird häufig der Auslöser für die Durchführung der Untersuchung sein, sollte aber bei der formalen Diagnostik nach Überprüfung und Zutreffen der Grundvoraussetzungen erfolgen.

Nachweis der Irreversibilität

Der Nachweis der Irreversibilität der zerebralen Schädigung kann erbracht werden, wenn dopplersonographisch eindeutige Zeichen des zerebralen Kreislaufstillstands über einen Zeitraum von wenigstens 30 min vorliegen. Nur dann ist gewährleistet, dass es sich nicht um eine nur kurzfristige Hirndruckerhöhung handelt, die in den ersten Minuten noch re-

versibel sein könnte. Nach übereinstimmenden Erfahrungen ist eine kontinuierliche Dopplerableitung über diesen Zeitraum nicht erforderlich, sondern es genügen 2 »punktuelle« Kontrollen im Abstand von 30 min.

Nachweis des Atemstillstands

Ein solcher liegt vor, wenn trotz ausreichendem Atemanreiz durch Hyperkapnie keine Spontanatmung einsetzt. Der hierzu erforderliche pCO_2 von wenigstens 60 mmHg kann sowohl durch Hypoventilation als auch durch Diskonnektion vom Respirator erreicht werden. Es versteht sich von selbst, dass dieser Test aufgrund der damit verbundenen (weiteren) Hirndruckerhöhung den Abschluss der Hirntoddiagnostik darstellen sollte.

ⓘⓘ Praktische Hinweise

Nicht zuletzt aus zeitökonomischen Gründen hat sich nach Erfahrung der Autoren eine 10-minütige Diskonnektierung von der Beatmung am besten bewährt. Unter der Voraussetzung eines Anfangs-pCO_2 von ca. 40 mmHg wird während dieser Zeit praktisch immer ein pCO_2-Anstieg auf wenigstens 60 mmHg erreicht (Benzel et al. 1989). Ein Absinken des O_2-Spiegels wird durch vorherige Beatmung mit 100% Sauerstoff und anschließende sog. Totraumventilation mit 6–7 l O_2/min während der Diskonnektierung (z. B. über eine in den Tubus eingeführte Absaugsonde) vermieden.

29.3 Dopplersonographische Befunde

29.3.1 Strömungssignale bei zerebralem Kreislaufstillstand

Bei Vorliegen eines zerebralen Kreislaufstillstands finden sich dopplersonographisch in den Hirnbasisarterien – z. T. auch innerhalb kurzer Zeit wechselnd – 3 typische Befunde.

Dopplersonographische Befunde in den Hirnbasisarterien bei Vorliegen eines zerebralen Kreislaufstillstands
- Pendelströmung
- Kleine systolische Spitzen
- Fehlendes Strömungssignal

Pendelströmung

Dieses Signal setzt sich aus einem während der Systole zur Peripherie und während der Diastole herzwärts gerichteten Anteil zusammen (synonym biphasische Strömung, oszillierende Strömung).

Die Forderung einer »gleich ausgeprägten ante- und retrograden Komponente« (Wissenschaftlicher Beirat der Bundesärztekammer 1998) bei der Pendelströmung ist missverständlich. Bezieht man sie auf die Amplituden des Dopplersignals, wird sie so gut wie nie erfüllt. Aber auch die Forderung nach gleichen Flächen im Dopplerspektrum ober- und unterhalb der Nulllinie (von Reutern 1991) ist in vielen Fällen unrealistisch. Ursache hierfür ist nicht zuletzt der

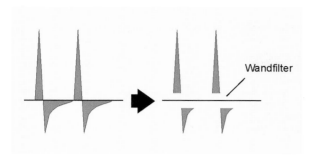

◘ Abb. 29.1. Pendelfluss mit annähernd gleicher Vor- und Rückströmung (Flächen ober- und unterhalb der Nulllinie) (*links*). Durch den Einfluss des Wandfilters liegt jedoch eine scheinbar geringere Rückflusskomponente vor (*rechts*)

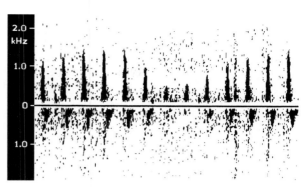

◘ Abb. 29.2. Mischbefund zwischen »kleinen systolischen Spitzen« (maximale Dopplerfrequenz 1,3 kHz) und Pendelfluss in der A. cerebri media bei einem 2-jährigen Kind nach Reanimation infolge Ertrinkens. Beachte die ausgeprägte Atemmodulation der Pulskurve, die auf Schwankungen des Hirndrucks hindeutet

Wandfilter, der meist wesentliche Teile der Rückflusskomponente abschneidet (◘ Abb. 29.1).

❶❶ Praktische Hinweise

> Nach Erfahrung der Autoren ist auch dann noch von einem eindeutigen Pendelfluss auszugehen, wenn die Amplitude der Rückströmung lediglich ca. 1/3 der Vorwärtsströmung beträgt. Sinnvollerweise sollte jedoch in jedem Fall der Wandfilter – soweit am Gerät verstellbar – möglichst niedrig auf Werte von 50 Hz oder darunter eingestellt werden.

Kleine systolische Spitzen

Sie besitzen maximale Amplituden bis 50 cm/s (1–1,5 kHz bei 2 MHz Sendefrequenz) ohne Vorliegen eines diastolischen Strömungssignals. Hierbei handelt es sich nur noch um kleine Verschiebungen der Blutsäule sowie um Gefäßwandbewegungen aufgrund der fortgeleiteten Pulswelle, die jedoch keinen wesentlichen Strömungseffekt mehr erzeugen. Zwischen Pendelströmung und kleinen systolischen Spitzen bestehen häufig fließende Übergänge (◘ Abb. 29.2).

❶❶ Praktische Hinweise

> Häufig findet sich bei kontinuierlicher Registrierung eines intrakraniellen Gefäßes im Rahmen der Hirntoddiagnostik eine Atemmodulation der Strömungsamplituden. Diese weist auf eine direkte Abhängigkeit der Durchblutung vom Hirndruck hin und unterstützt die Diagnose der frustranen Hirnperfusion (▶ s. Abb. 29.2).

Kein verwertbares Dopplerströmungssignal

In diesem Fall ist durch die transtemporale Untersuchung letztlich nicht zu unterscheiden, ob tatsächlich kein zerebraler Blutfluss mehr vorliegt oder ob lediglich ein nicht ausreichendes temporales Schallfenster für das Fehlen eines Strömungssignals verantwortlich ist.

Nach den Richtlinien der Deutschen Bundesärztekammer handelt es sich bei nicht ableitbaren intrakraniellen Dopplersignalen nur dann um einen zerebralen Kreislaufstillstand, wenn »derselbe Untersucher einen Signalverlust bei zuvor eindeutig ableitbaren intrakraniellen Strömungs-

signalen dokumentiert hat und (!) an den extrakraniellen hirnversorgenden Arterien ebenfalls ein zerebraler Kreislaufstillstand nachweisbar ist«.

❶❶ Praktische Hinweise

> Die Forderung, dass mindestens einmal ein (pathologisches) Strömungssignal bei transtemporaler Beschallung als Beleg eines suffizienten temporalen Schallfensters nachweisbar sein muss, erscheint historisch nachvollziehbar, ist aber bei Einsatz der farbkodierten Duplexsonographie zur extrakraniellen Untersuchung heute nicht mehr begründbar (▶ s. Kap. 29.3.3). Diese Einschätzung wird durch die in den Richtlinien genannten Indikationen für den Einsatz akustisch evozierter Potenziale bekräftigt (▶ s. Kap. 29.3.3).

29.3.2 Untersuchungsablauf

Transtemporale Ableitung

Bei der transtemporalen Untersuchung empfiehlt es sich, in einer Tiefe von 60–65 mm zu beginnen (◘ Tabelle 29.1). Da die distale A. cerebri media bei hohen Hirndruckwerten häufig bereits keine Strömung mehr zeigt, sollte so nahe wie möglich am knöchernen Karotissiphon untersucht werden. In seltenen Fällen findet sich aufgrund anatomischer Varianten in diesem Bereich jedoch kein ausreichendes Signal, sodass auch alle anderen Tiefen zwischen 50 und 75 mm abgesucht werden müssen.

Da es im Einzelfall sehr schwierig sein kann, kleine systolische Spitzen abzuleiten, hat es sich bewährt, die Untersuchung bei maximaler Sendeenergie zu beginnen. Diese kann ggf. zusätzlich durch maximale Vergrößerung des Messvolumens, bei manchen Geräten auch durch Verlängerung des »Ultraschallsignalbursts« optimiert werden. Außerdem sollte die Signalverstärkung des Gerätes so hoch eingestellt werden, dass auch ohne Gefäßableitung auf dem gesamten Bildschirm diffuse Artefaktpunkte erscheinen (▶ s. Abb. 29.2). Letzteres ist auch für die Dokumentation unabdingbar. Um falsch-positive Befunde sicher auszuschließen, gilt es stets nachzuweisen, dass signalschwächere Strömungskurvenanteile nicht unterdrückt wurden.

◘ **Tabelle 29.1.** Dopplersonographischer Nachweis des zerebralen Kreislaufstillstands

Klinische Voraussetzungen	Systolischer Blutdruck wenigstens 80 mmHg Keine Tachykardie >120/min Kein größerer Schädelknochendefekt
Gerätetechnische Einstellungen	Zeitachse (*sweep*) maximal gedehnt Sendeleistung (*power*) maximal erhöht Verstärkung (*gain*) erhöht, bis Bildschirm mit Artefaktpunkten gefüllt Wandfilter ≤50 Hz Messvolumen bei intrakranieller Untersuchung ≥15 mm Hüllkurve ausgeblendet Untersuchungstiefe 60–65 mm
Untersuchungsablauf	Nachweis des zerebralen Kreislaufstillstands, wenn bei 2-maliger Untersuchung in einem Zeitraum von wenigstens 30 min Pendelfluss[a] oder kleine systolische Spitzen[b] in folgenden Gefäßen auftreten: *Vordere Hirnarterien* (Untersuchungstiefe 60–65 mm) A. cerebri media *oder* intrakranielle *oder* extrakranielle[c] A. carotis interna beidseits *Hintere Hirnarterien*[d] (Untersuchungstiefe 65–80 mm) A. basilaris *oder* intrakranielle *oder* extrakranielle A. vertebralis

[a] Pendelfluss (biphasische, oszillierende Strömung): Unter Berücksichtigung des Wandfiltereinflusses sind die Flächen der ante- und retrograden Komponente annähernd gleich, oder die Maximalfrequenz der retrograden beträgt wenigstens 1/3 der antegraden Komponente.
[b] Kleine systolische Spitzen: kurzdauernde, maximal 200 ms dauernde systolische Strömungskomponente ≤50 cm/s (bzw. <1,5 kHz bei 2 MHz Sendefrequenz) bei sonst fehlender systolisch-diastolischer Strömung.
[c] Untersuchung der extrakraniellen Gefäße mit der farbkodierten Duplexsonographie (▶ s. Kap. 29.3.3).
[d] Bei primär supratentorieller oder sekundärer Hirnschädigung genügt analog zu den akustisch evozierten Potenzialen das Vorliegen der oben genannten Strömungssignale in den hinteren Hirnarterien für den Nachweis des zerebralen Kreislaufstillstands (▶ s. Kap. 29.3.3).

ⓘ Praktische Hinweise

Bei unzureichendem Knochenfenster kann die Signalintensität durch die medikamentöse Anhebung des Blutdrucks und/oder die zusätzliche intravenöse Gabe von Ultraschallsignalverstärkern verbessert werden. Nach passagerer Anhebung des arteriellen Drucks mit Katecholaminen oder nach Bolusgabe von 2,5 g Levovist (400 mg/ml) lassen sich in der überwiegenden Zahl der Fälle zumindest fortgeleitete Gefäßpulsationen im Dopplerspektrum in Form minimaler systolischer Ausschläge nachweisen, die dann die Untersuchbarkeit der Hirndurchblutung belegen. Nach Erfahrung der Autoren ist das Mitführen eines Signalverstärkers insbesondere bei auswärtigen Einsätzen im Rahmen eines Transplantationszentrums hilfreich, wenn neben dem Dopplergerät vor Ort in absehbarer Zeit keine anderen Methoden verfügbar sind.

Ableitung des vertebrobasilären Systems

In jedem Fall ist (auch) das vertebrobasiläre Gefäßsystem abzuleiten, da v. a. bei primär supratentoriellen Schädigungen die Beurteilung des hinteren Hirnkreislaufs Aussagen über den Ausfall der gesamten zerebralen Zirkulation ermöglicht. In einer Tiefe von 65–70 mm ist so gut wie immer zumindest eine A. vertebralis ableitbar. Aufgrund der gemeinsamen Endstrombahn ist die Differenzierung beider Vertebralarterien nicht zwingend erforderlich. Bei den häufigen Hypoplasien einer A. vertebralis muss

ohnehin damit gerechnet werden, dass unter den ungünstigen Untersuchungsbedingungen auf der Intensivstation nur das kaliberstärkere Gefäß zuverlässig abgeleitet werden kann.

Da aus der A. vertebralis haut- und muskelversorgende Gefäßäste abgehen können, ist es möglich, dass im Einzelfall in diesem Gefäß trotz eines bestehenden zerebralen Kreislaufstillstands noch »halbwegs normale« Strömungssignale auftreten (falsch-negativer Befund). Es sollte daher stets versucht werden, durch Verändern der Untersuchungstiefe die A. vertebralis bis in die A. basilaris hinein zu verfolgen. Der am weitesten kranial ableitbare Gefäßabschnitt stellt den »worst case« und das für die Beurteilung entscheidende Strömungssignal dar.

ⓘ Praktische Hinweise

Um den Patienten zur transnuchalen Ableitung der A. vertebralis und der A. basilaris nicht zur Seite drehen zu müssen, hat es sich nach Erfahrung der Autoren bewährt – hinter dem Patienten stehend – den Hinterkopf auf den Handballen der Untersuchungshand aufzulegen. Die Sonde kann dann mit den Fingern in der zwischen Hinterkopf und Schultern entstehenden Höhle platziert und positioniert werden. Alternativ können zur Kopfablage auch ein Kissen oder eine Nackenrolle verwendet werden. Dabei muss die Sonde allerdings von lateral in die oben genannte Höhle eingeführt und positioniert werden.

29.3.3 Probleme der transtemporalen Ableitung

Das Hauptproblem bei der dopplersonographischen Beurteilung des zerebralen Kreislaufstillstandes ist ein nicht auffindbares Strömungssignal der vorderen Hirnbasisarterien. Hier können die vorübergehende Anhebung des Blutdrucks oder der Einsatz von Signalverstärkern weiterhelfen. Wenn Letztere nicht zur Verfügung stehen oder trotzdem kein Dopplersignal abgeleitet werden kann, ist nicht zu entscheiden, ob tatsächlich keine Durchblutung mehr vorliegt oder ob lediglich Untersuchungsprobleme bei unzureichendem temporalem Schallfenster bestehen. Aus den im Folgenden genannten Gründen ist jedoch der Ansicht zu widersprechen, dass in einem solchen Fall keine Aussage möglich ist.

Beschränkung auf die extrakranielle Untersuchung

Die Ablehnung der extrakraniellen Ultraschalluntersuchung als sichere Methode zum Nachweis des zerebralen Kreislaufstillstands ist v. a. historisch bedingt und stammt aus einer Zeit, in der lediglich die einfache cw-Dopplersonographie zur Verfügung stand (Büdingen u. von Reutern 1979). In zunehmendem Maße finden sich jedoch heute auf der Intensivstation farbkodierte Duplexsonographiegeräte, mit denen eine zuverlässige Differenzierung der extrakraniellen hirnversorgenden Arterien möglich ist. Es liegt daher kein logisch nachvollziehbarer Grund (mehr) vor, warum ein in der extrakraniellen A. carotis interna nachweisbarer Pendelfluss nicht in gleichem Maße einen zerebralen Kreislaufstillstand nachweisen sollte wie derselbe Befund in den intrakraniellen Gefäßen. Das gleiche gilt für die extrakranielle A. vertebralis, wenn sie eindeutig in ihrem Verlauf zwischen den Transversalfortsätzen identifiziert wurde.

Bei Beschränkung auf die extrakranielle Untersuchung ist allerdings mit einer erhöhten Rate falsch-negativer Befunde zu rechnen. Dies betrifft insbesondere jüngere Patienten, bei denen sich aufgrund der Elastizität der Gefäße nicht selten ein triphasisches Signal mit antegrader spätdiastolischer Komponente zeigt (◻ Abb. 29.3), das nicht mit hinreichender Sicherheit als Nachweis eines zerebralen Kreislaufstillstands angesehen werden kann. Außerdem ist daran zu denken, dass die Durchblutung in der A. ophthalmica ebenfalls zum Strömungssignal in der extrakraniellen A. carotis interna beiträgt. So kann die extrakranielle Duplexuntersuchung bei positivem Nachweis einer Pendelströmung zwar den zere-

bralen Kreislaufstillstand sichern, bei atypischem Befund sind jedoch keine sicheren Aussagen möglich.

ⓘⓘ Praktische Hinweise

> Zeigt sich in der extrakraniellen A. carotis interna kein eindeutiger Befund und lässt sich transtemporal kein Signal ableiten, hilft im Einzelfall die transorbitale Beschallung des Karotissiphons in einer Tiefe von 65–70 mm weiter. Je weiter kranial die dopplersonographische Ableitungsstelle liegt, um so größer ist die Wahrscheinlichkeit, ein nicht mehr durch die oben genannten Einflüsse gestörtes Dopplersignal vorzufinden.

Beschränkung auf die vertebrobasiläre Untersuchung

Gemäß den Richtlinien der deutschen Bundesärztekammer ist der Einsatz akustisch evozierter Potenziale, die im Wesentlichen Aussagen über die Funktion des Hirnstamms vermitteln, bei supratentorieller und sekundärer Hirnschädigung vorgesehen. Diese Auffassung beruht auf der pathophysiologisch korrekten Erfahrung, dass bei primär supratentorieller Schädigung der »Hirnstammtod« dem »Großhirntod« stets nachhinkt, sodass der Nachweis eines Funktionsverlusts im Hirnstamm in diesem Fall den »Gesamthirntod« belegt. Das gleiche gilt bei sekundären Hirnschädigungen im Rahmen z. B. globaler Hypoxien, bei denen Großhirn und Hirnstamm gleichermaßen betroffen sind. Konsequenterweise ist dann jedoch auch zu fordern, dass der Nachweis eines Kreislaufstillstands im Hirnstamm, wie dies durch die vertebrobasiläre Dopplersonographie möglich ist, in diesen Fällen unabhängig vom Befund an den vorderen, insbesondere intrakraniellen Hirnarterien den Hirntod nachweisen kann. Eigene, bislang unveröffentlichte Untersuchungen hierzu belegen die Richtigkeit dieser Annahme.

29.3.4 Fehlermöglichkeiten

Falsch-positive Befunde

Bei strikter Berücksichtigung der in der ► Tabelle 29.1 genannten Kriterien sind – in der praktischen Anwendung der Methode nicht akzeptable – falsch-positive Befunde auszuschließen. Vorsicht ist allerdings bei größeren Schädelknochendefekten anzuraten, auch wenn in diesem Fall eher falsch-negative Befunde durch die fehlende Erhöhung des intrakraniellen Drucks zu erwarten sind (Ducrocq et al. 1998). Im Einzelfall kann es dabei in umschriebenen äußeren Hirnarealen zu einer Restperfusion kommen, während die großen Hirnbasisarterien einen zerebralen Kreislaufstillstand anzeigen (von Reutern 1998). Zwar ist diese Situation sicherlich nicht mit dem Leben vereinbar, angesichts der in weiten Teilen der Bevölkerung bestehenden Probleme mit dem Begriff »Hirntod« sollte jedoch alles vermieden werden, was Zweifel an der absoluten Verlässlichkeit der zugehörigen Diagnostik wecken könnte.

Falsch-negative Befunde

Unproblematischer sind falsch-negative Befunde, da sie im schlimmsten Fall lediglich dazu führen, dass ein bereits bestehender irreversibler Funktionsverlust des Gehirns erst

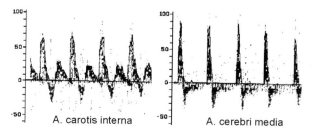

◻ **Abb. 29.3.** Triphasischer Strömungsverlauf in der extrakraniellen A. carotis interna (*links*) bei einem 18-jährigen Patienten mit eindeutigem Nachweis eines zerebralen Kreislaufstillstands (Pendelfluss) bei Beschallung der intrakraniellen Gefäße (*rechts*)

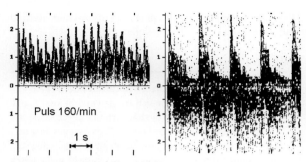

◘ Abb. 29.4. Problemfälle der Ultraschalluntersuchung beim zerebralen Kreislaufstillstand. Nicht eindeutig beurteilbare Pulskurve bei extremer Tachykardie (*links*), einzig die auffällige Atemmodulation deutet auf massiv erhöhte Hirndruckwerte hin; punktförmig in einer Tiefe um 75 mm ableitbare AV-Fistel (*rechts*) bei gleichzeitigem Vorhandensein »kleiner systolischer Spitzen« in der A. cerebri media (nicht abgebildet)

Stunden bis Tage später gesichert wird, als dies eigentlich möglich gewesen wäre.

Im Wesentlichen sind 5 Fehlerquellen zu berücksichtigen.

Tachykardie. Bei ausgeprägter Tachykardie über ca. 120/min sind aufgrund der Überlagerung der Pulswellen die typischen Pulskurvenformen des zerebralen Kreislaufstillstands nicht mehr zu erkennen, sodass hier keine eindeutige Aussage möglich ist (◘ Abb. 29.4).

Arteriovenöse Fisteln. Spontane oder traumatische intrakranielle AV-Fisteln können die Beurteilung erschweren, da in diesem Fall lokal begrenzt ein Strömungssignal mit hohem diastolischem Anteil auftritt (◘ Abb. 29.4). Falls es jedoch gelingt, die distale A. cerebri media beidseits mit einem eindeutigen Pendelfluss bzw. mit »kleinen systolischen Spitzen« abzuleiten, kann die Diagnose eines Kreislaufstillstands trotzdem als gesichert gelten.

Länger bestehender Hirntod. Zu nennen sind schließlich Patienten mit bereits länger bestehendem Hirntod, bei denen es inzwischen wieder zu einem Absinken des Hirndrucks gekommen ist. In diesem Fall sind nicht selten wieder zerebrale Gefäßsignale nachweisbar. Bei diesen handelt es sich zwar um arteriovenöse Kurzschlüsse ohne funktionelles Ergebnis, sie machen jedoch die dopplersonographische (und angiographische) Beurteilung unmöglich.

Offene Fontanelle. Wenig sinnvoll ist die transkranielle Dopplersonographie bei der Hirntoddiagnostik von Säuglingen. Aufgrund der noch offenen Fontanellen besteht in den ersten Monaten nach der Geburt keine eindeutige Kopplung zwischen dem Funktionszustand des Gehirns und dem Hirndruck und damit der Hirndurchblutung. In solchen Fällen ist daher das EEG Methode der Wahl. Finden sich andererseits bei etwas älteren Kleinkindern in allen Hirngefäßen die typischen Dopplersignale eines zerebralen Kreislaufstillstands, ist dies selbstverständlich als sicheres Zeichen verwertbar.

Große offene Schädelverletzungen. Die Situation bei großen offenen Schädelverletzungen entspricht derjenigen bei offener Fontanelle, gleiches gilt selbstverständlich auch für kraniotomierte Patienten.

> **Zusammenfassung**
>
> Die transkranielle Dopplersonographie ist in Deutschland seit 1991 als Methode zur Verkürzung der Wartezeit bei der Hirntoddiagnostik akzeptiert. Finden sich bei 2-maliger Untersuchung innerhalb von 30 min in den vorderen und hinteren Hirnbasisarterien typische Signale (Pendelfluss, kleine systolische Spitzen), ist der Nachweis eines zerebralen Kreislaufstillstands erbracht. Falsch-positive Befunde sind nicht bekannt, falsch-negative Aussagen sind im Einzelfall möglich. Bei intrakraniell nicht ableitbaren Dopplersignalen hilft die extrakranielle Duplexuntersuchung weiter. Bei primär supratentoriellen Schädigungen scheint eine Beschränkung auf die vertebrobasiläre Durchblutungssituation möglich zu sein.

30 Ultraschall bei revaskularisierenden Eingriffen

30.1 Revaskularisierende Eingriffe an der Karotis

Nach übereinstimmenden Studienergebnissen sind bei symptomatischen, hochgradigen Karotisstenosen gefäßchirurgische Maßnahmen indiziert (European Carotid Surgery Trialists' Collaborative Group 1991; North American Symptomatic Carotid Endarterectomy Trial Collaborators 1991). Höchstgradige Stenosen mit poststenotisch enggestellter Arterie und guter Kollateralisation stellen hierbei wahrscheinlich eine Ausnahme dar (Rothwell et al. 2003b).

Weniger klar ist die Situation bei mittel- bis hochgradigen symptomatischen Stenosen, deren Operation zu einer nur mäßigen Reduktion des allgemeinen und allenfalls marginalen Reduktion des ipsilateralen Schlaganfallrisikos führt (Rothwell et al. 2003a, b). Bis heute nicht geklärt und unverändert Gegenstand kontroverser Diskussionen ist das Vorgehen bei asymptomatischen Stenosen, bei denen eine Operation wahrscheinlich nur unter speziellen Bedingungen wie z. B. einer raschen Progredienz in den hochgradigen Bereich hinein (Hennerici et al. 1987a) gerechtfertigt ist. Übereinstimmend wird allerdings in letztgenannten Situationen ein gefäßchirurgischer Eingriff nur dann für erwägenswert gehalten, wenn das perioperative Risiko gering ist. Dieses wiederum wird nicht unerheblich durch das Risiko einer invasiven präoperativen Diagnostik mitbestimmt (Asymptomatic Carotid Atherosclerosis Study Group 1995). Zwangsläufig stellt sich daher die Frage, inwieweit die Ultraschalldiagnostik als nichtinvasive und gefahrlose Methode die erforderliche Abklärung leisten kann.

30.1.1 Präoperative Diagnostik in der Karotischirurgie

Unter kombiniertem Einsatz heute verfügbarer sonographischer Verfahren können alle gefäßchirurgisch relevanten Informationen für Planung und Durchführung eines Eingriffs an der A. carotis sonographisch erhoben werden (▶ s. u.). Dies setzt selbstverständlich voraus, dass es sich um einen erfahrenen Untersucher handelt und dass die erforderlichen Untersuchungen technisch durchführbar sind und zu einem eindeutigen Ergebnis führen. Letzteres kann jedoch in über 80% der Patienten erwartet werden (Görtler et al. 1994a). Darüber hinaus ist jedoch ein besonderes Vertrauensverhältnis zwischen sonographischem Untersucher und Operateur unabdingbar, nicht zuletzt aufgrund der nach wie vor bestehenden Subjektivität der Ultraschallverfahren.

Bereits 1997 wurden vom Arbeitskreis für Gefäßdiagnostik (seit 2001 Arbeitskreis vaskulärer Ultraschall) der Deutschen Gesellschaft für Ultraschall in der Medizin (DEGUM) konkrete Richtlinien zur präoperativen Ultraschalldiagnostik erarbeitet (▶ s. nachstehende Übersicht). Danach sind vor einer geplanten Karotisoperation weitere Untersuchungsverfahren nur dann erforderlich, wenn der sonographische Befund extra- und/oder intrakraniell kein eindeutiges Ergebnis liefert. In diesem Fall ist es Aufgabe des verantwortungsbewussten sonographischen Untersuchers, die Grenzen der Methode zu erkennen und auf eine Abklärung mittels in dieser Situation geeigneterer Verfahren zu drängen.

Voraussetzungen und Bedingungen für die Verwendung der Sonographie als alleinige Methode zur präoperativen Gefäßdiagnostik in der Karotischirurgie.
(Nach Arbeitskreis für Gefäßdiagnostik (seit 2001 Arbeitskreis vaskulärer Ultraschall) der Deutschen Gesellschaft für Ultraschall in der Medizin 1997)

- **Voraussetzungen**
  - Angemessene Gerätetechnik (extrakraniell Doppler- und farbkodierte Duplexsonographie, transkraniell mindestens Dopplersonographie)
  - Erfahrener Untersucher (wenigstens 1000 selbst durchgeführte Untersuchungen)
- **Sonographische Diagnostik ausreichend**
  - Extrakraniell eindeutiger sonographischer Befund
  - Intrakraniell eindeutiger sonographischer Befund
- **Ergänzend MR-/CT-Angiographie oder Aortenbogen-DSA bei**
  - Extrakraniell eindeutigem sonographischem Befund, aber
  - Intrakraniell nicht eindeutigem sonographischem Befund bzw. transkraniell nicht durchführbare Untersuchung

▼

▬ Ergänzend selektive DSA bei
- Extrakraniell nicht eindeutigem Befund (Sonographie, CTA bzw. MRA), unabhängig vom intrakraniellen Befund bzw. der transkraniellen Untersuchbarkeit

Die präoperative sonographische Diagnostik geht weit über die alleinige Bestimmung des Stenosegrads hinaus und beantwortet Fragen zu Operationsindikation und -zeitpunkt, zur technischen Durchführung und zum individuellen Patientenrisiko. Die nachstehende Übersicht fasst diese Fragen und die dabei eingesetzten sonographischen Verfahren einschließlich ihrer Möglichkeiten und Grenzen zusammen.

Fragestellungen an die präoperative Ultraschalldiagnostik und deren Möglichkeiten und Grenzen im Rahmen der Karotischirurgie

▬ Stenosegrad
- Doppler-/farbkodierte Duplexsonographie: Vergleichbare Zuverlässigkeit wie DSA, zuverlässiger als MRA und CTA (▶ s. Kap. 15.1.5). In ca. 5% der Fälle technisch keine ausreichende Darstellung möglich

▬ Nichtarteriosklerotische Stenose
- Hinweise auf z. B. Dissektion oder fibromuskuläre Dysplasie. Weitere Diagnostik (MRT, DSA) zur Sicherung der nichtarteriosklerotischen Ätiologie in der Regel erforderlich (▶ s. Kap. 8.4.3)

▬ Tandemstenosen
- Extrakraniell hohe Treffsicherheit bei Untersuchung auch der distalen A. carotis interna (▶ s. Kap. 15.2)
- Intrakraniell hohe Treffsicherheit, allerdings eingeschränkte Beurteilbarkeit des unteren Karotissiphons (▶ s. Kap. 16.2.1). In 10–15% der Fälle insuffizientes Schallfenster

▬ Prä-/intraoperatives Reinsultrisiko
- Doppler-CO₂-Test: Erkennung hämodynamisch kritischer Stenosen mit hohem Reinsultrisiko (▶ s. Kap. 23.1.2) und Risiko eines Hyperperfusionssyndroms (▶ s. Kap. 30.1.4). In 10–15% der Fälle insuffizientes temporales Schallfenster
- Mikroembolidetektion: Hinweisend auf erhöhte Plaqueembligenität mit erhöhtem Reischämierisiko (▶ s. Kap. 25.3.1). In 20% der Fälle insuffizientes Schallfenster
- Poststenotische Strömungsgeschwindigkeit/Gefäßdurchmesser: Erkennung ausgeprägter Verminderungen, die mit einem hohen präoperativen Verschlussrisiko einhergehen (Blaser et al. 2002) (▶ s. u.)
- Morphologie: Vergleichbar schlechte Treffsicherheit für Plaqueulzerationen wie DSA, im Einzelfall – insbesondere bei mittelgradigen Stenosen – jedoch Vorhersage möglich (▶ s. Kap. 18.2.4)

▼

▬ Operationstechnische Risiken und Probleme
- Prä- und poststenotischer Gefäßabschnitt vermitteln wesentliche Information über Risiko des Loslösens von Plaques, Möglichkeit zur Lokalanästhesie bei nicht zu kranialer Bifurkationslage, Kürzungsoperation bei Kinking/Coiling (▶ s. u.)
- Präoperative Karotiskompression gibt Hinweise auf mögliches Clampingrisiko (▶ s. u.)

ⓘ Praktische Hinweise

In der Praxis hat es sich bewährt, die erforderlichen sonographischen Parameter standardisiert zu erheben und auf einem, die spezifischen gefäßchirurgischen Belange berücksichtigenden Befundbogen zu dokumentieren (◨ Abb. 30.1).

Poststenotisch verminderte Strömungsgeschwindigkeit und/oder Gefäßdurchmesser

Eine stark verminderte Strömungsgeschwindigkeit (und/oder Durchmesserreduktion) in der poststenotischen A. carotis interna erhöht die Wahrscheinlichkeit eines spontanen Verschlusses der Arterie noch vor der geplanten Operation (Blaser et al. 2002). Sind Strömungsgeschwindigkeiten von mindestens 30–35 cm/s diesbezüglich noch unkritisch, steigt das Risiko bei geringeren Geschwindigkeiten exponentiell an und liegt z. B. bei 20 bzw. 10 cm/s bei 25 bzw. 80% innerhalb einer 4-wöchigen Wartezeit. Ein derartiger Verschluss der Arterie korreliert allerdings nur dann mit einem (schweren) Schlaganfall, wenn zuvor bereits eine hämodynamisch kritische Stenose mit aufgehobener zerebrovaskulärer Reservekapazität vorgelegen hat (▶ s. Kap. 23.1.2).

Prä- und poststenotischer Gefäßabschnitt

Besser als die Angiographie vermag die duplexsonographische Untersuchung Aussagen über Risiken und zu erwartende Probleme während der Operation machen. So kann die Karotisgabel bzw. Stenose am Hals eindeutig lokalisiert und bei zu kranialer Lage damit z. B. eine in dieser Situation häufig nicht ausreichend analgesierende Lokalanästhesie zugunsten einer Vollnarkose vermieden werden. Eine kraniale Bifurkationslage ist darüber hinaus mit schwierigeren Verhältnissen bei Präparation und Patcheinnaht am distalen Stenoseende verbunden. Das Vorhandensein embolisationsfähiger Plaques in der A. carotis communis und der poststenotischen A. carotis interna gibt Hinweise auf mögliche Probleme beim Einlegen eines Shunts.

Präoperativer Karotiskompressionstest

Sowohl die »konventionelle« Karotischirurgie als auch die Katheterdilatation (PTA) von Karotisstenosen erfordert eine mehr oder weniger lang dauernde Unterbrechung des Blutstroms in der A. carotis interna. Geht man davon aus, dass es durch intraoperatives Dopplermonitoring möglich ist, Patienten mit erhöhtem Clampingrisiko bei Karotisoperationen bzw. Katheterdilatationen zuverlässig zu erkennen, liegt der Gedanke nahe, den Clampingeffekt bereits präoperativ durch kurzzeitige manuelle Kompression zu simulieren. Soweit dies ohne erhöhtes Risiko durchgeführt werden kann

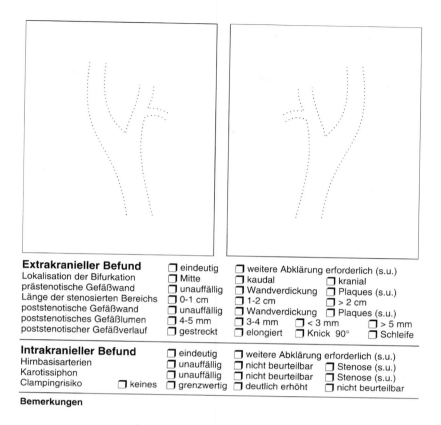

Abb. 30.1. Präoperativer sonographischer Untersuchungs- und Dokumentationsbogen bei geplanten Eingriffen an der A. carotis

Extrakranieller Befund

Lokalisation der Bifurkation
prästenotische Gefäßwand
Länge der stenosierten Bereichs
poststenotische Gefäßwand
poststenotisches Gefäßlumen
poststenotischer Gefäßverlauf

☐ eindeutig	☐ weitere Abklärung erforderlich (s.u.)		
☐ Mitte	☐ kaudal	☐ kranial	
☐ unauffällig	☐ Wandverdickung	☐ Plaques (s.u.)	
☐ 0-1 cm	☐ 1-2 cm	☐ > 2 cm	
☐ unauffällig	☐ Wandverdickung	☐ Plaques (s.u.)	
☐ 4-5 mm	☐ 3-4 mm	☐ < 3 mm	☐ > 5 mm
☐ gestreckt	☐ elongiert	☐ Knick 90°	☐ Schleife

Intrakranieller Befund

Hirnbasisarterien
Karotissiphon
Clampingrisiko

	☐ eindeutig	☐ weitere Abklärung erforderlich (s.u.)	
	☐ unauffällig	☐ nicht beurteilbar	☐ Stenose (s.u.)
	☐ unauffällig	☐ nicht beurteilbar	☐ Stenose (s.u.)
☐ keines	☐ grenzwertig	☐ deutlich erhöht	☐ nicht beurteilbar

Bemerkungen

(► s. Kap. 11.3.1), ergibt sich damit die Möglichkeit, mit ungleich geringerem Aufwand zu denselben hämodynamischen Aussagen zu gelangen wie bei der intraoperativen Ableitung (Chiesa et al. 1992; Paulat u. Widder 1987) (■ Fallbeispiel 30.1). Bezüglich einer ausreichenden Kollateralversorgung gelten hierbei grundsätzlich die dort genannten Grenzwerte.

Da bei der Karotischirurgie nur ein relativ kurzzeitiges Abklemmen erforderlich ist, kann ein zusätzlicher Toleranzbereich einkalkuliert werden. So wird nach Erfahrung der Autoren nur dann mit einem signifikant erhöhten Clampingrisiko zu rechnen sein, wenn bei einem auf 200 Hz eingestelltem Wandfilter während der Karotiskompression keine Strömung mehr nachweisbar ist. Dies ist allerdings nicht mit einem Sistieren jeglicher Blutströmung gleichzusetzen. Die Strömungsgeschwindigkeit liegt damit jedoch unter 10 cm/s, was gemäß Kap. 30.1.2 in jedem Fall einen Abfall der Hirndurchblutung auf Werte unter 10 ml/100 g/min anzeigt.

Zumindest in der Theorie könnte der Test zu falschen Ergebnissen führen, wenn die A. carotis interna während der Karotiskompression von der retrograd über Kollateralen durchbluteten A. carotis externa versorgt wird. Wie von dauerhaften Verschlüssen der A. carotis communis bekannt ist, kann sich hierbei eine durchaus beträchtliche Strömung entwickeln (► s. Kap. 15.5.2). Bei der nur wenige Sekunden dauernden manuellen Karotiskompression ist der Effekt nach Erfahrung der Autoren jedoch zu vernachlässigen.

30.1.2 Intraoperatives Monitoring in der Karotischirurgie

Intraoperatives Monitoring mit der transkraniellen Dopplersonographie gehört in zahlreichen Kliniken zum Routineprogramm bei Karotiseingriffen. Das Augenmerk richtet sich dabei zum einen auf das Auftreten von Mikroembolisignalen während der Phase der Freipräparation und nach der abschließenden Freigabe des Blutstroms (► s. Kap. 25.3.3), zum anderen auf den Durchblutungsabfall in der ipsilateralen A. cerebri media während des Abklemmens (clamping) der A. carotis interna (■ Abb. 30.2). Letzteres soll das Risiko abschätzen helfen, intraoperativ einen hämodynamisch bedingten zerebralen Infarkt zu erleiden (► s. Fallbeispiel 30.1).

Methoden des Neuromonitorings

Intraoperative Monitoringverfahren zur Abschätzung des hämodynamischen Insultrisikos während der Clampingphase(n) – sog. »Neuromonitoringverfahren« – orientieren sich entweder an der zerebralen Funktion oder unmittelbar an der zerebralen Hämodynamik, wobei zwischen beiden ein enger Zusammenhang besteht (► s. Kap. 2.2.2). Parameter der zerebralen Funktion sind das Elektroenzephalogramm (EEG) sowie die somatosensibel evozierten Potenziale (SEP), die Hämodynamik lässt sich anhand der Stumpfdruckmessung, mit Hilfe der Doppleruntersuchung und durch transkutane Messung der zerebralen Sauerstoffsättigung abschätzen.

Direkte Messungen der Hirndurchblutung mit nuklearmedizinischen Verfahren wurden zwar zu Studienzwecken durchgeführt, sind für die Routineanwendung jedoch zu aufwändig.

Fallbeispiel

Fallbeispiel 30.1

Der 73-jährige Patient wurde mit der Frage nach einer möglichen Karotisoperation ambulant vorgestellt, nachdem er vor 4 Wochen einen rechtshirnigen Schlaganfall mit leichter residualer Hemiparese links erlitten hatte. Im kranialen CT (Prof. Dr. W. Döhring, Magdeburg) demarkierte sich korrespondierend dazu ein Infarkt im vorderen und mittleren Mediastromgebiet rechts. Sonographisch waren die A. carotis interna rechts verschlossen und die zerebrovaskuläre Reservekapazität eingeschränkt. Links hochgradige Stenose der A. carotis interna (80–90% lokale Durchmesserreduktion) mit normaler Reservekapazität. Zur Beurteilung, inwieweit die hochgradige Karotisstenose links zur Versorgung der beiden Hemisphären beiträgt, wurde ein Karotiskompressionstest links durchgeführt (*Mitte rechts*). Dabei fiel die zuvor normale Strömungsgeschwindigkeit in der A. cerebri media links (rote Kurve) auf 30% des Ausgangswerts ab, rechts (grüne Kurve) war die bereits initial strömungsverminderte Arterie bei Kompression nicht mehr ableitbar. Aufgrund des zu erwartenden großen rechtshemisphärischen Infarkts bei einem Verschluss der Stenose links wurde die Operationsindikation gestellt, wobei intraoperativ minimale Clampingzeiten angestrebt werden sollten. Während der Operation unter dopplersonographischem Monitoring analoges Verhalten der intrakraniellen Strömungskurven wie im präoperativen Kompressionstest während der 60 bzw. 90 s dauernden Clampingphasen (*unten*). Postoperativ war der neurologische Status unverändert zu präoperativ, die zuvor eingeschränkte zerebrovaskuläre Reservekapazität rechts hatte sich normalisiert.

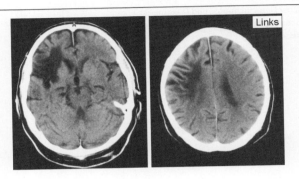

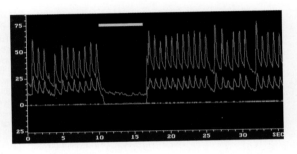

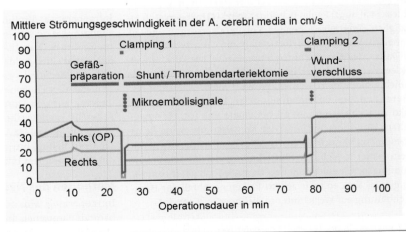

Mittlere Strömungsgeschwindigkeit in der A. cerebri media in cm/s

Allen Methoden gemeinsam ist, dass sie untereinander anhand zahlreicher Studien validiert wurden (Chiesa et al. 1992; Jansen et al. 1993; Jorgensen u. Schroeder 1992; Naylor et al. 1991; Spencer et al. 1992; Sundt et al. 1986; Trojaborg u. Boysen 1973; Williams u. McCollum 1993). Einen Überblick dazu gibt ⬛ Tabelle 30.1. Dabei zeigt sich, dass letztlich alle Verfahren etwa gleich gut geeignet sind, um kritische Durchblutungsgrößen auszuschließen, umgekehrt jedoch keine sichere Vorhersage eines zu erwartenden Defizits möglich ist (Arnold et al. 1997; Belardi et al. 2003; McCarthy et al. 2001). Die Auswahl des geeignetsten Verfahrens wird sich demnach v. a. am Auf-

wand orientieren, der für das dopplersonographische »Neuromonitoring« nach Erfahrung der Autoren im »Mittelfeld« liegt.

Merke

Ein unauffälliger Befund im »Neuromonitoring« schließt eine kritische Durchblutungsstörung während des intraoperativen Clampings weitgehend aus, wohingegen ein pathologischer Befund keine Vorhersage eines zu erwartenden neurologischen Defizits ermöglicht.

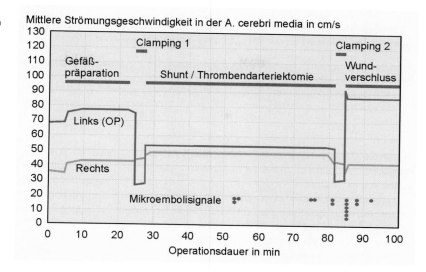

Abb. 30.2. Verlauf der mittleren Strömungsgeschwindigkeiten in der linken (*rote Kurve*) und rechten (*grüne Kurve*) A. cerebri media bei Operation einer 80- bis 90%igen Karotisstenose links. Rechts nichtstenosierende Plaque in der A. carotis interna

Tabelle 30.1. Synopsis der Korrelation zwischen den verschiedenen Methoden des intraoperativen »Neuromonitorings« und Hirndurchblutungswerten (zusammengefasst nach Angaben der Literatur). *CBF* zerebraler Blutfluss, *EEG* Elektroenzephalogramm, *SEP* somatosensibel evozierte Potenziale, *TCD* transkranielle Dopplersonographie. Weitere Erläuterungen im Text

CBF [ml/100 g/min]	Stumpfdruck [mmHg]	EEG	SEP	O₂-Sättigungsabfall	TCD [cm/s]
16–22	<50	Verlangsamung	Abflachung	>3%	<30
12–16	?	Abflachung	Nulllinie	?	?
<12	–	Nulllinie	–	?	?

Probleme des Neuromonitorings

Obwohl aufgrund pathophysiologischer Erwägungen der Nutzen eines intraoperativen »Neuromonitorings« auf der Hand zu liegen scheint, ist bis heute weder für die Dopplertechnik noch für eines der anderen Verfahren durch prospektive Studien ein Nutzen belegt. Als Ursache hierfür sind 2 Gründe zu vermuten.

Geringe Spezifität der Untersuchungsmethoden. Wie bereits erwähnt (► s. Kap. 2.2.2) sind neurologische Ausfälle erst zu erwarten, wenn die Durchblutung unter einen Wert von 20–22 ml/ 100 g/min absinkt. Auch dann handelt es sich zunächst aber nur um einen reversiblen Verlust des Funktionsstoffwechsels, während mit einer Schädigung des Zellstoffwechsels erst bei Durchblutungsmengen unter 10–12 ml/ 100 g/min zu rechnen ist. Nach derzeitigem Wissensstand ist es jedoch mit keiner der routinemäßig zur Verfügung stehenden Methoden möglich, in diesem Grenzbereich noch zuverlässige Messungen durchzuführen.

Relative Seltenheit kritischer Durchblutungswerte. Nach Hirndurchblutungsuntersuchungen sind kritische Werte von weniger als 12 ml/100 g/min nur bei 10–15% aller Patienten zu erwarten (Bogousslavski et al. 1981; Sundt et al. 1986). Dies deckt sich mit anatomischen Studien, wonach ausgeprägte Hypoplasien des gesamten Circulus Willisii selten sind (► s. Abb. 1.19). Aber auch bei Abfall der Durchblutung auf derartige Werte ist zumindest aufgrund tierexperimenteller

Untersuchungen (De Girolami et al. 1984; Marcoux et al. 1982) zu vermuten, dass in der Mehrzahl der Fälle die in der Karotischirurgie üblichen Clampingzeiten von bis zu 30 min noch ohne bleibende Ausfälle toleriert werden.

Fasst man diese Aussagen zusammen, kommt man zwangsläufig zu dem Schluss, dass das Risiko, während einer Karotisoperation einen hämodynamisch bedingten Schlaganfall zu erleiden, gegenüber dem Risiko embolischer Komplikationen offensichtlich nur gering ist. Entsprechend ist es durch Studien kaum möglich, einen Nutzen des sonographischen »Neuromonitorings« in Form einer Reduzierung der intraoperativen Schlaganfallrate nachzuweisen. Immerhin wird die Methode jedoch in der Lage sein, die Mehrzahl der Patienten zu erfassen, bei denen mit Sicherheit kein (!) Clampingbedingtes neurologisches Defizit zu erwarten ist.

Kritische Kenngrößen des dopplersonographischen Neuromonitorings

Insbesondere anhand des Vergleichs mit der Stumpfdruckmessung wurde eine intensitätsgewichtete Strömungsgeschwindigkeit (mean) von 30 cm/s als unterer Grenzwert einer ausreichenden Kollateralversorgung ermittelt (Naylor et al. 1991; Spencer et al. 1992), wobei in verschiedenen Studien auch deutlich niedrigere Werte bis 10 cm/s angegeben werden. Der erstgenannte Wert entspricht auch theoretischen Überlegungen, wonach eine »normale« Strömungsgeschwindigkeit von 80 cm/s etwa einem zerebralen Blutfluss von

> ◻ **Tabelle 30.2.** Bewertung des Abfalls der mittleren Strömungsgeschwindigkeit in der A. cerebri media während des Karotis-clampings in Abhängigkeit vom Stenosierungsgrad der A. carotis interna

Stenosierungsgrad	Kollateralversorgung sicher gewährleistet, wenn
≤80% lokale Durchmesserreduktion	Mittlere Restströmungsgeschwindigkeit >30–40% des Ausgangswertes
>80% lokale Durchmesserreduktion	Mittlere Restströmungsgeschwindigkeit ≥30 cm/s (bzw. ≥0,8 kHz bei 2 MHz Sendefrequenz)

50 ml/100 g/min entspricht. Bei einem Abfall auf 20 ml/100 g/min errechnet sich hieraus eine Strömungsgeschwindigkeit von ca. 30 cm/s.

Gegenüber der Angabe eines »absoluten« unteren Grenzwertes besitzt die Benutzung des relativen Abfalls der Strömungsgeschwindigkeit während des Clampings grundsätzlich Vorteile, da damit eine individuelle Aussage unabhängig von im Einzelfall erheblich schwankenden »Normwerten« möglich ist und insbesondere auch Winkelfehler nicht in die Messung eingehen. Da andererseits jedoch bei sehr hochgradigen Karotisstenosen bereits in Ruhe eine erhebliche Minderung der Strömungsgeschwindigkeit in der A. cerebri media vorliegen kann, sollte deren relativer Abfall als Maß für hämodynamische Clampingfolgen nur dann gewählt werden, wenn der Stenosierungsgrad 80% nicht (!) überschreitet oder durch Bestimmung der zerebrovaskulären Reservekapazität eine bereits bestehende Einschränkung der zerebralen Hämodynamik ausgeschlossen wurde (◻ Tabelle 30.2).

Bei noch nicht sehr hochgradigen Stenosen wird als Grenzwert einer noch ausreichenden Kollateralversorgung ein Abfall der Strömungsgeschwindigkeit auf 30–40% des Ruhewertes während des Clampings angenommen (Jansen et al. 1993; Jorgensen et al. 1992; Paulat u. Widder 1987). Bei sehr hochgradigen Stenosen empfiehlt sich die Benutzung eines Absolutwertes von 30 cm/s bzw. 0,8 MHz.

Die Verwendung der systolischen anstatt der mittleren Maximalgeschwindigkeit als Parameter für das Clampingrisiko – wie vereinzelt vorgeschlagen (Naylor et al. 1991, Grenzwert ca. 40 cm/s) – scheint aus pathophysiologischen Gründen weniger sinnvoll, da eine Orientierung an der Gesamtdurchblutung erfolgen sollte, die am besten durch den intensitätsgewichteten Mittelwert wiedergegeben wird.

30.1.3 Postoperative Kontrolle hämodynamischer Parameter

Die direkte Beurteilung des Operationsgebiets ist in der Zeit zwischen einigen Stunden und einer Woche nach der Operation aufgrund lokaler Ödeme und Hämatome häufig nur erschwert möglich. Steht kein farbkodiertes Duplexgerät mit relativ niederfrequenten Sonden (5 MHz oder ggf. sogar 3,5 MHz Sendefrequenz) zur Verfügung, muss sich die Beurteilung während dieser Zeit im Einzelfall an indirekten Kriterien orientieren.

Periorbitalarterien

Die zuverlässigsten Ergebnisse an den Periorbitalarterien sind zu erhalten, wenn bereits präoperativ ein pathologischer Befund erhoben wurde. Eine hochgradige Rezidivstenose oder ein postoperativ aufgetretener Verschluss zeigen sich in diesem Fall durch ein Persistieren oder eine »Verschlechterung« des präoperativ erhobenen Befundes. Ein verbleibender pathologischer Befund bei durchgängiger A. carotis interna ist eine Rarität (Keller et al. 1977). Beim seltenen Fall einer sehr hochgradigen Stenose mit bereits präoperativ normalem Strömungsbefund in den Periorbitalarterien ändert sich dagegen im Allgemeinen auch dann nichts, wenn ein postoperativer Verschluss auftritt. Bei diesen Patienten muss von einer anatomischen Variante oder einer ungewöhnlich guten Versorgung über den Circulus Willisii ausgegangen werden.

A. carotis communis

Eine weitere Hilfe bietet die seitenvergleichende Beschallung der A. carotis communis, die auch bei ausgeprägterem Ödem meist ohne Schwierigkeiten möglich ist. Hier gilt es insbesondere, die Pulsatilität zu beurteilen, die im Falle eines postoperativ aufgetretenen höhergradigen Verschlussprozesses der A. carotis interna im Seitenvergleich signifikant erhöht ist.

Zerebrovaskuläre Reservekapazität

Eine präoperativ verminderte oder aufgehobene zerebrovaskuläre Reservekapazität normalisiert sich regelmäßig nach erfolgreicher Operation oder Katheterdilatation der Karotisstenose. Dies kann im Falle eines kontralateralen Verschlusses der Arterie auch für die kontralaterale Hemisphäre nachgewiesen werden, sofern eine suffiziente Kollateralisationsmöglichkeit über den R. communicans anterior besteht (Markus et al. 1996; Rutgers et al. 2001; Visser et al. 1997).

30.1.4 Postoperativer Lokalbefund

Duplexsonographische Kontrollen nach operativen Maßnahmen an der A. carotis gelten heute als selbstverständlich. Methode der Wahl zur direkten Untersuchung des Operationsbereichs ist die farbkodierte Duplexsonographie bevorzugt unter Verwendung relativ niederfrequenter Schallsonden (5 MHz Sendefrequenz). Relevante Rezidivstenosen und postoperativ aufgetretene Verschlüsse lassen sich sonographisch zuverlässig erkennen, sodass angiographische Kontrolluntersuchungen als obsolet anzusehen sind. Weitere zu erwartende Befunde werden durch die angewendete Operationstechnik bestimmt (◻ Abb. 30.3) und sollen im Folgenden näher erläutert werden (◻ Tabelle 30.3).

Postoperative Stenosen und Verschlüsse

Postoperative Stenosen stellen sich in Abhängigkeit ihrer Ätiologie sonographisch sehr unterschiedlich dar. Darüber hinaus ist der Zeitpunkt ihres Auftretens nach der Operation charakteristisch für die zugrunde liegende Ursache (► s. Übersicht):

Befundkonstellationen

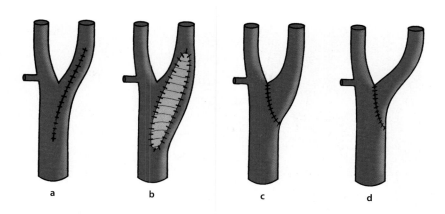

Abb. 30.3a–d. Morphologisches Erscheinungsbild der Karotisgabel nach operativen Maßnahmen. Ausschälplastik mit Direktnaht (**a**), Ausschälplastik mit Patch (**b**), Eversionsarteriektomie (**c**), Kürzungsoperation bei Knickbildung (**d**)

Tabelle 30.3. Sonographisch erkennbare lokale Komplikationen nach operativen Maßnahmen an der A. carotis

Operationstechnik	A. carotis communis	Operationsbereich	A. carotis interna
Direktnaht	Intimastufe, -dissektion (auch Clamping-induziert)	Relative Stenose, distale Nahteinziehung	Intimahyperplasie, -stufe, -dissektion, Knickbildung
Patchplastik	Intimastufe, -dissektion (auch Clamping-induziert)	Aufgelagerte oder flottierende Thromben, Aneurysmen (»echt«, »falsch«, »sekundär«), Infektion, distale Nahteinziehung	Intimahyperplasie, -stufe, -dissektion, Knickbildung
Eversionsarteriektomie	Clamping-induzierte Dissektion	Nahteinziehung	Intimahyperplasie, -stufe, -dissektion, Knickbildung
Kürzungsoperation	Clamping-induzierte Dissektion	Nahteinziehung	Persistierende Knickbildung

Beurteilung der Ätiologie postoperativer Stenosen der A. carotis in Abhängigkeit vom Zeitpunkt ihres Auftretens und der Darstellung im duplexsonographischen Schnittbild

- **Residuale Stenose**
  - Unmittelbar postoperativ nachweisbar
  - Bevorzugte Lokalisation am Übergang des distalen Operationsbereichs zur A. carotis interna
  - Stenosierende Plaque mit vergleichbarer Sonomorphologie wie präoperativ (**Abb. 30.4**)
- **Nahteinziehung**
  - Unmittelbar postoperativ nachweisbar
  - Bevorzugt am distalen Patch- bzw. Nahtende bei offenen Ausschälplastiken
  - Sehr kurzstreckig (»strichförmig« bzw. »zipfelig« ins Gefäßlumen ragend)
- **Intimahyperplasie**
  - Innerhalb von ca. 6–12 Monaten postoperativ nachweisbar, nicht jedoch unmittelbar postoperativ
  - Im gesamten Operationsbereich, Stenosemaximum bevorzugt distal, da Gefäß hier am schlanksten
  - Echoarm (nur im farbkodierten Schnittbild erkennbar)

▼

- **Arteriosklerotische Restenose**
  - Später als 12 Monate postoperativ nachweisbar
  - Keine bevorzugte Lokalisation
  - Variable Schnittbilddarstellung

In seltenen Fällen kann duplexsonographisch postoperativ ein (klinisch asymptomatischer) Verschluss der A. carotis interna nachgewiesen werden. Gehäuft findet sich dieser Befund bei einer zuvor höchstgradig stenosierten A. carotis interna mit poststenotischer Engstellung und suffizienter Kollateralisierung, sodass als Ursache eine Kombination aus thrombogener Gefäßinnenwand im Operationsbereich und stark verlangsamter Strömungsgeschwindigkeit vermutet werden muss.

Postoperative Komplikationen nach offener Ausschälplastik mit Direktnaht

Bei dieser heute eher selten durchgeführten Operationstechnik wird nach Längsinzision des Kommunis-Interna-Übergangs der stenosierende Intimazylinder ausgeschält und anschließend der Einschnitt durch Direktnaht verschlossen. Postoperativ sind folgende Stellen besonders zu beachten.

Proximale Grenze der Ausschälung. Aufgrund der scharfkantigen Ausschälgrenze kann es am proximalen Rand des Operationsbereichs zu einer Stufenbildung oder sogar zu einer Dissektion der stehen gebliebenen Intima kommen.

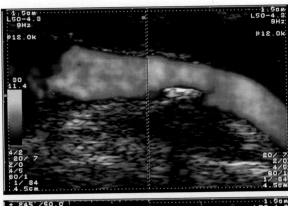

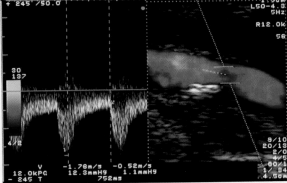

Abb. 30.4. Mittelgradige Stenose durch residuale echoreiche Plaque am Übergang des distalen Ausschälbereichs zur A. carotis interna bei sonographischer Kontrolle am 4. postoperativen Tag

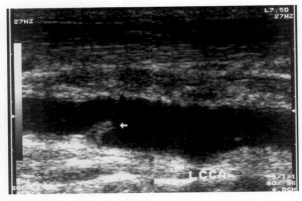

Abb. 30.5. Intimadissektat in der A. carotis communis am proximalen Ende des Operationsbereichs mit im Blutstrom flottierender Intimalefze

Bisweilen führt dies zu einer im Blutstrom frei flottierenden Intimalefze (**Abb. 30.5**). Da das Gefäß in diesem Bereich recht weit ist, sind hierdurch bedingte Stenosen selten. Kurzstreckige Dissektionen kurz vor dem eigentlichen Operationsbereich sind dagegen charakteristisch für Verletzungen der Gefäßwand beim Clamping der A. carotis communis (**Abb. 30.6**). In dieser Lokalisation kann es bis zum Anlegen bzw. Abbau der Intimalefze zu einer auch höhergradigen Stenosierung kommen (**Fallbeispiel 30.2**). Längerstreckige Dissektionen sind sehr selten, gehen aber mit der Gefahr eines Einreißens in die Bifurkation einher. Verletzungen

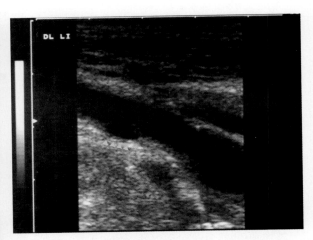

Abb. 30.6. Kurzstreckige Intimadissektion vor dem Operationsbereich infolge Clamping-bedingter Gefäßwandverletzung

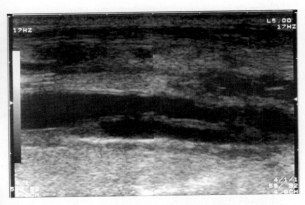

Abb. 30.7. Längerstreckige Dissektion der A. carotis communis, beim Vorschieben des Shunts nach kaudal entstanden. Intraoperativ distal fixiert, um Einreißen nach kranial zu verhindern

dieser Art können z. B. beim Vorschieben des Shunts nach kaudal entstehen (**Abb. 30.7**).

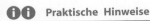 **Praktische Hinweise**

> Der Befund einer im Blutstrom flottierenden Intimalefze stellt den Untersucher vor die schwierige Frage, wie damit umzugehen ist. Kleinere Dissekate mit einer Länge von weniger als 10 mm legen sich nach einer Untersuchung von Dorffner et al. (1997) regelmäßig im Verlauf von 1–2 Wochen wieder an die Gefäßwand an bzw. werden abgebaut. Somit kann in derartigen Fällen trotz des eindrücklichen Befundes zunächst abgewartet werden, sofern keine hämodynamisch kritische Restenose vorliegt (▶ s. Fallbeispiel 30.2).

Nahtbereich. Durch das Zusammennähen des Gefäßes lässt es sich nicht vermeiden, dass dieses etwas verengt wird. Da der Karotisbulbus meist deutlich weiter als die distale A. carotis interna ist, ergibt sich hierdurch jedoch nur selten eine relevante Stenosierung. Von einer nahtbedingten Stenosierung ist zu sprechen, wenn der Gefäßdurchmesser im Abgangsbereich der A. carotis interna unter den des distalen Gefäßes sinkt.

Fallbeispiel 30.2

Unmittelbar nach Thrombendarteriektomie einer 80%igen Karotisstenose links in Lokalanästhesie hatte der 81-jährige Patient eine passagere Hemiplegie des rechten Arms erlitten. Das kraniale CT war gegenüber präoperativ unverändert. Bei der 1. sonographischen Kontrolle 2 Tage postoperativ fand sich eine mittelgradige Stenose der distalen A. carotis communis kurz vor dem Ausschälbereich. Sonographisch war der Intima-Media-Komplex ca. 15 mm vor dem proximalen Patchende auf einer Länge von 5 mm zirkulär unterbrochen(▼▼▼). Die inneren Wandschicht(en) hafteten am distalen Ende der Läsion an und waren nach kranial umgeschlagen, was zur Stenose führte (*unten, rechts*). Bei der 2. Kontrolle nach 6 Wochen war die Stenose nicht mehr nachweisbar, die clampingbedingte Gefäßwandverletzung stellte sich unverändert dar. Unter Thrombozytenaggregationshemmer keine erneuten Symptome.

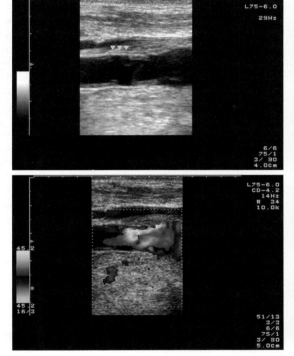

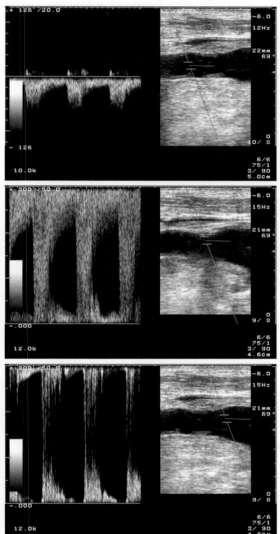

A. carotis externa. Der bei der Karotischirurgie ausgeschälte Intimazylinder reicht regelmäßig bis in die A. carotis externa, wird dort jedoch meist nur grob abgelöst. Dadurch kann es zu Externastenosen oder auch -verschlüssen kommen, die von eingerollten Intimalefzen herrühren. Obwohl funktionell und klinisch ohne Bedeutung, können sie bei der sonographischen Untersuchung für einige Verwirrung sorgen. Wie an der A. carotis communis (▶ s. o.) legt sich die Lefze nach einigen Wochen meist wieder an bzw. wird abgebaut, sodass bei Folgeuntersuchungen die A. carotis externa wieder mit normalem Strömungssignal abgeleitet werden kann.

Distales Ende der Ausschälung. Da eine saubere Schnittkante am distalen Ende der Ausschälung in der A. carotis interna technisch wesentlich schwieriger zu bewerkstelligen ist als in der gut zugänglichen A. carotis communis, ist die Gefahr von Rezidivstenosen durch kleine Intimadissekate in diesem Bereich am höchsten. Aufgrund der häufig schlecht zugängigen Lage unter dem Kieferwinkel ist zudem nur mit einiger Mühe eine saubere Naht zu erreichen, sodass hier auch die Prädilektionsstelle für Nahteinziehungen liegt. Außerdem ist an dieser Stelle die Gefahr von Intimahyperplasien am größten (◘ Abb. 30.8). Dementsprechend muss dem distalen Ende der Ausschälung sonographisch beson-

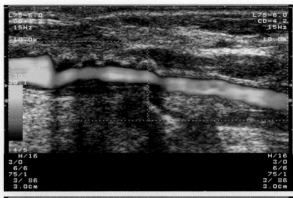

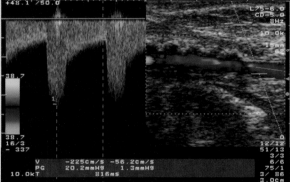

Abb. 30.8. Langstreckige Restenose des Patchbereichs mit Stenosemaximum am distalen Patchende infolge einer Intimahyperplasie. Kontrolle nach 3 Monaten postoperativ

dere Aufmerksamkeit geschenkt werden. Für die Beurteilung des Einengungsgrades einer Rezidivstenose sind die hinlänglich bekannten doppler- und duplexsonographischen Kriterien zu verwenden.

Postoperative Komplikationen nach offener Ausschälplastik mit Patch

Auch bei dieser Technik wird nach Längsinzision des Gefäßes zunächst der stenosierende Intimazylinder ausgeschält. Um eine operationsbedingte Gefäßeinengung zu vermeiden, wird beim Verschluss der eröffneten Karotisgabel jedoch ein Streifen aus Kunststoff oder autologer Vene, der sog. **Patch**, eingenäht. Dieser ist üblicherweise 2–4 cm lang und führt zu einer gewissen Erweiterung des Gefäßes im Operationsgebiet. Im Schnittbild ist er – sofern aus Kunststoff – regelmäßig klar zu erkennen, dopplersonographisch ist die Strömungsgeschwindigkeit in diesem Bereich erwartungsgemäß vermindert.

Pathologische Befunde am proximalen und distalen Ende des Operationsbereichs sind denen bei der »Offenen Ausschälplastik mit Direktnaht« vergleichbar (▶ s. o.). Durch den Patch selbst kann es zu folgenden Komplikationen kommen.

Sekundäres Aneurysma. Wird die Breite des Patchs zu groß gewählt (**overpatching**), kann es zu einer erheblichen aneurysmatischen Erweiterung des Gefäßes kommen. Aufgrund der dann ausgeprägt verminderten Strömungsgeschwindigkeit sind thrombotische Auflagerungen nicht selten und

meist ohne Schwierigkeiten duplexsonographisch abzugrenzen. Als sicher pathologisch einzustufen ist ein Gefäßdurchmesser über 14–15 mm (▶ s. Kap. 20.4.1). Nach Erfahrung der Autoren sistiert die weitere Anlagerung von Thromben in den meisten Fällen, sobald der residuale Strömungskanal im Patchbereich den Durchmesser der A. carotis interna distal des Operationsbereichs erreicht hat. Außerdem geht dieser Befund nicht mit einer erhöhten Reischämierate einher.

Echtes Aneurysma. Bei Verwendung eines Venenpatchs bildet sich in seltenen Fällen aufgrund der physiologischen Wandschwäche der Vene ein Aneurysma aus, dessen Erkennung duplexsonographisch keine Probleme bereitet.

Falsches Aneurysma. Bei undichter oder geplatzter Naht tritt Blut in das angrenzende Bindegewebe aus. In relativ seltenen Fällen kommt es dabei nicht zu einer Thrombosierung des Hämatoms, sondern es bildet sich eine bindegewebige, pulsierende Höhle aus, in die Blut während der Systole ein- und während der Diastole wieder herausströmt. Typischer sonographischer Befund in einem solchen Fall ist eine vom ursprünglichen Gefäßlumen getrennte, echoarme Höhle, die eine unscharfe Umgrenzung zeigt (■ Abb. 30.9). Die ursprüngliche Gefäßwand ist in den meisten Fällen zumindest z. T. noch erkennbar. Bei Verwendung der farbkodierten Technik kann regelmäßig der Verbindungskanal zwischen Gefäß und Hämatomhöhle dargestellt werden.

Infizierter Patch. Bei Verwendung eines Kunststoffpatchs kommt es in sehr seltenen Fällen zu einer septischen oder aseptischen Fremdkörperreaktion. Diese macht sich sonographisch dadurch bemerkbar, dass sich an der Außenseite des Patchs eine unscharf begrenzte, echoarme Zone ausbildet. Im Gegensatz zum »falschen« Aneurysma ist diese nicht halbkugelförmig, sondern langgestreckt und liegt wie ein Mantel um die Gefäßwand (■ Abb. 30.10).

Knickbildungen. Bedingt durch die relativ geringe Elastizität von Kunststoffpatchs kann es an deren distalem Ende zu einer Knickbildung kommen, deren Ausmaß unschwer mit Hilfe der farbkodierten Duplexsonographie beurteilt werden kann.

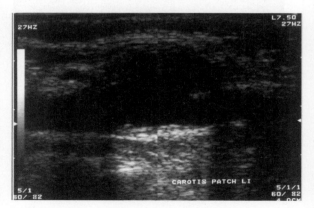

Abb. 30.9. »Falsches« Aneurysma (Aneurysma spurium) im Bereich eines Venenpatchs bei Nahtinsuffizienz. Beachte die rundliche, echoarme Struktur oberhalb des Gefäßstrangs, die von dem Gefäß nur andeutungsweise abgegrenzt werden kann

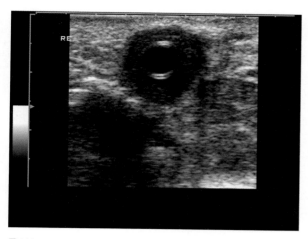

◾ Abb. 30.10. Infiziertes Interponat nach segmentaler Karotisresektion. Mantelförmiger echoarmer Bezirk um die Gefäßprothese

Postoperative Komplikationen nach Eversionsarteriektomie

Bei diesem Verfahren wird die A. carotis interna an ihrem Abgang abgetrennt und die Gefäßaußenwand wie ein Strumpf über den stenosierenden Intimazylinder »gekrempelt«. Dieser wird schließlich abgeschnitten und die stehen gebliebene Gefäßaußenwand wieder an die A. carotis interna inseriert. Gegenüber der offenen Ausschälplastik besitzt dieses Verfahren den Vorteil, dass Nahtprobleme wesentlich seltener auftreten, während andererseits Stufenbildungen und Dissektionen etwas häufiger zu erwarten sind.

Postoperative Komplikationen nach Kürzungsoperation

Methode der Wahl zur Beseitigung von Knick- und Schlingenbildungen der A. carotis interna ist die Kürzung des betroffenen Gefäßes. Hierzu wird zunächst – ähnlich der Eversionsarteriektomie – die A. carotis interna abgetrennt. Nach Mobilisierung des geknickten oder schleifenförmigen Gefäßverlaufs wird dann versucht, das Gefäß gerade zu ziehen und nach entsprechender Kürzung in weitgehend gestrecktem Zustand wieder an die A. carotis communis zu inserieren.

Häufigstes Problem bei derartigen Kürzungsoperationen ist die Tatsache, dass die Knickbildung meist bereits kongenital vorhanden war und die Gefäßwand im Bereich der Knickstelle erheblich unelastisch und verdickt ist. Daher kann es schwierig sein, eine Streckung des geknickten Gefäßes zu erreichen, sodass postoperativ zwar eine gewisse Vergrößerung des Knickwinkels vorliegt, die Knickbildung als solche jedoch weiterhin besteht. Eine derartige Situation ist v. a. dann zu erwarten, wenn die Knickstelle relativ weit distal unter der Schädelbasis liegt und bei der Kürzung des Gefäßes nicht einbezogen werden konnte. Bei der postoperativen Ultraschalluntersuchung ist daher v. a. auf persistierende Knickbildungen unterhalb der Schädelbasis zu achten. Die proximale Insertionsstelle stellt üblicherweise kein Problem dar.

ℹ️ Praktische Hinweise

Steht kein farbkodiertes Duplexgerät zur Verfügung und ist mit der üblichen 4-MHz-Dopplersonde die Karotisbifurkation in den ersten postoperativen Tagen nicht beurteilbar, kann hierzu die intrakranielle 2-MHz-Sonde verwendet werden. Die A. carotis interna ist dabei üblicherweise in einer Tiefe zwischen 30 und 45 mm zu beschallen.

Zwar gibt es in der Literatur inzwischen zahlreiche Studien über duplexsonographische Kontrollen nach Karotisrekonstruktion, fast allen ist jedoch gemeinsam, dass lediglich sehr global zwischen »unauffälligem Befund« und dem Vorliegen von »Rezidivstenosen« unterschieden wird. Dieses Vorgehen ist für die Einschätzung von Operationsergebnissen wenig hilfreich, da – wie in diesem Kapitel ausführlich gezeigt – zahlreiche postoperative Auffälligkeiten sehr unterschiedlicher Dignität auftreten können. Da diese im Allgemeinen duplexsonographisch ohne Schwierigkeiten fassbar sind, sollten abnormale Befunde nach Gefäßoperationen stets detailliert in ihrer Art, Lage und Ausdehnung sowie hinsichtlich ihrer Bedeutung für die Hämodynamik beschrieben werden.

30.1.5 Hyperperfusionssyndrom

Nach Karotisoperationen ist regelmäßig mit einer Normalisierung pathologischer Kollateralversorgungen zu rechnen. Aus bislang nicht eindeutig geklärten Gründen kann sich diese im Einzelfall allerdings Stunden bis Tage hinziehen.

Bei einem Teil der Patienten findet sich unmittelbar nach Ende der Karotisoperation in der ipsilateralen A. cerebri media eine im Seitenvergleich deutlich gesteigerte Perfusion mit verminderter Pulsatilität (Magee et al. 1994). Die Häufigkeit wird in der Literatur sehr unterschiedlich zwischen weniger als 1% und mehr als 50% beschrieben. Dies mag v. a. damit zusammenhängen, dass kein allgemeiner Konsens darüber besteht, was unter einer Hyperperfusion zu verstehen ist. Nach Erfahrung der Autoren sollte erst bei einer Steigerung der Strömungsgeschwindigkeit von 50% und mehr von einer signifikanten Hyperperfusion gesprochen werden, da darunter liegende Strömungserhöhungen noch im Rahmen normaler physiologischer Änderungen der intrazerebralen Arteriolenweite, z. B. bei kurzzeitigem Luftanhalten, zu erwarten sind. Unter diesen Bedingungen liegt die Häufigkeit im Gesamtkollektiv bei ca. 20%.

Das Vorliegen einer signifikanten Hyperperfusion ist als Zeichen einer ischämiebedingt gestörten Autoregulation zu werten, die sich im Regelfall im Verlauf von Stunden normalisiert (Chambers et al. 1994). Bei Persistieren eines solchen Befundes über einige Tage besteht nach verschiedenen Untersuchungen ein erhöhtes Risiko postoperativer Einblutungen in das betroffene Hirnareal (Powers u. Smith 1990; Sbarigia et al. 1993). Klinisch zeigen diese Patienten typischerweise Kopfschmerzen und einen deutlich erhöhten Blutdruck, selten auch zerebrale Krampfanfälle (Hyperperfusionssyndrom).

Eine nach eigenen, bislang nicht publizierten Untersuchungen lange Abklemmzeit der A. carotis interna und eine gleichzeitig unzureichende Kollateralversorgung über den Circulus Willisii sowie eine bereits präoperativ verminderte Hirndurchblutung sind Prädiktoren einer postoperativen

Hyperperfusion (Hosoda et al. 2001; Yoshimoto et al. 1997). Da die letztgenannten Situationen sich regelmäßig bereits präoperativ dopplersonographisch während kurzzeitiger Karotiskompression (► s. Kap. 30.1.1) sowie durch Bestimmung der zerebrovaskulären Reservekapazität (► s. Kap. 14.2) feststellen lassen, können postoperative Hyperperfusionen bzw. ein diesbezüglich hohes Risiko sonographisch vorhergesagt werden (► s. nachstehende Übersicht). Ob sich beim bereits ausgebildeten Hyperperfusionssyndrom durch konsequente Blutdrucksenkung eine Senkung der Komplikationsrate erzielen lässt, ist bislang nicht bekannt.

> **Risikofaktoren für ein erhöhtes postoperatives Hyperfusionsrisiko nach revaskulisierenden Karotiseingriffen**
>
> — Lange Abklemmzeit der A. carotis interna
> — Unzureichende Kollateralisierung über den Circulus Willisii
> — Präoperativ erschöpfte zerebrovaskuläre Reservekapazität als Ausdruck einer chronischen Hypoperfusion der betroffenen Hemisphäre

30.1.6 Kontrollen nach Karotisstent

Auch nach interventionellen Eingriffen an der A. carotis ist zur Kontrolle des Lokalbefundes die farbkodierte Duplexsonographie Methode der Wahl. Bis auf den seltenen Fall eines weit kranial endenden Stents gelingt mit ihr im Normalfall die Darstellung des Dilatationsbereichs/Stents sowie der sich kaudal und kranial davon anschließenden Gefäßregionen (Krapf et al. 2002).

Stenosen und Verschlüsse nach Intervention

Da die stenosierende Plaque nicht entfernt, sondern an/in die Gefäßwand gepresst wird, ist es nicht ungewöhnlich, dass sich sonographisch nach dem Eingriff eine gewisse Taillierung des Gefäßlumens bzw. Stents zeigt. Deren Ausprägung wird wesentlich durch die Zusammensetzung der Plaque bestimmt und ist naturgemäß bei einer verkalkten Plaque stärker als bei einer initial atheromatösen Stenose.

Ätiologie, Zeitpunkt und Lokalisation von Restenosen sind denen nach Karotisoperation vergleichbar. Hochgradige Stenosen oder Verschlüsse innerhalb eines Jahres postinterventionell wurden in der einzigen bisher randomisierten Untersuchung bei ca. 20% der Patienten nachgewiesen. Stentversorgte Arterien waren dabei etwas häufiger betroffen als ausschließlich katheterdilatierte (CAVATAS Investigators 2001) (◘ Abb. 30.11).

> Verschlüsse der A. carotis externa werden insbesondere dann beobachtet, wenn der Stent bis in die A. carotis communis hinein reicht und der Abgang der Externa überdeckt wird. Klinisch bleiben diese, wie auch postoperativ, asymptomatisch.

Postinterventionelle Komplikationen

Neben allgemeinen Eingriffskomplikationen, die denen bei Operation vergleichbar sind, können folgende Komplikationen nach Stenteinlage sonographisch beobachtet werden.

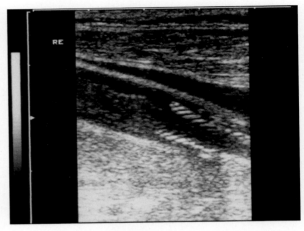

◘ Abb. 30.11. Stentthrombose 6 Tage nach dem interventionellen Eingriff bei initial hochgradiger Karotisstenose

Stentdislokation. Ursache des seltenen Befundes eines nach distal dislozierten Stents ist in der Regel ein Missverhältnis zwischen der Weite des expandierten Stents und der Arterie.

Stentbruch. Bei hoher mechanischer Belastung und geringer Flexibilität des gewählten Stentmaterials können in Ausnahmefällen Brüche innerhalb des Stents beobachtet werden.

Kinking am distalen Stentende. Bei initial geschwungenem Verlauf der A. carotis interna und relativ langem Stent kann es aufgrund der »Steifigkeit« des Stents zur Streckung der Arterie im Stentbereich mit abruptem Abbiegen des Gefäßes am distalen Stentende kommen.

> **Zusammenfassung**
>
> Bei adäquater Geräteausstattung und erfahrenem Untersucher eignet sich die kombinierte extra- und transkranielle Doppler- und Duplexsonographie in der überwiegenden Zahl der Fälle als alleinige Methode zur präoperativen Abklärung in der Karotischirurgie. Neben dem lokalen Stenosebefund und dem Ausschluss einer Tandemstenose können dem Operateur Aussagen über das Operationsrisiko vermittelt werden. Ähnlich wie andere Methoden des »funktionellen Neuromonitorings« (z. B. EEG, SEP) ermöglicht die intraoperative Dopplersonographie Aussagen über kritische Durchblutungsgrößen während Karotisoperationen. Ein Abfall des »Meanwerts« während des Clampings der A. carotis interna auf nicht weniger als 30–40% der Ruhedurchblutung bzw. auf Geschwindigkeiten von allenfalls 30 cm/s schließt ein intraoperatives hämodynamisches Risiko zuverlässig aus. Durch kurzzeitige manuelle Karotiskompression kann bereits präoperativ der zu erwartende Durchblutungsabfall vorhergesagt werden. Die farbkodierte Duplexsonographie ist Methode der Wahl zur postoperativen Kontrolle nach rekonstruktiven Eingriffen an der A. carotis. Auffälligkeiten können differenziert abgeklärt werden (z. B. Intimahyperplasie, Dissekat, Nahteinziehung, Aneurysma). Bei ungünstigen lokalen Untersuchungsverhältnissen durch Einblu-
> ▼

tung oder Ödem helfen indirekte sonographische Untersuchungsverfahren. In den ersten postoperativen Tagen kann mit der transkraniellen Dopplersonographie eine mögliche Hyperperfusion ausgeschlossen werden.

30.2 Aortennahe Bypassoperationen

Die primäre postoperative Kontrolle der am häufigsten vorkommenden extrakraniellen Bypasstypen (◌ Abb. 30.12) erfolgt klinisch durch vergleichende Pulstastung. Erst in zweiter Linie kommt die Doppler- und Duplexsonographie hinzu, um den Lokalbefund sowie die Auswirkungen auf die mitbetroffenen hirnversorgenden Arterien zu überprüfen.

Sonographische Befunde im Bypassbereich

Mit Ausnahme der selten durchgeführten Bypassoperationen mit direktem Anschluss an den Aortenbogen ist für alle anderen Arten ein unphysiologischer Strömungsverlauf typisch, da der nach distal führende Blutstrom am Ansatz des Bypasses in mehr oder weniger spitzem Winkel wieder nach proximal umgelenkt wird. Dementsprechend kommt es regelmäßig in diesem Bereich zu einem auskultierbaren Geräusch sowie dopplersonographisch zu ausgeprägten Ablösungsphänomenen. Eine dopplersonographische Aussage über eine hier vorhandene Stenose ist daher allenfalls bei sehr hochgradigen Einengungen möglich, die meist längst zuvor

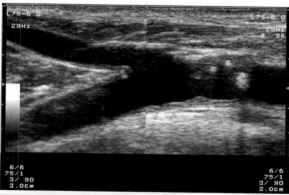
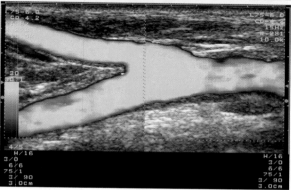

◌ **Abb. 30.13.** Sonographisches Bild eines Karotis-Subklavia-Venenbypasses. Nebenbefundlich tangential angeschnittene, nichtstenosierende Plaque in der A. carotis communis kranial des Bypassansatzes

schon anhand der Pulstastung vermutet wurden. Methode der Wahl zur Beurteilung der Nahtstellen ist die Schnittbildsonographie, die im Allgemeinen auch ohne farbkodierte Technik ein eindeutiges Ergebnis bringt (◌ Abb. 30.13).

Auswirkungen auf hirnversorgende Arterien

Die Auswirkungen einer Bypassoperation auf die Blutströmung in den hirnversorgenden Arterien lassen sich, soweit die A. subclavia oder die A. axillaris mitbetroffen sind, mit Hilfe des bereits bekannten Oberarmkompressionstests erfassen. Aufgrund der gestörten Strömung an der Ansatzstelle des Bypasses und des damit verbundenen Druckverlusts ist eine im Vergleich zum präoperativen Befund nur geringfügige Durchblutungsverbesserung in der A. vertebralis, z. B. die Umwandlung eines kompletten in einem inkompletten Stealeffekt, nichts Ungewöhnliches und nicht als pathologisch zu werten. Ein sicher pathologischer Befund liegt lediglich dann vor, wenn ein Subclavian-steal-Effekt postoperativ in völlig unverändertem oder sogar verstärktem Maße nachweisbar ist.

Zusammenfassung

Bei der Kontrolle aortennaher Bypassoperationen kommt der Ultraschalldiagnostik nach klinischen Befunden nur eine zweitrangige Bedeutung zu. Strömungsstörungen am Abgang des Bypasses sind nicht als pathologisch zu werten. Im Vordergrund steht die Beurteilung der Nahtstellen im Schnittbild.

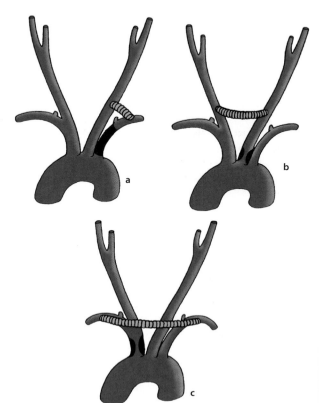

◌ **Abb. 30.12a–c.** Am häufigsten vorkommende extrakranielle Bypasstypen. Karotis-Subklavia-Bypass (**a**), Karotis-Karotis-Bypass (**b**), axilloaxillärer Bypass (**c**)

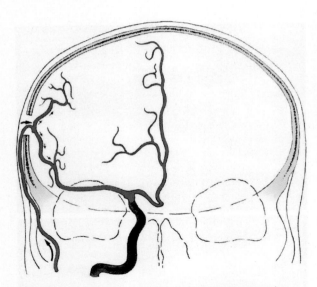

Abb. 30.14. Technik der extra-intrakraniellen Bypassoperation durch Anschluss der A. temporalis superficialis an einen Ast der A. cerebri media

30.3   Extra-intrakranielle Bypassoperationen

Die bereits 1968 von Donaghy u. Yasargil eingeführte extra-intrakranielle Bypassoperation (EIAB) soll dazu dienen, bei Patienten mit hochgradigen Einengungen der intrakraniellen A. carotis interna und/oder A. cerebri media die Blutzufuhr der betroffenen Hemisphäre zu verbessern. Bei der »klassischen« Technik wird ein Ast der A. temporalis superficialis durch ein kleines Bohrloch im Bereich der Temporalschuppe mikrochirurgisch als End-zu-Seit-Anastomose an einen Ast der A. cerebri media im M2/M3-Segment (sog. STA-MCA-Bypass) angeschlossen (□ Abb. 30.14).

Aufgrund der negativen Ergebnisse einer größeren randomisierten Studie (EC/IC Bypass Study Group 1985) verschwand diese Technik Mitte der 80er-Jahre innerhalb kürzester Zeit aus dem operativen Repertoire der meisten neurochirurgischen Kliniken. Da die Studie hämodynamische Kriterien für die Indikationsstellung nicht beachtete, wurden jedoch immer wieder Zweifel geäußert, inwieweit das Verfahren bei Einsatz geeigneter hämodynamischer Selektionskriterien nicht in der Lage ist, das Risiko bei Patienten mit unzureichend kollateralisierten Karotisverschlüssen und insbesondere bei Verschlussprozessen im Bereich des intrakraniellen Karotis-T zu verringern (Widder u. Kornhuber 1994; Horn et al. 2001). Unter Beachtung geeigneter Einschlusskriterien werden derartige Eingriffe daher in einigen neurochirurgischen Zentren weiterhin durchgeführt (Schmiedek et al. 1994), und eine erneute Studie ist derzeit im Gange (Adams et al. 2001).

Neben dem bereits genannten »direkten« STA-MCA-Bypass wurden in den vergangenen Jahren verschiedene »indirekte« Verfahren zur Verbesserung der Durchblutung bei intrakraniellen Gefäßverschlüssen beschrieben: Bei der am häufigsten eingesetzten duralen Synangiose (angloamerikanisch encephaloduroarteriosynangiosis) wird die A. temporalis superficialis lediglich unter die Dura verlagert und auf ein spontanes Aussprossen von Gefäßen zur A. cerebri media

gehofft (Nariai et al. 1994). Diese Technik scheint zwar bei der kindlichen Moya-Moya-Erkrankung effektiv zu sein, zeigt jedoch im Erwachsenenalter keinen hinreichenden hämodynamischen Effekt (Houkin et al. 2000). Bei der Myosynangiose (angloamerikanisch encephalomyosynangiosis) wird der M. temporalis oder eine andere Spendermuskulatur auf der intakten zerebralen Arachnoidea fixiert, alternativ – v. a. bei kindlichen Moya-Moya-Erkrankungen – wird auch eine intrakranielle Omentumtransplantation durchgeführt (Ohtaki et al. 1998).

Als möglicherweise in Zukunft einzusetzende Technik wurde von Tulleken et al. (1996) ein High-flow-EC-IC-Bypass mit beachtlichen Strömungsvolumina von 100–150 ml/min im Bypass beschrieben (Kljin et al. 2002). Hierbei wird mit Hilfe eines Spendergefäßes, z. B. einem Stück der V. saphena magna, ein Bypass zwischen der extrakraniellen A. carotis externa und dem distalen Abschnitt der intrakraniellen A. carotis interna angelegt. Nach End-zu-Seit-Naht an das noch intakte intrakranielle Gefäß wird mit Hilfe eines im Lumen des Spendergefäßes positionierten Eximer-Laserkatheters ein Loch in die Gefäßwand gebrannt und damit die Anastomose eröffnet.

30.3.1   Präoperative Diagnostik

Sonographische Beurteilung

Die Indikationsstellung zur extra-intrakraniellen Bypassoperation kann sonographisch durch 3 Untersuchungsbefunde unterstützt werden.

Nachweis des hämodynamischen Bedarfs. Die dopplersonographische Bestimmung der zerebrovaskulären Reservekapazität mittels CO_2- oder Diamoxbelastung (▶ s. Kap. 14.2) klärt die Frage, inwieweit ein extra-intrakranieller Bypass überhaupt sinnvoll und erforderlich ist. Weitere Details ▶ s. Kap. 23.1.2.

Nachweis einer intakten A. carotis externa. Grundvoraussetzung für die Anlage einer extra-intrakraniellen Anastomose ist eine intakte A. carotis externa ohne höhergradige Stenosen. Die Beurteilung erfolgt nach den in Kap. 15.4 genannten Kriterien.

Nachweis einer suffizienten A. temporalis superficialis. Eine weitere Grundvoraussetzung für den hämodynamischen Nutzen eines STA-MCA-Bypasses ist eine ausreichend großkalibrige A. temporalis superficialis. Diese Beurteilung kann unschwer mit Hilfe der farbkodierten Duplexsonographie erfolgen. Das Gefäß wird dabei unmittelbar vor dem Ohr im Längsschnitt dargestellt und kann nach kranial in den meist kaliberstärkeren parietalen, seltener auch in den frontalen Ast verfolgt werden (▶ s. Abb. 1.5).

Klinische Bedeutung

Alle 3 genannten sonographischen Kriterien tragen wesentlich zur Indikationsstellung eines extra-intrakraniellen Bypasses bei. Von besonderer Bedeutung ist dabei auch die Beurteilung der A. temporalis superficialis als Spendergefäß, was bislang in der Literatur allerdings kaum berücksichtigt wurde. So kann eine derartige Anastomose nur dann

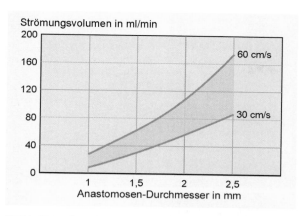

Abb. 30.15. Strömungsphysiologisch zu erwartende Flussvolumina in einem extra-intrakraniellen Bypass in Abhängigkeit des Durchmessers des Anastomosengefäßes, bezogen auf üblicherweise vorliegende mittlere Strömungsgeschwindigkeiten von 30–60 cm/s

wesentlich zur Hirndurchblutung beitragen, wenn über den Bypass auch eine relevante Blutströmung erfolgt. Ausgehend von der Tatsache, dass die Hemisphärendurchblutung üblicherweise 200–250 ml/min beträgt und der R. communicans anterior bei guter Funktionsfähigkeit 150–200 ml/min an Kollateralströmung erzielen kann, ist aus strömungsphysiologischen Gründen nur dann ein relevanter Beitrag der extra-intrakraniellen Anastomose zu erwarten, wenn der Durchmesser der A. temporalis superficialis bei 1,8–2 mm liegt (Abb. 30.15).

30.3.2 Postoperative Diagnostik

Sonographische Beurteilung

Für die doppler- und duplexsonographische Überprüfung der Funktion extra-intrakranieller Anastomosen stehen 4 Parameter zur Verfügung.

Verminderte Pulsatilität. Bei funktionstüchtigen Anastomosen wird die zuführende A. temporalis superficialis (überwiegend) zu einem hirnversorgenden Gefäß. Bei präaurikulärer Ableitung des Gefäßes findet sich daher im Seitenvergleich eine deutlich verminderte Pulsatilität im Dopplerspektrum (Biedert et al. 1988). Um Fehlbefunde durch Ableitung von Hirngefäßen zu vermeiden, erfolgt die Untersuchung der A. temporalis superficialis nicht im Bereich des Knochendefekts, sondern stets weiter proximal. Die 8-MHz-Dopplersonde sollte dabei unter Verwendung von reichlich

Kontaktgel ohne Druckausübung in einem Winkel von ca. 45° vor dem Ohr aufgesetzt werden.

Reaktion auf Änderung des pCO₂. Eine weitere indirekte Methode zur Überprüfung der Bypassfunktion wurde von Keller et al. (1985) vorgeschlagen. Vergleichbar der Bestimmung der zerebrovaskulären Reservekapazität (s. Kap. 14.2) wird der Patient dabei aufgefordert, möglichst stark zu hyperventilieren. Trägt die zu der Anastomose führende A. temporalis superficialis in relevantem Umfang zur Hirndurchblutung bei, kommt es in dem untersuchten Gefäß aufgrund der durch Hyperventilation erzeugten Verminderung des Blut-pCO_2 nach kurzer Zeit zu einem Abfall insbesondere der diastolischen Strömungsgeschwindigkeit (Abb. 30.16). Versorgt das Gefäß lediglich Haut und Muskelgewebe, besteht diese CO_2-Abhängigkeit nicht.

Messung des Strömungsvolumens. Mit Hilfe der farbkodierten Duplexsonographie ist der Bypass im Bereich des Bohrlochs regelmäßig in seinem Verlauf von außen nach innen verfolgbar (Abb. 30.17). Anhand der üblichen Kriterien können lokale Einengungen erkannt werden, und es kann v. a. auch das Strömungsvolumen im Bypass gemessen werden. Zwar ist die Genauigkeit angesichts des geringen Gefäßdurchmessers von üblicherweise ca. 2 mm nicht sehr hoch (s. Kap. 5.3.3), sie genügt jedoch, um die Entwicklung der Anastomose im Verlauf zu überprüfen. Das erreichbare Strömungsvolumen wird auch im Endzustand 100–200 ml/min erfahrungsgemäß nicht überschreiten, liegt im optimalen Fall damit jedoch in der Größenordnung, die bei intaktem Circulus Willisii von einem R. communicans anterior zu erwarten wäre.

Bei der duralen Synangiose versagt die Beurteilung des Strömungsvolumens, da hier die A. temporalis superficialis auch weiterhin die Kopfmuskulatur und Haut versorgt, und außerdem nicht nur ein Gefäß zur Hirnoberfläche führt, sondern zahlreiche kleine Gefäßäste in das Hirngewebe aussprossen. Entsprechend ist lediglich eine qualitative Beurteilung des Operationserfolgs anhand der im farbkodierten Duplexsonogramm sichtbaren Gefäßäste möglich (Abb. 30.18).

Beurteilung der intrakraniellen »Wasserscheide«. Durch den vorhandenen Knochendefekt ergeben sich für die transkranielle farbkodierte Duplexsonographie besonders günstige Untersuchungsbedingungen. Regelmäßig ist es dabei anhand der farbkodierten Richtungsdetektion möglich, die »Wasserscheide« zwischen der von außen über den Bypass und der von innen über Kollateralgefäße erfolgenden Durchblutung festzulegen und diese im Verlauf zu überprüfen (Abb. 30.19).

Abb. 30.16. Dopplersonographische Kontrolle der Funktionsfähigkeit eines rechtsseitigen extra-intrakraniellen Bypasses durch Untersuchung der A. temporalis superficialis im Seitenvergleich; rechts im Vergleich zu links bei Normoventilation (*N*) deutlich erhöhter diastolischer Blutfluss, während Hyperventilation (*H*) annähernd seitengleiche Pulsatilität

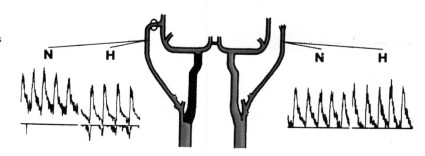

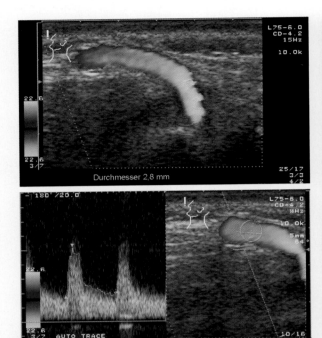

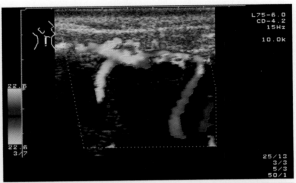

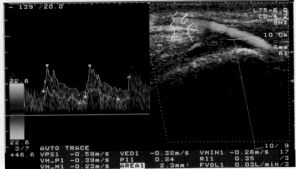

◘ Abb. 30.17. Kontrolluntersuchung nach extra-intrakranieller Bypassoperation. Bei Ableitung im Bereich des Bohrlochs kräftige Darstellung des Bypasses mit einem Durchmesser von ca. 2,0 mm und einem Flussvolumen von ca. 110 ml/min

◘ Abb. 30.18. Farbkodiertes Duplexsonogramm im Bereich des Bohrlochs nach Anlage einer duralen Synangiose (*oben*). Das Strömungsvolumen in der zuführenden A. temporalis superficialis (*unten*) ist mit ca. 30 ml/min jedoch insuffizient

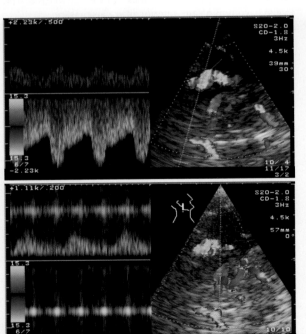

◘ Abb. 30.19. Transkranielles axiales Farbduplexbild nach Anlage eines extra-intrakraniellen Bypasses bei Verschluss der ipsilateralen A. carotis interna. In der Nähe des Bypasses zeigt sich ein kräftig perfundiertes, von der Schallsonde weg durchströmtes Gefäß (*oben*). Die ipsilaterale A. cerebri media lässt demgegenüber (unverändert) nur ein abgeflachtes, geringes Strömungssignal (ca. 20 cm/s systolisch) erkennen (*unten*)

> **Merke**
>
> Aufgrund der erhöhten Ultraschallenergieeinstrahlung in das Hirngewebe bei Knochendefekten sollte die Untersuchungszeit mit der transkraniellen Doppler- und Duplexsonde nach Bypassoperationen möglichst kurz gehalten und die Sendeleistung reduziert werden.

Klinische Bedeutung

Die farbkodierte Duplexsonographie ist Methode der Wahl zur detaillierten Prüfung der extra-intrakraniellen Anastomose (STA-MCA-Bypass). Zuverlässiger als mit allen anderen bildgebenden Verfahren lassen sich detaillierte Aussagen zur hämodynamischen Situation im Bereich des Bypasses machen und dessen Beitrag zur Hirndurchblutung quantifizieren.

Eine sinnvolle dopplersonographische Beurteilung der zerebrovaskulären Reservekapazität im Bereich der betroffenen Hirnhemisphäre ist demgegenüber postoperativ nicht mehr möglich. Aufgrund der nach Bypassoperationen sehr komplexen Versorgungsverhältnisse gibt die punktförmige Ableitung in der A. cerebri media keinen verwertbaren Überblick über die Hämodynamik im Bereich der betroffenen Hirnhälfte. Hierfür sind daher in jedem Fall die SPECT- oder PET-Untersuchung heranzuziehen.

Zusammenfassung

Nach extra-intrakranieller Bypassoperation kann die Anastomose mit der farbkodierten Duplexsonographie in ihrer gesamten Länge verfolgt und das Strömungsvolumen beurteilt werden. Bei duralen Synangiosen ist dagegen lediglich eine qualitative Beurteilung der in das Hirngewebe einsprossenden Gefäße möglich. Als indirektes Kriterium zur Beurteilung der Bypassfunktion kann das Strömungssignal der A. temporalis superficialis im Seitenvergleich (Pulsatilität, zerebrovaskuläre Reservekapazität) herangezogen werden.

31 Extra- und intrakranielle Tumoren

31.1   Extrakranielle Tumoren

In Zusammenhang mit extrakraniellen Raumforderungen stellen sich von vaskulärer Seite primär 2 Fragen: Zum einen nach der Beziehung der Raumforderung zur A. carotis, die erhebliche artdiagnostische und therapeutische Relevanz besitzt (▶ s. u.), zum anderen nach den zerebral hämodynamischen Folgen einer unter Umständen notwendigen Resektion bzw. dauerhaften Ligatur der Arterie im Rahmen einer geplanten Operation (▶ s. Kap. 23.1.4).

31.1.1   Gefäßfremde Tumoren

Nicht nur gutartige, sondern auch bösartige Tumoren bzw. tumorbefallene Lymphknoten im Bereich des Halses respektieren bei ihrem Vorwachsen in der Mehrzahl der Fälle die größeren Arterien, da die Gefäßwände ihnen meist über lange Zeit einen erheblichen Widerstand entgegensetzen. Während die Venen häufig durch Tumormassen umklammert sind und kollabieren, kommt es dagegen bei Kontakt eines Tumors mit den Halsarterien üblicherweise nur zu einer mehr oder weniger ausgeprägten Verlagerung oder kompressionsbedingten Einengung des Gefäßes.

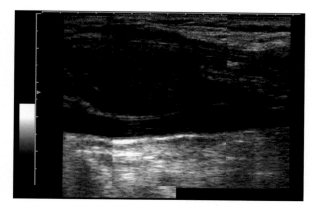

◘ **Abb. 31.1.** Verlagerung der A. carotis durch Lymphknotenkonglomerat bei Zungengrundkarzinom. Gefäßwand einschließlich Adventitia über die gesamte Länge der A. carotis erhalten. Intraoperativ keine Tumorinfiltration nachweisbar

Schnittbildsonographische Befunde

Mit Hilfe der Schnittbildsonographie lässt sich häufig der Grad der Infiltration eines Tumors in die arterielle Gefäßwand klären, was vor einer geplanten Operation von wesentlicher Bedeutung sein kann. Ist die Kontinuität der Wandschichten – insbesondere der äußeren echoreichen Schicht (Adventitia) zwischen Gefäßlumen und Tumor sonographisch erhalten, lässt sich eine Infiltration weitgehend ausschließen (◘ Abb. 31.1). Ist diese äußere echoreiche Wandschicht dagegen im Longitudinal- und Transversalschnitt reproduzierbar unterbrochen, ist von einer Infiltration der Arterie auszugehen (Cole et al. 1993; Langman et al. 1989; Sarvanan et al. 2002). Ein darüber hinausgehender Einbruch ins Gefäßlumen kann sonographisch normalerweise ohne größere Schwierigkeiten erkannt werden.

31.1.2   Glomus-caroticum-Tumor

Bei diesem relativ häufigen, gefäßeigenen Tumor handelt es sich um eine meist gutartige Verdickung des Glomus caroticum, die im Bereich der Karotisbifurkation direkt in der Gabelungsstelle sitzt und diese bei tumoröser Ausdehnung typischerweise aufspreizt.

> Glomustumoren des Glomus jugulare an der Schädelbasis haben demgegenüber eine klinisch deutlich schlechtere Prognose, da sie in die Schädelbasis einbrechen können und aufgrund ihrer Lokalisation in der Regel erst spät im Verlauf erkannt und diagnostiziert werden.

Erstdiagnose eines Glomustumors

Die farbkodierte Duplexsonographie ist heute gegenüber allen anderen bildgebenden Verfahren Methode der Wahl zur schnellen und zuverlässigen Differenzierung pulsierender Tumoren am Hals (▶ s. nachstehende Übersicht). Der Befund einer stark vaskularisierten Raumforderung zwischen A. carotis externa und interna mit Aufweitung der Gabelungsstelle sichert die Diagnose eines Glomustumors des Glomus caroticum (◘ Abb. 31.2). Gefäßfremde Tumoren zeigen selten eine derartig starke Vaskularisierung und liegen an anderer Stelle.

Differenzialdiagnose bei pulsierendem Tumor am Hals

- Glomustumor des Glomus caroticum
- Aneurysma (primäre Aneurysmen der A. carotis sind sehr selten)
- Lymphknoten, der A. carotis aufgelagert
- Knickbildungen der A. carotis communis und der A. carotis interna

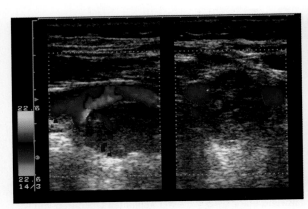

Abb. 31.2. Darstellung eines vaskularisierten Glomustumors im Gabelungsbereich der A. carotis im Längs- und Querschnitt

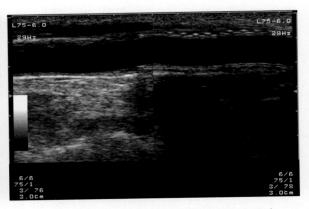

Abb. 31.3. Strahlenangiopathie der A. carotis mit segmentalem Gefäßersatz (Dacroninterponat, rechte Bildhälfte) bei progredienter Stenose und kontralateralem Verschluss der Arterie nach Radiatio eines Non-Hodgkin-Lymphoms

Steht lediglich die konventionelle Duplextechnik zur Verfügung, können sich im Einzelfall Differenzierungsprobleme zwischen einem Glomustumor und einem stark abknickenden Abgang der A. carotis interna ergeben. In letzterem Fall geht die A. carotis interna jedoch typischerweise stark abgewinkelt aus der A. carotis communis ab, während die A. carotis externa nahezu geradlinig dem Verlauf der A. carotis communis folgt. Außerdem zeigen Glomustumoren eine eher rundliche Spreizung der Gabelungsstelle, während diese bei Abknickungen charakteristischerweise spitz zuläuft.

❶❶ Praktische Hinweise

Häufigste Ursache eines »pulsierenden Halstumors« ist nach Erfahrung der Autoren eine Knickbildung oder ein stark geschlängelter Verlauf der A. carotis am Hals. Im Zuge einer Gewichtsabnahme, manchmal auch einer längeren Erkältung mit ausgiebigem Husten, kommt es zu einer Verlagerung der Knickstelle nach außen, sodass die Gefäßpulsation jetzt stärker bemerkt wird als früher.

Erkennung eines Rezidivtumors

Weniger günstig sieht die Situation bei Verlaufskontrollen nach Operation eines Glomustumors aus. Tumorrezidive finden sich meist nicht mehr an typischer Stelle, sondern ektop irgendwo im Bereich der Halsweichteile, und sind regelmäßig nur noch mäßig vaskularisiert (Cihlar et al. 1997). Angesichts der Tatsache, dass das Narbengewebe am Hals nach der Erstoperation sonographisch ohnehin nur schlecht zu beurteilen ist, wird verständlich, dass sich die farbkodierte Duplexsonographie zur Verlaufsbeurteilung nicht eignet.

31.1.3   Gefäßläsionen nach Bestrahlung von Halstumoren

Nach Bestrahlung zervikaler Lymphknoten bei Lymphomen oder im Anschluss an eine neck dissection bei Pharynx-/Hypopharynxtumoren stellt sich häufig die Frage nach Strahlenspätschäden (Strahlenangiopathie) im Bereich der Karotiden. Letztere stellen sich bereits im Tastbefund meist recht induriert dar.

Sonographische Befunde

Sonographisch zeigt sich die betroffene A. carotis im Seitenvergleich – sofern nicht beide Arterien betroffen sind – regelmäßig engkalibriger mit deutlich verdickten, z. T. echoreichen, z. T. jedoch auch echoarmen Gefäßwänden (Verbreiterung der Intima-Media-Dicke), die dann an eine Vaskulitis erinnern (❏ Abb. 31.3). Im Einzelfall finden sich zusätzlich insbesondere in der A. carotis communis, die in 2/3 der Fälle (mit-)betroffen ist, an ungewöhnlichen Stellen überwiegend echoarme Plaques, die stenosierenden Charakter besitzen und das Gefäß sogar verschließen können. So ist der Bulbus der A. carotis interna als typische Lokalisation arteriosklerotischer Plaques oft ausgespart, während alle anderen Karotissegmente betroffen sind (Lam et al. 2002).

31.2   Intrakranielle Tumoren

Zwar wurde die transkranielle Schnittbildsonographie in einigen Zentren bereits Anfang der 70er-Jahre vor Entwicklung der Computertomographie zur Erkennung intrakranieller Tumoren eingesetzt. Angesichts der heute mit Computer- und Kernspintomographie erzielbaren Auflösung erscheint jedoch ungewiss, ob der Methode in Zukunft eine Bedeutung zukommt. Möglicherweise ergeben sich für den Ultraschall aber ganz neue Anwendungsfelder, z. B. bei der gezielten Freisetzung mikroverkapselter Chemotherapeutika in Analogie zur Zerstörung von Ultraschallkontrastmitteln mittels »stimulated acoustic emission« (▶ s. Kap. 7.2.2).

Sonographische Befunde

Gewebe hirneigener Tumoren stellt sich bis auf seltene Ausnahmen echogen dar (Becker et al. 1994b). Nach Gabe von Ultraschallkontrastmitteln zeigten hochmaligne Tumoren regelmäßig farbkodierte Strömungssignale, bei niedrigmalignen Tumoren war diese in der Hälfte der Fälle nachweisbar (Bogdahn et al. 1994). Postoperativ korrelierten echogene Strukturen im ehemaligen Tumorgebiet mit kontrastmittelaufnehmenden Zonen früher kernspin- und computertomographischer Untersuchungen und mit bioptisch nachgewiesenen Tumorresten (Becker et al. 1999).

Klinische Bedeutung

Neben der im Vergleich zu anderen Schnittbildverfahren wie Kernspin- und Computertomographie schlechteren räumlichen Auflösung wird die Sonographie durch die Notwendigkeit eines knöchernen Schallfensters limitiert. Auch bei guter temporaler Schallpenetranz erlaubt dies eine nur ungenügende Abbildung einzelner Hirnregionen. Ohne Kenntnis des Befundes anderer Schnittbildverfahren war nicht zuletzt deshalb die primäre Detektionsrate hirneigener Tumoren mit 40% nur gering und konnte erst bei Kenntnis der Tumorlokalisation auf dann 80% gesteigert werden (Meyer et al. 2001). So blieben auch bei suffizientem knöchernem Schallfenster 40% aller Gliome 2. und 3. Grades unerkannt und wurde die Größe eines Tumors erheblich unterschätzt.

Intrakranielle Tumoren können für die Hirndurchblutung von Bedeutung sein, wenn sie schädelbasisnah (z. B. Meningeome) wachsen. In diesem Fall kann es zu einer tumorbedingten Kompression insbesondere der distalen A. carotis interna, in selteneren Fällen auch der A. cerebri posterior, kommen. Für die Erkennung der hierdurch bedingten Gefäßeinengung und insbesondere für Verlaufskontrollen gelten die hinlänglich bekannten Kriterien zur Detektion »gefäßeigener« Stenosen.

Zusammenfassung

Bei Unterbrechung der sonographischen Wandschichten der A. carotis muss von einer Infiltration der Arterie durch benachbarte, gefäßfremde extrakranielle Tumoren oder Lymphknoten ausgegangen werden. Tumoren des Glomus caroticum sind meist per »Prima-vista-Diagnose« als echoarme, stark vaskularisierte Struktur zwischen A. carotis interna und externa zu erkennen, jedoch eignet sich die Methode nicht zu deren postoperativen Verlaufskontrolle. Die Bedeutung der Sonographie bei der Diagnostik hirneigener intrakranieller Tumoren ist begrenzt.

Anhang

32 Befunddokumentation und -beschreibung

Der Sinn einer Kurven- und Bilddokumentation wurde über viele Jahre hinweg mit dem Hinweis angezweifelt, dass es sich bei der Ultraschalldiagnostik um eine subjektive Methode handle und dass letztlich jeder beliebige Befund bei entsprechender Manipulation der Schallsonde »simuliert« werden könne. Mit der allgemeinen Verbreitung der Spektrumanalyse und der farbkodierten Gefäßdarstellung hat sich dies erheblich geändert. Zumindest der positive Nachweis einer Stenose oder eines Verschlusses sollte anhand der Dokumentation eindeutig nachvollziehbar sein. Nicht zuletzt gibt die Kurven- und Bilddokumentation in bemerkenswerter Weise Aufschluss darüber, ob ein Untersucher die Ableitetechnik beherrscht und ein Befund daher glaubhaft ist.

In den vergangenen Jahren wurden in Deutschland von verschiedenen Arbeitsgruppen Richtlinien für die Dokumentation erarbeitet. Die derzeit aktuellsten und umfassendsten Empfehlungen zur Dokumentation sonographischer Untersuchungen an den hirnversorgenden Arterien stammen von der Sektion Neurologie der Deutschen Gesellschaft für Ultraschall in der Medizin e. V. (DEGUM) und sind unter der Website der Fachgesellschaft publiziert (www.degum.de). Sie unterscheiden 3 Arten der Befunddokumentation:

- Basisdokumentation als Minimaldokumentation im nichtpathologischen Fall,
- befundbezogene Dokumentation zusätzlich zur Basisdokumentation bei definierten pathologischen Befunden,
- Dokumentation spezieller Fragestellungen, z. B. bei Funktionsuntersuchungen der zerebralen Hämodynamik oder bei der Feststellung des zerebralen Kreislauf-

stillstands. In geringem Umfang bestehen hier zum Untersuchungsablauf Abweichungen zwischen den Empfehlungen im vorliegenden Buch und den Empfehlungen der DEGUM. Soweit solche vorliegen, werden diese in den einzelnen Kapiteln begründet.

Im Folgenden wird der zum Zeitpunkt der Drucklegung des vorliegenden Buches aktuelle Stand vom 01.11.2000 im Originaltext wiedergegeben.

32.1 Allgemeine Grundsätze

In der täglichen Routinediagnostik der hirnversorgenden Arterien kann ein erheblicher Teil der Fragestellungen unter Einsatz einfacher und preisgünstiger Doppler- und schwarzweißer Duplexgeräte zuverlässig beantwortet werden. Der Einsatz dieser Methoden ist daher auch weiterhin in Praxis und Klinik zu empfehlen und im Rahmen einer kosteneffizienten Patientenversorgung sinnvoll. Um jedoch das gesamte diagnostische Spektrum der neurologischen Ultraschalldiagnostik gemäß den Qualitätsanforderungen des DEGUM/DGKN-Zertifikats abdecken zu können, ist der kombinierte Einsatz von Doppler- und farbkodierter Duplexsonographie mit verschieden frequenten Duplexsonden und spezieller Zusatzausrüstung (z. B. feststehende Monitoringsonde) unabdingbar. Die vorliegenden Dokumentationsrichtlinien beziehen sich daher ausschließlich auf diesen kombinierten Einsatz. Die Dokumentation bei alleiniger Anwendung der Dopplersonographie sollte weiterhin nach den etablierten Richtlinien der DEGUM erfolgen.

Die Bild- und Kurvendokumentation ist ein wesentlicher Bestandteil der Qualitätssicherung in der neurologischen Ultraschalldiagnostik. Sie soll Aussagen über die sachgerechte Auswahl der eingesetzten Untersuchungsverfahren, die adäquate Untersuchungsdurchführung sowie die korrekte Befunderhebung vermitteln. Die Dokumentation muss daher so umfassend und eindeutig sein, dass daran die sonographisch erhobenen Befunde nachvollziehbar sind. Im nichtpathologischen Fall genügt hierbei eine »Basisdokumentation«. Für den pathologischen Fall kann als Regel gelten, dass jeder als auffällig beschriebene und zur Diagnose beitragende Befund zu dokumentieren ist. Darüber hinaus sind bei speziellen Fragestellungen sowohl bei der Durchführung als auch bei der Dokumentation die besonderen Erfordernisse der Untersuchung zu berücksichtigen.

Aufgrund der oft erheblichen Datenmenge insbesondere bei der farbkodierten Duplexsonographie ist eine Speicherung auf elektronischen Datenträgern (z. B. MOD-Laufwerk, Videoband) zu empfehlen. Allerdings müssen hiervon Reproduktionen möglich sein, die eine Qualitätskontrolle durch

Dritte ohne Verwendung zusätzlicher optischer und/oder elektronischer Hilfsmittel erlauben. Die Kurven- und Bilddokumentation sowie die Befundbeschreibung und -beurteilung sind zu archivieren. Die Abgabe von Bildern an überweisende oder mitbehandelnde Ärzte oder ggf. auch an die Patienten darf die eigene Bilddokumentation nicht beeinträchtigen.

32.2 Gerätespezifische Dokumentation

Sofern nicht bestehende rechtliche Vorgaben (z. B. bei der kassenärztlichen Versorgung) eine getrennte Dokumentation vorsehen, sollte im Rahmen des sinnvollerweise kombinierten Einsatzes von Doppler- und Duplexsonographie jedes Gefäß anhand der Methode dokumentiert werden, die in der konkreten Untersuchungssituation die beste diagnostische Aussage vermittelt[1]. Als Ausnahme hiervon ist die Ausbildung zur Vorbereitung auf das DEGUM/DGKN-Zertifikat anzusehen, bei der aus Gründen einer umfassenden Ausbildung die erforderlichen 200 extrakraniellen Untersuchungen – soweit technisch machbar – sowohl doppler- als auch duplexsonographisch dokumentiert werden sollten.

Unabhängig von der untersuchten Gefäßregion sollten bei der Dokumentation folgende Punkte beachtet werden.

Dopplersonographie

Erforderlich ist die Dokumentation des Frequenz-Zeit-Spektrums über eine dem Einzelfall angepasste Anzahl von Herzaktionen[2] hinweg mit Maßstabsanzeige der Dopplershift sowie mit Anzeige der verwendeten Ultraschallsendefrequenz. Die automatische Anzeige der maximalen systolischen und enddiastolischen Dopplershift sowie der intensitätsgewichteten mittleren Dopplershift (»mean«) ist empfehlenswert. Bei entsprechenden Fragestellungen[3] ist die Erfassung des Meanwerts zwingend erforderlich. Die Darstellung der sog. »Analogpulskurve« mit Hilfe eines sog. Nulldurchgangszählers, wie er in einfacheren Dopplergeräten Anwendung findet, oder eine lediglich zahlenmäßige Erfassung von Parametern des Dopplerspektrums sind nicht ausreichend. Auf der Do-

kumentation ist kenntlich zu machen, um welches Gefäß und um welche Seite es sich handelt (z. B »ACI re« für rechte A. carotis interna).

Schnittbildsonographie

Soweit die untersuchte Region bzw. der Gefäßabschnitt im Schnittbild nicht anhand typischer Leitstrukturen (z. B. Karotisgabelung, Klivus mit Pons) unschwer zu identifizieren ist, sollte die Dokumentation eine entsprechende Beschreibung (z. B. Piktogramme) mit Benennung der untersuchten Seite enthalten. Wichtige Untersuchungsparameter (z. B. Intima-Media-Dicke oder Ventrikelweite) sind anhand konkreter Messungen im Bild festzuhalten.

Farbkodierte Duplexsonographie

Die Befunde sind bevorzugt farbkodiert als Kombination von Schnittbild und Dopplerspektrum zu dokumentieren. Soweit Gefäße nicht eindeutig im schwarzweißen Schnittbild zu identifizieren sind (z. B. bei intrakraniellen Ableitungen), ist in jedem Fall die farbkodierte Darstellung einzusetzen. Längsschnitte durch ein Gefäß (z. B. A. carotis communis) sind im (farbkodierten) Schnittbild so zu dokumentieren, dass der Gefäßabschnitt möglichst über den gesamten Bildschirm hinweg »bandförmig« dargestellt ist.

32.3 Basisdokumentation (Minimalforderung)

32.3.1 Extrakranielle Doppler-/ Duplexsonographie

Als Minimalforderung sind im nichtpathologischen Fall seitenvergleichend die in ◻ Tabelle 32.1 genannten Gefäße kontinuierlich abzuleiten und mit der im jeweiligen Einzelfall aussagekräftigsten Methode zu dokumentieren.

Da die systolische Maximalfrequenz das diagnostisch wichtigste Kriterium darstellt, sollte von jedem Gefäßabschnitt das Dopplerspektrum mit der jeweils höchsten ableitbaren systolischen Frequenz bzw. Strömungsgeschwindigkeit dokumentiert werden. Bei Verwendung der Duplexsonographie sollte dabei, soweit technisch möglich, stets eine winkelkorrigierte Bestimmung der Strömungsgeschwindigkeit (Beschallungswinkel möglichst ≤60°) erfolgen.

Um einzelne Gefäße bei der Untersuchung nicht zu vergessen und um Probleme bei einer nachträglichen Beschriftung von Gefäßabschnitten zu vermeiden, empfiehlt es sich, einen standardisierten Untersuchungsablauf zu verwenden (z. B. zunächst A. supratrochlearis im Seitenvergleich, dann linke/rechte Halsseite mit Karotisästen, A. vertebralis und A. subclavia).

Sofern keine digitale Speicherung der Duplexbilder erfolgt, kann sich die farbkodierte Dokumentation mit dem Videoprinter im nichtpathologischen Fall aus Kostengründen auf die Fälle beschränken, in denen der Gefäßverlauf auf einer Schwarzweißdokumentation nur unzureichend erkennbar ist und das Farbbild wesentlich zu Befundqualität beiträgt. Eine grundsätzliche Beschränkung auf die farbkodierte Darstellung von Gefäßen ohne zusätzliche Strömungsinformation im Dopplerspektrum ist abzulehnen, da damit gravierende Fehlbefunde möglich sind.

---

[1] Typische Beispiele hierfür sind:
   a) Die Endäste der A. ophthalmica lassen sich im Allgemeinen am einfachsten und zuverlässigsten mit der Dopplerstiftsonde beurteilen (A. supratrochlearis). Die Ableitung der A. centralis retinae mit der Duplexsonde ist demgegenüber meist aufwändiger.
   b) Während mit der Dopplerstiftsonde nur punktförmige Ableitungen im Abgangsbereich und an der Atlasschlinge möglich sind, lässt sich die A. vertebralis duplexsonographisch regelmäßig in ihrem gesamten Verlauf einschließlich ihres Durchmessers beurteilen.
   c) Trotz der in den letzten Jahren verbesserten Duplextechnik lassen sich im Einzelfall intrakranielle Gefäße bei unzureichendem temporalem Schallfenster mit der Dopplerstiftsonde zuverlässiger ableiten.

[2] Bei der Erfassung von Stenosen genügen einige wenige Herzaktionen. Bei Provokationsmanövern (z. B. Kompressionstests) sollte auf dem selben Befund sowohl die Situation mit als auch ohne Provokation erkennbar sein.

[3] z. B. Bestimmung der zerebrovaskulären Reservekapazität, Beurteilung von Vasospasmen

◻ Tabelle 32.1. Minimalforderungen an die Dokumentation im nichtpathologischen Fall bei Ableitung der extrakraniellen Gefäße

	Dopplersonographie	Duplexsonographie
Endäste der A. ophthalmica	A. supratrochlearis	Gefäße im medialen Augenwinkel und/oder A. centralis retinae
A. carotis communis	Punktuell[a]	Längsschnitt mit Dopplerspektrum[b]
A. carotis interna	Punktuell[a]	Übergang der A. carotis communis in die A. carotis interna mit Dopplerspektrum der A. carotis interna[b, c] sowie distale A. carotis interna
A. carotis externa	Punktuell[a]	Übergang der A. carotis communis in die A. carotis externa mit Dopplerspektrum der A. carotis externa[b, c]
A. vertebralis	Atlasschlinge oder Abgangsbereich[a]	Verlauf (V2-Abschnitt) mit Dopplerspektrum und Durchmesserbestimmung[b, c]
A. subclavia	Proximaler Abschnitt[a]	-

[a] Kontinuierliche Ableitung des Verlaufs mit punktueller Registrierung des Dopplerspektrums mit der jeweils höchsten ableitbaren systolischen Frequenz.

[b] Soweit technisch möglich, stets mit winkelkorrigierter Messung der maximalen systolischen Strömungsgeschwindigkeit. Ist die Systole auf dem Bildschirm aus technischen Gründen nicht darstellbar, Messung der maximalen enddiastolischen Strömungsgeschwindigkeit.

[c] Dies kann, v. a. im nichtpathologischen Fall, in einem kombinierten Bild (Längsschnitt mit oder ohne Farbkodierung sowie Dopplerspektrum mit winkelkorrigiert berechneter maximaler systolischer Strömungsgeschwindigkeit) dokumentiert werden, wenn dabei eine Abbildung des Gefäßes im Maßstab von wenigstens 1:1 gewährleistet ist.

◻ Tabelle 32.2. Minimalforderungen an die Dokumentation im nichtpathologischen Fall bei Ableitung der intrakraniellen Gefäße

	Dopplersonographie – empfohlene Ableitetiefe	Duplexsonographie
Transtemporal		
A. cerebri media	45–55 mm	Farbkodierter Axialschnitt mit Dopplerspektrum M1-Abschnitt[a]
A. cerebri anterior	70–75 mm	Farbkodierter Axialschnitt mit Dopplerspektrum A1-Abschnitt[a]
A. cerebri posterior	70–75 mm	Farbkodierter Axialschnitt mit Dopplerspektrum P1- oder P2-Abschnitt[a]
Transnuchal		
A. vertebralis	65–75 mm	s. u.
A. basilaris	Möglichst weit kranial	Farbkodierte Darstellung des Vertebralis-Basilaris-Übergangs (»vertebrobasiläres Y«) mit Dopplerspektrum der A. basilaris[a]

[a] Soweit technisch möglich, stets mit Messung der maximalen systolischen Strömungsgeschwindigkeit.

32.3.2 Transkranielle Doppler-/Duplexsonographie

Als Minimalforderung sind im nichtpathologischen Fall seitenvergleichend (Ausnahme A. basilaris) die in ◻ Tabelle 32.2 genannten Gefäße kontinuierlich abzuleiten und mit der im jeweiligen Einzelfall aussagekräftigsten Methode zu dokumentieren.

32.4 Befundbezogene Dokumentation (Empfehlungen)

Die nachfolgenden Angaben beinhalten Empfehlungen für die Dokumentation, wie sie im pathologischen Fall bzw. zum konkreten Ausschluss eines pathologischen Befundes bei entsprechenden klinischen Fragestellungen sinnvoll sein kann (◻ Tabellen 32.3 und 32.4). Sie dient hier dazu, sonographisch erhobene Befunde für Dritte nachvollziehbar zu dokumentieren. Die befundbezogene Dokumentation erfolgt stets zusätzlich zur Basisdokumentation. Nichtgenannte seltenere Befundkonstellationen (z. B. Stenosen der A. carotis communis) sind in analoger Weise zu dokumentieren.

▣ Tabelle 32.3. Empfehlungen zur Dokumentation bei speziellen pathologischen Befundkonstellationen der extrakraniellen hirnversorgenden Arterien

Extrakraniell	Dokumentation zusätzlich zur Basisdokumentation	
	Extrakranieller Doppler/Duplex	**Transkranieller Doppler/Duplex**[a]
Extrakranielle Stenose A. carotis interna	Bereich der maximalen Einengung in 2 Ebenen (z. B. Längs- und Querschnitt) sowie – soweit technisch möglich – poststenotischer Abschnitt möglichst weit distal der Stenose im Längsschnitt. Jeweils Strömungsspektrum mit Bestimmung der maximalen Strömungsgeschwindigkeit und, soweit zur Stenosegraduierung relevant, Dokumentation poststenotischer Strömungsstörungen. Poststenotisch auch Durchmesserbestimmung, bei Durchmesserunterschieden im Seitenvergleich (z. B. Dissektionen) ggf. Flussvolumenbestimmung	Bei höhergradigen Stenosen und Verschlüssen zusätzlich zur transkraniellen Basisuntersuchung ggf. Beurteilung der intrakraniellen Kollateralwege (bei daraus zu erwartenden therapeutischen Konsequenzen im Einzelfall einschl. Karotiskompressionstest[b]), ggf. der A. ophthalmica (transorbitale Ableitung) sowie ggf. der zerebrovaskulären Reservekapazität
Extrakranieller Verschluss der A. carotis interna	Darstellung des verschlossenen Gefäßabschnitts im Farbduplex mit »Low-flow-Einstellungen«[c] in 2 Schnittebenen	s. o.
Verschluss der A. carotis communis	Längsschnitt des verschlossenen Gefäßabschnitts im Farbduplex mit »Low-Flow«-Einstellungen[c] sowie Darstellung der A. carotis interna und externa	s. o.
Verlaufsanomalien der extrakraniellen Karotisabschnitte (z. B. Kinking)	Abnormer Gefäßverlauf im Längsschnitt, bei Knickbildungen Strömungsgeschwindigkeit unmittelbar vor, im Maximum und unmittelbar hinter der Knickstelle	Basisdokumentation
A. vertebralis (Hypo-/ und Aplasien, Stenosen, Verschlüsse)	Soweit technisch möglich, beidseits alle Abschnitte der A. vertebralis (V0–V3) einschl. Durchmesserbestimmung und Strömungsspektrum mit Bestimmung der Strömungsgeschwindigkeit, bei Stenosen Darstellung von Stenosemaximum und poststenotischem Verlauf	Verlauf der A. vertebralis (V4) bis in die A. basilaris (Basilariskopf) mit Spektrumanalyse der Aa. vertebrales und der A. basilaris
A. subclavia (Stenosen, Verschlüsse)	Seitenvergleichend A. subclavia im proximalen und distalen Abschnitt, A. vertebralis mit Oberarmkompressionstest	A. vertebralis (V4) und A. basilaris, ggf. mit Oberarmkompressionstest

[a] Gegebenenfalls unter Zuhilfenahme von Signalverstärkern.
[b] Die Durchführung einer kurzzeitigen Karotiskompression ist nur dann zu empfehlen, wenn durch Duplexsonographie sichergestellt ist, dass sich im Bereich der Kompressionsstelle keine Plaques finden und diese deutlich unterhalb der Karotisbifurkation liegt.
[c] Niedrige Pulsrepetitionsfrequenz, niedriges Wandfilter, hohe Farbverstärkung, ggf. Reduktion der Persistence (Korrelation), ggf. Power-Mode, ggf. mit Signalverstärker.

Sofern keine zwingende Notwendigkeit zur umfassenden farbkodierten Dokumentation besteht (transkranielle Duplexsonographie) und nicht ohnehin eine Speicherung auf elektronische Datenträger vorgenommen wird, kann sich die farbkodierte Duplexdokumentation mit dem Videoprinter aus Kostengründen auf die Fälle beschränken, in denen das Farbbild wesentlich dazu beiträgt, einem möglichen Nachbefunder den Befund klarer vor Augen zu führen. Diese Situation ist regelmäßig bei echoarmen, im Schnittbild nicht eindeutig abgrenzbaren Stenosen sowie bei irregulären Gefäßverläufen (z. B. Kinking, Coiling, Dissektion), selbstverständlich auch bei Glomustumoren und bei der Abgrenzung filiformer Stenosen von Verschlüssen gegeben.

32.5 Dokumentation spezieller Fragestellungen (Empfehlungen)

Die nachfolgenden Angaben sollen als Hilfe nicht nur für die Dokumentation, sondern auch für die Durchführung spezieller Fragestellungen in der neurologischen Ultraschalldiagnostik dienen. Im Einzelfall handelt es sich dabei um neue, noch nicht standardisierte und nicht allgemein gängige Einsatzgebiete. In Abhängigkeit neuer wissenschaftlicher Ergebnisse werden die Empfehlungen geändert und ergänzt.

32.5.1 Synkopenabklärung

— **Apparative Voraussetzungen:** Transkranielle Dopplersonographie mit am Kopf fixierter Sonde, Einrichtung zur automatisierten Blutdruckmessung (kontinuierlich oder punktförmig), Kipptisch.

◻ Tabelle 32.4. Empfehlungen zur Dokumentation bei speziellen pathologischen Befundkonstellationen der intrakraniellen hirnversorgenden Arterien

Intrakraniell[a]	Dokumentation zusätzlich zur Basisdokumentation	
	Extrakranieller Doppler/Duplex	**Transkranieller Doppler/Duplex[b]**
Intrakranielle Stenose/ Verschluss der A. carotis interna	Bei Durchmesserunterschieden im Seitenvergleich (z. B. Dissektionen) ggf. Flussvolumenbestimmung	Bei Stenosen – soweit technisch möglich – Darstellung von Stenosemaximum und poststenotisch (ggf. auch transorbital), Beurteilung der intrakraniellen Kollateralwege
Karotis-T-Verschluss	s. o.	Nachweis eines suffizienten temporalen Schallfensters durch gemeinsame Darstellung der kontralateralen A. cerebri anterior und des Basilariskopfes, ggf. unter Zuhilfenahme von Signalverstärkern
Stenose der A. cerebri media	Basisdokumentation	Soweit technisch möglich, A. cerebri media vor, im Maximum und hinter der Stenose mit Strömungsgeschwindigkeit
Verschluss der A. cerebri media (M1-Segment)	Seitenvergleichend A. carotis interna mit Strömungsspektrum, bevorzugt mit Flussvolumen	Nachweis eines suffizienten temporalen Schallfensters durch gemeinsame Darstellung der ipsilateralen A. cerebri anterior und posterior, ggf. unter Zuhilfenahme von Signalverstärkern
Stenose der A. basilaris	Zusätzlich zur Basisdokumentation A. vertebralis im Bereich der Atlasschlinge (V3)	Soweit technisch möglich, A. basilaris vor, im Maximum und hinter der Stenose
Verschluss der A. basilaris	s. o.	Im pathologischen Fall meist nicht verwertbar, zum Ausschluss eines Basilarisverschlusses farbkodierte Darstellung des Vertebralis-Basilaris-Übergangs (vertebrobasiläres Y) mit Dopplerspektrum der Aa. vertebrales (V4) und der A. basilaris, ggf. unter Zuhilfenahme von Signalverstärkern. Transtemporal Basilariskopf mit Aa. cerebri posteriores und ggf. Rr. communicantes posteriores

[a] Bei intrakraniellen Gefäßprozessen ist eine extrakranielle Ultraschalluntersuchung (mit entsprechender Dokumentation) unverzichtbar.
[b] Gegebenenfalls unter Zuhilfenahme von Signalverstärkern.

— Untersuchungsablauf: Kontinuierliche dopplersonographische Ableitung der A. cerebri media einer oder beider Seiten. Gleichzeitig Blutdruck- und Pulsmessung, kontinuierlich (z. B. Finapresgerät) oder punktförmig alle 30 s. Nach 5–10 min entspanntem Liegen Kippen in vertikale Position (Kippwinkel 60–80°) und Ableitung über 10–15 min (bei Abklärung neurokardiogener Synkopen bis 45 min).
— Dokumentation: Dokumentation von Meanwert oder mittlerer maximaler Dopplershift, Blutdruck und Puls während des gesamten Untersuchungsablaufs kontinuierlich oder punktförmig alle 30 s.

32.5.2 Mikroembolidetektion

— Apparative Voraussetzungen: Transkranielle Dopplersonographie mit am Kopf fixierter Sonde. Dopplergerät mit FFT-Überlappung ≥50 %, möglichst niedrigem Wandfilter (≤100 Hz), niedrigem axialen Messvolumen (4–10 mm) und dynamic range im unteren Bereich.
— Untersuchungsablauf: Kontinuierliche Ableitung von Hirnbasisarterien über im Allgemeinen 60 min (bei unruhigen Patienten ggf. kürzer) mit kontinuierlicher audiovisueller Beurteilung des Dopplerspektrums oder Einsatz einer halbautomatisierten Embolusdetektion (z. B. Schwellenwertdetektor) mit anschließender Auswertung. Die Untersuchung kann bereits nach kürzeren Ableitezeiten abgebrochen werden, wenn wenigstens 3 Mikroembolisignale nachgewiesen wurden.
— Dokumentation: Alle Mikroembolus-verdächtigen Signale im Dopplerspektrum über wenigstens einen Herzzyklus.

32.5.3 Rechts-links-Shunt

— Apparative Voraussetzungen: Transkranielle Dopplersonographie, vorzugsweise bilaterale Ableitung mit am Kopf fixierten Sonden. Wenigstens 2-mal 5 ml kommerziell erhältliches Ultraschallkontrastmittel (z. B. Echovist), evtl. auch mit feinsten Luftbläschen versetzte, »agitierte« Kochsalzlösung (cave fehlende Zulassung in Deutschland).
— Untersuchungsablauf: Kontinuierliche Ableitung der A. cerebri media nach wenigstens 2 Kontrastmittelgaben mit jeweils 5 ml i.v. im Bolus. Im 1. Durchgang immer

Durchführung eines Valsalva-Manövers ca. 5 s nach Injektionsbeginn (Anmerkung: Nach Ansicht der Autoren ca. 10 s, ▶ s. Abb. 26.3), im 2. Durchgang kein Valsalva-Manöver, sofern im 1. Durchgang bereits eine relevante Zahl an Mikroembolisignalen nachgewiesen werden konnte.

- Dokumentation: Kontinuierliche Beobachtung des Dopplerspektrums während der ersten 45 s nach Kontrastmittelgabe mit niedrig eingestellter Signalverstärkung. Kontinuierliche Dokumentation (z. B. Video oder digitaler Datenträger) oder zumindest Ausdruck eines relevanten Bildschirminhalts. Dokumentation des Zeitpunktes der Kontrastmittelgabe und des Valsalva-Manövers. Semiquantitative Angabe des nachgewiesenen Kontrastmittelübertritts (bei unilateraler Ableitung ≤10, >10 Mikroembolisignale, »Schauer«).

32.5.4 Zerebrovaskuläre Reservekapazität

Apnoe-Test

- **Apparative Voraussetzungen:** Transkranielle Dopplersonographie, bevorzugt bilateral mit am Kopf fixierter Sonde.
- **Untersuchungsablauf:** Kontinuierliche Ableitung des Dopplerspektrums von Hirnbasisarterien während zunächst ca. 30 s kräftiger Hyperventilation, dann ca. 30 s Anhalten der Luft, danach ca. 30 s normale Atmung.
- **Dokumentation:** Kontinuierliche Dokumentation des Dopplerspektrums bzw. des Meanwerts oder der mittleren maximalen Dopplershift, alternativ Registrierung eines Bildschirminhaltes der 3 Situationen Normokapnie, Hypokapnie und Hyperkapnie, Letzteres ca. 5 s nach Ende des Luftanhaltens.

Acetazolamidtest

- **Apparative Voraussetzungen:** Transkranielle Dopplersonographie, bevorzugt bilateral mit am Kopf fixierter Sonde.
- **Untersuchungsablauf:** Kontinuierliche Ableitung des Dopplerspektrums von Hirnbasisarterien ab i.v.-Injektion von Acetazolamid (Diamox®, Dosierung üblicherweise nach Körpergewicht 15 mg/kg Körpergewicht) über einen Zeitraum von maximal 20 min.
- **Dokumentation:** Kontinuierliche Dokumentation des Dopplerspektrums bzw. des Meanwerts oder der mittleren maximalen Dopplershift, alternativ Registrierung eines Bildschirminhaltes zu Beginn und nach jeweils 5 min.

CO_2-Test

- **Apparative Voraussetzungen:** Transkranielle Dopplersonographie, bevorzugt bilateral mit am Kopf fixierter Sonde, Messgerät zur Bestimmung des endexspiratorischen CO_2-Gehalts der Atemluft (Kapnometer), Möglichkeit zur Erhöhung des pCO_2 der Atemluft (z. B. Mischbatterie, Carbogengas).
- **Untersuchungsablauf:** Kontinuierliche Ableitung des Dopplerspektrums der Hirnbasisarterien sowie des endexspiratorischen CO_2-Gehalts der Atemluft während Ruhe, 2-minütiger Hyperkapnie und anschließender einminütiger leichter Hyperventilation.

- **Dokumentation:** Bevorzugt kontinuierliche Dokumentation des Meanwerts oder der mittleren maximalen Dopplershift sowie des endexspiratorischen CO_2, ggf. in Form eines Geschwindigkeits-CO_2-Diagramms. Alternativ Registrierung eines Bildschirminhalts jeweils am Ende der 3 Untersuchungsphasesituationen.

32.5.5 Vasospasmen

- **Apparative Voraussetzungen:** Extra- und transkranielle Doppler- oder Duplexsonographie.
- **Untersuchungsablauf:** Ableitung der A. carotis interna extrakraniell (für sog. »MCA-ICA-Index«), und A. cerebri media im Seitenvergleich, für Verlaufskontrollen auch A. cerebri anterior und posterior.
- **Dokumentation:** Dopplerspektrum aller abgeleiteten Gefäße unter besonderer Berücksichtigung der systolischen Maximalfrequenz als zuverlässigster Parameter.

32.5.6 Zerebraler Kreislaufstillstand

Noch nicht von der DEGUM definiert.

32.5.7 Abklärung beim akuten Schlaganfall (vorderer Hirnkreislauf)

- **Apparative Voraussetzungen:** Extra- und transkranieller Duplex, ggf. ergänzend Doppler (z. B. A. supratrochlearis).
- **Untersuchungsablauf:** Farbkodierte Darstellung der ipsilateralen A. carotis interna und A. cerebri media mit Dopplerspektrum, ggf. unter Zuhilfenahme von Signalverstärkern. Bei Verdacht auf proximalen Verschluss der A. cerebri media farbkodierte Darstellung der übrigen ipsi- und kontralateralen Hirnbasisarterien im gleichen Beschallungsfenster. Bei Verdacht auf distalen Verschluss der A. cerebri media bzw. ihrer Äste winkelkorrigierte Bestimmung der Strömungsgeschwindigkeit in der proximalen A. cerebri media. Bei unklaren Situationen auch Ableitung der A. supratrochlearis und der A. carotis communis im Seitenvergleich.
- **Dokumentation:** Farbkodierte Dokumentation der untersuchten Gefäße, Dopplerspektrum der A. carotis interna und A. cerebri media (falls nicht verschlossen).

32.5.8 Abklärung beim akuten Schlaganfall (hinterer Hirnkreislauf)

Noch nicht von der DEGUM definiert.

32.6 Schriftliche Befundung

Jede schriftliche Befundung sollte eine eindeutige Patientenidentifikation, das Untersuchungsdatum, die zur sonographischen Untersuchung führende Fragestellung bzw. Verdachtsdiagnose sowie die Unterschrift des untersuchenden Arztes enthalten. Darüber hinaus gliedert sie sich in 2 Teile.

32.6.1 Befundbeschreibung

Die Befundbeschreibung kann in Textform oder graphisch anhand eines Schemas (Gefäßtabelle und/oder anatomische Darstellung der Gefäße) erfolgen. Einschränkungen der Signalqualität oder Darstellbarkeit sowie besondere Untersuchungsschwierigkeiten sind zu vermerken. Bei auffälligen Befunden sind die Ergebnisse detailliert niederzulegen, im nichtpathologischen Fall genügt der Hinweis »o. B.« oder »unauffällig«.

Dopplerspektrum

Pathologische Befunde sind anhand direkter und indirekter Kriterien – einschließlich der systolischen Maximalfrequenz bzw. der winkelkorrigierten Strömungsgeschwindigkeit für die Stenosegradabschätzung – festzuhalten. Weiterhin sind Reaktionen auf Kompressionsmanöver zu beschreiben. Bei der transkraniellen Ableitung sind im pathologischen Fall zusätzlich der gewählte Zugang sowie die jeweilige Untersuchungstiefe festzuhalten.

(Farbkodiertes) Schnittbild

Im (farbkodierten) Schnittbild sichtbare Gefäßwandveränderungen sind nach Lage, Ausdehnung, Struktur und Oberfläche zu charakterisieren. Zusätzlich sind ggf. Normabweichungen der Gefäßweite, des Gefäßverlaufes und der Pulsation festzuhalten.

32.6.2 Befundbeurteilung

Sie enthält eine zusammenfassende schriftliche Beurteilung des erhobenen sonographischen Befundes mit Stellungnahme zur Fragestellung. Im nichtpathologischen Fall genügt eine Kurzfassung.

33 Ausbildungsrichtlinien

Limitierender Faktor jeder sonographischen Untersuchung ist ihre starke Abhängigkeit von der Erfahrung des Untersuchers. Zwar hat sich mit der Entwicklung der farbkodierten Duplexsonographie die Untersuchungstechnik wesentlich verbessert und vereinfacht, doch auch sie ersetzt nicht die Kenntnis der physikalischen Grundlagen sowie die Fertigkeit im Umgang mit der Schallsonde. Daher ist für die Anwendung der Methode eine erhebliche Einarbeitungszeit erforderlich, und auch danach muss die Technik ständig praktiziert werden. Die in Deutschland von der Ultraschallvereinbarung der Kassenärztlichen Bundesvereinigung (▶ s. u.) genannten 200 Doppler- und Duplexuntersuchungen der hirnversorgenden Arterien stellen sicherlich nur eine Minimalforderung dar, und es gilt nach wie vor eine Zahl von ca. 1000 Untersuchungen, ab der erst ein suffizienter Qualitätsstandard erreicht wird (von Reutern 1982). Außerdem sollte die Durchführung der Methode den Arztpraxen und Krankenhäusern vorbehalten bleiben, die mit einer jährlichen Mindestzahl von ca. 400 Untersuchungen der hirnversorgenden Arterien ein Minimum an kontinuierlichem Training ermöglichen.

Die Ausbildungsrichtlinien in der Ultraschalldiagnostik sind in Deutschland zum Zeitpunkt der Drucklegung des Buches (Frühling 2004) durch 3 Regelwerke bestimmt:

— **Weiterbildungsordnungen der Landesärztekammern:** Die derzeit gültige (Muster-)Weiterbildungsordnung setzt bei bestimmten Fachgebieten, Schwerpunkten und Bereichen für den Abschluss der Weiterbildung »eingehende Kenntnisse, Erfahrungen und Fertigkeiten in der gebietsbezogenen Sonographie« voraus. Bezüglich der geforderten Untersuchungszahlen bestehen zwischen den verschiedenen Landesärztekammern und den einzelnen Fachgebieten Unterschiede. Zum überwiegenden Teil werden jedoch jeweils 200 extra- und transkranielle Untersuchungen genannt.

— **Ultraschallvereinbarung der Kassenärztlichen Bundesvereinigung (KBV):** Unabhängig von den Weiterbildungsordnungen sind von der KBV Qualifikationsvoraussetzungen zur Durchführung von Ultraschalluntersuchungen entwickelt worden. Die derzeit aktuelle Version der sog. »Ultraschallvereinbarung« stammt vom

10.6.1996. Hierin finden sich detaillierte Anforderungen sowohl an die fachliche Befähigung des Untersuchers als auch an die apparative Ausstattung. Basierend auf der Ultraschallvereinbarung erfordern die Durchführung und Abrechnung von Ultraschalluntersuchungen in der kassenärztlichen Versorgung eine Genehmigung durch die jeweils zuständige Kassenärztliche Vereinigung.

— **Qualifikationskonzept der Deutschen Gesellschaft für Ultraschall in der Medizin e.V. (DEGUM):** Über die »Basisausbildung« gemäß Weiterbildungsordnung und Ultraschallvereinbarung hinaus hat in Deutschland der Arbeitskreis Gefäßdiagnostik der DEGUM (2001 umgewandelt in »Arbeitskreis vaskulärer Ultraschall«) bereits vor Jahren mit der Schaffung des »Ausbilders« und des »Seminarleiters« ein mehrstufiges Ausbildungskonzept entwickelt (◘ Abb. 33.1). Dieses wird aktuell überarbeitet, die wichtigsten Eckpunkte finden sich im nachfolgenden Text. Zu Details wird auf die Website der DEGUM (www.degum.de) verwiesen.

Unabhängig von diesen 3 Regelwerken wurde vor wenigen Jahren speziell für Neurologen von der Deutschen Gesellschaft für Klinische Neurophysiologie e.V. (DGKN) ein eigenes

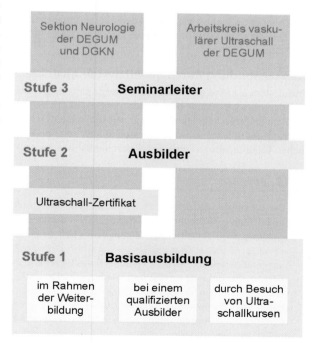

◘ **Abb. 33.1.** Dreistufiges Konzept der DEGUM für die Ausbildung in der Ultraschalldiagnostik der hirnversorgenden Arterien (für den Bereich der Neurologie zusammen mit der DGKN)

sonographisches Ausbildungskonzept analog zur EEG-, EMG- und EP-Ausbildung entwickelt (**Ultraschallzertifikat**). Da das Konzept in einigen Punkten mit den Kriterien der Weiterbildungsordnung und der Ultraschallvereinbarung der KBV kollidierte, führte dies zeitweilig innerhalb der Neurologie zu einiger Verwirrung. Nach Gründung der Sektion Neurologie der DEGUM im Jahr 2000 konnte zwischen DEGUM und DGKN jedoch erfreulicherweise ein einheitliches Curriculum vereinbart werden, das sich in das fachgebietsübergreifende Konzept der DEGUM einpasst. Innerhalb der Neurologie wurde jedoch das »Ultraschallzertifikat« als Nachweis spezieller Kenntnisse der »neurologischen Ultraschalldiagnostik« beibehalten.

33.1 Basisausbildung

Die »Basisausbildung« dient dem Erwerb der fachlichen Qualifikation zur Durchführung von sonographischen Untersuchungen an den hirnversorgenden Arterien. Sie orientiert sich an den Vorgaben der Weiterbildungsordnung sowie der Ultraschallvereinbarung der Kassenärztlichen Bundesvereinigung (KBV).

33.1.1 Ausbildungswege

Die Basisausbildung kann auf 3 verschiedenen Wegen erfolgen.

Basisausbildung im Rahmen der Weiterbildung
Abschluss der Weiterbildung in einem Fachgebiet (z. B. Neurologie), Schwerpunkt (z. B. Angiologie) oder Bereich, in dem gemäß Weiterbildungsordnung »eingehende Kenntnisse, Erfahrungen und Fertigkeiten« in der Ultraschalldiagnostik der hirnversorgenden Arterien gefordert werden. Das abschließende Zeugnis muss dabei detaillierte Angaben über die Zahl der selbständig untersuchten Patienten (▶ Kap. 33.1.2) enthalten.

Basisausbildung durch qualifizierten Ausbilder
Mindestens 4-monatige ständige, annähernd ganztägige oder mindestens 24-monatige begleitende Tätigkeit in der Neurologischen Ultraschalldiagnostik mit selbstständiger Durchführung der unten genannten Untersuchungen unter persönlicher Anleitung durch einen qualifizierten Ausbilder (▶ s. u.).

ⓘⓘ Praktische Hinweise

> Der Begriff des »qualifizierten Ausbilders« entstammt der Ultraschallvereinbarung der Kassenärztlichen Bundesvereinigung (KBV). Definitionsgemäß handelt es sich dabei um einen Facharzt, der über eine mindestens 36-monatige eigenverantwortliche Tätigkeit im Bereich des betreffenden Ultraschallverfahrens verfügt und mindestens 2000 Untersuchungen an den hirnversorgenden Arterien selbst durchgeführt hat. Die jeweiligen Kassenärztlichen Vereinigungen benennen auf Antrag »qualifizierte Ausbilder«. Von der DEGUM anerkannte »Seminarleiter« und »Ausbilder« werden üblicherweise von den regionalen Kassenärztlichen Vereinigungen auch als »qualifizierte Ausbilder« im Sinne der Ultraschallvereinbarung angesehen.

Basisausbildung durch Ultraschallkurse
Bei diesem in der Ultraschallvereinbarung genannten Ausbildungsweg besteht eine Trennung zwischen der Vermittlung der Grundlagen und der Erbringung der in Kap. 33.1.2 genannten Untersuchungszahlen.

Ultraschallkurse. Theoretische und praktische Ausbildung durch Teilnahme an verschiedenen Kursen mit einer Gesamtdauer von maximal 84 h bei Erwerb der Qualifikation für die extra- und transkranielle Ultraschalldiagnostik (▣ Tabelle 33.1), die unter der wissenschaftlichen Leitung eines Seminarleiters gemäß Kap. 33.4 durchgeführt werden. Zwischen Grund- und Abschlusskursen muss ein Zeitraum von mindestens 9 Monaten liegen. Beim Abschlusskurs sind die Befunddokumentationen der selbst durchgeführten Untersuchungen vorzulegen, von denen wenigstens 20 pathologische Befunde enthalten sollen. Der Kursleiter bestätigt, ob die Befunddokumentationen sowie die theoretischen und praktischen Kenntnisse den fachlichen Anforderungen genügen. Das Kurssystem gemäß der Ultraschallvereinbarung vom 10.6.1996 sieht keine spezielle Qualifikation für die transkranielle farbkodierte Duplexsonographie vor, sodass dieses Anwendungsgebiet undefiniert ist.

ⓘⓘ Praktische Hinweise

> Das Kurssystem der Ultraschall-Vereinbarung war ursprünglich für niedergelassene Ärzte vorgesehen, um diesen begleitend zu ihrer Tätigkeit eine Qualifizierung in der Ultraschalldiagnostik zu ermöglichen. Da im Rahmen der Weiterbildung in der Klinik die zur Verfügung stehenden Kapazitäten häufig nicht ausreichen, dienen die Ultraschallkurse inzwischen jedoch überwiegend dazu, in Weiterbildung befindlichen Ärzten die Grundlagen der sonographischen Diagnostik zu vermitteln.

Untersuchungen. Erbringung der in Kap. 33.1.2 genannten Untersuchungen in der kassenärztlichen Versorgung »unter Anleitung« eines Arztes, der die Berechtigung für die Ausführung sonographischer Leistungen im jeweiligen Anwendungsbereich besitzt bzw. in Verantwortung des leitenden Arztes in der Klinik. Der anleitende Arzt muss dabei gemäß §6 (1)a der Ultraschallvereinbarung ausdrücklich kein »qualifizierter Ausbilder« im Sinne der Ultraschallvereinbarung sein, was in der Vergangenheit nicht selten zu Missverständnissen – auch von Seiten der Kassenärztlichen Vereinigungen – führte.

ⓘⓘ Praktische Hinweise

> Die Forderung nach Erbringung der sonographischen Untersuchungen »unter Anleitung« ist vorwiegend forensisch begründet. Wird z. B. eine sonographische Untersuchung in der eigenen Praxis ohne entsprechende Ermächtigung durchgeführt, handelt es sich hierbei – juristisch gesehen – um keine ärztliche Leistung, sondern um Versuche an Menschen. Bei Erbringung der Untersuchungen an stationären Patienten in der Klinik stellt sich dieses Problem nicht, da die Durchführung von Untersuchungen hier im Auftrag und in Verantwortung des jeweiligen Chefarztes erfolgt.

◻ Tabelle 33.1. Zeitdauer der verschiedenen Ultraschallkurse im Rahmen des Kurssystems der Ultraschallvereinbarung

Interdisziplinärer Grundkurs Gefäßdiagnostik (24 h an mindestens 3 Tagen)	
Aufbaukurs extrakranielle Doppler- und Duplexsonographie (20 h an mindestens 3 Tagen)	Aufbaukurs transkranielle Dopplersonographie (12 h an mindestens 2 Tagen)
Abschlusskurs extrakranielle Doppler- und Duplexsonographie (16 h an mindestens 2 Tagen)	Abschlusskurs transkranielle Dopplersonographie (12 h an mindestens 2 Tagen)

33.1.2 Untersuchungszahlen

Im Rahmen der Ausbildung sind folgende Untersuchungen selbständig durchzuführen und zu dokumentieren:
- 200 Patienten extrakranielle cw-Dopplersonographie,
- 200 Patienten extrakranielle farbkodierte Duplexsonographie,
- 200 Patienten transkranielle pw-Dopplersonographie.

 Praktische Hinweise

Da die Anzahl durchgeführter Untersuchungen für den Erhalt des Ultraschallzertifikats (▶ s. Kap. 33.2) detailliert nachzuweisen ist, empfiehlt es sich für (angehende) Neurologen, die untersuchten Patienten in einem Ausbildungsbuch mit verschlüsselter Kennzeichnung der untersuchten Patienten und stichwortartiger Nennung der erhobenen Ultraschallbefunde zu dokumentieren. Ultraschallausbildungsbücher können über die DEGUM und DGKN bezogen bzw. aus der Website der beiden Fachgesellschaften geladen werden.

33.1.3 Zulassungsverfahren

Sollen im Bereich der vertragsärztlichen Versorgung in Deutschland Ultraschallleistungen erbracht werden, muss zuvor bei der jeweiligen Kassenärztlichen Vereinigung die Genehmigung zur Durchführung und Abrechnung ambulanter sonographischer Leistungen beantragt werden. Erfolgte die Ausbildung durch Hospitation oder im Rahmen des Kurssystems, ist in jedem Fall die Teilnahme an einem Kolloquium vorgesehen. Andernfalls erfolgt gemäß Ultraschallvereinbarung ein derartiges Fachgespräch nur bei begründetem Zweifel an der Qualifikation des Antragstellers. In der privatärztlichen und Krankenhausversorgung ist ein vergleichbares Zulassungsverfahren bislang nicht vorgesehen.

33.2 Ultraschallzertifikat (DEGUM/DGKN)

Das Ultraschallzertifikat gemäß dem gemeinsamen Curriculum der Deutschen Gesellschaft für Ultraschall in der Medizin (DEGUM) und der Deutschen Gesellschaft für Klinische Neurophysiologie (DGKN) dient der Vermittlung von eingehenden Kenntnissen »spezieller neurologischer Ultraschallverfahren, die über die übliche Ultraschalldiagnostik an den hirnversorgenden Arterien, wie sie auch von anderen Fach-

gebieten durchgeführt werden, hinausgehen«. Hierzu gehören neben der transkraniellen Farbduplexsonographie spezielle neurologische Funktionsuntersuchungen, Untersuchungen des Hirnparenchyms, die Einbindung der Ultraschalldiagnostik in das diagnostisch-therapeutische Gesamtkonzept der Neurologie sowie die Kenntnis neuer Verfahren, die noch nicht allgemein Eingang in die klinische Routine gefunden haben (z. B. sonographische Beurteilung peripherer Nerven und Muskeln).

Ein Ultraschallzertifikat kann sowohl bei der Sektion Neurologie der DEGUM als auch bei der DGKN beantragt werden, wenn folgende Voraussetzungen erfüllt sind:
- Abgeschlossene Basisausbildung gemäß Kap. 33.1.
- Mindestens 18-monatige ständige Tätigkeit im Gebiet der Neurologie, Neurochirurgie, Neuropädiatrie oder Neuroradiologie.
- Teilnahme an von der Sektion Neurologie der DEGUM anerkannten Seminaren über »Spezielle Neurologische Ultraschalldiagnostik« mit insgesamt 36 Fortbildungsstunden.
- Führen eines Ausbildungsbuches mit Nachweis von jeweils 200 extra- und transkraniellen Doppler- und farbkodierten Duplexuntersuchungen.

Nach Antragstellung bei der DEGUM oder DGKN sind im Rahmen eines mündlichen Fachgesprächs eingehende Kenntnisse anhand von 20 mitgebrachten, persönlich erhobenen pathologischen Befunden aus dem Ausbildungsbuch der Basisausbildung nachzuweisen. Die Prüfung kann wiederholt werden.

 Praktische Hinweise

Gemäß Vorgaben des DEGUM/DGKN-Curriculums sind die wichtigsten Wissenspunkte beim Fachgespräch:
- Anatomie der extra-und intrakraniellen Hirnarterien einschließlich Kollateralverbindungen und häufiger anatomischer Varianten.
- Physiologie und Pathophysiologie der Hirndurchblutung (Autoregulation etc.).
- Grundlagen der Strömungsphysiologie (typische Strömungspulskurven und deren Entstehung).
- Strömungscharakteristika wie PI, RI für verschiedene Gefäßarten, laminare Strömung, turbulente Strömung und andere Strömungsstörungen, deren Ursache und Bedeutung.
- Grundlagen der Ultraschalltechnik bzw. -physik (Dämpfung, Reflexion, Streuung usw.).
▼

- Grundlagen der Technik und wesentliche Parameter von B-Bild-, cw-/pw-Doppler- und farbkodierter Duplexsonographie.
- Bedeutung und Auswirkung von Sendefrequenz, Schallkopfkonfiguration, Filter, Bildwiederholungsrate, PRF, Messvolumen, Aliasphänomen.
- Dopplergleichung und deren Auswirkungen auf Untersuchungsergebnis und Befund.
- Kriterien der Identifikation extra- u. intrakranieller Hirnarterien mit Doppler- und Duplexsonographie.
- Anatomische Orientierung und Identifizierung von Strukturen des Gehirnparenchyms mittels B-Bild-Sonographie.
- cw-doppler- und (farb-)duplexsonographische Kriterien zur Beurteilung von Stenosen und Verschlüssen, Parameter der Stenosengraduierung.
- Beurteilung und Klassifikation von Stealphänomenen.
- Sonographische Beurteilungskriterien arteriosklerotischer Wandveränderungen und der Plaquemorphologie.
- Typische Fehlbefunde bzw. Fallstricke und deren anatomische, physikalische bzw. technische Ursachen in Doppler- und (Farb-)Duplexsonographie.
- Bestimmung der zerebrovaskulären Reservekapazität und andere Methoden der funktionellen Dopplersonographie.
- Methoden der Embolidetektion, Kriterien zum Nachweis eines offenen Foramen ovale.
- Therapeutische Konsequenzen pathologischer Ultraschallbefunde.

33.3   DEGUM-Ausbilder

Ausbilder gemäß dem 3-stufigen Konzept der Deutschen Gesellschaft für Ultraschall in der Medizin (DEGUM) sind besonders qualifizierte Untersucher, die eigenverantwortlich die Ausbildung von Ärzten in der Ultraschalldiagnostik des jeweiligen Anwendungsgebiets durchführen und supervidieren. An ihrer Wirkungsstätte erfüllen Ausbilder üblicherweise die Funktion eines regionalen Referenzlabors. Für im Bereich der Sektion Neurologie der DEGUM akkreditierte Ausbilder setzt die Anerkennung den Erwerb des Ultraschallzertifikats voraus.

Die Anerkennung als Ausbilder erfolgt auf Antrag für die Dauer von 5 Jahren, wenn folgende Voraussetzungen erfüllt sind:

- Abgeschlossene Weiterbildung im Gebiet der Neurologie, Neurochirurgie, Neuropädiatrie oder Neuroradiologie (Sektion Neurologie) bzw. in einem Fachgebiet, Schwerpunkt oder Bereich, in dem gemäß Weiterbildungsordnung eingehende Kenntnisse, Erfahrungen und Fertigkeiten in der Ultraschalldiagnostik der hirnversorgenden Arterien gefordert werden (Arbeitskreis vaskulärer Ultraschall).
- Nachweis des Ultraschallzertifikats (Sektion Neurologie) bzw. geeigneter Fortbildungsveranstaltungen mit einem zeitlichen Rahmen von wenigstens 18 h (Arbeitskreis vaskulärer Ultraschall).
- Nachweis von mindestens 2000 eigenverantwortlich durchgeführten Ultraschalluntersuchungen.
- Nachweis eines aktuellen Geräte- und Dokumentationsstandards.
- Nachweis von jährlich mindestens 750 selbst durchgeführten und/oder supervidierten Ultraschalluntersuchungen.

Zu weiteren Details sei auf die Website der DEGUM verwiesen.

33.4   DEGUM-Seminarleiter

Seminarleiter sind Ausbilder gemäß Kap. 33.3 mit besonderer didaktischer und wissenschaftlicher Erfahrung auf dem Gebiet der Ultraschalldiagnostik. Sie sollen Ultraschallkurse und -fortbildungsseminare verantwortlich leiten. Aufgrund ihrer besonderen Qualifikation sind sie auch für die Durchführung der mündlichen Fachgespräche zur Erteilung von Zertifikaten innerhalb der Sektion Neurologie zuständig. An ihrer Wirkungsstätte erfüllen Seminarleiter üblicherweise die Funktion eines überregionalen Referenzlabors.

Die Anerkennung zum Seminarleiter erfolgt auf Antrag für die Dauer von 5 Jahren, wenn folgende Voraussetzungen erfüllt sind:

- Qualifikation als Ausbilder.
- Nachweis von mindestens 4000 eigenverantwortlich durchgeführten Ultraschalluntersuchungen.
- Nachweis von wenigstens 20 eigenen Publikationen und/oder Vorträgen zu Themen der neurovaskulären Sonographie, darunter 5 zitierbare Veröffentlichungen oder 3 zitierbare Veröffentlichungen als Erstautor.
- Referent bei mehreren Ultraschallfortbildungsveranstaltungen.

Zu weiteren Details sei auf die Website der DEGUM verwiesen.

34 Normwerte

Die Kenntnis von Normwerten stellt die Voraussetzung für die Definition pathologischer Befunde dar. Von zahlreichen Autoren liegen inzwischen hierzu Untersuchungen vor, z. T. auch anhand von Beschreibungen desselben Kollektivs unter unterschiedlichen Blickwinkeln.

Die nachfolgende Zusammenstellung der Literatur besitzt keinen Anspruch auf Vollständigkeit und beschränkt sich im Wesentlichen auf Arbeiten mit größeren Untersuchungszahlen. Darüber hinaus beschränkt sie sich im extrakraniellen Bereich neben Angaben zu den inneren Gefäßdurchmessern auf die duplexsonographisch gemessenen systolischen Maximalgeschwindigkeiten sowie auf die Strömungsvolumina. Dopplerfrequenzen werden nicht beschrieben, da deren Schwankungsbreite aufgrund des variablen Winkels zu groß ist. Intrakraniell werden sowohl dopplersonographisch gemessene systolische Maximalfrequenzen als auch die mit Hilfe der transkraniellen farbkodierten Duplexsonographie winkelkorrigiert bestimmten systolischen Maximalgeschwindigkeiten genannt. Auf die Beschreibung enddiastolischer Dopplerfrequenzen und Strömungsgeschwindigkeiten wurde generell verzichtet, da ihnen in der Praxis mit geringen Ausnahmen keine Bedeutung zukommt. Auch finden sich Angaben zur Pulsatilität (PI) und zum Meanwert nur dann, wenn deren Bestimmung z. B. bei der Beurteilung erhöhter intrakranieller Druckwerte von Relevanz ist. Weitere Details sind ggf. der zitierten Originalliteratur zu entnehmen.

Soweit wie möglich werden in den Tabellen altersangepasste Normwerte angegeben. Die mit ± gekennzeichneten Werte geben jeweils die einfache Standardabweichung wieder. Die am Schluss beigefügten Graphiken fassen die vorhandenen Daten zusammen und dienen der schnellen Orientierung.

34.1 Extrakranielle Duplexsonographie

34.1.1 A. carotis communis

Durchmesser (innen)	n	Alter	[mm]
Schöning et al. 1994	48	35±12	6,3±0,9
Polak et al. 1996, männl.	2017	73±6	6,3±0,9
Polak et al. 1996, weiblich	2722	72±4	5,7±0,7
Mannami et al. 2000, männl.	237	30–44	6,3±0,5
	377	45–54	6,4±0,6
	573	55–64	6,5±0,7
	568	65–74	6,6±0,8
	278	75–89	6,7±0,8
Mannami et al. 2000, weiblich	293	30–44	5,8±0,4
	554	45–54	5,9±0,5
	708	55–64	6,1±0,6
	575	65–74	6,2±0,6
	224	75–89	6,4±0,7
Scheel et al. 2000	24	20–39	6,0±0,7
	24	40–59	6,1±0,8
	30	60–85	6,2±0,9

Systolische Maximalgeschwindigkeit	n	Alter	[cm/s]
Schöning et al. 1994	48	35±12	96±25
Scheel et al. 2000	24	20–39	101±22
	24	40–59	89±17
	30	60–85	81±21

PI	n	Alter	Messwert
Schöning et al. 1994	48	35±12	1,7±0,5
Scheel et al. 2000	24	20–39	1,9±0,4
	24	40–59	1,5±0,4
	30	60–85	1,7±0,3

Strömungsvolumen	n	Alter	[ml/min]
Schöning et al. 1994	48	35±12	470±120
Scheel et al. 2000	24	20–39	426±99
(Durchschnitt beider Seiten)	24	40–59	434±111
	30	60–85	373±80

34.1.2   A. carotis interna

Durchmesser	n	Alter	[mm]
Schöning et al. 1994	48	35±12	4,8±0,7
Scheel et al. 2000	24	20–39	4,8±0,6
	24	40–59	4,7±0,5
	30	60–85	4,9±0,8

Systolische Maximal-geschwindigkeit	n	Alter	[cm/s]
Schöning et al. 1994	48	35±12	66±16
Scheel et al. 2000	24	20–39	72±18
	24	40–59	65±10
	30	60–85	58±11

PI	n	Alter	Mess-wert
Schöning et al. 1994	48	35±12	1,1±0,3

Strömungsvolumen	n	Alter	[ml/min]
Schöning et al. 1994	48	35±12	265±62
Scheel et al. 2000	24	20–39	277±49
	24	40–59	254±57
	30	60–85	224±43

34.1.3   A. carotis externa

Durchmesser	n	Alter	[mm]
Schöning et al. 1994	48	35±12	4,1±0,6
Scheel et al. 2000	24	20–39	4,0±0,4
	24	40–59	4,1±0,7
	30	60–85	4,3±0,7

Systolische Maximal-geschwindigkeit	n	Alter	[cm/s]
Schöning et al. 1994	48	35±12	83±17
Paivansalo et al. 1996	553	59	77±37
Scheel et al. 2000	24	20–39	86±14
	24	40–59	85±18
	30	60–85	81±30

PI	n	Alter	Mess-wert
Schöning et al. 1994	48	35±12	2,2±0,5

Strömungsvolumen	n	Alter	[ml/min]
Schöning et al. 1994	48	35±12	160±66
Scheel et al. 2000	24	20–39	145±31
	24	40–59	175±73
	30	60–85	170±51

34.1.4   A. vertebralis

Durchmesser	n	Alter	[mm]
Schöning et al. 1994	48	35±12	3,4±0,6
Seidel et al. 1999, rechts	50	56±14	3,4±0,6
Seidel et al. 1999, links	–	–	3,7±0,6
Scheel et al. 2000	24	20–39	3,3±0,3
	24	40–59	3,2±0,4
	30	60–85	3,6±0,4

Systolische Maximal-geschwindigkeit	n	Alter	[cm/s]
Schöning et al. 1994	48	35±12	48±10
Seidel et al. 1999, rechts	50	56±14	46±14
Seidel et al. 1999, links	–	–	51±13
Scheel et al. 2000	24	20–39	52±6
	24	40–59	47±8
	30	60–85	45±11

PI	n	Alter	Mess-wert
Schöning et al. 1994	48	35±12	1,3±0,4

Strömungsvolumen	n	Alter	[ml/min]
Schöning et al. 1994	48	35±12	85±33
Seidel et al. 1999, rechts	50	56±14	77±30
Seidel et al. 1999, links	–	–	105±46
Scheel et al. 2000	24	20–39	86±20
(Durchschnitt beider Seiten)	24	40–59	73±18
	30	60–85	77±29

34.2   Transkranielle Doppler-sonographie

34.2.1   A. cerebri media

Systolische Maximalfrequenz	n	Alter	[kHz]
Arnolds u. v. Reutern 1986	51	<40	2,4±0,5
	–	>40	2,1±0,5
Hennerici et al. 1987b	50	<40	2,4±0,4
	–	40–60	2,3±0,4
	–	>60	2,0±0,4

Meanfrequenzwert	n	Alter	[kHz]
Hennerici et al. 1987b	50	<40	1,5±0,2
	–	40–60	1,5±0,3
	–	>60	1,2±0,3

34.2.2   A. cerebri anterior

Systolische Maximalfrequenz	n	Alter	[kHz]
Arnolds u. v. Reutern 1986	51	<40	1,8±0,4
	–	>40	1,7±0,3
Hennerici et al. 1987b	50	<40	1,9±0,4
	–	40–60	2,2±0,5
	–	>60	1,9±0,5

34.2.3   A. cerebri posterior

Systolische Maximalfrequenz	n	Alter	[kHz]
Arnolds u. v. Reutern 1986	51	<40	1,5±0,3
	–	>40	1,3±0,2
Hennerici et al. 1987b	50	<40	1,4±0,3
	–	40–60	1,5±0,5
	–	>60	1,3±0,3

34.2.4   A. basilaris

Systolische Maximalfrequenz	n	Alter	[kHz]
Arnolds u. v. Reutern 1986	51	<40	1,6±0,3
	–	>40	1,3±0,2
Hennerici et al. 1987b	50	<40	1,4±0,2
	–	40–60	1,5±0,4
	–	>60	1,3±0,5

34.3   Transkranielle farbkodierte Duplexsonographie

34.3.1   A. cerebri media (M1-Segment)

Systolische Maximalgeschwindigkeit	n	Alter	[cm/s]
Schöning et al. 1993a	96	35±12	107±18
Schöning et al. 1993b	64	2–10	142±19
	–	11–18	130±19
Martin et al. 1994a	82	20–39	113
	58	40–59	106
	53	>60	92
Krejza et al. 1999	182	20–40	120±28
	–	41–60	109±28
	–	>60	92±17
Shambal et al. 2003	290	0–2	104±20
	–	3–13	151±22
	–	14–18	127±22
	–	19–39	116±20
	–	40–59	97±16
	–	60–69	95±17
	–	70–91	93±14

PI	n	Alter	Messwert
Martin et al. 1994a	82	20–39	0,84
	58	40–59	0,81
	53	>60	0,97

34.3.2   A. cerebri anterior (A1-Segment)

Systolische Maximalgeschwindigkeit	n	Alter	[cm/s]
Schöning et al. 1993b	64	2–10	120±27
	–	11–18	107±20
Schöning et al. 1993a	94	35±12	91±17
Martin et al. 1994a	77	20–39	91
	49	40–59	88
	42	>60	79
Krejza et al. 1999	182	20–40	82±21
	–	41–60	80±22
	–	>60	72±13
Shambal et al. 2003	290	0–2	85±21
	–	3–13	117±23
	–	14–18	108±22
	–	19–39	87±16
	–	40–59	84±19
	–	60–69	81±16
	–	70–91	96±16

34.3.3   A. cerebri posterior (P1-Segment)

Systolische Maximal-geschwindigkeit	n	Alter	[cm/s]
Schöning et al. 1992	98	35±12	70±13
Schöning et al. 1993b	64	2–10	94±18
	–	11–18	85±12
Martin et al. 1994a	84	20–39	81
	56	40–59	71
	54	>60	66
Krejza et al. 1999	182	20–40	75±16
	–	41–60	74±17
	–	>60	62±12
Shambal et al. 2003	290	0–2	69±17
	–	3–13	84±15
	–	14–18	77±14
	–	19–39	72±16
	–	40–59	61±12
	–	60–69	53±11
	–	70–91	56±11

34.3.4   A. vertebralis (V4-Segment)

Systolische Maximal-geschwindigkeit	n	Alter	[cm/s]
Schöning et al. 1992	87	35±12	60±16
Martin et al. 1994a	94	20–39	66
	69	40–59	59
	63	>60	52
Shambal et al. 2003	290	0–2	54±19
	–	3–13	79±15
	–	14–18	70±13
	–	19–39	66±14
	–	40–59	56±14
	–	60–69	52±13
	–	70–91	56±13

34.3.5   A. basilaris

Systolische Maximal-geschwindigkeit	n	Alter	[cm/s]
Schöning et al. 1992	45	35±12	67±15
Martin et al. 1994a	45	20–39	74
	31	40–59	63
	30	>60	54
Shambal et al. 2003	290	0–2	73±19
	–	3–13	98±21
	–	14–18	86±20
	–	19–39	70±12
	–	40–59	62±15
	–	60–69	60±16
	–	70–91	64±18

34.4   Zusammenschau wichtiger Normwerte

Die nachfolgenden Graphiken dienen der schnellen Orientierung in der täglichen Praxis. Sie beziehen sich auf das üblicherweise untersuchte Alterssegment über 50 Jahren. Die Angaben erfolgen unter Berücksichtigung der einfachen Standardabweichung.

Anhang

Innendurchmesser extrakranieller Gefäße

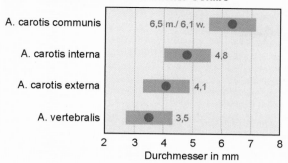

A. carotis communis — 6,5 m./ 6,1 w.
A. carotis interna — 4,8
A. carotis externa — 4,1
A. vertebralis — 3,5

2 3 4 5 6 7 8
Durchmesser in mm

Strömungsvolumen

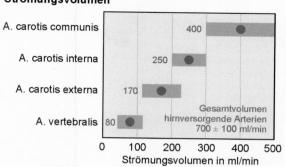

A. carotis communis — 400
A. carotis interna — 250
A. carotis externa — 170
A. vertebralis — 80

Gesamtvolumen
hirnversorgende Arterien
700 ± 100 ml/min

0 100 200 300 400 500
Strömungsvolumen in ml/min

Maximale systolische Strömungsgeschwindigkeit

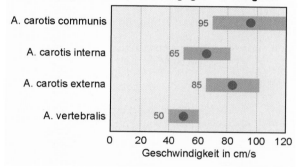

A. carotis communis — 95
A. carotis interna — 65
A. carotis externa — 85
A. vertebralis — 50

0 20 40 60 80 100 120
Geschwindigkeit in cm/s

Maximale systolische Strömungsgeschwindigkeit

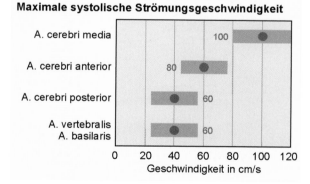

A. cerebri media — 100
A. cerebri anterior — 80
A. cerebri posterior — 60
A. vertebralis / A. basilaris — 60

0 20 40 60 80 100 120
Geschwindigkeit in cm/s

Maximale systolische Dopplerfrequenz

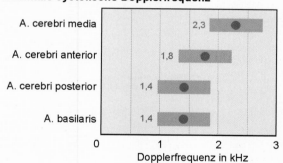

A. cerebri media — 2,3
A. cerebri anterior — 1,8
A. cerebri posterior — 1,4
A. basilaris — 1,4

0 1 2 3
Dopplerfrequenz in kHz

35 Glossar sonographischer Begriffe

In Anlehnung an die terminologischen Definitionen des Arbeitskreises Gefäßdiagnostik der Deutschen Gesellschaft für Ultraschall in der Medizin (Widder et al. 1990a) gibt die folgende Zusammenstellung einen Überblick über die im Text häufiger verwendeten Spezialbegriffe der Doppler- und Duplexsonographie.

Ablösungsphänomene. Strömungsstörung durch Ablenkung der Strömungsfäden z. B. bei Gefäßerweiterungen, -abzweigungen und -biegungen.

Aliaseffekt (Aliasing). Fehlmessungen der Dopplerfrequenzverschiebung, wenn diese bei gepulsten Dopplersystemen die Hälfte der Pulsrepetitionsfrequenz (PRF) übersteigt.

Aliasschwelle. Obere Grenze der bei gepulsten Dopplersystemen und bei der farbkodierten Duplextechnik noch korrekt dargestellten Dopplerfrequenzverschiebung.

Beschallungswinkel. Winkel zwischen dem Dopplerschallstrahl und der Längsachse des untersuchten Gefäßes.

B-Flow-Technik. Methode zur Erkennung von Blutströmung durch Subtraktion von Ultraschallschnittbildern.

Bildwiederholfrequenz (Frame rate). Zahl der innerhalb einer Sekunde neu aufgebauten schwarzweißen oder farbkodierten Ultraschallbilder.

B-Mode. Zweidimensionale Darstellung von Ultraschallreflexionen (Schnittbildsonographie).

Breitbandwandler. Schallkopf mit sehr kurzen Schallimpulsen und hierdurch bedingtem breitem Spektrum (Frequenzband) verschiedener Sendefrequenzen.

Colour capture. Summierung zeitlich hintereinander aufgenommener farbkodierter Bilder zur Projektion verschiedener Schnitte in eine Ebene (▶ s. auch Persistence).

cw-Dopplerverfahren. Kontinuierliche Aussendung und Empfang von Ultraschall bei einfachen extrakraniellen Dopplergeräten.

Deltasignal. Niederfrequentes, dreieckförmiges Strömungssignal ohne diastolischen Strömungsanteil hinter höchstgradigen Stenosen (s. auch verzögerter systolischer Anstieg).

Diastolischer Strömungsanteil. Relativer Anteil der enddiastolischen Strömung, verglichen mit dem systolischen Wert (Parameter zur Beurteilung des peripheren Widerstands).

Distale Farbfüllung. Ausfüllung des gesamten Gefäßlumens mit farbkodierten Strömungsinformationen hinter einer höchstgradigen Stenose.

Dynamische Fokussierung. Variable Einstellung der Tiefenlage von Fokuspunkten im Ultraschallschnittbild.

Echogenic spots. Einzelne echoreiche Punkte in einer ansonsten echoarmen, kaum sichtbaren Plaque (sonomorphologischer Parameter).

Farbfenster. Auf dem Monitor farbkodierter Duplexgeräte sichtbare, umrandete Fläche, innerhalb derer farbkodierte Strömungsinformationen dargestellt werden.

Fast-Fourier-Transformation (FFT). Zerlegung komplexer Kurven in eine Vielzahl einzelner Sinusschwingungen, verwendet bei der Spektrumanalyse von Dopplersignalen.

Frequenzdichtespektrum. Darstellung der Häufigkeitsdichteverteilung des Dopplerfrequenzspektrums zu einem bestimmten Zeitpunkt des Herzzyklus.

Frequenzzeitspektrum. Darstellung des Dopplerfrequenzspektrums über der Zeit.

Frühdiastolische Rückströmung. Herzwärts gerichtete frühdiastolische Strömungskomponente in Gefäßen mit hohem peripherem Widerstand.

Gain. Verstärkung des reflektierten Ultraschallsignals im Gerät für die verschiedenen Techniken (Dopplergain, Colourgain, B-Mode-gain).

Grenzzonenreflex. ▶ s. Intima-Media-Dicke.

Harmonic imaging. ▶ s. Tissue harmonic imaging.

Hüllkurve. Umhüllende des Dopplerfrequenzzeitspektrums.

Intima-Media-Dicke (IMT). Abstand der beiden echoreichen Linien, die im Ultraschallschnittbild das Gefäßlumen nach innen begrenzen.

Kleine systolische Spitzen. Schmale systolische Signale mit geringer Amplitude im Frequenzzeitspektrum der hirnversorgenden Gefäße bei sehr hohen intrakraniellen Druckwerten.

Konfettieffekt. Wolkenförmig hinter hochgradigen Stenosen erscheinende verschiedenfarbige Punkte bei der farbkodierten Gefäßdarstellung.

Low-flow-Einstellung. Spezielle Einstellparameter bei der farbkodierten Duplexsonographie zum Nachweis geringer Blutströmung.

Makkaronizeichen. Konzentrische, homogene, relativ echoarme Verdickung der Gefäßwand als Hinweis auf Vorliegen einer Arteriitis.

Meanwert. Intensitätsgewichtete mittlere Strömungsgeschwindigkeit in einem Gefäß.

Mechanischer Index (MI). Parameter der akustischen Sendeleistung bei Ultraschallgeräten.

Messvolumen (Sample volume). Entlang der Schallachse verschiebbares Zeitfenster zur selektiven Erfassung von Dopplerfrequenzverschiebungen in frei definierbaren Gewebetiefen.

Möwenschreiphänomen. Harmonische Frequenzanteile im Dopplerspektrum, bei sehr hohen Strömungsgeschwindigkeiten im Bereich von Gefäßabgängen auftretend.

Multifrequenzschallwandler. Möglichkeit zur Verschiebung der Frequenzgewichtung bei Ultraschallwandlern (▶ s. auch Breitbandwandler).

Pendelfluss. Während des Herzzyklus unphysiologisch wechselnde anteretrograde Strömung, z. B. beim Subclavian-steal-Effekt.

Persistence. Grad der Überlagerung zeitlich hintereinander aufgenommener farbkodierter Bilder zur gleichmäßigeren Darstellung der Farbinformation (▶ s. auch *colour capture*).

Power. Ausgesendete Schalleistung des Ultraschallgerätes.

Power-Mode. Farbkodierte Gefäßdarstellung in Abhängigkeit von der Dopplersignalleistung.

Pseudookklusion. Höchstgradige Stenose mit kaum mehr vorhandener Blutströmung.

Pseudovene. Arterielles Strömungssignal mit ausgeprägt verminderter Pulsatilität hinter hochgradigen Stenosen.

Pulsatilität. Systolisch-enddiastolisches Verhältnis der Dopplerströmungskurve.

Pulsatility-Index (PI). Parameter zu Beurteilung des peripheren Widerstands in Arterien.

Pulsrepetitionsfrequenz (PRF). Häufigkeit gesendeter Ultraschallimpulse in kHz bei der »gepulsten« Dopplertechnik.

PW-Dopplerverfahren. »Gepulstes« Dopplerverfahren, bei dem der Ultraschallwandler abwechselnd Ultraschallimpulse sendet und empfängt (bei transkranieller Dopplersonographie und bei Duplexverfahren).

Resistance-Index (RI). Parameter zu Beurteilung des peripheren Widerstands in Arterien.

Scanlinien (synonym Farblinien). »Virtuelle« Dopplerschallstrahlen, ersichtlich anhand der Lage und Position des Farbfensters bei farbkodierten Duplexgeräten.

Schallschatten. Auslöschung von Ultraschallsignalen durch vorgeschaltete schallundurchlässige (kalkhaltige) Strukturen.

Schallstrahl. Vereinfachter Begriff für das von einem Ultraschallwandler ausgestrahlte Ultraschallfeld.

Schallfenster. Stellen am Schädel mit relativ geringer Dicke des Knochens, die eine Transmission von Ultraschall erlauben.

Spektrumverbreiterung. Verbreiterung des Dopplerfrequenzdichtespektrums, bedingt durch das Auftreten intensitätsreicher niederfrequenter Anteile bei Strömungsstörungen.

String sign. Durchmesserverjüngung im Verlauf eines Gefäßes als Hinweis auf eine Dissektion.

Strömungsstörung. Abweichung der über den Gefäßquerschnitt verteilten Strömungsgeschwindigkeitsanteile (»Strömungsfäden«) vom physiologischen, rotationssymmetrischen (»laminaren«) Profil.

Systolische Entschleunigung. Kurzzeitig reduzierte Strömungsgeschwindigkeit während der Systole bei inkomplettem Stealeffekt.

Systolisches Fenster. Physiologisches Überwiegen höherfrequenter Anteile während der Systole im Dopplerfrequenzspektrum.

Systolische Maximalfrequenz. Maximale während der Systole im Dopplerfrequenzspektrum auftretende Frequenz (synonym Peakfrequenz).

Tandemstenose. Zwei (oder mehr) in einem Gefäß hintereinander auftretende Stenosen, z. B. bei Dissektionen.

Time gain compensation (TGC). Laufzeitabhängige Zunahme der Verstärkung bei Ultraschallschnittbildgeräten zur Kompensation der Dämpfungsverluste im Körpergewebe.

Tissue harmonic imaging (THI). Beurteilung harmonischer Oberwellen reflektierter Ultraschallsignale zur Verbesserung der lateralen Auflösung und des Bildkontrastes.

Turbulenzen. Strömungsstörung bei Überschreiten der Reynolds-Zahl (bei Stenose oder Hyperperfusion).

Varianz. Parameter zur Beschreibung der Breite des Frequenzdichtespektrums, wird für die Quantifizierung von Strömungsstörungen benutzt.

Velocity-Mode. Farbkodierte Gefäßdarstellung in Abhängigkeit von der Höhe der gemessenen Dopplerfrequenzverschiebung.

Verzögerter systolischer Anstieg. Verzögerter Anstieg der Dopplerpulskurve während der Systole hinter sehr hochgradigen Stenosen (▶ s. auch Deltasignal).

Wandfilter. Untere Grenzfrequenz der Dopplerströmungsableitung und der farbkodierten Strömungsdarstellung.

Winkelkorrektur. Einstellen des Winkels zwischen Dopplerschallstrahl und Gefäßachse anhand eines im Duplexbild sichtbaren, drehbaren Balkens (für Messungen der Strömungsgeschwindigkeit).

Literatur

Aaslid R (ed) (1986) Transcranial Doppler sonography. Springer, Berlin Heidelberg New York

Aaslid R (1987) Visually evoked dynamic blood flow response of the human cerebral circulation. Stroke 18: 771–775

Aaslid R, Markwalder TM, Nornes H (1982) Noninvasive transcranial Doppler ultrasound recording of flow velocity in basal cerebral arteries. J Neurosurg 57: 769–774

Aaslid R, Lundar T, Lindegaard KF, Nornes H (1986) Estimation of cerebral perfusion pressure from arterial blood pressure and transcranial Doppler recordings. In: Miller JD, Teasdale GM, Rowan JO, Galibraith SL, Medelow AD (eds) Intracranial pressure VI. Springer, Berlin Heidelberg New York, pp 226–229

AbuRahma AF, Pollack JA, Robinson PA, Mullins D (1997) The reliability of color duplex ultrasound in diagnosing total carotid artery occlusion. Am J Surg 174: 185–187

AbuRahma AF, Kyer PD, Robinson PA, Hannay RS (1998) The correlation of ultrasonic carotid plaque morphology and carotid plaque hemorrhage: clinical implications. Surgery 124: 721–726

AbuRahma AF, Thiele SP, Wulu JT (2002a) Prospective controlled study of the natural history of asymptomatic 60% to 69% carotid stenosis according to ultrasonic plaque morphology. J Vasc Surg 36: 437–442

AbuRahma AF, Wulu JT, Crotty B (2002b) Carotid plaque ultrasonic heterogeneity and severity of stenosis. Stroke 33: 1772–1775

Ackerstaff RGA, Jansen C, Moll FL, Vermeulen FE, Hamerlijnck RP, Mauser HW (1995) The significance of microemboli detection by means of transcranial Doppler ultrasonography monitoring in carotid endarterectomy. J Vasc Surg 21: 963–969

Ackerstaff RGA, Moons KGM, van de Vlasakker CJW, Moll FL, Vermeulen FE, Algra A, Spencer MP (2000) Association of intraoperative transcranial Doppler monitoring variables with stroke from carotid endarterectomy. Stroke 31: 1817–1823

Adams HP, Powers WJ, Grubb RL, Clarke WR, Woolson RF (2001) Preview of a new trial of extracranial-to-intracranial arterial anastomosis: the carotid occlusion surgery study. Neurosurg Clin North Am 12: 613–624

Adler Y, Koren A, Fink N, Tanne D, Fusman R, Assali A, Yahav J, Zelikovski A, Sagie A (1998) Association between mitral annulus calcification and carotid atherosclerotic disease. Stroke 29: 1833–1837

Akkawi NM, Agosti C, Rozzini L, Anzola GP, Padovani A (2001) Transient global amnesia and venous flow patterns. Lancet 357: 639–639

Alamowitch S, Eliasziw M, Algra A, Meldrum H, Barnett HJ (2001) Risk, causes, and prevention of ischemic stroke in elderly patients with symptomatic internal-carotid-artery stenosis. Lancet 357: 1154–1160

Albert A, Müller HR, Hetzel A (1997) Optimized transcranial Doppler technique for the diagnosis of cardiac right-to-left shunts. J Neuroimag 7: 159–163

Albrecht T, Urbank A, Mahler M, Bauer A, Doré CJ, Blomley MJK, Cosgrove DO, Schlief R (1998) Prolongation and optimization of Doppler enhancement with a microbubble us contrast agent by using continuous infusion: preliminary experience. Radiology 207: 339–347

Alexandrov AV, Bladin CF, Norris JW (1994) Intracranial blood flow velocities in acute ischemic stroke. Stroke 25: 1378–1383

Alexandrov AV, Brodie DS, McLean A, Hamilton P, Murphy J, Burns PN (1997) Correlation of peak systolic velocity and angiographic measurement of carotid stenosis revisited. Stroke 28: 339–342

Alexandrov AV, Demchuk AM, Felberg RA, Christou I, Barber PA, Burgin WS, Malkoff M, Wojner AW, Grotta JC (2000) High rate of recanalization and dramatic clinical recovery during tPA infusion when continuously monitored with 2-MHz transcranial Doppler monitoring. Stroke 31: 610–614

Amarenco P, Cohen A, Tzourio C, Bertrand B, Hommel M, Besson G, Chauvel C, Touboul PJ, Bousser MG (1994) Atherosclerotic disease of the aortic arch and the risk of ischemic stroke. N Engl J Med 331: 1474–1479

Anzola GP, Magoni M, Guindani M, Rozzini L, dalla Volta G (1999) Potential source of cerebral embolism in migraine with aura: a transcranial Doppler study. Neurology 52: 1622–1625

Anzola GP, Zavarize P, Morandi E, Rozzini L, Parrinello G (2003) Transcranial Doppler and risk of recurrence in patients with stroke and patent foramen ovale. Eur J Neurol 10: 129–135

Arning C (1994) Fehldiagnose Karotisstenosen bei der konventionellen Doppler-Sonographie. Ursachen von Fehlbefunden bei Anwendung der Methode in Klinik und Praxis. Ultraschall Klin Prax 9: 144–148

Arning C (2001) Perivaskuläre Gewebsvibrationen: ein Kriterium hochgradiger Stenosen der A. carotis interna. Ultraschall Med 22: 62–65

Arning C, Oelze A, Lachenmayr L (1995) Eine seltene Schlaganfallursache: Die Aortendissektion. Akt Neurol 22: 189–192

Arning C, Grzyska U, Lachenmayer L (1997) Laterale kraniale Durafistel. Nachweis mit Doppler- und Duplexsonographie. Nervenarzt 68: 139–146

Arning C, Schrattenholzer A, Lachenmayer L (1998) Cervical carotid artery vasospasm causing cerebral ischemia: detection by immediate vascular ultrasonographic investigation. Stroke 29: 1063–1066

Arning C, Grzyska U, Hammer E, Lachenmeyer L (1999) Spontane vertebrale arteriovenöse Fistel. Nachweis und Therapiekontrolle mit der farbkodierten Duplexsonographie. Nervenarzt 70: 359–362

Arnold JA, Modaresi KB, Thomas N, Taylor PR, Padayachee TS (1999) Carotid plaque characterization by duplex scanning: observer error may undermine current clinical trials. Stroke 30: 61–65

Arnold M, Sturzenegger M, Schäffler L, Seiler RW (1997) Continuous intraoperative monitoring of middle cerebral artery blood flow velocities and electroencephalography during carotid endarterectomy. Stroke 28: 1345–1350

Arnolds B, von Reutern GM (1986) Transcranial Doppler sonography: techniques of examination and normal reference values. Ultrasound Med Biol 12: 115–123

Arnolds BJ, Kunz D, von Reutern GM (1989) Spatial resolution of transcranial pulsed Doppler technique. In vitro evaluation of the sensitivity distribution of the sample volume. Ultrasound Med Biol 12: 115–123

Asymptomatic Carotid Atherosclerosis Study Group (1995) Carotid endarterectomy for patients with asymptomatic internal carotid artery stenosis. JAMA 273: 1421–1428

Auer LM, Sayama I (1983) Intracranial pressure oscillations (B-waves) caused by oscillations in cerebrovascular volume. Acta Neurochir 68: 93–100

Ay T, Havaux X, van Camp G, Campanelli B, Gisellu G, Pasquet A, Denef JF, Melin JA, Vanoverschelde JL (2001) Destruction of contrast microbubbles by ultrasound. Effects on myocardial function, coronary perfusion pressure, and microvascular integrity. Circulation 104: 461–466

Baldassarre D, Amato M, Bondioli A, Sirtori CR, Tremoli E (2000) Carotid artery intima-media thickness measured by ultrasonography in normal clinical practice correlates well with atherosclerosis risk factors. Stroke 31: 2426–2430

Baracchini C, Manara R, Ermani M, Meneghetti G (2000) The quest for early predictors of stroke evolution. Can TCD be a guiding light? Stroke 31: 2942–2947

Barbour J, Castaldo JE, Rae-Grant AD, Gee W, Reed JF, Jenny D, Longennecker J (1994) Internal carotid artery redundancy is significantly associated with dissection. Stroke 25: 1201–1204

Barbut D, Hinton RB, Szatrowski TP, Hartman GS, Bruefach M, Williams-Russo P, Charlson ME, Gold JP (1994) Cerebral emboli detected during bypass surgery are associated with clamp removal. Stroke 25: 2398–2402

Barbut D, Yao FS, Hager DN, Kavanaugh P, Trifiletti RR, Gold JP (1996) Comparison of transcranial Doppler ultrasonography and transesophageal echocardiography to monitor emboli during coronary artery bypass surgery. Stroke 27: 87–90

Barnett HJM, Warlow C (1993) Carotid endarterectomy and the measurement of stenosis. Stroke 24: 1281–1284

Barnett SB (2001) Intracranial temperature elevation from diagnostic ultrasound. Ultrasound Med Biol 27: 883–888

Barrett KM, Ackerman RH, Gahn G, Romero JM, Candia M (2001) Basilar and middle cerebral artery reserve: a comparative study using transcranial Doppler and breath-holding techniques. Stroke 32: 2793–2796

Batista P, Oliveira V, Ferro JM (1999) The detection of microembolic signals in patient at risk of recurrent cardioembolic stroke: possible therapeutic relevance. Cerebrovasc Dis 9: 314–319

Bauer A, Zomack S, Hilgenfeldt S, Lohse D, Urbank A, Schlief R (1998) Neue Konzepte in der sonographischen Bildgebung mit Echosignalverstärkern. In: Bogdahn U, Becker G, Schlachetzki F (Hrsg) Echosignalverstärker und transkranielle Farbduplex-Sonographie. Blackwell, Berlin Wien, S 204–216

Baumgartner RW, Mattle HP, Kothbauer K, Schroth G (1994) Transcranial color-coded duplex sonography in cerebral aneurysms. Stroke 25: 2429–2434

Baumgartner RW, Baumgartner I, Schroth G (1996a) Diagnostic criteria for transcranial colour-coded duplex sonography evaluation of cross-flow through the circle of Willis in unilateral obstructive carotid artery disease. J Neurol 243: 516–521

Baumgartner RW, Mattle HP, Schroth G (1996b) Transcranial colour-coded duplex sonography of cerebral arteriovenous malformations. Neuroradiology 38: 734–737

Baumgartner RW, Nirkko AC, Müri RM, Gönner F (1997) Transoccipital power-based color-coded duplex sonography of cerebral sinuses and veins. Stroke 28: 1319–1323

Baumgartner RW, Arnold M, Baumgartner I, Mosso M, Gonner F, Studer A, Schroth G, Schuknecht B, Sturzenegger M (2001) Carotid dissection with and without ischemic events: local symptoms and cerebral artery findings. Neurology 57: 827–832

Beach KW, Hatsukami T, Detmer PR, Primozich JF, Ferguson MS, Gordon D, Alpers CE, Burns DH, Thackray BD, Strandness DE (1993) Carotid artery intraplaque hemorrhage and stenotic velocity. Stroke 24: 314–319

Becker G, Winkler J, Bogdahn U (1991) Die transkranielle farbkodierte Real-Time-Sonographie des Erwachsenen. Teil 1: Normalbefunde und zerebrovaskuläre Ischämien. Ultraschall Med 12: 74–79

Becker G, Lindner A, Bogdahn U (1993) Imaging of the vertebrobasilar system by transcranial color-coded real-time sonography. J Ultrasound Med 12: 395–401

Becker G, Bogdahn U, Strassburg HM, Lindner A, Hassler W, Meixensberger J, Hofmann E (1994a) Identification of ventricular enlargement and estimation of intracranial pressure by transcranial color-coded real-time sonography. J Neuroimag 4: 17–22

Becker G, Krone A, Koulis D, Lindner A, Hofmann E, Roggendorf W, Bogdahn U (1994b) Reliability of transcranial colour-coded real-time sonography in assessment of brain tumors: correlation of ultrasound, computed tomography and biopsy findings. Neuroradiology 36: 585–590

Becker G, Hofmann E, Woydt M, Hulsmann U, Mäurer M, Lindner A, Becker T, Krone A (1999) Postoperative neuroimaging of high-grade gliomas: comparison of transcranial sonography, magnetic resonance imaging, and computed tomography. Neurosurgery 44: 469–478

Behrens S, Daffertshofer M, Spiegel D, Hennerici M (1999) Low-frequency, low-intensity ultrasound accelerates thrombolysis through the skull. Ultrasound Med Biol 25: 269–273

Behrens S, Spengos K, Daffertshofer M, Schroeck H, Dempfle CE, Hennerici M (2001) Transcranial ultrasound-improved thrombolysis: diagnostic vs. therapeutic ultrasound. Ultrasound Med Biol 27: 1683–1689

Belardi P, Lucertini G, Ermirio D (2003) Stump pressure and transcranial Doppler for predicting shunting in carotid endarterectomy. Eur J Vasc Endovasc Surg 25: 164–167

Belkin RN, Pollack BD, Ruggiero ML, Alas LL, Tatini U (1994) Comparison of transesophageal and transthoracic echocardiography with contrast and color flow Doppler in the detection of patent foramen ovale. Am Heart J 128: 520–525

Benzel EC, Gross CD, Hadden TA, Kesterson L, Landreneau MD (1989) The apnea test for the determination of brain death. J Neurosurg 71: 191–194

Berlit P (1996) Vaskulitis. Ther Umsch 53: 559–567

Biedert S, Winter R, Betz H, Reuther R (1988) The efficacy of EC-IC anastomoses: evaluation by directional cw Doppler sonography. Neuroradiology 30: 98–104

Bingzhen C, Yasaka M, Kimura K, Nagatsuka K, Minematsu K, Yamaguchi T (1998) Side-to-side differences of the common carotid artery diameter in presence of asymmetry of the circle of Willis or different vasculopathies. Eur J Ultrasound 8: 219–221

Biousse V, Chabriat H, Amarenco P, Bousser MG (1995) Roller-coaster-induced vertebral artery dissection. Lancet 346: 767

Birnbaum Y, Luo H, Nagai T, Fishbein MC, Peterson TM, Li S, Kricsfeld D, Porter TR, Siegel RJ (1998) Noninvasive in vivo clot dissolution without a thrombolytic drug: recanalization of thrombosed iliofemoral arteries by transcutaneous ultrasound combined with intravenous infusion of microbubbles. Circulation 97: 130–134

Bishop CC, Powell S, Rutt D, Browse NL (1986) Transcranial Doppler measurement of middle cerebral artery blood flow velocity: a validation study. Stroke 17: 913–915

Black S, Ockert DB, Oliver WC, Cucchiara RF (1988) Outcome following posterior fossa craniectomy in patients in the sitting or horizontal positions. Anesthesiology 69: 49–56

Bladin CF, Bingham L, Grigg L, Yapanis AG, Gerraty RP, Davis SM (1998) Transcranial Doppler detection of microembolic during percutaneous transluminal coronary angioplasty. Stroke 29: 2367–2370

Blaivas M, Theodoro D, Sierzenski PR (2003) Elevated intracranial pressure detected by bedside emergency ultrasonography of the optic nerve sheath. Acad Emerg Med 10: 376–381

Bland JM, Altman DG (1986) Statistical methods for assessing agreement between two methods of clinical measurement. Lancet I: 307–310

Blaser T, Krueger S, Kross R, Lutze G, Franke A, Wieker K, Goertler M (2001) Acetylsalicylic acid induced cessation of transient ischemic attacks and microembolic signals detected by transcranial Doppler in a patient with essential thrombocythaemia. J Neurol 248: 67–68

Blaser T, Hofmann K, Buerger T, Effenberger O, Wallesch CW, Goertler M (2002) Risk of stroke, transient ischemic attack, and vessel occlusion before endarterectomy in patients with symptomatic severe carotid stenosis. Stroke 33: 1057–1062

Blaser T, Guhr S, Lotze H, Wallesch CW, Goertler M (2003) Reduced frequency of embolic signals in severe symptomatic carotid stenosis with poststenotic arterial narrowing and/or flow velocity reduction. Cerebrovasc Dis 16 [Suppl 4]: 16–17

Bluth EI, Kay D, Merritt CR, Sullivan M, Farr G, Mills NL, Foreman M, Sloan K, Schlater M, Stewart J (1986) Sonographic characterization of carotid plaque: detection of hemorrhage. Am J Radiol 146: 1061–1065

Bluth EI, McVay LV, Merritt CRB, Sullivan MA (1988) The identification of ulcerative plaque with high resolution duplex carotid scanning. J Ultrasound Med 7: 73–76

Bogdahn U, Fröhlich T, Becker G, Krone A, Schlief R, Schürrmann J, Jachimczak P, Hofmann E, Roggendorf W, Roosen K (1994) Vascularization of primary central nervous system tumors: detection with contrast-enhanced transcranial color-coded real-time sonography. Radiology 192: 141–148

Bogousslavsky J, Regli F, Hungerbühler JP, Chrzanowski R (1981) Transient ischemic attacks and external carotid artery. A retrospective study of 23 patients with an occlusion of the internal carotid artery. Stroke 12: 627–630

Bots, ML, Hofman A, Grobbee E (1997) Increased common carotid intima-media thickness. Adaptive response or a reflection of atherosclerosis? Findings from the Rotterdam Study. Stroke 28: 2442–2447

Bove AA (1998) Risk of decompression sickness with patent foramen ovale. Undersea Hyperb Med 23: 175–178

Braaten JV, Goss RA, Francis CW (1997) Ultrasound reversibly disaggregates fibrin fibers. Thromb Haemost 78: 1063–1068

Bräkken SK, Russell D, Brucher R, Abdelnoor M, Svennevig JL (1997) Cerebral microembolic signals during cardiopulmonary bypass surgery. Frequency, time of occurrence, and association with patient and surgical characteristics. Stroke 28: 1988–1992

Brandt T, Knauth M, Wildermuth S, Winter R, von Kummer R, Sartor K, Hacke W (1999) CT angiography and Doppler sonography for emergency assessment in acute basilar artery ischemia. Stroke 30: 2763–2765

Brass LM, Pavlakis SG, De Vivo D, Piomelli S, Mohr JP (1988) Transcranial Doppler measurements of the middle cerebral artery. Effect of hematocrit. Stroke 19: 1466–1469

Brautaset NJ (1992) Provokable bilateral vertebral artery compression diagnosed with transcranial doppler. Stroke 23: 288–291

Brooks DH, Redmond S, Mathias CJ, Bannister R, Symon L (1989) The effect of orthostatic hypotension on cerebral blood flow and middle cerebral artery velocity in autonomic failure, with observation on the action of ephedrine. J Neurol Neurosurg Psychiatry 52: 962–966

Brucher R, Russell D (2002) Automatic online embolus detection and artifact rejection with the first multifrequency transcranial Doppler. Stroke 33: 1969–1974

Brzezinska R, Schumacher R (2002) Diagnostik eines erhöhten Hirndrucks bei shuntversorgten Kindern unter besonderer Berücksichtigung der transbulbären Sonographie des N. opticus. Ultraschall Med 23: 325–332

Büdingen HJ, von Reutern GM (1979) Atraumatische Vorfelddiagnostik des Hirntodes mit der Doppler-Sonographie. Dtsch Med Wochenschr 104: 1347–1351

Büdingen HJ, Staudacher T (1987) Die Identifizierung der A. basilaris mit der transkraniellen Doppler-Sonographie. Ultraschall Med 8: 95–101

Buhre W, Heinzel FR, Grund S, Sonntag H, Weyland A (2003) Extrapolation to zero-flow pressure in cerebral arteries to estimate intracranial pressure. Br J Anaesth 90: 291–295

Burgin WS, Malkoff M, Felberg RA, Demchuk AM, Christou I, Grotta JC, Alexandrov AV (2000) Transcranial Doppler ultrasound criteria for recanalization after thrombolysis for middle cerebral artery stroke. Stroke 31: 1128–1132

Busutill SJ, Franklin DP, Youkey JR, Elmore JR (1996) Carotid duplex overestimation of stenosis due to serve contralateral disease. Am J Surg 172: 144–147

Cabanes L, Mas JL, Cohen A, Amarenco P, Cabanes PA, Oubary P, Chedru F, Guerin F, Bousser MG, de Recondo J (1993) Atrial septal aneurysm and patent foramen ovale as risk factors for cryptogenic stroke in patients less than 55 years of age. A study using transesophageal echocardiography. Stroke 24: 1865–1873

Carroll BA, Turner RJ, Tickner EG, Boyle DB, Young SW (1980) Gelatin encapsulated nitrogen microbubbles as ultrasonic contrast agents. Invest Radiol 15: 260–266

CAVATAS Investigators (2001) Endovascular versus surgical treatment in patients with carotid stenosis in the Carotid and Vertebral Artery Transluminal Angioplasty Study (CAVATAS): a randomised trial. Lancet 357: 1729–1737

Cencetti S, Bandinelli G, Lagi A (1997) Effect of pCO_2 changes induced by head-upright tilt on transcranial Doppler recordings. Stroke 28: 1195–1197

Chambers BR, Smidt V, Koh P (1994) Hyperperfusion post-endarterectomy. Cerebrovasc Dis 4: 32–37

Chan KH, Miller JD, Dearden NM (1992) Intracranial blood flow velocity after head injury: relationship to severity of injury, time, neurological status and outcome. J Neurol Neurosurg Psychiatry 55: 787–791

Chant H, McCollum C (2001) Stroke in young adults: the role of paradoxical embolism. Thromb Haemost 85: 22–29

Chaturvedi S, Lukovits TG, Chen W, Gorelick PB (1999) Ischemia in the territory of a hypoplastic vertebrobasilar system. Neurology 52: 980–983

Chiesa R, Minicucci F, Melissano G, Truci G, Comi G, Paolilli G, Grossi A (1992) The role of transcranial Doppler in carotid artery surgery. Eur J Vasc Surg 6: 211–216

Chimowitz MI, Nemec JJ, Marwick TH, Lorig RJ, Furlan AJ, Salcedo EE (1991) Transcranial Doppler ultrasound identifies patients with right-to-left cardiac or pulmonary shunts. Neurology 41: 1902–1904

Chiu D, Shedden P, Bratina P, Grotta JC (1998) Clinical features of moyamoya disease in the United States. Stroke 29: 1347–1351

Cho SJ, Sohn YH, Kim GW, Kim JS (1997) Blood flow velocity changes in the middle cerebral artery as an index of the chronicity of hypertension. J Neurol Sci 150: 77–80

Christou I, Alexandrov AV, Burgin WS, Wojner AW, Felberg RA, Malkoff M, Grotta JC (2000) Timing of recanalization after tissue plasminogen activator therapy deremined by transcranial Doppler correlates with clinical recovery from ischemic stroke. Stroke 31: 1812–1816

Cihlar A, Bikowski J, Sunder-Plassmann L, Kapfer X (1997) Levovist als geeigneter Signalverstärker in der Ultraschalldiagnostik bei Rezidiv Karotis Glomustumoren? Ultraschall Med 18 [Suppl]: 59–59

Cole I, Chu J, Kos S, Motbey J (1993) Metastatic carcinoma in the neck: a clinical computerized tomography scan and ultrasound study. Aust N Z J Surg 63: 468–474

Conrad B, Klingelhöfer J (1989) Dynamics of regional cerebral blood flow for various visual stimuli. Exp Brain Res 77: 437–441

Coyle P, Panzenbeck MJ (1990) Collateral development after carotid artery occlusion in Fischer 344 rats. Stroke 21: 316–321

Crawley F, Clifton A, Buckenham T, Loosemore T, Taylor RS, Brown MM (1997) Comparison of hemodynamic cerebral ischemia and microembolic signals detected during carotid andarterectomy and carotid angioplasty. Stroke 28: 2460–2464

Crouse JR, Goldbourt U, Evans G, Pinsky J, Sharrett AR, Sorlie P, Riley W, Heiss G (1996) Risk factors and segment-specific carotid arterial enlargement in the Atherosclerosis Risk in Communities (ARIC) cohort. Stroke 27: 69–75

Crum B, Mokri B, Fulgham J (2000) Spinal manifestations of vertebral artery dissection. Neurology 55: 304–306

Cujec B, Mainra R, Johnson DH (1999) Prevention of recurrent cerebral ischemic events in patients with patent foramen ovale and cryptogenic strokes or transient ischemic attacks. Can J Cardiol 15: 57–64

Cullinane M, Wainwright R, Brown A, Monaghan M, Markus HS (1998) Asymptomatic embolization in subjects with atrial fibrillation not taking anticoagulants. A prospective study. Stroke 29: 1810–1815

Daffertshofer M, Diehl RR, Ziems GU, Hennerici M (1991) Orthostatic changes of cerebral blood flow velocity in patients with autonomic dysfunction. J Neurol Sci 104: 32–38

Daffertshofer M, Ries S, Schminke U, Hennerici M (1996) High-intensity transient signals in patients with cerebral ischemia. Stroke 27: 1844–1849

Dahl A, Russell D, Nyberg-Hansen R, Rootwelt K, Bakke SJ (1994) Cerebral vasoreactivity in unilateral carotid artery disease. A comparison of blood flow velocity and regional cerebral blood flow measurements. Stroke 25: 621–626

De Bray JM, Glatt B (1995) Quantification of atheromatous stenosis in the extracranial internal carotid artery. Cerebrovasc Dis 5: 414–426

De Castro S, Cartoni D, Fiorelli M, Rasura M, Anzini A, Zanette EM, Beccia M, Colonnese C, Fedele F, Fieschi C, Pandian NG (2000) Morphological and functional characteristics of patent foramen ovale and their embolic implications. Stroke 31: 2407–2413

De Girolami U, Crowell RM, Marcoux FW (1984) Selective necrosis and total necrosis in focal cerebral ischemia. Neuropathologic observations on experimental middle cerebral artery occlusion in the macaque monkey. J Neuropath Exp Neurol 43: 57–71

Delcker A, Diener HC (1992) Die verschiedenen Ultraschallmethoden zur Untersuchung der A. vertebralis – eine vergleichende Wertung. Ultraschall Med 13: 213–220

Delcker A, Tegeler C (1998) Influence of ECG-triggered data acquisition on reliability for carotid plaque volume measurements with a magnetic sensor three-dimensional ultrasound system. Ultrasound Med Biol 24: 601–605

Del Sette M, Finocchi C, Angeli S, Conti M, Gandolfo C (1995) Transcranial Doppler detection of microemboli in a stroke patient with polycythemia rubra vera. Cerebrovasc Dis 5: 208–211

Del Sette M, Angeli S, Leandri M, Ferriero G, Bruzzone GL, Finocchi C, Gandolfo C (1998) Migraine with aura and right-to-left shunt on transcranial Doppler: a case-control study. Cerebrovasc Dis 8: 327–330

Demchuk AM, Burgin WS, Christou I, Felberg RA, Barber AB, Hill MD, Alexandrov AV (2001) Thrombolysis in brain ischemia (TIBI) transcranial Doppler flow grades predict clinical severity, early recovery, and mortality in patients treated with intravenous tissue plasminogen activator. Stroke 32: 89–93

Demolis P, Florence G, Thomas L, Tran Dinh YR, Giudicelli JF, Seylaz J, Alkayed NJ (2000) Is the acetazolamide test valid for quantitative assessment of maximal cerebral autoregulatory vasodilation? An experimental study. Stroke 31: 508–515

Devuyst G, Despland PA, Bogousslavsky J, Jeanrenaud X (1997) Complementarity of contrast transcranial Doppler and contrast transesophageal echocardiography for the detection of patent foramen ovale in stroke patients. Eur Neurol 38: 21–25

Di Tullio MR, Sacco RL, Venketasubramanian N, Sherman D, Mohr JP, Homma S (1993) Comparison of diagnostic techniques for the detection of a patent foramen ovale in stroke patients. Stroke 24: 1020–1024

Diehl RR, Berlit P (1995) Die quantitative Kipptischuntersuchung mit TCD-Monitoring: Eine reliable Methode zur Diagnose der neurokardiogenen Synkope (vasovagalen Synkope). Nervenarzt 66: 116–123

Diehl RR, Berlit P (1996) Funktionelle Dopplersonographie in der Neurologie. Springer, Berlin Heidelberg New York

Diehl RR, Linden D (1999) Differentialdiagnose der orthostatischen Dysregulation. Nervenarzt 70: 1044–1051

Diehl RR, Daffertshofer M, Hennerici M (1991a) Cerebrovascular dysautoregulation: a new syndrome? Ann Neurol 30: 244–245

Diehl RR, Diehl B, Sitzer M, Hennerici M (1991b) Spontaneous oscillations in cerebral blood flow velocity in normal humans and in patients with carotid artery disease. Neurosci Lett 127: 5–8

Dippel DW, van Kooten F, Bakker SL, Koudstaal PJ (1997) Interobserver agreement for 10% categories of angiographic carotid stenosis. Stroke 28: 2483–2485

Dippel DW, de Kinkelder A, Bakker SL, van Kooten F, van Overhagen H, Koudstaal PJ (1999) The diagnostic value of colour duplex ultrasound for symptomatic carotid stenosis in clinical practice. Neuroradiology 41: 1–8

Donaghy RMP, Yasargil MG (1968) Microangional surgery and its techniques. Progr Brain Res 30: 263–267

Donnan GA, Jones EF (1995) Aortic arch atheroma and stroke. Cerebrovasc Dis 5: 10–13

Dorffner R, Metz VM, Trattnig S, Eibenberger K, Dock W, Hörmann M, Trubel W, Grabenwöger F (1997) Intraoperative and early postoperative colour Doppler sonography after carotid artery reconstruction: follow-up of technical defects. Neuroradiology 39: 117–121

Droste DW, Markus HS, Brown MM (1994a) The effect of different settings of ultrasound pulse amplitude, gain and sample volume on the appearance of emboli studied in a transcranial Doppler model. Cerebrovasc Dis 4: 152–156

Droste DW, Markus HS, Nassiri D, Brown MM (1994b) The effect of velocity on the appearance of embolic signals studied in transcranial Doppler models. Stroke 25: 986–991

Droste DW, Decker W, Siemens HJ, Kaps M, Schulte-Altedorneburg G (1996) Variability in occurrence of embolic signals in long term transcranial Doppler recordings. Neurol Res 18: 25–30

Droste DW, Hagedorn G, Nötzold A, Siemens HJ, Sievers HH, Kaps M (1997) Bigated transcranial Doppler for the detection of clinically silent circulating emboli in normal persons and patients with prosthetic cardiac valves. Stroke 28: 588–592

Droste DW, Kriete JU, Stypmann J, Castrucci M, Wichter T, Tietje R, Weltermann B, Young P, Ringelstein EB (1999a) Contrast transcranial Doppler ultrasound in the detection of right-to-left shunts. Comparison of different procedures and different contrast agents. Stroke 30: 1827–1832

Droste DW, Ritter MA, Mönnig G, Kemény V, Breithardt G, Ringelstein EB (1999b) Abundance of microembolic signals detected by transcranial Doppler ultrasound in a patient with Eisenmenger's syndrom. Cerebrovasc Dis 9: 334–336

Droste DW, Jürgens R, Weber S, Tietje R, Ringelstein EB (2000) Benefit of echocontrast-enhanced transcranial color-coded duplex ultrasound in the assessment of intracranial collateral pathways. Stroke 31: 920–923

Droste DW, Junker K, Stögbauer F, Lowens S, Besselmann M, Braun B, Ringelstein EB (2001) Clinically silent circulating microemboli in 20 patients with carotid or vertebral artery dissection. Cerebrovasc Dis 12: 181–185

Droste DW, Junker K, Hansberg T, Dittrich R, Ritter M, Ringelstein EB (2002) Circulating microemboli in 33 patients with intracranial arterial stenosis. Cerebrovasc Dis 13: 26–30

Ducrocq X, Hassler W, Moritake K, Newell DW, von Reutern GM, Shiogai T, Smith RR (1998) Consensus opinion on diagnosis of cerebral circulatory arrest using Doppler-sonography. Task Force Group on cerebral death of the Neurosonology Research Group of the World Federation of Neurology. J Neurol Sci 159: 145–150

Eberhardt H, Fölsing R, Herterich R, Letzgus A (2002) Wertigkeit der transkraniellen Dopplersonographie in der Kipptischuntersuchung bei Kindern. Ultraschall Med 23: 379–382

EC/IC Bypass Study Group (1985) Failure of extracranial-intracranial arterial bypass to reduce the risk of ischemic stroke. Results of an international randomized trial. N Engl J Med 313: 1191–1200

Eggers J, Koch B, Meyer K, König I, Seidel G (2003) Effect of ultrasound on thrombolysis of middle cerebral artery occlusion. Ann Neurol 53: 797–800

Eicke BM, Tegeler CH, Dalley G, Myers LG (1994) Angle correction in transcranial Doppler sonography. J Neuroimaging 4: 29–33

Eicke BM, von Lorentz J, Paulus W (1995) Embolus detection in different degrees of carotid disease. Neurol Res 17: 181–184

Eicke BM, Meckes S, Tettenborn B, Ringel K, Keyhan K (1998) Indirect assessmant of distal high grade carotid stenoses – superiority of extracranial volume flow rate determination. Electroenceph Clin Neurophysiol 107: P56–57

Eliasziw M, Rankin RN, Fox AJ, Hynes RB, Barnett HJ (1995) Accuracy and prognostic consequences of ultrasonography in identifying severe carotid artery stenosis. North American Symptomatic Carotid Endarterectomy Trial (NASCET) Group. Stroke 26: 1747–1752

El Ramahi KM, Al Rayes HM (2000) Systemic lupus erythematosus associated with moyamoya syndrome. Lupus 9: 632–636

Estol C, Claassen D, Hirsch W, Wechsler L, Moossy J (1991) Correlative angiographic and pathologic findings in the diagnosis of ulcerated plaques in the carotid artery. Arch Neurol 48: 692–693

European Carotid Surgery Trialists' Collaborative Group (1991) MRC European carotid surgery trial: interim results for symptomatic patients with severe (70–99%) or with mild (0–29%) carotid stenosis. Lancet 337: 1235–1243

Eyding J, Wilkening W, Reckhardt M, Schmid G, Meves S, Ermert H, Przuntek H, Postert T (2003) Contrast burst depletion imaging (CODIM): a new imaging procedure and analysis method for semiquantitative ultrasonic perfusion imaging. Stroke 34: 77–83

Federlein J, Postert T, Meves S, Weber S, Przuntek H, Büttner T (2000) Ultrasonic evaluation of pathological brain perfusion in acute stroke using second harmonic imaging. J Neurol Neurosurg Psychiatry 69: 616–622

Felberg RA, Okon NJ, El-Mitwalli A, Burgin WS, Grotta JC, Alexandrov AV (2002) Early dramatic recovery during intravenous tissue plasminogen activator infusion: clinical pattern and outcome in acute middle cerebral artery stroke. Stroke 33: 1301–1307

Fields WS, North RR, Hass WK, Galbraith JG, Wylie EJ, Ratinow G, Burns MH, Macdonald MC, Meyer JS (1968) Joint study of extracranial arterial occlusion as a cause of stroke. I. Organization of study an survey of patient population. JAMA 203: 955–960

Fiermonte G, Pierelli F, Pauri F, Cosentino FI, Soccorsi R, Giacomini P (1995) Cerebrovascular CO_2 reactivity in migraine with and without aura. A transcranial Doppler study. Acta Neurol Scand 92: 166–169

Fieschi C, Argentino C, Lenzi GL, Sacchetti ML, Toni D, Bozzao L (1989) Clinical and instrumental evaluation of patients with ischemic stroke within the first six hours. J Neurol Sci 91: 311–321

Finklestein S, Kleinman GM, Cuneo R, Baringer JR (1980) Delayed stroke following carotid occlusion. Neurology 30: 84–88

Fischer B, Klötzsch C, Nahser HC, Henkes H, Kuhne D, Berlit P (1998) Klinische Anwendung der TCCD zum Nachweis intrakranieller Aneurysmen. Nervenarzt 69: 671–677

Fitzpatrick AP, Theodorakis G, Vardas P, Sutton R (1991) Methodology of head-up tilt testing in patients with unexplained syncope. J Am Coll Cardiol 17: 125–130

Foerch C, Kessler KR, Steinmetz H, Sitzer M (2003) Economy class stroke syndrome. Correspondence. Neurology 59: 962–963

Forsberg F, Liu J-B, Burns PN, Merton DA, Goldberg BB (1994) Artifacts in ultrasonic contrast agent studies. J Ultrasound Med 13: 357–365

Förstl H, Biedert S, Hewer W (1989) Multiinfarct and Alzheimer-type dementia investigated by transcranial Doppler sonography. Biol Psychiatry 26: 590–594

Francis CW, Blinc A, Lee S, Cox C (1995) Ultrasound accelerates transport of recombinant tissue plasminogen activator into clots. Ultrasound Med Biol 21: 419–424

Friberg L, Olesen J, Iversen HK, Sperling B (1991) Migraine pain associated with middle cerebral artery dilatation: reversal by sumatriptan. Lancet 336: 13–17

Fujioka KA, Gates DT, Spencer MP (1994) A comparison of transcranial color Doppler imaging and standard static pulsed wave Doppler in the assessment of intracranial hemodynamics. J Vasc Tech 18: 29–35

Fukudome Y, Abe I, Onaka U, Fujii K, Ohya Y, Fukuhara M, Kaseda S, Esaki M, Fujishima M (1998) Regression of carotid wall thickening after corticosteroid therapy in Takayasu's arteritis evaluated by B-mode ultrasonography: report of 2 cases. J Rheumatol 25: 2029–2032

Fullerton HJ, Johnston SC, Smith WS (2001) Arterial dissection and stroke in children. Neurology 57: 1155–1160

Furlan AJ, Higashida RT, Wechsler LR, Gent M, Rowley HA, Kase CS, Pessin MS, Ahuja A, Callahan F, Clark WM, Silver F, Rivera F, for the PROACT Investigators (1999) Intra-arterial prourokinase for acute ischemic stroke. The PROACT II Study: a randomized controlled trial. JAMA 282: 2003–2011

Fürst G, Saleh A, Wenserski F, Malms J, Cohnen M, Aulich A, Neumann-Haefelin T, Schroeter M, Steinmetz H, Sitzer M (1999) Reliability and validity of noninvasive imaging of internal carotid artery pseudo-occlusion. Stroke 30: 1444–1449

Gasecki AP, Fox AJ, Lebrun LH, Daneault N (1994) Bilateral occipital infarctions associated with carotid stenosis in a patient with persistent trigeminal artery. Stroke 25: 1520–1523

Gasecki AP, Eliasziw M, Ferguson GG, Hachinski V, Barnett HJ (1995) Long-term prognosis and effect of endarterectomy in patients with symptomatic severe carotid stenosis and contralateral carotid stenosis or occlusion: results from NASCET. North American Symptomatic Carotid Endarterectomy Trial (NASCET) Group. J Neurosurg 83: 778–782

Gaunt ME, Martin PJ, Smith JL, Rimmer T, Cherryman G, Ratliff DA, Bell PRF, Naylor AR (1994) Clinical relevance of intraoperative embolization detected by transcranial Doppler ultrasonography during carotid endarterectomy. Br J Surg 81: 1435–1439

Gaunt ME, Brown L, Hartshorne T, Bell PRF, Naylor AR (1996) Unstable carotid plaques: preoperative identification and association with intraoperative embolisation detected by transcranial Doppler. Eur J Vasc Endovasc Surg 11: 78–82

Georgiadis D, Lindner A, Manz M, Sonntag M, Zunker P, Zerkowski HR, Borggrefe M (1997) Intracranial microembolic signals in 500 patients with potential cardiac or carotid embolic source and in normal controls. Stroke 28: 1203–1207

Gerraty RP, Bowser DN, Infeld B, Mitchell PJ, Davis SM (1996) Microemboli during carotid angiography. Association with stroke risk factors or subsequent magnetic resonance imaging changes? Stroke 27: 1543–1547

Gerriets T, Postert T, Goertler M, Stolz E, Schlachetzki F, Sliwka U, Seidel G, Weber S, Kaps M, for the Duplex Sonography in Acute Stroke (DIAS) Study Group (2000) DIAS I: duplex-sonographic assessment of the cerebrovascular status in acute stroke. A useful tool for future stroke trials. Stroke 31: 2342–2345

Gerriets T, Stolz E, König S, Babacan S, Fiss I, Jauss M, Kaps M (2001) Sonographic monitoring of midline shift in space-occupying stroke: an early outcome predictor. Stroke 32: 442–447

Gerriets T, Goertler M, Stolz E, Postert T, Sliwka U, Schlachetzki F, Seidel G, Weber S, Kaps M, for the DIAS (Duplex Sonography in Acute Stroke) Study Group (2002) Feasibility and validity of transcranial duplex sonography in patients with acute stroke. JNNP 73: 17–20

Giller CA, Mathews D, Walker B, Purdy P, Roseland AM (1994) Prediction of tolerance to carotid artery occlusion using transcranial Doppler ultrasound. J Neurosurg 81: 15–19

Görtler M, Bikowski J, Niethammer R, Widder B (1994a) Stellenwert der Duplexsonographie als alleinige Untersuchungsmethode vor Karotis-TEA. Ultraschall Klin Prax 9: 9–9

Görtler M, Kleiser B, Widder B, Friedrich JM, Wallner B, Weidenmaier W, Nöldeke J (1994b) Erkennung und Differenzierung hochgradiger Stenosen der A. carotis interna mit i.v.-DSA, MR-Angiographie und Duplexsonographie. Ultraschall Klin Prax): 15–18

Görtler M, Niethammer R, Widder B (1994c) Differentiating subtotal carotid artery stenoses from occlusions by colour-coded duplex sonography. J Neurol 241: 301–305

Görtler M, Niethammer R, Khatib Y, Widder B, Pieper KS, Herrmann M (1995) Ultrasound contrast agents: iatrogenic emboli which can couse focal dilatations or microaneurysms in cerebral arterioles? Stroke 26: 732–732

Goertler M, Widder B, Schuetz U (1996) Quantifying medium- and high-grade carotid artery stenosis by ultrasound. JEMU 17: 235–239

Görtler M, Widder B, Schütz U (1997) Assessing carotid artery stenosis by Doppler- and colour-coded duplex sonography. In: Klingelhöfer J, Bartels E, Ringelstein EB (eds) New trends in cerebral hemodynamics and neurosonology. Elsevier, Amsterdam, pp 67–72

Goertler M, Kross R, Baeumer M, Jost S, Grote R, Weber S, Wallesch CW (1998) Diagnostic impact and prognostic relevance of early contrast-enhanced transcranial color-coded duplex sonography in acute stroke. Stroke 29: 955–962

Goertler M, Blaser T, Krueger S, Lutze G, Wallesch CW (2001) Acetylsalicylic acid and microembolic events detected by transcranial Doppler in symptomatic arterial stenoses. Cerebrovasc Dis 11: 324–329

Goertler M, Blaser T, Krueger S, Hofmann K, Baeumer M, Wallesch CW (2002) Cessation of embolic signals after antithrombotic prevention is related to reduced risk of recurrent arterioembolic transient ischemic attack and stroke. JNNP 72: 338–342

Goodson SF, Flanigan DP, Bishara RA, Schuler JJ, Kikta MJ, Meyer JP (1987) Can carotid duplex scanning supplant arteriography in patients with focal carotid territory symptoms? J Vasc Surg 5: 551–557

Gosling RG, King DH (1974) Arterial assessment by Doppler-shift ultrasound. Proc R Soc Med 67: 447–449

Gramiak R, Shah PM (1968) Echocardiography of the aortic root. Invest Radiol 3: 356–366

Grau AJ, Brandt T, Buggle F, Orberk E, Mytilineos J, Werle E, Conradt, Krause M, Winter R, Hacke W (1999) Association of cervical artery dissection with recent infection. Arch Neurol 56: 851–856

Griewing B, Schminke U, Morgenstern C, Walker ML, Kessler C (1997) Three-dimensional ultrasound angiography (power mode) for the quantification of carotid artery atherosclerosis. J Neuroimaging 7: 40–45

Grosset DG, Straiton J, McDonald I, Cockburn M, Bullock R (1993) Use of transcranial Doppler sonography to predict development of a delayed ischemic deficit after subarachnoid hemorrhage. J Neurosurg 78: 183–187

Grosset DG, Georgiadis D, Abdullah I, Bone I, Lees KR (1994) Doppler emboli signals vary according to stroke subtype. Stroke 25: 382–384

Grossmann WM, Koeberle B (2000) The dose-response relationship of acetazolamide on the cerebral blood flow in normal subjects. Cerebrovasc Dis 10: 65–69

Grubb BP, Gerard G, Roush K, Temesy-Armos P, Montford P, Elliott L, Hahn H, Brewster P (1991) Cerebral vasoconstriction during head-upright tild-induced vasovagal syncope. A paradoxic and unexpected response. Circulation 84: 1157–1164

Guhr S (2002) Visuell evozierte Flussgeschwindigkeitsänderungen in der A. cerebri posterior bei Normalprobanden und Patienten mit Leitungsverzögerungen im Sehbahnbereich: Eine Untersuchung mit der funktionellen transkraniellen Dopplersonographie. Dissertation, Medizinische Fakultät Charité der Humboldt-Universität Berlin, Berlin

Guhr S, Blaser T, Krueger S, Wallesch CW, Goertler M (2003) Interobserver agreement of frequency and velocity parameters assessed by Doppler/duplex sonography in patients with >50% internal carotid stenosis. Cerebrovasc Dis 16 [Suppl 4]: 17–17

Guillon B, Levy C, Bousser MG (1998) Internal carotid artery dissection: an update. J Neurol Sci 153: 146–158

Guillon B, Tzourio C, Biousse V, Adrai V, Bousser MG, Touboul PJ (2000) Arterial wall properties in carotid artery dissection: an ultrasound study. Neurology 55: 663–666

Gutberlet M, Venz S, Zendel W, Hosten N, Felix R (1998) Do ultrasonic contrast agents artificially increase maximum Doppler shift? In vivo study of human common carotid arteries. J Ultrasound Med 17: 97–102

Hacke W, Ringleb P, Grau A, Busse O, Diener HC, Hennerici M, Ringelstein EB, Grond M (2002) Akute zerebrale Ischämie. In: Diener HC, Hacke W, für die Kommission »Leitlinien« der Deutschen Gesellschaft für Neurologie (Hrsg) Leitlinien für Diagnostik und Therapie in der Neurologie. Thieme, Stuttgart New York, S 102–108

Hagen PT, Scholz DG, Edwards DW (1984) Incidence and size of patent foramen ovale during the first 10 decades of life: an autopsy study of 965 normal hearts. Mayo Clin Proc 59: 17–20

Haggag KJ, Russell D, Walday P, Skiphamn A, Torvik A (1998) Air-filled ultrasound contrast agents do not damage the cerebral microvasculature or brain tissue in rats. Invest Radiol 33: 129–135

Hamann GF, Stoll M, Jost V, Bompotti UA, Fitridge R, Schimrigk K (1996) Time course of acetazolamide effect in normal persons. J Neuroimaging 6: 29–31

Hamann GF, Schatzer-Klotz D, Frohlig G, Strittmatter M, Jost V, Berg G, Stopp M, Schimrigk K, Schieffer H (1998) Femoral injection of echo contrast medium may increase the sensitivity of testing for a patent foramen ovale. Neurology 50: 1423–1428

Hanley PC, Tajik AJ, Hynes JK, Edwards WD, Reeder GS, Hagler DJ, Seward JB (1985) Diagnosis and classification of atrial aneurysm by two-dimensional echocardiography: report of 80 consecutive cases. J Am Coll Cardiol 6: 1370–1382

Harders A (1986) Neurosurgical appications of transcranial Doppler sonography. Springer, Berlin Heidelberg New York

Harders A (1989) Atraumatic estimation of blood flow arrest in the diagnosis of cerebral death with the transcranial Doppler investigation technique. Neurosurg Rev 12: 298–301

Harer C, von Kummer R (1991) Cerebrovascular CO2 reactivity in migraine: assessment by transcranial Doppler ultrasound. J Neurol 238: 23–26

Harer C, Heinrich A, Grossmann G, Widder B (1997) Die Intima-Media-Dicke der A. carotis communis als Vorhersageparameter für das Vorhandensein atheromatöser Plaques in der thorakalen Aorta. Ultraschall Med 18 [suppl]: S 59

Harper AM, Glass HI (1965) Effect of alterations in the arterial carbon dioxide tension on the blood flow through the cerebral cortex at normal and low arterial blood pressures. J Neurol Neurosurg Psychiatry 28: 449–452

Hartmann A, Mohr JP, Thompson JL, Ramos O, Mast H (1999) Interrater reliability of plaque morphology classification in patients with severe carotid artery stenosis. Acta Neurol Scand 99: 61–64

Hassler W, Steinmetz H, Gawlowski J (1988) Transcranial Doppler ultrasonography in raised intracranial pressure and in intracranial circulatory arrest. J Neurosurg 68: 745–751

Hassler W, Steinmetz H, Pirschel J (1991) Transcranial Doppler study of intracranial circulatory arrest. J Neurosurg 71: 195–201

Heinel G (1999) Standardisierung der transkraniell-dopplersonographischen Erkennung des offenen Foramen ovale. Dissertation, Universität Ulm

Helmke K, Hansen HC (1996a) Fundamentals of transorbital sonographic evaluation of optic nerve sheath expansion under intracranial hypertension. I. Experimental study. Pediatr Radiol 26: 701–705

Helmke K, Hansen HC (1996b) Fundamentals of transorbital sonographic evaluation of optic nerve sheath expansion under intracranial hypertension. II. Patient study. Pediatr Radiol 26: 706–710

Helps SC, Parsons DW, Reilly PL, Gorman DF (1990) The effect of gas emboli on rabbit cerebral blood flow. Stroke 21: 94–99

Henderson RD, Steinman DA, Eliasziw M, Barnett HJ (2000) Effect of contralateral carotid artery stenosis on carotid ultrasound velocity measurements. Stroke 31: 2636–2640

Hennerici MG (1994) High intensity transcranial signals (HITS): a questionable »jackpot« for the prediction of stroke risk. J Heart Valve Dis 3: 124–125

Hennerici M, Hülsbömer HB, Hefter H, Lammerts D, Rautenberg W (1987a) Natural history of asymptomatic extracranial arterial disease. Results of a long-term prospective study. Brain 110: 777–791

Hennerici M, Rautenberg W, Sitzer G, Schwartz A (1987b) Transcranial Doppler ultrasound for the assessment of intracranial arterial flow velocity – Part 1. Examination technique and normal values. Surg Neurol 27: 439–48

Hetzel A, Berger W, Schumacher M, Lucking CH (1996) Dissection of the vertebral artery with cervical nerve root lesions. J Neurol 243: 121–125

Hetzel A, Braune S, Guschlbauer B, Dohms K (1999) CO_2 reactivity testing without blood pressure monitoring? Stroke 30: 398–401

Hilz MJ, Stemper B, Heckmann JG, Neundörfer B (2000) Mechanismen der zerebralen Autoregulation, Untersuchungsverfahren und Beurteilung mittels transkranieller Doppler-Sonographie. Fortschr Neurol Psychiat 68: 398–412

Hoffmann M, Sacco RL, Chan S, Mohr JP (1993) Noninvasive detection of vertebral artery dissection. Stroke 24: 815–819

Hofstee DJ, Hoogland PH, Schimsheimer RJ, de Weerd AW (2000) Contrast enhanced color duplex for diagnosis of subtotal stenosis or occlusion of the internal carotid artery. Clin Neurol Neurosurg 102: 9–12

Hoksbergen AW, Legemate DA, Ubbink DT, Jacobs MJ (1999) Success rate of transcranial color-coded duplex ultrasonography in visualizing the basal cerebral arteries in vascular patients over 60 years of age. Stroke 30: 1450–1455

Hoksbergen AW, Legemate DA, Ubbink DT, Jacobs MJ (2000) Collateral variations in circle of willis in atherosclerotic population assessed by means of transcranial color-coded duplex ultrasonography. Stroke 31: 1656–1660

Homburg AM, Jakobsen M, Enevoldsen E (1993) Transcranial Doppler recordings in raised intracranial pressure. Acta Neurol Scand 87: 488–493

Homma S, di Tullio MR, Sacco RL, Mihalatos D, di Mandri G, Mohr JP (1994) Characteristics of patent foramen ovale associated with cryptogenic stroke. A biplane transesophageal echocardiographic study. Stroke 25: 582–586

Homma S, Hirose N, Ishida H, Ishii T, Araki G (2001) Carotid plaque and intima-media thickness assessed by b-mode ultrasonography in subjects ranging from young adults to centenarians. Stroke 32: 830–835

Homma S, Sacco RL, di Tullio MR, Sciacca R, Mohr JP (2002) Effect of medical treatment in stroke patients with patent foramen ovale: patent foramen ovale in Cryptogenic Stroke Study. Circulation 105: 2625–2631

Horn P, Vajkoczy P, Schmiedek P (2001) Die spontane Okklusion des Circulus arteriosus Willisii (Moyamoya-Erkrankung). Diagnostik und Therapie. Nervenarzt 72: 406–415

Horner S, Ni XS, Weihs W, Harb S, Augustin M, Duft M, Niederkorn K (1997) Simultaneous bilateral contrast transcranial Doppler monitoring in patients with intracardiac and intrapulmonary shunts. J Neurol Sci 150: 49–57

Hosoda K, Kawaguchi T, Shibata Y, Kamei M, Kidoguchi K, Koyam S, Tamaki N (2001) Cerebral vasoreactivity and internal carotid artery flow help to identify patients at risk for hyperperfusion after carotid endarterectomy. Stroke 32: 1567–1573

Hotchi M (1992) Pathological studies on Takayasu arteritis. Heart Vessels 7 [suppl]: 11–17

Houkin K, Kuroda S, Ishikawa T, Abe H (2000) Neovascularization (angiogenesis) after revascularisation in moyamoya disease. Which technique is most useful for moyamoya disease? Acta Neurochir Wien 142: 269–276

Howard G, Baker WH, Chambless LE, Howard VJ, Jones AM, Toole JF (1996) An approach for the use of doppler ultrasound as a screening tool for hemodynamically significant stenosis (despite heterogeneity of Doppler performance). A multicenter experience. Asymptomatic Carotid Atherosclerosis Study Investigators. Stroke 27: 1951–1957

Hubaut JJ, Albat B, Frapier JM, Chaptal PA (1997) Mycotic aneurysm of the extracranial carotid artery: an uncommon complication of bacterial endocarditis. Ann Vasc Surg 11: 634–636

Huber A (1998) Stauungspapille. In: Huber A, Kömpf D (Hrsg) Klinische Neuroophtalmologie. Thieme, Stuttgart New York, S 261–267

Huber P, Handa J (1967) Effect of contrast material, hypercapnia, hyperventilation, hypotonic glucose and papaverine on the diameter of cerebral arteries. Invest Radiol 2: 17–32

Huber P, Krayenbühl H, Yasargil MG (1982) Cerebral angiography. Thieme, Stuttgart

Hufnagel A, Hammers A, Schönle PW, Bohm KD, Leonhardt G (1999) Stroke following chiropractic manipulation of the cervical spine. J Neurol 246: 683–688

Hulthe J, Wikstrand J, Emanuelsson H, Wiklund O, de Feyter PJ, Wendelhag I (1997) Atherosclerotic changes in the carotid artery bulb as measured by B-mode ultrasound are associated with the extent of coronary atherosclerosis. Stroke 28: 1189–1194

Hunt JL, Fairman R, Mitchell ME, Carpenter JP, Golden M, Khalapyan T, Wolfe M, Neschis D, Milner R, Scoll B, Cusack A, Mohler ER (200?) Bone formation in carotid plaques: a clinicopathological study. Stroke 33: 1214–1219

Ikeda E (1991) Systemic vascular changes in spontaneous occlusion of the circle of Willis. Stroke 22: 1358–1362

Ikezaki K, Han DH, Kawano T, Kinukawa N, Fukui M (1997) A clinical comparison of definite moyamoya disease between South Korea and Japan. Stroke 28: 2513–2517

Infeld B, Bowser DN, Gerraty RP, Voukelatos J, Grigg L, Mitchell PJ, Hopper JL, Davis SM (1996) Cerebral microemboli in atrial fibrillation detected by transcranial Doppler ultrasonography. Cerebrovasc Dis 6: 339–345

Isaka Y, Okamoto M, Ashida K, Imaizumi M (1994) Decreased cerebrovascular dilatory capacity in subjects with asymptomatic periventricular hyperintensities. Stroke 25: 375–381

Isayev Y, Chan RKT, Pullicino PM (2002) »Economy class« stroke syndrome? Neurology 58: 960–961

Ishibashi T, Akiyama M, Onoue H, Abe T, Furuhata H (2002) Can transcranial ultrasonication increase recanalization flow with tissue plasminogen activator? Stroke 33: 1399–1404

Iu PP, Lam HS (2001) Migrainous spasm simulating carotid dissection: a pitfall in MR arteriographic findings. AJNR Am J Neuroradiol 22: 1550–1552

Jansen C, Vriens EM, Eikelboom BC, Vermeulen FE, van Gijn J, Ackerstaff RGA (1993) Carotid endarterectomy with transcranial Doppler and electroencephalographic monitoring. A prospective study in 130 operations. Stroke 24: 665–669

Jauss M, Kaps M, Keberle M, Haberbosch W, Dorndorf W (1994) A comparison of transesophageal echocardiography and transcranial Doppler sonography with contrast medium for detection of patent foramen ovale. Stroke 25: 1265–1267

Jauss M, Zanette EM, for the Consensus Conference (2000) Detection of right-to-left shunt with ultrasound contrast agent and transcranial Doppler sonography. Cerebrovasc Dis 10: 490–496

Jenne J (2001) Kavitation in biologischem Gewebe. Ultraschall Med 22: 200–207

Jennette JC, Falk RJ, Andrassy K, Bacon PA, Churg J, Gross WL, Hagen EC, Hoffman GS, Hunder GG, Kallenberg CG (1994) Nomenclature of systemic vasculitides. Proposal of an international consensus conference. Arthritis Rheum 37: 187–192

Jensen-Urstad K, Jensen-Urstad M, Johansson J (1999) Carotid artery diameter correlates with risk factors for cardiovascular disease in a population of 55-year-old subjects. Stroke 30: 1572–1576

Joakimsen O, Bonaa KH, Stensland Bugge E (1997) Reproducibility of ultrasound assessment of carotid plaque occurrence, thickness, and morphology. The Tromso Study. Stroke 28: 2201–2207

Job FP, Hanrath P (1996) Diagnostik, klinische Bedeutung und Therapie des offenen Foramen ovale. Dtsch Med Wochenschr 121: 919–925

Johnston DC, Goldstein LB (2001) Clinical carotid endarterectomy decision making: noninvasive vascular imaging versus angiography. Neurology 56: 1009–1015

Jordan WD, Voellinger DC, Doblar DD, Plyushcheva NP, Fisher WS, McDowell HA (1999) Microemboli detected by transcranial Doppler monitoring in patients during carotid angioplasty versus carotid endarterectomy. Cardiovasc Surg 7: 33–38

Jorgensen LG, Schroeder TV (1992) Transcranial Doppler for detection of cerebral ischaemia during carotid endarterectomy. Eur J Vasc Surg 6: 142–147

Junger EC, Newell DW, Grant GA, Avellino AM, Ghatan S, Douville CM, Lam AM, Aaslid R, Winn HR (1997) Cerebral autoregulation followig minor head injury. J Neurosurg 86: 425–432

Kallikazaros IE, Tsioufis CP, Stefanadis CI, Pitsavos CE, Toutouzas PK (2000) Closed relation between carotid and ascending aortic atherosclerosis in cardiac patients. Circulation 102 (19) [Suppl 3]: III263–268

Kanters SD, Algra A, van Leeuwen MS, Banga JD (1997) Reproducibility of in vivo carotid intima-media thickness measurements: a review. Stroke 28: 665–671

Kappelle LJ, Eliasziw M, Fox AJ, Sharpe BL, Barnett HJ (1999) Importance of intracranial atherosclerotic disease in patients with symptomatic stenosis of the internal carotid artery. The North American Symptomatic Carotid Endarterectomy Trial. Stroke 30: 282–286

Kaps M, Dorndorf W, Damian MS, Agnoli L (1990) Intracranial haemodynamics in patients with spontaneous carotid dissection. Eur Arch Psychiatr Neurol Sci 239: 246–256

Kaps M, Teschendorf U, Dorndorf W (1992) Haemodynamic studies in early stroke. J Neurol 239: 138–142

Kaps M, Seidel G, Gerriets T, Traupe H (1996) Transcranial duplex monitoring discloses hemorrhagic complication following rt-PA thrombolysis. Acta Neurol Scand 93: 61–63

Kaps M, Hansen J, Weiher M, Tiffert K, Kayser I, Droste DW (1997) Clinically silent microemboli in patients with artificial prosthetic aortic valves are predominantly gaseous and not solid. Stroke 28: 322–325

Kaps M, Seidel G, Boker D, Modrau B, Algermissen C (1999) Safety and ultrasound-enhancing potentials of a new sulfur hexafluoride-containing agent in the cerebral circulation. J Neuroimag 9: 150–154

Kaps M, Seidel G, Algermissen C, Gerriets T, Broillet A (2001) Pharmacokinetics of echocontrast agent infusion in a dog model. J Neuroimag 11: 298–302

Kastrup A, Thomas C, Hartmann C, Schabet M (1998) No effect of prophylactic treatment with metoprolol on cerebrovascular CO_2 reactivity in migraineurs. Cephalalgia 18: 353–357

Keller HM, Meier WE, Yonekawa Y (1977) Prä- und postoperative Doppler-Ultraschalluntersuchungen in der Karotischirurgie (Karotis-Doppler-Untersuchung). Thoraxchirurgie 25: 254–254

Keller HM, Imhof HG, Valavanis A (1985) Is the extra-intracranial bypass patent and supplying the brain with additional blood? Adv Neurosurg 13: 117–125

Kemeny V, Droste DW, Nabavi DG, Schulte-Altedorneburg G, Schuierer G, Ringelstein EB (1998) Collateralization of an occluded internal carotid artery via a vas vasorum. Stroke 29: 521–523

Kenton AR, Martin PJ, Abbott RJ, Moody AR (1997) Comparison of transcranial color-coded sonography and magnetic resonance angiography in acute stroke. Stroke 28: 1601–1606

Kerr AJ, Buck T, Chia K, Chow CM, Fox E, Levine RA, Picard MH (2000) Transmitral Doppler: a new transthoracic contrast method for patent foramen ovale detection and quantification. J Am Coll Cardiol 36: 1959–1966

Khaffaf N, Karnik R, Winkler WB, Valentin A, Slany J (1994) Embolic stroke by compression maneuver during transcranial Doppler sonography. Stroke 25: 1056–1057

Khan GH, Gailloud P, Bude RO, Martin JB, Szopinski KT, Khaw C, Rüfenacht DA, Murphy KJ (2000) The effect of contrast material on transcranial Doppler evaluation in normal middle cerebral artery peak systolic velocity. AJNR Am J Neuroradiol 21: 386–390

Kleiser B, Widder B, Kerkhoff M (1991a) Lässt sich Migräne im Intervall mit dem Doppler-CO_2-Test diagnostizieren? 9. Jahrestagung der Deutschen Migräne-Gesellschaft

Kleiser B, Widder B, Scholl D (1991b) Gibt es Durchmesseränderungen der A. cerebri media im CO_2- und Diamox-Test. Ultraschall Klin Prax 6: 202

Kleiser B, Scholl D, Widder B (1994) Assessment of cerebrovascular reactivity by Doppler CO_2 and Diamox testing: which is the appropriate method? Cerebrovasc Dis 4: 134–138

Klijn CJ, Kappelle LJ, van der Zwan A, van Gijn J, Tulleken CA (2002) Excimer laser-assisted high-flow extracranial/intracranial bypass in patients with symptomatic carotid artery occlusion at high risk of recurrent cerebral ischemia: safety and long-term outcome. Stroke 33: 2451–2458

Klingelhöfer J, Sander D (1992) Doppler CO_2 test as an indicator of cerebral vasoreactivity and prognosis in severe intracranial hemorrhages. Stroke 23: 962–966

Klingelhöfer J, Conrad B, Benecke R, Sander D, Markakis E (1988) Evaluation of intracranial pressure from transcranial Doppler studies in cerebral disease. J Neurosurg 235: 159–162

Klingelhöfer J, Sander D, Holzgräfe M, Bischoff C, Conrad B (1991) Cerebral vasospasm evaluated by transcranial Doppler sonography at different intracranial pressures. J Neurol 75: 752–758

Klingelhöfer J, Sander D, Hakk K, Schwarze J, Dressnandt J, Bischoff C (1996) Relationships between delayed ischemic dysfunctions and intracranial hemodynamics following subarachnoid hemorrhage. J Neurol Sci 143 (1–2): 72–78

Klingelhöfer J, Matzander G, Sander D, Schwarze J, Boecker H, Bischoff C (1997) Assessment of functional hemispheric asymmetry by bilateral simultaneous cerebral blood flow velocity monitoring. J Cereb Blood Flow Metab 17: 577–585

Klötzsch C, Henkes H, Nahser HC, Kuhne D, Berlit P (1995) Transcranial color-coded duplex sonography in cerebral arteriovenous malformations. Stroke 26: 2298–2301

Klötzsch C, Nahser HC, Fischer B, Henkes H, Kuhne D, Berlit P (1996a) Visualisation of intracranial aneurysms by transcranial duplex sonography. Neurodadiology 38: 555–559

Klötzsch C, Popescu O, Berlit P (1996b) Assessment of the posterior communicating artery by transcranial color-coded duplex sonography. Stroke 27: 486–489

Klötzsch C, Sliwka U, Berlit P, Noth J (1996c) An increased frequency of patent foramen ovale in patients with transient global amnesia. Arch Neurol 53: 504–508

Knauth M, Ries S, Pohlmann S, Kerby T, Forsting M, Daffertshofer M, Hennerici M, Sartor K (1997) Cohort study of multiple brain lesions in sport divers: role of a patent foramen ovale. Brit Med J 314: 701–705

Knecht S, Henningsen H, Deppe M, Huber T, Ebner A, Ringelstein EB (1996) Successive activation of both cerebral hemispheres during cued word generation. Neuroreport 7: 820–824

Knecht S, Deppe M, Ebner A, Henningsen H, Huber T, Jokeit H, Ringelstein EB (1998) Noninvasive determination of language lateralization by functional transcranial Doppler sonography. A comparison with the Wada test. Stroke 29: 82–86

Knouse MC, Madeira RG, Celani VJ (2002) Pseudomonas aeruginosa causing a right carotid artery mycotic aneurysm after a dental extraction procedure. Mayo Clin Proc 77: 1125–1130

Koennecke HC, Trocio SHJ, Mast H, Mohr JP (1997) Microemboli on transcranial Doppler in patients with spontaneous carotid artery dissection. J Neuroimag 7: 217–220

Koga M, Kimura K, Minematsu K, Yamaguchi T (2002) Relationship between findings of conventional and contrast-enhanced transcranial color-coded real-time sonography and angiography in patients with basilar artery occlusion. AJNR Am J Neuroradiol 23: 568–571

Komiyama M, Nakajima H, Nishikawa M, Yasui T, Kitano S, Sakamoto H, Fu Y (1999) High incidence of persistent primitive arteries in moyamoya and quasi-moyamoya diseases. Neurol Med Chir 39: 416–420

Krapf H, Widder B (1998) Die A. supratrochlearis als Indikator für die zerebrale Hämodynamik bei Karotisverschlüssen. Ultraschall Med 19: 114–119

Krapf H, Widder B, Skalej M (1998) Small rosarylike infarctions in the centrum ovale suggest hemodynamic failure. AJNR Am J Neuroradiol 19: 1479–1484

Krapf H, Ernemann U, Kastrup A, Topka H, Skalej M (2002) Stentgestütze Angioplastie von Karotisstenosen. Wie gut sind die kurz- und mittelfristigen Ergebnisse? Klin Neuroradiol 12: 29–39

Krejza J, Mariak Z, Walecki J, Szydlik P, Lewko J, Ustymowicz A (1999) Transcranial color Doppler sonography of basal cerebral arteries in 182 healthy subjects: age and sex variability and normal reference values for blood flow parameters. AJR Am J Roentgenol 172: 213–218

Kremer C, Mosso M, Georgiadis D, Stockli E, Benninger D, Arnold M, Baumgartner RW (2003) Carotid dissection with permanent and transient occlusion or severe stenosis: long-term outcome. Neurology 60: 271–275

Kruuse C, Thomsen LL, Birk S, Olesen J (2003) Migraine can be induced by sildenafil without changes in middle cerebral artery diameter. Brain 126: 241–247

Ku DN, Giddens DP, Phillips DJ, Strandness DE jr (1985) Hemodynamics of the normal human carotid bifurcation: in vitro and in vivo studies. Ultrasound Med Biol 11: 13–26

Kumral E, Evyapan D, Keser G, Kabasakal Y, Oksel F, Aksu K, Balkir K (2002) Detection of microembolic signals in patients with neuropsychiatric lupus erythematosus. Eur Neurol 47: 131–135

Kuwabara Y, Ichiya Y, Otsuka M, Masuda K, Ichimiya A, Fujishima M (1992) Cerebrovascular responsiveness to hypercapnie in Alzheimer's dementia and vascular dementia of the Binswanger type. Stroke 23: 594–598

Lagi A, Cencetti S, Corsoni V, Georgiadis D, Bacalli S (2001) Cerebral vasoconstriction in vasovagal syncope: any link with symptoms? A transcranial Doppler study. Circulation 104: 2694–2698

Lam WWM, Liu KH, Leung SF, Wong KS, So NMC, Yuen HY, Metreweli C (2002) Sonographic characterisation of radiation-induced carotid artery stenosis. Cerebrovasc Dis 13: 168–173

Laman DM, Wieneke GH, van Duijn H, van Huffelen AC (2002) High embolic rate early after carotid endarterectomy is associated with early cerebrovascular complications, especially in women. J Vasc Surg 36: 278–284

Lamy C, Giannesini C, Zuber M, Arquizan C, Meder JF, Trystram D, Coste J, Mas JL, for the Patent Foramen Ovale and Atrial Septal Aneurysm Study Group (2002) Clinical and imaging findings n cryptogenic stroke patients with and without patent foramen ovale: the PFO-ASA Study. Stroke 33: 706–711

Lang J (1991) Über die Lagebeziehungen der Hirnnerven zu benachbarten Gefässen und deren ärztliche Bedeutung. Zentralbl Neurochir 52: 165–183

Langman AW, Kaplan MJ, Dillon WP, Gooding GA (1989) Radiologic assessment of tumor and the carotid artery: correlation of magnetic resonance imaging, ultrasound, and computed tomography with surgical findings. Head Neck 11: 443–449

Langsfeld M, Gray-Weale RJ, Lusby RJ (1989) The role of plaque morphology and diameter reduction in the development of new symptoms in asymptomatic carotid arteries. J Vasc Surg 9: 548–557

Laumer R, Steinmeier R, Gonner F, Vogtmann T, Priem R, Fahlbusch R (1993) Cerebral hemodynamics in subarachnoid hemorrhage evaluated by transcranial Doppler sonography. Part 1: reliability of flow velocities in clinical management. Neurosurgery 33: 1–8

Lauwerys BR, Puttemans T, Houssiau FA, Devogelaer JP (1997) Color Doppler sonography of the temporal arteries in giant cell arteritis and polymyalgia rheumatica. J Rheumatol 24: 1570–1574

Lee JH, Martin NA, Alsina G, McArthur DL, Zaucha K, Hovda DA, Becker DP (1997) Hemodynamically significant cerebral vasospasm and outcome after head injury: a prospective study. J Neurosurg 87: 221–233

Lennard N, Smith JL, Hayes P, Evans DH, Abbott RJ, London NJM, Bell PRF, Naylor AR (1999) Transcranial Doppler directed dextran therapy in the prevention of carotid thrombosis: three hour monitoring is as effective as six hours. Eur J Vasc Endovasc Surg 17: 301–305

Lennihan L, Petty GW, Fink ME, Solomon RA, Mohr JP (1993) Transcranial Doppler detection of anterior cerebral artery vasospasm. J Neurol Neurosurg Psychiatry 56: 906–909

Lethen H, Flachskampf FA, Schneider R, Sliwka U, Köhn G, Noth J, Hanrath P (1997) Frequency of deep vein thrombosis in patients with patent foramen ovale and ischemic stroke or transient ischemic attack. Am J Cardiol 80: 1066–1069

Levi CR, O'Malley HM, Fell G, Roberts AK, Hoare MC, Royle JP, Chan ATW, Beiles BC, Chambers BR, Bladin CF, Donnan GA (1997) Transcranial Doppler detected cerebral microembolism following carotid endarterectomy. High microembolic signal loads predict postoperative cerebral ischaemia. Brain 120: 621–629

Levi CR, Stork JL, Chambers BR, Abbott AL, Cameron HM, Peeters A, Royle JP, Roberts AK, Fell G, Hoare MC, Chan ATW, Donnan GA (2001) Dextran reduces embolic signals after carotid endarterectomy. Ann Neurol 50: 544–547

Liapis CD, Kakisis JD, Kostakis AG (2001) Carotid stenosis: factors affecting symptomatology. Stroke 32: 2782–2786

Liebetrau M, Herzog J, Kloss CU, Hamann GF, Dichgans M (2002) Prolonged cerebral transit time in CADASIL: a transcranial ultrasound study. Stroke 33: 509–512

Lindegaard KF, Nornes H, Bakke SJ, Sorteberg W, Nakstaad P (1989) Cerebral vasospasm. Acta Neurochir 100: 12–24

Lindner A, Shambal S, Georgiadis D, Becker G (1997) Transkranielle farbkodierte Duplexsonographie in der interventionellen Therapie zerebraler Aneurysmen. Eine Pilotstudie. Ultraschall Med 18: 148–152

Lippera S, Gregorio F, Ceravolo MG, Lagalla G, Provinciali L (1997) Diabetic retinopathy and cerebral hemodynamic impairment in type II diabetes. Eur J Ophthalmol 7: 156–162

Lippert H (1969) Arterienvarietäten. Klinische Tabellen. Beilagen in Med Klin 18–32

Lotze H, Haupt K, Blaser T, Wallesch CW, Goertler M (2003) Influence of the time of parameter assessment for outcome prediction after ischemic stroke on the predictive value of chosen parameters. Cerebrovasc Dis 16 [Suppl 2]: 15–15

Lovrencic-Huzjan A, Demarin V, Bosnar M, Vukovic V, Podobnik-Sarkanji S (1999) Color Doppler flow imaging (CDF)of the vertebral arteries: the normal appearance, normal values and the proposal for the standards. Coll Antropol 23: 175–181

Lubahn W, Baeumer M, Kross R, Wallesch CW, Huth C, Hann J, Goertler M (2000) Doppler CO_2-test to exclude patients not in need for carotid endarterectomy before cardiac surgery. Stroke 31: 2828

Ludwig M, Stumpe KO (1994) Karotisultraschall in der Früherkennung der Atherosklerose. Veränderungen der Gefäß-Wanddicke. Dtsch Ärztebl 91: 745–746

Ludwig M, Kraft K, Rücker W, Hüther AM (1989) Die Diagnose sehr früher arteriosklerotischer Gefäßveränderungen mit Hilfe der Duplexsonographie. Klin Wochenschr 67: 442–446

Lundberg N (1960) Continuous recordings and control of ventricular fluid pressure in neurosurgical practice. Acta Psychiatr Neurol Scand 149: 1–193

Macchi C, Gulisano M, Giannelli F, Catini C, Pratesi C, Pacini P (1997) Kinking of the human internal carotid artery: a statistical study in 100 healthy subjects by echocolor Doppler. J Cardiovasc Surg Torino 38: 629–637

Mackey WC, O'Donnell TF, Callow AD (1990) Carotid endarterectomy contralateral to an occluded carotid artery: perioperative risk and late results. J Vasc Surg 11: 778–783

Magee TR, Davies AH, Horrocks M (1994) Transcranial Doppler evaluation of cerebral hyperperfusion syndrome after carotid endarterectomy. Eur J Vasc Surg 8: 104–106

Mammoto T, Hayashi Y, Ohnishi Y, Kuro M (1998) Incidence of venous and paradoxical air embolism in neurosurgical patients in the sitting position: detection by transesophageal echocardiography. Acta Anaesthesiol Scand 42: 643–647

Mannami T, Baba S, Ogata J (2000) Potential of carotid enlargement as a useful indicator affected by high blood pressure in a large general population of a Japanese city: the Suita study. Stroke 31: 2958–2965

Marcos A, Egido JA, Barquero M, Fernandez C, Varela de Seijas E (1997) Full range of vasodilation tested by transcranial Doppler in the differential diagnosis of vascular and Alzheimer types of dementia. Cerebrovasc Dis 7: 14–18

Marcoux FW, Morawetz RB, Crowell RM, de Girolami U, Halsey JH (1982) Differential regional vulnerability in transient focal cerebral ischemia. Stroke 13: 339–346

Markus HS (1995) Importance of time-window overlap in the detection and analysis of embolic signals. Stroke 26: 2044–2047

Markus HS, Harrison MJG (1992) Estimation of cerebrovascular reactivity using transcranial Doppler, including the use of breath-holding as the vasodilatory stimulus. Stroke 23: 668–673

Markus HS, Brown MM (1993) Differentiation between different pathological cerebral embolic materials using transcranial Doppler in an in vitro model. Stroke 24: 1–5

Markus HS, Cullinane M (2001) Severly impaired cerebrovascular reactivity predicts stroke and TIA risk in patients with carotid artery stenosis and occlusion. Brain 124: 457–467

Markus HS, Clifton A, Buckenham T, Brown MM (1994a) Carotid angioplasty. Detection of embolic signals during and after the procedure. Stroke 25: 2403–2406

Markus HS, Loh A, Brown MM (1994b) Detection of circulating cerebral emboli using Doppler ultrasound in a sheep model. J Neurol Sci 122: 117–124

Markus HS, Thomson ND, Brown MM (1995) Asymptomatic cerebral embolic signals in symptomatic and asymtomatic carotid artery disease. Brain 118: 1005–1011

Markus HS, Clifton A, Buckenham T, Taylor R, Brown MM (1996) Improvement in cerebral hemodynamics after carotid angioplasty. Stroke 27: 612–616

Markus HS, Ackerstaff RGA, Babikian VL, Bladin C, Droste DW, Grosset D, Levi C, Russell D, Siebler M, Tegeler CH (1997) Intercenter agreement in reading Doppler emboic signals. A multicenter international study. Stroke 28: 1307–1310

Markus HS, Cullinane M, Reid G (1999) Improved automated detection of embolic signals using a novel frequency filtering approach. Stroke 30: 1610–1615

Martin PJ, Evans DH, Naylor AR (1994a) Transcranial color-coded sonography of the basal cerebral circulation. Reference data from 115 volunteers. Stroke 25: 390–396

Martin PJ, Gaunt ME, Naylor AR, Hope DT, Orpe V, Evans DH (1994b) Intracranial aneurysms and arteriovenous malformations: transcranial colour-coded sonography as a diagnostic aid. Ultrasound Med Biol 20: 689–698

Martin PJ, Smith JL, Gaunt ME, Naylor AR (1995) Assessment of intracranial primary collaterals using transcranial color-coded real-time sonography. J Neuroimaging 5: 199–205

Mas JL, Zuber M (1995) Recurrent cerebrovascular events in patients with patent foramen ovale, atrial septal aneurysm, or both and cryptogenic stroke or transient ischemic attack. French Study Group on patent foramen ovale and atrial septal aneurysm. Am Heart J 130: 1083–1088

Mas JL, Arquizan C, Lamy C, Zuber M, Cabanes L, Derumeaux G, Coste J, for the Patent Foramen Ovale and Atrial Septal Aneurysm Study Group (2001) Recurrent cerebrovascular events associated with patent foramen ovale, atrial septal aneurysm, or both. N Engl J Med 345: 1740–1746

Mast H, Ecker S, Marx P (1993) Cerebral ischemia induced by compression tests during transcranial Doppler sonography. Clin Invest 71: 46–48

Mäurer M, Shambal S, Berg D, Woydt M, Hofmann E, Georgiadis D, Lindner A, Becker G (1998) Differentiation between intracerebral hemorrhage and ischemic stroke by transcranial color-coded duplexsonography. Stroke 29: 2563–2567

Mayer S (1876) Studien zur Physiologie des Herzens und der Blutgefäße. V. Über spontane Blutdruckschwankungen. Sächs Akad Wiss Sitz Math Naturw 74: 281–307

McCarthy RJ, McCabe AE, Walker R, Horrocks M (2001) The value of transcranial Doppler in predicting cerebral ischaemia during carotid endarterectomy. Eur J Vasc Endovasc Surg 21: 408–412

Meairs S, Rother J, Neff W, Hennerici M (1995) New and future developments in cerebrovascular ultrasound, magnetic resonance angiography, and related techniques. J Clin Ultrasound 23: 139–149

Mettinger KL (1982) Fibromuscular dysplasia and the brain. II. Current concept of the disease. Stroke 13: 53–58

Mettinger KL, Ericson K (1982) Fibromuscular dysplasia and the brain. I. Observations on angiographic, clinical and genetic characteristics. Stroke 13: 46–52

Meves SH, Wilkening W, Thies T, Eyding J, Holscher T, Finger M, Schmid G, Ermert H, Postert T, Ruhr Center of Competence for Medical Engineering (2002) Comparison between echo contrast agent-specific imaging modes and perfusion-weighted magnetic resonance imaging for the assessment of brain perfusion. Stroke 33: 2433–2437

Meyer K, Seidel G, Knopp U (2001) Transcranial sonography of brain tumors in the adult: an in vitro and in vivo study. J Neuroimag 11: 287–292

Meyer K, Wiesmann M, Albers T, Seidel G (2003) Harmonic imaging in acute stroke: detection of a cerebral perfusion deficit with ultrasound and perfusion MRI. J Neuroimag 13: 166–168

Michaeli D, Rappaport ZH (2002) Tissue resonance analysis; a novel method for noninvasive monitoring of intracranial pressure. Technical note. J Neurosurg 96: 1132–1137

Mokri B, Silbert PL, Schievink WI, Piepgras DG (1996) Cranial nerve palsy in spontaneous dissection of the extracranial internal carotid artery. Neurology 46: 356–359

Molina CA, Alvarez-Sabin J, Schoneville W, Montaner J, Rovira A, Abilleira S, Codina A (2000) Cerebral microembolism in acute spontaneous internal carotid artery dissection. Neurology 55: 1738–1740

Molina CA, Montaner J, Abilleira S, Arenillas JF, Ribo M, Huertas R, Romero F, Alvarez-Sabin J (2001a) Time course of tissue plasminogen activator-induced recanalization in acute cardioembolic stroke: a case-control study. Stroke 32: 2821–2827

Molina CA, Montaner J, Abilleira S, Ibarra B, Romero F, Arenillas JF, Alvarez-Sabin J (2001b) Timing of spontaneous recanalization and risk of hemorrhagic transformation in acute cardioembolic stroke. Stroke 32: 1079–1084

Molina CA, Alvarez-Sabin J, Montaner J, Abilleira S, Arenillas JF, Coscojuela P, Romero R, Codina A (2002) Thrombolysis-related hemorrhagic infarction. A marker of early reperfusion, reduced infarct size, and improved outcome in patients with proximal middle cerebral artery occlusion. Stroke 33: 1551–1556

Molloy J, Markus HS (1996) Multigated Doppler ultrasound in the detection of emboli in a flow model and embolic signals in patients. Stroke 27: 1548–1552

Molloy J, Markus HS (1999) Asymptomatic embolization predicts stroke and TIA risk in patients with carotid artery stenosis. Stroke 30: 1440–1443

Morandi E, Anzola GP, Angeli S, Melzi G, Onorato E (2003) Transcatheter closure of patent foramen ovale: a new migraine treatment? J Interv Cardiol 16: 39–42

Mugge A, Daniel WG, Angermann C, Spes C, Khandheria BK, Kronzon I, Freedberg RS, Keren A, Denning K, Engberding R (1995) Atrial septal aneurysm in adult patients. A multicenter study using transthoracic and transesophageal echocardiography. Circulation 91: 2785–2792

Müller HR, Radü EW (1987) Ein Flußindex zur transkraniellen Doppler-sonographie. Ultraschall Med 8: 268–270

Müller M, Merkelbach S, Hermes M, Schimrigk K (1996) Transcranial Doppler sonography at the early stage of acute central nervous system infections in adults. Ultrasound Med Biol 22: 173–178

Müller M, Merkelbach S, Hermes M, König J, Schimrigk K (1998) Relationship between short-term outcome and occurrence of cerebral artery stenosis in survivors of bacterial meningitis. J Neurol 245: 87–92

Muluk SC, Muluk VS, Sugimoto H, Rhee RY, Trachtenberg J, Steed DL, Jarrett F, Webster MW, Makaroun MS (1999) Progression of asymptomatic carotid stenosis: a natural history study in 1004 patients. J Vasc Surg 29: 208–214

Mursch K, Wachter A, Radke K, Buhre W, Al-Sufi S, Munzel U, Behnke-Mursch J, Kolenda H (2001) Blood flow velocities in the basal vein after subarachnoid haemorrhage. A prospective study using transcranial duplex sonography. Acta Neurochir 143: 793–800

Mychaskiw G, Badr AE, Tibbs R, Clower BR, Zhang JH (2000) Optison (FS069) disrupts the blood-brain barrier in rats. Anesth Analg 91: 798–803

Nabavi DG, Arato S, Droste DW, Schulte-Altedorneburg G, Kemény V, Reinecke H, Borggrefe M, Breithardt G, Ringelstein EB (1998a) Microembolic load in asymptomatic patients with cardiac aneurysm, severe ventricular dysfunction, and atrial fibrillation. Clinical and hemorheological correlates. Cerebrovasc Dis 8: 214–221

Nabavi DG, Droste DW, Schulte-Altedorneburg G, Kemény V, Panzica M, Weber S, Ringelstein EB (1998b) Klinische Bedeutung der Echokontrastverstärkung in der neurovaskulären Diagnostik. Erfahrungsbericht nach einjähriger offener Anwendungsstudie. Fortschr Neurol Psychiat 66: 466–473

Nadareishvili ZG, Choudary Z, Joyner C, Brodie D, Norris JW (1999) Cerebral microembolism in acute myocardial infarction. Stroke 30: 2679–2682

Nader R, Mohr G, Sheiner NM, Tampieri D, Mendelson J, Albrecht S (2001) Mycotic aneurysm of the carotid bifurcation in the neck: case report and review of the literature. Neurosurgery 48: 1152–1156

Nariai T, Suzuki R, Matsushima Y, Ichimura K, Hirakawa K, Ishii K, Senda M (1994) Surgically induced angiogenesis to compensate for hemodynamic cerebral ischemia. Stroke 25: 1014–1021

National Institute of Neurological Disorders and Stroke rt-PA Stroke Study Group (1995) Tissue plasminogen activator for acute ischemic stroke. N Engl J Med 333: 1581–1587

Naylor AR, Wildsmith JA, McClure J, Jenkins AM, Ruckley CV (1991) Transcranial Doppler monitoring during carotid endarterectomy. Br J Surg 78: 1264–1268

Naylor AR, Hayes PD, Allroggen H, Lennard N, Gaunt ME, Thompson MM, London NJM, Bell PRF (2000) Reducing the risk of carotid surgery: a 7-year audit of the role of monitoring and quality control assessment. J Vasc Surg 32: 750–759

Nedelmann M, Eicke MB, Nolle F, Lierke EG, Kempski O (2002) Ultraschallkontrastmittel Levovist steigert den thrombolytischen Effekt von niederfrequentem Ultraschall. Med Klin 97: 216–220

Nedeltchev K, Arnold M, Wahl A, Sturzenegger M, Vella EE, Windecker S, Meier B, Mattle HP (2002) Outcome of patients with cryptogenic stroke and patent foramen ovale. J Neurol Neurosurg Psychiatry 72: 347–350

Nemec JJ, Marwick TH, Lorig RJ, Davison MB, Chimowitz MI, Litowitz H, Salcedo EE (1991) Comparison of transcranial Doppler ultrasound and transesophageal contrast echocardiography in the detection of interatrial right-to-left shunts. Am J Cardiol 68: 1498–1502

Newell DW, Grady MS, Sirotta P, Winn HP (1989) Evaluation of brain death using transcranial Doppler. Neurosurgery 24: 509–513

Newell DW, Aaslid R, Stooss R, Seiler RW, Reulen JH (1997) Evaluation of hemodynamic responses in head injury patients with transcranial Doppler monitoring. Acta Neurochir Wien 139: 804–817

Newman WD, Hollman AS, Dutton GN, Carachi R (2002) Measurement of optic nerve sheath diameter by ultrasound: a means of detecting acute intracranial pressure in hydrocephalus. Br J Ophthalmol 86: 1109–1113

Nicolaides AN, Shifrin EG, Bradbury A, Dhanjil S, Griffin M, Belcaro G, Williams M (1996) Angiographic and duplex grading of internal carotid stenosis: can we overcome the confusion? J Endovasc Surg 3: 158–165

Nissen P (1997) The so-called »economy class« syndrome or travel thrombosis. Vasa 26: 239–246

North American Symptomatic Carotid Endarterectomy Trial (NASCET) Collaborators (1991) Beneficial effect of carotid endarterectomy in symptomatic patients with high-grade carotid stenosis. N Engl J Med 325: 445–453

Novak V, Novak P, Spies JM, Low PA (1998) Autoregulation of cerebral blood flow in orthostatic hypotension. Stroke 29: 104–111

Numano F, Okawara M, Inomata H, Kobayashi Y (2000) Takayasu's arteritis. Lancet 356: 1023–1025

Ohtaki M, Uede T, Morimoto S, Nonaka T, Tanabe S, Hashi K (1998) Intellectual functions and regional cerebral haemodynamics after extensive omental transplantation spread over both frontal lobes in childhood moyamoya disease. Acta Neurochir 140: 1043–1053

Okada Y, Shima T, Nishida M, Yamane K, Kagawa R (1999) Traumatic dissection of the common carotid artery after blunt injury to the neck. Surg Neurol 51: 513–519

O´Leary DH, Ricotta JJ, Roe S, Schenk EA, Holen J (1987) Carotid bifurcation disease: prediction of ulceration with B-mode US. Radiology 162: 523–525

O´Leary DH, Polak JF, Kronmal RA, Manolio TA, Burke GL, Wolfson SK (1999) Carotid-artery intima and media thickness as a risk factor for myocardial infarction and stroke in older adults. Cardiovascular Health Study Collaborative Research Group. N Engl J Med 340: 14–22

Olin JW, Fonseca C, Childs MB, Piedmonte MR, Hertzer NR, Young JR (1998) The natural history of asymptomatic moderate internal carotid artery stenosis by duplex ultrasound. Vasc Med 3: 101–108

Oliveira V, Batista P, Soares F, Ferro JM (2001) HITS in internal carotid dissections. Cerebrovasc Dis 11: 330–334

Olsen TS, Skriver EB, Herning M (1985) Cause of cerebral infarction in the carotid territory. Its relation to the size and the location of the infarct and the underlying vascular lesion. Stroke 16: 459–466

Ophir J, Parker KJ (1989) Contrast agents in diagnostic ultrasound. Ultrasound Med Biol 15: 319–333

Osborn AG, Anderson RE (1977) Angiographic spectrum of cervical and intracranial fibromuscular dysplasia. Stroke 8: 617–626

Overell JR, Bone I, Lees KR (2000) Interatrial septal abnormalities and stroke. A meta-analysis of case-control studies. Neurology 55: 1172–1179

Padayachee TS, Gosling RG, Bishop CC, Burnand K, Browse NL (1986a) Monitoring middle cerebral artery blood velocity during carotid endarterectomy. Br J Surg 73: 98–100

Padayachee TS, Kirkham FJ, Lewis RR, Gillard J, Hutchinson MC, Gosling RG (1986b) Transcranial measurements of blood velocities in the basal cerebral arteries using pulsed doppler ultrasound: a method of assessing the circle of willis. Ultrasound Med Biol 12: 5–14

Padayachee TS, Parsons S, Theobold R, Linley J, Gosling RG, Deverall PB (1987) The detection of microemboli in the middle cerebral artery during cardiopulmonary bypass: a transcranial Doppler ultrasound investigation using membrane and bubble osygenators. Ann Thorac Surg 44: 298–302

Paivansalo MJ, Siniluoto TM, Tikkakoski TA, Myllyla V, Suramo IJ (1996) Duplex US of the external carotid artery. Acta Radiol 37: 41–45

Palombo C, Kozakova M, Morizzo C, Andreuccetti F, Tondini A, Palchetti P, Mirra G, Parenti G, Pandian NG (1998) Ultrafast three-dimensional ultrasound: application to carotid artery imaging. Stroke 29: 1631–1637

Pan XM, Saloner D, Reilly LM, Bowersox JC, Murray SP, Anderson CM, Gooding GA, Rapp JH (1995) Assessment of carotid artery stenosis by ultrasonography, conventional angiography, and magnetic resonance angiography: correlation with ex vivo measurement of plaque stenosis. J Vasc Surg 21: 82–88

Park SH, Chung JW, Lee JW, Han MH, Park JH (2001) Carotid artery involvement in Takayasu's arteritis: evaluation of the activity by ultrasonography. J Ultrasound Med 20: 371–378

Paulat K, Widder B (1987) Vorhersage intraoperativ gemessener Druckwerte in der A. carotis mit Hilfe der transkraniellen Doppler-Sonographie. In: Widder B (Hrsg) Transkranielle Dopplersonographie bei zerebrovaskulären Erkrankungen. Springer, Berlin Heidelberg New York, S 96–99

Petrick J, Zomack M, Schlief R (1997) An investigation of the relationship between ultrasound echo enhancement and Doppler frequency shift using a pulsatile arterial flow phantom. Invest Radiol 32: 225–235

Pezzini A, Del Zotto E, Archetti S, Negrini R, Bani P, Albertini A, Grassi M, Assanelli D, Gasparotti R, Vignolo LA, Magoni M, Padovani A (2002) Plasma homocysteine concentration, C677T MTHFR genotype, and 844ins68 bp CBS genotype in young adults with spontaneous cervical artery dissection and atherothrombotic stroke. Stroke 33: 664–669

Pfefferkorn T, von Stuckrad-Barre S, Herzog J, Gasser T, Hamann GF, Dichgans M (2001) Reduced cerebrovascular CO_2 reactivity in CADASIL. A transcranial Doppler sonography study. Stroke 32: 17–21

Piepgras A, Schmiedek P, Leinsinger G, Haberl RL, Kirsch CM, Einhäupl KM (1990) A simple test to assess cerebrovascular reserve capacity using transcranial Doppler sonography and acetazolamide. Stroke 21: 1306–1311

Pierelli F, Pauri F, Cupini LM, Fiermonte G, Rizzo PA (1991) Transcranial Doppler sonography in familial hemiplegic migraine. Cephalalgia 11: 29–31

Polak JF, Kronmal RA, Tell GS, O'Leary DH, Savage PJ, Gardin JM, Rutan GH, Borhani NO (1996) Compensatory increase in common carotid artery diameter. Relation to blood pressure and artery intima-media thickness in older adults. Cardiovascular Health Study. Stroke 27: 2012–2015

Porter TR, Xie F, Li S, d'Sa A, Rafter P (1996) Increased ultrasound contrast and decreased microbubble destruction rates with triggered ultrasound imaging. J Am Soc Echocardiogr 9: 599–605

Postert T, Braun B, Federlein J, Przuntek H, Büttner T (1998) Diagnosis and monitoring of middle cerebral artery occlusion with contrast-enhanced transcranial color-coded real-time sonography in patients with inadequate acoustic bone windows. Ultrasound Med Biol 24: 333–340

Postert T, Braun B, Meves S, Koster O, Przuntek H, Büttner T (1999a) Contrast-enhanced transcranial color-coded sonography in acute hemispheric brain infarction. Stroke 30: 1819–1826

Postert T, Federlein J, Weber S, Przuntek H, Büttner T (1999b) Second harmonic imaging in acute middle cerebral artery infarction. Preliminary results. Stroke 30: 1702–1706

Powers AD, Smith RR (1990) Hyperperfusion syndrom after carotid endarterectomy: a transcranial Doppler evaluation. Neurosurgery 26: 56–59

Powers WJ, Raichle ME (1985) Positron emission tomography and its application to the study of cerebrovascular disease in man. Stroke 16: 361–376

Prendes JL, McKinney WM, Buonanno FS, Jones AM (1980) Anatomic variations of the carotid bifurcation affecting Doppler scan interpretation. J Clin Ultrasound 8: 147–150

Prodan CI, Holland NR, Lenaerts ME, Parke JT (2002) Magnetic resonance angiogram evidence of vasospasm in familial hemiplegic migraine. J Child Neurol 17: 470–472

Proust F, Callonec F, Clavier E, Lestrat JP, Hannequin D, Thiebot J, Freger P (1999) Usefulness of transcranial color-coded sonography in the diagnosis of cerebral vasospasm. Stroke 30: 1091–1098

Provinciali L, Minciotti P, Ceravolo G, Angeleri F, Sanguinetti CM (1990) Transcranial Doppler sonography as a diagnostic tool in vascular dementia. Eur Neurol 30: 98–103

Puca A, Scogna A, Rollo M (2000) Craniovertebral junction malformation and rotational occlusion of the vertebral artery. Br J Neurosurg 14: 361–364

Pugsley W, Klinger L, Paschalis C, Treasure T, Harrison M, Newman S (1994) The impact of microemboli during cardiopulmonary bypass on neuropsychological functioning. Stroke 25: 1393–1399

Puls I, Hauck K, Demuth K, Horowski A, Schliesser M, Dorfler P, Scheel P, Toyka KV, Reiners K, Schöning M, Becker G (1999) Diagnostic impact of cerebral transit time in the identification of microangiopathy in dementia: a transcranial ultrasound study. Stroke 30: 2291–2295

Ranke C, Trappe JH (1997) Blood flow velocity measurements for carotid stenosis estimation: interobserver variation and interequipment variability. Vasa 26: 210–214

Ranke C, Creutzig A, Becker H, Trappe HJ (1999) Standardization of carotid ultrasound: a hemodynamic method to normalize for interindividual and interequipment variability. Stroke 30: 402–406

Ranoux D, Cohen A, Cabanes L, Amarenco P, Bousser MG, Mas JL (1993) Patent foramen ovale: is stroke due to paradoxical embolism? Stroke 24: 31–34

Rath SA, Richter HP (1993) Die transkranielle Dopplersonographie als aussagekräftiges Diagnostikum beim Schädelhirntrauma. Unfallchirurg 96: 569–575

Reinhard M, Schmidt D, Hetzel A (2003a) Color-coded sonography in suspected temporal arteritis – experiences after 83 cases. Rheumat Int (im Druck)

Reinhard M, Schmidt D, Schumacher A, Hetzel A (2003b) Involvement of the vertebral arteries in giant cell arteritis mimicking vertebral dissection. J Neurol 250: 1006–1009

Reul J, Weis J, Jung A, Willmes K, Thron A (1995) Central nervous system lesions and cervical disc herniation in amateur divers. Lancet 345: 1403–1405

Rieke K, Schwab S, Krieger D, von Kummer R, Aschoff A, Schuchardt V, Hacke W (1995) Decompressive surgery in space-occupying hemispheric infarction: results of an open, prospective trial. Crit Care Med 23: 1576–1587

Ries F, Moskopp D (1989) Value of the transcranial Doppler ultrasound technique (TCD) for the determination of brain death. Neurosurg Rev 12: 302–306

Ries F, Horn R, Hillekamp J, Honisch C, Konig M, Solymosi L (1993) Differentiation of multi-infarct and Alzheimer dementia by intracranial hemodynamic parameters. Stroke 24: 228–235

Ries S, Schminke U, Fassbender K, Daffertshofer M, Steinke W, Hennerici M (1997a) Cerebrovascular involvemement in the acute phase of bacterial meningitis. J Neurol 244: 51–55

Ries S, Steinke W, Neff KW, Hennerici M (1997b) Echocontrast-enhanced transcranial color-coded sonography for the diagnosis of transverse sinus venous thrombosis. Stroke 28: 696–700

Riggs HE, Rupp C (1963) Variation in form of circle of Willis. Arch Neurol 8: 24–30

Rihs F, Gutbrod K, Gutbrod B, Steiger HJ, Sturzenegger M, Mattle HP (1995) Determination of cognitive hemispheric dominance by »stereo« transcranial Doppler sonography. Stroke 26: 70–73

Anhang

Rihs F, Sturzenegger M, Gutbrod K, Schroth G, Mattle HP (1999) Determination of language dominance: Wada test confirms functional transcranial Doppler sonography. Neurology 52: 1591–1596

Riley WA, Barnes RW, Applegate WB, Dempsey R, Hartwell T, Davis VG, Bond MG, Furberg CD (1992) Reproducibility of noninvasive ultrasonic measurement of carotid atherosclerosis. The asymptomatic carotid artery plaque study. Stroke 23: 1062–1068

Ringelstein EB (1995) Scepticism toward carotid ultrasonography. A virtue, an attitude, or fanaticism? Stroke 26: 1743–1746

Ringelstein EB, für die Kommission »Stroke Units« der Deutschen Gesellschaft für Neurologie (1998) Empfehlungen für die Einrichtung von Schlaganfallspezialstationen (»stroke units«). Aktualisierung 1997. Nervenarzt 69: 180–185

Ringelstein EB, Zeumer H, Schneider R (1985) Der Beitrag der zerebralen Computertomographie zur Differentialdiagnose und Differentialtherapie des ischämischen Großhirninfarktes. Fortschr Neurol Psychiatr 53: 315–336

Ringelstein EB, Sievers C, Ecker S, Schneider PA, Otis SM (1988) Noninvasive assessment of CO_2-induced cerebral vasomotor response in normal individuals and patients with internal carotid artery occlusions. Stroke 19: 963–969

Ringelstein EB, Kahlscheuer B, Niggemeyer E, Otis SM (1990) Transcranial Doppler sonography: anatomical landmarks and normal velocity values. Ultrasound Med Biol 16: 745–761

Ringelstein EB, Biniek R, Weiller C, Ammeling B, Nolte PN, Thron A (1992a) Type and extent of hemispheric brain infarction and clinical outcome in early and delayed middle cerebral artery recanalization. Neurology 42: 289–298

Ringelstein EB, Eyck Svan, Mertens I (1992b) Evaluation of cerebral vasomotor reactivity by various vasodilating stimuli: comparison of CO_2 and acetazolamide. J Cereb Blood Flow Metab 12: 162–168

Ringelstein EB, Droste DW, Babikian VL, Evans DH, Grosset D, Kaps M, Markus HS, Russell D, Siebler M (1998) Consensus on microembolus detection by TCD. International Consensus Group on Microembolus Detection. Stroke 29: 725–729

Ritter MA, Dziewas R, Papke K, Lüdemann P (2002) Follow-up examinations by transcranial Doppler ultrasound in primary angiitis of the central nervous system. Cerebrovasc Dis 14: 139–142

Rockman CB, Riles TS, Lamparello PJ, Giangola G, Adelman MA, Stone D, Guareschi C, Goldstein J, Landis R (1997) Natural history and management of the asymptomatic, moderately stenotic internal carotid artery. J Vasc Surg 25: 423–431

Rockman CB, Su W, Lamparello PJ, Adelman MA, Jacobowitz GR, Gagne PJ, Landis R, Riles TS (2002) A reassessment of carotid endarterectomy in the face of contralateral carotid occlusion: surgical results in symptomatic and asymptomatic patients. J Vasc Surg 36: 668–673

Rohrberg M, Brodhun R (2001) Measurement of vasomotor reserve in the transcranial Doppler-CO_2 test using an ultrasound contrast agent (levovist). Stroke 32: 1298–1303

Romner B, Bellner J, Kongstad P, Sjoholm H (1996) Elevated transcranial Doppler flow velocities after severe head injury: cerebral vasospasm or hyperemia? J Neurosurg 85: 90–97

Rothwell PM, Warlow CP, on behalf of the European Carotid Surgery Trialists' Collaborative Group (2000) Low risk of ischemic stroke in patients with reduced internal carotid artery lumen diameter distal to severe symptomatic carotid stenosis: cerebral protection due to low poststenotic flow? Stroke 31: 622–630

Rothwell PM, Bondy SJ, Williams JI (2001) Chiropractic manipulation and stroke: a population-based case-control study. Stroke 32: 1054–1060

Rothwell PM, Eliasziw M, Gutnikov SA, Fox AJ, Taylor DW, Mayberg MR, Warlow CP, Barnett HJM, for the Carotid Endarterectomy Trialists' Collaboration (2003a) Analysis of pooled data from the randomised controlled trials of endarterectomy for symptomatic cardotid stenosis. Lancet 361: 107–116

Rothwell PM, Gutnikov SA, Warlow CP, for the European Carotid Surgery Trialists' Collaboration (2003b) Reanalysis of the final results of the European Carotid Surgery Trial. Stroke 34: 514–523

Rott H (1998) Clinical safety statement for diagnostic ultrasound. European Committee for Medical Ultrasound Safety. Eur J Ultrasound 8: 67–68

Rubba P, Mercuri M, Faccenda F et al. (1994) Premature carotid atherosclerosis: does it occur in both familial hypercholesterolemia and homocystinuria? Stroke 25: 943–950

Russell D, Brucher R (2002) Online automatic discrimination between solid and gaseous cerebral microemboli with the first multifrequency transcranial Doppler. Stroke 33: 1975–1980

Russell D, Madden KP, Clark WM, Sandset PM, Zivin JA (1991) Detection of arterial emboli using Doppler ultrasound in rabbits. Stroke 22: 253–258

Rutgers DR, Klijn CJ, Kappelle LJ, Eikelboom BC, van Huffelen AC, van der Grond J (2001) Sustained bilateral hemodynamic benefit of contralateral carotid endarterectomy in patients with symptomatic internal carotid artery occlusion. Stroke 32: 728–734

Sandroni P, Opfer-Gehrking TL, Benarroch EE, Shen WK, Low PA (1996) Certain cardiovascular indices predict syncope in the postural tachycardia syndrome. Clin Auton Res 6: 225–231

Sarvanan K, Bapuraj JR, Sharma SC, Radotra BD, Khandelwal H, Suri S (2002) Computed tomography and ultrasonographic evaluation of metastatic cervical lymph nodes with surgico-clinicopathologic correlation. J Laryngol Otol 116: 194–199

Sass C, Herbeth B, Chapet O, Siest G, Visvikis S, Zannad F (1998) Intima-media thickness and diameter of carotid and femoral arteries in children, adolescents and adults from the Stanislas cohort: effect of age, sex, anthropometry and blood pressure. J Hypertens 16: 1593–1602

Sbarigia E, Speziale F, Giannoni MF, Colonna M, Panico MA, Fiorani P (1993) Post-carotid endarterectomy hyperperfusion syndrom: preliminary observations for identifying at risk patients by transcranial Doppler sonography and the acetazolamide test. Eur J Vasc Surg 7: 252–256

Schaffranietz L, Grothe A, Olthoff D (2000) Anwendung der sitzenden Position in der Neurochirurgie. Ergebnisse einer Umfrage aus 1998 in Deutschland. Anaesthesist 49: 269–274

Scheel P, Ruge C, Schöning M (2000) Flow velocity and flow volume measurements in the extracranial carotid and vertebral arteries in healthy adults: reference data and the effects of age. Ultrasound Med Biol 26: 1261–1266

Schievink WI (2001) Spontaneous dissection of the carotid and vertebral arteries. N Engl J Med 344: 898–906

Schievink WI, Bjornsson (1996) Fibromuscular dysplasia of the internal carotid artery: a clinicopathological study. Clin Neuropathol 15: 2–6

Schievink WI, Michels VV, Piepgras DG (1994) Neurovascular manifestations of heritable connective tissue disorders. A review. Stroke 25: 889–903

Schievink WI, Wijdicks EF, Michels VV, Vockley J, Godfrey M (1998) Heritable connective tissue disorders in cervical artery dissections: a prospective study. Neurology 50: 1166–1169

Schleyer A (2003) Hypoplasien der A. vertebralis – Ein Risikofaktor für Hirninfarkte im hinteren Stromgebiet? Dissertation, Universität Ulm

Schlüter A, Kissig B (2002) MR angiography in migrainous vasospasm. Neurology 59: 1772

Schmid M, Hermann M, Yannar A, Baumgartner RW (2002) Farbduplexsonographie der Temporalarterien: Biopsieersatz bei Arteriitis temporalis? Ophthalmologica 216: 16–21

Schmidt B, Klingelhöfer J, Schwarze JJ, Sander D, Wittich I (1997) Noninvasive prediction of intracranial pressure curves using transcranial Doppler ultrasonography and blood pressure curves. Stroke 28: 2465–2472

Schmidt B, Czosnyka M, Raabe A, Yahya H, Schwarze JJ, Sackerer D, Sander D, Klingelhöfer J (2003) Adaptive noninvasive assessment of intracranial pressure and cerebral autoregulation. Stroke 34: 84–89

Schmidt D, Hetzel A, Reinhard M, Auw-Haedrich C (2003) Comparison between color duplex ultrasonography and histology of the temporal artery in cranial arteritis (giant cell arteritis) Eur J Med Res 8: 1–7

Schmidt EA, Czosnyka M, Gooskens I, Piechnik SK, Matta BF, Whitfield PC, Pickard JD (2001) Preliminary experience of the estimation of cerebral perfusion pressure using transcranial Doppler ultrasonography. J Neurol Neurosurg Psychiatry 70: 198–204

Schmidt WA, Kraft HE, Vorpahl K, Volker L, Gromnica Ihle EJ (1997) Color duplex ultrasonography in the diagnosis of temporal arteritis. N Engl J Med 337: 1336–1342

Schmidt WA, Seipelt E, Molsen HP, Poehls C, Gromnica-Ihle EJ (2001) Vasculitis of the internal carotid artery in Wegener's granulomatosis: comparison of ultrasonography, angiography, and MRI. Scand J Rheumatol 30: 48–50

Schmidt WA, Nerenheim A, Seipelt E, Poehls C, Gromnica-Ihle E (2002) Diagnosis of early Takayasu arteritis with sonography. Rheumatology 41: 496–502

Schmiedek P, Piepgras A, Leinsinger G, Kirsch CM, Einhäupl K (1994) Improvement of cerebrovascular reserve capacity by EC-IC bypass surgery in patients with ICA occlusion and hemodynamic cerebral ischemia. J Neurosurg 81: 236–244

Schneider B, Zienkiewicz T, Jansen V, Hofmann T, Noltenius H, Meinertz T (1996) Diagnosis of patent foramen ovale by transesophageal echocardiography and correlation with autopsy findings. Am J Cardiol 77: 1202–1209

Schneweis S, Urbach H, Solymosi L, Ries F (1997) Preoperative risk assessment for carotid occlusion by transcranial Doppler ultrasound. J Neurol Neurosurg Psychiatry 62: 485–489

Schöning M, Walter J (1992) Evaluation of the vertebrobasilar-posterior system by transcranial color duplex sonography in adults. Stroke 23: 1280–1286

Schöning M, Buchholz R, Walter J (1993a) Comparative study of transcranial color duplex sonography and transcranial Doppler sonography in adults. J Neurosurg 78: 776–784

Schöning M, Staab M, Walter J, Niemann G (1993b) Transcranial color duplex sonography in childhood and adolescence. Age dependence of flow velocity and waveform parameters. Stroke 24: 1305–1309

Schöning M, Walter J, Scheel P (1994) Estimation of cerebral blood flow through color duplex sonography of the carotid and vertebral arteries in healthy adults. Stroke 25: 17–22

Schreiber SJ, Gottschalk S, Weih M, Villringer A, Valdueza JM (2000) Assessment of blood flow velocity and diameter of the middle cerebral artery during the acetazolamide provocation test by use of transcranial Doppler sonography and MR imaging. AJNR Am J Neuroradiol 21: 1207–1211

Schreiber SJ, Stolz E, Valdueza JM (2002) Transcranial ultrasonography of cerebral veins and sinuses. Eur J Ultrasound 16: 59–72

Schubert A (1997) Venous air embolism. In: Schubert A (ed) Clinical neuroanesthesia. Butterworth-Heinemann, Boston Oxford Johannesburg pp 363–372

Schuchlenz HW, Weihs W, Horner S, Quehenberger F (2000) The association between the diameter of a patent foramen ovale and the risk of embolic cerebrovascular events. Am J Med 109: 456–462

Schuchlenz HW, Weihs W, Beitzke A, Stein JI, Gamillscheg A, Rehak P (2002) Transesophageal echocardiography for quantifying size of patent foramen ovale in patients with cryptogenic cerebrovascular events. Stroke 33: 293–296

Schuknecht B, Khan N, Yonekawa Y, Valavanis A (1999) Colour-coded Doppler sonographic study of the haemodynamics in the parent artery of intracranial aneurysms. Neuroradiology 41: 553–562

Schulte-Altedorneburg G, Droste DW, Popa V, Wohlgemuth WA, Kellermann M, Nabavi DG, Csiba L, Ringelstein EB (2000) Visualization of the basilar artery by transcranial color-coded duplex sonography: comparison with postmortem results. Stroke 31: 1123–1127

Schwartz SW, Chambless LE, Baker WH, Broderick JP, Howard G (1997) Consistency of Doppler parameters in predicting arteriographically confirmed carotid stenosis. Asymptomatic Carotid Atherosclerosis Study Investigators. Stroke 28: 343–347

Schwerzmann M, Seiler C, Lipp E, Guzman R, Lovblad KO, Krauss M, Kucher N (2001) Relation between directly detected patent foramen ovale and ischemic brain lesion in sport divers. Ann Intern Med 134: 21–24

Segura T, Serena J, Castellanos M, Teruel J, Vilar C, Dávalos A (2001) Embolism in acute middle cerebral artery stenosis. Neurology 56: 497–501

Seidel E, Eicke BM, Tettenborn B, Krummenauer F (1999) Reference values for vertebral artery flow volume by duplex sonography in young and elderly adults. Stroke 30: 2692–2696

Seidel G, Kaps M, Dorndorf W (1993) Transcranial color-coded duplex sonography of intracerebral hematomas in adults. Stroke 24: 1519–1527

Seidel G, Kaps M, Gerriets T (1995) Potential and limitations of transcranial color-coded sonography in stroke patients. Stroke 26: 2061–2066

Seidel G, Gerriets T, Kaps M, Missler U (1996) Dislocation of the third ventricle due to space occupying stroke evaluated by transcranial duplex sonography. J Neuroimag 6: 227–230

Seidel G, Vidal-Langwasser M, Algermissen C, Gerriets T, Kaps M (1999) The influence of Doppler system settings on the clearance kinetics of different ultrasound contrast agents. Eur J Ultrasound 9: 167–175

Seidel G, Christoph A, Algermissen C, Katzer T, Claasen L, Vidal-Langwasser M (2000) Transcranial harmonic power duplex sonography for the evaluation of cerebral arteries. J Neuroimag 10: 216–220

Seidel G, Claassen L, Meyer K, Vidal-Langwasser M (2001a) Evaluation of blood flow in the cerebral microcirculation: analysis of the refill kinetics during ultrasound contrast agent. Ultrasound Med Biol 27: 1059–1064

Seidel G, Meyer K, Algermissen C, Broillet A (2001b) Harmonic imaging of the brain parenchyma using a perfluorobutane-containing ultrasound contrast agent. Ultrasound Med Biol 27: 915–918

Seidel G, Meyer K, Metzler V, Toth D, Vidal-Langwasser M, Aach X (2002) Human cerebral perfusion analysis with ultrasound contrast agent constant infusion: a pilot study on healthy volunteers. Ultrasound Med Biol 28: 183–189

Seki Y, Fujita M, Mizutani N, Kimura M, Suzuki Y (2001) Spontaneous middle cerebral artery occlusion leading to moyamoya phenomenon and aneurysm formation on collateral arteries. Surg Neurol 55: 58–62

Serena J, Segura T, Perez-Ayuso MJ, Bassaganyas J, Molíns A, Dávalos A (1998) The need to quantify right-to-left shunt in acute ischemic stroke. A case-control study. Stroke 29: 1322–1328

Shambal S, Grehl H, Zierz S, Lindner A (2003) Altersabhängigkeit dopplersonographischer Parameter der basalen intrakraniellen Arterien in der transkraniellen Farbduplexsonographie. Eine Studie an 290 gesunden Probanden. Fortschr Neurol Psychiatr 71: 271–277

Shiogai T, Tomita Y, Mara M, Takeuchi K, Saito I (1992) Estimation of cerebral perfusion pressure and intracranial pressure from transcranial Doppler sonography in comatose patients. In: Oka M, von Reutern GM, Furuhata H, Kodaira K (eds) Recent advances in neurosonology. Excerpta Medica, Amsterdam London New York Tokyo, pp 225–231

Siddiqi F, Blinc A, Braaten JV, Francis CW (1995) Ultrasound increases flow through fibrin gels. Thromb Haemost 73: 495–498

Siddiqi F, Odrljin TM, Fay PJ, Cox C, Francis CW (1998) Binding of tissue-plasminogen activator to fibrin: effect of ultrasound. Blood 91: 2019–2025

Siebler M, Sitzer M, Rose G, Bendfeldt D, Steinmetz H (1993) Silent cerebral embolism caused by neurologically symptomatic high-grade stenosis. Event rates before and after carotid endarterectomy. Brain 116: 1005–1015

Siebler M, Kleinschmidt A, Sitzer M, Steinmetz H, Freund HJ (1994a) Cerebral microembolism in symptomatic and asymptomatic high-grade internal carotid artery stenosis. Neurology 44: 615–618

Siebler M, Rose G, Sitzer M, Bender A, Steinmetz H (1994b) Real-time identification of cerebral microemboli with ultrasound feature detection by a neural network. Radiology 192: 739–742

Siebler M, Nachtmann A, Sitzer M, Rose G, Kleinschmidt A, Rademacher J, Steinmetz H (1995) Cerebral microembolism and the risk of ischemia in asymptomatic high-grade internal carotid artery stenosis. Stroke 26: 2184–2186

Sila CA, Furlan AJ, Little JR (1987) Pulsatil tinnitus. Stroke 18: 252–256

Silvestrini M, Vernieri F, Pasqualetti P, Matteis M, Passarelli F, Troisi E, Caltagirone C (2000) Impaired cerebral vasoreactivity and risk of stroke in patients with asymptomatic carotid artery stenosis. JAMA 283: 2122–2127

Siqueira M, Piske R, Ono M, Marino R (1993) Cerebellar arteries originating from the internal carotid artery. AJNR Am J Neuroradiol 14: 1229–1235

Sitzer M, Söhngen D, Siebler M, Specker C, Rademacher J, Janda I, Aulich A, Steinmetz H (1995) Cerebral microembolism in patients with Sneddon's syndrom. Arch Neurol 52: 271–275

Sitzer M, Müller W, Rademacher J, Siebler M, Hort W, Kniemeyer HW, Steinmetz H (1996) Color-flow Doppler-assisted duplex imaging fails to detect ulceration in high-grade internal carotid artery stenosis. J Vasc Surg 23: 471–465

Sliwka U, Kloetzsch C, Popescu O, Brandt K, Schmidt P, Berlit P, Noth J (1997a) Do chronic middle cerebral artery stenoses represent an embolic focus? A multirange transcranial Doppler study. Stroke 28: 1324–1325

Sliwka U, Lingnau A, Stohlmann WD, Schmidt P, Mull M, Diehl RR, Noth J (1997b) Prevalence and time course of microembolic signals in patients with acute stroke. Stroke 28: 358–363

Sliwka U, Georgiadis D (1998) Clinical correlations of Doppler microembolic signals in patients with prosthetic cardiac valves. Analysis of 580 cases. Stroke 29: 140–143

Sloan MA, Haley EC, Kassell NF, Henry ML, Stewart SR, Beskin RR, Sevilla EA, Torner JC (1989) Sensitivity and specificity of transcranial Doppler ultrasonography in the diagnosis of vasospasm following subarachnoidal hemorrhage. Neurology 39: 1514–1518

Smielewski P, Czosnyka M, Kirkpatrick P, McEroy H, Ruthkowska H, Pickard JD (1996) Assessment of cerebral autoregulation using carotid artery compressin. Stroke 27: 2197–2203

Smith JL, Evans DH, Fan L, Bell PRF, Naylor AR (1996) Differentiation between emboli and artefacts using dual-gated transcranial Doppler ultrasound. Ultrasound Med Biol 22: 1031–1036

Smith JL, Evans DH, Naylor AR (1997) Signals from dual gated TCD systems: curious observations and possible explanations. Ultrasound Med Biol 23: 15–24

Smith JL, Evans DH, Bell PRF, Naylor AR (1998a) A comparison of four methods for distinguishing Doppler signals from gaseous and particulate emboli. Stroke 29: 1133–1138

Smith JL, Evans DH, Gaunt ME, London NJM, Bell PRF, Naylor AR (1998b) Experience with transcranial Doppler monitoring reduces the incidence of particulate embolization during carotid endarterectomy. Br J Surg 85: 56–59

Smith WS, Johnston SC, Skalabrin EJ, Weaver M, Azari P, Albers GW, Gress DR (2003) Spinal manipulative therapy is an independant risk factor for vertebral artery dissection. Neurology 60: 1424–1428

Soriano SG, Cowan DB, Proctor MR, Scott RM (2002) Levels of soluble adhesion molecules are elevated in the cerebrospinal fluid of children with moyamoya syndrome. Neurosurgery 50: 544–549

Sorteberg W, Lindegaard KF, Rootvelt K, Dahl A, Nyberg-Hansen R, Russell D, Nornes H (1989) Effect of acetazolamide on cerebral artery blood velocity and regional cerebral blood flow in normal subjects. Acta Neurochir 97: 139–145

Specker C, Rademacher J, Söhngen D, Sitzer M, Janda I, Siebler M, Steinmetz H, Schneider M (1997) Cerebral microemboli in patients with antiphospholipid syndrome. Lupus 6: 638–644

Spencer MP, Reid JM (1979) Quantitation of carotid stenosis with continuous-wave Doppler ultrasound. Stroke 10: 326–330

Spencer MP, Campbell SD, Sealey JL, Henry FC, Lindbergh J (1969) Experiments on decompression bubbles in the circulation using ultrasonic and electromagnetic flowmeters. J Occup Med 11: 238–244

Spencer MP, Thomas GI, Moehring MA (1992) Relation between middle cerebral artery blood flow velocity and stump pressure during carotid endarterectomy. Stroke 23: 1439–1445

Spengos K, Behrens S, Daffertshofer M, Dempfle CE, Hennerici M (2000) Acceleration of thrombolysis with ultrasound through the cranium in a flow model. Ultrasound Med Biol 26: 889–895

Srinivasan J, Newell DW, Sturzenegger M, Mayberg MR, Winn HR (1996) Transcranial Doppler in the evaluation of internal carotid artery dissection. Stroke 27: 1226–1230

Stammler F, Ysermann M, Mohr W, Kuhn C, Goethe S (2000) Stellenwert der farbkodierten Duplexsonographie bei Patienten mit Polymyalgia rheumatica ohne klinische Zeichen einer Arteriitis temporalis. Dtsch Med Wochenschr 125: 1250–1256

Steffen CM, Gray-Weale AC, Byrne KE, Hayes SJ, Lusby RJ (1986) Carotid artery disease: plaque ultrasound characteristics in symptomatic and asymptomatic vessels. Stroke 17: 128

Steinke W, Klötzsch C, Hennerici M (1990) Carotid artery diseases assessed by color Doppler flow imaging: correlation with standard Doppler sonography and angiography. AJNR Am J Neuroradiol 11: 259–266

Steinke W, Rautenberg W, Schwartz A, Hennerici M (1994) Noninvasive monitoring of internal carotid artery dissection. Stroke 25: 998–1005

Steinmeier R, Laumer R, Bondar I, Priem R, Fahlbusch R (1993) Cerebral hemodynamics in subarachnoid hemorrhage evaluated by transcranial Doppler sonography. Part 2. Pulsatility indices: normal reference values and characteristics in subarachnoid hemorrhage. Neurosurgery 33: 10–18

Stendel R, Gramm HJ, Schröder K, Lober C, Brock M (2000) Transcranial Doppler ultrasonography as a screening technique for detection of right-to-left shunts by contrast transcranial Doppler ultrasonography. Anesthesiology 93: 971–975

Stensland Bugge E, Bonaa KH, Joakimsen O (1997) Reproducibility of ultrasonographically determined intima-media thickness is dependent on arterial wall thickness. The Tromso Study. Stroke 28: 1972–1980

Stoddard MF, Keedy DL, Dawkins PR (1993) The cough test is superior to the valsalva maneuver in the delineation of right-to-left shunting through a patent foramen ovale during contrast transesophageal echocardiography. Am Heart J 125: 185–189

Stoll M, Treib J, Hamann G, Jost V, Argyropulu RB, Haass A (1994) Wertigkeit verschiedener Testmethoden der zerebrovaskulären Reservekapazität. Ultraschall Med 15: 243–247

Stoll M, Hamann GF, Jost V, Bompotti UA, Fitridge R, Schimrigk K (1996) Time course of the acetazolamide effect in patients with extracranial carotid artery disease. J Neuroimag 6: 144–149

Stöllberger C, Slany J, Schuster I, Leitner H, Winkler WB, Karnik R (1993) The prevalence of deep venous thrombosis in patients with suspected paradoxical embolism. Ann Intern Med 119: 461–465

Stolz E, Kaps M, Kern A, Babacan SS, Dorndorf W (1999a) Transcranial color-coded duplex sonography of intracranial veins and sinuses in adults. Reference data from 130 volunteers. Stroke 30: 1070–1075

Stolz E, Kaps M, Kern A, Dorndorf W (1999b) Frontal bone windows for transcranial color-coded duplex sonography. Stroke 30: 814–820

Stolz E, Gerriets T, Babacan SS, Jauss M, Kraus J, Kaps M (2002a) Intracranial venous hemodynamics in patients with midline dislocation due to postischemic brain edema. Stroke 33: 479–485

Stolz E, Gerriets T, Bödeker RH, Hügens-Penzel M, Kaps M (2002b) Intracranial venous hemodynamics is a factor related to a favorable outcome in cerebral venous thrombosis. Stroke 33: 1645–1650

Stolz E, Nuckel M, Mendes I, Gerriets T, Kaps M (2002c) Vertebrobasilar transcranial color-coded duplex ultrasonography: improvement with echo enhancement. AJNR Am J Neuroradiol 23: 1051–1054

Streifler JY, Eliasziw M, Fox AJ, Hachinski VC, Ferguson GG, Barnett HJ (1994) Angiographic detection of carotid plaque ulceration. Comparison with surgical observations in a multicenter study. Stroke 25: 1130–1132

Strupp M, Planck JH, Arbusow V, Steiger HJ, Bruckmann H, Brandt T (2000) Rotational vertebral artery occlusion syndrome with vertigo due to »labyrinthine excitation«. Neurology 54: 1376–1379

Sturzenegger M (1991) Ultrasound findings in spontaneous carotid artery dissection. The value of duplex sonography. Arch Neurol 48: 1057–1063

Sturzenegger M (1994) Vertebralisdissektion. Klinik, nichtinvasive Diagnostik, Therapie – Beobachtungen an 14 Patienten. Nervenarzt 65: 402–410

Sturzenegger M, Mattle HP, Rivoir A, Rihs F, Schmid C (1993) Ultrasound findings in spontaneous extracranial vertebral artery dissection. Stroke 24: 1910–1921

Sturzenegger M, Beer JH, Rihs F (1995) Monitoring combined antithrombotic treatments in patients with prosthetic heart valves using transcranial Doppler and coagulation markers. Stroke 26: 63–69

Sun Y, Yip PK, Jeng JS, Hwang BS, Lin WH (1996) Ultrasonographic study and long-term follow-up of Takayasu's arteritis. Stroke 27: 2178–2182

Sundt TM, Ebersold MJ, Sharbrough FW, Piepgras DG, Marsh WR, Messick JM (1986) The risk-benefit ratio of intraoperative shunting during carotid endarterectomy. Ann Surg 203: 196–204

Suwanwela N, Can U, Furie KL, Southern JF, Macdonald NR, Ogilvy CS, Hansen CJ, Buonanno FS, Abbott WM, Koroshetz WJ, Kistler JP (1996) Carotid Doppler ultrasound criteria for internal carotid artery stenosis based on residual lumen diameter calculated from en bloc carotid endarterectomy specimens. Stroke 27: 1965–1969

Taniguchi N, Itoh K, Honda M, Obayashi T, Nakamura M, Kawai F, Irie T (1997) Comparative ultrasonographic and angiographic study of carotid aterial lesions in Takayasu' arteritis. Angiology 48: 9–20

Teague SM, Sharma MK (1991) Detection of paradoxical cerebral echo contrast embolization by transcranial Doppler ultrasound. Stroke 22: 740–745

Ter Haar GR (2002) Ultrasonic contrast agents: safety considerations reviewed. Eur J Radiol 41: 217–221

Terborg C, Gora F, Weiller C, Röther J (2000) Reduced vasomotor reactivity in cerebral microangiopathy: a study with near-infrared spectroscopy and transcranial Doppler sonography. Stroke 31: 924–929

Terwey B (1983) Die hochauflösende B-Bild-Sonographie der extrakraniellen A. carotis. Habilitationsschrift, Universität Heidelberg

Thie A, Fuhlendorf A, Spitzer K, Kunze K (1990a) Transcranial Doppler evaluation of common and classic migraine. Part I. Ultrasonic feature during the headache-free period. Headache 30: 201–208

Thie A, Fuhlendorf A, Spitzer K, Kunze K (1990b) Transcranial Doppler evaluation of common and classic migraine. Part II. Ultrasonic features during attacks. Headache 30: 209–215

Thie A, Goosens Merkt H, Freitag J, Spitzer K, Zeumer H, Kunze K (1993) Pulsatile tinnitus: clinical and angiological evaluation. Cerebrovasc Dis 3: 160–167

Thomas TD, Harpold GJ, Troost BT (1990) Cerebrovascular reactivity in migraineurs as measured by transcranial Doppler. Cephalalgia 10: 95–99

Thomsen LL, Iversen HK, Olesen J (1995) Increased cerebrovascular pCO_2 reactivity in migraine with aura. A transcranial Doppler study during hyperventilation. Cephalalgia 15: 211–215

Tiecks FP, Lam AM, Aaslid R, Newell DW (1995) Comparison of static and dynamic cerebral autoregulation measurements. Stroke 26: 1014–1019

Tiecks FP, Douville C, Byrd S, Lam AM, Newell DW (1996) Evaluation of impaired cerebral autoregulation by the Valsalva maneuver. Stroke 27: 1177–1182

Tinkler K, Cullinane M, Kaposzta Z, Markus HS (2002) Asymptomatic embolisation in non-valvular atrial fibrillation and its relationship to anticoagulation therapy. Eur J Ultrasound 15: 21–27

Todo K, Watanabe M, Fukunaga R, Araki K, Yamamoto S, Rai M, Hoshi T, Nukata M, Taguchi A, Kinoshita N (2002) Imaging of distal internal carotid artery by ultrasonography with a 3.5-MHz convex probe. Stroke 33: 1792–1794

Tong DC, Bolger A, Albers GW (1994) Incidence of transcranial Doppler-detected cerebral microemboli in patients referred for echocardiography. Stroke 25: 2138–2141

Toni D, Fiorelli M, Zanette EM, Sacchetti ML, Salerno A, Argentino C, Solaro M, Fieschi C (1998) Early spontaneous improvement and deterioration of ischemic stroke patients. A serial study with transcranial Doppler ultrasonography. Stroke 29: 1144–1148

Toole JF, Patel AN (1980) Zerebro-vascomputer Störungen. Springer, Berlin Heidelberg New York

Totaro R, Marini C, Baldassarre M, Carolei A (1999) Cerebrovascular reactivity evaluated by transcranial Doppler: reproducibility of different methods. Cerebrovasc Dis 9: 142–145

Touboul PJ, Bousser MG, LaPlane D, Castaigne P (1986) Duplex scanning of normal vertebral arteries. Stroke 17: 921–923

Touze E, Randoux B, Meary E, Arquizan C, Meder JF, Mas JL (2001) Aneurysmal forms of cervical artery dissection: associated factors and outcome. Stroke 32: 418–423

Trattnig S, Matula C, Karnel F, Daha K, Tschabitscher H, Schwaighofer B (1993) Difficulties in examination of the origin of the vertebral artery by duplex and colour-coded Doppler sonography: anatomical considerations. Neuroradiology 35: 296–299

Trojaborg W, Boysen G (1973) Relation between EEG, regional cerebral blood flow and internal carotid artery pressure during carotid endarterectomy. EEG Clin Neurophys 34: 61–69

Tulleken CA, Verdaasdonk RM, Beck RJ, Mali WP (1996) The modified excimer laser-assisted high-flow bypass operation. Surg Neurol 46: 424–429

Valdueza JM, Balzer JO, Villringer A, Vogl TJ, Kutter R, Einhäupl KM (1997) Changes in blood flow velocity and diameter of the middle cerebral artery during hyperventilation: assessment with MR and transcranial Doppler sonography. AJNR Am J Neuroradiol 18: 1929–1934

Valton L, Larrue V, le Traon AP, Massabuau P, Geraud G (1998) Micro-embolic signals and risk of early recurrence in patients with stroke or transient ischemic attack. Stroke 29: 2125–2128

Van Camp G, Schulze D, Cosyns B, Vanderbossche JL (1993) Relation between patent foramen ovale and unexplained stroke. Am J Cardiol 71: 596–598

Van Damme H, Quaniers J, Limet R (1999) Fibromuscular dysplasia. Rev Med Liège 54: 935–942

Van der Zwan A, Hillen B, Tulleken CAF, Dujovny M, Dragovic L (1992) Variability of the territories of the major cerebral arteries. J Neurosurg 77: 927–940

Van Zuilen EV, Moll FL, Vermeulen FE, Mauser HW, van Gijn J, Ackerstaff RGA (1995) Detection of cerebral microemboli by means of transcranial Doppler monitoring before and after carotid endarterectomy. Stroke 26: 210–213

Venz S, Hosten N, Nordwald K, Lemke AJ, Schroder R, Bock JC, Hartmann CF, Felix R (1998) Einsatz der hochauflösenden Farb-Doppler-Sonographie in der Diagnostik einer Arteriitis temporalis. Fortschr Röntgenstr 169: 605–608

Vernieri F, Pasqualetti P, Diomedi M, Giacomini P, Rossini PM, Caltagirone C, Silvestrini M (2001) Cerebral hemodynamics in patients with carotid artery occlusion and contralateral moderate or severe internal carotid artery stenosis. J Neurosurg 94: 559–564

Visser GH, van Huffelen AC, Wieneke GH, Eikelboom BC (1997) Bilateral increase in CO_2 reactivity after unilateral carotid endarterectomy. Stroke 28: 899–905

Von Lanz T, Wachsmuth W (1955) Praktische Anatomie. Springer, Berlin

Von Reutern GM (1982) Gedanken zur Ausbildung in der Ultraschalldiagnostik an hirnversorgenden Arterien. Ultraschall 3: 58–61

Von Reutern GM (1991) Zerebraler Zirkulationsstillstand. Diagnostik mit der Dopplersonographie. Dtsch Ärztebl 88: 2844–2846

Von Reutern GM (1998) Diagnostik des zerebralen Zirkulationsstillstandes mit der Dopplersonographie. Ergebnis einer Umfrage. Nervenarzt 69: 525–529

Von Reutern GM, Kaps M, Büdingen HJ von (2000) Ultraschalldiagnostik der hirnversorgenden Arterien, 3. Aufl. Thieme, Stuttgart New York

Wain RA, Lyon RT, Veith FJ, Berdejo GL, Yuan JG, Suggs WD, Ohki T, Sanchez LA (1998) Accuracy of duplex ultrasound in evaluating carotid artery anatomy before endarterectomy. J Vasc Surg 27: 235–242

Wei K, Jayaweere AR, Firoozan S, Linka A, Skyba DM, Kaul S (1998) Quantification of myocardial blood flow with ultrasound-induced destruction of microbubbles administered as a constant venous infusion. Circulation 97: 473–483

White PM, Wardlaw JM, Teasdale E, Sloss S, Cannon J, Easton V (2001) Power transcranial Doppler ultrasound in the detection of intracranial aneurysms. Stroke 32: 1291–1297

White RP, Markus HS (1997) Imparied dynamic cerebral autoregulation in carotid artery stenosis. Stroke 28: 1340–1344

Widder B (1987) Transkranielle Dopplersonographie bei zerebrovaskulären Erkrankungen. Springer, Berlin Heidelberg New York

Widder B (1989) The Doppler CO_2 test to exclude patients not in need of extracranial/intracranial bypass surgery. J Neurol Neurosurg Psychiatr 52: 38–42

Widder B (1992) Use of breath holding for evaluating cerebrovascular reserve capacity. Stroke 23: 1680–1681

Widder B, Paulat B (1987) Sonographische Möglichkeiten zur differenzierten Beurteilung des embolischen und hämodynamischen Schlaganfallrisikos bei Karotisstenosen. In: Zimmermann W, Frank N (Hrsg) Ultraschall – Präoperative Diagnostik. Dustri, München, S 112–118

Widder B, Kornhuber HH (1994) Extra-intracranial bypass surgery in carotid artery occlusions: who benefits ? Neurol Psychiat Brain Res 2: 126–131

Widder B, Paulat K, Hackspacher J, Mayr E (1986a) Transcranial Doppler CO_2-test for the detection of hemodynamically critical carotid artery stenoses and occlusions. Eur Arch Psychiatr Neurol Sci 236: 162–168

Widder B, von Reutern GM, Neuerburg-Heusler D (1986b) Morphologische und dopplersonographische Kriterien zur Bestimmung von Stenosierungsgraden an der A. carotis interna. Ultraschall Med 7: 70–75

Widder B, Friedrich JM, Paulat K, Hamann H, Hutschenreiter S, Kreutzer C, Ott F, Arlart IP (1987) Bestimmung von Stenosierungsgraden bei Karotisstenosen: Ultraschall und iv-DSA im Vergleich zum Operationsbefund. Ultraschall Med 8: 82–86

Widder B, Arnolds B, Drews S, Fischer M, Heiß W, Marshall M, Neuerburg-Heusler D, Nissen P, Reimer F, von Reutern GM, Straub H, Winter R (1990a) Terminologie der Ultraschall-Gefäßdiagnostik. Ultraschall Med 11: 214–218

Widder B, Berger G, Hackspacher J, Horz R, Nippe A, Paulat H, Schäfer H, Weiller C, Willeit J (1990b) Reproduzierbarkeit sonographischer

Kriterien zur Charakterisierung von Karotisstenosen. Ultraschall Med 11: 56–61

Widder B, Paulat K, Hackspacher J, Hamann H, Hutschenreiter S, Kreutzer C, Ott F, Vollmar J (1990c) Morphological characterization of carotid artery stenoses by ultrasound duplex scanning. Ultrasound Med Biol 16: 349–354

Widder B, Kleiser B, Reuchlin G, Dürr A (1992) Sonomorphological prediction of progressive carotid artery stenoses. In: Oka M, von Reutern GM, Furuhata H, Kodaira K (eds) Recent advances in neurosonology. Excerpta Medica, Amsterdam London New York, pp 425–429

Widder B, Kleiser B, Krapf H (1994) Course of cerebrovascular reactivity in patients with carotid artery occlusions. Stroke 25: 1963–1967

Williams IM, McCollum C (1993) Cerebral oximetry in carotid endarterectomy and acute stroke. In: Greenhalgh RM, Hollier LH (eds) Surgery for stroke. Saunders, London, pp 129–138

Wissenschaftlicher Beirat der Bundesärztekammer (1998) Richtlinien zur Feststellung des Hirntodes. Dritte Fortschreibung 1997 mit Ergänzungen gemäß Transplantationsgesetz (TPG). Dtsch Ärztebl 95: 1861–1868

Wong KS, Gao S, Lam WWM, Chan YL, Kay R (2001) A pilot study of microembolic signals in patients with middle cerebral artery stenosis. J Neuroimag 11: 137–140

Wu J (1998) Temperature rise generated by ultrasound in the presence of contrast agent. Ultrasound Med Biol 24: 267–274

Yamamoto M, Aoyagi M, Fukai N, Matsushima Y, Yamamoto K (1998) Differences in cellular responses to mitogens in arterial smooth muscle cells derived from patients with moyamoya disease. Stroke 29: 1188–1193

Yamauchi T, Tada M, Houkin K, Tanaka T, Nakamura Y, Kuroda S, Abe H, Inoue T, Ikezaki K, Matsushima T, Fukui M (2000) Linkage of familial moyamoya disease (spontaneous occlusion of the circle of Willis) to chromosome 17q25. Stroke 31: 930–935

Yasaka M, Kimura K, Otsubo R, Isa K, Wada K, Nagatsuka K, Minematsu K, Yamaguchi T (1998) Transoral carotid ultrasonography. Stroke 29: 1383–1388

Yonehara T, Ando Y, Kimura K, Uchino M, Ando M (1994) Detection of reverse flow by duplex ultrasonography in orthostatic hypotension. Stroke 25: 2407–2411

Yoshimoto T, Houkin K, Kuroda S, Ishikawa T, Takahashi A, Abe H (1996) Angiographic analysis of moyamoya disease – how does moyamoya disease progress? Neurol Med Chir 36: 783–787

Yoshimoto T, Houkin K, Kuroda S, Abe H, Kashiwaba T (1997) Low cerebral blood flow and perfusion reserve induce hyperperfusion after surgical revascularization: case reports and analysis of cerebral hemodynamics. Surg Neurol 48: 132–139

Zanette EM, Fieschi C, Bozzao L, Roberti C, Toni D, Argentino C, Lenzi GL (1989) Comparison of cerebral angiography and transcranial Doppler sonography in acute stroke. Stroke 20: 899–903

Zanette EM, Agnoli A, Roberti C, Chiarotti F, Cerbo R, Fieschi C (1992) Transcranial Doppler in spontaneous attacks of migraine. Stroke 23: 680–685

Zarins CK, Giddens DP, Bharadvaj BK, Sottiurai VS, Mabon RF, Glagov S (1983) Carotid bifurcation atherosclerosis. Quantitative correlation of plaque localization with flow velocity profiles and wall shear stress. Circulation Res 53: 502–514

Zbornikova V, Lassvik C (1986) Duplex scanning in presumably normal persons of different ages. Ultrasound Med Biol 12: 371–378

Zunker P, Happe S, Georgiadis AL, Louwen F, Georgiadis D, Ringelstein EB, Holzgreve W (2000) Maternal cerebral hemodynamics in pregnancy-related hypertension. A prospective transcranial Doppler study. Ultrasound Obstet Gynecol 16: 179–187

Zurynski Y, Dorsch N, Pearson I, Choong R (1991) Transcranial Doppler ultrasound in brain death: experience in 140 patients. Neurol Res 13: 248–252

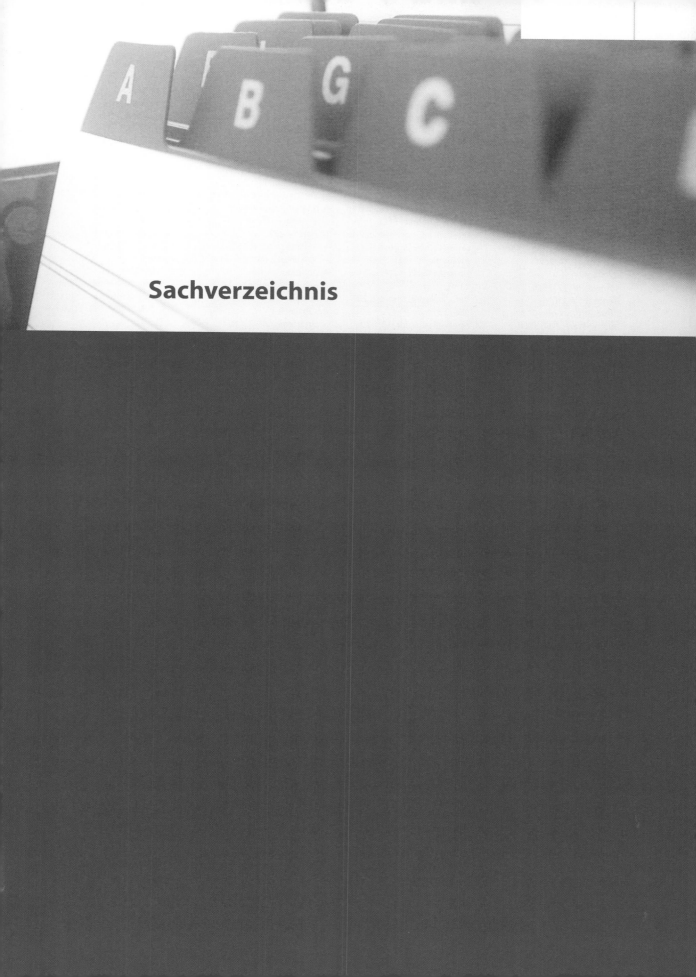

Sachverzeichnis